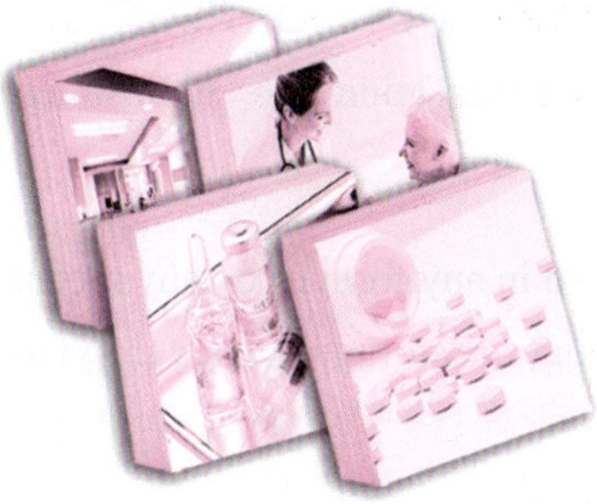

Nursing PHARMACOLOGY

간호 약리학

Mary Ann Hogen외 지음
대한기초간호자연과학회 옮김

PEARSON

메디시언
MeDi CEAN

Prentice Hall
is an imprint of

PEARSON

www.pearsonhighered.com

ISBN 978-89-93033-14-4

머리말

지난 날 대한민국에서의 간호사는 그 지위나 눈높이에서 참으로 홀대를 받아 왔습니다. 그 까닭은 한국전쟁 후 부족한 인력을 간호학원을 통하여 수급해 오다가 한 단계 높여, 30여 년 전 2년제 간호전문대학에서 정식 간호사를 배출하게 되었습니다. 그러다보니 병원 내에서는 물론, 일반인에게도 전문가로서의 예우를 받지 못했던 것이 사실입니다.

몇 년 전 다시 3년제로 전문화를 꾀하고 있지만, 그 기간으로는 전문간호사가 이수해야 할 과목을 충족히 배려할 수 없다는 것입니다.

오늘날 선진 각국은 전문간호사 제도가 정착되어, 우선 급료로 비교해 보면 국내 간호사의 2~3배에 해당하며, 일에 있어서도 건강전문가로써, 환자 가까이에서 식생활 · 적절한 운동 등 환자의 일상생활을 카운슬링하는 한편, 환자상태에 따라 투약 시 고려해야 할 음식, 다른 약물과의 상호작용 등 체내에서 일어날 수 있는 병태생리학적인 문제까지도 인식해야 하는, 환자의 건강에 있어서 절대적인 역할을 하고 있습니다.

이 책은 미국전문간호사 면허시험(NCLEX-RN) 수험대비서 중 하나로 약물요법만을 다루고 있어서 우리 전문간호사 기초공통과목인 약리학의 정리 및 자격시험대비용으로 안성맞춤입니다. 뿐만아니라 NCLEX-RN시험을 준비하시는 분들께도 어려운 약리학 문제를 공부하는데 큰 도움이 될 것입니다.

때마침 간호계 여러 교수님들의 공동관심사였던 "전문간호사에게 필요한 약학적 지식은 무엇인가?"라는 난제해결을 위하여 기획했던 "제 1 회 간호 약리학 세미나"에 참석하셨던 17분의 교수님들께서 번역을 해 주셨습니다.

애써주신 번역위원 교수님들께 감사드립니다.

아울러 이 책이 한국의 전문간호사 제도에 작은 디딤돌이 되었으면 합니다.

모쪼록 전문간호사와 NCLEX-RN에 합격하시기를 기원합니다.

2010년 8월

역자 대표

S·T·R·U·C·T·U·R·E·S & F·E·A·T·U·R·E·S

이 책의 구성과 특징

이 chapter의 주요 내용

전문간호사 또는 미국 간호사(NCLES-RN)에서 꼭 다루어야 할 주요 내용으로 학습의 방향을 제시하였다.

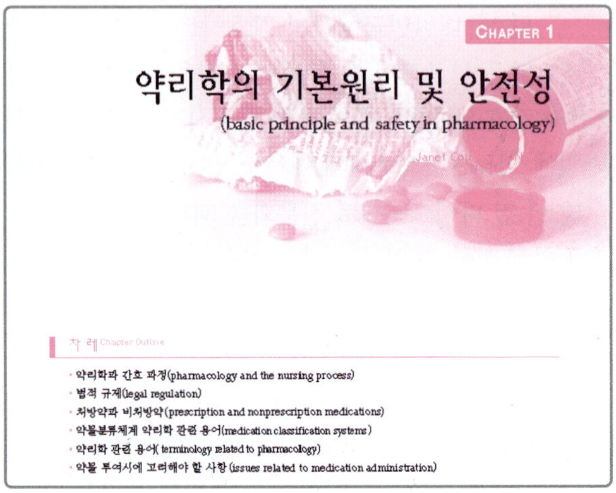

CHAPTER 1

약리학의 기본원리 및 안전성
(basic principle and safety in pharmacology)

차 례 Chapter Outline

- 약리학과 간호 과정(pharmacology and the nursing process)
- 법적 규제(legal regulation)
- 처방약과 비처방약(prescription and nonprescription medications)
- 약물분류체계 약리학 관련 용어(medication classification systems)
- 약리학 관련 용어(terminology related to pharmacology)
- 약물 투여시에 고려해야 할 사항(issues related to medication administration)

이 chapter가 지향하는 목표

이 단원에서 꼭 다루어야 할 핵심 내용과 지향하는 목표를 제시하였다.

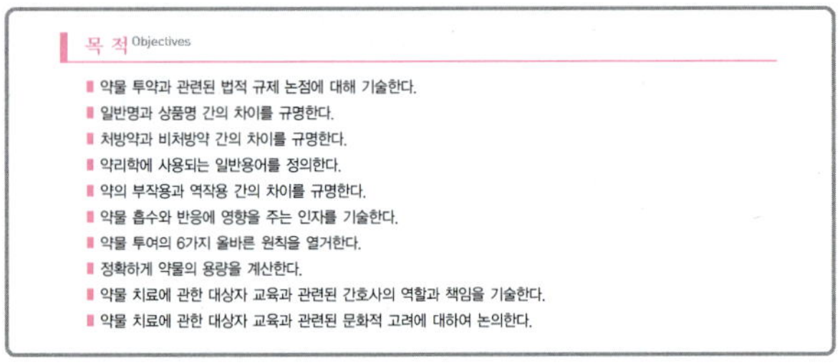

목 적 Objectives

- 약물 투약과 관련된 법적 규제 논점에 대해 기술한다.
- 일반명과 상품명 간의 차이를 규명한다.
- 처방약과 비처방약 간의 차이를 규명한다.
- 약리학에 사용되는 일반용어를 정의한다.
- 약의 부작용과 역작용 간의 차이를 규명한다.
- 약물 흡수와 반응에 영향을 주는 인자를 기술한다.
- 약물 투여의 6가지 올바른 원칙을 열거한다.
- 정확하게 약물의 용량을 계산한다.
- 약물 치료에 관한 대상자 교육과 관련된 간호사의 역할과 책임을 기술한다.
- 약물 치료에 관한 대상자 교육과 관련된 문화적 고려에 대하여 논의한다.

이 chapter의 전문용어

이 단원을 공부하는데 꼭 숙지해야 할 전문용어를 해설하였다.

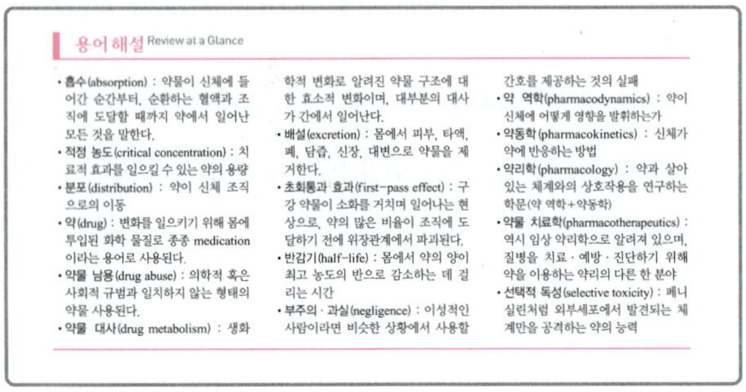

용어해설 Review at a Glance

- 흡수(absorption) : 약물이 신체에 들어간 순간부터, 순환하는 혈액과 조직에 도달할 때까지 약에서 일어난 모든 것을 말한다.
- 적정 농도(critical concentration) : 치료적 효과를 일으킬 수 있는 약의 용량
- 분포(distribution) : 약이 신체 조직으로의 이동
- 약(drug) : 변화를 일으키기 위해 몸에 투입된 화학 물질로 종종 medication 이라는 용어로 사용된다.
- 약물 남용(drug abuse) : 의학적 혹은 사회적 규범과 일치하지 않는 형태의 약물 사용된다.
- 약물 대사(drug metabolism) : 생화학적 변화로 알려진 약물 구조에 대한 효소적 변화이며, 대부분의 대사가 간에서 일어난다.
- 배설(excretion) : 몸에서 피부, 타액, 폐, 담즙, 신장, 대변으로 약물을 제거한다.
- 초회통과 효과(first-pass effect) : 구강 약물이 소화를 거치며 일어나는 현상으로, 약의 많은 비율이 조직에 도달하기 전에 위장관계에서 파괴된다.
- 반감기(half-life) : 몸에서 약의 양이 최고 농도의 반으로 감소하는 데 걸리는 시간
- 부주의 · 과실(negligence) : 이성적인 사람이라면 비슷한 상황에서 사용할 간호를 제공하는 것의 실패
- 약 역학(pharmacodynamics) : 약이 신체에 어떻게 영향을 발휘하는가
- 약동학(pharmacokinetics) : 신체가 약에 반응하는 방법
- 약리학(pharmacology) : 약과 살아있는 체계와의 상호작용을 연구하는 학문(약 역학+약동학)
- 약물 치료학(pharmacotherapeutics) : 역시 임상 약리학으로 알려져 있으며, 질병을 치료 · 예방 · 진단하기 위해 약을 이용하는 약리의 다른 한 분야
- 선택적 독성(selective toxicity) : 페니실린처럼 외부세포에서 발견되는 체계만을 공격하는 약의 능력

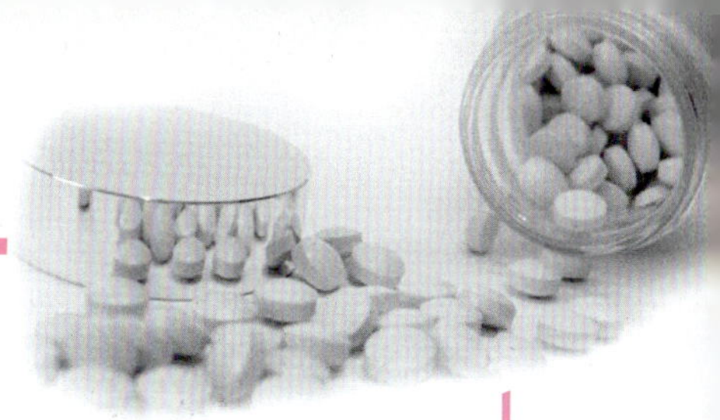

✓ PRETEST

1. 간호사가 환자에게 약물을 투여할 때 올바르게 약물을 투여할 수 있는 가장 정확한 방법은 어느 것인가?
   ① "당신이 김○○ 입니까?"라고 질문한다.
   ② 환자의 identification band를 확인한다.
   ③ 환자의 방 번호를 확인한다.
   ④ 환자에게 약물 복용 이유를 물어 본다.

2. 소아 환자의 어머니가 간호사에게 "Advil과 ibuprofen의 차이는 무엇입니까? 나는 저렴한 가격으로 ibuprofen을 살 수 있습니다. 그러나 병원에서는 소아용 Advil 액을 이용하라고 지시를 받았습니다."라고 질문하였다. 간호사는 이 질문에 어떤 반응을 보여야 하는가?
   ① 병원에서 내린 지시는 무조건 정확하게 지켜야 합니다.
   ② Advil과 ibuprofen 사이에는 아무런 차이가 없습니다.
   ③ Advil과 ibuprofen은 비슷한 효과를 가지고 있으나, 서로 다른 약입니다.
   ④ 이 문제는 처방한 내과 의사에게 물어야 합니다.

   ① 임신기간 동안 약을 중단하는 것
   ② 임신기간 동안 약 복용에 대하여 담당 의사에게 즉시 보고하는 것
   ③ 이 약은 임신기간 동안 복용해도 안전하다는 것
   ④ 이 약에 의하여 아기의 유치가 착색될 수 있다는 것

4. Diltiazem hydrochloride(Cardizem) 30mg을 하루에 4회 경구 투여하는 환자가 칼슘채널 차단제의 독성 증상을 경험하고 있다. 이 상황에서 간호사가 사정해야 할 가장 우선 순위는 어느 것인가?
   ① 대상자의 체온 상승
   ② 대상자의 호흡 수, 깊이, 조절
   ③ 대상자의 체중 감소
   ④ 대상자의 포도 주스 식이 섭취량

5. 신장 배설기능의 감소 이외에 노인 대상자의 약 용량을 줄임에 있어서 고려해야 할 다른 생리적 변화는 어느 것인가?

이 chapter의 선수 핵심 문제

이 단원에서 다루어질 예상 문제들을 미리 테스트 함으로써 핵심 내용 숙지에 도움이 되도록 하였다.

section 01 Aharmacology and the Nursing Process
약리학과 간호 과정

(1) 사 정
   ① 약 처방전 ② 대상자의 알레르기 병력
   ★ ③ 대상자의 현재 상태 ④ 약 처방의 목적
   ⑤ 대상자의 투약 목적에 대한 이해 ⑥ 투여 용량을 준비할 때에 환산이 필요한 점

(2) 분석/간호 진단
   ★ ① 손상 위험
      • 대상자가 복용한다면 과민반응이 일어날 수 있다.
      ★ • 약이 올바르게 투여되지 않으면 일어날 수 있다.
         – 불충분한 용량은 병의 증상과 징후를 악화시킬 수 있다.
         – 과도한 용량은 독성의 증상과 징후, 다른 부작용을 일으킬 수 있다.
   ★ ② 지식 부족
      • 새로운 약물 처방이 주어졌을 때 종종 적절하다.
      • 대상자와의 만남이 발전된 지식을 확인하기 위해 사정되어야만 한다.

이 chapter의 핵심 내용

전문간호사 및 NCLEX-RN 시험에 자루 다루어지는 핵심 내용 정리로 NCLEX-RN 시험에 주로 나오는 내용은 ★로 표시하였다.

✓ POSTTEST

1. 간호사는 임균에 감염된 대상자에게 tetracycline(Tetracyn) 500mg을 투약하고 있다. 간호 행위에서 이 상황을 제시한 내용은 다음 중 어느 것인가?
   ① 음식과 함께 약물을 복용한다.
   ② 위장관의 자극을 예방하기 위해 우유 한 잔과 약을 함께 복용한다.
   ③ 물과 함께 빈속에 약을 준다.
   ④ 오렌지 주스 혹은 다른 비타민 C 주스와 함께 약을 준다.

2. monoamine oxidase 억제제인 항우울제, phenelzine sulfate(Nardil)로 치료받고 있는 환자가 있다. 간호사는 대상자가 점심으로 요구르트, 얇게 썬 바나나, 초콜릿 우유를 먹는 것을 관찰하였다. 의사에게 보고하는 내용에 추가하여 간호사는 심각한 음식 · 약물 상호작용을 어떤 행위로 감시할 것인가?
   ① 대상자의 체온이 정상보다 올라갔는지를 감시한다.
   ② 대상자의 호흡 억제를 관찰한다.
   ③ 포도당과 케톤 검출을 위해 요검사를 한다.
   ④ 대상자의 혈압이 상승했는지를 감시한다.

3. 울혈성 심부전의 치료에 몇 개의 처방된 구강약을 복용하는 환자가 간호사에게 "나는 아침에 이 약들을 먹고 있습니다."라고 말하였다. 간호사의 가장 적절한 반응은 어느 것인가?
   ① 약 복용을 위한 최상의 시간을 알기 위해 각각의 약을 봅시다.
   ② 그것은 아침에 무엇을 먹느냐에 달려 있습니다.
   ③ 잘하고 있네요.
   ④ 보통 아침을 몇 시에 먹습니까?

4. 대상자는 NPH 인슐린 30units를 아침 7시 30분에 피하로 맞았다. 간호사는 약의 치료적 효과를 평가하기 위해 어떤 자료를 이용할 것인가?
   ① 약 복용 후 2시간 후의 혈압

이 chapter의 최종 점검 문제

전문간호사 시험에서 꼭 다루어질 문제이며, 미국 간호사 시험에 나왔던 기출문제가 주로 수록되었다.

CHAPTER 1 약리학의 기본원리 및 안전성 Basic Principle and Safety in Pharmacology
PHARMACOLOGY

PRETEST

1. ②	2. ①	3. ③	4. ④	5. ①,②,④
6. ③	7. ①	8. ①	9. ④	10. ①

1. 대상자의 identification band는 병원에서 대상자를 확인하기 위한 가장 정확한 방법이다. 병원에 똑같은 이름을 가지고 있는 환자가 있는 상황에서 더 확실하게 확인하기 위해 대상자의 medical record number도 역시 band에 있다. 대상자의 이름, 출생일을 기록하기 위해 지남력이 있는 대상자에게 질문하는 것 역시 허용될 수 있다.
   ①의 confuse된 환자는 부적당한 답을 할 수 있으므로 틀린 답이다. ③은 방과 침대 배정은 변할 수 있기 때문이 틀린 답이다. ④는 대상자 식별(확인)과 관련되지 않았기 때문에 틀린 답이다.
   인지 수준: 적용

줄어드는 것은 아니다. ④ 노인환자는 약물의 대사가 감소함을 경험하게 된다. ⑤ 많은 노인은 근육량의 감소로 몸무게가 줄어든다.
인지 수준: 분석
간호과정: 분석

6. 계산 식을 이용하여 ①, ②는
   $\frac{100mg}{5mL}=\frac{150mg}{5mL}$; $100x=750$; $x=7.5mL$
   1teaspoon은 5mL ④는 틀린 답이다.
   인지 수준: 분석
   간호과정: 계획; test plan: SECE

7. 누운 자세이며, 앉거나 서 있는 자세로 움직일 때 어지러움을

책 속의 책

정답 및 해설 RESTEST 및 POSTTEST

문제의 정답과 해설, 그리고 어떠한 방향의 물음인지를 표시하였다.

차례

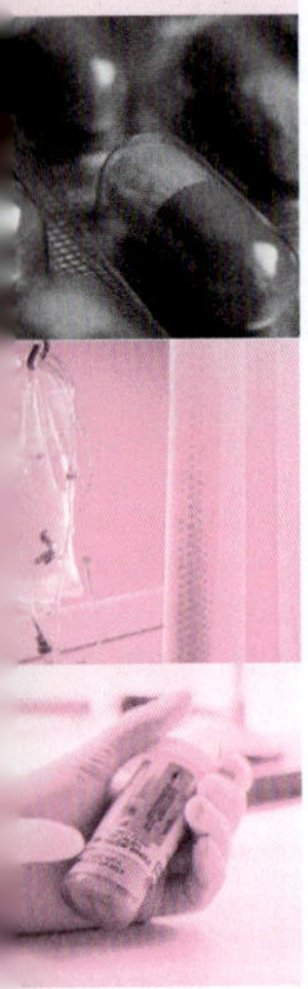

CHAPTER 1 약리학의 기본원리 및 안전성

CHAPTER 2 감염층 치료제

CHAPTER 3 항암제

CHAPTER 4 혈액 조절 약물

CONTENTS

CHAPTER 5 심장계 약물

CHAPTER 6 내분비계 약물

CHAPTER 7 위장관계 약물

CHAPTER 8 면역계 약물

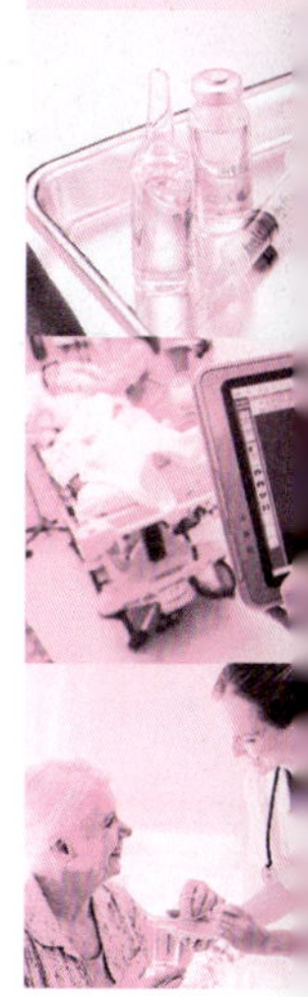

차례

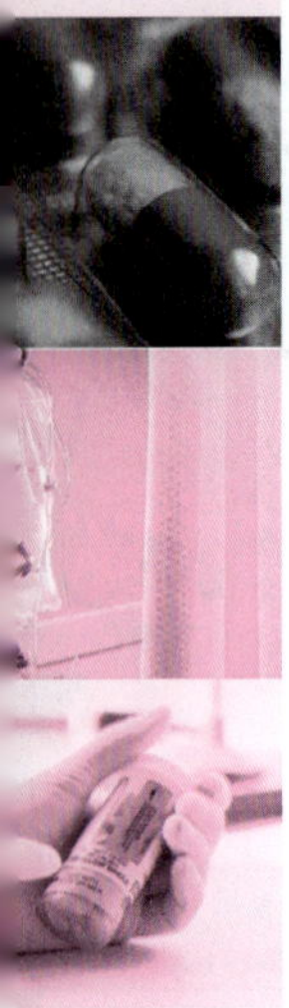

CHAPTER 9 피부계 약물

CHAPTER 10 신경계 및 근골격계 약물

CHAPTER 11 정신치료 약물

CHAPTER 12 신장계 약물

CONTENTS

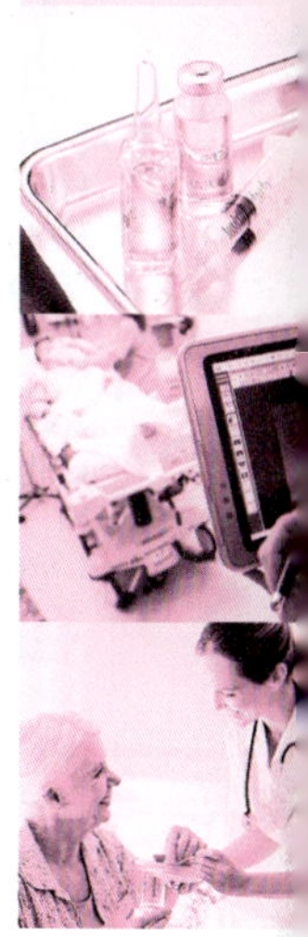

CHAPTER 13 생식기계 약물

CHAPTER 14 호흡기계 약물

CHAPTER 15 눈과 귀에 사용하는 약물

CHAPTER 16 허브 약물

Contributors

Julie Adkins, Rn, MSN, APPRN-BC
Family Nurse Practitioner
West Frankfort, Illinois
Chapters 7 and *12*

Carolyn M. Burger, MSN, RN, C, OCN
Assistant Professor
Miami University
Middletown, Ohio
Chapters 2

Janet Courtney, RN, MSN
Professor, Department of Nursing
Holyoke Community College
Holyoke, Massachusetts
Chapters 1

Pam Hamre, RN, MS, CNM
Assistant Professor
College of St. Catherine
St. Paul, Minnesota
Chapters 13

Joseann Helmes Dewitt, RN, MSN, C, CLNC
Assistant Professor of Nursing
Department of Baccalaureate Nursing
Alcorn State University
Natchez, Mississippi
Chapters 15

Suzanne Kay Marnocha
Assistant Professor of Nursing
University of Wisconsin, Oshkosh
Oshkosh, Wisconsin
Chapters 5

Caron Martin, MSN, RN
Assistant Professor of Nursing
Northern Kentucky University
Highland Heights, Kentucky
Chapters 14

Lee Murray, MSN, RN, CS, CADAC
Assistant Professor of Nursing
Holyoke Community College
Holyoke, Massachusetts
Chapters 11

Lynn Wemett Nicholls, RN, MSN
Chapters 9

Donna Polverini, RN, MS
Assistant Professor
America International College
Springfield, Massachusetts
Chapters 16

Roni Ruhlandt, MSN, RN, CCRN, CNRN
Campus College Chair
College of Health Sciences and Nursing
University of Phoenix, Grand Rapids Campus
Grand Rapids, Michigan
Chapters 10

Susan K. Steele, MN, DNS, AOCN
Clinical Nurse Specialist: General Health System
Clinical Instructor: Southeastern Louisiana University College of Nursing
Chapters 3

Bethany Hawes Sykes, EdD, RN, CEN
Assistant Professor, Depatment of Nursing
Salve Regina University
Newport, Rhode Inland
Chapters 6

Geralyn M. Valleroy-Frandsen, EdD, MSN, RN
Assistant Professor, of Nursing
Maryville University
St. Louis, Missouri
Chapters 8

Daryle Wane, MS, APRN, BC
Assistant Professor of Nursing
Pasco-Hernando Community College
New Port Richey, Florida
Chapters 4

Reviewers

Skip Davis, PhD, MSN, BSN
Assistant Professor
San Francisco State University
San Francisco, California

Pattie Garrett Clark, RN, MSN
Associate Professor and Nursing Outreach Coordinator
Abraham Bladwin College
Tifton, Georgia

Janice Hausauer, MSN, BSN, ANCC-FNP
Adjunct Assistant Professor
Montana State University, Bozeman
Bozeman, Montana

Mercy Popoola, RN, CND, PhD
Assistant Professor
Georgia Southern University
Statesboro, Georgia

Anita K. Reed, BSN, MSN
Lecturer in Nursing
St. Joseph College
Rensselaer, Indiana

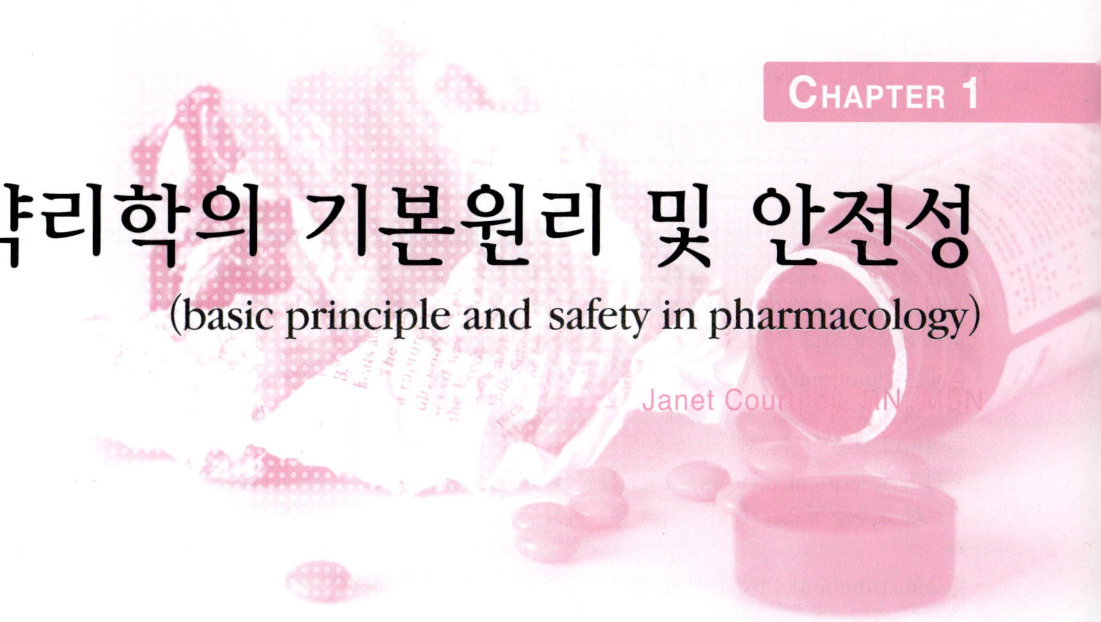

CHAPTER 1

약리학의 기본원리 및 안전성

(basic principle and safety in pharmacology)

Janet Cou[illegible] RN, MSN

차 례 Chapter Outline

- 약리학과 간호 과정(pharmacology and the nursing process)
- 법적 규제(legal regulation)
- 처방약과 비처방약(prescription and nonprescription medications)
- 약물분류체계 약리학 관련 용어(medication classification systems)
- 약리학 관련 용어(terminology related to pharmacology)
- 약물 투여시에 고려해야 할 사항(issues related to medication administration)

목 적 Objectives

- 약물 투약과 관련된 법적 규제 논점에 대해 기술한다.
- 일반명과 상품명 간의 차이를 규명한다.
- 처방약과 비처방약 간의 차이를 규명한다.
- 약리학에 사용되는 일반용어를 정의한다.
- 약의 부작용과 역작용 간의 차이를 규명한다.
- 약물 흡수와 반응에 영향을 주는 인자를 기술한다.
- 약물 투여의 6가지 올바른 원칙을 열거한다.
- 정확하게 약물의 용량을 계산한다.
- 약물 치료에 관한 대상자 교육과 관련된 간호사의 역할과 책임을 기술한다.
- 약물 치료에 관한 대상자 교육과 관련된 문화적 고려에 대하여 논의한다.

용어해설 Review at a Glance

- 흡수(absorption) : 약물이 신체에 들어간 순간부터, 순환하는 혈액과 조직에 도달할 때까지 약에서 일어난 모든 것을 말한다.
- 생체전환(biotransformation) : 약물 구조의 효소적 변화. 주로 간에서 이루어지며 보통 약물대사라고 부른다.
- 적정 농도(critical concentration) : 치료적 효과를 일으킬 수 있는 약의 용량
- 분포(distribution) : 약의 신체 조직으로의 이동
- 약(drug) : 변화를 일으키기 위해 몸에 투입된 화학 물질로 종종 medication이라는 용어로 사용된다.
- 약물 남용(drug abuse) : 의학적 혹은 사회적 규범과 일치하지 않는 형태의 약물 사용을 말한다.
- 약물 대사(drug metabolism) : 생화학적 변화로 알려진 약물 구조에 대한 효소적 변화이며, 대부분의 대사가 간에서 일어난다.
- 배설(excretion) : 몸에서 피부, 타액, 폐, 담즙, 신장, 대변으로 약물을 제거한다.
- 초회통과 효과(first-pass effect) : 구강 약물이 소화를 거치며 일어나는 현상으로, 약의 많은 비율이 조직에 도달하기 전에 위장관계에서 파괴된다.
- 반감기(half-life) : 몸에서 약의 양이 최고 농도의 반으로 감소하는 데 걸리는 시간
- 부주의 · 과실(negligence) : 이성적인 사람이라면 비슷한 상황에서 사용할 간호를 제공하는 것의 실패
- 약 역학(pharmacodynamics) : 약이 신체에 어떻게 영향을 발휘하는가의 과정
- 약물유전학(pharmacogenetics) : 약물치료에 대한 개개인의 유전적 반응이 어떠한지를 연구하는 약리학
- 약동학(pharmacokinetics) : 신체가 약에 반응하는 방법
- 약리학(pharmacology) : 약과 살아있는 체계와의 상호작용을 연구하는 학문(약역학+약동학)
- 약물 치료학(pharmacotherapeutics) : 역시 임상 약리학으로 알려져 있으며, 질병을 치료 · 예방 · 진단하기 위해 약을 이용하는 약리의 다른 한 분야
- 선택적 독성(selective toxicity) : 페니실린처럼 외부세포에서 발견되는 체계만을 공격하는 약의 능력

✔ PRETEST

1. 간호사가 환자에게 약물을 투여할 때, 올바르게 약물을 투여할 수 있는 가장 정확한 방법은 어느 것인가?

① "당신이 김○○ 입니까?"라고 질문한다.
② 환자의 identification band를 확인한다.
③ 환자의 방 번호를 확인한다.
④ 환자에게 약물 복용 이유를 물어 본다.

2. 소아 환자의 어머니가 간호사에게 "Advil과 ibuprofen의 차이는 무엇입니까? 나는 저렴한 가격으로 ibuprofen을 살 수 있습니다. 그러나 병원에서는 소아용 Advil 액을 이용하라고 지시를 받았습니다."라고 질문하였다. 간호사는 이 질문에 어떤 반응을 보여야 하는가?

① 병원에서 내린 지시는 무조건 정확하게 지켜야 합니다.
② Advil과 ibuprofen 사이에는 아무런 차이가 없습니다.
③ Advil과 ibuprofen은 비슷한 효과를 가지고 있으나, 서로 다른 약입니다.
④ 이 문제는 처방한 내과 의사에게 물어야 합니다.

3. 임산부가 비처방약(OTC)인 철분제제를 복용하고 있다. 약 설명서에는 임신 범주 A로 기록되어 있다. 간호사는 대상자에게 어떤 정보를 주어야 하는가?

① 임신기간 동안 약을 중단하는 것
② 임신기간 동안 약 복용에 대하여 담당 의사에게 즉시 보고하는 것
③ 이 약은 임신기간 동안 복용해도 안전하다는 것
④ 이 약에 의하여 아기의 유치가 착색될 수 있다는 것

4. Diltiazem hydrochloride(Cardizem) 30mg을 하루에 4회 경구 투여하는 환자가 칼슘채널 차단제의 독성 증상을 경험하고 있다. 이 상황에서 간호사가 사정해야 할 가장 우선 순위는 어느 것인가?

① 대상자의 체온 상승
② 대상자의 호흡 수, 깊이, 조절
③ 대상자의 체중 감소
④ 대상자의 포도 주스 식이 섭취량

5. 간호사가 다양한 건강문제의 치료를 위해 많은 약물을 복용하는 78세의 노인을 간호하고 있다. 간호사는 이 환자에게 있어서 약 용량 감소와 관련된 일반적인 신체적 변화를 고려해야 한다. 맞는 것을 모두 고르시오.

① 약물 보존율의 증가
② 신체 중 체액량의 감소

③ 약물 분포 효과의 감소
④ 간에서의 약물 대사율 감소
⑤ 명백한 체중증가

6. 33Lbs의 3세된 소아가 체온을 낮추기 위해 6시간마다 Advil(ibuprofen)액 150mg 경구 투여라는 처방을 받았다. 간호사는 100mg/5mL라고 적혀 있는 병을 환자에게 주면서 얼마만큼 먹도록 해야 하는가?

① 1teaspoon
② 5mL
③ 7.5mL
④ 주어진 자료에서 계산할 수 없다.

7. 고혈압 약으로 nadolol(Corgard)를 받은 환자가 간호사에게 "나는 일어설 때 너무 어지러워요."라고 말하였다. 간호사의 가장 적절한 반응은 다음 중 어느 것인가?

① "약 복용 시에 일어날 수 있는 부작용입니다. 일어설 때는 천천히 움직이고, 조심해서 사용해야 합니다."
② "약의 독작용을 경험하고 있으니, 제가 의사에게 알리겠습니다."
③ "현기증은 약과 관련된 것이 아닙니다. 제가 몇 가지 질문을 해야 하겠네요."
④ "움직일 때 어지럼을 느끼는 것은 고혈압 환자에게 흔한 증상입니다."

8. 엉덩이와 등의 골관절염을 가진 노인에게 경직과 통증을 완화하기 위해 celecoxib(Celebrex)가 처방되었다. 새롭게 처방된 약에 대하여 환자를 교육할 때에 가장 우선적인 단계는 다음 중 어느 것인가?

① 환자가 다른 약을 복용하는지 알기 위해 투약 기록지를 점검한다.
② 환자에게 새로운 약을 설명한 팜플렛을 준다.
③ 환자에게 약을 어디에서 구입할 수 있는지를 알려 준다.
④ 약과 그 약의 부작용에 대하여 짧고 간단하게 설명해 준다.

9. 대상자가 아침 9시에 10mg의 lisinopril(Zestril)를 경구로 복용한다고 투약 기록지에 기록되어 있다. 대상자의 약 상자에는 fosinopril(Monopril) 20mg으로 라벨된 정제가 들어 있다. 정확한 약의 종류와 용량의 투여를 확인하기 위해 간호사는 어떤 행동을 해야 하는가?

① Drug supply에서 Monopril 1정을 꺼내 준다.
② Drug supply에서 Monopril 1/2정을 꺼내 준다.
③ 20mg의 정제가 친숙하게 보이는지 대상자에게 물어 본다.
④ 약의 처방을 확인하기 위해 맨 처음의 의사 처방을 읽는다.

10. 간호사는 스페인계 미국인에게 '새로 진단된 고혈압을 위해 처방된 약'에 대해 교육을 계획하고 있다. 계획을 진행할 때, 간호사는 이 인종 집단의 개인들이 다음의 경향 중에서 어떤 내용을 보일 것이라고 확신할 수 있는가?

① 남자들이 의사결정을 하는 확대가족에서 산다.
② 모든 형태에서 교육을 평가한다.
③ 배우는 방법으로는 글자로 쓰여진 자료 사용을 선호한다.
④ 건강 문제를 다루는 데 있어서 약의 복용을 싫어한다.

책 속의 책 1쪽

section 01 Aharmacology and the Nursing Process

약리학과 간호 과정

(1) 사 정

① 약 처방전
② 대상자의 알레르기 병력
③ 대상자의 현재 상태
④ 약 처방의 목적
⑤ 대상자의 투약 목적에 대한 이해
⑥ 투여 용량을 준비할 때에 환산이 필요한 점

(2) 분석/간호 진단

① 손상 위험

- 대상자가 복용한다면 과민반응이 일어날 수 있다.
- 약이 올바르게 투여되지 않으면 일어날 수 있다.
  - 불충분한 용량은 병의 증상과 징후를 악화시킬 수 있다.
  - 과도한 용량은 독성의 증상과 징후, 다른 부작용을 일으킬 수 있다.

② 지식 부족

- 새로운 약물 처방이 주어졌을 때에 종종 적절하다.
- 대상자와의 만남이 발전된 지식을 확인하기 위해 사정되어야만 한다.
- 약물 요법에 대한 불충분한 지식이 치료의 부적절한 결과나 다른 합병증을 일으킬 수 있다.

(3) 계획/목표 설정

① 대상자가 손상이 없게 된다.

② 대상자가 약물의 목적을 말할 수 있게 된다.

③ 대상자가 약물에 대해 적절하게 반응하게 된다.

(4) 수 행

① 투약 처방을 완벽하고 철저하게 점검한다.

② 대상자의 알레르기 병력을 조사한다.

③ 약이 처방된 대상자의 조건을 검토한다.

④ 적응점이 된다면 대상자의 활력 증후를 측정한다.

⑤ 약물의 정확한 용량을 계산할 때에 대화의 필요성을 결정한다.

⑥ 정확하게 약물을 준비하여 투약한다.

⑦ 처방된 약에 대한 대상자의 이해 수준을 살핀다.

⑧ 약의 이름, 용량, 투여 방법, 횟수, 목적, 부작용 등에 대해 대상자에게 교육한다.

⑨ 약물 관리와 치료에 대한 대상자의 반응을 기록한다.

(5) 평 가

① 대상자가 정확한 약물과 용량을 투여받았다.

② 대상자의 활력 증후가 정상 범위에 있다.

③ 대상자가 약물에 적당하게 반응하며 효과가 있다.

④ 대상자가 약의 부작용을 경험하지 않는다.

section 02

Legal Regulation

법적 규제

(1) 식품의약품안전청(Food and Drug Administration; FDA)

① 약의 안정성과 효과를 확인하기 위해 약의 판매와 개발을 규제하는 미국의 건강과 인간 서비스의 한 부서이다(USDHHS). 한국은 보건복지부 소속 외청(KFDA)

② 캐나다에서의 약물법은 캐나다 식품의약품법(Canadian Food and Drugs Act)과 캐나다 규제약물 · 재료법(Canadian Controlled Drug and Substances Act)이 있다.

③ 잠정적으로 약이 될 수 있는 화학 물질의 독성 효과와 치료적 효과를 평가하기 위한 과학적 과정을 통제한다.

④ 약물 개발 단계

- 약이 대중에게 시판되기 위해 최종적인 FDA의 승인을 받기 전에 약물은 몇 단계의 개발과정을 거쳐야 한다.
- 약물 개발 과정은 전임상시험, 제1상 · 제2상 · 제3상 연구, FDA 승인, 제4상 연구 Box 1-1

⑤ 최근 시판되는 약물의 일반적인 설명은 간소화된 신약사용(Abbreviated New Drug Application) 과정을 통해 확인이 될 것이다.

⑥ 2002년 USDHHS(United States Department of Health and Human services)는 1992년의 처방약물사용자비용법(Prescription Drug User Fee Act)을 재허가하였고, 약물 사용을 알아보기 위한 자료를 제공하였다.

Box 1-1

약물 개발 단계

- **전임상시험** : 약이 살아 있는 조직에 효과가 있는지를 결정하고, 그 효과를 평가하기 위해 동물을 가지고 실험실 연구를 한다.
- **제1상 연구** : 건강한 사람을 대상으로 엄격하게 통제된 연구이다.
- **제2상 연구** : 약이 살아 있는 조직에 효과가 있는지를 결정하고, 그 효과를 평가하기 위해 동물을 가지고 실험실 연구를 한다.
- **제3상 연구** : 효과와 기대되지 않은 작용을 결정하기 위해 임상 환경에서 사용된다.
- **FDA 승인** : 제 3상 연구에 성공적인 약은 FDA로부터 평가를 받고 FDA 승인을 받으면 약은 판매될 수 있다.
- **제4상 연구** : 시판 후에 약의 부작용에 대한 계속적인 조사를 하는 단계이다.

(2) 규제 약물

① 약물 남용의 가능성이 있으며, 의학적 · 사회적 규범에 일치하지 않는 방법에 의한 약물 사용으로 판단된 물질이다.

② 1970년에 제정된 규제약물법은 남용의 가능성이 있는 약물의 생산 · 공급 과정 및 판매를 규제한다.

③ FDA 연구는 약물을 연구하고 그 약물의 남용 가능성을 판단한다.

④ 법무부 내의 Drug Enforcement Agency(DEA)는 규제약물법을 집행하는 주요 연방기구이다.

⑤ 처방 약물의 남용을 줄이기 위해 규제 약물의 처방, 배포, 저장, 사용에 대하여 감시한다.

⑥ 규제 약물은 남용 가능성과 육체적 · 정신적 의존성에 따라 구분된 5가지 항목으로 구분되어 있다. Box 1-2

Box 1-2

DEA 약물 남용 규제 스케줄

- I : 고도의 남용성 약물, 미국에서 의료용으로 사용할 수 없음.
  예 : heroine, marijuana, cocaine
- II : 심한(severe) 육체적 또는 정신적 의존성을 수반하는 고도의 남용성 약물
  예 : narcotics, amphetamines, barbiturates
- III : Schedules II보다 남용성이 적음. 중등도(moderate)의 육체적 또는 정신적 의존성을 수반하는 고도의 남용성 약물
  예 : nonbarbiturate sedatives(진정제), nonamphetamine stimulants(자극제), 제한된 용량의 일부 마약류
- IV : Schedules III보다 남용성이 적고, 의존성이 제한적으로 나타남.
  예 : 일부 진정제, 비마약성 진통제, 항불안제
- V : 제한적 남용성
  예 : 진해제나 지사제로 사용되는 codeine과 같은 소량의 마약을 포함할 수 있는 약물

(3) 임신 범주 Box 1-3

① 임신기간 동안 특별한 약물 사용에 대한 가이드 라인

② 태아에게 기형 유발작용과 부작용을 유발할 가능성을 제시한다.

③ FDA는 새로운 약이 임신 범주에 따라 분류될 것을 요구한다.

★ ④ FDA는 약물의 위험을 명백한 이점이 없다면 임신 범주에도 불구하고 어떠한 약물이든지 복용하지 않도록 권한다.

(4) 약물 연구 및 사전 동의서

★ ① 사전 동의서(informed consent): 개인이 상황의 성질, 선택 가능 치료 방법, 그에 따른 위험성 등에 근거한 자율적인 결정이다.

② 환자는 과정과 치료에 관한 동의를 할 만큼이어야 한다.

③ 사전 동의서는 문서화되어야 한다. 과정 설명, 약물, 치료, 이득과 해가 되는 결과들에 대한 설명, 환자가 질문할 수 있는 기회 등이 포함되어야 한다.

④ 정보는 환자가 이해할 수 있는 언어로 되어야 한다.

⑤ 동의서는 약물 치료 또는 그 과정을 지시한 의사진이 받아야 한다.

⑥ 투약하는 간호사는 약물의 목적을 설명하고, 환자의 질문 사항에 대해 설명해야 한다.

⑦ 환자는 정보를 거부하고 사전 동의서와 치료 동의를 지체할 수 있으며, 이런 결정은 기록으로 남겨야 한다.

⑧ 심한 출혈, 두개골 골절, 총상이나 자상 같은 응급상황의 치료와 수술 시에 사전 동의서는

미룰 수 있다.

⑨ 환자가 소아나 무의식 상태 또는 법적 권리행사를 할 수 없는 경우에는 사전 동의서를 법적 보호자나 가족 대리인이 서명한다.

⑩ 사전 동의 과정에서 간호사는 대개의 경우에 주로 환자가 서명하는 상황을 목격하는 책임을 진다.

⑪ 연구 약물의 사용에 대한 가장 흔한 관심 사항은 모든 역작용이 규명되지 않았고, 환자는 이들 모두에 대하여 완전히 정보를 받을 수 없다. 따라서 의사결정 과정이 이상적이지 않다.

⑫ 위약 관련 연구는 어떤 대상자에게 위약을 사용하는 것이다. : 연구자나 대상자 누구도 대상자가 받은 약이 위약인지 실제 약물인지 모른다.

Box 1-3

임신부에 약물 투여 여부 범주(pregnancy categories)

- Category A : 대조 실험에서 태아에 대한 위험이 없다고 판정된 약물; 임신한 여성을 대상으로 한 대조 실험에서 태아에 대한 위험이 없다고 판정된 약물
- Category B : 사람에 대한 태아 위험이 없다고 판정된 약물; 동물 실험에서 동물의 태아 독성은 있으나 사람에 대한 독성이 없는 약물
- Category C : 위험성을 배제할 수 없는 약물; 동물 실험에서 태아 독성은 있었으나 사람에 대해서는 확인되지 않은 약물
- Category D : 사람의 태아 독성 위험성이 입증된 약물; 임상 시험에서 태아 독성 위험성이 입증된 약물
- Category X : 임신 중에 절대로 사용할 수 없는 약물

(5) 약물 치료와 관련된 간호실무 규제

① 간호직 실무법(nurse practice act)
- 주(state) 내에서 건강 전문직들의 실무를 조절하기 위한 각 주마다의 법령에 의해 발휘되고 있는 선언문
- ★ 투약과 연관되는 간호사의 역할을 기술하고 있다.
- 전문 간호사들은 처방권을 가질 수도 있으나, 각 주마다의 처방권 지침에 관한 법령을 점검해야 한다.

② 간호 표준(standards of care)
- 간호실무 표준은 약물 요법에 특정한 것이 아닌 전반적인 간호실무의 지침이다.
- 기타 간호실무 표준은 특정한 건강 문제에 관한 연구와 약물 요법을 포함한 간호 권장시험에 근거한다.
- 하나의 예로, 고혈압 치료에 대한 stepped-care approach를 들 수 있다. 약물 요법은 환자 반응에 기초하여 특정한 순서로 진행되도록 권한다.

③ 전문직 과오(professional misconduct) : 간호사에게 훈계가 내려질 수 있는 간호실무법령에 관한 침해(예 신분증을 달지 않았다거나 환자의 동의없이 환자의 개인적인 정보를 유출한 것 등), 약물 요법은 개인적인 정보를 취급하여 간호계획을 세울 수 있다.

④ 징계, 훈계(disciplinary action) : 비전문적인 행위로 인하여 간호 면허국으로부터 실무에 임할 수 없도록 면허를 거부당하거나 빼앗긴 경우, 투약에 잘못이 있는 간호사는 징계 또는 훈계를 받게 된다.

⑤ **과실(malpractice)** : 태만(negligence)이나 전문적인 나쁜 행위. 환자에게 상해나 불필요한 고통이나 죽음을 초래할 수 있는 잘못된 행위 또는 판단력이 없는 행위를 포함하고 있으며, 꼭 해야 할 일을 하지 않은 경우도 포함된다.

(6) 법적 책임

① 간호사에 의한 약물의 투약에는 몇 가지 법적 책임이 있다.

② 처방전을 작성할 수 있는 자격을 가진 건강 전문직(대개는 의사가 환자에게 제공될 투약 과정의 시작)으로부터 법적 지시 형식(Box 1-4 에 완전한 약물 처방 지시의 요소가 제시되어 있음)

③ 간호사는 문서상에 있어서의 투약 지시가 있을 때부터 책임이 있다.

★ • 약물 지시가 용량이 틀리거나 환자에게 약물이 적당하지 않은 경우 등으로, 합당치 않다면 처방한 사람과 함께 그 실수에 대해 실행한 사람인 간호사도 책임을 진다.

• 간호사는 모든 적절하지 않은 지시에 대해 의문을 제기하고, 지시가 명확해지기 전까지는 투약을 거부할 수 있다.

④ 간호사는 의사 및 약사와 함께 그 기관에서 사용하는 투약 안정성을 유지하는 데 참여한다.

★ • 이러한 체계에서 중요한 하나의 특기사항은, 환자가 보고한 약물에 대한 알레르기이다.

• 간호사는 이러한 체계에서 투약 관리의 정확성을 보장하는 '마지막 단계'이다.

• 규제 물질의 사용, 보관, 폐기 및 기록은 건강관리기관의 약물관리에서 엄격히 다루어진다.

• 간호사는 약물 투여 전 과정에서 체계분석의 과정에 참여하며, 이는 준비·투약·기록뿐아니라 복용횟수 및 복용시간 등의 결정에 참여한다.

⑤ 간호사는 환자가 정확한 약을, 정확한 용량과 정확한 경로로, 정확한 시간에 투여받게 확실히 한 다음에 정확하게 기록한다(투약시간과 환자의 투약에 대한 반응).

• 대상자의 체격과 연령에 맞는 용량 등을 결정하는 과정을 포함한다.

• 대상자의 확인 팔찌나 대상자의 이름을 물어 보는 것과 같은 두 가지의 확인 작업을 투약 전에 사용하여 대상자를 확인하는 것이 매우 중요하다.

⑥ 간호사는 지시된 약물의 사용과 관련된 환자의 상태, 그리고 약물에 대한 기대 효과 및 기대하지 않은 효과 등을 포함한 약물에 대한 반응을 사정해야 한다.

★ ⑦ 간호사는 환자에게 투여되는 모든 약물의 효과와 가능한 효과에 대해 지식을 갖고 있어야 한다.

⑧ 간호사는 약물 효과로부터 기대될 수 있는 모든 안정성에 위협이 되는 요소들로부터 환자를 보호해야 한다. 이 때 약물이 참으로 효과가 있다면 환자를 낙상하지 않도록 보호하는 것 등이 포함된다.

⑨ **전문직의 법적 책임보험** : 간호사는 투약 과오를 포함한 근무태만 등의 법적 소송에 대비해서 자신들의 보호를 위한 법적 보험가입이 필요하다.

Box 1-4

완전한 약물처방 지시 기재사항(elements of drug order)

• 환자의 이름 전체
• 처방 지시 날짜와 시간
• 환자에게 투약될 약물명
• 약물 용량
• 투약 횟수
• 투약 경로
• 지시한 사람의 서명

section 03

Prescription and Nonprescription Medications

처방약과 비처방 약물

(1) 일반명, 화학명 및 상품명

① 일반명(generic name) : 승인 과정 동안 제약회사가 약에 붙인 최초의 명칭. 각각의 약은 acetaminophen과 같은 한 개의 일반명을 가진다.

② 화학명(chemical name) : 약물의 화학 구조를 나타내는 이름. 종종 길고 복잡하며 약학자와 연구자들이 사용한다.

③ 상품명(trade name) : 제조회사에 의해 등록된 이름으로 뒤에 상표를 표시한다. 제조회사만 사용할 수 있는 이름으로, 한 약물에 제조회사의 수만큼 여러 가지 상품명이 존재한다.
예 acetaminophen은 Tylenol를 포함한 31개의 상품명을 가지며, 첫글자는 대문자로 표시한다.

(2) 비처방약(non-prescription) 혹은 일반 의약품(over the counter; OTC medications)

① 다양한 증상에 대하여 자가 치료를 위해 처방없이 이용할 수 있는 약물이다.

② OTC 약물의 규제와 평가는 FDA의 감독을 받는다.

③ OTC 약물은 처방약물로 사전에 승인되어야 하며 일반적으로 강도가 강하다.

④ OTC 약물을 이용하는 이점은, 건강관리비용을 줄이고 직장과 근무시간 방해나 약을 구하는 시간을 줄여 준다. 대체로 부작용이 거의없다.

⑤ OTC 약물 사용에 대한 잠재적인 문제는, 부적당한 사용을 비롯하여 상담과 라벨에 대한 관심 부족이 포함되며, 필요한 치료를 숙지하는 시간을 지연시킬 가능성이 있다는 점이다.

section 04

Medication Classification Systems and Terminology Related to Pharmacology

약물 분류체계 및 약리학에 관련된 용어

(1) 약물 분류체계(medication classification systems)

① 가능한 두 가지 접근 방법

- 유사한 특성을 가진 약은 임상적 적응증을 기초로 함께 분류될 수 있다(예 통증을 완화시켜 주는 것은 analgesic 약물).
- 약이 작용하는 계통으로 함께 분류될 수 있다(예 중추신경계 약물).

② 분류체계의 이점

- 약물 분류의 지식은 간호사에게 의도되는 효과와 투여된 약물의 일반적 부작용을 이해하는데 도움이 된다.

- 이는, 간호사에게 다양한 치료 적응증에 이용되는 수천 가지 약의 지식을 조직화하는 데 도움을 준다.

(2) 약리학 관련 용어(terminology related to pharmacology)

① 극적 농도(critical concentration) : 치료 효과를 일으키기 위해 필요한 약의 용량.

② 분포(distribution) : 체순환을 통해 약물이 여러 신체 조직이나 목표 부위로 널리 퍼짐.

③ 약(drug) : 진단, 치료, 질병의 예방을 위해 사용되는 어떤 물질. 이 용어는 상호 호환적으로 medication이라는 단어로 사용된다.

④ 약물 효소 상호작용(Drug-enzyme interactions) : 약물은 효소체계를 방해하는 요인이 될 수 있다.

⑤ 초회통과 효과(first-pass effect) : 경구 약물이 소화를 따라 일어나는 현상. 이 때 약의 많은 부분이 위장관에서 흡수된 후, 약이 위장관 순환을 통해 간문맥으로 들어감에 따라 간에서 불활성화된다. 이것이 경구로 투여하는 약 용량이 비경구로 투여하는 약 용량보다 더 많은 양이 필요한지를 설명해 준다.

⑥ 반감기(half-life) : 약물의 50%가 제거되는 데 걸리는 시간.

⑦ 약물 역동학(pharmacodynamics) : 체내에서 약물이 일으키는 작용과 효과를 다룬다.

⑧ 약물 동태학(pharmacokinetics) : 약물이 투여된 이후 체내에서 일어나는 활동을 다룬다. 이러한 활동은 흡수, 분포, 대사 및 배설을 포함한다.

⑨ 약리학(pharmacology) : 약물과 생체에 대한 약의 작용을 연구하는 학문이다.

⑩ 약물 치료제(pharmacotherapeutics) : 임상 약리학이라고 불린다. 질병을 치료, 예방, 진단하기 위해 약물을 이용하는 것을 포함하는 약리학의 한 분야이다.

⑪ 선택적 독성(selective toxicity) : penicillin처럼 하나의 약물이 외부세포에서만 발견되는 체계에 공격하는 능력.

section 05 Issues Related to Medication Administration
약물 투여 시에 고려해야 할 사항

★ (1) 6가지 정확성 지침(the six rights)

① 환자 ② 약물 ③ 용량 ④ 경로 ⑤ 시간 ⑥ 문서화이다.

(2) 흡수와 반응에 영향을 주는 인자

① 흡수 : 투여 부위에서 혈관으로 약물의 이동

② 약물 흡수에 영향을 주는 생리적 인자

- 체중 : 추천된 약물의 용량이 약물 평가 연구에 기초하며, 150파운드(≒68kg)의 개인을 표준한 것.
- 연령 : 일반적으로 소아와 노인에게 고려해야 할 요인.
- 성별 : 남자가 여자보다 근육에 혈관이 풍부하다(근육주사의 효과는 여자보다 남자에게 빨리 나타난다). 여자는 남자보다 지방이 많다(지방에 축적된 약물이 여자에게 천천히 유리될 것이며, 남자에 비해 더 오랫동안 약물의 효과가 지속될 수 있다).

③ 약물 흡수과 관련된 화학적 물리적 요인

- 지용성 : 지용성이 클수록 잘 흡수된다.
- pH 구획 : 혈장의 pH와 투여 부위 pH 사이의 차이는, 약물 분자가 혈장에서 이온화가 더 잘 된다는 점이다.
- 용해 범위 : 약물이 더 빨리 용해될수록 약물 흡수가 더 빨라진다.
- 혈액 흐름 : 약물은 혈류속도가 빠른 곳에서 더 잘 흡수된다.
- 투여 경로 : 투여 경로에 따라 흡수정도와 흡수방법도 다르다.

(3) 예상치 못한 약물의 반응

① 부작용(side effect) : 치료 용량에서 생길 수 있는 약물의 2차적인 효과

★ ② 역효과(adverse drug rdaction) : 원하지 않는 약물의 효과. 그 정도는 미약할 수도 있지만 심각하거나 생명을 위협할 수도 있다.

- 독성(toxicity) : 초과된 용량에 의해 야기되는 약물의 부작용(예 모르핀의 과다 용량은 혼수를 일으킨다. 일부 약들은 치료의 안전역이 좁다. 다시 말해서 치료 효과를 보기 위해 요구되는 약의 용량이 독작용을 나타내는 용량에 거의 가깝다)
- 과민 반응(allergic reaction) : 환자의 면역계가 약물을 외부물질 또는 항원으로 인식하기 때문에 발생한다. 과민 반응이 일어나기 위해서는 면역체계에 의해 무엇보다 먼저 느끼기 쉽게 되어야만 한다(약의 용량은 과민 반응의 강도에 아무런 영향을 주지 않는다).
- 특이체질 효과(idiosyncratic effect) : 약물 부작용이 대상자의 유전적 소인에 기인한다.

③ 치료로 인한 질환(iatrogenic disease) : 약물 혹은 내과 의사에 의해 유발된 질병이다.

④ 기형 유발작용(teratogenic effect) : 태아에게 장애를 일으킬 수 있는 약물의 작용이다.

⑤ 암 유발작용(carcinogenic effect) : 암을 유발할 수 있는 약물의 작용이다.

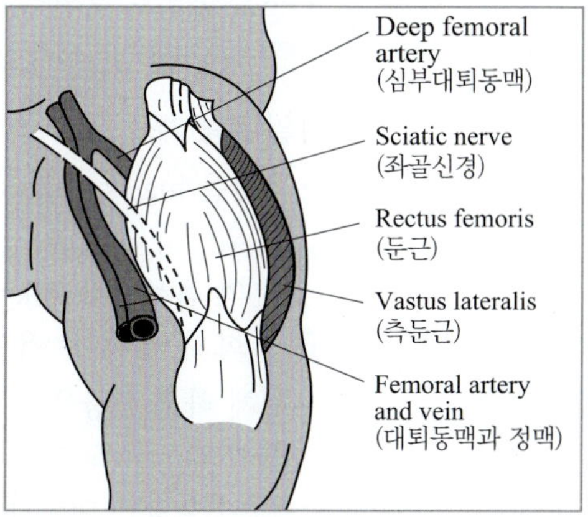

그림 1-1 신생아와 유아 및 3세 이하의 소아에게는 측둔근을 사용

(4) 약물과 소아

① 소아는 성인과 다르게 약물을 대사한다. 즉 성인에 비해 약물이 더 빨리 대사된다.

★ ② 소아는 약물을 다루는 신체가 덜 발달되어 있다.

- 약물 반응은 비정상적으로 강하고 오래 지속될 수 있다.

- 신생아에 있어서 근육 투여 약물의 흡수는 어른보다 천천히 일어난다. 신생아와 3세까지의 유아를 위한 근육주사 부위로 외측광근을 이용한다.
- 유아에서 근육주사의 흡수는 어른보다 더 빠르다.
- 신생아는 뇌혈관 장벽(blood-brain barrier)이 충분히 발달되지 못했기 때문에 중추신경계에 영향을 줄 수 있는 약물에 더 민감하다.
- 신생아에서 약물을 대사할 수 있는 신생아 용량은 낮다.
- 약물의 신장 배설은 신생아에서 낮다.
- 1세된 유아와 노인에게 대부분 약물 동태학적 지표들은 유사하다.

(5) 약물과 노인

① 노인은 노화과정의 일부로 신체적 변화를 경험하며, 이러한 변화는 투여된 약물 반응에 영향을 준다.

② 변화된 반응은 약물의 흡수, 분포, 확산, 배설의 능률을 낮출 수 있다.

③ 약물 흡수율은 노인에게서 서서히 일어난다.

④ 노인에게 있어서 수용성 약물의 농도는 높고, 지용성 약물의 농도는 낮을 수 있다.

★ ⑤ 간과 신장기능의 감퇴는 약물의 효과를 지연시킨다. 다시 말해서 약물의 대사와 배설의 감소 때문에 약물은 오랜시간 동안의 작용으로 독작용이 나타날 수 있다.

⑥ 부작용은 젊은 성인에 비해 노인에게 흔하다.

⑦ 노인에게 있어서 불이행은 가장 흔하다. 불이행을 일으키는 요인은 낮은 수입, 건망증, 복잡한 섭생, 부작용, 지시에 대한 이행의 실패, 약물을 얻을 수 있는 능력의 부족 등이다.

(6) 약물의 용량 계산

① 체중에 의한 약물 용량 계산

- 1kg = 2.2Lb
- 파운드에서 kg으로 단위를 바꾸기 위해 2.2로 나눈다.
  예 대상자의 몸무게 154파운드 : 154 ÷ 2.2 = 대상자의 몸무게 70kg
- kg을 파운드 단위로 바꾸기 위해 2.2를 곱한다.
  예 대상자의 몸무게 20kg : 20 × 2.2 = 대상자의 몸무게 44Lb

② 1일 용량 계산

- 용량은 mg/kg/day, mg/Lb/day로 표시한다.
  예 위막성 결장염을 앓고 있는 소아에게 vancomycin 40mg/kg/day가 처방된다. 소아의 몸무게가 20kg이라면 40mg × 20kg/day; 40mg × 20kg = 800mg/day로 하루에 3회 내지 4회로 용량을 나눈다.
- 전체 하루 용량을 일반적으로 나누어서 투약한다.
  예 위의 vancomycin 처방에서 1회의 용량은 800mg ÷ 4 = 200mg
  이 용량은 대상자에게 권장 용량 안에 있다.
- 간호사는 약처방이 권장 용량 안에 있는지를 확인할 의무가 있다. 만약에 그렇지 않으면 처방에 의문을 가지고 명확히 해야 한다.

★ ③ 수액 계산

- 1단계 : 시간당 몇 mL를 주어야 하는지를 결정한다. 이것은 처방의 일부이며, 전체 용량과 투여 시간이 주어진다면 계산할 필요가 있다.
  예 내과의사는 8시간 동안 1,000mL의 수액을 주도록 처방한다.
  1,000 ÷ 8 = 125mL per hour
- 2단계 : 분당 들어갈 방울 수를 계산한다(mL/hr이 주어질 때 gtts/min을 계산).
  예 – 대상자의 IV set는 10gtts/mL를 운반한다.
  – 125mL × 10gtts/mL ÷ 60 minutes = 20.83gtts/min
  – 소수점 이하는 계산할 수 없기 때문에 간호사는 IV drip 속도를 21gtts/min으로 맞출 것이다.
- drop 요인은 1mL 안에 들어 있는 drop의 수이다. drop 요인은 10, 15, 그리고 60이 가장 흔하다(drop 요인은 제조회사에 의해 결정되며, IV 튜브 상자에 표시되어 있다).

(7) 약물 투여 경로

① 표 1-1 은 약물 투여 경로에 대한 자세한 설명이다.

② 장관(enteral) : GI feeding tube에서 경구 투약을 포함하며, 다음의 경로를 포함한다.

- PO : 전형적인 구강 투여
- SL : 설하, 혀 아래
- Buccal : 잇몸과 볼 사이
- Feeding tube를 통해

★ ③ 비경구(parenteral)

- 정맥(IV) : IV 카테터(catheter)를 통해 정맥 안으로 들어간다(가장 빠른 경로이다).
- 피하(SC) : 피하주사의 삽입 각도 (그림 1-2)
  전형적인 용량은 0.5~1.0mL이며, 1.5를 초과해서는 안 된다. 바늘 게이지는 25~29이며, 3/8~5/8인치 바늘이 필요하다.
- 근육(IM) : Z-track 방법을 이용한 근육주사와 삽입 각도 (그림 1-3)
  전체 용량은 나이와 투여 부위에 따라 다양하다. 흔히 성인 1~2mL에 소아 0.5~1mL의 용량이며, 바늘의 크기는 나이에 따라 다양하다(보통 21~23게이지와 1~1.5인치 길이를 사용).
- 피내(ID) : 알레르기 혹은 결핵반응 검사와 같은 진단적 검사를 위해 사용한다. 튜버클린(tuberculosis) 주사기로 보통 용량은 0.01~0.1mL이며, 주삿바늘은 25~27게이지와 1/4~1/2인치 길이를 사용한다.

④ 국소(topical) : 어떤 약은 paste로 줄 수 있으며(예 nitroglycerin), 또는 피부에 붙이는 패치(예 nitroglycerin, scopolamine), 따라서 약물이 오래 계속해서 흡수된다.

(8) 약물의 상호작용(medication interaction)

① 약물과 음식물의 상호작용은 매우 중요하다. 왜냐 하면, 그것이 독성과 치료의 실패를 가져올 수 있기 때문이다.

★ • 약물 흡수에 대한 음식의 영향 : 약물의 흡수율을 증가시키거나 감소시킬 수 있으며, 계속해서 흡수 정도를 증가시키거나 감소시킨다. 만약에 tetracyclines를 우유나 칼슘제제

와 함께 복용한다면 흡수는 감소되고 항생제의 효과를 잃을 수도 있다.

- 약물 대사에 대한 음식의 영향 : 어떤 약물의 대사에 변화를 줄 수 있으며, 포도 주스는 고혈압에 쓰이는 칼슘 통로 차단제의 혈중농도를 406%까지 증가시킨다.
- ★ 약물 독성에 대한 음식의 영향 : monoamine oxidase(MAO) 억제제와 오래된 치즈 및 yeast추출물 등을 포함한 tyramine이 풍부한 음식 사이의 상호작용은 생명을 위협할 만큼 혈압을 상승시킨다.
- ★ 약물 작용에 대한 음식의 영향 : sodium warfarin(Coumadin)의 효과를 감소시킬 수 있는 비타민 K가 풍부한 음식(예 브로콜리, 양배추)처럼 약물에 대한 직접적인 영향을 줄 수 있다.
- 식사에 따른 약물 투여 시간 : 약물 흡수에 의미 있는 증가 혹은 감소를 초래할 수 있다.

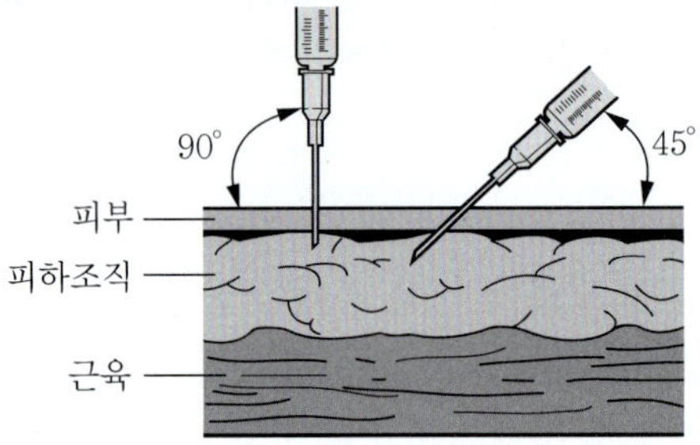

그림 1-2 피하주사를 위한 주삿바늘 삽입

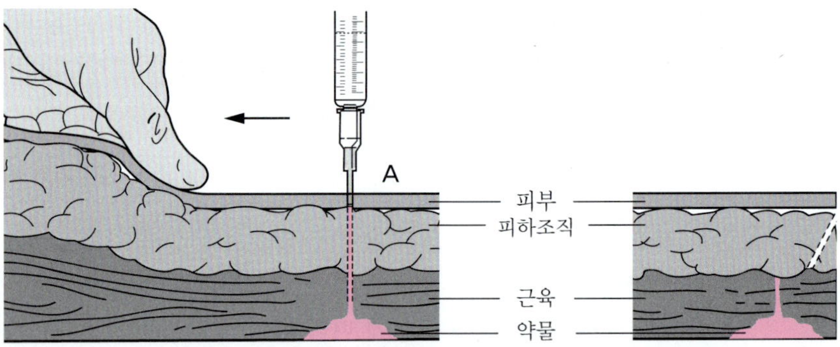

그림 1-3 근육주사 시에 Z방법을 이용한 바늘 삽입

★ ② **약물과 약물의 상호작용**은 대상자가 2가지 이상의 약물을 동시에 복용할 때에 일어날 수 있다. 일부 상호작용은 바람직할 수 있으나, 일부는 기대하지 않은 상호작용도 있다.

- 약물과 약물의 상호작용 기전
  - 직접적인 화학적 · 생리적 상호작용 : 약물이 IV 용액에 혼합될 때에 침천물을 형성한다. 간호사는 결정과 혼탁을 발견하기 위해 주의깊게 혼합한 어떤 용액을 조사한다.
  - 약물 동태학적 상호작용 : 흡수, 대사, 배설을 변화시킬 수 있다. 예를 들어, 헤파린은 경구로 위장관계에서 흡수할 수 없으며, 비경구적인 방법으로 투약해야만 한다.
  - 약물 역학적 상호작용 : 똑같은 수용체 혹은 분리된 부위의 똑같은 상호작용을 할 수 있다. naloxone(Narcan)은 수용체 부위에서 opiate 약물의 결합을 차단하는 약물이다. 따라서 opiate의 역작용과 과도한 용량의 opiate를 사용했을 때에 유용하다.

- 약물와 약물의 상호작용 연속
  - 증가 · 감소된 치료 효과
  - 증가 · 감소된 부작용 효과
  - 독특한 반응의 생성

③ 배합금기(incompatibility) : 어떤 약물과 다른 물질의 혼합은 기대하지 않는 반응을 일으킬 수 있다.

- 이 반응은 화학적 변화, 파괴, 약리학적 효과를 포함한다.
- 예들 들면, 5% 포도당에 phenytoin(Dilantin)을 희석하는 것은 용액에 침전물을 생기게 할 수 있으며, 이것은 대상자에게 치명적이다.

(9) 교 육

① 대상자 교육 과정

- 학습 욕구 사정, 동기 사정
- 간호 진단 진술과 대상자를 위한 객관적인 목표 설정
- 교수 : 학습 활동은 선호하는 학습 방법과 일반적인 능력, 대상자의 교육 수준에 맞춘다.
- 평가와 학습 목표의 성취정도에 따라 필요하다면 재교육한다.

② 간호 역할과 책임

- 대상자 교육에 간호 과정 적용

약물 투여 경로(commonly used routes of administration)

표 1-1

경 로	흡수의 장벽	흡 수	장 점	단 점
정맥내	장벽 없음	즉각적이며, 완전히	• 즉각 반응 • 혈중의 약물 농도 조절 가능 • 다량의 체액을 사용 • 항암제 같은 화학적 자극 약물	• 비용 과다 • 투여가 불편함 • 비가역적 • 체액 과다 • 감염 • 색전증
근육내 및 피하	모세혈관 벽	• 약물의 수용성과 주사 부위에 따라 빠르기도 하고 느리기도 함. • 근육주사의 흡수가 근육 조직에 혈류가 더 많이 지나가므로 피하보다 빠름.	• 물에 잘 녹지 않는 약 • depot 제제(약물이 오랜 시간에 걸쳐서 완전히 흡수되게 하는 제제)	불편하며 신경 손상이 있을 수 있음
경구	상피세포층 모세혈관 벽	다음과 같이 다양함. • 약물의 용해성 및 안정성 • 위장의 산도 • 위장이 비는 시간 • 위장내 음식 • 기타 약물의 동시 투여 • 제제 적용한 특정 코팅법	• 쉽고 편함 • 값이 저렴함 • 비경구 주사보다 안전함	• 흡수가 다양함 • 불활성화 • 환자의 조건 i.e, 협조, 국소적 자극

- 사정 : 교육에 대한 대상자의 준비 정도를 사정한다. 수집된 자료를 조직하고 분석하여 요약한다.
- 간호 진단 : 학습 욕구에 부합되는 간호 진단 설정
- 계획과 목표 : 간호 진단의 우선 순위를 정한다(목표에 적절한 교육 전략 규명, 기대되는 결과 설정).
- 수행 : 계획을 행동으로 옮기며, 대상자가 학습에 참여하도록 격려한다.
- 평가 : 수집된 자료를 평가하고, 교육 계획에서 이루어질 필요가 있는 대안을 규명하며, 적절한 자원에서 추천한다.

• 교수 : 학습의 좋은 관계(rapport)를 형성한다.
• 소음과 다른 방해로부터 교육 환경을 통제하고 교육을 위한 최상의 시간을 계획한다.
• 교육의 최대 효과를 위해 시각, 청각, 촉각 방법 같은 대상자의 학습 방법에 적절한 교육 방법을 선택한다.
• 강의, 언어, 시범, 문자로 쓰여진 자료, 비디오테이프나 시각적 자료, 신체 모형 등과 같은 대상자의 학습 방법에 적절한 교육 매체를 사용한다.
• 능력 부족, 문화적 · 사회 경제적 요소, 의사소통, 과도한 학습량과 같은 학습의 장애 요인을 확인한다.

③ 대상자 이행

• 대상자 교육의 목표는 대상자가 치료 요법에 가까워지도록 격려하는 것이다.
• 교육 프로그램은 대상자의 동기를 직접적으로 자극해야 한다.
• 특별한 행위를 받아들이기 위한 대상자의 능력에 영향을 주는 변수를 계속해서 사정한다. 여기에는 나이, 성별, 사회 경제적 상태, 교육 정도, 질병의 심각성, 생활 양식의 복합성, 종교, 문화적 신념, 처방된 약에 대한 비용 같은 변수들을 포함한다.
• 치료요법을 충실히 이행하지 않는 문제를 확인하고, 이것에 반대하는 작용 전략을 계획한다.
• 이행을 증가시킬 수 있는 중재를 세운다.
- 행위에 초점을 두며, 말로 교육한다.
- 적절한 양의 유인물을 배부하여 교육한다.
- 대상자가 이해할 수 있는 수준의 매체를 이용한다.
- 충분한 시간 동안 자료를 배부한다.
- 대상자의 이해 수준을 사정한다.
- 문제를 제시한다.
- 말로 하는 교육은 시범과 함께 한다.
- 추가적인 기술 개발은 지역사회 자원으로 추천한다.
- 목표 설정 : 매우 구체적이며 도달 가능한 목표를 설정한다.
- 강화 : 피드백(feedback)을 주며 칭찬해 준다.
- 문제 해결 : 이행을 위한 문제와 잠재적 해결 방법을 확인한다.
- 습관화 : 라디오 시계로 취침 때의 약 시간을 맞춘다.

–단서화 · 신호화 : 달력이나 약 상자와 같은, 약 복용을 상기시키기 위한 시스템을 세운다.

–사회적 지지 : 행위 변화 계획에서 다른 사람을 포함시킨다.

④ **문화적 고려** : 문화는 태도, 지식, 기술의 복합적인 통합으로 언급된다. 간호사는 문화적으로 민감한 방법에 의해 간호를 제공한다. 표 1-2

- 선택된 문화 그룹에서 대상자의 일정한 식이 요구를 인정한다. 때때로 대상자에 의해 선호하는 음식은 처방된 약물과의 상호작용을 할 수 있다.
- 인종적 차이에 근거를 둔 약의 개인적 반응의 다양성을 알기 위해 약에 대한 정보를 검토한다. 어떤 대상자는 더 적은 용량을 요구하고 어떤 대상자는 더 빨리 제거될 수 있다.
- 대상자의 전통적인 치유와 수기가 인정되는 환경을 만든다. 어떤 대상자는 건강 문제를 치료하는 1차적인 방법으로 약물 치료에 가치를 두지 않는 것을 인정한다.

표 1-2 다양한 문화적 대상자의 특성 비교(comparative characteristics of culturally diverse clients)

Cultures	Communication	Social Roles	Health Risks	Implementation
아프리카계 미국인 (african americans)	Direct eye contact is viewed as being rude, nonverbal communication is very important	Large extended family networks areimportant	Hypertension Coronary heart disease Sickle cell anemia Cancer	Be flexible and avoid rigidity in scheduling care Encourage involvement with family An herbalist may beconsult-ed before an individual seeks medical treatment
아시아계 미국인 (asian americans)	Silence is valued, eye contact considered rude, the word “no” considered disrespectful	Large extended family networks, devoted to tradition, education is highly valued	Hypertension Cancer Lactose intolerance Thalassemia	Limit eye contact Avoid gesturing with hands A healer may be consulted prior to medical treatment
유럽계 미국인 (european americans)	Eye contact is considered as trustworthiness	The nuclear family is the basic unit, the man is the dominant figure	Breast cancer Thalassemia Diabetes Heart disease	Eye contact indicates disre-spect
라틴계 미국인 (hispanic americans)	Eye contact indicates disrespect	The nuclear family is the basic unit, men are the decision makers, the extended family is highly valued	Diabetes Parasites Lactose intoler-ance	Protect privacy Offer to call priest or other clergy
흑인 (native americans)	Silence is valued, eye contact is avoided	Family oriented, elders are honored	Diabetes Tuberculosis Alcohol abuse Heart disease Gallbladder dis-ease Accidents	Be attentive Clarify communication Obtain input from members of extended family May consult a medicine man

- 언어적인 장벽을 극복하기 위해 효과적인 의사소통을 이용한다.
  - 대상자에게 성과 이름을 이용하여 인사한다.
  - 웃는다.
  - 의사소통을 하기 위한 대상자의 노력에 관심을 가진다.
  - 크게 이야기하는 것을 피한다.
  - 짧고 단순한 문장을 사용한다.
  - 간단하게 하며, 자주 반복한다.
  - 간호 계획과 처방된 약에 대한 적절한 의사소통을 위해 자격을 갖춘 통역 서비스를 이용한다(나이나 정보의 민감성를 포함한 다양한 변수에 의존하기 때문에 가족 구성원이 이 과제를 위한 최상의 선택이 아님을 알아야 한다).
- 방문의 길이와 방문자와 관련된 규제를 융통성 있게 한다.
- 개별적인 관점으로 각 대상자를 보며, 고정관념을 가지는 것은 피한다.
- 대상자가 공간, 거리, 접촉, 시간, 휴일, 식이에 대하여 가진 문화적 선호도를 알아 둔다.
- 넓고 개방된 태도를 유지하며, 기대하지 못한 일에 대하여 예상한다.
- 당신이 이해할 수 없는 어떤 행위에 대한 이유를 이해하도록 시도하며, 명확하게 하기 위해 질문한다.
- 당신이 아는 단어를 대상자의 언어로 바꾸어서 사용한다.

⑤ 건강관리 신념(health care beliefs)

- 행위와 의사결정 과정에 영향을 줄 수 있는 신념과 태도는 가치가 있으며, 그것들은 개인적인 경험에서 만들어진다.
- 건강 문제를 위한 치료로서 약물을 이용하느냐 혹은 이용하지 않느냐에 대한 의사결정은 개인적이고 전반적인 건강관리 신념에 의해 종종 영향을 받는다.
- 윤리적 원칙들은 사람들의 행위에 직접적 영향을 주는 법전이다.
  - 이익과 손해 사이의 균형을 유지하기 위한 욕구나 진실을 말할 의무 등 외적인 압박없이 선택할 수 있는 능력을 포함한다.
  - 이것들은 간호사와 대상자가 약물 치료에 관련해서 일어나는 윤리적 관심의 어떤 분야이다.
- 윤리법전 : 대상자의 간호를 결정하고 평가하기 위한 폭 넓은 원리들을 제공한다.
- 미국간호사협회(ANA) 윤리 강령 : 간호사들이 윤리적으로 의사결정을 할 때에 이용할 수 있는 이상적인 틀이다.
- 윤리적 딜레마 : 비밀, 구속력 사용, 신뢰 문제, 치료와 간호의 거부, 말기 삶과 관련된 문제를 포함한 2개 혹은 그 이상의 윤리적 문제가 서로 갈등을 일으킬 때에 일어난다(윤리적 딜레마를 일으킬 때, 약물 치료는 때때로 중요한 역할을 가질 것이며, 간호사의 역할은 약물 치료를 하는 과정에서 윤리적 행위를 유지하는 것이다).

✓ POSTTEST

1. 간호사는 임균에 감염된 대상자에게 tetracycline(Tetracyn) 500mg을 투약하고 있다. 간호 행위에서 이 상황을 제시한 내용은 다음 중 어느 것인가?

① 음식과 함께 약물을 복용한다.
② 위장관의 자극을 예방하기 위해 우유 한 잔과 약을 함께 복용한다.
③ 물과 함께 빈 속에 약을 준다.
④ 오렌지 주스 혹은 다른 비타민 C 주스와 함께 약을 준다.

2. monoamine oxidase 억제제인 항우울제, phenelzine sulfate(Nardil)로 치료받고 있는 환자가 있다. 간호사는 대상자가 점심으로 요구르트, 얇게 썬 바나나, 초콜릿 우유를 먹는 것을 관찰하였다. 의사에게 보고하는 내용에 추가하여 간호사는 심각한 음식 · 약물 상호작용을 어떤 행위로 감시할 것인가?

① 대상자의 체온이 정상보다 올라갔는지를 감시한다.
② 대상자의 호흡 억제를 관찰한다.
③ 포도당과 케톤 검출을 위해 요검사를 한다.
④ 대상자의 혈압이 상승했는지를 감시한다.

3. 울혈성 심부전 치료에 몇 가지 처방된 구강약을 복용하는 환자가 간호사에게 "나는 아침에 이 약들을 먹고 있습니다."라고 말했다. 간호사의 가장 적절한 대책은 어떤 것인가?

① 약 복용을 위한 최적의 시간을 알기 위해 각각의 약을 봅시다.
② 그것은 아침에 무엇을 먹느냐에 달려 있습니다.
③ 잘하고 있네요.
④ 보통 아침을 몇 시에 먹습니까?

4. 환자가 7시 30분에 피하로 isophane(NPH) 인슐린 30units를 투여받았다. 간호사가 저혈당 증상을 관찰해야 하는 시간은 언제인가?

① 9시 30분 ~ 10시 30분
② 11시 30분 ~ 14시 30분
③ 11시 30분 ~ 19시 30분
④ 15시 30분 ~ 19시 30분

5. 대상자가 천식을 치료하기 위해 theophylline(TheoDur)을 복용하고 있다. 대상자는 오심 · 구토 · 두통을 호소하였고, 검사 자료에서 혈중 theophylline 농도가 22mcg/mL였다. 간호사가 취할 가장 적절한 행동은 어느 것인가?

① 대상자에게 이것은 그 약의 기대되었던 부작용이라고 설명한다.
② Theophylline 독작용의 증상과 징후를 보고하기 위해 의사를 부른다.
③ 환자의 증상을 감소시키기 위하여 항구토제 처방을 위해 의사를 부른다.
④ 24시간 동안 theophylline의 처방을 중단한다.

6. 복부상처를 가진 환자가 수술 첫날 Morphine 10mg을 경구 처방받았다. 간호사의 가장 적절한 행동은 무엇인가?

① 주사약으로 바꾸도록 의사 처방을 받는다.
② 음식과 함께 약물을 투여한다.
③ 따뜻한 물에 소량씩 녹여서 투약한다.
④ 복용 후 2시간마다 심호흡과 기침을 격려한다.

7. 간호사가 warfarin(Coumadin)을 투여하는 환자를 위한 교육을 하려고 한다. 간호사는 환자의 식이에 대해 어떤 교육을 해야 하는가?

① 황색 채소 섭취를 줄이도록 한다.
② 커피와 차의 섭취를 줄이도록 한다.
③ 브로콜리나 양배추와 같은 야채의 섭취를 줄이도록 한다.
④ 약물의 효과를 증진시키는 감귤류를 많이 먹도록 한다.

8. 심한 오심이 있는 환자에 prochlorperazine(Compazine) 12.5mg 좌약을 처방하였다. 간호사가 25mg 좌약을 받았다. 간호사가 다음에 해야 할 것은?

① 좌약을 반으로 나누고 둥근 부분을 삽입한다.
② 약물을 경구로 투여한다.
③ 정확한 용량으로 나눌 수 없으면 의사에게 연락한다.
④ 반 개의 좌약을 투여하기 전 직장으로 삽입될 좌약의 둥근 부분을 깨끗이 한다.

9. 0.9% NaCl에 5% 포도당 1000mL이 6시간 이상 투약하고록 처방되었다. 간호사는 시간당 몇 mL로 속도를 조절해야 하는가?

답: ______________________________

10. 가정간호사가 glyburide(Micronase) 1.25mg을 매일 경구로 투여하는 노인환자의 말을 듣고 재교육을 계획해야 하는 경우는 어느 것인가?

① "나는 매일 아침과 함께 약을 먹습니다."
② "만약 하루 복용을 잊은 경우, 다음 날에 두 알을 먹습니다."
③ "이 약물을 먹는 동안에는 음주를 하지 않습니다."
④ "나는 4개월마다 HBA_{1c}를 측정해야 합니다."

책 속의 책 2쪽

■ 참고 문헌

Abrams, A. (2004). *Clinical drug therapy: Rationales for nursing practice* (7th ed.). Philadelphia: Lippincott Williams & Wilkins, pp. 1~69.

Agency for health care policy and research, http://www.ahcpr.gov.

Aschenbrenner, D., Cleveland, L., & Venable, S. (2002). *Drug therapy in nursing*. Philadelphia: Lippincott Williams & Wilkins, pp. 1~75.

Drug formulary, http://intmed.mcw.edu/drug.html.

Food and Drug Administration, http://www.fda.gov.

Harkreader, H., & Hogan, M. (2003). *Fundamentals of nursing: Garing and clinical judgment* (2nd ed.). St. Louis, MO: Elsevier Science, pp. 387~450.

Karch, A. (2003). *Focus on pharmacology* (2nd ed.). Philadelphia: Lippincott Williams & Wilkins, pp. 1~62.

Kee, J. (2002). *Laboratory diagnostic tests and nursing implications* (6th ed.). Upper Saddle River, NJ: Prentice Hall.

Kozier, B., Erb, G., Berman, A., & Snyder, S. (2004). *Fundamentals of nursing: Concepts, process and practice* (7th ed.). Upper Saddle River, NJ: Rearson Education.

Lehne, R. (2004). *Pharmacology for nursing care* (5th ed.). St. Louis, MO: Mosby, Inc., pp. 1~78.

McKenry, L., & Salerno, G. (2003). *Mosby's pharmacology in nursing* (21st ed. revised reprint). St. Louis, MO: Mosby, Inc., pp. 1~109.

Miller-Keane. (2003). *Encyclopedia & dictionary of medicine, nursing & allied health* (7th ed.). Philadelphia, PA: Saunders.

National Institutes of Safety and Health http://www.cdc.gov/niosh.homepage.html.

Pickar, G. (2004). *Dosage calculations* (7th ed.). Clifton Park, NY: Delmar Learning.

Smeltzer, S., & Bare, B. (2000). *Texbook of medical-surgical nursing* (9th ed.). Philadelphia: Lippincott Williams & Wilkins.

Stedman's medical dictionary (2000). (27th ed.). Philadelphia PA: Lippincott Williams & Wilkins.

Youngkin, E., Sawin, K., Kissinger, J., & Israel, D. (2001). *Pharmacotherapeutics: A primary care clinical guide*. Stamford, CT: Appleton & Lange.

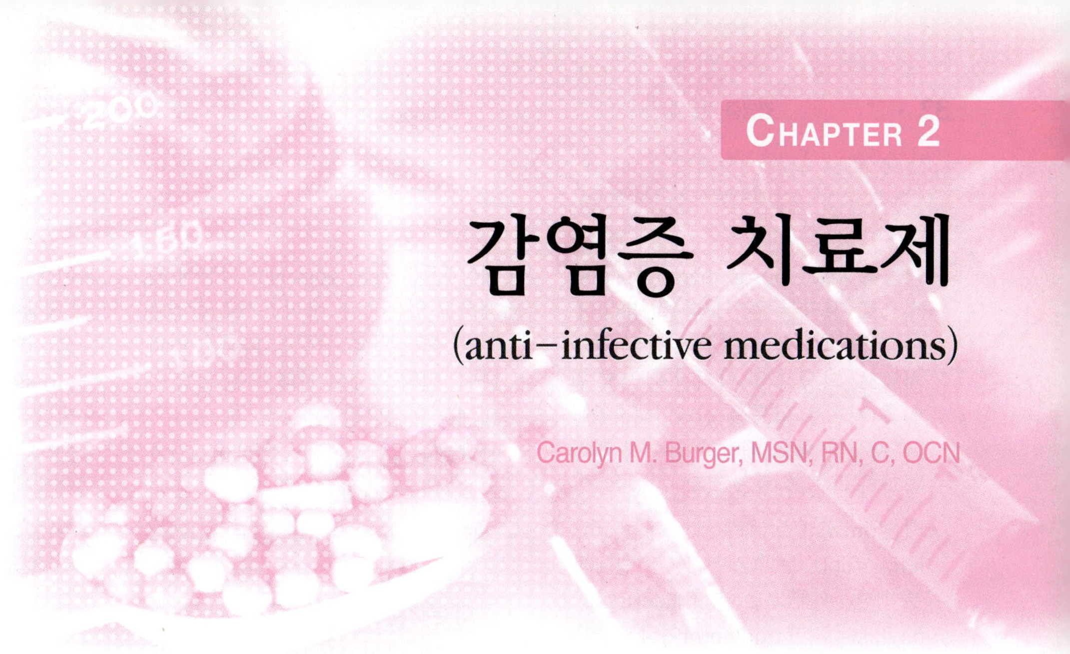

CHAPTER 2

감염증 치료제
(anti-infective medications)

Carolyn M. Burger, MSN, RN, C, OCN

차 례 Chapter Outline

- 항생제(antibiotics)
- 항바이러스제(antivirals)
- 항원충제(antiprotozoals)
- 항결핵제(antimycobacterials)
- 항진균제(antifungals)
- 항기생충제(antihelminthics)

목 적 Objectives

- 항감염증제 투여 시에 일반적인 치료 목적을 기술한다.
- 항생제는 처방된 치료가 완료될 때까지 중지되어서는 안 되는 이유를 논한다.
- 여러 가지 항생물질 약물의 작용과 공통된 부작용을 알아본다.
- 항감염증제의 공통된 역작용을 기술한다.
- HIV와 AIDS의 치료에 처방된 항감염증제와 관련하여 간호에 대한 고려사항을 토의한다.
- 결핵과 나병 치료에 흔하게 복합제가 사용되는 이유를 서술한다.
- 항감염증제의 사용과 관련된 주요한 대상자 교육의 요점을 확인한다.

용어해설 Review at a Glance

- 경험적 치료(empiric therapy) : 과학적으로 정의된 원인보다는 병리 또는 감염 과정을 기초로 시작된 약물 치료로, 가장 흔히 알려진 감염의 원인을 기초로 약물을 선택한다. 약물은 지시된 대로 배양과 감수성 검사 결과가 나온 후에 조정될 수 있음.
- 백선(tinea) : 발(족부 백선 또는 athlete's foot), 두피(두부 백선), 신체(체부 백선), 서혜(고부 백선)에 dermatophytes에 의한 ringworm이라고 불리는 진균 감염
- 교차 감수성(cross-sensitivity) : 한 class 약물이 화학적으로 다른 class 약물과 매우 유사한 상태이다. 한 class 약물에 대한 알레르기는 다른 class 약물에 대한 알레르기를 가져오게 되며, penicillin과 cephalosporin의 교차 감수성 발생은 1~18% 정도로 보고되고 있음.
- 균교대감염(superinfection) : 항생제가 여러 기관의 정상 기능을 유지하기 위해 필요한 특정 세균과 진균 또는 yeasts를 구성하는 정상균을 감소시키거나 완전하게 소멸시키는 상태로, 기타 세균 또는 진균 및 yeast(항생제에 감수성이 없는)가 과다 증식하여 감염. 즉, 질 yeast 감염, 위막성 대장염, 칸디다증이 유발될 수 있음.
- 기생충(helminths) : Nematoda(round-worms), platyhelminthes(flatworms), trematodes(flukes)를 포함하는 Cestodes(tapeworms)과 같은 질병을 유발하는 기생충으로 대변, 소변, 혈액, 객담 또는 숙주 조직에서 분리됨.
- 단순포진(herpes simplex) : 1형(안면 부위에 cold sore 또는 열성 수포) 또는 2형(성기 herpes)으로 분류되는 바이러스 감염
- 대상포진(herpes zoster) : 신경에 잠재하고 있는 수두 바이러스로 감염은 신경 경로, 특히 몸통을 따라서 나타나며, 면역 억제된 상태 또는 질병 상태에서 활성화될 수 있음.
- 살균제(bactericidal) : 원인 미생물을 파괴시키는 제제
- 수두포진(herpes varicella) : 수두를 유발하는 바이러스
- 스티븐-존슨 증후군(Stevens-Johnson syndrome) : 다발성 홍반, 열, 구강 인두 점막의 대수포 병변, 결막, 질, 항문에 2도 화상과 비슷한 피부의 역반응
- 아메바증(amebiasis) : 오염된 물 또는 물로부터 전파된 대장의 원충 감염으로 Entamoeba hitolytica라고 불리는 원충성 기생충에 의한 대장 감염. 오염된 음식 또는 물로부터 경구로 분변을 통해 전파되거나 사람에서 사람으로 접촉되며, 전 세계에서 발견됨.
- 위막성 대장염(pseudomembranous colitis) : 항생제가 위장 관계에서 정상 기능을 유지하기 위해 필요한 상주균을 완전히 없애거나 감소시켰을 때에 발생하는 균교대감염의 유형으로, 기타 세균 또는 진균 및 yeast(항생제에 감수성이 없는)가 과다 증식하여 감염을 유발함.
- 이황화물증(disulfiram) 유사반응 : antabuse effect로도 불린다. 특정 약물이 소량의 알코올과 같이 복용 시에 나타나는 반응으로(복부 경련, 얼굴과 상체가 붉어짐, 맥박이 뛰는 것 같은 두통, 허약감, 불편감, 현훈감, 저혈압, 심계항진, 호흡 곤란, 발한, 가려움증이 있는 발진, 빈맥, 오심, 구토) 알코올 섭취 후 10~30분에 나타나서 30분부터 몇 시간까지 지속됨.
- 거대세포 바이러스(cytomegalovirus) : 침샘에 거주하는 흔한 바이러스로, 면역 저하인 대상자에게서 cytomegalo virus 폐렴(잠재적으로 치명적), CMV 망막염(잠재적인 맹인), 신생아는 감염된 모체로부터의 위험성이 더 높으며, 체액에 대한 주의 지침이 필요함.
- 장염증(giardiasis) : 대부분 공통적인 원충으로 인한 장(보통 십이지장) 감염으로 오염된 음식이나 물 또는 감염된 대상자의 분변으로 전파되며, 설사 · 복부 팽만감 · 악취가 나는 대변을 유발함.
- 정균제(bacteriostatic) : 원인 미생물의 성장을 억제하고 세균을 파괴하기 위해 숙주의 면역계에 의존하는 제제
- 최고 약물 수준(peak drug level) : peak level이 독성 수준이 아니라는 것을 확인하기 위해 IV 주입이 완료된 후, 15~30분에 채혈한 항생제의 혈청 농도 수준
- 칸디다증(candidiasis) : 직접 전파에 의해 퍼지거나 균교대감염으로 Candida albicans에 의한 진균 감염. 구강(아구창), 질, 장, 유방 아래나 기저귀 차는 부위처럼 따뜻하고 어두우며 축축한 점막에 발생함
- 톡소플라스마증(toxoplasmosis) : 1차적으로 feline species에서 사육하는 동물 분변의 낭포체와 접촉으로 전파되는 원충에 의한 전신 감염
- 투여 전 혈중농도 수준(trough drug level) : 약물 투여 간격 사이에 치료적 수준이 유지되는지를 알아보기 위해 다음 항생제의 IV 주입 바로 전에 혈액을 채혈함.
- 폐렴원충 감염(*pneumocystis carinii* pneumonia) : 오직 면역 억제된 대상자에서 나타나는 심각한 폐의 원충 감염

✓ PRETEST

1. Isoniazid(INH)를 복용하는 대상자가 사지의 감각 이상을 호소하였다. 간호사는 초기에 다음 중 어떤 문제가 대상자에게 있는지를 사정해야 하는가?

① 과도한 운동반사 반응
② 다른 고칼슘 혈증의 임상증상
③ 현재의 알루미늄 제산제 자가 투여
④ Pyridoxine(vitamine B_6) 보충제 투여에 대한 이행

2. Rifampin(Rifadin)이 *Haemophilus infuenza*로 인한 수막염이 있는 가족과 같이 생활하는 대상자에게 예방적 차원에서 대상자 교육이 가장 적절한 내용은 어느 것인가?

① Rifampin은 수막염을 치료하기 위해 처방되었음을 설명한다.
② 역작용은 경련이나 혼수처럼 심할 수 있다.
③ Rifampin(Rifadin)이 소변색을 오렌지-붉은빛으로 나오게 하여 착색될 수 있으므로 속옷을 보호한다.
④ 대상자는 건강간호 제공자에게 추후 방문을 해야 하지만, 혈액검사를 계속할 필요는 없다.

3. 양성 전립선 비대증이 있는 대상자가 *influenza A*로 인해 amantadine(Symmetrel)를 투여 받고 있다. 간호사는 대상자에게 다음 중 어떤 부작용이 나타나는지 감시하기 위해 간호 계획을 세워야 하는가?

① 소변정체 위험성 증가 ② 장의 과운동성
③ 유즙분비 증가 ④ 신독성

4. 대상포진(帶狀疱疹)이 있는 대상자가 acyclovir(Zovirax)로 치료를 시작했다. 간호사는 치료기간 동안 어떤 중요한 중재를 수행해야 하는가?

① 황달과 간 효소 증가를 감시한다.
② 치료기간 동안 성관계를 피하라고 교육한다.
③ 약물이 불면을 초래할 수 있으므로, 하루 중 일찍 투여한다.
④ 대상자의 다른 상태로 인해 수분이 금기되는 상황이 아니면 하루에 2,500~3,000mL의 수분섭취를 권장한다.

5. 간호사는, 대상자가 어떤 진술을 할 때, 경구용 antibiotics를 자가 투여 시에 주요한 원칙을 이해하고 있다고 할 수 있겠는가?

① "나는 더 이상 노란 객담이 없더라도 처방된 대로 항생제를 계속 복용할 것이다."
② "오늘 아침 항생제 복용을 잊었을 때, 나는 다음 복용시간에 두 배의 양을 복용했다."
③ "나는 매일 조식, 중식, 석식 때에 항생제를 복용하기 위해 주의한다."
④ "의사가 amoxicillin(Amoxil)을 씹는 정제로 처방하였더라도, 나는 한꺼번에 전부를 삼키는 데 아무런 문제가 없다."

6. 대상자는 10일 동안 anti-infective therapy를 받고 있고, 하루 10회 물 같은 설사를 한다. 간호사는 다음 중 어떤 지시가 있을 것으로 생각하는가?

① 대사성 산증의 임상증상을 감시한다.
② Dicyclomine HCl(Bentyl)과 같은 항연동 운동제를 투여한다.
③ Kaloin이나 pectin(Kaopectolin)과 같은 지사제를 투여한다.
④ *Clostridium difficile*을 검출하기 위한 세포 독소 분석을 위한 대변 검체를 수집한다.

7. 폐렴 대상자가 amoxicillin(Amoxil)으로 치료를 받고 있다. 간호사는 어떤 사항을 주시하여 치료 효과를 관찰하는가?

① 치료 시작 후 96시간에 시작된 열이 정상이 된다.
② 과민성의 임상증상이 없다.
③ 기립성 저혈압이 해결된다.
④ Pulse oximetry가 98%이다.

8. 며칠 동안 penicillin(PCN)을 투여받는 대상자가 사지의 허약감, 무감각, 저린감과 오심을 호소하였다. 간호사는 약한 맥박을 촉지하고, 불규칙한 심박동과 장음의 감소를 청진하였다. 간호사는 앞으로 어떤 불균형의 특이적 증상을 감시해야 하는가?

① 저칼륨 혈증 ② 저염소 혈증
③ 고칼슘 혈증 ④ 저인산염 혈증

9. 포도상 구균에 감염된 대상자에게 제3세대 cephalosporin, 즉 cefdinir(Omnicef)가 처방되었다. 간호사는 환자의 관련 자료 중 어떤 내용에 대해 의사와 협조해야 하는가?

① BUN 14mg/dL ② 과립구수 증가
③ 아직 이용할 수 없지만 마지막 배양 및 감수성 검사
④ Penicillin에 대한 제1형 과민성 병력

10. 대상자의 백혈구 감별수가 "shift to the left"의 소견을 보였다. 간호사는 대상자가 어떤 유형의 감염에 대해 사정될 필요를 인지해야 하는가?

① 세균성 ② 급성 바이러스성
③ 기생충 ④ *Chlmiydia trachomatis*

책 속의 책 3쪽

section 01

Antibiotics

항생제

1. Aminoglycosides

(1) 작용 및 용도

① 살균성(bactericidal) : aminoglycosides는 세균 세포를 죽인다.

② 호기성 그람 음성균 감염에 효과적이다.

③ 수술 전 장(enteric) 멸균 시에 사용한다.

④ 간성 뇌병증에서 urease를 생산하는 세균을 파괴하여 ammonia의 흡수를 예방하는 데 사용한다.

⑤ 독성으로 인해 그람 양성구균을 포함하는 특정 상황과 심각한 그람 음성균 감염에 대한 용도로 제한된다.

⑥ *Acinebacter, Citrobacter, E. Coli, Klebsiella pneumoniae, proteus, pseudomonas, Providencia, Salmonella, Serratia, staphylococcus*에 의한 감염. 또한 원충 감염에 이용한다.

(2) 일반적인 약물 표 2-1

(3) 투약 시에 고려해야 할 점

① 조직에 적절한 분포가 되므로 정맥 주입이 선호된다.

② 근육주사로도 이용한다.

표 2-1 Aminoglycosides

일반명/상품명	투여 방법
Amikacin sulfate (Amikin)	IM, IV
Gentamicin sulfate (Garamycin)	IM, IV, topical
Kanamycin sulfate (Kantrex)	PO, IM, IV, irrigation intraperitoneal, inhalation
Neomycin sulfate (Mycifradin)	PO, IM
Netilmicin sulfate (Netromycin)	IM, IV
Paromomycin sulfate (Humatin)	PO
Streptomycin sulfate (Streptomycin)	IM
Tobramycin sulfate (Nebcin)	IM, IV, topical

★ ③ **경구투여** : 경구투여는 흡수가 낮으므로(장 세균을 제거하기 위해) 수술 전에 장을 멸균하기 위해 또는 간성 뇌병증에서 ammonia의 흡수를 예방할 때만 경구투여가 효과적이다.

④ **Intrathecal 또는 뇌실내 주사** : 다른 경로로는 뇌 척수액의 통과가 안 되므로 이러한 경로가 이용된다.

⑤ **안구 주위 점적** : eye fluids가 잘 투과되지 않으므로 직접 점적

(4) 금기증

① Aminoglycosides에 대한 알레르기

★ ② 이미 신질환이 존재할 때

★ ③ Amphotericin B(Fungizone), vancomycin(Vancocin), furosemide(Lasix)와 같은 루프성 이뇨제와 같은 신장 독성 약물을 투여받는 환자

④ 근무력증

⑤ 임신부와 수유 시에 주의

(5) 주요 약물과의 상호작용

① Aminoglycoside는 penicillin의 높은 농도, 즉 200mcg/mL 이상에서 동시에 투여되면 미생물학적으로 불활성화가 될 수 있다.

② 같은 정맥 주입액 안에 다른 약물을 함께 혼합하지 않는다.

★ ③ 경구용 항응고제 치료에서는 aminoglycosides가 장관계에서 비타민 K의 합성을 감소시키므로 출혈이 증가될 수 있다.

④ Dimenhydrinate(Dramamine)의 동시 투여는 독성 증상을 가릴 수 있다.

(6) 주요 음식과의 상호작용 (보고된 자료가 없음)

(7) 주요 임상검사

★ ① **혈중 최고 농도(peak drug level)** : 혈액채취는 독성 수준이 나타나지 않았는지를 판단하기 위해 aminoglycoside의 정맥 주입이 끝난 15~30분 후에 채혈한다. peak level이 너무 높으면 용량을 줄인다.

★ ② **투여 전의 약물 혈중농도 수준(trough drug level)** : 약물 투여와 투여 사이에 약물의 치료적 수준이 유지되는지를 확인하기 위해 aminoglycoside의 다음 정맥 주입 바로 전에 채혈한다. 약물의 치료적 수준이 유지되지 않으면 용량 또는 투여 빈도를 높여야 한다.

③ **약물치료의 효과를 감시하기 위한 백혈구 수(WBC) 측정**

- 중성구와 stabs 또는 bands라고 불리는 미성숙 중성구는 급성 세균 감염에서 증가된다.
- 중성구와 임파구는 백혈구의 75~90%를 차지하며, 급성 감염에 대한 반응으로 한 부분이 증가하면 다른 부분이 감소한다. 'shift to the left'는 중성구의 증가를 의미, 즉 급성 세균성 감염을 의미한다.
- 이러한 지식은 적절한 항감염증 약물의 선택을 용이하게 한다.

★ ④ 신기능을 감시하기 위한 혈청 creatinine과 혈액 요소 질소(BUN)로, 예상되는 BUN과 크레아티닌의 비율은 임상 기준에 따라 20 : 1 또는 15 : 1이다. 크레아티닌은 신기능을 위한 가장 구체적인 검사이다. 만약에 크레아티닌 수치가 치료 중 3~4일 동안 오르면, 이는 신장 손상이 나타났음을 의미한다.

(8) 부작용 : 두통, 감각 이상, 피부발진, 열

(9) 역작용/독성

★ ① 신독성과 이독성은 aminoglycosides와 관련 있는 가장 공통적인 두 가지 독성이다.

② 농도가 증가되면 발생한다.

★ ③ 신독성(nephrotoxicity) : 위험 요인은 연령 증가(신기능 저하와 관련 있는), 저혈압, 탈수, 이미 존재하는 신질환, 다른 신독성 약물의 동시 투여 등에 더 높아진다.

★ ④ 이독성(ototoxicity) : 비가역적일 수 있다.

- 청각장애와 전정기관 손상
- 8번 뇌신경에 대한 손상 가능성
- 신독성 약물, aminoglycosides의 연장된 치료, 신기능 손상, furosemide(Lasix), vancomycin(Vancocin), amphotericin B, 그리고 특정 항신생물 약물과 같은 기타 이독성 약물에 대한 위험성 증가

⑤ 근신경 차단제(neuromuscular blockade) : 2차적으로 acetylcholine 방출 억제는 근무력증 대상자 또는 Pancuronium bromide(Pavulon) 또는 succinylcholine(Anectine)과 같은 신경근 차단제를 투여받는 대상자에게서 나타날 수 있으며, 차단을 역전시키기 위해 칼슘염을 사용한다.

⑥ 자반증, 발진, 소양증, 박리성 피부염과 같은 민감반응.

★ ⑦ 교대감염(superinfection) : 정상균의 박멸에 의해 생긴 2차적 감염

- Candidiasis : *Candida albicans*에 의해 생긴 피부, 점막의 2차적 감염
  - 간혹 면역 억제와 관련이 있다.
  - 구인두(아구창), 기관지, 질, 항문의 점막에 발생한다.
  - 매끈하지 않은 백색 반점 · 붉거나 비듬처럼 되거나 반상 피부발진 등이 가슴 접히는 곳, 겨드랑이, 서혜부와 같이 따뜻하고 축축하며 어두운 부위에서 발생한다.
- 위막성 대장염(pseudomembranous colitis) : 장의 2차적 감염은 보통 원인 요소로 *Clostridium difficile*에 의해 발생한다.
  - 임상증상으로 혈액 또는 점액이 섞인 물 같은 변을 하루 4~6회 보며, 복통과 열이 나타난다.
  - 항생제는 중단되어야 하며, Vancomycin orally(PO)가 경구로 처방되고 metronidazole(Flagyl)이 정맥주사 또는 경구로 처방된다.

(10) 간 호

★ ① 배양 및 항생제 감수성 검사를 위한 적절한 검체를 수집한다. 만약에 가능하다면 적절한 약물을 확인하기 위하여 항염증 치료 시작 전에 해야 한다. 경험적 치료(예상되는 침투한 미생물을 기초로 한)는 감염의 심각성 때문에 검사 결과 이용 전에 보통 시작해야 한다.

★ ② 약물 상호작용을 초래할 만한 약물을 사정한다.

★ ③ 감염의 임상증상이 사라지더라도 완전한 효과를 위해서는 항염증제 치료 처방을 끝까지 따를 것을 대상자에게 확신시킨다. 조기 중단은 약물 저항의 진전뿐만 아니라 미생물의 재성장을 초래한다.

★ ④ Peak & trough aminoglycosides level을 감시한다.

★ ⑤ 신독성을 연속적으로 감시

- 혈청 크레아티닌, BUN, 소변 크레아티닌 청소율과 소변 검사 결과를 감시한다.
- 대상자가 다른 신독성이 있는 약물을 복용하지 않도록 확인한다.
- 섭취와 배설에 대한 정확한 기록을 한다.

⑥ 이독성 감시

- 기본적인 청력을 사정하고 청각상실을 감시하며, 청력 검사 테스트를 실시한다.
- ★ 이독성의 임상증상에는 어지러움증, 가벼운 두통, 이명, 귀에 꽉 찬 느낌, 청력 상실이 포함된다.
- 전정기관 통합성을 감시하며 Romberg's test를 실시한다. 가능하다면 대상자로 하여금 눈은 뜨고, 옆에 손을 대며, 그런 다음에 대상자로 하여금 눈을 감게 한다. 신체의 최소 움직임은 예측되나, 선 자세와 균형을 유지할 수 없다면 Romberg's test에서 균형에 문제를 지니고 있는 양성인 것이다.

⑦ 위의 검사와 사정의 결과가 나타나면 용량 조절이나 약물 변경을 한다.

★ ⑧ 신장을 보호하기 위해 충분한 수분을 공급한다. 수분은 다른 상황에 의해 금기하게 되지 않는 한, 하루에 2,500~3,000mL/day를 섭취하도록 한다.

★ ⑨ 치료 48~72시간 내에 감염증이 해결되는 증거를 관찰한다.

⑩ 사용하는 경우, 근육주사 부위의 자극과 같은 것을 규칙적으로 관찰한다.

★ ⑪ 고질의 단백이 들어 있는 영양분이 풍부한 식사를 소량씩 자주 제공한다. 음식과 같이 복용하는 약물은 위장관 불편감 감소와 연관되어 있다.

⑫ 역반응을 사정한다.

⑬ 교육 계획의 효율성을 평가한다.

(11) 교 육

① 항생제의 전반적 교육

★ ② 미리 섞어놓은 약은 냉장고에 보관.

★ ③ 부작용에 따르는 안전 교육.

④ 공복이나 식사 또는 다른 약물 복용 1~2시간 전에 경구 gentamicin 복용.

⑤ 하루에 적어도 6~8잔의 물과 함께 소량씩의 음식을 자주 먹는다.

★ ⑥ 교대감염의 가능성을 나타내는 인후 불편감, 하루에 물 같은 대변을 4~6회 이상 보는 것, 심한 오심 또는 구토 등을 보고한다.

⑦ 약물 저항의 발전 위험성을 증가시키고 앞으로의 치료에 역으로 영향을 미치는 효력 감소가 있는 약물과 자가투여를 막기 위해 날짜가 지난 약물이나 사용하지 않는 약물은 파기한다.

2. Cephalosporins

(1) 작용 및 용도

★ ① 구조적 · 화학적으로 penicillins과 관련이 있다. 작용기전, 약물 · 치료적 효과, 부작용과 약물 상호작용이 실제적으로 penicillin과 동일하다. penicillin과 cephalosporin 사이에 교차 민감성이 나타나며, 이는 몇 몇 대상자에서 한 종류의 알레르기가 다른 종류에 대한 과민성도 있다는 것을 나타낸다.

② 세대의 cephalosporines

- 1~3세대 : 그람 음성균과 혐기성균에 대한 작용 증가, 그람 양성균에 대한 작용 감소로, 1 세대는 뇌척수액을 통과하지 못한다. *E, coli*, *P. mirabilis*, *Klebsiella pneumo-niae*와 같은 호기성 그람 음성균에 대해 제한적으로 작용한다.
- 4세대 : 그람 양성 구균과 그람 음성 간균에 대한 작용이 증가되었다.

③ 보통 살균제 : 그람 음성 세균, 베타 락탐 약물에 저항성, CSF에 분포되는 특성을 지님.

④ 성관계로 전파되는 질환(STIs)

- *Neiserria gonorrhoeae*에 의한 경부염, 요도염, 인두염, 직장염에는 제3 세대
- Chlamydia는 보통 임질과 관련이 있으며, 단일 용량으로 azithromycin(Zithromax)을 주거나 또는 doxycycline(Vibramycin)을 동시에 투여한다.
- Ceftriaxone(Rocephin) : chancroid, 매독을 치료한다. 골반성 염증 질환, 부고환염 또는 난소염을 치료하기 위해 doxycycline(Vibramycin)을 첨가한다.

⑤ 기관지염, 인두염, 중이염, 부비동염, 폐렴과 같은 호흡기계 감염을 치료하기 위해 사용한다.

⑥ 비뇨기계 감염(UTI), 피부 · 조직 감염, Lyme질환을 치료하기 위해 사용한다.

⑦ 정형외과 질환에서 예방적 · 치료적으로 사용한다. cefazolin(Ancef)는 정형외과 수술과 관련된 뼈의 감염의 예방과 치료에 선택 약물이다.

⑧ 류머티스성 심장 질환이 있는 대상자에서 수술 전에 심내막염 예방을 위해 사용한다.

★ ⑨ 세균 저항성의 증가 때문에 적절한 임상 감염에 사용할 수 있게 남겨 두는 것이 중요하다.

⑩ 대부분의 cephalosporin은 담즙으로 배설되는 cefoperazone(Cefobid)과 ceftriaxone(Rocephin)을 제외하고는 소변을 통해 배설된다.

(2) 일반적인 약물 표 2-2

① 제1세대 약물 : cefadroxil(Duricef), cefazolin(Ancef), cephalexin(Keflex), cephapirin (Cefadyl), cephradine(Velosef)

② 제2세대 약물 : cefaclor(Ceclor), cefmetazole(Zefazone), cefprozil(Cefzil),cefotetan (Cefotan), cefoxitin(Mefoxin), cefuroxime axetil(Ceftin) cefuroximesodium(Zinacef), loracarbef(Lorabid)

③ 제3세대 약물 : cefdinir(Omnicef), cefixime(Suprax), cefoperazone(Cefobid), cefotaxime (Claforan), cefpodoxime proxetil(Vantin), ceftazidime(Fortaz), ceftibuten(Cedax), ceftizoxime(Cefizox), ceftriaxone(Rocephin)

④ 제4세대 약물 : cefipime(Maxipime)

(3) 투약 시에 고려해야 할 점

★ ① 가능하면 항생제 치료 시작 전에 감염부위에서 배양 및 항생제 감수성 검사를 위한 검체를 수집한다. 만약에 조기 항생제 치료로 효과를 증진시키기 위해 검사결과가 이용될 수 없다면 경험적 치료는 시작될 수 있다.

② 위장관으로 잘 흡수된다.

- 음식에 의해 흡수가 지연되나, 흡수된 양은 영향을 받지 않는다.
- Cefadroxil과 cefprozil은 흡수가 지연될 수 있다.

③ Cefuroxime을 제외하면 뇌척수액을 쉽게 통과하지 못한다. 제3세대 약물은 뇌막 염증 시에 뇌척수액을 쉽게 통과한다.

★ ④ 적절한 양의 조정을 위해 치료 전과 치료 동안에 신기능을 검사한다. 신장 손상은 약물 반감기를 매우 증가시킨다.

⑤ 태반을 통과한다.

★ ⑥ Cephalosporins의 경구투여 전과 투여한 후에 2시간 정도까지 제산제, 히스타민 H_2 차단제, 철분 보충제, 철분이 강화된 음식의 경구투여는 간격을 둔다.

표 2-2 Cephalosporins

일반명/상품명	투여 방법
제 1세대 약물	
Cefadroxil(Duricef)	PO
Cefazolin(Ancef, Keflex)	IM, IV
Cephalexin(Keflex)	PO
Cephapirin(ToDAY)	PO, IM, IV
Cephradine(Velosef)	PO, IM, IV
제 2세대 약물	
Cefaclor(Ceclor) Cefmetazole (Zefazone) Cefotetan(Cefotan) Cefoxitin(Mefoxin) Cefuroxime axetil(Ceftin) Cefuroxime sodium(Zinacef) Loracarbef(Lorabid)	PO IV PO IM, IV IM, IV PO, IM, IV PO, IM, IV PO
제 3세대 약물	
Cefdinir(Omnicef)	PO
Cefixime(suprax)	PO
Cefoperazone sodium(Cefobid)	IM, IV
Cefotaxime(Claforan)	IM, IV
Cefpodoxime proxetil(Vantin)	PO
Ceftazidime(Fortaz)	IM, IV
Cefditoren(Spectracef)	PO
Ceftibuten(Cedax)	PO
Ceftizoxime(Cefizox)	IM, IV
Ceftriaxione(Rocephin)	IM, IV
제 4세대 약물	
Cefepime(Maxipime)	IM, IV

⑦ Cefdinir 경구투여는 철분 보충과 철분이 강화된 음식물 투여와 2시간까지 분리한다.

⑧ 근육주사는 통증이 있고 자극이 된다. 큰 근육 깊숙이 근육주사로 투여하며, 반복적인 근육주사는 피한다. 정맥주사는 선호되는 투여 경로이다.

⑨ 약물 분자를 용해시키고 분산시키기 위해 계량하기 바로 전에 현탁액은 흔든다.

★ ⑩ 'Strep throat' 와 같은 베타 용혈성 연쇄상 구균 감염에서 류마티스열의 위험성을 감소시키기 위해 적어도 10일 동안 약물 투여를 지속한다. 부적절한 치료 때일 때는 급성 사구체신염이 이 감염의 후속으로 나타날 수 있다.

(4) 금기증

★ ① Penicillins에 대한 교차 감수성 : penicillin에 대해 제1유형 과민성(anaphylactic)이 있는 대상자에게는 추천되지 않는다.

② 크레아티닌 청소율이 50mL/분 이하일 경우에는 특히 주의한다.

③ Cefoperazone과 ceftriaxone의 간독성

④ 임신부와 수유부에서 주의를 요한다.

(5) 주요 약물과의 상호작용

① Probenecid(Benemid) : cephalosporines의 반감기를 증가시키고 연장시킨다.

② 루프 이뇨제와 aminoglycosides는 신독성 위험성을 증가시킨다.

③ 항응고제는 출혈 경향을 증가시킨다.

★ ④ Cefoperazone이나 cefotetan 같은 몇 몇 cephalosporines과 에탄올의 동시 사용은 치료 동안과 약물 종료 후 72시간까지 'disulfiram 유사반응' 을 일으킨다. 이 반응은 알코올 섭취 30분 안에 나타나며, 임상증상으로 허약감과 맥박이 뛰는 것 같은 두통 및 복부경련 등으로 나타난다.

⑤ 제산제(antacids) : 동시 투여는 cefaclor, cefdinir, cefpodoxime의 흡수를 방해한다.

⑥ 히스타민 H_2 차단제 : cephalosporins의 혈장농도를 감소시킨다.

(6) 주요 음식과의 상호작용

① 철분 보충제와 철분이 강화된 음식은 cefdinir의 흡수를 감소시킨다.

★ ② 식전 1시간과 식후 2시간에 복용하는 ceftibuten을 제외하면 약물이 위장 자극을 유발하면 음식이나 우유와 같이 복용한다.

③ Cefuroxime나 cefpodoxime을 음식과 같이 섭취하면 약물 흡수는 증진된다.

(7) 주요 임상검사

① 비경구투여와 장기치료 시에는 신기능을 검사하기 위해 소변 검사, BUN, 혈청 크레아티닌 검사를 실시한다.

② Cefoperazone과 ceftriaxone 투여 시에는 간기능 검사결과를 관찰한다.

★ ③ 잇몸 출혈과 쉽게 멍드는 것 같은 출혈 증가를 위해 경구용 항응고제를 투여한다면 기본적이

고, 주기적인 prothrombin time(PT)과 international normalized ratio(INR)을 모니터한다.
- 비경구적 cefamandole, cefoperazone, cefotetan 또는 moxalactam(Moxam)의 장기치료
- ★ PT가 지연된다면 처방대로 비타민 K(Phytonadione)를 투여

(8) 부작용

① **중추신경계** : 기면, 환각, 불안, 우울, 연축, 경련, 혼수
② **위장관** : 구토, 경한 설사, 복부경련 또는 불편감, AST와 ALT와 같은 간기능 검사치의 증가, 복부 통증, 대장염
③ **혈액성** : 빈혈, 증가된 출혈 시간, 골수억제, 과립구 감소증
④ **대사성** : 과칼륨 혈증, 저칼륨혈증, 알칼리증
⑤ 정맥으로 cephalosporins을 투여하는 경우, 정맥염이 발생할 수 있다.
⑥ 근육주사 시에 농양이 생길 수 있다.
⑦ **기타** : 맛 변화, 구강궤양, 혀의 짙은색 변색 또는 궤양, 담마진, 가려움증, 발진, 부종

(9) 역작용/독성

① 과민반응이 대상자의 5~16%에서 나타난다.
② Penicillins에 대한 교차 감수성
③ **혈청병 유사증**(serum-sickness-like illness)
- 다양한 형태의 홍반과 기타 피부발진, 관절염, 열
- 보통 치료의 두 번째 경과와 약물 시작 후 적어도 10일경에 느리게 나타난다.
- 항히스타민제와 corticosteroids로 치료한다.

④ **발작성**(seizure activity)
- 특히 신장기능 손상이나 뇌실 투여 때
- 활동성을 해결하기 위해 cephalosporin의 투여를 중지한다.

⑤ 신장 손상, 암, 비타민 K 합성 손상, 영양실조, 비타민 K 저장 저하에서 다음과 같은 위험성이 증가한다.
- 비경구투여 시에 응고장애
- 향수를 바르거나 면도 후, 알코올 등의 섭취 또는 흡입 시에는 흔하지는 않으나 disulfiram 유사반응

⑥ 면역성 용혈성 빈혈은 드물다.
★ ⑦ **위막성 대장염**(pseudomembranous colitis) : 장의 정상 상주균이 변화하여 심한 설사로 진전되는 교대감염으로, *Clostridium difficile* 균이 원인체이다. 임상증상은 하루에 4~6회 정도의 물 같은 설사, 변 내에 점액이나 혈액, 복부경련, 열이 나타난다. 항생제는 중지해야 하며, 경구용 vancomycin(Vancocin) 또는 metronidazole(Flagyl)이 투여된다.
⑧ Ceftriaxone 사용 시에 담즙 찌꺼기의 축적과 가성결석증이 나타나며, 약물이 중단된 후에는 깨끗해진다.

(10) 간 호

★ ① 임상치료 반응을 관찰한다.

- 48~72시간 후에 열감, 발적, 부종, 압통 또는 분비물 중지
- 열, 허약감, 백혈구 증가증이 호전된다.
- 폐렴에서 폐 침윤이 해결되며, pulse oxymetry가 정상화된다.

★ ② 치료기간 동안 감염부위를 관찰한다. 48시간 내에 호전이 되지 않으면 감염부위에서 재배양을 한다.

★ ③ 경결과 압통이 있는지, 감염부위를 관찰한다. 만약에 주사부위가 아프고 부었으면 따뜻한 습포를 대주고, 부드럽게 마사지한다. 만약에 정맥주사부위에 정맥염과 발적이 나타나면 IV 기구를 제거하고 정맥주사를 다시 시작한다.

④ 신독성을 관찰한다. 혈청 크레아티닌, BUN, 소변 크레아티닌 청소율을 관찰하고 섭취와 배설을 유지한다.

★ ⑤ 약물 시작 후에 비정상적인 기면이 시작되는지를 관찰한다. 중추신경계 작용이 나타난다면 대상자를 보호하기 위해 적절한 빛, side rails의 이용, 기상 시에 도움 등의 안전 대책을 제공한다.

⑥ 당뇨병 환자에서는 소변의 당검사를 위해 포도당 효소 검사(Clinistix 또는 Tes Tape) 또는 혈당검사 모니터 기구를 사용한다. 위양성 소변 당은 copper sulfate 방법검사 사용(Clinitest) 시에 나타날 수 있다.

⑦ 허용만 된다면 질 좋은 단백이 있는 소량씩의 식사를 자주 제공한다.

⑧ 자주 구강간호를 한다. 만약에 구내염과 구강궤양이 나타나면 얼음 조각이나 무가당 설탕을 제공한다.

★ ⑨ 교대감염 증상 감시

- 간혹 구강 칸디다증, 회음부 가려움증, 질 칸디다증일 때에 분비물이 있는 구강 또는 인두 불편감의 모호하고 비특이적인 임상증상
- 항생제 설사와 위막성 대장염을 구별한다. 후자는 열, 복부경련, 하루에 적어도 4~6회의 물 같은 설사, 변에 혈액 및 점액이 섞여 있으면 *Clostridium difficile*균 배양을 위해 검체를 보낸다.

⑩ 항응고제를 복용한다면 출혈의 증가 여부를 관찰한다.

- 쉽게 드는 멍이나 출혈을 사정한다.
- 만약에 PT가 연장된다면 비타민 K를 투여한다.

⑪ 용혈성 빈혈을 관찰한다(드물다). 적혈구와 지침 또는 허약감 및 황색 피부 또는 눈을 검사한다. 검은색 피부를 가진 대상자에서는 황달을 관찰하기 위해 경구개를 검사한다.

⑫ 교육 계획의 효율성, 이행, 안락감, 안전대책 등을 관찰한다.

(11) 교 육

★ ① 대상자의 이행을 증진시키기 위해 약명 · 용량 · 음식과 같이 또는 음식없이 처방된 대로 섭취하기, 치료계획, 가능한 부작용을 알려준다.

★ ② 만약 중추신경계 효과가 나타나면 천천히 체위 변경하기와 운전 및 위험 업무 피하기를 포함하여 안전지침을 따르도록 한다.

★ ③ 약물 결합과 작용의 효율을 높이기 위해 수분섭취를 하고 영양 상태, 특히 단백질을 유지한다.

★ ④ 완전한 치료 경과를 따르도록 한다. 치료는 약물의 효용성을 증가시키고, 저항성의 세균 균주의 진전의 위험성을 감소시키기 위해 감염의 임상증상이 사라진 후에 적어도 2일을 포함한다.

★ ⑤ 약물 사이에 치료적 수준을 유지하기 위해 가능한 한 수면방해 없이 간격을 유지하여 정확한 시간 간격으로 투여한다.

⑥ 파기 일자 후에는 어떤 약물도 섭취하지 않도록 파기한다.

★ ⑦ 약물측정 바로 전에 약물 분자를 녹이거나 용해시키기 위해 현탄액을 잘 흔들어 준다. tea spoon(2~10mL/teaspoon)이 아닌 용액 · 현탄액을 위한 측정기구를 사용한다.

★ ⑧ 건강간호 제공자에게 과민성 또는 교대감염의 증상을 보고한다.
- 호흡 어려움, 심한 발진, 담마진, 심한 두통, 어지러움증 또는 허약감, 관절 통증
- 심한 설사 : 건강간호 전문가에게 전화한다. 경한 설사 시에 absorbent 지사제를 복용하고 위막성 대장염에서 *C. difficile* 균과 같은 독소의 정체를 촉진시키는 항연동운동제제는 섭취하지 않는다.
- 질 가려움증 또는 분비물, 구강 · 인후 궤양, 구강 점막에 백색 반점

⑨ 건강관리자에게 부작용을 보고한다. ceftriaxone을 사용하고 있다면 담즙 찌꺼기 또는 가성 결석증을 나타내는 식욕부진, 상복부 통증, 오심 · 구토 증상을 보인다(약물을 중지하면 증상이 해결).

★ ⑩ Disulfiram 유사반응을 피하기 위해 약물 중단 후에 72시간 동안과 치료 동안 알코올을 금한다.

3. Fluoroquinolones

(1) 작용 및 용도

① 광범위 살균 항생제 중 가장 최근에 만들어진 종류

② 그람 음성균과 선택적인 그람 양성균에 이용하며, 세균과 부위에 따른 다양한 세균성 감염에 사용한다(하부 호흡기계 감염, 부비동염, 뼈와 관절 감염, 감염성 설사, 비뇨기계 감염, 피부, 연조직 감염, 복부내 감염, 성병).

③ 여러 경구용 제품이 비경구 형태만큼 효과가 있다.

(2) 일반적인 약물 표 2-3

(3) 투약 시에 고려해야 할 점

① 가능한 한 치료적인 혈중농도 수준을 유지하기 위해 수면을 방해하지 않게 조절하여 정확한 간격으로 투여한다.

② 경구용 약물은 음식과 같이 복용하면 복통이 좀 견딜 만하다.

(4) 금기증

① 기존 fluoroquinolones에 대한 과민반응

★ ② 노인 · 어린이 · 임신부 또는 수유부나 발작 병력이 있는 대상자 등을 포함하여 신기능 부전 대상자에게는 주의를 요한다.

Fluoroquinolones

표 2-3

일반명/상품명	경 로	적 응 증
Ciprofloxacin(Cipro)	PO, IV, 점안	Heamophilus influenzae, Streptococcus pneumoniae, Moraxella catarrhalis, Neisseria meningitides, E-coli, Proteus mirabilis 하부기도, 신장, 골, 관절, 피부 감염, 피부 탄저병, 임질, 감염성 설사
Enoxacin(Penetrex)	PO	E-coli, Proteus, Psuedomonas UTI
Gatifloxacin(Tequin)	PO, IV	Streptococcus pneumoniae, Legionella pneumophila, Mycobacterium tuberculosis, Haemophilus influenzae 지역사회 전염성 폐렴, 급성 비염, UTIs
Levofloxacin(Levaquin)	PO, IV	Staphylococcus aureus, Strepotococcus pyogenes, E-coli, Enterococcus faecalis, Klebsiella pneumoniae, Staphylococcus saprophyticus, Enterobacter cloacae, Proteus mirabillis, Serratia marcescens, Staphylococcus epidemidis, Hemophilus influenzae, Chlamydia pneumoniae, Mycoplasma pneumoniae, Legionella pneumophilia 하부 기도감염, 신장, 골, 관절 감염
Lomefloxacin(Maxaquin)	PO	UTIs, 경요도 수술, 하부 기도 감염, 만성 세균성 전립선염, methicillin 민감성 세균으로 인한 피부 감염
Moxifloxacin(Avelox)	PO	Streptococcus pneumoniae, Hemophilus influenzae, Hemophilus parainfluenzae, Klebsiella pneumoniae, Chlamydia pneumoniae, Mycoplasma pneumoniae, Moraxella catarrhalis, Staphylococcus aureuas 지역사회 전염성 폐렴, 급성 비염, UTI, 피부 구조 감염
Norfloxacin(Noroxin)	PO, 점안	Klebsiella, E-coli, Enterobacter, Proteus, Psuedomonas aeruginosa, Citrobacter, Staphylococcus aureus, Staphylococcus epidemidis, Chlamydia 급성 임질, 설사, 급성과 만성 UTIs
Ofloxacin(Floxin)	PO, IV, Otic, 점안	Hemophilus influenzae, Streptococcus pneumoniae, Neisseria gonorrhoeae, Staphylococcus epidemidis, Strepotococcus pyogenes, Enterobacter aerogenes, Citrobacter diversus, Psuedomonas aeruginosa, E-coli, Brucella, Proteus mirabilis 중이염, 경부염, 요도염, PDI, 호흡기 감염, UTIs, 전립선염, 외이도염

(5) 주요 약물과의 상호작용

★ ① 구강용 제산제, 철분, zinc 제제, sucralfate는 흡수를 감소시킨다.

② Probenecid(Benemid)는 fluoroquinolones의 반감기를 연장시킨다.

③ Theophylline(TheoDur)의 베타 효능제 효과는 증가될 수 있다. 고혈압, 허혈성 심질환, 관상동맥 부전, 울혈성 심부전, 뇌혈관 사고의 history(CVA 또는 뇌졸중) 대상자를 관찰한다.

④ Class IA나 classIII 항부정맥제는 심혈관에 역효과를 증가시킬 수 있다.

⑤ Cimetidine(Tagamet)는 반감기를 연장시킨다.

⑥ Cyclosporine(Sandimmune)은 신독성을 증가시킨다.

⑦ Glucocorticosteroids는 건(tendon) 파열의 위험성을 증가시킨다.

⑧ Ciprofloxacin(Cipro), enoxacin(Penetrex), norfloxacin(Noroxin) 등을 사용 시에 caffeine 배설이 감소된다.

⑨ Phenytoin(Dilantin) 사용 시에 ciprofloxacin 이용은 phenytoin의 수준을 낮춘다.

⑩ Digoxin 농도는 enoxacin 사용 시에 증가된다.

⑪ Nitrofurantoin(Furadantin)은 norfloxacin의 효능을 감소시킨다.

⑫ NSAIDs와 levofloxacin의 이용은 발작을 포함한 중추신경계 자극을 증가시킨다. levofloxacin은 경구용 당뇨병 치료제와 결합하여 혈당을 증가시키거나 감소시킨다.

⑬ 중요 심혈관 부작용의 위험성이 특정 심혈관 제제와 sparfloxacin(Zagam) 또는 moxifloxacin (Avelox)을 이용 시에 나타난다.

★ ⑭ 출혈 위험성 증가는 항생제가 장관 정상 상재균을 변화시키고 비타민 K 합성을 방해하기 때문에 경구용 항응고제 이용 시에 나타난다.

(6) 주요 음식과의 상호작용

① 위의 pH와 흡수를 변화시킬 수 있는 알칼리성 음식을 제한한다.

★ ② 알칼리성 음식은 유제품, 채소, legumes가 포함된다.

(7) 주요 임상검사

① 간독성 증가를 위해 ALT(SGPT), AST(SGOT), alkaline phosphatase, bilirubin 등을 관찰한다.

② 치료 효율을 높이기 위해 감염부위의 배양과 같은 백혈구의 정상화와 기타 적절한 임상결과를 관찰한다.

③ Warfarin(Coumadin)인 경우에는 PT와 INR을 관찰한다.

(8) 부작용

① 두통, 어지러움증, 피로, 기면, 불면, 우울, 불안정, 혼돈, 경련

② 오심, 구토, 설사, 변비, 고창, 상복부 불편감, 구강 칸디다증, 연하곤란, 위막성 대장염, AST, ALT, 빌리루빈, alkaline phosphatase와 같은 증가된 간기능 수치

③ 발진, 가려움증, 담마진, 광과민성, 얼굴 붉어짐

④ 열, 오한, 기모(piloerection), 시야 흐림, 이명

(9) 역작용 : 교대감염(장기치료 시에 더욱 흔함), 과민반응

(10) 간 호

★ ① 항생제 치료 시작 전에 배양 및 항생제 감수성 검사를 위해 적절한 검체가 보내졌는지를 확인한다.

② 약물 상호작용 가능성에 대해 현재의 약물을 검사한다.

③ 경구용 제산제, 철분과 zinc 염 또는 sucralfate와는 2시간까지 약물 투여시간을 분리한다.

④ 경구용 항응고제를 사용한다면 PT, INR, 출혈 · 멍 증가 등의 임상증상을 관찰한다.

⑤ 신기능을 관찰한다.

⑥ 약물효과를 위한 적절한 알부민 수치를 유지하기 위해 완전한 단백질 음식 또는 보충의 단백질이 있는 음식을 더욱 자주 제공한다.

⑦ 대상자가 간질 병력이 있거나 에탄올 남용이 있는지, 또는 동시에 theophylline을 복용한다면 중추신경계 불안정성의 증가를 관찰한다.

⑧ 금기가 아니면 하루에 3L의 수분공급을 유지한다.

(11) 교 육

① 약물 이행도를 증진시키고 약물치료에 대한 지식을 실시하기 위해 약물명, 치료계획, 가능한 부작용을 알려 준다.

★ ② 세균의 재성장이 없도록 확실하게 실시하고, fluoroquinolones에 대한 저항성 생성을 막기 위해 완전한 항생제 치료 처방을 이행한다.

③ 중추신경계 작용이 나타난다면 체위 변경을 천천히 하고 운전과 위험한 업무를 피하는 것을 포함한 안전대책을 취한다.

④ 수분을 섭취하고 약물의 효능과 약물 결합을 위한 적절한 단백질을 제공하기 위해 영양섭취는 물론이고, 특히 단백질을 유지한다.

⑤ 건강 전문가에게 호흡 어려움, 심한 두통, 어지러움증 또는 허약감 등을 보고한다.

⑥ Sparfloxacin 또는 moxifloxacin이 투여된다면 기본적인 심전도를 검사한다.

⑦ 파기일자가 경과된 약물은 사용하지 않으며, 이러한 약물은 버린다.

★ ⑧ 선글라스, 긴소매, 다리를 가리는 긴 옷 등을 입도록 교육한다. 햇볕에 직접적인 노출은 피해야 한다. 선크림이나 햇볕 차단제는 광과민성 반응을 예방하지는 못한다. 자외선, tanning beds, 직접적인 햇볕을 피한다.

4. Macrolides와 Lincosamides

(1) 작용 및 용도

① 정균성(bacteriostatic; 세균의 성장 억제) : 몇 몇의 세균에서는 고용량에서 살균성이 될 수 있다.

② 단백 결합력이 매우 높다.

③ 작용은 기타 항생제와 유사함.

④ 연쇄상 구균(*Streptococcus*)이나 *Haemophilus* 등에 의해 유발된 상기도 및 하부기도 감염 및 피부와 연조직 감염

⑤ 매독, 임질, chlamydia, Lyme질환, *mycoplasma, listeria*와 *corynebacterium* 감염치료에 이용된다.

⑥ Clarithromycin(Biaxin)이 소화성 궤양과 관련된 *Helicobacter pylori*를 치료하기 위해 omeprazole(Prilosec)과 같이 사용된다.

⑦ Lincosamides는 살균성 · 정균성이다. 만성 골감염, 비뇨생식기계 감염, 복강내 감염, 폐렴, 연쇄상 구균 또는 포도상 구균성 패혈증 치료에 이용됨.

(2) 일반적인 약물 표 2-4

표 2-4 Macrolides와 Lincosamides

일반명/상품명	경 로	적응증
Azithromycin (Zithromax)	PO, IV	Hemophilus influenzae, Moraxella catarrhalis, Streptococcus pneumoniae, Staphylococcus aureuas, Strepotococcus pyogenes, Strepotococcus agalactiae, Chlamydia pneumoniae, S pneumoniae, Legionella pneumoniae, Mycobacterium avium, Neisseria gonorrhoeae, Mycoplasma hominis, Haemophilus ducreyi COPD로 인한 세균감염, 인두염, 편도선염, 피부 감염, 비임질성 요도염 또는 경부염, HIV 감염, PDI, 외음부 궤양 질환, 중이염, 세균성 심내막염, 클라미디아 신생아 안염
Clarithromycin (Biaxin)	PO	Streptococcus pneumoniae, Hemophilus influenzae, Moraxella catarrhalis, Hemophilus parainfluenza, Staphylococcus aureuas, Strepotococcus pyogenes, Helicobacter pylori, Chlamydia pneumoniae, Mycoplasma pneumoniae, Mycobacterium avium 부비동염, 만성 기관지염, 피부 감염, 십이지장 궤양, 지역사회 전염성 폐렴, 라임병(Lyme disease)
Erythromycin (Erythrocin)	PO, topical	Neisseria gonorrhoeae, Strepotococcus pyogenes, Bordetella pertussis, Corynebacterium diphtheriae, Diplococcus pneumoniae, Listeria monocytogenes, Mycoplasma pneumoniae, Legionella pneumoniae, Chlamydia trachomatis 라임병, PDI, 호흡기감염, 레지오넬라병, 요도, 자궁경부, 직장 감염, 피부, 연조직 염증, 결막염, 요도회음 감염, 폐렴
Clindamycin (Cleocin)	PO, IM, IV, topical	Pneumocytis carinii, Toxoplasmosis, Bacteroides, Fusobacterium, Clostridium perfringens 호기성, 혐기성 미생물, 심내막염, 치과치료전 예방 약물, 여드름, 세균성 질염, 폐렴, 뇌톡소플라즈마증, 안구 톡소플라즈마증
Lincomycin (Lincocin)	PO, IM, IV	Staphylococcus aureuas, Strepotococcus, Pnuemonococci 다른 항생제에 내성을 지닌 감염, 페니실린 알레르기, 다른 항생제와 병행사용

(3) 투여할 때의 고려할 점

★ ① Erythromycin 제형은 쓴 맛이므로 주스 또는 apple sauce와 같이 제공한다.

② Clindamycin(Cleocin)과 lincomycin(Lincocin)은 공복시에 주거나 적어도 8온스의 물과 같이 제공한다.

③ Clindamycin(Cleocin)이 IV로 제공한다. IV push(IVP)가 아니라 대신에 IV 주입으로 제공한다.

④ Zithromax : 자주 투여할 필요 없이 반감기가 더 길고, 치료 기간이 더 짧으며, 다른 약물보다 위장관 부작용이 더 적고 덜 강하다(그러므로 이행도가 더 좋을 수 있다).

(4) 금기증

① 과민성

② 간 · 신기능 부전, 위장관 장애, 노인, 임산부, 수유부에서 주의 깊게 사용한다.

③ Lincosamides는 궤양성 대장염 · 장염, 1세 미만의 어린이는 금기이다.

(5) 주요 약물과의 상호작용

① Clindamycin과 lincomycin : 근이완제, chloramphenicol(Chloromycetin), erythromycin, theophylline, antihistamines, penicillines, 구강용 항응고제 같은 많은 약물이 길항성이다.

② 많은 약물 상호작용이 macrolides와 동시에 투여되었을 때에 발생할 수 있다. Carbamazepine (Tegretol), cycloserine(Sandimmune), warfarin, theophylline은 이러한 약물의 효과를 높인다.

(6) 주요 음식과의 상호작용(보고된 자료가 없음)

(7) 주요 임상검사

① 치료적 반응을 모니터하기 위해 백혈구 감별지수를 관찰한다.

② 간독성, 즉 ALT, AST, alkaline phosphatase, bilirubin 증가를 관찰한다.

③ 신독성, 즉 혈청 크레아티닌, BUN, 크레아티닌 청소율, 소변검사 등을 관찰한다.

(8) 부작용

① 평활근 자극과 위장관 자극으로 설사를 초래한다(위식도 역류를 예방하거나 또는 장관의 통과를 촉진하기 위해 위장관 자극제로서 치료적으로 사용될 수 있다.)

② 심계항진 및 흉통

③ 두통, 어지러움증, 현훈감, 기면, 졸리운 상태, 혼돈, 보통 이명이 선행된 청각상실

④ 구내염, 고창, 상복부 불편감, 식욕부진, 오심, 구토; 비정상적인 맛(clarithromycin/Biaxin)

⑤ 황달, 발진, 가려움증, 담마진

⑥ 말초정맥 부위에 혈전성 정맥염

(9) 역작용/독성

① 간독성 ② 신독성
③ 이독성; erythromycin(Erythrocin) ④ 교대감염, 즉 위막성 대장염이나 칸디다증

(10) 간 호

① 연령, 약물에 대한 과민성, 간 및 신장기능과 같은 자료를 수집한다. 또한, 처방된 약물이 적절성을 보기 위해 심장상태를 검사한다.

★ ② 임상증상이 해결된다고 해도 완전한 약의 효과를 얻기 위해 완전한 항생제 경과를 따르도록 대상자에게 확인시킨다. 조기의 중단은 미생물의 재성장뿐만 아니라 약물 저항성의 진전을 초래할 수 있다.

③ 가능하면 치료 시작 전에 배양과 감수성 검사를 위한 검체를 감염부위에서 수집한다.

④ 위장기능과 배설 형태를 사정한다.

⑤ 경구용 항응고제를 섭취한다면, 출혈에 관해 관찰한다.

⑥ 교대감염을 관찰한다.

★ ⑦ 약물과 약물 간의 상호작용에 대해 처방된 약 및 OTC(의사의 처방없이 살 수 있는 약물) 약물을 점검한다.

⑧ 치료 시작 전과 치료 동안 간기능 부전 관찰을 위해 ALT, AST, bilirubin, alkaline phosphatase을 주시한다.

⑨ 신기능 부전의 진전에 관한 적합한 지표로 혈청 크레아티닌, BUN, 크레아티닌 청소율, 섭취와 배설을 관찰한다.

⑩ 기초 청력을 사정하고, 청각상실을 모니터한다. 만약에 이러한 상황이 발생하면 약물의 중단을 고려한다.

★ ⑪ 금기가 아니면 적어도 하루에 2,000~2,400mL의 수분섭취를 한다.

(11) 교 육

① 약명, 용량, 경로, 목적, 치료계획, 음식과 같이 먹는지 아닌지의 여부

② 열, 통증, 발적, 배액, 부종, 기면 또는 임상증상의 악화와 같은 감염의 증상과 징후를 보고한다.

③ 교대감염의 증상과 징후를 보고한다.

★ ④ 세균의 재성장과 균주의 저항성 생성을 예방하기 위해 전체 치료과정을 마치도록 한다.

⑤ 항생제의 치료적 농도 수준을 유지하며, 수면을 방해하지 않고 용량을 정확한 간격으로 처방된 대로 복용한다.

⑥ 이러한 약물들은 단백질과 강하게 결합되고 치료적 효율성을 위해 단백질이 필요하므로, 식이에 단백질을 포함시킨다.

⑦ 효력이 감소된 약물의 사용이나 자가 투약을 막기 위해, 날짜가 지난 약물이나 사용하지 않은 약물은 폐기한다(약물 저항성 생성의 위험성을 감소시킨다).

5. Monobactams

(1) 작용 및 용도

① 그람 음성 간균에 대항하는 살균제

② *E. coli, K. pneumoniae, proteus species, enterobacter species, P. aeroginosa, N. gonorrhoeae, H. influenza, serratia, salmonella, psendomonas, citrobacter.*

③ 베타 락탐 항생제(penicillin)는 cephalosporins와 유사한 작용

④ 비뇨기계, 하부호흡기계, 소화기계, 복강내, 부인과 감염 및 패혈증에 사용

⑤ 간혹 치료 효과를 증진시키고, 부작용을 감소시키며, 약물 저항성 발생의 위험을 감소시키고 각 약물의 최소량을 제공하기 위해 기타 항염증제와 병용

(2) 일반적인 약물 표 2-5

(3) 투약 시에 고려해야 할 점 : 근육주사 또는 정맥주사

(4) 금기증 : aztreonam 과민증 : penicillin이나 cephalosporins에 알레르기가 있는 경우 주의해서 투여 : 임신 중이나 수유 중 사용하지 않는다.

(5) 주요 약물 상호작용: linezolid, adrenergics와 병용 시의 고혈압 위험; 혈압과 맥박을 모니터한다.

표 2-5 그밖의 항생제

일반명/상품명	경 로	적 응 증
Aztreonam (Azactam)	IM, IV	하부기도의 그람 음성 감염, 다양한 호기성 미생물에 의한 부인과적 감염, PDI의 부가 치료
Imipenem/cilastatin (Primaxin)	IM, IV	Psuedomonas aeruginosa 패혈증, 심각한 하부기도 감염
Meropenem (Merrem)	IM, IV	Klebsiella pneumoniae, Psuedomonas aeruginosa, Bacteroides fragilus, Bacteriodes thetaiotaomicron, peptostreptococcus, hemophilus influenzae, Neisseria meningitides 복강내 감염, 뇌막염
Quinupristin/dalfopristin (Synercid)	IV	Helicobacter pylori: 미란성, 궤양성 위식도 역류 질환, 병리적 과분비 상태, Zollinger-Ellison 증후군
Vancomycin (Vancocin)	PO, IV	다른 항생제에 내성이 있는 포도상 구균 감염, 심내막염, 위막성 포도상 구균성 장염
Linezolid (Zyvox)	PO, IV	Vancomycin 내성 Enterococcus faecium, Methacillin 내성(MSRA) Staphylococcus aureus나 Streptococcus pneumonia, Streptococcus pyogens으로 인한 병원성 폐렴

(6) 주요 음식 상호작용: linezolid와 함께 tyramine(숙성된 치즈, 육류, 적포도주, 맥주, 간장, sauerkraut(양배추식초절임))이 포함된 음식이나 음료섭취 시에 혈압이 증가할 수 있다.

(7) 주요 임상검사

① 간독성을 사정하기 위해 ALT, AST, billirubin, alkaline phosphatase를 관찰한다.

② 신독성을 사정하기 위해 creatinine, creatinine 청소율, BUN을 관찰한다.

③ 치료 효과를 관찰하기 위해 백혈구 감별지수를 검사한다.

(8) 부작용

① 두통, 어지러움증, 정신상태 변화, 감각이상, 복시, 발작

② 이명, 코막힘, 재채기, 오심, 구토, 설사

③ 담마진, 자반, 발진, 가려움증, 정맥염

(9) 역작용/독성 : 간독성, 신독성, 호산구증가증, 그람 양성균에 대한 교대감염

(10) 간 호

① 가능하면 항생제 치료 시작 전에 약물치료의 적절성을 확인하기 위해 배양과 항생제 감수성 검사를 위한 적절한 검체를 수집한다. 감염의 심각성 때문에 검사결과가 이용되기 전에 경험적 치료가 시작된다.

② 감염의 임상증상이 해결되어도 완전한 효과를 얻기 위해서는 대상자가 완전한 약물치료요법을 따르도록 확인한다. 조기 중단은 미생물의 재성장뿐만 아니라 약물 저항성 생성을 초래할 수 있다.

③ 조기에 알려진 임상결과를 검사한다.

④ 신독성 또는 간독성이 진전되면 용량 조정 또는 중단을 고려한다.

⑤ 긍정적인 nitrogen 균형과 바람직한 수분공급을 포함한 영양 상태를 유지한다.

⑥ linezolid는 D_5W, N/S, lactated Ringers와 잘 맞음: 약물은 상온에 보관하고 30~120분 이상에 걸쳐서 주입하도록 한다.

(11) 교 육 : Penicillin/cephalosporins과 동일하다.

6. 그밖에 항생제(miscellaneous antibiotics) 표 2-5 참고

1) Quinupristin/Dalfopristin(Synercid)

(1) 작용 및 용도

① 두 가지 streptogramin 항균제는 상승작용한다.

② *Enterococcus Faecium*(VREF)에 의한 생명을 위협하는 감염과 균혈증, vancomycin에 내성이 있는 균주, 화농성 연쇄상구균을 포함한 황색 포도상 구균에 의한 복합된 피부/피부 조직 감염 치료에 이용된다.

(2) 투약 시에 고려해야 할 점

① IV만 사용하며 가능하면 중심정맥관을 이용하여 주입한다.
② 생리식염수나 헤파린과 맞지 않음 : 약물 사용 전 후에 D_5W를 이용하여 정맥관을 씻어 내도록 한다.
③ 정맥 주입기(infusion pump)를 이용하여 주입한다.

(3) 금기증 : Synercid, pristinamycin 또는 virginiamycin에 대해 과민성이 있는 경우

(4) 주요 약물과의 상호작용 : 다른 약물과 혼합하지 않는다.

(5) 주요 음식과의 상호작용(보고된 자료가 없음)

(6) 주요 임상검사

① 치료 효과를 관찰하기 위해 백혈구 감별지수, 전혈구검사결과를 관찰한다.
② 기본검사를 비롯해서 필요할 때의 간과 신장 혈청검사

(7) 부작용 : 관절통, 근육통(심할 수 있음)

(8) 역작용/독성 : 말초정맥 투여 시에 빈번한 통증, 염증, 부종, 혈전성 정맥염

(9) 간 호 : 기타 항생제와 동일

(10) 교 육 : 기타 항생제와 동일

2) Vancomycin(Vancocin)

(1) 작용 및 용도

① 살균성
② 기타 항생제와 다른 기전
③ Methicillin에 내성이 있는 황색 포도상 구균(MRSA)과 기타 그람 양성균, 효모, 진균에 대한 선택적인 항생제
④ 경구용 : 항생제로 사용으로 인한 *Clostridium difficile*에 의해 야기된 위막성 대장염과 포도상 구균성 위장염
⑤ 정맥주사 : 포도상 구균에 의한 뼈와 관절 감염 또는 패혈증

(2) 투약 시에 고려해야 할 점

① 위장관 흡수가 낮으므로 위장관의 국소적이거나 표면 감염의 치료에만 경구 치료한다.

② 정맥염을 유발하는 약물의 높은 propensity 때문에 만약에 유출되면 괴사가 일어날 수 있으므로 중심정맥관을 이용하여 주입한다.

③ 장구균에 대한 저항성의 보고 증가 : MRSA 저항성 생성에 대한 염려; quinupristin/dalfopristin(Synercid)은 vancomycin에 대한 저항성 발생을 제지하기 위해 때때로 vancomycin 대신 사용된다.

(3) 금기증

① 과민성

② 신기능 부전, 이전의 청력 손실

③ 노인, 임신부, 수유부, 신생아에게 주의를 요한다.

(4) 주요 약물과의 상호작용

① 다른 약물과 정맥 내로 혼합하지 않는다.

② 이독성과 신독성에 대한 잠재성이 있는 다른 약물과 같이 사용되었을 때에 이러한 독성의 위험성이 증가된다.

(5) 주요 음식과의 상호작용(보고된 자료가 없음)

(6) 주요 임상검사

① 혈청 크레아티닌, BUN, 크레아티닌 청소율, 소변검사(소변에서 casts확인을 위해)

★ ② Peak, 일상 시의 약물 수준

③ AST, ALT, bilirubin, alkaline phophatase

④ 백혈구 감별지수와 함께 전혈구검사, 청각검사

(7) 부작용

① 오심, 저혈압, 얼굴 붉어짐

★ ② Red neck(or man) syndrome : 너무 빠른 정맥 주입은 심한 저혈압과 얼굴 · 목 · 상부 흉부 · 팔에 홍반성 발진 초래

③ 너무 빠른 주입은 따뜻한 느낌이 커지고 오심이나 전신적인 저린감 · 감각이상 등을 일으킨다.

(8) 역작용/독성

★ ① 8번 뇌신경의 청각 부분에 대한 이독성으로 비가역적 청력상실이 발생하고, 이 증상은 약물 중단 후에도 지속된다.

② 요독증이 있는 신독성
③ 과민성 : 아나필락시스
④ 균교대감염
⑤ 백혈구 감소증, 호산구 증가증은 일시적

(9) 간 호

① 초기의 독성 확인을 위한 기본적이고 정기적인 임상검사결과를 관찰한다.
② Central line이 사용 가능한지를 확실하게 한다.
★ ③ 기본적인 청력을 사정한다. 청력 소실, 이명, 난청 등에 선행하는 고음의 청력상실에 대한 초기 감지를 위해 정기적으로 사정한다.
④ 정확한 섭취와 배설을 기록한다.
⑤ 감염의 임상증상의 호전을 사정한다.
⑥ 60~90분 이상 주입하며, 너무 빨리 주입하지 않는다.
⑦ 주입 중 저혈압과 빈맥을 모니터할 것; 만약 red man syndrome이 나타나면 주입을 중지하고 의사에게 보고한다.
⑧ 적절한 약물이 적용되었는지를 확인하기 위해 가능한 vancomycin 치료 전에 배양과 항생제 감수성 검사를 위한 검체를 수집한다.
★ ⑨ 완전한 효과를 얻기 위해 대상자가 약물 투여 전의 과정을 따르도록 한다.
⑩ 독성이 진전되면 용량 조정이나 약물의 중단을 위해 처방자에게 의뢰한다.
⑪ 적절한 영양과 수분공급을 확인한다.
⑫ 교육 계획의 효과를 평가한다.

★ (10) 교 육

① 약물, 용량, 경로, 목적 및 치료계획을 알려 준다.
② 처방된 대로 약물의 전과정을 지킨다.
③ 임상검사, 지시된 대로 집에서 약물 투여, 건강 전문가에게 추후 방문을 위한 약속을 한다.
④ 가정에서 정맥 치료를 받길 원하면 혈압이나 심박동 관찰을 포함하여 그 밖의 시술을 정확하게 실시하기 위한 개인의 지식과 능력을 확인한다.
⑤ 귀에서 소리가 나는지, 청력의 변화를 보고한다.
⑥ 균교대감염 또는 독성을 나타내는 대변 내에 혈액이나 점액이 섞인 것, 심한 오심, 구토, 소변의 색깔 또는 연속성의 변화, 하루에 4~6회 이상의 물 같은 설사, 구강궤양 등을 보고한다.

3) Imipenem/Cilastatin(Primaxin), Meropenem(Merrem), Ertapenem(Invanz)

(1) 작용 및 용도

① 광범위 carbapenems으로 분류

② 비뇨기계, 하부기도, 뼈, 관절, 피부 · 피부 구조, 복부내, 부인과의 심각한 감염과 혼합 감염 등에 사용된다.

③ 세균성 패혈증과 심내막염에 사용된다.

④ Meropenem(Merrem)은 뇌척수액을 통과하므로 특히 염증에 이용된다.

(2) 투약 시에 고려해야 할 점

① 근육주사시에는 둔근으로 깊숙이 정맥주사를 실시한다.

② 주의 : 제제가 IV 또는 IM 사용이 구분되어 있다. 서로 교환하지 말아야 한다.

③ Imipenem/cilastatin과 ertapenem(Invanz)는 IV push로 주입하지 않아야 한다.

(3) 금기증

① 약물의 구성 성분 또는 penicillins, cephalosporins에 대한 과민성, amide계 국소 마취제에 대한 알레르기

② 중추신경계 질환, 신기능부전, 천식, 임산부, 수유부에서는 주의를 요한다.

③ 12살 이하의 어린이에게는 IM은 안전하지 않다.

④ CNS 감염이 있는 어린이는 발작의 우려가 있으므로 정맥주입을 하지 않는다.

⑤ Imipenem/cilastatin : 포도당을 함유하는 용액에서 단 4시간만 안정적이기 때문에 Lactated Ringer's IV 용액에는 적합하지 않는다.

(4) 주요 약물과의 상호작용

① Aztreonam(Azactam), cephalosporins, penicillins은 살균작용을 방해한다.

② 녹농균(*Pseudomonas aeruginosa*)에 대항하는 aminoglycosides 사용 시에 상승작용 효과가 있다.

③ Probenecid(Benemid)는 독성 가능성을 증가시킨다.

(5) 주요 음식과의 상호작용(보고된 자료가 없음)

(6) 주요 임상검사

① 전해질

② 백혈구 감별지수를 포함한 전혈구 검사

③ ALT, AST, bilirubin, alkaline phosphatase

④ 혈청 크레아티닌, BUN, 크레아티닌 청소율

(7) 부작용

① 두통, 어지러움증, 정신상태 변화, 졸리운 상태, 진전, 감각이상

② 속쓰림, 오심, 구토, 설사, 설염

③ 발진, 가려움증, 담마진, 칸디다증, 얼굴이 붉어짐, 땀, 안면 부종, 열, 통증 · 감염부위의 정맥염
④ 약물로 인한 열(drug fever)
⑤ 고칼륨혈증, 저나트륨증, 다뇨, 핍뇨, 허약감, 관절통

(8) 역작용/독성

① Ganciclovir(DHPG)와 동시에 투여 때 또는 신기능이 저하되었을 때, 특히 노인에서 발작과 같은 중추신경계 효과
② 일시적인 청력상실
③ 열, 오한, 호흡곤란, 흉부 불편감, 과도환기, 가려움증이 동반된 과민반응

(9) 간 호

★ ① Penicillin, cephalosporins, amide계 국소적 마취제를 포함한 알레르기를 사정한다.
★ ② 신경독성, 신독성, 간독성, 일시적인 청력상실을 모니터한다. 적절하다면 중추신경계 기능의 변화 또는 발작에 대한 안전 대책을 세운다.
③ 역작용이 나타나면 용량 조정이나 약물 중단을 고려한다.
④ 교대감염의 증상과 징후를 관찰한다.
⑤ 전해질 장애의 임상증상을 모니터한다.
⑥ 적절한 약물이 적용되는지를 확인하기 위해 가능한 한 약물치료 시작 전에 배양과 항생제 감수성 검사를 위한 적절한 검체를 수집한다.
⑦ imipenem/cilastin의 주사부위 통증을 사정한다.
⑧ 발작이 발생하면 약물 중단을 위해 의사를 부른다.
⑨ 치료 효과를 높이고, 재감염과 약물 저항성 발생의 위험성을 감소시키기 위해 전체 약물 처방 과정을 완성하도록 확인시킨다.
⑩ 좋은 영양상태와 수분공급을 확실하게 한다.
⑪ 교육 계획의 효율성을 평가한다.

(10) 교 육

① 약물, 용량, 목적, 경로, 스케줄의 지침을 알려 준다.
② 지시된 대로 전체 약물치료 과정을 지키도록 한다.
③ 특히 중추신경계 작용이 나타난다면 안전지침을 따르도록 한다.
④ 질 좋은 단백질이 함유된 식사를 소량씩 자주 먹는다.
⑤ 적어도 하루에 6~8컵의 물을 마신다.
⑥ 가정에서 비경구 치료를 하게 되면 적절한 사람이 약물에 대한 지식이 있는지, 멸균 기술을 유지하면서 정맥 치료기구를 다룰 수 있는지, 시술을 정확하게 시행할 수 있는지 등을 확인한다.
⑦ 건강 전문가에게 임상검사와 추후 방문을 위한 약속을 한다.

7. Penicillin(β-lactams)과 Penicillinase-resistants

(1) 작용 및 용도

① β-락탐은 penicillin의 화학적 구조이다.

② 빵이나 과일에서 나타날 수 있는 곰팡이균(mold)에서 추출된다.

★ ③ Penicillins, cephalosporins, monobactams, carbapenems, β-lactamase 억제제 사이에는 유사성이 있다. 이러한 약물은 같은 효과와 용도가 같으며, 교차 감수성이 있다.

★ ④ Penicillin은 이러한 약물 중 가장 독성이 적다. penicillin은 보통 알레르기가 없는 대상자에서 낮은 독성 때문에 선택되는 항생제이다.

⑤ 혈중농도 수준에 따라 살균성 또는 정균성 효과

⑥ 세균세포의 복제 동안에 효율이 증가된다.

⑦ 수막염증이 존재하면 혈액 → 뇌 → 관문을 통과

⑧ 그람 양성균에는 대부분 효과적; 그람 음성균에는 덜 효과적임

⑨ 수막구균, 폐렴구균, 연쇄구균, 매독균, 상기도 감염의 포도구균, 폐렴, 임질이 아닌 매독과 같은 성관계로 전파되는 질환, 창상 감염, 비뇨기계 감염을 치료하기 위해 이용

★ ⑩ 구강, 위장관, 폐 시술 시에 세균이 순환계로 들어가서 심내막염을 일으키므로 이에 대항하기 위해 예방적으로 사용한다. 보통 amoxicillin(Amoxil) 또는 ampicillin(Omnipen)이 사용된다.

★ ⑪ 인두염 같이 류마티스열, 또는 급성 사구체 신염과 관련이 있는 A군 β-용혈성 연쇄상 구균의 감염에 사용된다. penicillin V(V-Cillin) 경구투여가 선택적이다.

★ ⑫ 특히 시설에서 얻는 병원 또는 병원 감염에서 저항성 발생이 증가된다.

★ ⑬ 대부분 임질은 penicillin에 저항성이 있다.

★ ⑭ 폐렴구균은 중이염과 부비동염에서 가장 빈번한 미생물이다. penicillins, tetracyclines, macrolides, sulfonamides에 대한 저항성이 증가된다.

(2) 일반적인 약물 표 2-6

① Penicillins : penicillin G benzathine(Bicillin), penicillin G potassium(Pfizerpen), penicillin G(Pentids), penicillin V(Beepen VK)

② Extended spectrum penicillins : ampicillin(Omnipen), amoxicillin(Amoxil), carbenicillin (Geopen), piperacillin(Pipracil), ticarcillin(Ticar)

③ Penicillinase-resistant penicillins : bacampicillin(Spectrobid), cloxacillin(Apo-Cloxi), methicillin(Staphcillin), nafcillin(Unipen), oxacillin(Bactocil)

(3) 투약 시에 고려해야 할 점

★ ① 경구투여 용량은 penicillin의 위의 산성 환경에서의 불안정성, 초회 통과 효과 때문에 비경구투여의 3～4배 정도가 필요하다.

★ ② 심한 전신감염에는 비경구 경로가 추천된다.

★ ③ 근육주사는 조직의 불안정 때문에 흡수가 비정상적이므로 제한한다. 근육주사는 불편감을 최소화하고, 특히 진한 제제인 경우에 바늘의 폐쇄를 예방하기 위해 12～15초 이상 천천히 안

정되게 주사한다.

★ ④ Nafcillin(Unipen) : 혈관 누출은 괴사를 유발할 수 있다. 근육주사는 피하고, 만약에 이것이 불가능하면 Z-tract 방법으로 주사한다.

표 2-6 Penicillins(β-lactams)과 Penicillinase-resistants

일반명/상품명	경 로	적응증
Amoxicillin(Amoxil)	PO	Heamophilus influenzae, E-coli, Proteus mirabilis, Neisseria gonorrhoeae, non penicillinase producing stphylococci, Helicobacter pylori, Bacillus anthracis, Chlamydia tracheomatis 하부 기도 감염, 중이염, 상기도 감염, 피부와 연조직 감염, 임질, 탄저병 노출 이후 예방, 치과, 구강, 비뇨생식기, 위장관, 상기도 감염 예방
Ampicillin(Omnipen)	PO, IM, IV	Shigella, Salmonella, E-coli, Heamophilus influenzae, Proteus mirabilis, Neisseria gonorrhoeae, Enterococci, 그람 양성균, Neisseria meningitis 고위험 제왕절개 환자의 예방, 감염에 민감한 경우, 뇌막염
Piperacillin(Pipracil)	IM, IV	E-coli, Bacteroides fragilis, B. ovatus, B. thetaiotaomicron, B. Vulgatus, Staphylococcus aureus, Heamophilus influenzae 충수돌기염, 복막염, 피부와 조직 감염, 골반내감염, 지역사회 전염성 폐렴 중 piperacillin 저항성 균주로 인한 감염
Ticarcillin(Ticar)	IM, IV	Pseudomonas, proteus, 그람양성균, 그람음성균,상기도 감염
Carbenicillin(Geopen)	PO	E-coli, Proteus mirabilis, Morganella morganii, Providencia rettgeri, Proteus vulgaris, Pseudomonas, Enterobacter, Enterococci, Streptococcus faecalis, Clostridium 상기도감염, 전립선염
Oxacillin(Bactocil)	PO, IM, IV	Staphylococcus aureus penicillinase producing staphylococci 감염
Penicillin G(Pentids)	PO, IM, IV	Meningococcal meningitis, Actinomycosis, Clostridium, Fusospirochetal infection, Listeria, Diphtheria, Pneumococcal, Erysipeloid, Gonorrhea, Streptococcus 뇌막염, 서교열(rat bite fever), 탄저병, 매독, 임질
Penicillin V(V-Cillin)	PO	Fusospirochete, Streptococci, Pneumococci, Lyme disease, Anthrax, Staphylococci 상기도감염, 피부감염, 심내막염 예방, 경증 탄저병, 겸상적혈구 빈혈, 패혈증 예방

(4) 금기증

★ ① 과민성, anaphylaxis, 혈청병, 박탈성 피부염과 혈액 질환에서는 사용하지 않는다.

② Penicillin G procaine 또는 benzathine은 정맥주사로 주어서는 안 된다(치명적임).

★ ③ 알레르기 반응을 일으키는 category에 대부분 속한다.

④ 빈혈, 혈소판 감소증, 골수억제, 몇 몇 penicillin은 출혈의 증가를 유발하므로 동시에 항응고제를 사용하는 경우에 주의를 요한다.

(5) 주요 약물과의 상호작용

★ ① 루프 이뇨제와 thiazide 이뇨제는 저칼륨혈증과 발진을 악화시킨다.

② 칼륨 보존형 이뇨제는 과칼륨 혈증을 일으킨다.

★ ③ 경구 피임약의 효능을 감소시킨다.

④ Probenecid(Benemid)는 배설을 지연시키고 혈청수준을 증가시킨다.

★ ⑤ penicillin의 효과를 방해하고 부작용을 증가시키기 때문에 tetracycline과 함께 사용하지 않는다.

⑥ Atenolol(Tenormin) 수준은 ampicillin(Omnipen)과 같이 투여할 때는 감소될 수 있으며, anaphylaxis의 위험성을 증가시킨다.

⑦ Allopurinol(Zyloprim)은 발진 위험성을 증가시킨다.

⑧ piperacillin(Piperacil)은 lithium의 배설을 증가시킬 수 있다.

⑨ Aspirin, phenylbutazone(ibuprofen-like), sulfonamides, furosemide, thiazide 이뇨제, indomethacin은 Penicillin-G(Pentids)의 반감기를 연장시킨다.

⑩ penicillin을 aminoglycoside와 함께 정맥으로 투여할 때 aminoglycoside는 효과가 없을 수 있다.

(6) 주요 음식과의 상호작용

① 공복 시에 복용한다.

② Amoxicillin은 음식에 의해 영향을 받지 않는다.

(7) 주요 임상검사

① 백혈구 감별지수가 있는 전혈구 검사

② 경구용 항응고제를 복용하는 경우에는 PT/INR, 비경구 항응고제를 투여하는 경우에는 APPT

③ ALT, AST, bilirubin, alkaline phosphatase

④ 전해질, 특별히 칼륨과 나트륨

(8) 부작용

★ ① 가장 흔한 알레르기 반응으로는 피부발진, 담마진, 가려움증, 혈관성 부종 등이 있다. ampicillin 또는 amoxocillin 사용시 홍역과 유사한 반상구진성 가려운 발진은 실제로 알레르

기 반응은 아니지만, 치료 7~10일 후에 발생되며, PCN의 중단 후 며칠 동안 지속된다. 이것이 차후 약물 투약의 금기사항은 아니다.

★ ② 가장 흔한 역작용은 오심, 구토, 설사, 상복부 불편감, 복통, 대장염과 간효소의 상승과 같은 위장관 반응이다. 또한, 맛 변화와 구강궤양 또는 색깔이 변하는(검은색) 혀의 궤양이 있다.

③ 빈혈, 골수억제, 과립구 감소증, 출혈시간 증가

④ 기면, 불안, 우울, 환각, 연축, 경련, 혼수

⑤ 저칼륨혈증 또는 고칼륨 혈증, 대사성 알칼리증

(9) 역작용/독성

① **제1형 과민성은** 20~30분 내에 치료되지 않으면 종종 즉각적으로 치명적이 된다.
- 오심, 구토
- 담마진, 가려움증
- 심한 호흡 곤란, 협착음, 빈맥, 저혈압
- 발한작용, 현훈감, 의식상실/순환계 허탈

★ ② **혈청병과 유사한 반응** : 피부발진, 관절통, 열

★ ③ **탈락성 피부염** : 붉고 벗겨진 피부

★ ④ **혈액 질환** : 용혈성 빈혈, 중성구 감소증, 백혈구 감소증

⑤ 광범위 penicillin, 특히 연장치료 시에 교대감염으로 약물 중단 후에 몇 주까지 위막성 대장염이 가능하다. flagyl을 경구 또는 IV 또는 경구용 vancomycin과 같은 항염증제로 치료한다.

(10) 간 호

① 알레르기 과민성의 과거력 사정

② 약물 상호작용을 피하기 위해 투약하는 모든 약물을 사정한다.

③ 약물치료의 적절성을 확인하기 위해 가능한 항생제 치료 시작 전에 배양과 항생제 감수성 검사를 위한 적절한 검체를 수집한다. 감염의 심각성 때문에 검사결과를 알 수 있기 전에 보통 경험적 치료를 시작한다.

★ ④ 감염의 임상증상이 해결되어도 완전한 효과를 얻기 위해 대상자로 하여금 전체 항생제 투여 기간을 지키도록 한다. 조기 중단은 미생물의 재성장뿐만 아니라 약물 저항성의 발생을 초래할 수 있다.

⑤ 신장검사, 간효소, 전해질을 관찰한다. 많은 종류의 penicillin은 저칼륨혈증을 초래할 수 있는 나트륨염을 포함한다.

⑥ 임상검사에 의해 지시된 대로 용량과 약물을 조정한다.

⑦ 감염의 임상 호전에 대한 증거를 모니터한다.

★ ⑧ 역작용을 고찰한다.
- 경한 설사가 진전되면 PCN을 중지할 필요가 없다.
- 상주균의 회복을 위해 요구르트나 buttermilk를 준다.
- 용해성 지사제(Kaolin과 Pectin/Kao-tin)를 사용한다.
- 장 독소의 배설을 지연시키거나 예방하는 항연동운동제의 사용을 피한다.

⑨ 충분한 영양과 수분공급을 한다.

⑩ 몇 몇 penicillin은 요당검사에서 가성 양성 결과를 유발할 수 있다. 소변의 당검사를 위해 Clinistix 또는 Testape나 혈당검사를 이용한다.

⑪ 교육 계획의 효율성을 사정한다.

(11) 교 육

① 이행을 높이기 위해 약물, 용량, 목적, 경로, 치료계획을 알려 준다.

★ ② 약물 저항성의 발생이나 세균의 재성장을 피하기 위해 처방된 약물의 모든 과정을 이행하도록 한다. 치료적 수준을 유지하기 위해 수면에 방해가 되지 않는 한 정기적인 간격으로 정확하게 복용한다.

③ 경구용 약물은 공복 시에 복용한다(음식에 영향을 받지 않는). amoxicillin을 제외하고, 식사 후 2시간, 식전 1시간에 복용한다.

★ ④ 씹는 정제는 penicillin이 효과적으로 흡수되기 위해 부수거나 씹어야 한다.

★ ⑤ 측정하기 전에 분자들을 균등하게 분산시키기 위해 현탁액을 흔들어 준다. 부엌용 계량 수저는 2～10mL까지 다양하므로 액체를 측정하기 위해서는 눈금 있는 기구를 사용한다. 대부분 현탁액은 냉장보관 되었다면 14일 동안 효력을 유지한다.

⑥ 정확한 경로, 즉 구강 · 눈 · 귀에 이용되는 항생제 drop인지를 확인한다.

★ ⑦ 복용하지 않았던 약물은 가능한 한 빨리 복용하도록 한다. 다음 투약시간에 2배의 용량을 복용하지 않도록 한다.

⑧ 발진, 담마진, 가려움증, 호흡곤란은 보고하도록 한다.

⑨ 인후궤양, 하루에 4～6회 이상 물 같은 변에 점액 섞임(대변의 혈액), 심한 오심, 구토, 비정상적인 출혈 또는 멍

⑩ 효력이 감소된 약물이 자가투약 시에 사용되지 않도록 하기 위해 날짜가 지난 것이나 사용하지 않는 약물은 폐기하도록 한다. 이러한 약물은 미래의 치료에 역영향을 미치며, 약물 저항성의 발생 위험성을 증가시킨다.

⑪ 모든 OTC 약은 복용하기 전에 건강전문가에게 보고하도록 한다.

⑫ 다른 상태로 인한 금기가 아니라면 하루에 6～8컵 이상의 물을 마시도록 하고, 질 좋은 단백질이 들어 있는 식사를 소량씩 자주 하도록 한다.

8. Sulfonamides

(1) 작용 및 용도

① 효과를 나타낸 첫 번째의 항생제(1935)

② 정균제

③ 비뇨기계 감염(특히 방광염의 가장 공통된 원인인 대장균에 의한 감염), 실명, 폐렴, 경한 정도부터 중등도의 궤양성 대장염, 활동성 Crohn’s 질환, 류마티스성 관절염을 유발하는 *Chlamydia trachomatis*를 치료하기 위해 사용한다. toxoplasmosis를 위한 유일하게 효과적인 약물인 pyrimethamine은 nocradiosis 치료에서 선택하는 약물이다.

④ 화상 및 상처에서 세균의 성장을 예방하기 위해 sulfacetamide(silver sulfadiazine)를 사용한다.

⑤ Penicillins와 cephalosporin에 교차 감수성이 있다.

(2) 일반적인 약물 표 2-7

(3) 투약 시에 고려해야 할 점

★ ① 결정뇨/결석 형성 예방 위해 적어도 하루에 1,500cc 소변 배설 증진을 위해 수분은 하루에 3,000～4,000mL를 섭취한다. 그러나 수분섭취가 가능하지 않으면 소변을 알칼리화하기 위해 중조 또는 제산제를 투여한다. 알칼리성 ash diet가 도움이 될 수 있으며, 이는 과일(plums, prunes, cranberries 제외), 채소, 우유를 포함한다.

② 실온에서 빛이 차단되고 밀폐가 잘된 용기에 보관한다.

(4) 금기증

★ ① Sulfonamides, salicylates, penicillin에 대한 과민성이 있는 경우

② 기형이나 핵황달의 위험이 있으므로 임신 중에는 주의해서 사용해야 한다.

③ 수유 시에는 선천성 toxoplasmosis를 치료하기 위해 사용되는 경우가 아니라면 2개월 미만인 어린이

④ Porphyria, 진전된 또는 심한 신기능 및 간기능 부전, 장 및 비뇨기계 폐색, 신기능 및 간기능 손상시, 천식, 혈액 이상 또는 G6PD 결핍 시에 주의 깊게 사용

표 2-7 Sulfonamides

일반명/상품명	투여 방법
Sulfisoxazole(Gantrisin)	PO, vaginal
Sulfadiazine(Microsulfon)	PO
Sulfamethoxazole–trimethoprim (Bactrim)	PO, IM, IV
Sulfasalazine(Azulfidine)	PO

(5) 주요 약물과의 상호작용

① 경구용 항응고제 사용 시에는 출혈 위험성 증가

② 경구용 저혈당제 사용 시에는 혈당저하 효과 상승

③ Phenytoin(Dilantin)과 같이 사용 시에는 phenytoin 독성 위험성 증가

④ Trimethoprim and sulfamethoxazole(Bactrim) : 엽산 길항제와 sulfonamide를 병용한다(상승 효과).

⑤ 철분과 몇 몇 항생제는 sulfasalazine(Azulfidine)과 같은 sulfonamide의 흡수를 방해한다.

(6) 주요 음식과의 상호작용

① Sulfamethoxazole(Gantanol)과 같은 몇 몇 약물은 갈아서 선택된 액체와 같이 복용한다.
② Sulfasalazine과 같은 몇 가지 약물은 장에서 시간을 연장시키기 위해 식후에 복용한다.

(7) 주요 임상검사

① 신기능을 관찰하기 위해 크레아티닌, BUN, 크레아티닌 청소율, 소변 검사를 실시한다.
② 간기능을 모니터하기 위해 ALT, AST, bilirubin, alkaline phosphatase를 검사한다.
③ 혈액 이상과 치료에 대한 반응을 모니터하기 위해 CBC를 검사한다.

(8) 부작용

① 발진이 공통적인데, 대부분 담마진이나 반상구진
② 오심, 구토, 설사, 복통, 황달, 구내염
③ 두통, 불면증, 졸림, 우울, 정신증
④ 광과민증, 결정뇨

(9) 역작용/독성

① 말초신경염 · 신경병증, 이명, 청각손실, 현훈감
② 실조증, 경련, 간염, 췌장염
③ 빈혈, 무과립구 증가증, 혈소판 감소증, 백혈구 감소증, 호산구증다증, 프로트롬 빈혈증
④ 박탈성 피부염, Stevens-Johnson syndrome(2도 화상의 양상과 비슷한 피부의 역반응)
⑤ 혈청병, drug fever

(10) 간 호

★ ① 약물 처방의 적절성을 확인하기 위해 치료 시작 전에 배양 및 항생제 감수성 검사를 위한 적절한 검체를 수집한다. 감염의 심각성 때문에 검사결과가 이용되기 전에 경험적 치료를 시작한다.
② 과민성 알레르기 과거력을 사정한다.
③ 약물 상호작용을 피하기 위해 투여 중인 약물을 사정한다.
④ 치료하는 동안 간과 신장 기능을 위한 기본적 검사결과를 사정하고 관찰한다.
★ ⑤ 결석과 crystal 형성을 예방하기 위해 일일 소변 배설이 1,500mL 또는 그 이상 되도록 수분을 공급한다. 지시된 대로 소변을 알칼리화하고 정확한 섭취 배설량을 기록한다.
⑥ 독성이 진전되면 용량 조정이나 약물의 중단에 대해 처방자에게 의뢰한다.
⑦ 실조증이나 경련 같은 신경독성이 진전되면 안전대책을 제공한다.
⑧ 질적으로 우수한 단백이 함유된 영양가 있는 식사를 소량씩 자주 제공한다. 음식과 같이 복용한 약물은 위장관 불편감을 감소시킨다.
★ ⑨ 감염의 임상증상이 해결되었어도 약물의 완전한 효과를 얻기 위해서는 sulfonamide의 처방 전과정을 마칠 수 있도록 대상자에게 확인시킨다. 조기 중단은 미생물의 재성장뿐만 아니라 약물에 대한 저항성을 진전시킬 수 있다.

⑩ 임상호전, 역작용, 대상자 교육 등의 효과를 사정한다.

(11) 교 육

① 약물, 용량, 목적, 경로, 치료계획을 알려 준다.

② 지시된 대로 sulfonamide의 완전한 투여 기간을 따르도록 한다.

③ 혈청수준을 유지하기 위해 수면을 방해하지 않는다면 일정한 간격으로 정확히 약물을 복용하도록 한다.

④ 대상자가 현훈감, 실조증, 발작을 경험하면 안전 대책을 취한다.

⑤ 졸림이 있으면 운전 또는 위험한 업무 수행을 피한다.

⑥ 위장관 불편감을 줄이기 위해 금기가 아니라면 음식과 같이 약물을 복용하도록 한다.

★ ⑦ 하루에 적어도 2,500～3,000mL의 수분과 같이 식사를 소량씩 자주 섭취하도록 한다.

★ ⑧ 깨어 있는 동안에는 적어도 2시간마다 방광을 자주 비우도록 한다.

⑨ 건강간호 제공자에게 옆구리나 치골상부의 통증, 배뇨장애 증가, 피부 통합성 장애를 보고한다.

⑩ 효력이 감소된 약물의 자가 투여를 못하게 하기 위해 날짜가 지난 약물이나, 사용하지 않는 약물은 폐기하도록 한다. 이러한 약물은 앞으로의 치료에 역으로 영향을 미치고, 약물 저항성의 진전 위험성을 증가시킨다.

9. 요로(urinary tract) 항생제(antiseptics)

(1) 작용 및 용도

① 소변의 세균에 대항하는 작용하는 약물로 전신에 대한 항균 효과가 거의 없거나 전혀 없다.

② 비뇨기계 감염에만 이용된다.

(2) 일반적인 약물 표 2-8

(3) 투약 시에 고려해야 할 점

계량기(티스푼은 2～10mL까지 다양하다)를 이용해 측정 전에 현탄액을 잘 흔들어 준다.

(4) 금기증

① Methenamine hippurate(Hiprex) : 소변을 알칼리화하고 methenamine hippurate 효과를 방해하는 약물. 즉 제산제, carbonic anhydrase inhibitors, citrates, sodium bicarbonate, thiazide diuretics와 동시에 사용하는 것을 피한다.

② Sulfamethizole(Thiosulfil Forte) : 결정뇨 위험성을 증가시킨다.

③ Nitrofurantoin(Furadantin) 사용시에 주의를 요한다. 이는 말초신경증, 발작과 같은 신경계 장애가 있는 대상자에서 신경독성을 유발하며, 폐질환 대상자에서 폐반응을 유발할 수 있다.

④ 신장 또는 간기능 장애 대상자에서 주의를 요한다.

⑤ 임신과 수유기간 동안 주의를 요한다.

표 2-8 요로 항생제(urinary tract antiseptics)

일반명/상품명	투여 방법
Cinoxacin(Cinobac)	PO
Fosfomycin(Monurol)	PO
Methenamine (Hiprex)	PO
Methylen blue(Urolene blue)	PO
Nalidixic acid(NegGram)	PO
Nitrofurantoin(Furadantin)	PO
Norfloxacin (Noroxin)	PO

(5) 주요 약물과의 상호작용

① 위에서 제시된 금기증을 살펴본다.

② Probenecid(Benemid) : sulfinpyrazone과 같이 사용 시에 독성 위험성을 증가시킨다. 비뇨기계 효과는 nitrofurantoin과 같이 사용시 감소될 수 있다.

(6) 주요 음식과의 상호작용

① 소변의 pH가 비뇨기계 감염에 영향을 미치는지에 대한 여부는 논쟁 중이다.

★ ② Akaline ash diet는 방부작용을 위한 소변의 산성화를 방해한다. 알칼리성 ash food는 과일(cranberries, prunes, plums 제외), 우유, 야채를 포함한다.

★ ③ (소변의 산도를 증가시키거나 증가시키지 않는) acid ash diet에는 고기 · 치즈 · 달걀 · whole grains뿐만 아니라 cranberries · prunes · plums가 포함된다.

④ 소변을 산성화하고 잠재적으로 약물의 작용을 촉진시키는 수분은 cranberry 또는 prune 주스가 포함된다.

(7) 주요 임상검사

① 소변검사와 소변 배양 및 항생제 감수성 검사, 기본검사와 정규적으로 반복검사

② 백혈구와 감별검사가 포함된 CBC

③ 기본적인 ALT, AST, alkaline phosphatase, bilirubin(필요 시에 반복)

④ 기본적인 크레아티닌, BUN, 크레아티닌 청소율(필요 시에 반복)

⑤ Nitrofurantoin 사용 시에 폐검사

(8) 부작용(공통적으로 나타나지는 않음)

① 오심, 구토, 식욕부진, 설사, 상복부 불편감

② 발진, 가려움증, 광과민증, 광선 공포증, 이명, 불면증, 두통, 어지러움증, 졸림

③ 하부 요통, 배뇨장애

④ Nitrofurantoin : 소변이 갈색으로 될 수 있다.

(9) 역작용/독성 : 위에서 제시된 금기증과 주요 약물 과의 상호작용을 살펴본다.

(10) 간 호

① 알레르기, 이전의 신장기능 또는 간기능 부전에 관한 대상자 병력을 조사한다.

② 약물의 상호작용을 피하기 위해 현재 복용 중인 약물을 사정한다.

★ ③ 약물에 대한 저항성 발생을 방해하고 치료 효과를 얻기 위해 완전한 치료 과정을 끝내도록 대상자로 하여금 확신시킨다.

④ 이후 감염에 효과가 감소된 약물을 복용하지 않도록 하기 위해 또 자가 투약을 하지 않도록 사용하지 않은 약물이나 날짜가 지난 약물은 파기하도록 한다.

★ ⑤ 약물의 효과에 대한 증거를 관찰한다.

- 상부 요로감염 또는 신우신염 : 허리 아래, 허리 부분 및 명치 부위의 통증, 열, 발한, pilo-erection(기모), 오심, 구토, 두통, 전신 허약감 해결
- 하부 요로감염 또는 방광염 : 요 긴급, 화끈거림, 빈뇨, 치골상부 불편감의 해결, 배뇨 시에는 소변 양의 증가, 요실금이 있다면 해결된다.
- 혈뇨와 농뇨의 해결
- 소변에 백혈구, 적혈구, casts, 단백, crystal 또는 세균이 없다.
- 백혈구 감별지수가 포함된 CBC의 정상

⑥ 역작용의 임상증상을 관찰한다.

★ ⑦ 수분 제한, 당뇨병, 또는 기타 상태로 금기가 아니라면 cranberry juice를 포함하여 적어도 하루에 3,000mL의 수분을 섭취하도록 격려한다.

⑧ 침상에 test strip을 두고 지시된 대로 pH를 측정한다.

⑨ 위장관 역작용을 제한하기 위해 음식과 같이, 또는 음식섭취 후에 투약한다.

(11) 교 육

① 약물, 이름, 용량, 목적, 치료계획을 알려 준다.

② 치료적 수준을 유지하기 위해 수면방해가 되지 않도록 처방된 대로 정확한 간격으로 투약하도록 한다.

③ 약물의 이득을 얻고, 약물의 저항성 발생을 감소시키기 위해 완전한 치료 과정을 마치도록 한다.

④ 위장관 불편감을 최소화하기 위해 음식과 같이 또는 음식섭취 후에 투약한다.

★ ⑤ 다른 상태로 금기가 아니라면 cranberry와 prune juice를 포함하여 하루에 3L의 수분을 섭취하도록 한다.

★ ⑥ Cranberries, prunes, plums, 치즈, 달걀, 고기, whole grains과 같은 음식을 식이에 포함시킨다. citrus fruits, 주스, 채소와 같은 alkaline ash foods를 제한하거나 피하도록 한다.

★ ⑦ 약물 처방자가 허락하지 않는 한, 다른 약물을 복용하지 않는다. 제산제, Alka-Seltzer™, sodium bicarbonate(중조)와 같은, 소변을 알칼리화하는 약물은 피하도록 한다.

⑧ 2~3일 내에 호전되지 않거나 심한 역작용이 나타나면 건강 전문가에게 보고하도록 한다.

⑨ Nalidixic acid(NegGram)은 광선공포증을 유발시킬 수 있으므로 대상자는 밝은 빛을 피하

고, 선글라스를 착용하며, 모든 시야장애를 보고하도록 한다. 광과민증은 약물을 중단하고 몇 주일 뒤에 나타날 수 있으므로, 대상자는 직접적인 햇빛 또는 자외선을 피하도록 한다.

⑩ Nitrofurantoin은 소변색을 갈색으로 변하게 하고 착색시킬 수 있다.

⑪ 졸림이나 어지러움증이 나타나면 운전이나 위험한 업무는 하지 않도록 한다.

⑫ 속옷에 팬티라이너 사용, 통목욕과 거품목욕을 피하는 것, 앞에서 뒤로 닦는 것, 성행위 후에 소변을 보는 것 등과 같은 회음부 간호에 대해 교육한다.

10. Tetracyclines

(1) 작용 및 용도

① 광범위 항생제, 정균작용, 고농도에서는 살균작용을 한다.

② 대부분 chlamydia, mycoplasma, 리케치아, 콜레라, 특정 원충에 효과적이다.

★ ③ 여드름 치료 시에 *Proprionibacterium acnes*를 억제하고, 여드름 치료를 위해 국소적 적용은 경구용 제제만큼 효과적이다. 심한 여드름에는 두 가지 형태 모두 사용될 수 있다.

④ 여행자 설사에 예방적으로 사용한다.

⑤ 록키산 홍반열, 원충 감염(amebiasis), brucellosis, shigellosis, 콜레라, 파상풍, 만성 기관지염, Lyme disease 치료에 이용한다.

⑥ PCN에 알레르기가 있는 경우, 매독이나 임질 치료에 사용한다.

⑦ 암의 전이와 같이 늑막 또는 심낭 삼출의 경화 제제로 이용한다. 이는 염증이 섬유증이 되도록 하고, 수분이 축적되지 못하게 하는 반흔 조직을 남긴다.

⑧ *Helicobacter pyrori* 소화성 궤양 질환, Q 열, Rickettsia pox, 파상풍, Mycoplasma 폐렴, 부고환 난소염, 골반성 염증 질환에 이용한다.

⑨ 말라리아 치료 시에는 quinine와 같이 사용한다.

⑩ 강간 피해자에게 예방적인 항염증제로 사용한다.

⑪ 항이뇨 호르몬을 억제하기 위해 demeclocyline(Declomycin)과 같이 syndrome of inappropriate antidiuretic hormone(SIADH) 치료에 이용한다.

(2) 일반적인 약물(~cycline으로 끝나는 상품명) 표 2-9

(3) 투약 시에 고려해야 할 점

① 날짜가 지난 약물 투여는 피한다.

- 다뇨, 다갈증, 오심 · 구토, 당뇨, 단백뇨, 산증이 있는 fanconi-like syndrome이 나타날 수 있다.
- 신세뇨관 기능부전과 SLE 유사증상이 나타났다든지, 파기일자가 지난 제제를 사용했기 때문일 수도 있다.

★ ② **경구투여** : 식후 2시간 또는 적어도 식사 1시간 전에 위가 비어 있을 때에 물 한 잔과 같이 투여한다. 음식, 우유, 유제품은 흡수를 반으로 감소시킨다.

③ 입자를 고르게 분포시키기 위해 경구용 현탁액을 잘 흔들어 준다.

④ 눈금 계량 스푼을 사용한다(티스푼은 2~10mL까지 다양하다).

★ ⑤ 근육주사에는 procaine을 함유하고 있으므로 ~caine로 끝나는 국소적 마취제에 대한 알레르기를 사정한다.

★ ⑥ 둔근과 같은 대근육에 깊숙이 근육주사를 하고 부위를 바꾸어 준다.

⑦ 국소적 투여 시에는 적용 전에 비누와 물로 부위를 닦고 헹군 후에 잘 말린다.

⑧ 정맥주사로는 투여하지 않는다.

(4) 금기증

① Tetracyclines에 대한 과민성

② 심한 신장 또는 간기능 부전

★ ③ 태아기 또는 8세 이하의 어린이에서 tetracyclines는 calcium과 결합하여 정상적인 뼈 성장을 방해함으로써 치아의 발육부전을 일으킨다. 치아 발달이 이루어지는 임신 후반기, 출생부터 8세까지, 수유부 등에는 금기이다.

④ 신장 또는 간기능 부전, 알레르기, 천식, 고초열, 담마진, 근무력증에서 사용에 주의를 요한다.

⑤ 경구용 항응고제와 동시에 사용할 때에는 주의를 요한다.

⑥ Tetracyclines은 다른 항생제와 길항작용을 할 수 있으므로, 상품의 사용지침을 잘 살펴본다.

(5) 주요 약물과의 상호작용

① 제산제와 kaolin 및 pectin이 들어 있는 지사제는 흡수를 감소시킨다.

② 경구용 항응고제는 저프로트롬 빈혈증을 강화시킨다.

★ ③ 경구용 피임제의 효과를 감소시킨다.

④ Sulfonamide와 같이 사용할 때에는 뇌 농양에 대한 효과를 증가시킨다.

⑤ 특수한 tetracycline에 따라 digoxin(Lanoxin)의 수준을 증가 또는 감소시킨다.

⑥ 마취제인 methoxyflurane과 같이 사용할 때에는 치명적인 신독성을 일으킨다.

(6) 주요 음식과의 상호작용

★ ① 우유와 유제품 및 철분 보충제는 흡수를 방해한다.

★ ② 공복 시에 복용한다.

(7) 주요 임상검사

① 약물치료 시작 전에 감염부위의 배양 및 항생제 감수성 검사를 실시한다. 감염이 없어졌는지를 확인하기 위해 약물치료 종결 후 3~7일에 임질 감염부위에서 추후 배양을 하거나 또는 호전이 안 되었으면 기타 부위에서 배양을 한다.

② 기초와 주기적인 신장기능 검사를 실시한다(혈청 크레아티닌, BUN, 크레아티닌 청소율, 소변검사).

Tetracyclines

표 2-9

일반명/상품명	투여 방법	적 응 증
Demeclocycline(Declomycin)	PO	Mycoplasma pneumoniae, Borrelia recurrentis, Haemophilus ducreyi, Pasteurella pestis, Pasteurella tularensis, Bartonella bacilliformis, Bacteroides, Vibrio comma, B. fetus, Brucella, E-coli, Enterobacter aerogenes, Shigella, Acinetobacter calcoaceticus, Haemophillus influenzae, Krebsiella, Diplococcus pneumoniae, Mycoplasma bacteria, Neisseria gonorrheae, Treponema pallidium, Listeria monocyclogenes, Clostridium, Fusobacterium fusiform, Actinomyces, Neisseria meningitides, Chlamydia trachomatis 리케차 내성균주 감염, 여드름 치료, 요로, 경부내막, 직장 감염
Oxytetracycline(Terramycin)	PO, IM, IV	Mycoplasma pneumoniae, Borrelia recurrentis, Haemophilus ducreyi, Pasteurella pestis, Pasteurella tularensis, Bartonella bacilliformis, Bacteroides, Vibrio comma, B. fetus, Brucella, E-coli, Escherichia aerogenes, Shigella, Acinetobacter calcoaceticus, Haemophillus influenzae, Krebsiella, Streptococcus pneumoniae, Staphylococcus aureus, Neisseriagonorrheae, Treponema pallidium, Preponema pertenue, Listeria monocyclogenes, Clostridium, Bacillus anthracis, Fusobacterium fusiform, Actinomyces, Neisseria meningitides 급성 장내 아메바증, 리케차 감염, 미생물 감염
Tetracycline(Achromycin)	PO, IM, topical	Bacillus anthracis, Actinomyces israelli, Clostridium perfringens, Clostridium tetani, Listeria monocyclogenes, Nocardia, Neisseria meningitides, Pasteurella multocida, Legionella pneumophilia, Brucella, Bibrio cholerae, Yersinia enterocolitica, Yersinia pestis, Bordetella pertussis, Haemophillus influenzae, Haemophilus ducreyi, Campylobacter fetus, Shigella, Rickettsia tsutsugamushi, Coxiella burnetii, Chlamydia trachomatis, Chlamydia psittaci, Mycoplasma pneumoniae, Mycoplasma hominis, Letospira, Treponema pallidium, Treponema pertenue, Borrelia recurrentis 박테리아, 프로토조아, 리케차, 진균 감염
Doxycycline(Vibramycin)	PO, IV	Chlamydia, Mycoplasma, Rickettsia, Syphilis, Chlamydia trachomatis, Ureplasma urealyticum, E-coli 트라코마, 임질, 매독, 요로, 경부내막, 직장 감염, 말라리아, 소화기나 구강 탄저병, 피부 탄저병, 여드름, 설사, 강간으로 인한 성병 예방, Lyme disease, 암으로 인한 늑막삼출
Minocycline(Minocin)	PO, IV	Trachoma, Amrbiasis, Gonorrhea, Syphilis, Meningococcus, Chlamydia trachomatis, Ureplasma urealyticum 그람 음성, 그람 양성 균 감염, 페니실린 알레르기가 있는 임질, 매독 환자, 요도, 경부내막, 직장 감염, 다수간균성 나병, 비임질성 요도염

③ 기초와 주기적인 간기능 검사를 실시한다(ALT, AST, alkaline phosphatase, bilirubin 검사).

★ ④ 치료에 대한 반응(백혈구 감소)을 검사하고, 혈소판 감소증과 용혈성 빈혈을 검사하기 위해 백혈구와 감별지수를 포함한 CBC를 실시한다.

(8) 부작용

① 오심, 구토, 설사, 상복부 불편감, 복부 불편감, 고창, 구갈, 연하곤란, /bulky/loose stools, 지방변

② 두통, 광선과민증, 뇌내압 증가(드물다)

③ 반점상 구진성 발진, 담마진, 박탈성 피부염, 혈관부종

④ 국소적 적용 시에는 바늘로 찌르는 듯한 통증, 화끈거림

★ ⑤ 새로 나는 치아의 변색

⑥ 약물 축적과 관련된 결막의 착색

⑦ 손톱의 변색과 얇아짐

⑧ 흉골 부위의 통증

(9) 역작용/독성

① 간기능 검사치 상승 및 콜레스테롤 수치 감소

② Drug fever, 혈청병, anaphylaxis

③ 간독성, 췌장염, 신독성

④ 혈소판 감소증, 용혈성 빈혈과 같은 혈액 질환

★ ⑤ **교대감염** : 경구용 피임약 복용하는 대상자, 당뇨병, 백혈병, 전신성 홍반성 낭창 대상자에서 칸디다증의 위험성을 증가시킨다[구내염, 설염, 검은색 털이 난 것 같은 혀(lingua nigra), 위막성 대장염].

⑥ 간의 지방 변성은 황달, 질소혈증, 질소 정체 증가, 고인산혈증, 대사성 산증

⑦ Tetracycline의 국소적 적용은 천식 알레르기 환자에서 가려움증, 천명음, anaphylaxis를 유발할 수 있다.

(10) 간 호

★ ① 가능하면 약물치료 시작 전에 감염부위에서 배양과 항생제 감수성 검사를 위한 검체를 수집한다. 감염이 완치되었는지를 확인하기 위해 임질 감염을 위해 치료 종결 후 3~7일에 배양과 감수성 검사를 위해 재검사를 실시한다. 또는, 호전이 없으면 다른 감염부위에서 배양을 한다.

② 신장 · 간 문제의 병력과 관련된 임상검사를 실시한다.

③ 면역 억제의 병력을 사정한다.

④ 백혈구 감별지수를 포함한 CBC, RBC 지수, 혈소판 수를 검사한다.

⑤ 약물 상호작용을 피하기 위해 복용 중인 다른 약물들을 사정한다.

⑥ 역작용이 나타나면 처방자와 약물 용량 또는 약물처방 변화에 대해 상의한다.

⑦ 칸디다증과 위막성 대장염같은 교대감염을 관찰한다. 만약에 이러한 것이 나타나면 약물의

중단에 대해 처방자에게 의뢰한다.

⑧ 섭취와 배설을 감시한다.

⑨ 근육주사 부위의 청결이나 발적 부종을 매일 관찰한다.

(11) 교 육

① 약물 명, 용량, 목적, 치료계획 등 치료적 혈청수준을 유지하기 위해 수변 방해를 하지 않도록 하면서도 정확한 간격으로 투약을 알려 준다.

★ ② 감염의 재발과 확산을 피하고 약물에 대한 저항성의 발생 위험성을 감소시키기 위해 완전한 치료 과정을 마치도록 한다.

③ 치료 가치는 줄이고 약물에 대한 저항성의 위험만 올릴 수 있는, 효력이 감소된 재고 약물의 사용과 차후 감염에 자가 투약의 가능성을 피하기 위해 파기일자가 지나거나 사용하지 않는 약물은 파기하도록 한다.

★ ④ 연령 및 햇볕 노출에 불안정한 약물로, 실온에서 안정된 건조 영역에서 마개로 밀폐된 용기에 넣어서 보관한다.

⑤ 부작용, 특히 심한 설사는 보고한다.

⑥ 구강 간호와 위생을 잘 지키도록 한다.

★ ⑦ 직접적인 햇볕 또는 자외선 또는 tanning bed에의 노출을 피한다. 치료기간 동안과 치료한 후에 며칠 동안 옥외에서는 모자, 긴소매 옷, 긴 바지 등을 입는다. 선크림 또는 햇볕 차단제로는 홍반을 예방할 수는 없다.

⑧ 장기치료 시에는 뇌내압을 증가(드물다)시키는 심한 두통 또는 시야장애의 발생을 보고하도록 한다. 비가역적 시각상실을 예방하기 위해 tetracycline의 중단을 요구한다.

★ ⑨ 경구용 약물은 흡수를 증진시키고 식도염의 위험성을 감소시키기 위해 공복 시(식사 또는 유제품 섭취 후 2시간 또는 식사 전 1시간)에는 물 한 잔과 같이 복용한다.

⑩ 국소적 제제는 옷에 색깔을 물들게 한다.

⑪ 국소적 적용 시에 이환된 피부는, 자외선 또는 '검은색' 빛 아래서 노란색 또는 초록색의 형광색을 반영한다.

section 02

Antimycobacterials

항결핵제

1. 항결핵제(antituberculins)

(1) 작용 및 용도

① 세균 세포벽 합성, 단백질 합성, RNA 합성 억제

② 1차적으로 *Mycobacterium tuberculosis*와 다른 mycobacterium 균주에 효과

③ 폐결핵의 예방 또는 치료

④ 성인과 어린이에서 폐 이외 부위의 결핵(extrapulmonary tuberculosis)

⑤ 간혹 기타 항결핵제와 병용

⑥ HIV가 진행되고 있는 대상자에서 *Mycobacterium avium* 균혈증의 발생을 예방하거나 지연시키기 위해 이용하며, 다른 항결핵제와 병용한다.

★ ⑦ Rifampin은 지역사회에 감염의 outbreak의 위험성이 증가할 때, 무증상 *Neisseria meningitides*의 비인후 감염에서 meningococci를 박멸하기 위해 사용한다.

★ ⑧ Rifampin은 *Haemophilus influenzae* type B(hib) 감염에 노출 시에 예방적으로 사용한다.

⑨ 항결핵제는 나병의 치료에 병용한다.

⑩ Methicillin-resistant staphylococci가 있는 심내막염, 포도상 구균에 의한 만성 전립선염, 항염증제에 저항성이 있는 폐렴구균의 치료를 위해 이용한다.

⑪ 결핵을 포함한 mycobacterial 감염에 대한 병용 치료한다.

★ ⑫ 효과적인 치료는 몇 개월에서 몇 년 간의 치료에 대한 이행이 요구된다.

(2) 일반적인 약물 표 2-10

(3) 투약 시에 고려해야 할 점

① 효과는 올바른 약물, 올바른 병용요법, 적절한 용량, 적절한 치료기간, 이행률에 달려 있다.

★ ② 실증적 치료는 isoniazid, rifampin, pyrazinamide와 ethambutol(Etibi) 또는 streptomycin으로 시작한다.

★ ③ 여러 가지 약물의 병합치료는 단일 약물에 대한 저항성의 위험성과 진전율을 감소시킨다.

④ Isoniazid는 공복일 때는 식전 1시간에 한 번 준다.

★ ⑤ Clofazimine(Lamprene)는 식사와 같이 준다.

(4) 금기증

① 약물에 대한 과민성

② 간 또는 신장 손상

③ 각각 약물에 따라 다르며, 위험성이 심하지 않더라도 임신 중에 주의를 요한다.

④ 신장 또는 간기능 부전, 발작 병력, ethanol 남용 시에는 주의를 요한다.

⑤ 노인, 어린이, 당뇨병, 통풍 또는 혈액 질환 대상자, 시신경염 또는 시신경 결손 시에서는 주의를 요한다.

(5) 주요 약물과의 상호작용

① probenecid(Benebid), sulfinpyrazone(Anatazone)와 같은 통풍제제, methylprednisolone(Medrol), prednisone(Pred-Forte)과 같은 glucocorticosteroids, 비스테로이드성항염증약물(NSAIDs), aminoglycosides, testosterone 등과 같이 쓰는 경우에 항결핵제의 효과가 증가한다.

② quinidine(Quinidex), metoprolol(Lopressor), propranolol(Inderal), 경구용 항응고제, 경구피임제, phenytoin(Dilantin), methadone, verapamil(Isoptin), cyclosporine(Neoral), ketoconazole(Nizoral) 등과 같이 쓰는 경우 항결핵제의 효과가 감소된다.

③ 독성 증가

- Salicylates, 기타 항결핵제, 신독성 및 간독성 약물, 알코올
- 신경독성 증가 : cycloserine(Seromycin), isoniazid(INH), ethonamide(Trecator-C), phenytoin(Dilantin)

④ 칼륨 보존 이뇨제와 ACE 억제제 사용시의 과칼륨 혈증

표 2-10 항결핵제(antituberculins)

일반명/상품명	투여 방법	적응증
Capreomycin(Capostat sulfate)	IM	Mycobacterium tuberculosis 폐결핵
Clofazimine(Lamprene)	PO	나병종 나병 다수 간균성 나병의 복합치료
Ethambutol HCL(Myambutol)	PO	폐결핵
Ethionamide(Trecator-SC)	PO	Mycobacterium tuberculosis 일차 항결핵제에 반응하지 않는 결핵
Isoniazid(INH)	PO, IM	튜베르클린 양성이나 최근 결핵으로 진단받은 가족의 예방, 다발성 경화증 환자의 진전 감소
Pyrazinamide(Tebrazid)	PO	Mycobacterium tuberculosis 결핵의 일차 치료에 복합제로 사용, 다른 약물로 치료되지 않는 활동성 결핵
Rifampin(Rifadin)	PO, IV	Neisseria meningitides, Staphylococcus aureus, Staphylococcus epidermis, Legionella pneumophilia, Haemophillus influenzae, Mycobacterium tuberculosis 폐결핵, 비인두에 meningococci를 가지고 있는 무증상 보균자, 뇌막염 예방, 영아의 그람음성 균혈증
Rifapentine(Priftin)	PO	Mycobacterium tuberculosis, Mycobacterium avium complex(MAC) 적어도 하나 이상의 항결핵제와 병용, AIDS 환자의 MAC 예방
Streptomycin(also an aminoglycoside)	IM	야생토끼병(Tularemia), 세균성 심내막염, 결핵, 장내구균성 심내막염
Rifabutin(Mycobutin)	PO	Mycobacterium avium HIV 환자의 감염
Cycloserine(Seromycin)	PO	Mycobacterium tuberculosis 상기도감염, 폐결핵, 신장결핵
Kanamycin(Kantrex)	PO, IM, IV	E-coli, Proteus, Enterobacter aerogenes, Klebsiella pneumoniae, Serratia marcescens, Actinetobacter, Staphylococci, Mycobacterium avium complex 민감성 미생물에 의한 감염, 장내 정상 균주 감소, MAC가 있는 HIV 환자

⑤ 비타민 C에서 crystaluria
⑥ 경구용 피임약의 효능 감소

(6) 주요 음식과의 상호작용

Isoniazid(INH)가 음식과 같이 투여(식전 1시간) 시에는 흡수율 및 흡수 정도 감소

(7) 주요 임상검사

★ ① 간기능 부전에 관해 ALT, AST, alkaline phosphatase, bilirubin을 관찰한다.
★ ② *M. tuberculosis*에 대한 노출전의 양성 반응과 T-임파구 생산을 검사하기 위해 purified protein derivative(PPD) 피부반응 검사를 한다.
★ ③ PPD가 양성이면 X-선을 촬영한다.
★ ④ X-선 촬영이 양성이면 객담을 도말한다.
★ ⑤ Phenytoin에서와 같은, 예측되는 독성이 있다면 약물 혈중 수준을 검사한다.

(8) 부작용

① 꽤 잘 견디게 된다.
② 오심, 구토, 식욕부진, 변비, 설사, 소화 불량
③ 두통, 어지러움증, 피로감, 열, 오한, 관절통, 독감 같은 증상, 허약감
④ 피부발진, 건조한 피부, 말초 마비, 광선공포증, 광선과민증, 시야변화
⑤ 부정맥
⑥ 소변정체(남성)
★ ⑦ 소변, 눈물, 분변, 땀 같은 분비물의 색이 오렌지 빛에서 붉은 빛으로 변색 (rifampin과 rifabutin 투여 시)
⑧ 전해질 불균형
⑨ Ethionamide(Trecator-SC)에서 금속성 맛
⑩ 알코올 섭취 시에 disulfiram-유사-효과

(9) 역작용/독성

① 신독성, 간독성
② 혈액장애 : 무과립구 증가증, 혈소판 감소증, 호산구 증가증, 빈혈
③ 발작, 우울, 혼돈, 실조증, 마비, 감각이상, 졸림
④ 이독성 : 이명, 청각상실

(10) 간 호

① 기본적인 임상검사 결과를 사정한다. 치료하는 동안 대상자의 간과 신장기능, 배양 및 항생제 감수성 결과, 백혈구와 감별지수가 있는 CBC, RBC 지수, 혈소판 수를 관찰한다.

② 과민반응을 사정한다.

③ 약물의 상호작용이 역으로 반응하는 것을 피하기 위해 동시에 복용 중인 약물을 사정한다.

④ 호흡이 짧아짐, 마비, 저린 감각, 환각 등과 같은 증상을 사정한다

⑤ 임신을 사정한다.

⑥ 열, 기타 감염의 증상과 징후가 해결될 때까지 약물효과를 평가한다.

★ ⑦ Pyridoxine(비타민 B_6)/ 또는 cyanocobalamin(비타민 B_{12})을 같이 투여한다.

★ ⑧ 육류(닭고기, 쇠고기, 돼지고기), 간, 콩, 껍질 채 익히지 않은 아보카도를 곁들인 구운 감자와 같은 비타민 B(특히 pyridoxine)가 풍부히 들어 있는 음식을 섭취하도록 격려한다.

⑨ 대상자의 이행 정도를 평가한다: 재감염의 위험이나 약물 내성이 나타나지 않도록 전체 치료 과정을 잘 참여하는지를 평가한다.

⑩ 양질의 단백질을 포함한 영양 공급과 수분섭취를 권장한다.

(11) 교 육

① 약물 명, 용량, 목적, 경로, 투약 스케줄, 장기 · 병용 요법의 목적을 알려 준다.

② 재감염의 위험과 약물 저항성 발생을 줄이기 위해 모든 치료과정을 끝내도록 한다.

③ 식전 1시간에 isoniazid(INH)를 복용하도록 한다.

④ 역반응은 보고한다.

★ ⑤ Rifampin(Rifadin) : 소변 · 눈물 · 침을 변색시키고, 콘텍트렌즈와 속옷을 착색시킨다.

⑥ 건강 전문가에게 검사를 위한 추후 약속을 유지한다.

⑦ 자신과 타인을 보호하기 위해 감염 조절 방법을 지킨다.

★ ⑧ 간염과 disulfiram 유사반응의 위험성의 증가 때문에 알코올을 피한다.

⑨ 경구용 피임약을 사용한다면 치료기간은 물론이고 적어도 치료 중단 후 1개월까지 다른 피임방법을 이용한다.

⑩ 건조한 피부에는 emollients나 oil을 사용한다.

2. 나병 치료제(leprostatics)

(1) 작용 및 용도

① 나병과 기회 감염과 관련된 후천성 면역결핍증후군(AIDS)의 치료

② *Mycobacterium leprae*, *Pneumocystis carinii*, *Plasmodium*, *Mycobacterium tuberculosis*에 대한 정균작용 : dapsone(DDS)

③ *Mycobacterium leprae*, *Mycobacterium avium*에 대한 살균작용 : clofazimine(Lamprene)

④ clofazimine(Lamprene), dapson(DDS)은 내성이 발생하지 않도록 혼합하여 투여한다.

(2) 일반적인 약물 표 2-11

(3) 투약 시에 고려해야 할 점 : Clofazimine은 음식과 같이 복용한다.

(4) 금기증

① DDS에 대한 과민성은 sulfonamides에도 있을 수 있다.

② 간질환 또는 glucose-6-phosphate dehydrogenase(G6PD) deficiency(스트레스 또는 특정 약물 상호작용과 관련된 용혈성 빈혈의 유전적 유형, 지중해성 빈혈)

(5) 주요 약물과의 상호작용

① Rifampin은 dapsone의 혈중 수치를 7～10배까지 감소시킨다.

② Trimethoprim(Proloprim, Trimpex), 비뇨기계 항염증제, pyrimethamine(Daraprim), 항염증제 · 항말라리아제 각각은 역작용의 혈중 수치가 증가되어 역작용의 위험성이 증가된다.

(6) 주요 음식과의 상호작용(보고된 자료가 없음)

(7) 주요 임상검사

헤모글로빈 감소와 망상구 수(reticulocyte count) 증가를 보기 위해 헤모글로빈, 헤마토크리트를 포함한 CBC를 관찰한다.

① 피부색이 분홍에서 갈색-검은색의 색소 침착-변화로 몇 주에서 몇 개월 안에 사라진다.

② 건조한 피부

③ 오심, 구토, 설사, 복통

④ 두통, 불면증, 허약감, 감각이상, 흥분, 이명, 현훈감, 시야변화

(8) 역작용/독성

① 무과립구 증가증, 간독성

② 용량과 관련된 용혈(G6PD 결핍에서 증가)

③ Methemoglobinemia는 비염, 피로, 호흡곤란, 청색증을 초래한다.

④ 광독성

⑤ DDS 투여 시에 남성 불임

(9) 간 호

① 치료의 모든 과정을 끝내도록 강조한다.

② Clofazimine은 음식과 함께 준다.

③ 혈색소와 reticulocyte count 등을 감시한다.

④ 약물 간의 상호작용(rifampin과 trimethoprim 같은)을 최소화 또는 역전시킬 수 있는 현재의 복용약물을 사정한다.

⑤ 감염치료 효과를 평가한다.

(10) 교 육

① 약물, 이름, 용량, 목적, 경로, 치료계획을 알려 준다.
② 역작용을 보고한다.
③ Clofazimine은 식사와 같이 복용한다. 피부가 분홍이나 갈색-검은색으로 변색될 수 있으며, 약물 중단 후에 몇 개월에서 몇 년 후에 사라진다.
④ 검사를 위해 건강간호 제공자와 추후 약속을 유지한다.
⑤ 감염 조절 대책을 확실히 사용한다.
⑥ 조직 치유를 위해 완전한 또는 보충이 되는 양질의 영양과 수분섭취를 격려한다.

표 2-11 나병 치료제(leprostatics)

일반명/상품명	투여 방법	적 응 증
Dapsone(DDS)	PO	Pneumocystis carinii pneumoniae 다수간균성 나병, 소수균성 나병, 헤르페스성 피부염, 말라리아 예방, 치료, 뉴모시스티스증, 톡소포자충증
Clofazimine(Lamprene)	PO	나병종 나병, 다수간균성 나병
Thalidomide(Thalidomid)	PO	홍반 결절성 나병

section 03 Antivirals

항바이러스제

1. Herpes와 Cytomegalovirus 치료 약물

(1) 작용 및 용도

① Virustatic : counterfeit nucleotide인 복합체를 전환하는 약물로 DNA chain이 발전되고 chain을 결정하는 바이러스 세포 안으로 들어가서 숙주의 면역체계의 도움으로 세포의 사망을 초래한다.
② 숙주 세포에는 거의 영향을 미치지 않는다. 감염의 잠복기에는 영향을 미치지 않으며, 급성기에만 영향을 미친다. 바이러스는 살아 있는 세포에서만 생존하고 복제한다.
③ Cold sores, 바이러스성 뇌염, 대상포진, 생식기 감염을 포함한 광범위 질환을 치료하기 위해 사용한다.
★ ④ Virus는 구순 herpes인 herpes simplex virus-1(HSV-1 : 단순포진 바이러스), 생식기 herpes인 herpes simplex virus-2(성기 Herpes, HSV-2), 대상포진의 zoster virus, 수두에서의 herpes varicella zoster virus(VZV), 몇 몇의 Epstein-Barr virus이다.

★ ⑤ Acyclovir(Zovirax)는 herpes simplex 바이러스성 뇌염에서의 선택 약물이다. 생식기 herpes 치료에서도 대부분의 경우에 자주 사용되며, 골수 천자 전과 기타 장기이식 후에 면역이 억제된 혈청검사 양성 대상자에서 예방적으로 사용된다. 그러나 virus의 shedding을 예방하는 데 도움이 된다고 하더라도 면역이 저하되지 않은 대상자의 치료에는 도움이 되지 않는다는 것이 밝혀졌다.

⑥ Ganciclovir(DHPG)는 면역억제 대상자에서 cytomegalic 망막염(Cytomegalovirus 또는 CMV가 원인이 되는) 치료에만 승인이 되어 있다. 안구내 통과가 잘 되며, foscarnet(Foscavir)는 ganciclovir-resistant CMV 망막염의 치료에 사용되고, cidofir(Vistide)는 CMV로 인한 망막염에 IV로 투여할 수 있다.

⑦ Famclovir(Famvir)는 급성 herpes zoster(대상포진) 치료에 이용된다.

⑧ Trifluridine은 herpes simplex에 의한 각막망막염의 국소적 치료제이다.

⑨ Valacyclovir(Valtrex)는 생식기 herpes에의 선택적 약물이다. 이는, acyclovir에서 승인된 경구용 제제이다.

⑩ Penciclovir(Denavir)는 herpes 감염치료에 국소적으로만 사용된다. 이것은 흡수가 잘 안 되므로 잘 견디어 내면 반나절까지 통증 · 치유를 단축시킨다.

⑪ AIDS 대상자에서 망막염을 치료하기 위해 cidofir(Vistide) IV가 이용된다.

(2) 일반적인 약물 표 2-12

(3) 투약 시에 고려해야 할 점

★ ① 신독성의 위험이나 정도를 감소시키기 위해 수분섭취를 격려한다.

② 효율성을 증진시키기 위해 가능한 한 빨리 투여한다.

③ 약물이나 병변에의 노출을 감소시키기 위해 국소적 도포를 위해서는 장갑을 착용한다.

④ IV 투여 시에 중심 정맥이 선호되는 경로이다.

⑤ Foscarnet : IV 투여 시에는 많은 약물과 같이 침전된다. D_5W 또는 NaCl 용액을 사용한다.

(4) 금기증

① 약물 과민성

② 이전에 간 또는 신장기능 부전 또는 신독성 약물과 동시 투여 시에 주의를 요한다.

③ 임산부와 수유부에게서 주의를 요한다.

(5) 주요 약물과의 상호작용

① Zidovudine(AZT) 사용 시에 졸림 증가

② 신독성 약물은 신장에 대한 효과를 증진시킨다.

③ Probenecid(Benemid)는 항바이러스 약물의 효과를 연장시킬 수 있다.

(6) 주요 음식과의 상호작용(보고된 자료가 없음)

(7) 주요 임상검사

① 백혈구 감별지수를 포함한 WBC, T세포수, 혈소판 수를 포함한 CBC
② 신기능을 관찰하기 위한 혈청 및 소변 크레아티닌, BUN, 크레아티닌 청소율
③ 간기능을 관찰하기 위한 ALT, AST, alkaline phosphatase, bilirubin

(8) 부작용

① 빈혈, 두통, 기분 변화, 발작
② 오심, 구토, 설사
③ IV 부위의 정맥염을 포함한 국소적 자극
④ 중성구 감소증으로 간혹 골수억제로 인해 용량 의존적으로 나타난다.
⑤ 열, 저칼슘혈증, 저마그네슘혈증, 저칼륨혈증, 대사성 산증, 부정맥
⑥ 간 또는 신장손상 대상자에서 중추신경계 장애 및 체액 과다 위험성 증가
⑦ Ocular hypotony(눈의 tone 저하)

(9) 역작용/독성

① Zidovudine에 대한 부가적인 중성구 감소증
② 실험 동물에서 발암성, 배아독성, 배아기형 발생
③ 남자, 여자의 불임(ganciclovir)
④ 신독성, 간독성
⑤ 혈소판 감소성 자반, 췌장염

표 2-12 항바이러스제제(antivirals : Medications to treat herpes and Cytomegalovirus)

일반명/상품명	투여 방법	적응증
Acyclovir(Zovirax)	PO, IV	대상포진, Varicella zoster, Cytomegalovirus, Varicellapneumonia, Herpes simplex 감염, 일차성 헤르페스 습진
Cidofovir(Vistide)	IV	HIV 환자의 Cytomegalovirus retinitis
Ganciclovir(DHPG)	PO, IV	Cytomegalovirus retinitis, 이식이나 면역 억제 환자의 cytomegalovirus 감염 예방
Famciclovir(Famvir)	PO	급성 대상포진, HIV 감염 환자의 재발되는 입술과 회음부 헤르페스 감염
Foscarnet(Foscavir)	IV	HIV 환자의 Cytomegalovirus retinitis, acyclovir 내성 herpes simplex 단일 피부감염, Varicella zoster
Penciclovir(Denavir)	Topical	입술과 얼굴의 입술 헤르페스
Trifluridine(Viroptic)	Ophthalmic	Herpes simplex 1, 2, 일차성 각결막염, 재발하는 상피 각막 염증
Valacyclovir(Valtrex)	PO	대상포진, 재발하는 회음부 헤르페스 감염, 입술 헤르페스
Vidarabine(Ara-A)	Ophthalmic, IV	급성 각결막염, 재발하는 상피 각막 염증

(10) 간 호

① 항바이러스제에 대한 알레르기를 포함하여 알레르기 병력을 조사한다.

★ ② 국소적 항바이러스제 사용 시에 보호용 장갑을 착용한다.

③ 면역억제가 있으면 중성구 감소성 감염을 사정한다.

④ 신장기능을 사정한다(크레아티닌, BUN, 크레아티닌 청소율, 섭취와 배설).

⑤ 간기능을 사정한다(ALT, AST, alkaline phosphate, bilirubin).

⑥ 간 또는 신장기능 부전에서 용량 조절이 필요하면 처방자와 협조한다.

⑦ 골수 활동과 약물치료의 효과를 관찰하기 위해 백혈구 감별지수, CD4수, 혈소판수 결과를 분석한다.

★ ⑧ 이미 존재하는 중추신경계 장애가 악화될 수 있다. 오리엔테이션과 반사를 사정하고, CNS 장애가 있으면 안전 대책을 세운다.

⑨ 피부와 병소를 규칙적으로 사정한다.

★ ⑩ 신독성의 위험성을 줄이기 위해 다른 상태에 의한 금기가 아니라면 하루에 2,000~3,000mL의 수분을 공급한다.

⑪ 감염과 통증의 완화를 관찰한다.

⑫ 출혈 위험성 증가와 점상 출혈의 증거와 혈소판을 관찰한다.

⑬ 전해질과 수분 균형을 관찰한다.

⑭ 특히 위장관 부작용이 나타나면 영양상태를 관찰하며, 적절한 단백질 섭취를 확인시킨다.

⑮ 손상으로부터 보호하기 위해 CNS 작용이 나타나면 안전 대책을 제공한다.

(11) 교 육

① 약물, 용량, 투여 계획을 수면 방해를 하지 않는 약물을 투약할 때라도 완전한 투약 경과를 따라야 한다(효과를 증가시키고 약물 저항성을 예방하기 위해).

② 지시사항이라면 자가 투약 기술

③ 보고해야 할 임상증상으로 심한 부작용(출혈 증가, 부종, 피로의 증가), 심한 발진 특히 수포, 열, 심각한 합병증을 감추는 다른 감염 증상이 동반된 경우

★ ④ 생식기 herpes에 대해 치료 중이라면 성교를 피한다.

⑤ 새로운 부위로 감염이 전파되는 것을 막기 위해 자신이나 타인에게 병변의 직접적 접촉을 피한다.

⑥ 졸림, 어지러움증, 발작 활동이 나타나면 위험한 업무와 운전을 피한다.

⑦ 건강 전문가와의 약속과 임상검사를 위한 추후 방문을 확인시킨다.

⑧ 단백질이 풍부한 음식을 소량씩 자주 제공한다.

★ ⑨ 하루에 2,000~3,000mL의 수분섭취를 격려한다.

⑩ 여자 대상자는 생식기 herpes 감염으로 자궁 경부암의 위험성이 증가하므로 매년 pap smear를 해야 한다.

★ ⑪ 항바이러스 제제는 herpes와 CMV 감염을 치료하지는 못한다.

⑫ 병변이 치유되지 않거나 재발하면 건강 전문가에게 보고한다.

2. HIV와 AIDS 약물치료

1) 항레트로 바이러스성 protease 억제제

(1) 작용 및 용도

① 가장 강력한 항바이러스제로 바이러스 복제를 방해하는 세포 단백 합성을 억제한다.

★ ② 치료가 아니라 질병의 진행을 느리게 하며, 삶을 연장한다.

③ 감염의 임상적 징후가 나타나기 전에 바이러스 복제가 최고에 달하게 됨으로써 그 이후 항바이러스 효능은 더 제한되기 때문에 예방적으로 사용된다. 바이러스는 살아 있는 숙주세포 내의 자원 이용에 의존하므로 숙주 세포에 대한 독성의 위험성이 증가한다.

④ AIDS와 AIDS-related complex(ARC)에서 바이러스 양과 기회 감염을 감소시키기 위해 사용된다.

⑤ 바이러스 양을 줄이고, CD-4 숫자를 증가시키며, 약물에 대한 저항성의 발생률과 발생빈도를 감소시키기 위해 병용된다.

(2) 일반적인 약물 표 2-13

(3) 투약 시에 고려해야 할 점

① Saquinavir(Invirase) : 고지방 식사와 함께 또는 충분한 식사 후 2시간 내에 복용한다.

② Ritonavir(Norvir) : 맛이 좋지 않으므로 초코우유나 영양 보충제 또는 음식과 함께 복용한다.

③ Indinavir(Crixivan) : 흡수를 위해 위의 산성 환경이 필요하다. 가벼운 저지방 스낵 1시간 전 또는 2시간 후 복용하며, 매일 1.5L 이상의 수분을 섭취한다.

(4) 금기증

① 임산부나 수유 시에는 권하지 않는다.

② 어린이에게는 권하지 않는다.

③ 과민성

표 2-13 HIV와 AIDS(약물치료 : 항레트로 바이러스성) protease 억제제

약명/상품명	투여 방법
Amprenavir(Agenerase)	PO
Indinavir(Crixivan)	PO
Ritonavir(Norvir)	PO
Saquinavir(Fortovase)	PO
Atazanavir(Reyataz)	PO
Fosamprenavir(Lexiva)	PO
Lopinavir(Kaletra)	PO
Nelfinavir(Viracept)	PO

(5) 주요 약물과의 상호작용

① 저항성의 위험성을 줄이기 위해, 약은 역전사(reverse-transcriptase) 제제와 병용한다.

② Rifampin과 rifabutin은 단백질 분해 효소 억제제의 혈액 수준을 낮춘다. mycobacterium에 대한 예방은 clarithromycin으로 변경될 수 있다.

(6) 주요 음식과의 상호작용(투약시에 고려해야 할 점 부분 참고)

(7) 주요 임상검사

① Aminotransferase와 triglyceride 수준은 ritonavir 투여로 상승될 수 있다.

② ALT, AST, alkaline phosphatase, bilirubin

③ CBC

④ 크레아티닌, 혈액요소 질소, 크레아티닌 청소율

(8) 부작용

① 두통, 피로, 오심, 구토, 설사, 복부 불편감, 빈혈, 식탐(taste perversion), 무기력, ritonavir에 의한 입 주위 감각이상

② Indinavir에 의한 가역성의 고빌리루빈 혈증과 신결석증으로 매일 1.5L 이상의 수분이 신장 결석을 예방하기 위해 필요하다.

(9) 역작용/독성 : 간독성; 간기능 부전 시에는 용량을 줄인다.

(10) 간 호

① 약물 상호작용을 피하기 위해 현재의 약물을 사정한다.

② 알레르기를 사정한다.

★ ③ 간독성에 대해 감시한다. ALT, AST, alkaline phosphatase, bilirubin으로 오심, 구토, 황달, 우측 상복부의 비대 및 압통을 감시한다.

★ ④ 신석증에 대해 감시한다. 크레아티닌, BUN, 크레아티닌 청소율, 소변검사로 정확한 섭취와 배설을 감시한다.

⑤ 중성구 감소증, 혈소판 감소증 또는 빈혈과 같은 혈액질환과 T-cell의 증가에 의한 증거로서 CBC를 감시한다.

★ ⑥ 부작용을 감시하고 호중구 감소증, 감염의 숨겨진 증상들을 관찰한다(low back, flank, suprapubic pain, 정상 체온 또는 UTI와 관련 있는 미열).

⑦ 수집된 자료 분석이 역작용와 관련되었다면 용량의 변화에 대한 것을 처방자와 상의한다.

⑧ Saquinavir(Invirase) : 고단백 음식과 함께 또는 충분한 식사 2시간 내에 복용한다.

⑨ Ritonavir(Norvir) : 역겨운 맛을 없애도록 초코우유와 영양보충제 또는 음식과 함께 복용한다.

⑩ Indinavir(Crixivan) 가벼운 저지방 스낵을 섭취하기 1시간 전 또는 2시간 후에 복용하며, 매일 1500mL = 1.5L 이상의 수분을 섭취한다.

★ ⑪ 중성구 감소증에 대한 간호를 적절하게 제공한다.

(11) 교 육

① 약, 이름, 목적, 용량, 치료계획을 안다.
★ ② 최상의 효과를 얻고 약에 대한 내성의 위험성을 최소화하기 위해 처방된 모든 과정을 따르도록 한다.
③ 적어도 매일 1.5L의 수분섭취를 확인한다.
④ 음식과 함께 복용한다. invirase(고지방 음식이 추천할 만함)과 ritonavir(불유쾌한 맛)
⑤ 가벼운 저지방 스낵 1시간 전 또는 2시간 후 복용한다(indinavir).
⑥ 건강간호 제공자에게 역작용을 보고한다.
★ ⑦ 완전한 또는 보충적 단백질과 함께 소량의 식사를 자주 한다.
⑧ 건강간호 제공자에게 심각한 부작용을 보고한다.
⑨ 추후 검사와 임상검사를 위한 약속을 한다.
★ ⑩ 중성구 감소증에 대한 예방조치를 한다.

2) 역전사 효소 억제제(reverse transcriptase inhibitors)

(1) 작용 및 용도

① 바이러스의 역전사 효소를 차단한다(복제 · 성장을 멈춘다).
② CD4 수가 500/mm^3 이하이거나 더 높은 수치를 가지고 있고, 여러 증상이 있는 HIV 대상자에게 사용된다.
③ 뇌 → 혈관 → 관문을 통과한다.
④ 직업적인 HIV 노출에 대해 예방 가능하다.
⑤ 시간이 지나면서 효과가 감소한다.
⑥ HIV의 모체전파를 예방하기 위해 AZT를 사용한다.
⑦ Non-neucleoside reverse transcriptase inhibitors의 주요한 이점은 혈액 세포의 발달에 역영향을 미치지 않는다.
⑧ Nucleoside와 non-nucleoside 역전사 효소 억제제 사이에 교차 내성은 없다.
★ ⑨ 단일 치료제로 사용되면 내성균주가 급속히 출현하므로 병용요법이 이용된다.

(2) 일반적인 약물 표 2-14

① Nucleoside 역전사 효소 억제제 : abacavir(Ziagen), emitricitabine(Emtriva), didanosine(Videx), emitricitabine(Emtriva), lamivudine(Epivir), stavudine(Zerit), tenofovir(Viread), zalcitabine(Hivid), zidovudine(AZT)
② Non-nucloside 역전사 효소 억제제 : nevirapine(Viramune), delavirdine(Rescriptor), efavirenz (Sustiva)

(3) 투약 시에 고려해야 할 점

① 약이 산성에 견디므로 정제(buffered tablets)를 부수거나 씹어서 복용한다.
② 음식은 흡수를 느리게 하지만 전체의 흡수에 영향을 미치지는 않는다.
③ CNS 역작용을 더 잘 견디기 위해 취침 시에 투여한다.

(4) 금기증

① Choramphenicol(Chioromycetin), vinca alkaloids(vincristine[Oncovin], vinblastin[Velban], etoposide[VP 16], cisplatin[Platinol]), dapsone(DDS), hydralazine(Apresoline), isoniazid (INH), metronidazole(Flagyl), nitrofurantoin, phenytoin(Dilantin)와 ribavirin과 같은 말초 신경장애를 유발하는 약물을 동시에 사용한다.
② Probenecid(Benemid), acetaminophen(Tylenol), lorazepam(Ativan), indomethacin (Indocin), cimetidine(Tagamet)와 같이 독성을 증가시킬 수 있는 약물을 피하거나 주의하여 사용한다.
③ 만일에 신경독성 증상이 나타나면 증상이 해결될 때까지 약을 중단한다.
④ AIDS 치매가 있는 대상자에게는 금기가 아니다.

표 2-14 HIV와 AIDS 약물치료 역전사 효소 억제제

일반명/상품명	투여 방법	적 응 증
Nucleoside 역전사 효소 억제제		
Abacavir(Ziagen)		바이러스 복제를 막기 위해 RNA와 DNA 합성을 막음. 바이러스 감소와 바이러스 돌연변이 감소를 위해 병용
Didanosine(Videx, DDI)	PO	성인과 어린이의 감염 치료, 바이러스 사망을 야기하는 HIV 복제를 억압
Emitricitabine(Emtriva)	PO	다른 항레트로바이러스와 병용, DNA 사슬 종결 HIV-1 역전사 효소 억제제
Lamivudine(Epivir, 3TC)	PO	DNA 바이러스 사슬 종결과 HBV polymerase
Stavudine(Zerit)	PO	retrovirus의 복제 억압: HIV, HTLV III,LAV, ARV
Tenofovir Disoproxil, Fumarate(Viread)	PO	HIV 역전사 억제, HIV 복제 차단
Zalcitabine(Hivid, DDC)	PO	세포 단백 합성 억제, 바이러스 복제없이 세포 사망을 야기
Zidovudine (Retrovir, AZT)	PO, N	HIV, HTLV III를 포함하는 retrovirus 억제, 바이러스로 인한 림프절병증
Nonnucleoside 역전사 효소 억제제		
Nevirapine(Viramune)	PO	HIV-1 전사와 결합하고 HIV 효소의 구조를 변화시켜 HIV 복제를 차단
Delavirdine(Rescriptor)	PO	HIV 역전사와 결합하고 RNA-dependent와 DNA-dependent DNA polymerase를 차단
Efavirenz(Sustiva)	PO	HIV 효소의 구조를 변화시켜 HIV 복제를 차단

(5) 주요 약물과의 상호작용

① 많은 약물 class 상호작용(위의 금기증 참고)

★ ② tetracycline, fluoroquinolones과 병용 시에 효과가 감소한다.

③ allopurinol과 병용 시에 didanosine의 효과가 증가한다.

④ 항바이러스제는 경구용 피임약의 효과를 감소시킨다.

⑤ tenofovir는 혈청 didanosine의 수준을 증가시킬 수 있다.

(6) 주요 음식과의 상호작용(투약시에 고려해야 할 점을 부분 참고)

(7) 주요 임상검사

① Amylase, cholesterol, ALT, AST, alkaline phosphatase, bilirubin과 같은 간기능 검사

② Platelet, CD4, WBC 감별계측을 포함한 CBC

③ 전해질

④ Serum creatinine, BUN, creatinine clearance

(8) 부작용

① 불면증, 혼동, 말초신경 장애와 간질과 같은 신경학적 부작용

② 설사, 기침, 고마그네슘 혈증

③ 변색된 손톱, 발진

④ 근육통, 사지의 무감각과 저림, 미각 변화, 어지러움, 불안, 진전

(9) 역작용/독성

① 췌장염

② 빈혈, 백혈구 감소증, nucleosides를 가진 혈소판 감소증

③ Nevirapine(Viramune) : 스티븐-존슨 증후군과 같은 심한 간독성과 피부의 효과

(10) 간 호

① 과민성을 사정한다.

② 약물 상호작용에 대해 현재의 약물 요법을 사정한다.

③ 기본적인 신장과 간의 검사를 사정하고 간격을 두고 감시하고, 필요할 때에는 용량을 줄이기 위해 조정한다.

④ 약물효율성을 증진시키고, 내성균주의 출현 위험성을 늦추기 위해 치료에 포함된 모든 약물과 완전한 치료과정을 대상자가 끝내도록 확인시킨다.

⑤ 치료 수준을 유지시킬 필요가 있을 때에 정확한 시간간격으로 투약한다.

⑥ 심한 발진이나 다른 과민반응이 나타나면 투약을 중지한다.

★ ⑦ HIV 감염의 합병증을 사정한다(기회 감염, 암, 신경계 질환).

⑧ 의식수준(LOC), 강도, 행동의 적절성, 단기 기억, 복잡한 명령을 따르는 능력, 이성과 계산능력과 말초감각을 감시한다.

⑨ 손상된 호흡기계 또는 심혈관계 상태를 사정한다.
★ ⑩ CNS 역작용이 나타나면 손상으로부터 보호하는 안전 대책을 적용한다.
⑪ 영양섭취와 견디는 정도를 사정한다.
⑫ 피부와 점막을 자주 확인한다.
⑬ 매일 체중, 섭취와 배설, 검사가 동반된 신장기능을 확인한다.
⑭ AIDS 또는 ARC의 임상적 증후의 완화와 CD4 수치의 증가를 확인한다.

(11) 교 육

① 약물의 효과를 높이고 저항성 발생을 막기 위해 정해진 치료의 모든 과정을 마쳐야 하는 중요성에 대해 교육한다.
② 어지러움 또는 정신상태 변화에 주의하며, 운전이나 위험한 업무를 하지 않는다.
③ 군중과 감염된 사람을 피한다.
④ 약, 용량, 빈도, 치료계획, 음식과 또는 음식없이 투여한다.
⑤ 만일에 적응증이 된다면 올바른 자가 투여 기술을 교육한다.
⑥ Zidovudine(AZT)은 탈모 가능성이 있다.
★ ⑦ 약물은 치료가 아니라 감염 관리를 도와주는 데에 그 역할이 있다. 이것은 바이러스의 양을 줄여 주고, 합병증의 위험을 줄여 주며 생존을 연장시킨다.
⑧ 바람직한 위생과 안전한 성생활을 실행한다.

3. Influenza와 호흡기계 바이러스 약물

(1) 작용 및 용도

① Virustatic
② 대부분 바이러스 복제는 임상적 증거가 나타나기 전에 발생한다. 감염 발현 시에는 세균 복제 후에 감염발현의 임상적 증후가 나타나므로, 항바이러스제의 효과가 바이러스 복제에 대한 작용이기 때문에 이 약물이 바이러스성 감염 시에 대항하는 것은 항균제가 세균 감염시에 대항 하는 것보다 덜 효과적이다.
③ Ribavirin(Virazole)
- 보통 영아에서 respiratory syncytial virus(RSV) 또는 RSV에 대한 2차성 호흡기계의 심한 감염에서 에어로졸 형태로 투여된다.
- Virustatic
- 질병의 기간이 줄어든다.
- Influenza A와 B, 그리고 hepatitis A에서 효능이 나타난다.

④ Symmetrel와 rimantadine(Flumadine) 투약
- Influenza A에서 예방적으로 사용된다. 만일에 노출되거나 적어도 48시간 내에 시작되었다면 효능이 증가된다.

- Influenza A의 일시적 면역을 위한 보조치료이다.
- Influenza의 임상적 증후의 심각성을 제한하거나, 길이나 기간을 줄일 수 있다.

(2) 일반적인 약물 표 2-15

① Amantadine(Symmetrel) : 호흡기 바이러스 감염 시에 예방적 · 치료적으로 사용되며, 파킨슨 질환 치료에 이용된다.

② Ribavirin(Virazole) : influenza A, RSV, herpes 감염을 치료한다.

③ Rimantadine(Flumadine) : influenza A에 대해 예방적으로 사용한다.

(3) 투약 시에 고려해야 할 점

① 효과를 높이고 감염의 합병증을 막기 위해, 가능한 한 빨리 약물요법을 시작한다.

② 예방적 목적으로 감기 유행기 이전에 투약한다.

(4) 금기증

① 기존의 과민성

② Ribavirin(Virazole)은 임신엔 금기된다. 다른 것들은 임신 중이거나 모유 수유하는 대상자, 또는 어린이에게 주의하여 사용한다.

③ 간 또는 신기능 장애가 있는 대상자에게 주의한다.

④ 정신병적 문제나 발작이 있는 대상자에게 주의한다.

(5) 주요 약물과의 상호작용

① 알코올은 CNS 작용을 증가시킨다.

② 항콜린성 약물은 아트로핀 유사효과를 증가시킨다.

③ Digoxin과 함께한 ribavirin은 digitalis 독성을 증가시킨다.

(6) 주요 음식과의 상호작용(보고된 자료가 없음)

표 2-15 Influenza와 호흡기계 바이러스 약물

일반명/상품명	투여 방법	적응증
Amantadine(Symmetrel)	PO	호흡기계 바이러스 감염의 치료와 예방; 파킨슨으로 인한 증상 감소
Oseltamivir(Tamiflu)		인플루엔자 감염
Ribavirin(Virazole)	Inhalation	interferon alpha 치료 이후 재발한 만성 C형 간염의 치료; 인플루엔자 A의 치료, 호흡기계 융합 바이러스와 헤르페스 바이러스 감염
Rimantadine(Flumadine)	PO	인플루엔자 A 예방과 치료
Zanamivir(Relenza)	Inhalation	인플루엔자 치료

(7) 주요 임상검사

① WBC 감별수치를 포함한 CBC
② 인두 또는 객담의 배양 및 항생제 감수성 검사
③ 간기능을 평가하는 ALT, AST, alkaline phosphatase, bilirubin
④ 신기능을 평가하는 크레아티닌, BUN, 크레아티닌 청소율

(8) 부작용

① 대부분의 부작용은 일시적이고, 약물을 중단하면 빨리 해결된다.
② 어지러움, 가벼운 두통, 심계항진, 기분과 정신의 변화, 졸림, 불면증, 불안정, 악몽
③ 호흡곤란, 발진, 말초 부종
④ 직립성 저혈압, 오심, 구토, 구강건조, 뇨 정체

(9) 역작용/독성

① 분명하지 않은 말, 실조증, 경련
② 백혈구 감소증, 기형 가능성
③ Digoxin 치료 병행으로 digitalis 독성의 가능성

(10) 간 호

① 알레르기를 사정한다.
② 간과 신기능 부전을 사정한다.
★ ③ 기본적 신경학적 상태, 예를 들면 오리엔테이션 · 정서 · 조정 · 반사를 사정한다.
④ 약물 상호작용을 피하기 위해 현재 복용하고 있는 약을 사정한다.
⑤ 만일 다른 조건에 의한 금기가 아니라면 하루에 2,000～3,000mL 수분을 섭취하도록 한다.
⑥ 노출 후 가능한 한 빨리 약물치료를 시작한다.
⑦ 약의 효과를 높이기 위해 취해진 치료의 완전한 과정을 행하고 있는지를 확인한다.
⑧ 열, 기면, 호흡의 어려움과 같은 증상이나 증후의 해결을 위해 평가를 실시한다.
⑨ 역작용을 확인하며, 유아에서 호흡기의 저하증상을 확인한다.
★ ⑩ 만일에 CNS 역작용이 생긴다면 안전 대책을 적용한다.
⑪ 정확한 섭취와 배설을 유지하고 소변정체를 확인한다.
⑫ 구강건조를 심하게 하는 구강 세척제는 피하며, 물이나 생리식염수로 구강 간호를 제공한다.

(11) 교 육

① 약, 이름, 용량, 목적, 치료계획을 안다.
② 처방되었을 때에는 가능하면 빨리 치료를 시작한다.
③ 충분한 효과를 보기 위해 치료의 모든 과정을 끝낸다.

④ 직립성 저혈압의 위험을 최소화하기 위해 자세를 천천히 바꾼다.

⑤ 호흡 불편감 증가나 심한 역작용을 건강 전문가에게 보고한다.

⑥ 졸림, 어지러움, 가벼운 두통, 혼돈, 실조증, 시야 흐림 등이 나타나면 운전이나 위험한 일은 하지 않는다.

⑦ 2~3일 내에 호전되지 않으면 건강간호제공자에게 알린다.

★ ⑧ 구강건조가 진전되면 필요할 때에 따뜻한 물이나 1티스푼의 소금을 탄 따뜻한 물로 입을 헹군다. 알코올이 함유된 상업적 구강 세척제나 과산화 수소는 구강건조를 증가시킬 수 있다. 단단한 무설탕 사탕은 타액 분비를 자극할 수 있다.

★ ⑨ 적어도 하루에 6~8컵의 수분을 섭취하도록 한다.

⑩ 검사를 위해 건강 전문가와의 약속을 지킨다.

⑪ 플루가 유행하는 계절이 오기 전에 influenza A 예방접종을 시행한다.

4. 국소적으로 작용하는 항바이러스제(locally active antiviral agents)

(1) 작용 및 용도 : 전신으로 흡수되지 않는다.

(2) 일반적인 약물 표 2-16

① Idoxuridine(Herplex) : 단순포진 각막염을 치료하기 위한 국소적인 안약이다.

② Imiquimod(Aldara) : 생식기와 항문주위의 사마귀

③ Penciclovir(Denavir) : 단순포진 1 형 또는 구순 herpes, 얼굴과 입술 부위의 cold sore, 점막에 바르지 않는다.

④ Fomivirsen(Viravene) : AIDS 대상자에서 CMV 망막염의 치료를 위해 눈에 점안액을 투입한다.

⑤ Trifluridine(Viroptic) : 눈의 단순포진 감염을 치료하는 안약이다.

⑥ Vidarabine(Vira-A) : idoxuridine(Herplex)에 반응하지 않는 눈의 단순포진 감염을 치료하는 안약이다.

(3) 투약 시에 고려해야 할 점

① 약을 바르기 전에 손을 잘 씻는다.

② 약이나 피부의 다른 부위에 오염되지 않도록 주의해서 장갑을 끼거나 병변부위에 바르는 cotton-tip applicator를 사용한다.

③ 적절한 투약 방법인지를 확인한다.

④ 만일 심각한 역작용이나 병변의 진전이 생기면 약을 중단한다.

(4) 금기증 : 기존의 과민성, 임신, 수유 시에 주의한다.

표 2-16 국소적으로 작용하는 항바이러스제(locally active antiviral agents)

일반명/상품명	투여 방법	적응증
Fomivirsen(Vitravene)	Injected into affected eye	CMV retinitis를 치료하기 위한 HIV 환자의 cytomegalovirus 치료
Ganciclovir(Vitrasert)	Implanted into eye	CMV retinitis
Idoxuridine(Herplex)	Topical	herpes simplex 각막염
Imiquimod(Aldara)	Topical	회음부 사마귀의 국소적 치료
Penciclovir(Denavir)	Topical	입술 헤르페스의 국소적 치료
Trifluridine(Viroptic)	Ophthalmic	눈의 헤르페스
Vidarabine(Vira-A)	Ophthalmic	idoxuridine으로 치료되지 않는 눈의 헤르페스

(5) 주요 약물과의 상호작용 : 같은 부위에 다른 국소적 약물을 바르지 않는다.

(6) 주요 음식 상호작용(보고된 자료가 없음)

(7) 주요 임상검사(보고된 자료가 없음)

(8) 부작용

① 국소적 작열감, 찌르는 듯한 통증, 불편감이 약물 도포 시에 나타날 수 있다. 그러나 대체로 중재없이 해결된다.

② 눈에 도포로 일시적 시야 손상이 나타날 수 있다.

(9) 역작용/독성 : 피부발진, 과민성

(10) 간 호

① 위의 투약시에 고려해야 할 점을 참고한다.
② 알레르기 증상을 사정한다.
③ 치료적 반응을 감시한다.
④ 역작용을 감시한다.
⑤ 교육 계획의 효과를 평가한다.
⑥ 안락감, 안전, 이행 등을 감시한다.

(11) 교 육

① 약물명, 용량, 투여경로, 목적, 치료계획을 안다.

② 적절한 투여 기술을 확인한다.

③ 통증과 불편감을 치료하는 것이 아니라 완화하는 것이며, 침범되지 않은 조직의 광범위한 손상을 예방하도록 한다.

★ ④ 건강간호 제공자에게 심한 국소적 불편감과 반응을 보고한다.

section 04 Antifungals

항진균제

1. 전신 치료제(systemic)

(1) 작용 및 용도

① 치료적 혈청수준과 진균류에 민감하게 의존하는 정진균제 또는 살진균제이다.

② Candida 감염, cryptococcus, blastomycosis, histoplasmosis, aspergillus fumigate, tinea infections(백선에 의해 나타는 진균 감염)을 치료한다.

③ 다른 약들이 진균 세포에 들어갈 수 있도록 세포막의 투과성을 증진시킨다.

(2) 일반적인 약물 표 2-17

(3) 투약 시에 고려해야 할 점

① 지시된 대로, 특히 정맥 투여 시에는 용량을 주의깊게 투여한다.

★ ② 항진균제의 병용 투여는 약의 내성을 막거나 지연시킨다.

③ Amphotericin B

- ★ 열 · 오한 반응의 심각성을 줄이기 위해 acetamminophen(Tylenol)과 같은 해열제, diphenhydramine(Benadryl) 항히스타민제, 항구토제, meperidine(Demerol)을 전처치한다. IV용액으로 첨가된 heparin 또는 hydrocortisone(Cortaid)은 IV 부위의 혈전성 정맥염의 위험성을 줄일 수 있다.
- ★ 과민성 또는 약의 독성의 임상증상을 피하기 위해 4~6시간에 걸쳐서 heparin 또는 hydro-cortisone을 함께 투여한다.
- ★ 신독성의 위험성을 줄이기 위해 보통 약물 투약 2시간 전과 후로 IV 수액을 공급한다.
- ★ 투약 전에 과민성을 검사하기 위하여 10~30분에 걸쳐서 D_5W를 1mg/20mL IV로 준다. 만일에 검사가 과민성을 유발하면, amphotericin B liposomal complex(Ambisome)같은 lipid 제제를 심한 열, 떨림, 오한을 최소화할 수 있으므로 전처치를 한다.
- 오직 D_5W에만 혼합한다. 침전물은 sodium chlroride를 함유하는 모든 용액에 형성된다.
- Abelcet(Amphotericin B Liposomal complex에 대한 다른 이름) : 약의 인자를 균등하게 하기 위해 잘 흔들어 준다. D_5W의 용기 안으로 약물을 주입할 5-μm filter needle을 사용하고 완전하게 약물을 용액 속으로 살포한다. 만일에 주입 시간이 2시간 이상으로 길어지면, 2시간마다 용액병 안으로 약물을 재주입한다.

(4) 금기증

① 과민성

② Amphotericin B의 IV 검사 용량으로 과민성이 나타나면 lipid 제제(훨씬 더 비싸다)가 열과 떨림과 오한의 심각한 반응을 피하기 위해 투여될 수 있다.

③ H_2 histamine 길항제가 항진균제의 흡수를 방해하지 않도록 계획된 것이 아니라면, 이 약물은 피한다.

④ 심독성의 위험 때문에 miconazole(Monistat)의 IV 투약은 주의하여 사용한다.

⑤ 임산부, 수유부에게 주의한다.

⑥ 신 손상과 심한 골수억제 시에는 amphotericin B를 주의하여 사용한다.

(5) 주요 약물과의 상호작용

① 항응고제 또는 corticosteroids의 동시 투약은 출혈 위험성을 증가시킨다.

② 만일에 aminoglycosides, cisplatinum(Platinol)와 같은 기타 신독성 약들과 기타 항신생물 치료제, furosemide(Lasix), vancomycin(Vancocin), fluconazole(Diflucan), cyclosporine(Sandimmune)을 동시에 준다면 신독성의 위험을 증가시킬 수 있다.

③ Miconazole, fluconazole과 itraconazole을 항당뇨병 약물과 동시에 투여 하는 경우에 저혈당 작용을 악화시킬 수 있다.

④ Ketoconazole과 itraconazole은 산성 환경에 의존한다. 항진균제는 제산제 투여 1시간 전이나 2시간 후에 투약한다.

⑤ Ketokonazole과 fluconazole은 cyclosporine(Sandimmune)의 효과를 연장시킨다.

⑥ Ketokonazole : rifampin은 항진균제 효과를 저하시킨다.

⑦ fluconazole : phenytoin(Dilantin) 수준을 증가시키고, rifampin(Rifadin)과 병용 시에 혈청 fluconazole 수준을 감소시킨다 · benzodiazepines, 항응고제, 경구용 피임약과 상호작용한다. 진통을 위해 acetaminophen 대신에 aspirin을 사용해야 한다.

⑧ amphotericin B(Fungizone) : tetracycline, rifampin, 5- flucytocin(Ancobon)과 병용 시에 상승효과가 있다. 어떤 신독성 약물이나 스테로이드, digoxin, thiazide 이뇨제와 같이 사용해서는 안 된다.

⑨ Griseofulvin(Grifulvin V)

- 알코올 섭취 시에 홍조와 심계항진
- Barbiturates 투여 시에 항진균 효과를 저하시킨다.
- 항응고제 투여 시에 출혈의 위험성을 증가시킨다.
- ★ 경구용 피임약의 효능과 출혈 위험성을 저하시킨다.

(6) 주요 음식과의 상호작용

① Itraconazole(Sporanox) : 흡수를 높이기 위해 음식과 함께 복용한다.

② Ketoconazole : 오심과 구토를 줄이기 위해 음식과 함께 복용한다.

(7) 주요 임상검사

① 신기능의 평가를 위해 기본적인 일정 간격으로 크레아티닌, BUN, 크레아티닌 청소율 검사

② 간기능의 평가 위해 치료 시작 전과 일정 간격으로 ALT, AST, alkaline phosphatase, bilirubin 검사한다.

③ 경구용 항응고제를 복용한다면 PT/INR을 검사한다.

④ 전해질, 특히 potassium과 magnesium 및 sodium
⑤ Amphotericin B 치료 동안 대사성 산증의 발생을 감시한다.
⑥ Hemoglobin과 hematocrit을 포함하는 CBC, RBC indices, platelet count

(8) 부작용

① 말초정맥에 투약 시에는 혈전성 정맥염
② 열, 오한, 떨림, 두통
③ 투약하는 동안 또는 투여 후의 식욕부진, 오심, 구토, 속쓰림, 설사, 고창
④ 근육통, 관절통, 허약감, 저혈압
⑤ 불면증, 현훈, 혼돈
⑥ 미각 감소 또는 불쾌한 맛이 난다.
⑦ 광과민성, 발진, 소양증, 피부 건조, 담마진
⑧ 저칼륨혈증, 저마그네슘혈증 특히 glucocorticosteroids 또는 이뇨제와 동시 사용 시에 발생한다.
⑨ Griseofulvin(Grifulvin V)에 의한 혀의 백태
⑩ Ketokonazole(Nizoral) : 불감증, 탈모, 여성형 유방

표 2-17 항진균 전신치료제(systemic antifungal medications)

일반명/상품명	투여 방법	적응증
Amphotericin B preperation (Fungizone, Abelcet, Amphotec, AmBisome)	IV	아스페질러스, 리슈만편모충증, 크립토코쿠스증, 효모균증, 모닐리아증, 콕시디오디즈균증, 히스토플라즈마증, 뮤코마이코시스증의 치료, 칸디다 내성균의 국소적 치료
Caspofungin acetate (Cancidas)	IV	다른 항진균제에 내성이 있는 침습성 아스페질러즈의 치료
Fluconazole(Diflucan)	PO, IV	캔디다 치료, 크립토코쿠스 뇌막염, 전신적 진균 감염, 골수이식 환자의 캔디다 감염을 줄이기 위한 예방적 적용
Flucytosine(Ancobon)	PO	캔디다 치료, 크립토코쿠스증
Griseofulvin (Fulvicin, Grifulvin V, Grisactin, Gris-PEG)		체부 백선, 족부 백선, 완선, 수염 백선증, 두부 백선, 조갑백선의 치료
Itraconazole(Sporanox)	PO	효모균증, 히스토플라즈마증, 아스페질러스의 치료
Ketoconazole(Nizoral)	PO, topical	아스페질러스, 리슈만편모충증, 그립토코쿠스증, 효모균증, 모닐리아증, 콕시디오디즈균증, 히스토플라즈마증, 뮤코마이코시스증, 진균증의 치료
Nystatin (Mycostatin, Nilstat, Nystex)	PO, topical	캔디다 치료
Terbinafine(Lamisil)	PO	손발톱 진균증
Voriconazole(Vfend)	PO, IV	아스페질러스, 시도스포륨, 푸사륨의 치료

(9) 역작용/독성

① 골수억제로 호중구 감소증, 혈소판 감소증, 빈혈

★ ② Amphotericin B 제제 시에 이독성과 신독성

③ 교대감염

★ ④ **약물독성 또는 과민성** : 열, 오한, 떨림, piloerection(기모), 두통, 식욕부진, 오심, 구토

⑤ Stevens-Johnson syndrome

⑥ Amphotericin B 사용으로 인한 신기능 부전은 심각한 저칼륨혈증을 초래

★ ⑦ 너무 빠른 주입으로 인한 심혈관 허탈

⑧ 간 괴사(드물다)

(10) 간 호

① 약물의 상호작용을 피하기 위해 현재의 투약을 사정하며, 여러 가지 약을 줄 때에는 용액과의 혼합 가능성을 점검한다.

② 투약을 시작하기 전에 주사부위의 배양과 항생제 감수성 검사를 위한 검체 수집을 확인한다.

③ 임신 · 모유 수유 · 간 또는 신기능 부전을 사정하며, 전체 치료에서 간과 신장의 임상검사를 관찰한다.

④ 항진균제의 혈청수준을 감시한다.

⑤ 호중구 감소증, 혈소판 감소증, 빈혈 발생에 대한 조기 진단과 증세 등을 호전시키기 위해 WBC를 감시한다.

⑥ 대상자로 하여금 치료 전체 효과와 진균의 재성장 위험성 및 약물의 내성의 발생을 최소화하기 위해 투약의 모든 과정을 마치도록 확실하게 한다.

⑦ 열과 같은 감염의 임상증상이 나아졌는지를 평가한다.

⑧ 만일에 저칼륨혈증이 나타나면 potassium 보충제를 준다.

★ ⑨ Amphotericin B(IV)

- 1.0 micron보다 더 큰 구멍을 가진 in-line filter를 사용한다.
- 지시된 대로 tylenol, benadryl, antiemetic과 demerol로 전처치한다.
- ★ 역반응과 활력징후를 처음 투약과 함께 매 15분마다 2회, 매 30분마다 4시간, 그 이후에는 지시에 따라 사정하며, 2~6시간에 걸쳐서 IV로 투약한다.
- ★ 만일에 다른 조건으로 인한 금기가 아니라면 하루에 2,000~3,000mL의 수분을 섭취하도록 한다.
- 정확한 섭취와 배설 기록을 유지한다.
- 용액에 방부제가 들어 있지 않아서 환자가 면역이 저하될 수 있으므로 엄격한 무균술을 쓴다.
- 생명을 위협하는 감염에 사용된다.
- ★ 약물 용액을 포일로 덮어서 빛으로부터 보호한다.

(11) 교 육

① 약명, 목적, 용량, 경로, 치료기간을 안다(예 amphotericin A는 몇 주 또는 몇 개월 동안 투여

하게 될 것이다).

② 충분한 효과를 보기 위해 주어진 요법의 완전한 과정을 끝내는지를 확인한다.

③ 투약 절차를 설명한다.

★ ④ IV 부위의 작열감, 증가된 출혈 · 심한 출혈, 교대감염의 증거로서 역작용을 보고한다.

⑤ 열 반응은 시간이 지나면서 줄어든다고 설명한다.

⑥ 다른 조건에 금기가 되지 않는다면 하루에 2,000～3,000mL의 수분을 섭취한다.

⑦ 양질의 고질의 단백질 식사를 적게 자주 실시한다.

⑧ 위와 장의 불편감을 최소화하기 위해 경구용 제제는 음식과 함께 복용한다.

2. 국소적 항진균제(topical antifungals)

(1) 작용 및 용도

① Candida species에 의해 일어난 피부, 구강 인두의 점막, 질 또는 장의 국소적 감염으로 tinea pedis(족부백선), tinea cruris(scrotal, 다리, 항문, 서혜부, called 'jock itch'), tinia corporis(체부백선), tinea unguium 또는 onychomycosis(손톱진균증), tinea manus, tinea versicolor(노랑 또는 브라운) patches 색깔을 띠는 피부의 감염이다.

② 신생아 아구창을 예방하기 위해서 분만 전 6주까지는 질정을 사용한다.

(2) 일반적인 약물 표 2-18

(3) 투약 시에 고려해야 할 점

★ ① 경구용 정제 또는 lozenges/troches는 전부를 씹거나 삼키지 않는다. 즉 5~30분에 걸쳐서 천천히 용해되는 lozenge/troche 처럼 타액을 천천히 삼킨다. 투약하는 동안 또는 30분 안에 음식과 음료는 피한다.

★ ② 의치가 있는 대상자에서 경구 감염을 예방하기 위해 취침 시에는 의치를 제거한다. 구강 현탁액으로 매번 헹구기 전 또는 매 oral lozenge/troche 전에 의치를 제거한다.

★ ③ 피부 도포는 latex 장갑을 착용하고, 미지근한 물로 부위를 닦고(처방되었다면 비누로), 철저히 건조시키고(열을 가하지 않고), 감염부위만 한정해서 도포한다. 밀폐 드레싱이나 꽉 끼는 의복으로 덮지 않으며, 장갑을 벗은 후에 손을 잘 씻는다.

★ ④ Tinea pedis(족부백선)의 치료에는 신발이나 스타킹 안에 nystatin(Mycostatin) 같은 항진균 파우더를 뿌린다.

★ ⑤ 외음부 및 질에 사용을 위해 하나의 applicator 또는 질정 하나를 자기 전에 지시된 대로 삽입하며, 생리 중에도 치료를 계속한다.

⑥ 눈에 항진균제의 접촉을 피하며, 특정 제제는 점막의 접촉을 피한다.

★ ⑦ 처방되지 않았다면 폐쇄 드레싱은 피하고, 감염부위에 조이는 의복도 피한다.

⑧ 크림, vaginal application, 국소제제는 실온에서 보관하며, 질정과 troches와 같이 특별한 경우에는 냉동이 아닌 냉장 보관한다.

(4) 금기증 : 과민성 (피부 물집, 화상)

(5) 주요 약물과의 상호작용 : 같은 표면 부위에 다른 조제약을 도포하지 않는다.

(6) 주요 음식과의 상호작용(보고된 자료가 없음)

(7) 주요 임상검사 : 간 손상 시에 간 효소

(8) 부작용

① 국소적 : 바늘로 찌르는 듯한 통증, 화끈거림, 홍반, 부종, 건조한 피부, vesication(발포), 소양증, 담마진, 표피 탈락, 피부 열상

② 질 : 가벼운 화끈거림, 아랫배의 불쾌감, 비대, 홍반, 가려움증, 성교 시의 질통증

③ Oral troches 또는 swish와 swallow : 오심과 구토

(9) 역작용/독성 : 간 손상 대상자에서 간독성이 가능하다.

표 2-18 국소적 항진균제

일반명/상품명	투여 방법	적 응 증
Amphotericin B (Fungizone, Abelcet, Amphotec, AmBisome)	Topical, IV	캔디다 내성균의 치료
Butaconazole(Femstat-3)	Topical	질 캔디다 치료
Clotrimazole(Mycelex, Lotrimin)	PO, lozenges, topical, vaginal	족부백선, 체부백선, 완선 치료, 캔디다 치료
Ketoconazole(Nizoral)	PO, topical, shampoo, vaginal	캔디다증
Miconazole(Monistat)	Topical,vaginal suppository and cream, spray, shampoo, 심독성으로 인해 IV는 거의 하지 않음	캔디다증
Nystatin(Mycostatin)	PO tablet and suspension, troches, vaginal, topical	구강이나 질 캔디다증
Oxiconazole(Oxistat)	Topical	족부백선, 체부백선, 완선
Sertaconazole(Ertaczo)	Topical	족부백선
Sulconazole(Exelderm)	Topical	복부백선, 체부백선, 완선
Terconaxole(Terazole)	Topical	질 캔디다증
Tioconazole (Vagistat, Monistat 1-day, Tioconastat-1)	Topical	질 캔디다증

(10) 간 호

① 취해진 치료의 모든 과정을 마쳤는지를 확인한다.

② 호전되는 임상적 증상을 관찰한다.

★ ③ 상우측 압통, 복부 불편감 · 비대, 기면증, 정신상태의 변화, 황달, 간비대, 상승된 간효소(ALT, AST, alkaline phosphatase, bilirubin)

④ 화끈거림이 심하거나 병변이 악화되면 처방자와 협력하여 도포를 중단한다.

(11) 교 육

① 약 이름, 목적, 용량, 강도, 도포하는 방법 · 주입, 투약 스케줄, 치료 기간을 안다.

② 치료 첫 주 안의 증상 · 증후의 해결을 위해 관찰하며, 몇 몇 감염은 2～4주의 치료를 요한다. 상태가 악화되거나 1～2주 내에 호전이 없으면 건강간호 제공자에게 보고한다.

③ 실온에 잘 밀폐된 용기에 보관하며, 질정 · 좌약은 추천된 대로 보통 냉장고에 또는 15℃(59°F) 이상으로 보관한다. 냉동이나 과도한 열은 피한다.

④ 질로 치료해야 한다면 성교를 피하거나 남성의 생식기의 화끈거림이나 자극을 피하기 위해 상대자에게 콘돔을 착용하도록 한다.

★ ⑤ 감염부위와 접촉하는 의복과 린넨류는 매 치료 후에 비누와 물로 씻어야 한다. 연고는 상품화된 세제로 세탁하면 섬유로부터 제거될 것이다.

⑥ 심한 화끈거림, 바늘로 찌르는 것과 같은 통증이나 발진 등이 나타나면 사용을 중단하고 건강전문가에게 보고한다.

⑦ 투여방식과 관련된 개별적 정보는 이전의 투여시에 고려해야 할 점을 참고한다.

section 05 Antiprotozoals 항원충제

1. 항말라리아제(antimalarials)

(1) 작용 및 용도

① 급성 episodes의 치료 또는 말라리아 감염을 예방하기 위한 예방적 사용

② Giardiasis(protozoan 장 감염)와 위장계 외부의 amebiasis를 위한 chloroquine 치료

③ Quinacrine(Atabrine), dwarf tapeworm giardiasis와 cestodiosis(촌충류의 만연) 치료, 기흉의 재발을 막기 위한 늑막경화제

(2) 일반적인 약물 표 2-19

(3) 투약 시에 고려해야 할 점

① 제산제 투여 4시간 전과 후로 약물을 제산제와 분리한다.

② 위 불편감을 줄이고 쓴 맛을 감추기 위해 음식과 함께 quinine sulfate를 복용하며, 캡슐을 부수지 않는다.

③ Quinacrine HCL(Atabrine) : 물이나 차 또는 주스 한 잔과 음식섭취 후에 복용한다.

④ Chloroquine HCL(Aralen HCL) : hydroxychloroquine sulfate(Plaquenil Sulfate), pyrimethamine(Daraprim); 위 불편감을 최소화하기 위해 음식과 함께 복용한다.

★ ⑤ 예방을 위해서는, 고위험 지역에 들어갔을 때와 그 지역에서 떠난 후의 10주 동안 매주 똑같은 날에 처방된 대로 복용한다.

⑥ Mefloquine (Lariam) : 적어도 8온스의 물과 함께 복용한다. quinine 또는 quinidine과 항부정맥제의 복용으로부터 적어도 8시간 정도 간격을 둔다.

(4) 금기증

① Quinine sulfate : 이명, 시신경염, 근무력증, G6PD결핍, 임신

② Pyrimetamine(Daraprim) : 항경련제 사용 시에 주의

③ Mefloquine HCL(Lariam) : 과민성(부정맥에서 칼슘통로 차단제) 부정맥, 정신 또는 발작장애, 임산부와 유아에게 금기

④ Chloroquine : 신장병, 간기능 장애, ethanol 남용, 습진, G6PD결핍, 어린이, 혈액질환, 위장 및 신경학적 장애 시에 주의

⑤ primaquine : 동부 지중해나 아프리카 출신(약물유전학), 이전에 혈액학적 문제가 있었던 대상자에게 투여 시에는 주의해야 한다.

표 2-19 항원충제(antiprotozoal medications)

일반명/상품명	투여 방법	적응증
Chloroquine(Aralen)	PO	사일열원충(말라리아)의 예방과 치료, 위장관 외 아메바증
Atovaquone/proguanil(Malarone)	PO	사일열원충(말라리아)의 치료
Hydroxychloroquine sulfate (Plaquenil Sulfate)	PO	사일열원충(말라리아)의 예방과 치료
Mefloquine HCl(Lariam)	PO	사일열원충(말라리아)의 예방과 치료
Primaquine(generic)	PO	사일열원충(말라리아)의 재발 예방, 전파를 억제하는 다른 제제와 병용, 톡소포자충증 치료
Pyrimethamine(Daraprim)	PO	전파를 억제하는 다른 제제와 병용하여 사일열원충(말라리아)의 예방, 톡소포자충증 치료
Quinine	PO	chloroquine 내성 사일열원충 감염의 치료

(5) 주요 약물과의 상호작용

① Quinine sulfate : digoxin 농도를 증가시킬 수 있다. 항콜린성 약물 사용 시에 증가되는 vagolytic 작용, rifampin, 항발작제 또는 barbiturates와 동시 사용 시에 감소된 효과. 전신 경구용 제산제 사용 시에 독성 위험성 증가, 경구용 항응고제와 사용 시에 증가된 항응고작용, 감소된 mefloquine HCL 수준, valproic acid의 저농도 가능성으로 인한 발작 위험성 증가

② 알코올과 몇 몇 항말라리아 제제 사용 시에는 Disulfiram-유사-효과

③ Pyrimethamine : 엽산 또는 para-aminobenzoic acid(PABA)의 동시 사용 시에 toxoplasmosis (사육된 가축의 배설물에 있는 oocysts와의 접촉에 의해 전염된 원충에 의한 전신 감염)에 대한 감소된 효과이다.

④ chloroquine : cimetidine, digoxin, penicillamine, 광견병 예방접종 약물과 상호작용한다 : kaolin이나 마그네슘이 포함된 제산제의 흡수율을 감소시킨다.

⑤ Mefloquine HCL : β-차단제, 칼슘 차단제와 digoxin은 심전도를 연장할 수 있다.

⑥ 알미늄과 마그네슘을 함유한 제산제와 하제 사용 시에 흡수가 감소된다.

⑦ 광견 백신을 방해할 수 있다.

(6) 주요 음식과의 상호작용(보고된 자료가 없음)

(7) 주요 임상검사

① ALT, AST, alkaline phosphatase, bilirubin

② 감별지수가 포함된 CBC, 망상구수, red blood cell indices, Hb, Hct, platelet count

③ 위장 부작용에 의해 영향 받은 전해질 평가

④ 치료 전에 흑인계 미국인과 지중해 자손에 있는 G6PD 결핍 검사

(8) 부작용

① 어지러움, 현훈, 두통, 시야 손상, 협심증

② 오심, 구토, 설사, 위 불편감, 복부경련

③ 혼돈, 격정, 불면증, 악몽, 기절, 섬망

④ 피부의 붉어짐, 소양증, 발진, 감각이상, 호흡곤란, 체중감소, 피로

⑤ Quinacrine HCL : 피부의 가역적 황달 또는 귀, 비연골과 nail beds에 청회색 색조(황달과 청색증은 아님)를 일으킬 수 있다.

⑥ Chloroquine HCL과 hydroxychloroquine sulfate : 탈모증, 두피와 머리(눈썹과 체모 포함)의 탈색과 주근깨, 피부 또는 점막의 검푸른 색조, 발진, 소양증, 광선공포증

(9) 역작용/독성

① 이명, 청력손실

② 심방 세동 대상자에서의 심독성

③ 백혈구 감소증, 혈소판 감소증, 무과립구증, 저프로트롬 빈혈증, 용혈성 빈혈

④ 저혈압, 빈호흡, 심계항진, 저체온증

⑤ 경련, 혼수상태, 심혈관 허탈, blackwater fever(신부전으로 연장된 혈관내 용혈), 사망

⑥ Visual halos, 시야 흐림, 초점에 대한 무능력

(10) 간 호

① 충분한 효과를 얻기 위해 처방된 모든 투약과정을 확인한다.

② 약물 상호작용을 피하기 위해 복용되고 있는 약을 사정한다.

③ 간격을 두고 간과 심기능을 사정한다.

④ 전해질 장애 · 빈혈 · 혈소판 감소증과 같은 혈액장애를 사정한다.

⑤ 항경련제를 복용하고 있다면 이러한 제제의 약물 농도를 감시한다.

⑥ 정기적 안검사, 심전도, 지시된 임상검사를 확인한다.

⑦ 지시된 대로 G6PD결핍을 사정을 한다.

⑧ 정기적으로 근의 허약함과 감소된 심부 건반사를 사정한다.

⑨ CNS 부작용을 사정하며, 약물 중단을 고려해야 할 사항에 대해서는 처방자와 협력한다.

(11) 교 육

① 약, 용량, 목적과 스케줄을 안다.

② 주 단위이면 매주 같은 날에 복용한다.

★ ③ 졸림 · 어지러움 · 현훈 · 시야장애 등이 나타나면, 운전 또는 위험한 일을 하지 않는다.

★ ④ 열, 인후 통증, 근육통, 시야장애, 불안, 정신변화, 환각은 보고한다.

⑤ Chloroquine HCL : 안경은 광선공포증 또는 시력변화의 위험을 감소시킬 수 있으며, 소변은 냄새나는 노랑 또는 갈색이 될 수 있다.

2. 그밖에 항원충제(other antiprotozoals)

(1) 작용 및 용도

① 아메바성 이질과 간의 아메바병 또는 간농양

② 몇 몇 항원충제는 특히 위장계의 아메바 박멸제일 뿐만 아니라 살균제이다.

③ Paromomycin(Humatin) : 촌충과 관련된 살균제와 아메바 박멸제

④ 간질환과 간 혼수상태에 있는 암모니아를 감소시키기 위해 질소를 만드는 장내 세균을 파괴한다.

⑤ Pentamidine isoethionate(pentem 300) : AIDS 대상자에서 기회감염의 하나인 *pneumocytis carinii* pneumonia를 치료한다.

⑥ Insects-parasites와 머리 기생충 및 체부 기생충과 옴의 알을 죽인다.

(2) 일반적인 약물 표 2-19 참고

(3) 투약 시에 고려해야 할 점

① Pentamidine isoethionate : 신기능 부전시에 용량을 줄인다.
② 근육주사 부위를 바꾼다.
③ Atovaquone은 흡수를 증가시키기 위해 23g 이상의 고지방 식사와 함께 투여한다.

(4) 금기증

① 임신과 수유 시에 주의
② 약물 또는 iodine, iodoquinol(Dioquinol)와 primaquin에 대한 과민성

(5) 주요 약물과의 상호작용(보고된 자료가 없음)

(6) 주요 음식과의 상호작용(보고된 자료가 없음)

(7) 주요 임상검사

① 위장계에 문제가 있다면 포타슘, 마그네슘, 칼슘을 포함하는 전해질
② WBC와 감별지수가 포함된 CBC : 지시가 있으면 백혈구 감소증, 빈혈, 호중구 감소증, 혈소판 감소증 같은 감염 · 혈액장애를 검사한다.
③ 췌장염이 진행된다면 저혈당에 대한 혈당을 검사.

(8) 부작용

① 저혈압, 심계항진, 어지러움, 두통, 기절
② 홍조, 소양증, 호흡곤란
③ 복부경련, 설사, 오심, 구토, 상복부 불편, 불쾌한 맛
④ 근육통, precordial stiffness, 진전, 불안정

(9) 역작용/독성

① 신독성 : 경미/가역적
② 백혈구감소증, 중성구감소증, 빈혈, 혈소판감소증
③ 부정맥
④ 췌장염과 관련된 저혈당
⑤ 대용량은 장관계, 간 · 심장 · 신장에서의 농양, 봉와직염, 근육 병변을 일으킬 수 있다.
⑥ 주사부위의 통증
★ ⑦ Lindane(Kwell) topical : 샴푸는 경련 CNS문제 또는 습진성 발진을 일으킬 수 있다.

(10) 간 호

① 치료의 모든 과정은 충분한 효과를 보도록 끝마치는지를 확인한다.
② 약물 상호작용을 피하기 위해 복용하고 있는 다른 약물을 사정한다.
③ 옴, tracking(흔적), 병변, nits에 대해 사정한다.
★ ④ 옴에 대해 따듯한(뜨겁지 않은) 물로 샤워하고 Kwell을 국소 도포한 후에 24시간 후에 헹군다.
★ ⑤ 이에 대해 머리 또는 감염된 부위 안으로 Kwell을 문지르며, 5분 동안 그대로 둔 후에 샴푸한다. 눈 또는 얼굴에 약물을 닿지 않게 하고, 1주 안에 반복하지 않는다.

(11) 교 육

① 약, 용량, 목적, 스케줄, 적절한 투약방법을 안다.
② 최고의 효과를 위해 모든 과정을 시행한다.
③ 부 · 역작용을 건강간호 제공자에게 보고한다.
④ 재감염을 막기 위해 치료 후에 의복과 침구류를 세탁한다.
⑤ 인식하고 보고해야 할 감염의 임상적 징후를 안다.

section 06 Antihelminthics 항기생충제

(1) 작용 및 용도

① *Ascaris lumbricoides* (intestinal worm infestation; 회충)
② *Enterobius vermicularis* (pinworm; 요충)
③ *Ancytostoma duodenale* (hookworm; 십이지장충)
④ *Necator americanus* (hookworm; 아메리카 구충)
⑤ *Trichostrongylus* (intestinal worm infestation; 모양선충)

(2) 일반적인 약물 표 2-20

(3) 투약 시에 고려해야 할 점

① Mebendazole : 물과 함께 혼합해서 씹을 수 있고, 전부를 삼킬 수도 있으며, 부수어서 복용할 수 있다.
② Pyrantel : 음식과 함께 복용할 수 있다.
③ Thiabendazole : 식사 후에 복용한다.

(4) 금기증

① 기왕의 과민성
② Piperazine citrate : 신 또는 간 손상, 경련장애 때
③ Mebendazole : 염증성 장질환 시에는 주의깊게 사용한다. 간질환이나 임신 중에는 사용하지 않는다.
④ 간 또는 신기능 부전 대상자에게서 다른 구충제 사용 시에 주의
⑤ 임산부와 수유부에게 안전성이 입증되지 않았다.

(5) 주요 약물과의 상호작용

① Piperazine citrate : pyrantel pamoate(Antiminth) 수준을 감소시킨다.
② Phenothiazines : 경련 위험성과 추체외로 효과를 증가시킬 수 있다.

(6) 주요 음식과의 상호작용 (보고된 자료가 없음)

(7) 주요 임상검사

① 간 사정을 위한 ALT, AST, alkaline phosphatase, bilirubin
② 신장 사정을 위한 크레아티닌, BUN, 크레아티닌 청소율
③ 기생충(기생충을 만드는 질환)의 정확한 진단을 위해 알과 기생충(P&O)에 대한 대변

(8) 부작용

① 오심, 구토, 설사, 복부경련, 식욕부진
② 발진, 두드러기, 다형태의 홍반, 광선공포증, 자반병, 유즙분비, 비루
③ 어지러움, 졸림, 열, 생산적 기침, 빈혈, 시력변화
④ Thiabendazole : 요의 냄새

(9) 역작용/독성

① 저독성 시에 보통 대량에서 역작용이 생김.
② 신경독성 : 두통, 현훈, 실조증, 진전, jerking movements, 근육 허약, 감각이상, 감소된 반

표 2-20 항기생충제(antihelminthics)

일반명/상품명	투여 방법	적응증
Mebendazole(Vermox)	PO	기생충 감염
Albendazole(Albenza)	PO	기생충 감염
Ivermectin(Stromectol)	PO	기생충 감염
Pirantel(Antiminth)	PO	기생충 감염
Thiabendazole(Mintezol)	PO	기생충 감염
Praziquantel(Biltricide)	PO	기생충 감염

사, 정신 변화, 비정상적 ECG, 발작

③ **용량 관련 호중구 감소증** : 약의 중단으로 역전시킬 수 있다.

(10) 간 호

① 약물 상호작용을 피하기 위해 복용하고 있는 다른 약물을 사정한다.

② 진단을 증명하기 위해 간 · 신장 또는 혈액장애에 대한 임상검사 결과를 사정한다.

③ 알레르기를 사정한다.

④ 치료 이득을 최적화하기 취해진 완전한 치료계획을 확인한다.

⑤ 감염원의 박멸을 증명하기 위해 기본적인 추후 검사를 위한 알과 기생충(P&O)에 관한 분변 검체를 수집한다.

(11) 교 육

① 약, 용량, 목적, 치료계획을 안다.

② 약의 중단이 요구되는 역작용뿐만 아니라 효과의 증거를 인식하고 보고한다.

③ 위장장애를 최소화하기 위해 약물은 음식과 함께 또는 식후에 복용해도 된다.

④ 빛과 열로부터 보호되는 실온에 약을 보관한다.

⑤ 치료시작 후에 1주까지 계속되는 감염에서 약물치료는 반복하지 않는다.

★ ⑥ 전파를 예방하기 위해 개인 위생을 지킨다.

⑦ Thiabendazole는 요의 냄새를 발생시킬 수 있다.

⑧ Mebendazole는 음식과 혼합하여 복용할 수 있다. 씹을 수 있고 전체를 삼킬 수 있으며, 부수어서 복용할 수 있다.

⑨ praziquantel을 사용한 후에는 운전이나 기계 사용을 하지 않는다.

■ 참고 문헌

American Society of Health-System Pharmacists (2002). *AHPS drug information 2002*. Bethesda, MD: American Society of Health-System Pharmacists, Inc.

Drug Facts & Comparisons® (Updated Monthly). St. Louis: A. Wolters Kluwer, p. 1242.

Grajeda-Higley, L. (2000). *Understanding pharmacology: A physiologic approach*. Stanford, CT: Appleton and Lange, pp. 3～251.

Ignatavicius, D. D. & Workman, M. L. (2002). *Medical-syrgical nursing: Critical thinking for collaborative care* (4th ed.). Philadelphia: W. B. Saunders, p. 1924.

Karch, A. M. (2003). *Focus on nursing pharmacology* (2nd ed). Philadelphia: Lippincott, Williams, & Wilkins, pp. 34～136.

LeMone, P. & Burke, K. M. (2003). *Medical-surgical nursing: Critical thinking in client care* (3rd ed.). Upper Saddle River, NJ: Prentice Hall, pp. 141～1692.

Lilley, L. L. & Aucker, R. S. (2001). *Pharmacology and the nursing process* (3rd ed.). St. Louis: Mosby, pp. 26～647.

McKenry, L. M. & Salerno, E. (2003). *Pharmacology in nursing* (21st ed. revised reprint.). St. Louis, MO: Mosby, pp. 568～1085.

Pagana, K. D. & Pagana, T. J. (2002). *Manual of diagnostic and laboratory tests*. St. Louis: Mosby, pp. 17～520.

Shannon, M. T., Wilson, B. A., & Stang, C. L. (2003). *Health professional's drug guide 2003*. Upper Saddle River, NJ: Prentice Hall.

Williams, S. R. (2001). *Basic nutrition and diet therapy*. (11th de.), St. Louis: Mosby, pp. 48～415.

Wynne, A. L., Woo, T. M., & Millard, M. (2001). *Pharmacotherapeutics for nurse practitioner prescribers*. Philadelphia: F. A. Davis Company, pp. 60～739.

✓ POST TEST

1. 대상자에게 새롭게 처방된 metronidazole(Flagyl) 복용에 대해 교육하고 있는 동안, 간호사는 다음 중 어떤 것을 대상자에게 충고해야 하는가?

① 금속성 또는 쓴 맛을 최소화하는 음식과 함께 복용
② 시력장애는 흔한 부작용이다.
③ 요정체를 감시한다
④ 알코올은 마지막 용량을 복용할 때까지 피해야 한다.

2. 대상자가 다음 내용 중 어떤 진술을 할 때, 면역이 저하된 대상자의 생식기 herpes를 치료하기 위한 국소 acyclovir (Zovirax) 용법을 가장 잘 이해한다고 평가할 수 있는가?

① "약 도포하기 전, 후로 나는 한 숟가락의 멸균제 비누로 적어도 10초 동안 손 씻을 필요가 있어요."
② "나의 여동생은 면역 저하는 없어요. 그러나 그녀는 생식기 herpes가 있고 acyclovir 또한 사용해야 해요."
③ "나는 다른 부위에 자가 감염을 예방하기 위해 각각의 궤양에 연고를 바르고, 연고를 바를 때에는 다른 손가락 씌우개의 사용이 필요해요."
④ "Acyclovir는 오래되었어요. 나의 생식기 herpes를 치료할 때에 더 좋은 새로운 약이 있어야 한다는 것을 알아요."

3. 간호사가 10일 동안의 휴가 후 5일 동안 0.3mg/kg/day의 amphotericin B를 정맥주사 받는 대상자를 간호하게 되었다. 간호사가 대상자의 기록 중 확인해야 할 것은 무엇인가?

① alanine aminotranferase(ALT)와 aspartate aminotransferase(AST)
② sodium 농도와 혈청 단백
③ blood urea nitrogen과 creatinine
④ 지난 24시간 동안 배변 횟수와 점도

4. 간호사는 대상자의 투여 관련 반응을 감소시키기 위해 항해열제와 항히스타민제 및 항구토제가 전처치될 것을 예상하고 있다. 다음 중 어떤 항염증제가 처방되었을까?

① Amphotericin B (Fungizone)
② Acyclovir (Zovirax)
③ Cefazolin sodium (Ancef)
④ Methicillin (Staphcillin)

5. 간호사가 후천성면역결핍증 환자들을 대상으로 치료에 쓰이는 다양한 약물에 관한 교육을 하려고 한다. 이 중에서 반드시 포함되어야 할 간호사의 진술은 무엇인가?

① nucleoside reverse transcriptase inhibitor(NRTI)는 최초로 식품의약품안전청에 승인이 된 약물이다.
② protease inhibitors는 가장 강력한 anti-HIV 약물이다.
③ non-nucleoside reverse transcriptase inhibitors (NNRTIs)는 HIV의 증식을 억제한다.
④ 약물은 viral RNA에서 DNA로 전환되는 것을 막는다.

6. 간호사는 gentamicin(Garamycin)을 투여받고 있는 대상자에서 어떤 특이한 독성 두 가지를 사정해야 하는가?

① 간독성과 신경독성
② 신독성과 이신경독성
③ 백혈구 증가증과 혈소판 감소증
④ 위막성 대장염과 crytalluria

7. 간호사는 isoniazed(INH)를 복용하는 결핵 대상자에게 가장 중요한 어떤 부작용을 사정해야 하는가?

① 사지의 감각이상 ② 무유착(non-adherence)
③ 위장장애 ④ 이독성

8. 반코마이신(Vancocin)을 투여하는 동안 간호사는 너무 빨리 주입되고 있는 약에 대한 특이적 반응으로 다음 중 어떤 임상적 증후를 인지해야 하는가?

① 고혈압 ② 투사성 구토
③ 얼굴, 목 ,가슴의 홍조 ④ 위막성 대장염

9. 두 살된 아이에게 tetracycline이 처방되었다. 간호사에 의한 가장 적절한 중재는 다음 중 어떤 것인가?

① 치아의 변색을 피하기 위해 tetracycline 액을 마시도록 아이에게 가르친다.
② 처방의 적절성에 대해 처방자와 협력한다.
③ 치료 시작에 앞서 신기능을 평가한다.
④ 6~8온스의 물과 함께 투약한다.

10. Tetracycline이나 sulfonamide를 복용하고 있는 대상자에게 다음 중 어떤 것을 가르쳐야 하는가?

① 혈소판 시간(PT)과 international rationlized ratio (INR)의 정기적 평가를 한다.
② 햇볕이 있을 때에는 긴팔, 긴바지, 모자 색안경을 착용한다.
③ 위장장애를 최소화하기 위해 우유 또는 음식과 함께 복용한다.
④ 직립성 저혈압을 피하기 위해 자세를 천천히 바꾼다.

책 속의 책 4쪽

Reviews & Rationales

CHAPTER 3

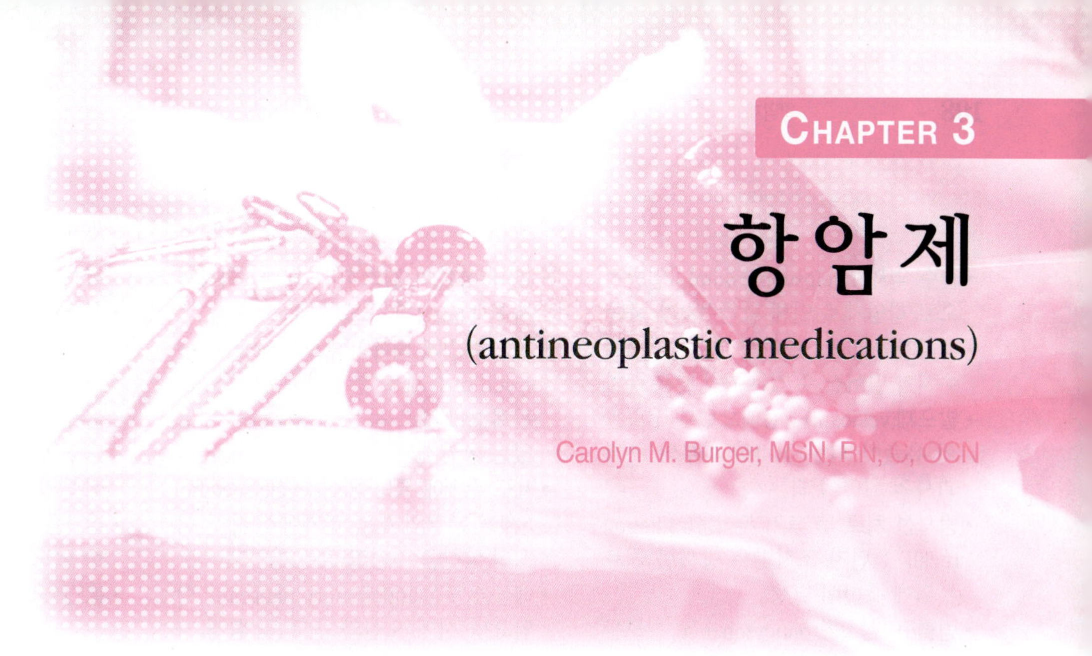

항암제

(antineoplastic medications)

Carolyn M. Burger, MSN, RN, C, OCN

차 례 Chapter Outline

- 알킬화제(alkylating agents)
- 대사길항제(antimetabolites)
- 항종양 항생제(anti-tumor antibiotics)
- 식물성 알칼로이드(plant alkaloids [mitotic inhibitors])
- 질소제(nitrosoureas)
- 호르몬 및 호르몬 조절제(hormones and hormone modulators)
- 기타 항암제(other antineoplastics)
- 화학요법제 안전관리 지침(safe handling of chemotherapeutic agents)
- 부작용에 대한 간호관리(nursing managament of treatment side effects)

목 적 Objectives

- 항암치료의 목적을 설명한다.
- 항암제의 일반적인 부작용을 설명한다.
- 항암치료로 인한 독작용을 안다.
- 억제되는 백혈구 생성, 출혈경향, 구내염을 가진 환자의 간호 중재를 안다.
- 항암제와 관련하여 중요한 환자교육 사항을 나열한다.

용어해설 Review at a Glance

- 골수 억제(myelosuppression) : 일반적으로 항암제로 인해 혈액수치가 하락
- 나디아(nadir) : 항암제 투여 후 혈액수치가 떨어질 수 있는 가장 낮은 수치
- 발포제(vesicant) : 정맥으로부터 혈관 외 유출이 되면 심각한 피부와 조직 괴사의 원인이 되는 약
- 방사선 치료 후 후기 부작용(radiation recall) : 먼저 조사받은 방사선 치료 부위에 홍반이 발생
- 범혈구 감소증(pancytopenia) : 모든 혈액 성분이 감소하게 되며, 회복까지 1개월~2년 정도 소요
- 세포 주기에 비특이적(cell cycle non-specific) : 세포 분열의 특정 단계와 관계없이 세포 독성의 영향을 지니고 있는 항암제
- 세포 주기에 특이적(cell cycle specific) : 세포 분열의 특정 단계에서 세포 독성의 영향을 지니고 있는 항암제
- 예상성 오심(anticipatory nausea) : 항암요법 시에 오심과 구토 및 환경 자극이 연관된 조건 반응
- 자극제(irritant) : 발적과 피부상의 혈관외 유출은 있으나, 피부손상은 되지 않는 항암제
- 출혈성 방광염(hemorrhagic cystitis) : 출혈과 혈뇨의 원인이 되는 방광의 화학적 자극
- 탈모증(alopecia) : 부분적이거나 완전한 탈모
- 홍반(acral erythema) : 붉은 손바닥

✓ PRETEST

1. 신경학적 평가는 alkaloids(알킬화제)를 주사할 때 중요한 변수가 된다. 다음 중 신경학적 장애의 초기 경고 증상으로 간호사에 의해 사정될 수 있는 것은?

① 혼동
② 단기 기억상실
③ 아킬레스 반사의 억제
④ 손의 악력 저하

2. 다음 중 암환자가 지닌 심독성으로부터 doxorubicin 관련 울혈성 심부전을 예방할 수 있는 치료적 중재로 포함되어야 하는 것은?

① 운동과 금연
② 금연과 산소 투여
③ 운동과 카디옥산(dexrazoxane/Zinecard) 투여
④ 산소 투여와 저지방 식사

3. 역작용으로 폐독성이 있는 항암제를 투여받는 환자가 있다. 다음 중 환자에게 효과적으로 호흡할 수 있게 가르치는 방법은 어느 것인가?

① 코를 통해 내쉬기
② 입술을 모아 내쉬기
③ 반쯤 내쉬고 다시 들이마시기
④ 보조근육을 사용해서 내쉬기

4. 간호사는 다음 중 어떤 항암제를 투여받는 환자에게 폐독성을 사정해야 하는가?

① 5-Fluorouracil(5-FU)
② Bleomycin(Blenoxane)
③ Etopocide(Vepesid)
④ 6-Mercaptopurine(Purinethol)

5. 간호사가 환자들에게 항암제를 투여하고 있다. 점막염의 위험을 줄이는 간호를 수행하고 있는데, 다음 중 가장 중요한 그 이유는 어느 것인가?

① 안위 증진　② 감염 저하
③ 자존감 증진　④ 암의 재발 감소

6. 다음 중 항암제 관련 오심을 가장 경험하기 쉬운 환자는?

① 두 번의 임신기간 동안 심각한 morning sickness(메스꺼움)를 경험한 두 아이의 엄마
② 어린시절 차 멀미를 경험했던 해군 조종사
③ 38세의 알코올 중독 남성
④ 오심의 경험이 없던 젊은 여성

7. 다음 중 백혈구 감소증 환자를 위해 사용하는 간호 계획은 어느 것인가?

① 정확한 섭취량과 배설량을 유지하기 위해 소변줄을 삽관한다.
② 상처의 치유를 증진하기 위해 모든 상처 부위를 공기 중에 노출시킨다.

③ 매일 위생관리, 규칙적 구강간호, 매회 대변 후 항문간호를 격려한다.
④ 장기간 사용용 카테타를 매 8시간마다 헤파린-생리식염수로 통과시킨다.

8. Fluorouracil(5-FU)의 부작용과 관련되어 구강 점막의 위험이 진단되는 환자에게 추천되는 간호중재는 다음 중 어느 것인가?

① 부드러운 칫솔과 불소가 없는 치약으로 매 2시간마다 구강 청결을 계획한다.
② 베이킹 소다와 peroxide rinse로 낮시간 동안에는 2시간마다 입을 헹구고, 밤에는 4시간마다 헹군다.
③ 부드러운 칫솔과 불소치약과 베이킹 소다와 생리식염수로 2~4시간마다 구강간호를 계획한다.
④ Toothettes(칫솔 대용품), 베이킹 소다, 입냄새를 줄여주는 상품화된 구강제로 하루 두 번 씻어낸다.

9. 간호사는 vincristine을 투여받은 환자가 변비가 생기는 위험을 줄여 주기 위해 어떤 생활습관의 변화를 알려줘야 하는가?

① 활동량을 줄임　② 섬유질이 추가된 식사
③ 하제 복용의 증가　④ 수분섭취량을 줄임

10. 병용요법이 단일 약재의 투여보다 더 장점이 있다는 사실을 다음 중 어떤 이유로 설명할 수 있을 것인가?

① 오심과 구토의 잠재성을 줄인다.
② 암 내성의 잠재성을 줄인다.
③ 심한 독성으로부터 정상 세포를 보호한다.
④ 약과 관련된 불임을 줄인다.

책 속의 책 5쪽

section 01

Alkylating Agents

알킬화제

(1) 작용 및 용도

① DNA 선, DNA 선의 파괴, 비정상적인 염기 단백질 쌍의 교차 배열 중 DNA 복제를 막는다.
② 대부분의 약제는 세포 주기에 비특이적, 세포 분열의 특정 단계와 관계없이 세포 독성의 영향을 지니고 있는 항암제(연관 웹사이트 표 참고)이다.
★ ③ 주된 독성은 혈액계, 위장 관계, 생식기계에 발생된다.

(2) 일반적인 약물 표 3-1

(3) 투약 시에 고려해야 할 점

① Cyclophosphamide(Cytoxan)
- 약물 사용 이전에 구강이나 정맥을 통해 충분한 수분을 공급한다.
- ★ 공복 시에는 구강으로 투여 : 만약 오심과 구토가 심하면 음식과 같이 복용할 수 있고, 진토제는 싸이톡산 투여 전에 복용한다.

- 60～90분 동안 정맥 주입 기구(piggyback)를 통해 투여한다.

② Busulfan(Myleran)
- 매일 같은 시간에 복용한다.
- 오심과 구토를 최소화하기 위해 공복에 복용한다.
- 약은 빛을 차단하는 용기에 뚜껑을 밀봉해서 보관한다.

③ Cisplatin(Platinol)
- cisplatin 투여 전과 후 동안 정맥으로 1～2L의 수액을 투입한다.
- 필요한 기간 동안 밤낮을 통해 스케줄대로 cisplatin 치료 30분 전에 정맥으로 진토제를 투여한다.

④ Carboplatin(Paraplatin)
- 바늘이나 수액 세트에 알루미늄이 함유된 것은 사용하지 않는다.
- Carboplatin을 투여할 때는, 항구토 작용 30분 전에 투여하는 것을 일반적으로 권유한다.
- 중성구가 적어도 2,000/mm^3 이상되어야 반복 투여할 수 있다.
- 실온에서 빛을 차단하여 밀봉한 바이알에서 보관한다.

⑤ Mechlorethamine(nitrogen mustard, mustargen)
- 발포제(정맥에서 세포외 유출되면 피부와 조직이 심한 괴사가 일어난다).
- 세포외 유출을 막기 위해 혈관들이 잘 통하는 곳(side arm portal)에 투여해야 한다.
- Mechlorethamine 약이 세포외 유출이 되면 isotonic sodium thiosulfate를 피하 피내에 주사하고 얼음을 대고 누르는 것이 국소 자극을 줄일 수 있다.
- Mechlorethamine을 투여한 후에 혈액수치가 최저로 떨어지는 나디아(nadir)가 6～8일로 짧다.

(4) 금기증

① Cyclophosphamide(Cytoxan)
- 가임기의 남성과 여성
- 면역 억제자
- 심한 수두나 대상포진 감염 환자
- 임산부(catagory C)와 수유모

② Busulfan(Myleran)
- 치료에 내성이 있는 만성 림프구성 백혈병
- 만성 골수성 백혈병의 위기 상태(blast crisis)
- 골수 억제
- 임산부(catagory D)와 수유모

③ Cisplatin(Platinol)
- 씨스플라틴(Cisplatin)이나 다른 플래티늄 함유 약에 과민한 과거력
- 신기능 장애나 청력 저하
- 통풍과 신석의 과거력
- 임신(catagory D) 중은 사용 가능하나, 수유부는 알려져 있지 않다.

④ Carboplatin(Paraplatin)

- 카보플라틴(Carboplatin)이나 씨스플라틴(Cisplatin)에 심한 부작용 경험
- 심한 골수 억제, 신독성
- 임산부(catagory D)와 다른 신독성 약을 사용할 때에 주의

⑤ Ifosfamide(Ifex)

- 심한 골수 억제 또는 아이포스파마이드(Ifosfamid)에 과민
- 신독성 환자, 방사선 치료 경험 있는 환자, 세포 독성제를 투여 받았던 환자는 주의
- 임산부(catagory D)와 수유모에게 사용 시에 주의

⑥ Mechlorethamine(nitrogen mustard, Mustargen)

- 골수 억제 : 항암치료와 주로 연관되어 혈액수치가 낮아진다.
- 감염성 육아종
- 대상포진 등의 감염성 질환자
- 임산부(catagory D)와 수유모

표 3-1 알킬화제(common alkylating agents)

일반명/상품명	투여 방법	적 응 증
Altretamine(Hexalen)	PO	난소암, 자궁경부암, 유방암, 대장암, 내막암, 두부/경부암, 폐암
Busulfan(Myleran)	PO, IV	골수성 백혈병
Carboplatin(Paraplatin)	IV	재발하는 난소암
Chlorambucil(Leukeran)	PO	림프성 백혈병, 림프종, 난소암, 유방암
Cisplatin(Platinol)	IV	난소암, 고환암
Cyclophosphamide(Cytoxan)	PO, IV	전립선암
Dacarbazine(DTIC-Dome)	IV	전이성 악성 흑색종, 육종, 신경아세포종, 무반응성 호지킨스병
Ifosfamide(Ifex)	IV	육종, 림프종, 고환암, 폐암
Mechlorethamine(Nitrogen mustard)	IV, IT, T	암으로 인한 늑막삼출증, 호지킨스병, 고형암
Melphalan(Alkeran)	PO, IV	유방암, 고환암, 난소암, 다발성 골수종, 흑색종
Oxaliplatin(Eloxatine)	IV	전이성 대장직장암, 난소암, 두부/경부암, 다발성 골수종
Procarbazine(Matulane)	PO	호지킨스병의 Stage Ⅱ와 Stage Ⅳ
Thiotepa(Thioplex)	PO, IC	유방암, 난소암, 완화치료

※ PO; oral, IV; intravenous, IT; intrathecal, IC; intracavitary, T; topical

(5) 주요 약물과의 상호작용

① cyclophosphamide(Cytoxan)

- 썩시닐 콜린(Anectine) : 신경근육 차단작용이 지연된다.
- 독소루비신(Adriamycin) : 심독성이 증가될 수 있다.

② Busulfan : probenecid (Probalan), 항통풍약 · uricosuric제는 요산수치를 증가시킬 수 있다.

③ Cisplatin(Platinol)

- Aminoglycosides, 암포테리신 B, 반코마이신, 다른 신독성제는 급성 신부전과 신독성의 위험을 증가시킨다.
- Aminoglycosides, 라식스(furosemide)는 이독성(ototoxicity)의 위험을 증가시킨다.
- 5% 포도당 수액, 탄산수소나트륨, metoclopramide(Reglan)에서는 불안정하다.

④ Carboplatin(Paraplatin)

- Aminoglycosides는 이독성(ototoxicity)과 신독성의 위험을 증가시킨다.
- Phenytoin(Dilantin) 수치를 저하시킬 수 있다.
- 포도당이 함유된 수액과는 불안정하다.

⑤ Ifosfamide(Ifex)

- Carbiturates, phenytoin, chloral hydrate(Aquachloral)은 ifosfamide의 간 전환대사를 증가시킬 수 있다.
- Corticosteroids는 ifosfamide의 대사 변환을 억제할 수 있다.

⑥ Mechlorethamine(nitrogen mustard, Mustargen) : 혈중 요산수치를 상승시켜서 항통풍제의 효과를 감소시킬 수 있다.

(6) 주요 음식과의 상호작용 : Procarbazine

★ ① Procarbazine을 복용하는 동안에는 고혈압과 뇌출혈의 위험이 있으므로 티아민이 많이 함유된 음식을 피한다(맥주, 와인, 치즈, 이스트, 닭의 간, 바나나).

★ ② 술과 procarbazine을 같이 복용하는 환자는 disulfiram 유사반응이 생길 수 있다.

(7) 주요 임상검사

① Cyclophosphamide(Cytoxan)

- ★ 초기에 백혈구, 혈소판, hematocrit를 측정하고 cyclophosphamide 투여 시에 적어도 매 2주마다 측정한다.
- 혈중 전해질 검사와 더불어 간과 신장기능의 기준 자료를 얻고 주기적으로 측정한다.
- 고용량의 cyclophosphamide 투여 후 현미경으로 소변 검사를 하도록 권장한다.

② Busulfan(Myleran)

- 초기에 백혈구, 혈소판, 헤마토크리치를 측정하고 busulfan 투여 시에 적어도 매 2주마다 측정한다.
- ★ 혈액 독성의 시작이 갑작스럽게 나타날 수 있다. busulfan으로 인한 범혈구 감소증(모든 혈액의 성분이 낮아 지는 증상)의 회복은 한 달에서 2년 정도 걸린다.
- 난소기능 억제, 무월경, 폐경기 증후군이 일반적이다.

③ Cisplatin(Platinol)

- 심근염의 가능성이 있기 때문에 미리 심장 초음파 검사가 지시된다.
- ★ Cisplatin 투여 4시간 전부터 치료 후 24시간 동안 연속적으로 소변 양과 비중을 모니터한다. 시간당 100mL/hr 이하로 소변 양이 나오거나 1.030보다 비중이 높으면, 의사에게 보고한다. 그리고 소변 양이 75mL/hr 이하면 의학적 중재가 필요하다.
- 청력검사가 초기 투여 전에 시행되어야 한다.
- 약물 주입 후의 몇 분 이내에 아나필락틱 반응이 생길 수 있다.
- BUN, serum uric acid, serum creatinine, urinary creatinine clearance가 초기 치료 전과 매 치료시 검사되어야 한다.
- Cisplatin 투여 후 2주 안에 신독성이 발생하면 치료가 반복될수록 더 심해지고 연장된다.
- ★ 환자가 이명이 있거나 고주파에서 듣기 곤란이 있다면 이독성(ototoxicity)을 의심한다.
- 수분공급(hydration)으로 뇌내압 상승의 위험이 있으므로 혈압, 의식 상태, 동공 반사, 안저부를 치료 중 매 시간마다 측정한다.
- 신경 독성의 초기 증상으로 변비가 올 수 있기 때문에 비정상적인 장의 양상을 모니터하고 보고한다.

④ Carboplatin(Paraplatin)

- ★ 알레르기 반응이 주사 후, 처음 15분 안에 발생할 수 있다. 그리고 주입 처음 15분 동안 아나필락시스의 증상을 세밀히 모니터한다.
- Nadir가 보통 21일에 생기므로 말초 혈액수치를 자주 측정한다.
- 비록 cisplatin보다는 신독성이 적지만, 정기적으로 신기능과 creatinine clearance를 모니터한다.
- 비록 cisplatin보다는 발생률이 적다. 하지만 말초신경 독성, 이독성, 시야곤란을 모니터한다.
- Carboplatin이 혈중 나트륨, 칼륨, 칼슘, 마그네슘 수치를 낮출 수 있다. 그 때문에 이뇨제 치료를 받는 환자는 세밀히 모니터한다.

⑤ Ifosfamide(Ifex)

- ★ 매용량 주입 전에 혈구검사(CBC)를 하고 백혈구가 2,000/mm^3 이하거나 혈소판이 50,000/mm^3 이하이면 ifosfamide를 중지한다.
- Ifosfamide 투여 전과 매번 투여 중 현미경으로 혈뇨가 있는지를 모니터한다.
- ★ 출혈성 방광염(화학적 자극으로 인해 방광에서 과도한 출혈이 발생)의 위험을 줄이기 위해 매일 적어도 3,000cc의 수액요법을 한다.

(8) 부작용/독성

① Cyclophosphamide(Cytoxan)

- 이전에 anthracycline 치료나 방사선 치료를 받았으면 고용량의 cyclophosphamide 치료 시에 심독성, 급성 심비대증의 위험이 높아진다.
- ★ 출혈성 방광염(때때로 만성적이고 중증이다.)
- 투여 시에 금속맛(metallic taste)을 낸다.

- 급성 골수 억제
- 홍반과 손바닥 및 발바닥의 피부 손상
- 피부 착색(hyperpigmentation)이 확대된다.
- 성기능 장애
- 오심과 구토

② Busulfan(Myleran)

- 골수 억제
- 심한 오심과 구토
- 심한 점막염
- ★ 폐섬유증, 간혹 busulfan lung이라고 언급된다.
- 간기능 부전은 간정맥 폐쇄증(VOD)을 유발한다.
- 피부 착색이 확대되고 수포(bullae)가 생긴다.
- 만성 탈모증 : 주로 머리에 부분 또는 전체의 탈모

③ Cisplatin(Platinol)

- 신독성과 간독성
- 골수 억제
- 심한 오심과 구토
- ★ 8번째 뇌신경의 손상은 이독성의 원인이 된다.
- 말초신경 장애 : 신경독성
- 투여 시에 금속 맛을 낸다.

④ Carboplatin(Paraplatin)

- ★ 혈소판 감소증이 심한 골수 억제
- 간독성, 이독성
- 심한 오심과 구토
- Mild한 신독성

⑤ Ifosfamide(Ifex)

- ★ 출혈성 방광염(때때로 만성적이고 중증)
- ★ 오심과 구토
- 신독성
- 중성구 감소증과 혈소판 감소증
- 간기능 부전
- 비몽사몽, 혼동, 환각상태

(9) 교 육

① Cyclophosphamide(Cytoxan)

- 돌연변이의 가능성 때문에 치료기간과 치료 종결 후 4개월 동안 적당한 피임법을 교육한다.
- ★ 24시간 동안 적어도 3,000mL의 수분을 섭취하여 수화 요법을 유지하고, 자주 소변을 보도록 교육한다.

② Cisplatin(Platinol)

- ★ 24시간 동안 적어도 3,000mL의 수분을 섭취하여 수화 요법을 유지하고 자주 소변을 보도록 교육한다. 소변 양이 줄거나 식욕부진, 진토제로 조절되지 않는 오심과 구토, 수분정체, 체중증가는 보고한다.
- 어지러움과 낙상을 피하기 위해 최소한의 전정 자극을 유지한다.
- ★ 따끔거림, 무감각, 사지의 떨림, 위치 감각과 미각의 소실, 변비는 신독성의 초기 경고 증상

③ Carboplatin(Paraplatin)

★ • 오심을 예방하기 위해 특별한 간호 계획을 세운다.
★ • 골수 억제와 관련된 감염과 출혈 부작용의 잠재성에 대해 환자에게 알린다.
• 편마비, 시야곤란, 이독성의 증상(청력상실 · 이명)을 보고하도록 교육한다.

④ Ifosfamide(Ifex)

★ • Hydration을 유지하고 자주 소변을 보도록 교육한다.
• 환자에게 감염의 가능성이 높다는 것을 알려준다.
• 평상시와 다른 출혈과 멍이 생기면 보고하도록 교육한다.

section 02 Antimetabolites 대사 길항제

(1) 작용 및 용도

① 단백질 합성을 억제하고, 잘못된 신진대사나 DNA가 합성 되는 동안 구조적인 화합물을 대신하면서 DNA 합성을 억제한다.
② 대부분의 약제는 세포 주기 특이적; 특별히 S주기에 세포 독성효과를 보인다(표 참고).
③ 주된 독성은 혈액계와 위장관계에 발생한다.
★ ④ 백혈병, 고형암, 림프종의 치료에 사용한다.

(2) 일반적인 약물 표 3-2

(3) 투약 시에 고려해야 할 점

① 피부 착색을 줄이기 위해 매 48시간마다 정맥주사 부위를 교체한다.
② 지시된 약의 용량을 표준인지 고용량인지를 결정하고 투여 전에 적절한 해독제를 준비한다(methotrexate와 leucovorin).
③ 대사 길항제와 allopurinol(zyloprim)과 동시 투여시에 mercaptopurine의 양을 75%까지 줄여야 하고 thioguanine는 용량 조절이 필요하지 않다.
④ Fludarabine(Fludara)은 30분 동안 주입되어야 한다.
⑤ cladribine(Leustatin)은 7일 이상 지속적으로 주입한다. 어떠한 다른 약물과 혼합하여 사용하지 않는다. CBC, 간효소, BUN, 크레아티닌과 같은 혈액, 간, 신장 기능을 모니터한다.

(4) 금기증

★ ① 골수 억제
② 임산부(catagory D)와 수유모
③ 간독성 약과 조혈 작용을 억제하는 약을 동시에 투여하는 것
④ 다음의 상황에서는 주의깊게 사용

- 지난 달에 큰 수술을 받은 환자
- 골반에 고용량의 방사선 치료를 받은 환자
- 가임기 남성과 여성
- 일킬화제를 사용했던 환자
- 골수 부전이 있었던 환자
- 간과 신장기능 장애

표 3-2 대사 길항제(common anti-metabolites)

일반명/상품명	투여 방법	적 응 증
Capecitabine(Xeloda)	PO	유방암, paclitaxel과 doxorubicin에 내성이 있는 전이 유방암 anthracycline 화학요법에 실패한 후 docetaxol과 같이 사용 전이성 대장직장암
Cladribine(Leustatin)	IV	털세포 백혈병, 만성 임파성 백혈병
Cytarabine(Ara-C, Cytosar-U)	IV, SC, IT	급성 백혈병과 임파종 기관 이식 후 면역억제제로 사용
Floxuridine(FUDR) 5-Fluorouracil(Adrucil, 5-FU) Gemcitabine HCL(Matulane)	IV	전이성 대장암과 간암
Fludarabine(Fludara)	IV	만성 임파성 백혈병, 비호지킨병
Hydroxyurea(Hydrea)	PO	흑색종, 고형암, 내성있는 만성 골수성 백혈병, 난소암, 겸상 적혈구 빈혈 위기
Methotrexate(Amethopterin, MTX)	IV, IM, PO	고형암, 육종, 융모막암종, 백혈병
6-Mercaptopurine(Purinethol)	PO	급성 임파성 백혈병, 면역억제 치료 급성 골수성 백혈병
Pentostatin(Nipent)	IV	털세포 백혈병, 만성 임파성 백혈병
Procarbazine HCL	PO	진전된 호지킨스병
Thioguanine(Lanvis)	PO	급성 비임파성 백혈병, 만성 골수성 백혈병
Trimetrexate glucuronate(Neutrexin)	IV	대장직장암 주폐포자충증의 대안적 약물치료

※ PO : oral, IV : intravenous, IT : intrathecal, IM : intramuscular, SC : subcutaneous

(5) 주요 약물과의 상호작용

① Fluorouracil(5FU) : cimetidine(Tagamet)는 약리학적 효과를 증가시키고, thiazide 이뇨제는 골수 억제의 위험을 증가시키며, leucovorin(Wellcovorin)은 세포 독성을 증가시킨다.
② Cytarabine(Ara-C) : digoxin(lanoxin)의 생물학적 효용성을 감소시킨다.

③ Methotrexate(Folex)

- 단백질 결함약(aspirin, phenytoin, tetracycline)은 독성이 증가된다.
- Nonsteroidal inflammatory drugs(NSAIDS), sulfamethoxazole/trimethoprim(Bactrim), pyrimethamine(daraprim)은 methotrexate 수치를 지연시키거나 증가시킨다.

④ Thioguanine(6-Thioguanine) : busulfan(Myleran)은 간독성이 증가된다.

⑤ 6-mercaptopurine(Purinethol)

- Allopurinol(zyloprim)은 6-mercaptopurine의 수치를 증가시킨다.
- Warfarin(coumadin)은 prothrombin time(PT) 수치에 영향을 준다.
- Non-depolarizing muscle relaxants : 신경근육 폐쇄를 감소시킨다.

⑥ Fludarabine(Fludara) : 효소 억제 형태의 항암제, pentostatin(Nipent)와 동시에 투여할 때는 치명적인 폐독성이 발생할 수 있다.

⑦ capecitabine(Xeloda) : 항응고제 사용 시에 출혈 위험성을 증가시킨다. leucovorin과 함께 사용하는 경우 capecitabine 수치가 증가하고 독성을 야기한다.

(6) 주요 음식과의 상호작용 (보고된 자료가 없음)

(7) 주요 임상검사

★ ① 총혈구(CBC), 백혈구 감별검사, 혈소판 수치를 약 투여 전에 검사한다.

★ ② 감염과 출혈의 증상과 징후를 사정한다.

(8) 부작용/독성

★ ① 대사 길항제의 일반적 독성

- 골수 억제, 오심과 구토
- 점막 염증 : 구내염
- 피부 착색이 동반되거나 동반되지 않는 photosensitivity
- 설사(대사 길항제와 관련된 가장 일반적인 증상)

② Fluorouracil(5-FU) : 특이적 부작용/독성

- 급성 심장마비와 유사한 심독성, 협심증, 심장성 쇼크
- 피부 착색과 광과민성
- Cerebellar(뇌) 독성

③ Cytrabine(Ara-C) : 특이적 부작용/독성

- 열이 동반되거나 동반되지 않는 발진
- 시타라빈 증후군(열이 있거나 없는 발진, 근육통, 뼈의 통증, 정신쇠약)
- 화학적 결막염
- 급성 신경독성 : 소뇌독성; 50세 이상에서 가장 위험
- 간독성, 홍반

(9) 교 육

★ ① 감염과 출혈을 방지하기 위한 자가 간호법의 중요성을 가르친다.
- 사람이 많은 곳과 감염이 있는 사람을 피한다.
- 처방전이 없이도 살 수 있는 아스피린 함유 약(over-the-counter)을 피한다.

★ ② 건강 전문가에게 구내염이 생기면 보고하도록 구강 사정과 계획적인 구강 간호의 중요성을 가르친다.

★ ③ 퇴원 후 저잔여 식사를 하도록 가르치고, 설사가 심해지면(24시간 안에 3회 이상의 묽은 변) 건강 전문가에게 보고하도록 가르친다.

④ 정맥, 점막, 손톱이 검게 변할 수 있음을 가르친다.

★ ⑤ 광민감성 예방이 1년 동안 지속되어야 한다.
- 적어도 15의 자외선 차단제(SPF)를 가진 썬스크린을 사용하도록 권장한다.
- 오전 10시에서 오후 2시 사이에 햇빛 노출을 피한다.
- 긴팔 옷을 입고 챙이 넓은 모자를 쓴다.

section 03 Anti-tumor Antibiotics 항종양 항생제

(1) 작용 및 용도

① 핵산 합성과 기능 방해, RNA · DNA 합성 억제

② 대부분의 약제는 세포 주기에 비특이적

★ ③ 주된 독성은 조혈계, 위장관계, 생식기계, 심장에 발생한다(축적용량).

(2) 일반적인 약물 표 3-3

(3) 투약 시에 고려해야 할 점

★ ① 대부분의 항종양 항생제는 블레오마이신을 제외하고는 심한 발포제이다(표 3-4 의 세포 외 유출의 증상과 징후를 보고, 표 3-5 의 발포제의 해독제를 참고한다).

② 자유로이 정맥관이 통하는 곳(side arm portal)에 천천히 밀어 넣는다.

③ 주사하는 동안에 주사 부위가 잘 보이도록 한다.

④ 정맥관은 혈액 역류가 잘 되어야 하고, 발포제 투여 전 48시간 이하로 최근에 삽관되어 있어야 한다.

⑤ 만약에 가능하다면 antecubital veins, dorsum of the hand, wrist는 피하는데, 약물의 유출이 있을 때에는 건과 신경이 손상을 입을 수 있다.

⑥ 휘어 있는 정맥이나 림프관이 있는 사지에서는 사용을 피한다.

⑦ 방광배액을 유지하기 위해 도뇨를 하는 경우, 무균술을 적용한다. valrubicin(Valstar)을 방광에 주입하는 경우, 몇 분 이상에 걸쳐서 천천히 중력에 의해 들어가도록 한다. 결석이 생기지 않도록 충분한 수액(1일 2L 이상)을 주도록 한다. 용액은 붉은 색이다.

(4) 금기증

① Doxorubicin(Adriamycin)
- 골수 억제
- 심기능 장애
- 폐쇄성 황달
- 태반을 통과하고 모유에서 분비되므로 임신기간 중의 안전성은 알려져 있지 않다.
- 간과 신기능 장애

② Valrubicin(Valstar)
- 과민증
- 방광 천공
- 요로감염
- 골수억압

③ Bleomycin(Blenoxane)
- Hypersensitivity의 과거력이나 bleomycin의 특이 체질
- 임산부(catagory D)와 가임기의 여성
- 간, 신장, 폐기능이 저하된 환자, 이미 세포 독성약을 투여받은 환자, 방사선 치료를 받은 환자에게 주의해서 사용

④ Plicamycin(Mithramycin)
- 출혈과 응고장애
- 골수 억제
- 전해질 불균형, 특히 저칼슘 혈증
- 임산부(catagory C)
- 복부나 흉곽에 이미 방사선을 받은 환자는 주의해서 사용

⑤ Mitoxantrone(Novantrone)
- Mitoxantrone(Novantrone)에 hypersensitivity
- 골수 억제
- 임산부(catagory D)와 수유모
- 심장, 신장, 간기능이 저하된 환자는 주의해서 사용

⑥ Mitomycin(Mutamycin)
- Mitomycin(Mutamycin)에 hypersensitivity
- 임산부(catagory D)와 수유모
- 혈소판 감소증과 응고장애

알칼리화제(common alkylating agents)

표 3-3

일반명/상품명	투여 방법	적 응 증
Bleomycin(Blenoxane)	IV, IM, SC	편평상피세포암, 고환암
Dactinomycin(Cosmegen, Actinomycin D)	IV	고환암, 윌름 종양, 융모막암종, 횡문근육종
Daunorubicin(Cerubidine)	IV	유잉육종, 백혈병, 윌름 종양, 신경아세포종, 비호지킨스 임파종
Doxorubicin(Adriamycin), Epirubicin(Ellence)	IV	유방암, 폐암, 림프절암, 위암, 난소암
Idarubicin(Idamycin)	IV	급성 단핵구 백혈병, 고형암
Mitomycin(Mutamycin)	IV	유방의 산재성 선암, 위암, 췌장암
Mitroxantrone(Novantrone)	IV	급성 비임파성 백혈병, 유방암
Plicamycin(Mithracin)	IV	고환암, 고칼슘혈증
Valrubicin(Valstar)	Intravesically	방광암

※ IV : intravenous, IM : intramuscular, SC : subcutaneous

혈관 외 유출시의 증상(signs symptoms of extravasation)

표 3-4

사정 요인	즉각적 증상	지연 증상	혈관 자극	flare reaction
통증	통증 및 작열감이 몇 시간 지속되다가 없어짐. 대개 주사부위 주위에 약물이 흐르면 생김.	48시간	혈관을 따라 쑤시거나 조이는 느낌	통증 없음
발적	주사부위 주위가 부어서 발적이 있으며, 혈관누출 당시에는 생기지 않음.	지연되어 발생	혈관 전체 길이가 발적되고 검어짐.	혈관을 따라 붓고 균열이 생기며, 대개 치료와 상관없이 30분 내에 가라앉음.
궤양	잠행성으로 생기며, 48~96시간 후에 일어남.	지연하여 발생	대체로 없음	대체로 없음
부종	심한 부종은 대개 즉시 일어남.	48시간	거의 없음	혈관을 따라 물결모양이 생길 수 있음.
혈액 역류	혈액 역류가 되지 않음.	약물 주입동안 혈액 역류가 잘 됨.	대체로 나타남.	대체로 나타남.
기타	주입의 질에 변화	국소자극 및 감각결손	없음	두드러기

해독제(antidotes for vesicant therapy)

표 3-5

화학요법제	해 독 제
Nitrogen mustard(Mustargen), cisplatin(Platinol)	Thiosulfate
Dactinomycin(Cosmegen)	Apply ice and elevate, heat may enhance tissue damage
Doxorubicin(Adriamycin)	Cold pack with circulating ice water first 24 to 48 hrs
Vinblastine(Velban), vincristine(Oncovin), vinorelbine(Navelbine)	Hyaluronidase; apply warm pack for first 24 to 48 hrs
Paclitaxel(Taxol)	Hyaluronidase; apply ice for first 24 hours

(5) 주요 약물과의 상호작용

① Doxorubicin(Adriamycin)

- Barbiturates는 간 대사를 증가시켜서 doxorubicin(Adriamycin)의 약리 효과를 낮게 한다.
- Streptozocin(항종양 항생제)는 doxorubicin(Adriamycin)의 반감기를 지연시키게 된다.
- Aminophylline, dexamethasone, diazepam, fluorouracil, hydrocortisone, heparin, vinblastine, furosemide과는 같이 사용하면 안 된다.

② Bleomycin(Blenoxane)

- Digoxin과 phenytoin의 효과를 낮춘다.
- Aminophylline, carbenicillin, diazepam, hydrocortisone, methotrexate, mitomycin, nafcillin, penicillin, terbutaline과는 같이 사용하면 안 된다.

③ Plicamycin(Mithramycin) : 비타민 D와 동시에 투여하면 고칼슘 혈증이 될 수 있다.

④ Mitoxantrone(Novantrone)

- 백신의 면역 반응이 손상될 수 있다.
- heparin, hydrocortisone, paclitaxel(Taxol), 항암제와는 같이 사용하면 안 된다.

⑤ Mitomycin(Mutamycin) : 포도당 함유 수액과 같이 사용하면 안 된다.

(6) 주요 음식과의 상호작용 (보고된 자료가 없음)

(7) 주요 임상검사

① Doxorubicin(Adriamycin)

- 간, 신장, 조혈계, 심기능 검사가 투여 전과 투여 후에 일정한 간격으로 평가되어야 한다.
- 체온, 맥박, 호흡 수, 혈압, 체중, 임상병리 검사, 섭취 배설량의 비율과 형태, cardiac ejection fraction 등을 포함한 기초 자료를 flowchart에 조사한다.
- ★ 주사부위에 타는 듯한 느낌과 찌르는 호소에 즉각적인 주의를 기울인다.
- 심독성과 간기능 장애의 초기 증상을 인지하고 보고한다.
- 점막염은 치료하고 2주 후에 가장 심해지고 타는 듯한 감각이 시작된다.
- Doxorubicin(Adriamycin) 투여한 후 10～14일에 보통 nadir가 된다.
- ★ Radiation recall, 홍반이 보통 사전에 방사선을 받은 부위에 생긴다.

② Valrubicin(Valstar)

- I & O을 사정하고, 시간당 소변이 30ml 미만인 경우에는 보고한다.
- 감염을 의미하는 발열이 있는지, 체온을 측정한다.

③ Bleomycin(Blenoxane)

- 정맥주사 전에 anaphylactic 반응을 알아보기 위해 2units의 초회량이나 더 적은 양을 깊이 근육주사를 실시한다.
- ★ 활력 증상을 측정한다(보통 열이 난다).
- 골수 독성은 드물다.
- ★ 400units의 축적 용량을 투여받고 70세 이상 고령 환자의 약 10%에서 폐독성이 생긴다.

★ • Radiation recall이 일반적이다.

④ Plicamycin(Mithramycin)

★ • 변이 매복되는 것을 예방하기 위해 배변기능을 평가한다.

• 간, 혈액, 심기능을 치료 전과 치료 중에 일정하게 평가한다.

★ • 혈소판 감소증이 흔하고 자주 코피나 토혈이 한 번 또는 지속적으로 발생한다.

⑤ mitoxantrone(Novantrone)

• 정맥 삽관 부위를 평가한다. 일시적으로 푸른 색깔 변화가 올 수 있다.

★ • 치료기간 동안 심기능을 평가하고, CHF의 증상과 징후를 보고한다.

★ • 백혈병 치료 전에 요산수치와 초기 요산을 낮추는 치료를 평가한다.

⑥ Mitomycin-C(Mitomycin)

• 약물을 투여하는 동안 serum creatine가 1.7mg/dL 이상이면 투여하기 어렵다.

• 혈소판 수치, PT, blooding times를 평가한다.

★ • I & O 비율과 형태, 배뇨곤란, 혈뇨를 평가하고 신독성이 있는 동안 hydration을 유지한다.

(8) 부작용/독성

① Antracycline(s)

• 발포제 : 불꽃 반응(flare reaction)이 일반적이라 세포외 유출과 구별이 어렵다.

★ • 심부전이 되는 심독성이 점차적으로 발생한다.

• 일생 동안 맞을 수 있는 약의 용량은 450～550mg/m^2

• 흉벽에 이미 방사선 치료를 받았으면 심독성이 증가된다.

• 탈모증

★ • 심한 점막염, 구내염

• 손톱과 피부 주름에 hyperpigmentation

• 급속한 골수 억제

② Valrubicin(Valstar) : 혈소판감소증, 백혈구감소증, 빈혈

③ Bleomycin(Blenoxane)

★ • 용량과 나이에 비례한 폐독성

★ • Anaphylactic 반응이 발생 가능

• 발열 반응이 발생 가능

• 탈모가 심해지고 피부에 색소 침착, 수포, 여드름, 피부와 손톱이 두꺼워진다.

④ Plicamycin(Mithramycin)

• 발포제

★ • 혈소판 수치가 낮아지고 혈소판 감소증이 빨리 시작되고 치료 기간 중 언제든지 혈소판이 감소될 수 있다.

• 저칼슘 혈증(고칼슘 혈증이 종종 치료될 수 있다.)

⑤ Mitoxantrone(Novantrone)

- 자극제 : 세포에 유출시 투여 부위에 통증과 염증을 일으킬 수 있는 약이다.
- ★ 공막과 소변이 청색이나 청녹색으로 변할 수 있다.
- ★ 골수 억제 잠재성
- 축적 용량이 180 mg/m² 이상이면 심독성이 증가한다.

⑥ Mitomycin-C(Mitomycin)

- ★ 발포제 : 말초 부위에 궤양을 일으킬 수 있는 독특한 성질이 있다.
- 골수 억제는 지연되고 초기 nadir는 4~6주이다.
- ★ 신독성 : hemolyic uremia syndrome의 원인이 될 수 있다.

(9) 교 육

① Antracycline agents

- ★ 속눈썹, 눈썹, 턱수염, 콧수염, 음모, 겨드랑이 털 등을 포함할 수 있는 탈모증은 약 투여가 끝난 후에 일반적으로 2~3개월이면 털이 다시 자라기 시작한다.
- ★ 소변의 색깔이 붉은색으로 변할 수 있음을 환자에게 알려준다.

② Mitoxantrone(Novantrone)

- ★ 약을 투약 후 24시간 동안 청녹색의 소변을 볼 수 있고, 공막이 또한 푸른빛을 띨 수 있음을 환자에게 알려준다.
- 구내염과 점막염이 치료 후 1주일 안에 발생할 수 있다.

③ Valrubicin(Valstar)

- 소변이 붉은색이 된다는 것을 교육한다, 붉은색의 소변이 오래 지속되거나 방광자극이 나타나면 보고한다.
- 작용 후 48시간 동안 많은 양의 수분을 섭취하도록 한다.

section 04 Plant Alkaloids(Mitotic Inhibitors) 식물성 알칼로이드

(1) 작용 및 용도

① 핵분열의 억제와 방해

② 대부분의 약제는 세포 주기에 특이적, M-Phase

③ 주된 독성은 조혈계, integumentary, 신경계, 생식기계 또한, 과민반응이 발생할 수 있다.

(2) 일반적인 약물 표 3-6

식물성 알칼로이드(plant alkiloids; Mitotic Inhibitors)

표 3-6

일반명/상품명	투여 방법	적응증
Docetaxel(Taxotere)	IV	진전되거나 전이된 유방암
Paclitaxel(Taxol)	IV	전이된 난소암과 유방암
Etoposide(Toposar, VePesid)	IV	고환암, 폐의 소세포암, 카포시 육종으로 인한 AIDS
Teniposide(VM-26, Vumon)	IV	재발되는 급성 림프모구 백혈병
Vinblastine(Velban)	IV	고환암, 유방암, 신장암, 임파종, 임파육종, 신경세포종
Vincristine(Oncovin)	IV	유방암, 폐암, 자궁경부암, 다발성 골수종, 육종, 임파종, 호지킨스병
Vinorelbine(Navelbine)	IV	소세포암, 유방암, Stage Ⅳ 의 비소세포성 폐암 시 cisplatin과 같이 사용

※ IV : intravenous

(3) 투약 시에 고려해야 할 점

① Etoposide(VP-16) : 저혈압을 피하기 위해 60～90분 동안 천천히 정맥 주입 기구로 투여한다.

② Paclitaxel(Taxol)

- PVC 함유 기구나 장비는 사용하지 않는다.
- 세포외 유출 시에 조직 괴사가 발생한다.
- 0.22마이크론이나 그 이하의 필터가 내장되어 있는 nitroglycerine tube를 사용하여 투여한다.
- ★ Anaphylaxis를 예방하기 위해서 투여 전에 프로토콜 order마다 확실한 전처치약이 요구된다(detamethasone, diphenhydramine, cimetidine 또는 ranitidine이 선호된다).

③ Docetaxel(Taxotere)

- 다른 약물보다 부작용이 적고 강력한 항암 효과를 지닌다.
- 세포주기의 간기와 유사분열 동안 미세관망에 결합된다.
- 규칙적으로 1시간 이상 투여한다.

④ Vincristine(Oncovin)

- 발포제 : 자유로이 흐르는 IV 팔의 혈관에 투여한다.
- ★ Hyaluronidase는 세포외 유출이 발생할 때에 투여해야 하는 해독제이다. 괴사를 최소화하고 약의 분산을 위해 중등도의 열을 적용한다.

(4) 금기증

① Etoposide(VP-16)

- 심한 골수 억제
- 심한 간과 신장애
- 이전이나 최근의 바이러스 감염이나 세균 감염
- 임산부(category D)와 수유부에서의 안전한 사용은 확립되지 않았다.

② Paclitaxel(Taxol)

- Paclitaxel에 Hypersensitivity
- 1,500cells/mm^3 이하의 호중구 감소증
- 부정맥이 있거나 간기능 장애에서 주의해서 사용
- 임신(category X)

③ Docetaxel(Taxotere) : docetaxel에 과민증이 있는 경우 또는, polysorbate 80을 형성하는 약물

④ Vincristine(Oncovin)

- 폐쇄성 황달
- Demylinating neurological diseases; preexisting neuromuscular disease
- 임신(category D)

(5) 주요 약물과의 상호작용

① Etoposide(VP-16) : 다른 약과 함께 투여하지 않는다.

② Paclitaxel(Taxol)

- Cisplatin과 함께 투여 시에 골수 억제가 증가한다.
- DEPH(plasticizer)의 용해 때문에 PVC 백과 수액 세트의 사용을 피한다.

③ Docetaxel(Taxotere) : cyclosporine, erythromycin, ketoconozole, terfenadine, troleandomycin과 상호작용이 가능하다.

④ Vincristine(Oncovin) : 기관지 경련이 mitomycin을 사전에 투여받은 환자에서 생길 수 있으며, asparaginase를 같이 투여하면 vincristine의 간 대사가 저하된다.

(6) 주요 음식과의 상호작용(보고된 자료가 없음)

(7) 주요 임상검사

① Etoposide(VP-16)

- 투여 전 · 후에 IV site를 평가하고, 세포외 유출 시에는 정맥염과 괴사가 발생할 수 있다.
- Anaphylactic reaction을 치료할 수 있는 준비를 해 놓는다.
- 투여 전 · 후에 활력징후를 모니터한다. 만약에 저혈압 발생 시에는 투여를 중단한다.
- ★ 투여 전에 CBC, WBC and differential, 간기능과 신기능 검사를 하고, 치료 중 주기적으로 검사한다.

② Paclitaxel(Taxol)

- ★ 약물의 가장 처음 투여와 두 번째 투여 동안 과민반응을 모니터한다. 혈관 부종이 생기거나 전신적인 urticaria가 생기면 즉각 중단한다.
- ★ 자주 활력증후(VS)를 모니터한다. 이 약을 투여받은 환자의 12%에서 서맥이 발생한다.
- ★ 말초신경증을 평가한다.

③ Vincristine(Oncovin)

- 많은 수의 환자에게서 백혈구 감소증이 나타난다.
- ★ 신경 부전의 가장 초기 증상은 아킬레스 반사의 억제이며, deep tendon reflexes와 hand grasps를 평가한다.

(8) 부작용/독성

① Etoposide(VP-16)

- 심한 점막염
- 홍반, 손바닥과 발바닥의 피부 손상
- 골수 억제
- 심한 혈액 변이(fluctuations)
- 주입 동안 열과 오한

② Paclitaxel(Taxol)

- 일시적인 서맥
- 말초신경 장애
- 중성구 감소증, 혈소판 감소증
- 탈모증
- 저혈압, 기관지 경련, 발진, 부종을 포함한 hypersensitivity

③ Docetaxel(Taxotere)

- 간 : 빌리루빈, AST, ALT 수치 모니터; 빌리루빈 수치가 올라가면 약물을 중단한다.
- 혈액학적: 혈소판이 100,000/㎣미만이거나 호중구가 1500/㎣미만이면 약물을 중단한다.
- 순환기계 기능장애

④ Vincristine(Oncovin)

- 신경 독성, 발바닥과 손가락의 감각 소실
- 신경 독성의 가장 초기 증상은 아킬레스 반사의 억제
- 마비성 장염

(9) 교 육

① Etoposide(VP-16)

- ★ 혈액질환, 탈모증, 암의생성 등과 같이 발생 가능한 역작용에 대한 정보
- 특히 횡와위 같은 자세에서는 자세를 변경 시에 천천히 바꾸도록 주의시킨다.
- 궤양, 출혈, 자극제를 피하기 위해 매일 입안을 관찰한다.

② Paclitaxel(Taxol)

- ★ 호흡곤란, 흉통, 심계항진, 부종 등을 보고하도록 교육한다.
- 스트레스는 주기적인 검사(periodic labwork)를 필요로 한다.
- 탈모증의 높은 가능성을 알려준다.

③ Docetaxel(Taxotere)

- 출혈 위험을 줄이기 위해 aspirin이나 ibuprofen이 포함된 약물과 면도기, 상품화된 구강 청결제를 사용하지 않는다.
- 치료 중과 치료 4개월 후까지 호르몬을 이용한 피임을 하지 않는다.
- 탈모증과 구내염의 위험이 있음을 알려준다.

④ Vincristine(Oncovin)

★ • 변비와 마비성 장염에 대한 예방적 약을 유지한다.

★ • 배변 습관의 변화를 보고한다.

• 탈모증이 가장 일반적인 부작용이고 치료가 끝난 뒤에 회복된다.

section 05 Nitrosoureas 질소제

(1) 작용 및 용도

① DNA 합성과 회복을 억제한다.

② Alkylating agents와는 교차 내성이 없다.

③ 대부분의 약제는 세포 주기에 비특이적이다.

④ 대부분의 약제는 뇌혈관 장벽을 통과한다.

⑤ 주요 독성은 조혈기계와 위장 관계에 발생한다.

(2) 일반적인 약물 표 3-7

★ (3) 투약 시에 고려해야 할 점

① Carmustine(BICNU)

• 만약에 말초로 투여한다면 1～2시간에 걸쳐서 천천히 주사하며, 계속 모니터한다.

• 발포제 : 가능하다면 손등, 손목, antecubital vein은 피하며, 세포 외 유출 시에는 조직의 손상이 올 수 있다.

② Lomustine(BICNU) : 오심을 줄이기 위해 공복에 복용한다.

③ Streptozocin(Zanosar)

• 발포제 : 자유롭게 혈관이 흐르는 팔의 옆면을 통해 투여한다.

★ • 투약 전에 진토제를 투여하고 처음 24시간 동안 4~6시간마다 투여한다.

(4) 금기증

① Carmustine(BICNU)

• 폐기능 부전의 병력

• 백혈구 · 적혈구 · 혈소판이 낮을 때

• 임신(category D) 동안의 사용의 안정성은 알려져 있지 않다.

② Lomustine(CCNU)

- 백혈구 · 적혈구 · 혈소판이 낮을 때
- 임신(category D) 동안 사용의 안정성은 알려져 있지 않다.

③ Streptozocin(Zanosar)

- 간과 신기능 부전
- 임신(category C) 동안의 사용에 대한 안정성은 알려져 있지 않다.

표 3-7 질소제(nitrosoureas)

일반명/상품명	투여 방법	적 응 증
Carmustine(BICNU)	IV, wafer implanted in the brain	신경교아세포종, 뇌간 신경아교종, 수아세포종, 성상세포종, ependymoma, 전이성 뇌종양, 호지킨스병, 비호지킨스 임파종, 다발성 골수종
Carmustine with prolifeprosan 20 implant(Giliadel wafer) Lomustine(CeeNu) Streptozocin(Zanosar)	Implantable wafer, PO, IV	재발하는 신경교아세포종, 진전된 호지킨스병, 폐암, 췌장분비세포암

※ PO; oral, IV; intravenous, IT; intrathecal

(5) 주요 약물과의 상호작용

① Carmustine(BICNU) : 시메티딘은 중성구 감소증과 혈소판 감소증을 증가하게 한다.

② Streptozocin(Zanosar)

- Vancomycin, ampotericin B, cisplatin이 신독성을 증가시킨다.
- Phenytoin은 beta cells에서 세포 독성을 감소시킨다.

(6) 주요 음식과의 상호작용(보고된 자료가 없음)

(7) 주요 임상검사

★ ① Carmustine(BICNU)

- 지속적인 오심과 구토가 약 투여한 후 2시간 동안 생길 수 있고, 6시간까지 지속될 수 있으며, 진토제를 투약 전에 주사하는 것이 도움이 된다.
- 투약 전에 혈액수치를 모니터해야 하고, 마지막 투여한 후에 적어도 6주일 동안 매주 모니터한다.
- 치료 전과 치료 중에 주기적으로 폐기능 검사 결과를 평가한다.
- ★ 폐독성의 증상은 의사에게 보고한다(기침, 호흡곤란, 열).
- 간과 신기능 부전에 주의한다.

② Lomustine(CCNU) : 투약 전에 혈액수치를 모니터해야 하고, 마지막 투여 후에 적어도 6주일 동안 매주 모니터한다(간과 신장기능 검사가 사전에 실시되어야 한다).

③ Streptozocin(Zanosar)

- Hypophosphatemia, mild proteinuria와 I&O의 변화 같은 신기능 부전의 초기 증상을 사정한다.
- 치료 전과 치료 중에 주 단위로 CBC를 모니터한다.
- 매 투약 전에 간기능 검사를 한다.

(8) 부작용/독성

① Carmustine(BICNU)

- 심한 오심과 구토
- 눈의 경색(ocular infarctions),
- 망막 출혈, 결막의 홍조현상
- 지연된 골수 억제
- 폐의 침윤 또는 섬유화

② Lomustine(CCNU)

- 골수억압을 늦춘다.
- 심한 오심과 구토
- 구내염

③ Streptozocin(Zanosar)

- 오심과 구토
- 신독성
- 경미하거나 중간 정도의 골수 억제가 있고, 환자의 10～20%는 심할 수 있다.
- 췌장의 beta cells에 대한 영향 때문에 인슐린 쇼크가 올 수 있다.

(9) 교 육

★ ① 골수 억제는 심하고 축적되기도 하며, 폐혈증의 증상과 중성구 감소로 인한 감염 관리를 가르친다.

② Streptozocin을 투여했을 때 저혈당의 증상과 징후를 가르친다.

★ ③ Carmustine을 투여했을 때 폐독성의 증상과 징후를 가르친다.

④ 혈관손상을 예방하기 위해 중심정맥관(CVC)의 사용을 강조하고, 임상검사(혈액검사)을 하며, 항암제와 함께 충분한 양의 정맥 수액을 주입하도록 한다.

section 06 Hormones and Hormone Modulators
호르몬 및 호르몬 조절제

(1) 작용 및 용도

① Corticosteroids : 림프 구성 악성질환을 용해하고 암세포에 간접 영향을 준다.

② Estrogens : 남성에게 testosterone 형성을 억제하고, 유방암의 반응을 prolactin으로 변환시킨다.

③ Progestins : 암세포를 억제시키고 완화작용을 촉진하며, 정확한 기전은 알려져 있지 않다.

④ Anti-estrogens : 암세포에서 estrogen 수용체에 결합하여 estrogen을 방해한다.

⑤ Androgens : 재발과 전이된 유방암에서 완화적인 사용을 하는 호르몬 치료이다. 만약에 수술과 방사선을 사용했을 경우에는 부적절하다고 간주되고, 그렇지 않은 경우에는 tamoxifen (nolvadex)가 최선의 약이다.

⑥ Anti-androgens : androgen 수용체에서 androgen의 결합을 방해하며, 재발되거나 전이된 전립선 암에 사용된다.

(2) 일반적인 약물 표 3-8

(3) 투약 시에 고려해야 할 점

① Corticosteroids

- 구강제형은 음식과 함께 투여해야 하고, 쪼갤 수 있다.
- IV 형태는 질과 항문에 작열감을 예방하기 위해 IVPB로 천천히 주사되어야 한다.

② Estrogens

- 고형 음식을 먹은 후에 즉시 구강으로 투여한다.
- Estramustine(Emcyt)는 예외인데, estrogen과 nitrogen의 합성물로, 식전 1시간에 물과 함께 복용해야 하고, 우유 · 유제품 · 칼슘 등을 함유한 제품과 동시에 투여하면 안 된다.

③ Progestins : 음식에 관련없이 구강으로 투여한다.

④ Estrogen antagonists : 부작용이 심하면 용량을 줄일 수 있고 구강으로 투여한다.

⑤ Androgens and anti-androgens : 구강으로 투여한다.

(4) 금기증

① Corticosteroids

- ★ 전신 감염
- 궤양성 대장염, 게실염, 현재 또는 잠재된 소화성 궤양
- 임산부(category C)와 수유부에게 안전한 사용은 확립되지 않았다.

② Estrogens

- 임신이 확실하거나 의심되는 임부
- Estrogen-dependent 신생물
- ★ Thromboembolic disorders의 과거력

③ Progestins

- 환자가 calcium-channel blocker를 복용했을 때는 심한 부정맥이 올 수 있다.
- 정신과적 우울증
- 임신(category C), 수유시에 주의

④ Anti-estrogens : 임신의 처음 3개월 동안(category C)

호르몬 및 호르몬 조절제(hormones and hormone modulators)

표 3-8

일반명/상품명	투여 방법	적응증
Glucocorticoids		
Prednisone(Deltasone)	PO	자가면역질환, 천식, 알레르기 반응, 암으로 인한 염증성, 알레르기성, 허약 상태
Dexamethasone(Decadron)	PO, IV	
Hydrocortisone(SoluCortef)	PO	
Methylprednisolone(SoluMedrol)	IV	
Estrogens		
Chlorotrianisene(TACE)	PO	호르몬 대체 치료, 경구용 피임제, 산후 불편감 예방, 위축성 질염, 여성 성선기능저하증, 난소 절제술, 일차성 난소기능 부전, 골다공증의 지연, 전립선암과 유방암의 완화치료
Diethylstilbestrol(DES)	PO, IV	
Ethinyl estradiol(Estinyl)	PO	
Polyestradiol(Estradurin)	PO	
Estramustine(Emcyt)	PO	
Anti-estrogens		
Tamoxifen(Nolvadex)	PO	폐경기 이후 여성과 난소 기능이 없는 여성의 유방암 치료, 전립선암의 치료
Toremifen(Fareston)	PO	
Anastrozole(Arimedex)	PO	
Fulvestrant(Faslodex)	IM	
Progestins		
Medroxyprogesterone acetate (Depo-Provera)	PO, IM	피임제, 무월경증 치료, 암의 완화치료, 불임
megestrol acetate(Megace)	PO	
Leuprolide(Lupron)a Gn-RH agonist	IM, SC	
Anti-androgens(Androgen receptor blockers)		
Bicalutamide(Casodex)	PO	진전되고 전이된 전립선암, 유방암, 자궁내막증의 치료
Flutamide(Eulexin)	PO	
Nilutamide(Nilandron)	PO	
Goserelin(Zoladex)-a Gn-RH agonist	SC	
Androgens		
Testosterone(generic)	PO	폐경기 전후 여성의 유방암
Testolactone(Teslac)	PO	
Fluoxymesterone(Halotestine)	PO	

※ PO : oral, SC : subcutaneous, IM : intramuscular, IV : intravenous, IM : intramuscular

(5) 주요 약물과의 상호작용

① Corticosteroids

- Phenytoin(Dilantin)과 rifampin(rifadin)은 스테로이드 대사를 증가시킨다.

- Amphotericin-B와 사용 시에 증량이 요구될 수 있다.
- 이뇨제는 칼륨의 소실을 증가시킨다.
- 백신과 toxoids의 항체 반응을 억제한다.

② Estrogens : phenytoin(Dilantin)과 rifampin(rifadin)은 대사의 증가로 인해 estrogen 효과를 낮춘다.

③ Progestins

- Beta blockers, calcium channel blockers를 복용하는 환자에서 심전도가 지연될 수 있고, digoxin(Lanoxin)을 복용하는 환자도 그럴 가능성이 있다.
- Quinine이 혈장수치를 낮출 수 있다.
- Chloroquine이 발작의 위험을 증가시킬 수 있다.

④ Anti-estrogens : 와파린의 hypoprothombinemic 효과를 증가시킬 수 있다.

(6) 주요 음식과의 상호작용(보고된 자료가 없음)

(7) 주요 임상검사

① Corticosteroids

- ★ 혈압, I & O , 몸무게, 수면형태의 기초 자료와 지속적인 자료를 조사한다.
- ★ 치료 전에 2-hour postprandial blood glucose, serum potassium, serum calcium을 측정하고 투여한 후에 규칙적인 간격으로 측정한다.
- ★ mood나 감정상태 및 수면상태를 관찰한다.

② Estrogens

- ★ Spotting이나 breakthrough 출혈이 생길 수 있다.
- 심한 고칼슘 혈증이 발생할 수 있다.

③ Progestin

- 몸무게를 주기적으로 사정한다.
- 알레르기 반응, rash, urticaria, anaphylaxis, 과호흡을 사정한다.

④ Anti-estrogens : 혈소판 수치를 포함하여 CBC를 주기적으로 사정한다.

⑤ Androgens : serum calcium levels를 모니터한다.

⑥ Anti-androgens : 드물지만 간염의 부작용이 발생하므로, 간기능 검사를 주기적으로 모니터한다.

(8) 부작용/독성

① Corticosteroids

- 황홀경, 두통, 불면, 신경증
- ★ 부종
- 근육 약화, 상처치유의 지연, 골다공증, 자연적 골절
- ★ 고혈당증

② Estrogens

★ • Thromboembolic disorders
• 오심

③ Progestins

• 질 출혈과 유두압통
• 복통, 오심과 구토
• 식욕증진과 체중증가

④ Anti-estrogens

★ • 혈전
• 대상자의 25%가 오심과 구토를 경험한다.
• 얼굴이 화끈거리고, 체중증가, 생리주기의 변화, 젖 분비

⑤ Androgens

• 음핵이 커지는 virilization는 얼굴과 몸에 털이 증가하고 목소리가 굵어지며, 성욕이 증가하고 남성형 무모증이 증가한다.
• 고칼슘 혈증

⑥ Anti-androgens

• Gynecomastia
• 위장관계 불편감(오심, 구토, 변비, 설사)
• 간염

(9) **교 육** : 모든 약제에 대하여 보고할 때 역작용에 대해서도 보고하도록 교육한다.

section 07

Other Antineoplastics

그밖에 항암제

(1) 작용 및 용도

① Asparaginase(Elaspar) DNA 합성의 핵심인 아미노산인 아스파라긴이 세포외로 공급되는 것을 방해한다.

② Hydroxyurea(Hydrea) DNA로 티아민의 합성작용(incorporation)을 방해하여 이미 형성되어 있는 DNA molecules 형성에 손상을 준다.

(2) 일반적인 약물 : Asparaginase(L-asparaginase라고도 불림)와 hydroxyurea

(3) 투약 시에 고려해야 할 점

① Asparaginase(Elspar)

- Anaphylaxis 때문에 초회 용량 투여 전에 skin test를 하여 피내에 투여한다. 피부 반응이 음성이 아니면 알레르기 반응의 가능성이 있다.
- 희석 후에 vial 내에서 Fiber-like particles이 생길 수 있으므로, 파티클을 제거하기 위해 5 마이크론의 필터를 사용한다.
- Hydroxyurea : 만약에 환자가 연하가 어렵다면 캡슐을 열은 다음에 물과 함께 섞어서 복용할 수 있다.

(4) 금기증

① Asparaginase(Elspar)

- 췌장염의 과거력
- 임신부(category C)와 수유부에서 사용의 안정성을 확립되지 않았다.

② Hydroxyurea : 임신(category D)

(5) 주요 약물과의 상호작용

① Asparaginase(Elspar)

- Sulfonylureas와 인슐린이 저혈당 효과를 감소시킨다.
- Vincristine(oncovin)과 메토트렉세이트(folex)와 동시에 투여할 때에는 항암효과가 방해된다.

② Hydroxyurea : 확립되어 있지 않다.

(6) 주요 음식과의 상호작용(보고된 자료가 없음)

(7) 주요 임상검사

① Asparaginase(Elspar)

- Anaphylaxis에 대비하고 인력, 응급약, 산소, 기도 유지 도구를 항상 사용할 수 있게 한다.
- ★ 약물 투여기간 동안 생체 활력징후를 모니터하고 투여한 후 30~60분에 주로 발생하는 hypersensitivity와 anaphylatic reaction에 주의를 기울이도록 한다.
- CBC, amylase, serum calcium, coagulation factors, hepatic and renal function studies, ammonia, uric acid levels을 치료 전에 임상병리 검사를 시행한다. 그리고 치료 후에 주기적으로 시행한다.

② Hydroxyurea(Hydrea)

- 신장 · 간 · 골수기능을 치료 전과 치료기간 중 주기적으로 점검한다.
- ★ 특별히 환자가 고요산 혈증일 때, I & O와 수분섭취량이 증가하는지를 모니터한다.

(8) 부작용/독성

① Asparaginase(Elspar)

- 심한 anaphylaxis가 생길 수 있다. 응급 카트(crash cart)를 사용할 수 있도록 준비되어 있어야 한다.
- 심한 오심과 구토
- 응고인자가 감소, 순환하는 혈소판 감소, 피브리노겐의 감소로 출혈의 잠재성

② Hydroxyurea (Hydrea)

- 골수억제
- 점막염
- 발진 macularpapular
- 고요산 혈증

section 08 Safe Handling of Chemotherapeutic Agents
화학요법제의 안전관리 지침

(1) 작용 및 용도

★ ① Cytotoxic drug를 준비하고 투여하는 모든 개인들은 항암제를 안전하게 다루는 절차와 병원의 기준에 맞는 특별 교육을 받아야만 한다. 병원의 기준은 국가와 전문적인 기준을 준수해야 한다.

② 항암제는 일반적으로 체중(kg) 또는 체표 면적(m^2)에 따라 처방되어야 한다.

③ 대부분의 항암 protocol은 단기, 중기, 고용량의 코스로 구성(병합요법)된다. 정상 세포가 치료되고 회복되는 동안 암세포를 최대한 파괴한다.

④ 항암제는 clean-air workstation, biohazard cabinet과 같은 환기가 잘되는 장소에서 사용되도록 준비되어야 하며, 이러한 장소의 접근이 제한되어야 한다.

★ ⑤ 항암제를 준비할 때는 일회용 방수 가운을 입고 외과용 장갑을 착용하고 마스크와 눈보호 장비를 쓴다.

★ ⑥ 임산부는 태아에게 위험할 수 있으므로 항암제를 준비하거나 투여하지 않는다.

(2) 항암제의 안전한 취급과 관리

★ ① 항암제를 처리할 때 항암제가 묻은 약병 · 바늘 · 주사기 · 수액세트 · 기타 도구는 방수가 되거나 구멍이 안 나는 용기를 사용한다. 이 용기에는 Biohazard 라벨을 붙이고 이중백 장치를 사용한다.

② 항암제가 새지 않게 하기 위해 주삿바늘을 부러뜨리거나 주사기로부터 바늘을 분리하지 않는다.

★ ③ 만약에 사고로 간호사나 대상자가 약을 만지게 되면, 비누와 물로 잘 씻고, 즉시 오염된 옷을 제거한다, 만약에 눈에 들어 갔을 때에는 충분히 씻어 낸다.

④ 흘린 약을 처리할 때에는 이중 장갑법을 사용하고 처리 전 · 후에 손을 씻는다.
⑤ 가루약 처리 시에는 마스크와 눈 보호대도 써야 한다.
⑥ 흘린 약은 비닐봉투 안에 넣고 약을 닦은 천도 같이 넣는다. 이 봉투를 다른 봉투로 한 번 더 싸고(double-bag) biohazardous 라벨을 붙인다.
⑦ 약의 준비와 투여에 사용한 모든 재료는 소각 · 폐기시켜야 한다.

(3) 환자 체액의 처리

★ ① 표준 지침을 주의깊게 보고, 병원 정책에 의한 절차를 따라 혈액 · 소변 · 구토물 · 대변 등과 같은 체액을 다룬다.
★ ② 체액을 다룰 때에는 장갑을 착용하고, 화장실에 버릴 때에 조심하며, 체액 용기를 주의깊게, 지속적으로 깨끗이 유지한다.

section 09 Nursing Managament of Treatment Side Effects 부작용에 대한 간호관리

(1) 골수억제

1) 중성구 감소증(neutropenia)

① 사정
- 중성구 감소증이란 절대 중성구 수치가 $1,500/mm^3$ 이하일 때를 말한다.
- 항암제 사용 후 백혈구가 최하점에 이르는 것(nadir)은, 항암제 투여 후 7～14일이 대부분이다.
- 섭씨 38도나 화씨 100.4도 이상의 열은 가장 확실한 증상이고, 중성구 감소증 환자의 감염에 유일한 증상이기도 하다.

★ ② 중 재
- 다음의 내용에 노출되는 것을 피한다.
  - 신선한 과일, 야채, 꽃, 살아 있는 식물
  - 최근 생백신이나 바이러스를 투여받은 사람
  - 어항이나 수족관을 포함한 동물의 배설물
- 전염성의 질병을 앓고 있는 사람과의 접척을 피한다.
- 환자와 접촉하려는 사람들에게 환자와의 접촉 전에 손을 씻도록 교육한다.
- 환자에게 개인 위생을 잘 유지하도록 권고한다.
- 피부와 점막에 상처를 예방한다.

- 소변 · 말초 혈액 · 중심 정맥관에 모든 관들과 감염이 의심 되는 곳을 배양하고, 흉부 X-ray를 찍고 경험적 치료와 같이 항생제를 투여한다.
- 절대 중성구 수치를 검사하는 중에 중성구 수치가 떨어지고 있는 입원 환자에 대해서 감염 예방을 교육한다.
- 중성구의 생성을 증가시키는 granulocyte colony-stimulating factor인 filgrastim (Neupogen)을 정맥이나 피하로 투여한다. 환자는 혈액수치가 증가하기 1~3일 전에 bone pain을 호소할 수 있으며, 이것은 비마약성 진통제로 조절된다.

③ 환자와 가족교육

- 환자나 가족에게 섭씨 38도나 화씨 100.4도 이상의 체온이나 오한을 비롯해서 배뇨 · 호흡곤란, 가래, 통증을 보고하도록 교육한다.
- 철저한 개인 위생의 필요성을 강조한다.
- Blood-forming organ cancer를 치료하기 위해 처방된 GM-CSF 또는 중성구 감소증을 위한 G-CSF를 스스로 투여하도록 교육한다.

2) 혈소판 감소증(thrombocytopenia)

① 골수 억제는 혈소판 생성을 감소시킨다.

② 순환하는 혈소판이 생존 주기가 10일이므로 점차적으로 감소한다.

③ 항암제가 혈소판의 파괴를 가속시킨다.

④ 사 정

- 혈소판 수치가 50,000/mm^3 이하 : 혈소판 수치가 20,000/mm^3 이하로 떨어질 때에는 상당히 위험하다.
- 점상 출혈, 멍, 출혈
- 신경학적 변화가 뇌출혈의 증상이 될 수있다.
- 저혈압과 빈맥

★ ⑤ 중재

- 출혈 예방을 교육한다.
- 안전한 환경을 유지하고 낙상예방을 위해 활동을 삼가한다.
- 뇌출혈의 위험이 될 수 있는 무거운 짐들기나 Valsalva maneuver를 삼가한다.
- 고섬유질 식사를 하고 충분한 음료수를 마시도록 한다.
- 매일 관리
  - 칼날 면도기의 사용을 피하고 전기 면도기를 사용한다.
  - 손톱깎이의 사용을 피하고 손톱줄을 사용한다.
  - 질내 피임 기구, 좌약, 관장을 피한다.
  - 성교 시에는 수용성 윤활제를 사용한다.
  - 혈소판이 50,000/mm^3 이하이면 성교를 피한다.
  - 생리 중인 여성은 패드의 수를 모니터하고 양을 측정하여 탐폰을 사용하지 않도록 교육한다.
  - 코를 살살 풀도록 교육한다.
  - 치실의 사용을 피하고 입안을 자극하지 않도록 주의하며, 부드러운 칫솔을 사용하도록 하

고 구강 간호를 위해 sponge-tipped applicator를 사용한다.
- NSAIDs나 아스피린, 아스피린 함유 제품의 투여를 피한다.
- 정맥천자, 골수생검, 다른 침습적 처치 시에는 5～10분 동안 압력을 주어서 지혈하고, 조건이 된다면 검사전 혈소판을 투여해야 한다.

⑥ 환자교육
- 출혈의 증상을 내과 의사에게 보고한다.
- 소변과 대변의 잠혈 검사를 한다.
- 위에서 언급한 일상관리에 대한 안전한 추천사항들을 교육한다.

(2) 오심과 구토

① Anticipatory nausea : 반복된 항암제와 연관된 오심과 구토와 환경으로부터 자극의 결과로 생긴 조건 반사

② 급성 오심 : 항암제 투여 후 0～24시간에 발생

③ 지연된 오심 : 항암제 투여후 1～4일 지난 후에 지속된 구토

④ 사정 변수들
- 여성이 남성보다 더 많이 발생한다.
- 나이 많은 환자보다 상대적으로 어린 환자가 더 오심을 경험한다.
- 차멀미의 과거력이 있는 사람이 항암제 관련 오심을 경험할 경향이 높다.
- 탈수는 오심과 구토를 심하게 만든다.

★ ⑤ Emetogenic period를 극복하기 위해 진토제를 투여한다. 표 3-9 참고
ondansetron(Zofran), metoclopramide(Reglan), prokinetic GI stimulant 등이다.

⑥ 오심을 잘 조절하기 위해 추가로 진토제를 제공한다.

⑦ Dexamethasone이 Antcipatory nausea/vomiting을 예방하는 데 가장 효과적인 약제이다.

⑧ 환자교육
- ★ 소량을 자주 먹고 지방이 많고, 달고, 짠 자극적인 음식을 피한다.
- 24시간 이상 구토가 지속되고 환자가 입으로 수분을 섭취할 수 없다면 전문가에게 연락을 한다.
- 지연된 오심을 피하기 위해 48～72시간 동안 진토제 스케줄을 유지한다.

(3) 설 사

① 항암제는 위장관점막의 융모와 미세 융모에서 빠르게 분열하는 세포에 영향을 준다.

② 골반 부위에 병합 항암 요법과 방사선 치료는 추가적으로 세포가 파괴되도록 만든다.

③ 대변보는 횟수와 양, 단단한 정도를 모니터한다.

★ ④ 수분과 칼륨을 포함한 전해질을 제공한다.

⑤ 대변의 양과 빈도 및 연동운동을 감소하기 위해 설사약을 투여한다.

★ ⑥ 환자교육
- 대장이 쉴 수 있도록 낮은 잔여식, 고단백질식, 고칼로리식을 고려한다.

- 알코올, 커피, 찬 음료, 팝콘, 생과일, 생야채 같은 자극적인 음식을 피한다.
- 매 24시간마다 6～8 잔의 물을 마신다.
- 만약에 설사가 심하면 유동식을 먹는다.
- 유제품과 초콜릿을 피한다.
- 설사가 심하면 연동운동을 줄이고 쉴 수 있도록 activity를 줄인다.
- 매 배변 후 순한 비누로 닦아서 항문 주위를 청결히 하고, 수분 보습제를 적용한다.
- 미온수 좌욕을 한다.

(4) 구내염

① 입안 점막의 노출과 염증 반응으로 입안 점막의 상피세포가 파괴된다.

② 초기 현상 : 입안 점막에는 변화가 보이지 않지만 burning sensation이 있고, 더운것과 찬것, 짠것과 양념된 음식에 민감하다.

★ ③ 체중 kg 당 1g 이상의 단백질을 섭취하도록 하고, 균형잡힌 섭취를 한다.

④ 매 식사 후와 자기 전에 구강 청결을 유지한다.

★ ⑤ 예방적으로 투여하는 데 직접적으로 항곰팡이제나 항바이러스제를 투여한다.

표 3-9 화학요법제의 구토 발생 비교(emetogenic potential, onset, and duration of selected chemotherapeutic agents)

발생률	제제	발생(시간)	기간(시간)
매우 높음	Ciplatin	1～6	24～72+
	Dacarbazine	1～3	1～12
	Mechlorethamine	0.5～2	8～24
	Melphalan	3～6	6～12
	Dactinomycin	1～2	4～20
높음	Carmustine	2～4	4～24
	Cyclophosphamide	4～12	12～24
	Procarbazine	24～27	Variable
	Etoposide	4～6	24+
	Methotrexate	1～12	24～72
중간	Doxorubicin	4～6	6+
	Mitoxantrone	4～6	6+
	Fluorouracil	3～6	24+
	Mitomycin	1～4	48～72
	Carboplatin	4～6	12～24
	Ifosfamide	3～6	24～72
	Cytarabine	6～12	3～12
낮음	Bleomycin	3～6	–
	Daunorubacin	1～2	–
	6-mercaptopurine	4～8	–
	Methotrexate	4～12	–
	Vinblastine	4～8	–
	Lomustine	2～6	2～24
매우 낮음	Vincrstine	4～8	–
	Paclitaxel	4～8	–

★ ⑥ 환자와 가족교육
- 구강청결을 지속적으로 한다.
- 레몬, 글리세린, hydrogen peroxide의 사용을 피하고, 건조하거나 자극되지 않도록 알코올 함유 제품의 사용을 피한다.

(5) 변 비

① 항암 화학요법 이후 신경 독성이 연동운동을 저하시키거나 마비성 장염의 원인이 될 수 있다.

② 배변의 양과 빈도를 포함하여 습관을 사정한다.

③ 평균적인 섬유질과 수분섭취를 사정한다.

④ 빈도와 양을 보고 윤활제와 하제의 사용을 결정한다.

★ ⑤ 신경 독성 항암제제를 투여받는 환자나 변비의 고위험인 환자를 대상으로 초기부터 배변 프로그램을 진행한다.

⑥ 잠복 매변 같은 변비관련 합병증을 고려한다.

⑦ 환자와 가족교육
- 장운동을 자극하기 위해 따뜻한 음료를 마신다.
- 변을 부풀리고 연동운동을 증가시키기 위해 섬유소 섭취를 많이 먹는다.
- ★ 하루에 적어도 8잔 이상의 물을 마신다.
- ★ 규칙적인 운동을 한다.
- 규칙적인 배변 프로그램을 실시하고 가능한 한 하제의 사용을 피한다.

(6) 탈모증

① 머리가 자라는 것에 대한 세포 반응은 유사분열 속도가 빠르고, 대부분의 항암제의 단계에서 영향을 받는다.

② 탈모는 약의 투여 약 2주 후부터 시작되고 항암제 투여가 끝나고도 3～5개월 동안 지속된다.

★ ③ 머리에 순환을 방해하는 장치들은 금기이고, 이것들이 micro-metastasis를 일으킬 수도 있다.

④ 외모의 변화를 경험하는 환자들에게 정서적인 지지를 제공한다.

⑤ 환자교육
- 탈모와 다시 머리가 자라는 것에 대한 이론적 근거와 기대되는 시기를 알려 준다.
- ★ 부드러운 머리 손질을 제공하고, 두 번 정도 머리를 자를 정도로 충분히 머리가 자랄 때까지는 퍼머 · 염색 · 전기 장치를 사용하여 머리를 감기게 하는 것을 피한다.
- 가발 사용
- 신체가 변하는 데에 대해 적응하도록 정서적 지지를 계획한다.

(7) 심독성

① 약을 투여한 후 24시간 안에서부터 4～5주까지 발생하고, self limiting 약을 즉시 중단한다.

② 단기간에 고용량을 사용 시에 발생이 증가한다.

③ 심독성제를 투여 전에 기본 ejecton fraction이 사정되어야 한다.

★ ④ 심독성제의 특성은 표 3-10 을 참고한다.

⑤ 환자의 축적 용량을 계속 기록한다.

⑥ 심독성 예방약(cardioprotective iron chelating agent, dexrazoxane)이 평생 동안 투여받을 수 있는 심도성약 용량의 3/4를 받은 환자의 심독성을 예방하기 위해 투여된다.

⑦ 환자교육

- 심독성이 어떤 항암제의 부작용으로 예측된다.
- ★ CHF의 증상과 징후를 숙지하는 것이 중요하다. 발생 즉시 전문가에게 보고한다.
- ★ 만성적인 심독성은 약의 용량과 관련되며 아마도 비가역적이다.

표 3-10 심독성(cardiotoxicity)

제 제	특 성	비 고
DNA Intercalators		
Doxorubicin(Adriamycin) Daunorubicin(DaunoXome) Dactinomycin(Cosmegen) Mitoxantrone(Novantrone)	EKG 변화, 비특이적인 ST-T파 변화, PVC 및 PAC(premature ventricular & atrial contractions) 낮은 전압의 QRS 변화	권장량보다 높은 용량 축적 시에는 만성 효과로 나타남.
High-dose Therapy		
Cylophosphamide(Cytoxan)	EKG상 QRS complexes 감소, 심비대, 폐유착	급성의 치명적인 심낭염 및 출혈성 심근괴사
Fluorouracil(5-FU)	협심증, 심계항진, 발한 및 실신	장시간형 질산염제나 칼슘 차단제 투여를 예방적으로 쓰거나 치료할 수 있음.
Taxanes		
Paclitaxel(Taxol)	무증상성 서맥, 저혈압, 무증상성 심실성 빈맥이나 비전형적인 흉통	기초 EKG, 문진 및 심장에 대한 사정을 치료 전에 해야 함(기초 심장 감시로 보장할 수 없음).

(8) 폐독성

① 폐포와 모세혈관 벽에 직접 손상을 받으므로 폐조직은 항암제의 독성에 민감하다.

★ ② 호흡곤란이 주증상이다.

③ Creatinine clearance(신기능) 저하는 폐렴을 예측할 수 있는 중요한 자료이다.

④ 고농도의 산소요법은 bleomycin의 폐독성을 증가시킨다.

⑤ 70세 이상에서 폐독성의 위험이 상당히 증가한다.

⑥ 필요하다면 폐기능 검사를 모니터한다.

⑦ 환자교육

- ★ 폐독성의 증상에 대해 교육한다(호흡곤란, 흉통, 가쁜 숨, 흉벽의 불편감).
- ★ 호흡곤란의 증상을 감소하기 위해 pursed-lipped breathing을 가르치고, small fan을 사용한다.
- Air hunger의 공포를 감소시키기 위해 처방받은 마약성 진통제의 사용을 격려한다.
- ★ 산소 투여와 연관된 안전 교육을 확인한다.
- 환자와 의미 있는 사람들에게 기관삽관과 심폐소생술을 희망하는지를 조사하고, 모유 수유는 중단되어야 한다.

(9) 출혈성 방광염(hemorrhagic cystitis)

① 출혈성 방광염은 ifosfamide나 cyclophosphamide의 대사산물인 acrolein이 방광에 접촉한 결과로 방광 점막이 자극되고 염증이 생겨서 발생한다.

② 이전에 방광과 골반에 방사선 치료를 받았으면 위험이 증가한다.

★ ③ 배뇨곤란, 빈뇨, 소변볼 때 타는 듯한 느낌, 혈뇨 등으로 나타난다.

★ ④ 해독제(mesna)는 방광에서 acrolein과 결합하여 불활성화하고, 방광을 통해 배설되게 한다.

⑤ 환자교육

- Ifosfamide나 cyclophosphamide 치료시에 출혈성 방광염이 가능한 부작용임을 교육한다.
- 출혈성 방광염의 증상과 징후를 보고한다.
- ★ 소변을 자주 보고 약을 낮시간에 투여하도록 격려한다.
- ★ 환자가 적어도 매일 6~8잔의 수분을 마시도록 하고, 매 4~6시간마다 방광을 비우도록 교육한다.

표 3-11 간독성(hepatotoxicity)

종 류	발 생	비 고
Alkylating agents		
Cyclophosphamide(Cytoxan)	드물다.	BMT에서 3g 이상 사용 시에는 제외
nitrosoureas		
Carmustine(BCNU)	낮은 농도에서 26%	대개 임상적으로는 중요하지 않으나 BMT에 사용되면 정맥 폐쇄성 질환과 연관될 수 있음.
Lomustine(CeeNu)	26%	대개 임상적으로는 중요하지 않으나 BMT에 사용되면 정맥 폐쇄성 질환과 연관될 수 있음.
Streptozocin(Zanosar)	15~67%	대개 임상적으로는 중요하지 않으나 BMT에 사용되면 정맥 폐쇄성 질환과 연관될 수 있음.
Antimetabolites		
Methotrexate(Folex)	경구 투여 시에 24%	측정 용량이 2mg/kg/day 이상이 되면 중요함.
Fluorouracil(Adrucil)	드뭄	측정 용량이 2mg/kg/day 이상이 되면 중요함.
Cytarabine(Cytosar)	알려지지 않음.	측정 용량이 2mg/kg/day 이상이 되면 중요함.
Antitumor antibiotics		
Doxorubicin(Adriamycin)	드물다.	기타의 anthracyclines에서는 낮을 수 있음.
Mitoxantrone(Novantrone)	드물다.	기타의 anthracyclines에서는 낮을 수 있음.
Bleomycin(Blenoxane)	드물다.	기타의 anthracyclines에서는 낮을 수 있음.
Plicamycin(Mithracin)	16%	기타의 anthracyclines에서는 낮을 수 있음.
Plant(Vinca) alkaloids		
Vincristine(Oncovin)	드물다.	표준 용량에서는 드물지만, 높은 용량에서는 비가역적인 효소변화를 일으킬 수 있음.
Etoposide(VePesid)	드물다.	표준 용량에서는 드물지만, 높은 용량에서는 비가역적인 효소변화를 일으킬 수 있음.
Paclitaxil(Taxol)	7~22%	표준 용량에서는 드물지만, 높은 용량에서는 비가역적인 효소변화를 일으킬 수 있음.
Miscellaneous		
Asparaginase(Elspar)	42~67%	고용량에서는 더 증가됨.

(10) 간독성

① 약이 대사될 때, 간에 직접적인 독성을 주어서 발생한다. 표 3-11 참고

② 간에 감염이 있었거나 간에 종양이 있는 경우, 나이가 많은 경우, total bilirubin이 2mg/100dL 이상, 간경화가 있으면 간독성의 발생률이 높다.

★ ③ 황달, 복수, 피로, 식욕부진, 오심, 피부 착색, RUQ pain, 간비대, 소변과 대변의 변화가 임상적 소견이다.

④ 간기능 검사가 비정상이면 간독성 약을 피한다.

⑤ 환자와 가족교육

★ • 알코올 함유 음료수를 피하도록 가르친다.
• 어떤 항암제는 부작용으로 간독성이 있음을 가르친다.
• 간부전의 증상과 징후를 가르친다.

(11) 신독성

① Glomerulus, renal blood vessels, nephron의 직접적인 손상과 소변이 산화된 침전물로 인해 신독성이 생기고 폐쇄성 신증이 생긴다.

② 나이가 많고, 이전에 신질환이 있었고, 영양 상태가 나쁘며, 다른 신독성 약들을 투여받는 환자는 신독성이 발생할 수 있다.

★ ③ Serum creatinine의 증가, creatinine cleaeance의 감소, 저마그네슘 혈증, 단백뇨, 혈뇨로 측정된다.

④ BUN이 22mg/dL 이상이거나 creatinine이 2mg/dL 이상이면 신독성 약의 중단을 고려해야 한다.

★ ⑤ 신장 손상을 최소화하거나 예방하기 위해 하루에 3,000mL 이상의 수분공급을 실행한다.

★ ⑥ Mannitol(Osmitol)이나 furosemide(Lasix)를 cisplatin과 함께 투여하여 이뇨를 촉진시킨다.

★ ⑦ Allopurinol(Zyloprim)을 투여해서 high tumor-cell kill(leukemia, lymphoma, small cell lung cancer)시에 요산 형성을 감소시킨다.

⑧ 신독성을 고용량 methotrexate 투여시에 pH 농도가 8 이상이 되도록 탄산수소 나트륨으로 소변을 알칼리로 만들어서 유지한다.

⑨ 아스피린과 NSAIDs의 투여를 피한다.

⑩ 환자교육

• 선택된 항암제가 부작용으로 신독성이 있을 수 있다는 점을 교육한다.
★ • 신독성을 예방하기 위한 방법을 따라야 한다는 중요성을 재인식시킨다.
  - 정확히 12～24시간에 creatinine clearance의 수치를 측정한다.
  - 수분섭취를 증가한다.
  - 해독제인 leucovorin rescue와 혹은 allopurinol(Zyloprim)을 통해서 알칼리 소변을 보게 한다.

(12) 신경 독성

① 신경계, metabolic encephalopathy, 항암제로 인한 응고장애와 관련된 뇌출혈에 직접적인 독성에 의해 생긴다.

② 위험 요소들

- 뇌혈관 장벽을 통과하는 약제의 투여
- Vinca alkaloids의 축적된 용량, 특별한 항암제
- 뇌에 방사선 치료 중
- 나이에 따라 발생률이 증가
- 신기능 부전

★ ③ Fine motor 손상, numbness, tingling, gait disturbance, constipation, 정신상태 변화가 초기 경고의 증상으로 지침을 삼는다.

★ ④ 신독성의 간호를 위해 표 3-12 를 참고한다.

⑤ 환자와 가족교육

- 항암제가 부작용으로 신경 독성이 있을 수 있다는 점을 교육한다.
- 초기경고 증상과 의사에게 알려야 되는 중요성을 환자와 가족에게 교육한다.

(13) 성기능과 생식기능의 장애

① 부고환선에서 germinal epithelium의 고갈을 통해 남자에게서 불임이 발생한다.

표 3-12 신경독성(neurotoxicity)

침범 부위	화학요법제	사 정	관 리
대 뇌	Asparaginase Cisplatin Carboplatin Ifosfamide	혼돈, 기억상실과 의식수준의 사정	1. 긍정적인 지시와 격려 사용 2. 지속적인 스케줄을 유지함.
감 각	Cisplatin Carboplatin Cytarabine Etoposide Paclitaxil Vincristine	DTR(deep tendon reflexes), 무감각, 감각 저하, 턱의 통증 및 손이나 발의 감각 이상의 사정	1. 과도한 온도는 피함. 2. 필요에 따라 보조기구 사용 3. 신경통증에 아편류 진통제, 항우울제 사용
자 율	Vincristine	복통, 변비, 장 마비, 방광 무력증에 대한 사정	1. 고섬유식이를 권장 2. 음료 섭취 증가 3. 필요에 따른 변연화제 및 완화제 사용 4. 식사 후 반 시간에 장 관리 프로그램 실시 5. 화학요법의 감시 또는 중지
청 각	Cisplatin	Prednisone을 쓰며, 촉각 이상과 청각 상실을 사정	1. 청각변화 보고 2. 화학요법을 보고하거나 중지함.

② 여성은 주로 호르몬의 변이나 난소 섬유화와 여포파괴의 직접적인 영향의 결과로 인한 생식기능의 저하를 겪게 된다.

③ 항암제는 gametogenesis의 세포 독성의 영향력에 의해서 불임을 결정한다. 그 정도는 항암제의 주기나 용량에 따라 달라진다.

④ 대략 40～100%의 환자들이 치료 후에 성기능 장애를 경험한다. 이것은 종종 건강 전문가에 의해 사정되지 않기 때문에 보고되지 않는다.

⑤ 남자는 치료 전에 정자 보관이 되어야 한다.

⑥ 비록 고가이고(항상 성공적이지 않더라도), 여성들은 난자 혹은 수정란을 냉동 보관해야 하는 내용을 전달받아야 한다.

⑦ 수용성 윤활제 또는 estrogen 보조제가 질 건조증을 감소시키는 데 도움을 준다.

⑧ 환자교육과 상담

- 편견없고 성에 치우치지 않는 열린 토론의 환경을 제공한다.
- 환자나 그 배우자에 대한 성적인 문제가 있다는 것을 인지시킨다.
- 성기능 치료를 할 수 있다는 데 대하여 설명한다.
- ★ 피임과 연관된 정보를 제공한다.
- ★ 치료기간 중 임신하지 않게 한다.
- 생식기능에 부작용이 오래 지속될 수 있다는 것을 충고한다.
- ★ 환자와 다른 중요 인물 간의 대화를 장려한다.

✓ POSTTEST

1. 암 치료를 위해 carmustine(BiCNU)을 투여하는 대상자에게 정맥 외로 약물이 누출이 나타났다. 주입을 멈춘 후 행동해야 할 간호사의 우선순위는 무엇인가?

① 주입할 새로운 부위를 찾는다.
② sodium carbonate와 생리식염수를 국소주입하여 누출부위를 치료한다.
③ 성형외과 의사에게 즉시 의뢰한다.
④ 즉시 corticosteroid나 epinephrine을 포함한 응급간호를 시행한다.

2. 간호사는 어떤 항암제를 투여할 때 가장 우선적으로 혈뇨와 배뇨곤란을 주의깊게 사정해야 하는가?

① Cyclophosphamide(Cytoxan)
② Methotrexate(Mexate)
③ Streptozocin(Zanosar)
④ Cisplatin(Platinol)

3. 5-fluorouracil(5-FU)을 투여하기 이전에 약물을 중단한 이후에도 장기간 나타나는 부작용에 대한 설명을 해야 하는 것은 무엇인가?

① 골수억압 증상　② 소뇌증상
③ 오심과 구토　④ 탈모증

4. 화학요법을 시행하기 이전에 간호사는 일반적인 부작용에 대해 교육하게 된다. 다음을 가장 우선순위가 높은 순서로 나열하시오.

① 출혈 위험성이 증가하는 등의 간독성
② 감염의 위험이 증가하는 골수억압 증상
③ 불안정한 걸음걸이와 말초 신경증과 같은 신경독성
④ 울혈성심부전증을 야기하는 심장독성

5. 간호사가 항암제 투여에 대해 환자와 가족의 교육에서 초기 단계에 해야 하는 것은 무엇인가?

① 잘못된 정보를 없애고 정확한 정보를 준다.
② 승낙서를 받는다.
③ 적절한 혈관을 선택한다.
④ 안전한 장갑 사용과 가운 입는 법을 시범 보인다.

6. 화학요법을 받는 환자가 "세포 주기에 특이적"이라는 말을 회진 시에 들었다고 한다. 환자가 이 용어에 대한 설명을 원할 때 가장 적절한 반응은 무엇인가?

① "그것은 의학전문 용어로 당신의 간호와는 관련이 없습니다."
② "화학요법 약물은 어떤 특정 세포 종류를 죽이는 것입니다."
③ "이 약물은 세포가 분열 할 때 작용하는 것입니다."
④ "여러 주기를 통해 세포에 가장 잘 작용하는 약물을 의미하는 것입니다."

7. 대사길항제에서 알킬화제에 이르는 다양한 화학요법을 몇 주 동안 투여한 후 대상자는 피로감, 오심, 구토, 말초신경증의 악화로 인해 매우 불안해하고 있다. 간호사의 가장 적절한 반응은 무엇인가?

① "정상과 비정상 세포에 있어서 처음 약물뿐만 아니라 새로운 약물도 차이가 없습니다."
② "당신은 두 가지 약의 부작용이 나타나는 것입니다."
③ "이러한 병변은 처음 약물에 반응하는 것은 아닙니다."
④ "이러한 증상과 징후를 감소시킬 약물을 찾아보겠습니다."

8. 간호사는 화학요법을 하는 다양한 환자를 만나게 된다. 이 중 가장 심독성이 나타날 것으로 생각되는 경우는 어느 것인가?

① Vincristine(Oncovin)을 투여받는 여성 환자
② Doxorubicin(Adriamycin)을 투여받는 노인
③ Mechlorethamine(Mustargen)을 투여받는 가임기 남성
④ Cisplatin(Platinol)을 투여받는 순수 미국인

9. 외래에서 화학요법을 하는 환자가 혈청 호중구가 2300/㎣ 미만이라고 가정간호사에게 보고하였다. 간호사는 다음 중 어떠한 준비를 해야 하는가?

① 전혈 수혈
② filgrastim(Neupogen) 5mg/kg/day IV
③ epoetin alfa(Epogen) 500 units/kg/3 ×wkly SubQ
④ interferon gamma-1b(Actimmune) 50 mcg/m²/3 ×wkly

10. 암의 크기가 커서 수술이 불가능한 환자가 최대의 효과를 얻기 위해 화학요법의 용량을 두 배로 증가시키기를 원한다. 간호사의 가장 적절한 반응은 무엇인가?

① "의사와 상의해 보겠습니다."
② "당신의 이전 치료에 있었던 것인지 잘 모르겠습니다."
③ "부위가 줄어들게 하기 위해 의사가 점차 용량을 증가시킬 것입니다."
④ "용량은 몸이 약물이 반응하는 효과를 보고 미리 결정하는 것입니다."

책 속의 책 5~6쪽

■ 참고 문헌

Bender, C. (1998). Nursing implications of antineoplastic therapy. In J. K. Itano & K. N. Taoka (Eds.), *Core curriculum for oncology nursing*. Philadelphia: W. B. Saunders.

Fishman, M., & Mrozer-Orlowski, M. (Eds.)(1999). *Cancer chemotherapy guidelines and recommendations for practice*. Pittsburgh: Oncology Nursing Press.

Held-Warmkessdl, J (1998). *Chemotherapy complications*. Springhouse, PA: Springhouse Corporation. Retrieved May 10, 2002 from the World Wide Web: http://www.findarticles.com/cf_0/m3231/n4_v28/20512633/print.jhtml

Hurst, M., & Schulmeister, L. (1999). Oncology nursing update: Symptom management to enhance outcomes (Part Ⅲ). *American Journal of Nursing, 99* (4). Retrieved April 24, 2002 from the World Wide Web: http://216.251.241.178/ce/test/article.cfm?d=B58F9363-4E49-11D4-83DF-00508B605149.

Lehne, R. (2004). *Pharmacology for nursing care* (5th ed.). Philadelphia: W. B. Saunders

LeMone, P., & Burke, K. M. (2003). *Medical-surgical nursing: Critical thinking in client care* (3rd ed.). Upper Saddle River, NJ: Prentice-Hall, Inc., pp. 311~370.

McKenry, Cancer Institute (2003). *Mosby's pharmacology in nursing* (21st ed.). St. Louis: Mosby, Inc., pp. 928~965.

National Cancer Institute (1999). *Chemotherapy and you: A guide to self help during treatment* (Pub # 99-1136). Bethesda, MD: Author. Retrieved May 10, 2002 from the World Wide Web: http://cancernet.nci.nih.gov/chemotherapy/chemoside.html.

Pace, N. L. (2001). *Treatments for chemotherapy side effects*. Philadelphia: OncoLink/University of Pennsylvania. Retrivevd May 10, 2002 from the World Wide Web: http://www.oncolink.upenn.edu/support.html.

Potter, K. L., & Schafer, S. L. (1999). Oncology nursing update: Symptom management to enhance outcomes (Part Ⅰ). *American Journal of Nursing, 99*(4). Retrivevd April 24, 2002 from the World Wide Web: http://216.251.241.178/ce/test/article.cfm?id=B9713302-04C9-11D4-83DE-00508B92C4AE.

Shannon, M. T., Wilson, B. A., & Stang, C. L. (2003). *Health professional's drug guide: 2003*. Upper Saddle River, NJ: Prentice Hall, Inc., pp. 164~165, 383~384, 601~602.

Weis, P. A., & O'Rourke, M. E. (1999). Oncology nursing update: Symptom management to enhance outcomes (Part Ⅱ). *American Journal of Nursing, 99*(4). Retrivevd April 24, 2002 from the World Wide Web: http://216.251.241.178/ce/test/article.cfm?id=B9713335-04C9-11D4-83DE-00508B92C4AE.

Wilkes, G. M., Ingwersen, K., & Barton-Burke, M. (2001). *2001 oncology nursing handbook*. Boston, MA: Jones and Bartlett Publishers.

Wilson, B. A., Shannon, M. T., & Stang, C. L (2003). *Nursing dryg guide: 2003*. Upper Saddle River, NJ: Prentice Hall, Inc., pp. 842, 1464-1466.

Reviews & Rationales

CHAPTER 4

혈액조절 약물
(blood modifying agents)

Daryle Wane, MS, APRN, BC

차 례 Chapter Outline

- 항응고제(anticoagulants)
- 항혈소판제(antiplatelet agents)
- 빈혈 치료제(medication to treat anemia)
- 혈전용해제(thrombolytics)
- 지혈제(hemostatics)
- 혈중 지질 강하제(medication to lower cholesterol)

목 적 Objectives

- 여러 혈액조절 약물(blood-modifying medication)과 관련된 치료의 목적을 기술한다.
- 항응고, 항혈소판, 혈소판 용해 약물을 투여받는 환자에 대한 간호중재를 확인한다.
- 여러 항응고 제제에 의해 일어나는 출혈에 대한 해독제를 확인한다.
- 혈중 콜레스테롤 수치가 낮을 때에 사용되는 약물의 공통적인 부작용을 확인한다.
- 철분, 비타민 B_{12}, 엽산을 복용할 때에 유의해야 할 간호사항을 확인한다.
- Epoetin alfa(Epogen, Procrit)의 적응증과 작용을 기술한다.
- 여러 혈액조절 제제와 관련된 대상자 교육의 요점을 열거한다.

용어해설 Review at a Glance

- 과응고성(hypercoagulation) : 혈액응고가 정상보다 빨리 진행되어 응고기전에 있어서 문제를 일으키는 것.
- 국제 표준비율(internaional Normalized Ratio; INR) : PT 수치를 보고하는 데 일관성을 확립하기 위해 사용하는 표준 참고 범위로 임상검사 결과에서 나타나는 정상적인 변이를 해석하기 위해 사용된다.
  INR 수준은 검사 결과를 공통된 표준에 기초해 평가하게 함으로써 치료적 관리의 보다 나은 방향으로의 합치를 이끌게 한다.
- 내인성 경로(intrinsic pathway) : 섬유소(fibrin) 형성이 일어나는 경로로 몇 분 동안 진행된다. 내인성 경로 기능은 APTT로 측정된다.
- 부분적 트롬보플라스턴 활성화 기간 검사(activated partial thromboplastin time; APTT) : 내인성 응고 반응을 확인하기 위해 몇 초 동안 측정되는 진단적 혈액검사의 일종으로 헤파린 처방 시에 대상자의 반응을 측정하고 평가하기 위해 사용된다.
- 색전 증후군(purple toe syndrome) : 경구 항응고 치료의 합병증으로 순환계 색전이 방출되면서 발에 미세한 색전의 형성으로 순환을 방해하게 되는 증상
- 섬유소 용해 체제(fibrinolytic system) : plasminogen activators의 사용을 통해 혈액(섬유소) 응고물에 작용해서 응고물을 용해하는 과정을 포함.
- 섬유소 용해(fibrinolysis) : 혈관의 폐색을 일으킬 수 있는 지나친 응고를 방지하기 위해 인체 내에서 특수한 plasminogen activators를 이용해 발생하는 응고물의 용해 과정
- 악성 빈혈(pernicious anemia) : 위장관 내에서 비타민 B_{12}의 흡수에 필요한 내인성 인자의 결핍으로 거대적아구성 · 대구성 빈혈이 발생되는 빈혈의 한 유형
- 외인성 경로(extrinsic pathway) : fibrin을 형성하는 응고 기전의 경로로 몇 초 동안 작용한다. PT와 INR도 외인성 경로 기능의 측정이다.
- 응고 기전(clotting cascade) : 인체 내에서 정상적인 지혈을 효과적으로 유지하기 위해 효소와 특수한 혈액 요소가 상호작용하는 응고 경로로 외인성 경로와 내인성 경로가 모두 포함되며, prothrombin이 thrombin으로 전환하게 된다.
- 응집(aggregation) : 그룹 혹은 군집을 형성하는, 혈액 내의 혈소판과 같은 물질의 축적
- 이식증(pica) : 분필 · 흙 · 그림물감 등의 비식품을 섭취하는 것으로, 영양결핍 상태가 될 수 있고, 때때로 독성의 가능성도 있다. 이런 물질을 찾고 갈망하는 경우도 이식증으로 볼 수 있다.
- 저분자량 헤파린(low molecular weight heparin; LMWH) : 분자량에 있어서 비교가 가능한 헤파린 그룹을 지칭하는 용어로, 전통적인 헤파린보다 생활성이 더 높다.
- 지혈(hemostatics) : 혈액의 흐름을 정지시키는 물질, 기구, 절차
- Protamine sulfate : 헤피린의 해독제
- Prothrombin time(PT) : 외인성 응고 반응을 측정하기 위해 사용되는 진단적인 혈액검사로 몇 분 동안 측정된다.
  기초가 되는 대조수치(control level)가 표준 반응을 확인하기 위한 검사 수치와 계속 비교된다. 이것은 경구 항응고 치료 시에 대상자의 반응을 측정하고 평가하기 위해 사용된다.
- 항응고인자 III(antithrombin III; AT III) : 3개의 응고인자(thrombin, activated IX, activated X)의 활성화를 방해하는 응고 기전에 있어서의 특수 물질
- 항응고제(anticoagulants) : 혈액의 응고를 방해하거나 지연시키는 물질
- 헤파린 원인성 혈소판응집(heparin-induced platelet aggregation; HITT) : 헤파린 치료의 치명적인 합병증.
  심한 혈소판 감소증으로 새로운 응고물의 형성을 일으키며 white clot syndrome으로 불리기도 한다. HITT는 heparin-induced thrombocytopenia and thrombosis의 약어이다.
- 혈전용해제(thrombolytics) : 혈액 순환을 회복하기 위해 혈관계에서 현존하는 응고물을 깨뜨리는 물질

✓ PRETEST

1. 철분결핍성빈혈 진단을 받은 환자가 철분보조제를 투여받고 있다. 이 약물의 효과를 증진시키기 위해 교육해야 하는 내용은 무엇인가?

① 매일 식사에 푸른 채소를 많이 먹는다.
② 매일 식사에 곡물빵을 먹는다.
③ 일주일에 3회 이상 건포도를 먹는다.
④ 비타민 C가 많이 포함된 음식을 먹는다.

2. 몇 주 동안 항혈소판제제를 복용하고 있는 대상자의 팔에 표시가 날 정도의 멍이 발견되었다. 대상자의 요구를 관리하기 위해 가장 중요한 사정 자료는 무엇인가?

① 멍이 어떤 특정 손상 때문에 나타난 것인지를 사정한다.
② 처방된 약물을 복용했는지를 확인한다.
③ 피부 증상을 환자 스스로 모니터 했는지를 확인한다.
④ 다른 부위에도 멍이 있는지를 확인한다.

3. 빈혈 치료로 철분제제를 사용하는 경우 약물의 효과를 확인하기 위한 검사는 무엇인가?

① Ferritin level
② Transferrin level
③ Hemoglobin과 Hematocrit
④ Complete blood count(CBC)

4. 어떤 환자가 뇌혈관 사고(CVA 또는 stroke)로 응급실에서 alteplase(Activase)로 치료받고 있다. 이런 약물치료를 받고 있는 환자의 간호에 있어서 가장 우선되는 간호중재는?

① 혈압이 안정될 때까지 매 15분마다 활력징후를 측정한다.
② 이 약은 심혈관계에 대한 작용으로 잠재적인 부정맥(율동부정)의 위험이 있으므로 심장 모니터를 설치하고 관찰한다.
③ 도뇨카테터를 설치하고 시간당 정확한 소변 배설량을 유지하게 한다.
④ 저체온증이 일반적인 부작용이므로 체온을 관찰한다.

5. 만성 신부전과 관련한 빈혈 치료로 epoetin alfa(Epogen)를 복용하고 있는 환자가 있다. 이 약물이 효율적으로 작용하고 있음을 반영하는 임상적 결과는 어느 것인가?

① 뼈의 통증을 호소하지 않는다.
② Hemoglobin과 hematocrit 수치가 최근 2일 간의 혈액검사 수치와 비교해 급속히 상승한다.
③ 환자의 hematocrit 수치가 33%이다.
④ 환자는 열이 없는 상태이다.

6. 어떤 대상자가 높은 혈중 콜레스테롤 수치로 인해 nicotinic acid(Niacin)를 처방받고 있다. 이 대상자에게 어떤 정보를 제공해야 하겠는가?

① Niacin 치료는 개인마다 다르며, 임상검사 수치에 따라 용량 조정이 있다.
② 안면홍조가 있을 수 있으며, 이것은 이 약물의 공통적으로 예상되는 작용이다.
③ Niacin이 함유된 식품은 약물이 효과적으로 작용하기 위해 필요하다.
④ Niacin은 치료적 효과를 최대화하기 위해 lovastatin (Mevacor)와 동시에 복용할 수 있다.

7. von Willebrand's disease를 가지고 있는 69세의 환자가 desmopressin(DDAVP)을 투여받고 있다. 약물에 대한 설명으로 옳은 것을 모두 고르시오.

① DDAVP는 결핍 응고인자(VW와 VIII)를 회복하고 분비하게 도와 von willebrand's disease를 경감시킵니다."
② "비강을 통해 사용하는 것에 대해 의사와 상의하세요."
③ "약물을 사용하는 동안 수분의 I & O를 모니터해야 합니다."
④ "이 약물을 사용하는 동안 매일 혈압을 측정해야 합니다."
⑤ "이 약물을 사용하는 동안 수혈을 받을 수 있습니다."

8. 가정간호사가 대상자에게 다음의 검사결과가 감소하면 ibuprofen(Motrin)을 사용하지 않도록 교육해야 한다. 그것은 어느 것인가?

① Ferritin level
② Triglyceride level
③ Neutrophil count
④ platelet count

9. 심장판막수술 후 퇴원 환자에게 warfarin(Coumadin)에 대한 설명을 하려고 한다. 환자를 보호하기 위한 가장 좋은 정보는 무엇인가?

① "3개월마다 추후 임상검사를 해야 합니다."
② "전기면도기와 부드러운 칫솔을 사용해야 합니다."
③ "아침에 일어나자마자 공복에 약물을 복용해야 합니다."
④ "약물을 복용하는 것을 잊었을 때는 다음 복용 시에 두 배를 복용해야 합니다."

10. 심부정맥혈전증(DVT)로 입원한 환자가 정맥으로 헤파린(Liquaemin)을 투여하고 있다. 이러한 지시를 수행하기 위해 간호사는 어떤 간호중재를 사용해야 하는가?

① 비타민 K를 항상 옆에 비치한다.
② 약물이 주입되고 있는 동안 금식시킨다.
③ 약물을 주입할 때 infusion pump를 사용한다.
④ 일주일에 2번 체중을 측정한다.

책 속의 책 6~7쪽

section 01

Anticoagulants

항응고제

1. 구강용제(oral medications)

(1) 작용 및 용도

① 구강용 : 항응고제는 응고를 지연시키거나 방해하는 물질로 혈전성 질환의 치료와 예방에 사용된다.

② Warfarin(Coumadin)과 같은 경구용 항응고제는 비타민 K의 전환을 방해함으로써 간에서의 합성을 감소시키는 작용을 한다.

③ 비타민 K는 응고기전의 외적 경로(extrinsic pathway; fibrin을 형성하는 경로)에 있어서 중요한 역할을 한다.

④ 비타민 K 생산이 감소되면 몇 가지 응고요소(II, VII, IX, X) 역시 감소되어 응고작용에 영향을 미치게 된다.

⑤ Coumadin은 혈중 단백, 주로 albumin과 결합하며 간에서 대사된다.

⑥ 구강 항응고제는 심부정맥 혈전증(deep vein thrombosis; DVT), 폐색전증, 급성 심근경색증(MI), 판막대 치술, 심방세동, antiphospholipid syndrome과 같은 현재 혹은 잠재적, 그리고 재발 등에 대한 건강 문제를 안고 있는 환자 관리에 사용된다.

(2) 일반적인 약물

① Coumarin derivative warfarin sodium(Coumadin)은 항응고를 위해 가장 흔히 사용되는 구강 치료제이다.

② Warfarin(Coumadin)은 구강으로 매일 INR 2～3을 유지하기 위해 대개 1～15mg의 용량으로 주어진다.

③ Bishydroxycoumarin(Dicumarol) 역시 coumarin 유도체로, 복용 첫 날 200～300mg을 주며, 그 후 PT에 기초해 25～200mg이 주어진다.

(3) 투약 시에 고려해야 할 점

★ ① Coumadin의 주입시는 면밀한 관찰이 요구되며 용량을 조정해야 하고, 독성이나 비효율적인 치료로 이끌 수 있는 약물(혹은 음식)의 상호작용에 대한 잠재성을 관찰한다.

② Coumadin의 작용의 발현은 서서히 시작되며, 약 일주일 후까지 항응고 효과가 나타나지 않을 수 있다. 따라서 이 약은 대상자가 heparin 치료 중에 있을 때에 시작할 수 있으며, 이상적인 항응고 작용에 도달할 때까지 heparin 용량을 감소시키면서 증가시킨다.

③ 프로트롬빈 시간(prothrombin time; PT)은 외적 응고기전을 측정하는 진단적 혈액검사로, 응고수준을 보고하는 데 있어서 일관성을 유지하기 위해 표준화된 참고 범위인 국제 표준치(international normalized ratio; INR)이기도 하다. 이것은 치료에 대한 반응을 측정하고 환자마다 치료에 대한 반응이 다르므로 개별화된 용량을 결정하기 위해서도 사용된다.

④ Coumadin은 보통 투약일 아침의 혈액검사 결과에 따라 오후에 주어지게 된다.

★ ⑤ 치료의 적응증에 따라 PT와 INR의 요구되는 범위는 달라진다. PT는 기준치의 1.5～2.5배에 도달할 때 치료효과가 있다고 보며, INR은 대상자가 인공판막술을 했을 경우 2.0～3.0에서 3.0～4.5까지의 범위를 쓸 수 있다.

★ ⑥ 치료기간은 대상자의 건강 문제에 따라 몇 달에서 일생 동안 지속될 수도 있다.

⑦ 특별한 병원의 규정을 준수하면서 환자의 PT와 INR을 측정하고 용량 조절을 위한 의사의 처방에 따른다.

★ ⑧ 비타민 K는 coumadin의 작용에 대해 반대작용을 하는 해독제(antidote)이다.

(4) 금기증

① 임산부에게 경구용 항응고제는 금기이다.

② 수유부인 경우에 bishydroxycoumarin과 warfarin 같은 약물이 모유 속에 함유될 수 있으나 영아의 PT에 큰 영향을 미치지 않으므로 투여될 수 있다. 단, 영아가 수술을 해야 되는 경우에는 영아의 PT 수치를 검사하는 것이 좋다.

③ 출혈 경향이 있거나 출혈하고 있는 환자, 악성 고혈압, coumarin 유도체에 알레르기 반응의 과거력이 있는 대상자에게 투여되어서는 안 된다.

④ 간부전이나 울혈성 심부전을 가진 환자는 약물의 대사와 이용에 문제를 가질 수 있다.

★ (5) 주요 약물과의 상호작용

① Coumadin은 간에서 결합되어 효소 억제제 · 효소 촉진제와 상호작용의 가능성이 높기 때문에 이런 화학작용은 coumadin의 혈중농도에 영향을 미칠 수 있다.

② Coumadin은 여러 가지 약물과 복잡한 상호작용을 하는 약으로 간주된다.

③ Coumadin의 효능을 증강시키는 약과 감소시키는 약의 이름이 표 4-1 에 제시되어 있다.

(6) 주요 음식과의 상호작용

★ ① 마늘은 효능을 증가시킨다.

② 고추나 고춧가루, 마늘, 생강, 은행 등은 출혈의 위험을 증가시킨다.

③ 녹차, 인삼은 약물의 효능을 감소시킨다.

표 4-1 Coumadin과 상호작용하는 약물

작용을 증가시키는 약물	작용을 감소시키는 약물
Acetaminophen and acetylsalicylic acid(ASA)	Alcohol
Antibiotics	Barbiturates
H_2 histamine antagonists	Estrogen/oral contraceptives
Loop diuretics	Spironolactone
Nonsteroidal anti-inflammatory drugs($NSAID_S$)	Thiazide diuretics
Sulfonamides	Thyroid drugs
Vitamin E	Sitamin K

④ 경구용 항응고제의 작용은 비타민 K가 들어 있는 음식을 많이 먹게 되면 극적으로 감소될 수 있다.

★ ⑤ 간, 치즈, 난황, 잎채소(브로콜리, 양배추, 시금치, 케일), 기름류(땅콩, 옥수수, 올리브, 콩)와 같이 비타민 K가 많이 들어 있는 음식은 피해야 한다.

⑥ 비타민 K 보충제는 피해야 한다.

⑦ 알코올의 사용은 효율적인 약물치료를 위해 피하는 것이 좋다.

⑧ Coumadin 치료를 받고 있는 대상자에게는 여러 가지 음식물과의 상호작용과 치료 지연의 가능성이 있으므로 영양사에 의뢰하는 것이 필요하다.

(7) 주요 임상검사

① Coumadin 유도체의 사용과 함께 소변의 착색(적색이나 오렌지색)이 나타날 수 있다.

② 혈액 전문가는 이러한 약물치료를 실시할 때는 치료에 영향을 미칠 수 있는 다른 응고 질환이 있는지에 대해 항응고제 치료에 저항이 있는 환자인가를 평가해야 한다.

(8) 부작용

① 피부의 반상 출혈, 조직이나 기관의 출혈

② 위장관계와 피부계의 문제

③ 저혈압, 혈소판 감소증

(9) 역작용/독성

★ ① 출혈은 과용량 사용 시에 흔히 볼 수 있는 주요한 역작용이다.

② **위장관계** : 오심, 설사, 장폐색, 식욕부진, 복부경련

③ **피부계 증상** : 발진, 소양증, 자주색 발가락 증후군(purple toe syndrome : 미세 색전의 형성에 따른 관류 저하로 인한 변색)

④ 증가된 혈청 transaminase, 간염, 황달

⑤ 발의 작열감, 일시적인 탈모

★ (10) 간 호

① 약물치료를 시작해야 할 때에는 환자의 검사수치를 확인해야 한다(특히 PT, INR).

② 약물과 식품과의 상호작용과 관련해 환자의 식이력과 사용 약물을 확인한다.

③ 현재 약물 용량에 주의하면서 PT와 INR 결과를 의사에게 보고한다.

④ 치료가 계속되면서 퇴원 계획의 필요성을 예측하고, 환자의 상태에 관해 영양사와 상의한다.

⑤ 출혈이 있는지에 대해 환자의 피부를 사정하고 위장계 부작용을 사정한다.

⑥ 약물간 상호작용의 가능성, 치료 기간, 면밀한 추후 관찰과 관리가 요구되기 때문에 대상자 교육은 아주 중요하다.

⑦ 환자의 임상검사 결과에 따라(PT와 INR) coumadin의 반대작용을 하는 비타민 K가 처방될 수 있다. PT와 INR치가 높게 지속된다면 비타민 K가 단일 용량 치료로 처방되고 부가적인 용량이 주어질 수 있으며 coumadin은 중단된다.

⑧ 역작용이나 독성이 나타나면 coumadin은 중단된다. INR이나 환자의 증상에 따라 phytonadione(비타민 K)이 처방된다.

⑨ 출혈이 있으면 신선동결혈장(FFP)이나 프로트롬빈 농축액이 수혈된다.

★ (11) 교 육

① 질병 과정에 대한 환자의 지식을 증가시키는 개별화된 학습 목표의 설정은 장기간의 치료에 대한 이행을 높인다.

② 출혈문제에 대해 환자가 주의하게 하고 대처법을 교육한다.

③ 잦은 추후 혈액검사는, 안전한 치료가 되게 하기 위해 필요하다.

④ 관리 시점에서의 요점에 대한 검사는 PT와 INR 자가 관리에 유용하다. 필요한 용량 조정과 관리를 위해 가정에서 프로토콜을 만드는 것도 도움이 된다.

⑤ 투약은 자주 한 번 주어져야 한다. PT와 INR 결과에 따라 중단하라는 의사의 처방없이, 혹은 출혈이 없어도 약을 끊어서는 안 된다.

⑥ 환자와 모든 의료요원 사이의 의사소통이 치료적 관리를 위해 필수적이다.

★ ⑦ 출혈을 야기할 수 있는 미세한 외상을 피하기 위해 부드러운 칫솔과 전기면도기를 사용한다.

★ ⑧ 잇몸 출혈, 멍, 비출혈, 혈변, 혈뇨, 토혈, 점상출혈 등을 관찰한다; 이러한 증상이 나타나면 의사에게 보고한다.

⑨ 비타민 K가 많이 함유된 식품의 섭취를 금한다.

2. 헤파린 및 관련 약물(heparin & related medications)

(1) 작용 및 용도

① 혈관계에 영향을 미침으로써 항응고 작용을 하는 탄수화물 그룹이다.

② 응고기전의 내적 경로(fibrin 형성과 몇 분이 소요되는 경로)에 있어서 중요한 역할을 한다.

③ Antithrombin III(AT III)라 불리우는 혈장 헤파린 cofactor와 결합함으로써 응고인자(II_a, X_a, XII_a, XI_a, IX_a)의 불활성화를 유발한다.

④ 헤파린/AT III 복합체는 fibrin이 fibrinogen으로 전환되는 것을 막음으로써 fibrin clot의 형성을 방해하며, thrombin을 저지하는 아주 강력한 항응고 작용을 한다.

⑤ 헤파린 분자의 분자량은 3,000～30,000dalton(d)까지 다양하며, 평균 분자량은 15,000d이다. 사용되는 표준은 무결정성의 헤파린(unfractionated heparin; UFH)이다. 저 분자량의 헤파린(low molecular weight heparin; LMWH)은 4,000～6,500d의 분자량 범위가 유용하다.

★ ⑥ 신속한 효과로 인해 DVT, 폐색전, 심방세동으로 인한 색전증에 사용된다.

⑦ 수술로 인해 혈전이 발생할 위험이 있는 환자에게 예방조치로 사용될 수 있다.

⑧ 혈관주사 기구에 혈전 형성을 방지하고 개방성을 유지하기 위해 농도를 약하게 한 관류액으로 사용되기도 한다.

(2) 일반적인 약물

① 저분자량 헤파린(low molecular weight heparin; LMWH)은 가장 많이 사용되는 enoxaprin

(Lovenox)와 함께 새로운 헤파린 제제에 속한다.

② 헤파린(liquaemin) sodium은 혈전성 색전증의 치료, 예방, 재발에 가장 흔히 사용되는 항응고제이다.

③ 헤파린 항응고제의 종류는 표 4-2 와 같다.

(3) 투약 시에 고려해야 할 점

① 헤파린은 정맥(IV) 혹은 피하(SubQ)로 주입될 수 있다.

② 헤파린의 생활성은 주입 방법과 화학적 구성에 따라 달라진다. LMWH는 표준 UFH보다 생활성이 높다.

③ 부분적 트롬보플라스틴 활성화 시간검사(activated partial thromboplastin time; APTT)는 내적 응고 반응을 결정하는 진단적 혈액검사이다. 이것은 헤파린 치료를 받고 있는 환자의 경우, 치료효과와 환자의 반응을 확인하기 위해 측정된다.

④ **저용량의 UFH 치료** : 심부정맥 혈전증(DVT)의 예방적 치료에 사용된다. 8～12시간마다 5,000U를 피하로 주입하기도 하고, 수술 후에 즉시 의사의 처방에 따라 3배의 용량을 주입하기도 한다. enoxaprin 혹은 lovenox(LMWH) 역시 이런 목적으로 임상에서 많이 사용되며, 개인별로 다른 용량이 주사기에 미리 재어진 상태로 약국에서 올라오기도 한다.

★ ⑤ 고용량의 UFH 치료가 치료적인 APTT 수준에 도달하기 위해 사용될 수 있다. APTT 수치는 평상시의 1.5～2배로 고정되어야 한다(정상적인 APTT는 30～40초이며, 항응고제 치료 시의 적절한 범위는 60～80초이다).

★ ⑥ 정맥으로 줄 때에는 주입 펌프(infusion pump)가 필요하며, 다른 용액이 들어가고 있는 정맥 주입선에 혼합해서는 안 된다.

⑦ 헤파린은 체중을 근거로 치료 용량이 결정되는 것이 표준화 되어 있으며, Box 4-1 에 처방에 관한 자세한 정보가 있다.

⑧ 제품 라벨에 표시된 단위를 주의깊게 확인해야 한다. 헤파린은 정맥에 여러 농도로 줄 수 있으며, 어떤 것은 정맥 주입선에 헤파린 관류(heparin flush)용으로만 사용되기도 한다.

★ ⑨ Protamine sulfate는 헤파린에 역작용을 하는 길항제이다. 이것의 용량은 헤파린이 주입된 양과 시간에 따라 결정된다고 하더라도 10분에 50mg 이상 주어서는 안 되며, 정맥 주사 밀기(IVP)로는 주입될 수 있다.

⑩ 헤파린 투여 환자 중 과민반응이나 알레르기 반응을 보이는 환자에게는 epinephrine 1:1,000을 신속히 준다.

(4) 금기증

① 조절되지 않는 출혈, 과민성의 기왕력, 혈소판 감소증이 있는 경우는 금기가 된다.

② Aspirin(ASA), 비스테로이드성 항염제(NSAIDs) 등과 함께 사용하면 출혈의 위험이 증가하므로 같이 주어지면 안 된다.

③ LMWH는 심한 출혈, 혈소판 감소증, 헤파린 알레르기가 있는 환자에게는 금기가 된다.

헤파린 및 관련 약물(heparin & related medications)

표 4-2

일반명/상품명	투여 경로	적응증
Heparin(Liquaemin)	IV, SubQ	심부정맥 응고의 진단과 치료, 투석 중 응고 예방, 응고 확산 예방, 심부정맥 혈전증, 폐색전증, 뇌졸중 이후, 심근경색 이후, 혈전 형성의 위험이 있는 환자의 예방 목적, 심방세동
Ardeparin(Normiflo)	PO, IM, IV, SubQ	무릎관절치환술 후 심부정맥 혈전 예방, 재발하는 혈전색전의 이차적 예방
Dalteparin(Fragmin)	PO	불안정형 협심증, non-Q-wave 심근경색증, 폐색전을 야기하는 심부정맥 혈전증의 예방, 복부수술이나 고관절 치환술 후, 항암 화학요법의 보조제
Danaparoid(Orgaran)	PO	심부정맥 혈전증 예방, 혈전색전증 치료, 혈액투석, 혈액여과중의 항응고요법, 혈전색전의 위험이 있는 임신환자
Enoxaprin(Lovenox)	SubQ	심부정맥 혈전증 예방, 고관절 치환술, 복부 수술로 인한 혈전색전의 예방, 심부정맥 혈전증 치료, 불안정형 협심증의 허혈성 합병증의 예방, non-Q-wave 심근경색증
Tinazaparin(Innohep)	SubQ	warfarin sodium 치료 시에 폐색전이 있든 없든 나타나는 급성 증상발현 심부정맥 혈전증

(5) 주요 약물과의 상호작용

ASA, NSAIDs, 항혈소판 제제는 항응고 효과를 증가시켜서 출혈을 증가시킨다.

(6) 주요 음식과의 상호작용

돼지고기 제품에 대한 알레르기는 LMWH에 대한 잠재적인 과민반응을 암시한다.

(7) 주요 임상검사

① 헤파린은 경구용 항응고제의 효과를 측정하기 위해 검사하는 APTT 수치를 증가시킨다.

② Serum transaminase의 상승을 볼 수 있다.

Box 4-1

체중 근거 헤파린요법의 관리요점(heparin weight-based therapy protocol management concerns)

- 대상자의 체중은 치료 시작의 기초자료로 측정되어야 한다.
- 매일 체중을 측정하고 APTT 등 해당되는 임상검사를 한다.
- 출혈의 역작용을 사정하기 위해 모든 대변을 혈액 배양한다.
- APTT 결과에 따라 헤파린 용량을 조절한다.
- APTT는 두 번 연속해서 치료적인 수치에 도달할 때까지 매 6시간마다 검사하며, 그 이후에는 24시간마다 검사해야 한다.
- 대상자가 안정되고 장기간의 치료가 요구될 때에는 Coumadin 같은 경구용 항응고제가 주어진다.
- 헤파린이 중단되고 Coumadin이 계속 들어갈 때에 APTT, PT, INR도 계속 검사되어야 한다.

(8) 부작용 : 출혈, 혈뇨, 코피, 잇몸 출혈, 혈소판 감소증

(9) 역작용/독성

① Heparin-induced platelet aggregation(HITT)이라 불리는 심각한 형태의 혈소판 감소증 혹은 white clot syndrome 등을 신속히 치료하지 않으면 치명적일 수 있고, 혈소판 감소가 두드러져서 100,000/mm^3 이하가 될 수 있다. 헤파린 치료를 시작하고 3~12일 사이에 발생할 수 있다.

② 장기간의 헤파린 치료를 하는 환자(6개월 이상)는 골다공증이 발생할 수 있다.

(10) 간 호

① 헤파린 처방을 위해 기초가 되는 환자의 임상검사 수치, 특히 APTT를 확인한다. 지속적인 IV 헤파린 주입에는 보통 6시간마다 APTT를 검사한다. 수치가 유의하게 높을 때에는 1시간 혹은 그 이상 주입을 중단하고 2~3시간마다 APTT를 측정한다.
APTT가 100초 이상인 경우에는 너무 많은 헤파린을 투여했음을 나타낸다. 이처럼 APTT 시간이 높을 경우에는 자연적 출혈 위험 가능성이 존재한다.

② 체중에 기초한 헤파린 처방을 위해 매일 환자의 체중을 측정한다.

③ 면밀한 피부 사정, 대변의 혈액 배양검사, 해당되는 임상결과 결과 등을 평가해서 출혈 징후를 관찰한다.

④ 헤파린 주입을 조정하거나 주기 전에 정확한 용량을 다른 간호사나 약사에게 확인한다.

⑤ 정규적인 성인 용량의 범위인 20,000~40,000 units/24hr에 기초해서 안전 용량과 치료 용량을 평가하며, 헤파린은 주로 units/hr로 주입된다.

⑥ 신속히 사용할 수 있는 해독제를 가지고 있어야 한다(protamine sulfate).

⑦ 헤파린의 피하 주입 시에는 부위의 교대가 요구되며, 천자나 주사 부위를 문지르는 행동은 하지 않는다.

⑧ 헤파린을 피하로 주입할 때는 25~27gauge의 작은 바늘을 사용하여 복부에 90도로 놓는다.

(11) 교 육

① 헤파린 주입과 관련된 대상자의 지식을 증진시키기 위해 세부 목표를 설정한다.

② 항응고 작용이 달성되었는지를 확인하기 위해 혈액검사가 자주 요구된다는 것을 대상자에게 설명한다.

★ ③ 출혈 문제에 주의를 기울이도록 교육하고 외상에 대처하고 예방하기 위한 방법을 교육한다.

★ ④ 혈뇨, 코피, 혈변, 점상출혈 등을 관찰한다.

⑤ warfarin이 추가되면 잎 푸른 채소의 섭취를 줄이도록 한다.

section 02

Antiplatelet Agents

항혈소판 제제

(1) 작용 및 용도

① 항혈소판 제제는 인체에서 응고기전을 방해하는 물질로서 혈괴(clot)의 형성에 필요한 혈소판의 응집(aggregation)을 방지하거나 저지하는 약물 그룹이다.

② 혈전의 형성을 방지하기 위해 응고기전의 여러 양상에 작용한다.

③ 혈전 형성을 치료하기 위해 사용되며, warfarin(Coumadin)과 같은 다른 항응고제와 같이 사용된다.

④ 심근경색증, 뇌졸중, 심장 수술의 병력이 있는 환자에게 예방과 치료의 목적으로 사용된다.

⑤ 혈전형성을 방해하기 위해 특정 효소의 경로를 방해하거나 차단한다.

(2) 일반적인 약물

① 아스피린(혹은 acetylsalicylic acid; ASA)이 항혈소판 제제 중 가장 흔히 사용되는 약물이다.

② Ticlopidine(Ticlid)는 아스피린 치료를 할 수 없는 대상자에게 항혈소판 약으로 사용된다.

③ 항혈소판 제제의 이용과 관련해 dipyridamole(Persantine)이 cardiac stress 검사에 사용된다.

④ ASA는 진통, 항염, 해열작용의 많은 다른 치료적인 속성을 가지고 있다.

⑤ Clopidrogrel bisulfate(Plavix)는 심근경색, 뇌졸중, 말초 동맥질환 환자의 2차적인 예방에 사용된다.

⑥ Abciximab(ReoPro)는 단 클론 항체(monoclonal antibody) 조각(fragment)이다.

⑦ 표 4-3 은 일반적인 항혈소판 약물의 목록이다.

★ (3) 투약 시에 고려해야 할 점

① ASA는 위장장애를 최소화하기 위하여 장의 코팅 제제로 사용되며, 81～325mg/day의 용량으로 사용된다.

② Dipyridamole(Persantine)은 인공판막술을 실시한 환자에게 많이 사용된다.

③ Ticlopidine(Ticlid)는 MI의 위험이 있는 환자에게 예방적으로 많이 사용된다.

④ Abciximab(ReoPro)는 정맥으로 주입되며, 지속 주입 혹은 알약으로 먹을 수도 있다.

(4) 금기증

★ ① ASA는 salicylates에 과민반응, 출혈성 질환, 천식, 위장관 출혈이 있는 대상자에게는 금기이다. 또한 ASA는 라이 증후군(Reye syndrome)으로 발전될 수 있기 때문에 소아에게도 금기이다.

② Dipyridamole(Persantine)은 임산부와 수유부에게는 금기이다.

③ Abciximab(ReoPro)는 현재 혹은 최근의 출혈이 있거나 지난 2년 동안 뇌졸중(CVA), 혈소판

감소증이 있는 대상자에게는 금기이다.

④ Ticlopidine(Ticlid)는 임신부, 과민성, 간질환, 혈액질병이 있는 대상자에게는 금기이다.

⑤ Clopidrogrel bisulfate(Plavix)는 뇌출혈, 소화성 궤양으로 현재 출혈의 문제가 있거나 과민성이 있는 사람에게는 금기이다.

(5) 주요 약물과의 상호작용

① ASA와 함께 사용할 때 : ETOH, 항응고제, methotrexate, sulfonylureas(경구용 혈당 하강제)와 함께 사용할 때는 효능이 증가할 수 있다. angiotensin converting enzyme(ACE) inhibitors, beta-blockers와 이뇨제 등과 같이 사용할 때는 효능이 감소될 수 있다.

② Dipyridamole/ASA는 효능을 증가시킬 수 있고, 출혈의 위험을 증가시킬 수 있다.

③ Ticlopidine(Ticlid)는 theophylline과 phenytoin의 농도를 증가시키며, cimetidine은 혈중 ticlid의 농도를 증가시킨다.

④ Clopidrogrel bisulfate(Plavix)/NSAIDs : 출혈 위험을 증가시킨다.

(6) 주요 음식과의 상호작용

① Ticlopidine은 흡수를 최대화하기 위해 제산제 없이 음식 섭취 후가 제일 좋다.

② ASA는 위장 장애를 최소화하기 위해 식후 위가 팽만된 상태에서 먹어야 한다.

③ 출혈 위험성을 증가시킬 수 있으므로 허브 치료를 피하도록 한다: 안젤리카(미나리과 종류), 고양이발톱(콩과의 가시가 있는 관목), 카모마일, 콘드로이틴, 화란 국화, 마늘, 은행, 오렌지 뿌리, 포도씨 추출물, 녹차, 마로니에 씨앗, psyllium(질경이과 식물), 심황뿌리

표 4-3 항혈소판 제제(antiplatelet agents)

일반명/상품명	투여 경로	적응증
Abciximab(ReoPro)	IV	관상동맥 성형술 동안 심장 발작을 예방하기 위해 헤파린 · 아스피린과 같이 사용
Anagrelide(Agrylin)	PO	본태성 혈소판 감소증, 혈전 위험 감소
Aspirin	PO	일과성 허혈성 발작 감소, 심근 경색증 기왕력이 있는 환자의 치명적이지 않은 심근 경색증 위험의 감소
Cilostazol(Pletal)	PO	간헐적 파행증의 증상 감소
Clopidrogrel bisulfate(Plavix)	PO	허혈 위험이 있는 환자의 치료, 심근경색증, 허혈성 발작, 말초동맥 질환의 기왕력
Dipyridamole(Persantine)	PO	심장 판막 질환자의 혈전색전증의 예방, warfarin sodium과 병행, 관상동맥 질환, 협심증
Eptifibatide(Integrelin)	IV	급성 관상동맥 증후군, 경피적 관상동맥 중재술 동안의 허혈성 발작 예방
Sulfinpyrazone(Anturane)	PO	심근경색증 후 재경색 예방, 류마티스성 승모판 협착증 시에 전신적 색전의 발생 감소
Ticlopidine(Ticlid)	PO	아스피린 치료가 안 되는 일과성 허혈발작 환자의 혈전 발작의 감소
Tirofiban(Aggrastat)	IV	급성 관상동맥 증후군 치료를 위한 헤파린과 병용, 경피적 관상동맥 중재술 중 심장 허혈 발작의 예방

(7) 주요 임상검사

① ASA는 요당에 있어서 위 음성(false-negative) 혹은 위 양성(false-positive)을 초래할 수 있고, 요산 수준을 증가시킨다.

② Ticlopidine은 혈액 장애를 초래할 수 있고 혈중 콜레스테롤을 증가시킨다.

(8) 부작용

① ASA : 혈액 장애, 출혈, 위장 증상, 뇌신경계 증상, 출혈 경향의 증가, 출혈, 오심과 구토, 어지럼증, 혼돈

② Persantine : 위장관계 증상, 오심과 구토, 뇌신경계 증상, 두통과 어지럼증

③ Ticlopidine : 무과립구 증가증, 호중구 감소증과 같은 심각한 혈액장애, 오심과 구토, 황달 등의 위장 증상

④ Clopidrogrel : 감기 비슷한 증상, 흉통, 부종, 고혈압

⑤ 전신증상 : 멍(bruising), 혈뇨, 흑색변

(9) 역작용/독성

① ASA 독성 : 이명, 귀독성

② Abciximab : 알레르기 반응

★ (10) 간 호

① 해당되는 기초적인 혈액검사가 대상자 입원 시에 시행되어야 한다.

② 활력징후와 출혈시간 측정

③ 출혈과 관련된 부작용 관찰

④ 항혈소판 제제의 사용은 최소한 수술 7일 전에 중단되어야 한다.

⑤ 노인 환자의 경우에 이미 청력 감소가 있다면 이명이나 귀에 대한 독성의 사정이 어렵기 때문에 항혈소판 치료 시에 더 세심한 관찰이 요구된다.

⑥ 생애주기에 대한 관심 : 아동, 임신부, 수유부는 항혈소판 제제를 먹어서는 안 된다.

⑦ 생의 주기를 고려한다: 어린이, 임산부, 수유 중인 경우에는 항혈소판제제의 사용을 금한다; 태아의 위험보다 모체에 이득이 더 많은 경우에만 임신 중 사용한다. 수유 중인 여성에게는 영아에게 미칠 위험에 대한 정보를 반드시 제공해야 한다.

(11) 교 육

① 의학적으로 주의를 요한다는 팔찌를 차고 다닐 것을 지도한다.

② 치료에 대한 환자의 지식을 증가시키고 지속적인 이행의 필요성을 인식시키기 위해 개인별로 구체적인 목표를 설정한다.

③ 출혈과 관련된 부작용을 관찰하고 보고할 것을 지도한다.

④ 대상자와 건강관리 요원 간의 의사소통이 중요함을 인식시킨다.

⑤ 의사의 진찰없이 통증에 대한 자가 투여로 5일 이상 아스피린을 사용하지 않을 것을 지도한다.
⑥ Salicylate crystalluria를 방지하기 위해 계속 충분히 수분을 섭취할 것을 지도한다.
⑦ 대상자와 가족에게 출혈을 예방하는 방법과 출혈이 나타날 때의 대처하는 방법에 대해 교육한다.

section 03 Thrombolytics 혈전용해제

(1) 작용 및 용도

① 혈전용해제란 혈전 혹은 혈액 응고를 용해하거나 분해하는 물질을 말한다.
② 혈전이 부서진 후에 혈관의 통합성을 유지하고 국소 빈혈(ischemia)을 방지하기 위해 그 영역에 혈류가 재형성되고 관류가 증가한다.
③ 혈전용해제의 사용은 인체에서 혈전 혹은 혈액 응고를 부수는 섬유소 용해 체계를 활성화한다.
④ Plasminogen의 plasmin으로의 전환은 fibrin을 깨뜨리고 fibrinogen과 다른 응고 전단계의 단백질이 용해성 물질로 전환되지 못하게 함으로써 응고를 방해한다.
⑤ 섬유소 용해과정은 지나친 응고나 순환계 장애를 방지하기 위해 인체에서 자연적으로 활성화된다.
⑥ 혈전용해 치료는 급성 심근경색, 동맥성 혈전증, 심부정맥 혈전증(DVT), 폐색전증, 카테터나 측로의 폐쇄와 같은 국소 빈혈을 동반한 혈전증 발달에 위험이 있는 대상자에게 시행된다.
⑦ 혈전용해제는 대개 응급 시나 중환자실에서 투여된다.

(2) 일반적인 약물

① Streptokinase(Kabikinase, Streptase) : group-A beta-hemolytic streptococci에서 분리된 것으로 항원성이 있다고 간주되며 작용은 전신적이다.
② Alteplase(Activase) : 인체의 혈관성 상피 세포에서 분비되는 천연물질로 항원성 반응을 일으키지 않으며 특수한 작용을 가진다.
③ Urokinase(Abbokinase) : 폐색전의 치료와 카테터 폐색에 일차적으로 이용된다. 최근의 연구결과에 의하면 폐색전증의 치료 약물은 아님이 밝혀졌다(혈액 역동적으로 보상되는 광범위한 폐색전증은 예외로 한다).
④ 많이 사용되는 혈전용해제가 표 4-4 에 제시되어 있다.

(3) 투약 시에 고려해야 할 점

① 혈전용해제는 안정성이 중재의 1차적인 목표가 되는 응급실이나 중환자실에서 급성 질환을 가진 환자에게 투여된다.

② 기초 활력징후와 응고상태에 관하여 해당되는 검사 결과가 필요로 된다.

③ 특별한 처방을 통해 정맥 주입이 수행되며 안전하고 치료적인 효과를 유지하기 위한 지침이 주어진다. 침윤(infiltration)과 정맥염의 증상과 징후를 알기 위해 정맥주사 부위를 관찰한다.

④ 정맥주사 부위가 온전하지 않거나 침윤이나 정맥염을 나타내는 증상이 생기면 주사 부위를 반대편 주사지로 바꾼다.

★ ⑤ 혈압 · 의식상태 · 치료에 대한 반응 등을 계속 측정하고 기록하며, 흉통 · 어지럼증 · 두통 · 출혈 증상 등을 의사에게 보고한다.

★ ⑥ 혈전용해제 주입 중에는 심장을 모니터한다.

⑦ Streptokinase나 urokinase의 길항제는 aminocaproic acid(Amicar)이다.

★ (4) 금기증

① 혈전용해제를 사용할 때에 근육으로의 주입은 금기이다.

② 심한 출혈 환자, 최근 뇌졸중(CVA)의 병력, 조절되지 않는 심한 고혈압, 최근의 외상과 암을 가진 환자는 금기이다.

③ 임신 중에는 금기이다.

(5) 주요 약물과의 상호작용

항혈소판 제제와 항응고제를 같이 사용할 때에 출혈의 위험이 증가한다.

(6) 주요 음식과의 상호작용 (보고된 자료가 없음)

(7) 주요 임상검사

① Plasminogen과 fibrinogen 수치의 저하가 혈전용해제의 사용 시에 보여진다.

② 치료적 용량에 도달하면서 안정성을 지키기 위해 출혈 시간, APTT, PT 등의 응고와 관련된 검사가 요구된다.

(8) 부작용 : 출혈, 과민반응, 오심, 구토, 저혈압, 부정맥

표 4-4 혈전용해제(thrombolytics)

일반명/상품명	투여 경로	적 응 증
Alteplase(Activase)	IV	심근경색증, 급성 폐 색전증, 급성 허혈성 발작
Anistreplase(Eminase, Apsac)		급성 심근 경색증 이후 즉시
Reteplase(Retavase)		MI로 인한 관상동맥 혈전증
Streptokinase(Kabikinase, Streptase)		관상동맥 혈전증, 폐 색전증, 심부정맥 혈전증, 동맥 혈전증, 동맥관의 폐색
Tenecteplase(TNKase)		급성 신근경색증으로 인한 사망률 감소
Urokinase(Abbokinase)		폐색전증의 용해, 관상동맥 혈전증, 정맥관의 폐색

(9) 역작용/독성

① 혈전용해제의 부작용은 용량과 관련이 있다.

② 치료의 결과 부정맥(dysrhythmias)이 있는 대상자는 이미 위기 상황에 있는 대상자에게 또 다른 문제를 부과할 수 있다.

(10) 간 호

★ ① 해당되는 임상검사로 기본 수치를 확인하고 치료 중에도 계속 검사해 환자 상태를 파악한다.

② 활력징후의 변화를 확인한다. 혈전용해제 주입에 의해 맥박, 혈압, 체온의 변화가 올 수 있다.

③ 약물 주입을 위해 정맥 주사를 유지시키며, 침윤 증상과 징후를 잘 관찰한다.

④ 혈전용해제 치료를 받고 있는 환자의 경우에 출혈의 위험을 감소시키기 위해 침습성 절차를 피한다.

⑤ 육안으로 보이는 것과 잠혈 두 가지를 모두 포함하여 출혈의 징후를 자주 관찰한다.

⑥ 출혈이 발견되면 약물은 중단되어야 하며, 신선동결혈장(FFP) 또는 농축 적혈구(PRBCs)가 처방될 수 있다.

⑦ 부정맥의 발달을 잘 관찰한다.

⑧ 감염을 방지하기 위해 무균술을 유지한다.

★ ⑨ 해독제로 aminocaproic acid(Amicar)가 많이 사용된다.

⑩ 치료 중에는 적절한 영양과 안정을 취하도록 한다.

⑪ 급성기 중에는 환자와 가족을 지지한다.

⑫ 환자, 가족, 모든 의료요원 사이에 효율적이고 개방적이며 치료적인 의사소통을 유지한다.

(11) 교 육

★ ① 치료방법과 약물 주입에 대해 환자를 교육한다.

② 출혈의 위험을 감소시키기 위해 전기면도기를 사용하도록 한다.

★ ③ 출혈의 위험을 감소시키기 위해 부드러운 칫솔로 부드럽게 양치질하도록 교육한다.

★ ④ 출혈의 위험을 감소시키기 위해 피부와 신체의 다른 부위에 외상을 입지 않도록 주의하도록 지도한다.

⑤ 비정상적인 응고의 출현을 방지하기 위해 생활양식의 변화가 있어야 함을 설명한다.

⑥ 치료가 시작되고 6~8시간 동안은 임상적인 반응의 징후가 나타나지 않을 수 있음을 설명한다.

⑦ 출혈이 있으면 약물을 중단해야 함을 환자에게 교육하며 의사에게 보고한다.

section 04 Hemostatics

지혈제

1. 전신성 지혈제(systemic hemostatics)

(1) 작용 및 용도

① 전신적인 지혈제는 혈액학적 균형을 유지하기 위해 손상 후에 출혈을 방지하는 물질이다.
② 손상으로 위험한 환자에게 출혈을 방지하거나 멈추기 위해 사용된다.
③ 비타민 K는 신생아의 출혈성 질환을 방지하기 위한 치료제로 보통 사용된다.
④ 비타민 K는 응고기전에 필요한 응고 요소(II, VII, IX, X)의 형성에 필요하며 간에서 작용한다.

(2) 일반적인 약물

① Aminocaproic acid(Amicar)와 tranexamic acid(Cyklokapron)은 섬유소 용해(fibrinolysis)를 지연시킨다.
② Aminocaproic acid는 수술 후의 과섬유소 용해 유발성 출혈을 치료하기 위해 사용된다. 또한 재생 불량성 빈혈 · 간경화 · 종양성 질환 등과 같은 혈액질환의 치료에 사용되며, 혈전용해제의 길항제이다.
③ Tranexamic acid는 혈우병을 가진 환자의 치과 혹은 다른 수술 하루 전과 수술 후 2～8일 동안 사용된다.
④ Phytonadione과 비타민 K_1(Aquamephyton)은 warfarin의 해독제이며, 지방 용해성의 성질을 가진다. 또한, 경구용 항응고제의 지나친 작용 억제에 사용된다.
⑤ Menadiol sodium diphosphate과 비타민 K_4(Synkayvite)는 물에 용해되는 화합물이다.
⑥ 일반적으로 사용되는 전신성 지혈제는 표 4-5 에 제시되어 있다.

표 4-5 전신성 지혈제(systemic hemostatics)

일반명/상품명	투여 경로	적 응 증
Aminocaproic acid(Amicar)	PO, IV	심장 수술, 외상, 태반조기박리, 혈전용해제 해독제로 인한 과도한 출혈
Aprotinin(Trasylol)	IV	심장 수술로 인한 과도한 출혈
Phytonadine, vitamin K_1 (AquaMEPHYTON)	PO, SC, IM	응고인자가 간에서 합성되는 것을 증진, coumarin 과다사용의 해독제, 저프로트롬빈혈증 치료, 구강 항생제, quinidine, quinine, salicylate, sulfonamide, Vitamin A에 이차적으로 사용, 신생아 출혈 질환을 위한 예방적 치료
Menadiol sodium diphosphate, vitamine K_4(Synkayvite)	PO, SC, IM, IV	비타민 K 결핍증, 혈액 응고를 증진
Tranexamic acid(Cyklokapron)	PO, IV	혈우병 환자의 발치 후 치아 출혈 예방

(3) 투약 시에 고려해야 할 점

★ ① Aminocaproic acid(Amicar)와 tranexamic acid는 경구나 정맥으로 주입되며, 환자에 대해 계속적인 주의깊은 관찰이 요구된다.

② Phytonadione은 신생아의 출혈성 질환의 예방과 치료를 위해 분만실에서 근육 주사로 투여된다.

③ 비타민 K 제제는 경구, 근육, 피하, 정맥으로 줄 수 있다.

④ tranexamic acid는 지주막하 출혈 시에는 사용하지 않는다.

⑤ 철분을 권장 양보다 많이 사용하는 것은 태아의 기형 발생의 위험이 크기 때문에 임신 첫 3개월 동안에는 사용하지 않는다.

(4) 금기증

★ ① 아미노카트로산(aminocaproic acid)은 산재성 혈관내 응고증(DIC), 산후 출혈, 상부 요로 출혈, 화상 환자에게는 금기이다.

② 알려진 과민반응이 있는 환자에게는 금기이다.

③ 간질환이 있는 대상자나 몇 주 안되는 임산부에게는 금기이다.

(5) 주요 약물과의 상호작용

① 에스트로겐, 경구용 피임약과 함께 aminocaproic acid(Amicar), tranexamic acid를 동시에 사용하는 것은 응고를 증가시킬 수 있다.

② 아미노카트로산(aminocaproic acid)과 항생제의 동시 사용은 청각계 독성과 신독성을 유발할 수 있으므로 항생제의 제품설명서를 확인해 보아야 한다.

③ 항생제의 사용은 장내 세균의 파괴로 인해 비타민 K 합성을 감소시킬 수 있어서 보충이 요구되기도 한다.

④ 미네랄 오일은 비타민 K의 흡수를 감소시킨다.

(6) 주요 음식과의 상호작용

★ ① 비타민 K의 급원은 푸른 잎 채소, 우유, 고기 등이다.

② 비타민 K는 지용성 비타민으로 장내세균에 의해 합성된다. 결핍상태는 식사만으로 확인될 수 없으며, 간질환이나 알코올 남용과 연관된 흡수 장애 문제에 의해 일어날 수 있다.

③ 요구르트를 식사에 첨가하면, 장내 세균의 유지를 가져오는 세균의 성장을 위한 배양지 역할을 하게 된다.

(7) 주요 임상검사

① PT 수치는 비타민 K 주입에 반응하는 지표로 평가되어야 한다.

② Amicar를 신기능 감소 환자에게 사용할 때에는 potassium 수치의 감소를 가져올 수 있다.

(8) 부작용

① 위장관계 : 오심, 구토, 설사, 복부경련
② 두통, 어지럼증, 안면홍조
③ 주사 부위의 국소적 반응
④ 비타민 K 제품에 대한 알레르기 반응

(9) 역작용/독성

① 대부분의 약물은 용량에 따라 다르나 효능이 약하다.
② 과용량 투여는 특히 신생아에게는 응고기전에 영향을 미치기 때문에 심각한 문제를 초래할 수 있다.

(10) 간 호

★ ① 기초 검사로 신기능과 간기능 검사를 한다.
② PT 수준을 측정해 비타민 K 주입 치료에 대한 반응을 확인한다.
③ 항섬유소 용해가 혈액의 과응고 혹은 급속한 응고를 일으킬 수 있으므로 대상자의 응고 양상을 관찰한다.
④ 주사 부위를 교대로 하며, 국소 자극 증상을 관찰한다.
⑤ 과민성 징후를 세심히 관찰하고 알레르기 반응의 발달을 살핀다.
⑥ 체액 과부하와 역반응이 올 수 있으므로 정맥 주입 중 환자 상태를 관찰한다.
⑦ 정맥으로 주입할 때에는 수액 조절기를 사용한다.

(11) 교 육

★ ① 비타민 K가 포함된 음식에 대해 교육한다.
② 치료에 대한 반응을 측정하기 위해 주기적으로 PT 검사가 행해짐을 설명한다.
③ 출혈의 증상과 징후를 관찰한다.
④ 요구르트와 유제품은 비타민 K의 합성을 돕는 정상적인 장내 세균을 보유하게 함으로써 장의 문제를 가지고 있거나 항생제 치료 중인 환자에게는 지지적인 요법이 도움이 됨을 설명한다.
⑤ Aminocaproic acid 복용 중에는 배뇨곤란과 적갈색 소변이 나올 수 있음을 설명한다.
⑥ 흉통, 팔이나 다리의 통증, 호흡곤란 등의 증상은 보고하도록 한다.

2. 국소 흡수성 지혈제(local absorbable hemostatic agents)

(1) 작용 및 용도

① 국소지혈제는 특정 부위의 출혈을 중단시키거나 방해하기 위해 사용된다.

② 국소지혈제의 사용은 혈액의 흡수를 이끈다.

③ Thrombin은 발치 후에 출혈을 멈추게 하는 데도 사용된다.

(2) 일반적인 약물

① 젤라틴 제제, 산화 cellulose, thrombin, epinephrine 등이 국소지혈제의 예가 된다.

② Box 4-2 에 일반적인 국소지혈제가 나열되어 있다.

(3) 투약 시에 고려해야 할 점

① 국소지혈제는 패드, 파우더, 스펀지, 필름, 액체 형태로 나와 있다.

② 제제는 국소 출혈 부위에 부착시키거나 발라서 지혈을 하도록 유지되어야 한다.

③ 사용되는 국소지혈제제의 유형에 따라 다르나, 빠르면 24~48시간 내에 제거될 수 있다.

④ 생리식염수 세척은 제거할 때에 조직 파괴를 방지하기 위해 필요로 된다.

⑤ 제제가 스펀지나 필름이라면 인체 내로 완전히 재흡수된다.

(4) 금기증

① 국소지혈제는 동물 단백질로 구성되었기 때문에 동물성 단백질 제품이나 젤라틴에 대한 알레르기가 있는 대상자는 금기이다.

② 감염이 있는 경우는 금기이다.

(5) 주요 약물과의 상호작용(보고된 자료가 없음)

(6) 주요 음식과의 상호작용(보고된 자료가 없음)

Box 4-2

국소지혈제

- 흡수성 젤라틴 스펀지(gelfoam) : 수술한 상처 부위의 혈액을 흡수하는 무균성 젤라틴으로 4~6주 내에 흡수된다.
- 흡수성 젤라틴 필름(gelfilm) : 신경 수술, 흉부수술, 안구 수술 시에 사용되는 무균성 흡수성 젤라틴 필름으로 조직속으로 혈액을 흡수하고 신경수술 시에 경막 대체물로 작용하고 흉곽 수술 시에는 늑막결함을 회복시킨다.
- Epinephrine : 혈관 수축으로 출혈을 감소시키는 제제
- Oxidized cellulose(Oxycel) : 지혈을 위한 수술용 거즈나 cotton의 특수한 형태로, 2~7일 내에 보통 인체 내로 흡수된다. 간, 췌장, 비장, 신장, 갑상선, 전립선 등의 수술에서 수술 중에 출혈을 조절한다.
- Oxidized regenerated cellulose(Surgicel) : 위의 oxidized cellulose와 흡사하다.
- Microfibrillar collagen hemostat(Avitene) : 출혈 표면에서 혈소판 응집을 유발하는 흡수성 국소성 지혈 물질
- Thrombin(Fibrindex) : 칼슘이 있을 때 thromboplastin 으로 처리하는 무균성 분말, fibrinogen을 fibrin으로 전환시키는 반응을 하고 혈소판 응집을 유발하므로 수술 중에 흡수성 젤라틴 위에 함께 사용하거나 모세혈관 출혈 시에 국소적으로 사용된다.

(7) 주요 임상검사(보고된 자료가 없음)

(8) 부작용 : 적용 부위에 과민반응, 홍반, 소양증, 국소 자극

(9) 역작용/독성 : 위의 내용과 같다.

(10) 간 호

★ ① 국소지혈제의 사용은 의사의 처방과 제품 설명서에 씌어 있는 사용 방법에 따라야 한다.
② 과민성의 징후가 있는지, 국소 부위를 사정하고 결과를 기록한다.
③ 제품설명서에서 지시한 대로 국소지혈제를 제거한다. 생리식염수에 의한 세척이 조직파괴를 방지하기 위해 필요할 수 있다. 간호 기록지에 부위에 대한 기록이 포함되어야 한다.
④ 제품에 대한 알레르기 반응이 발생하면 dephenhydramine(Benadryl)과 같은 항히스타민 제제를 준다. 알레르기 반응이 예상되면 항히스타민제를 제품 투여 전에 줄 수 있다.
⑤ 한 제품에서 다른 제품으로 바꿨을 때에 더 나은 반응을 보일 수도 있다.

(11) 교 육

★ ① 국소지혈제 제거에 대해 환자에게 교육한다. 피부 손상과 통증을 유발할 수 있으므로 건조된 제품을 떼어내지 않도록 하는 것이 중요하다.
② 국소지혈제로 치료하는 것은 며칠에서 몇 주까지 많은 시간이 소요됨을 설명한다.
③ 좋은 결과를 달성하기 위해 치료적 처방에 대한 이행이 꼭 필요함을 주지시킨다.
④ 감염의 징후를 관찰한다.

3. 응고인자 보충요법(clotting factor replacement therapy)

(1) 작용 및 용도

① 혈액학적 통합성을 유지하기 위해 인체의 지혈에 필요한 혈액 구성 요소의 회복을 말한다.
② 응고인자의 선천적인 결핍은 적절한 대치요법이 행해지지 않으면 심각한 결과를 초래할 수 있다.
③ 기능적인 혈소판과 혈장의 이상은 혈우병과 von willebrand's disease와 같은 특수한 증후군을 포함하는 응고 문제를 일으킬 수 있다.
④ 특별한 응고인자의 결핍이 확인된 대상자의 출혈 중지와 예방을 위해 사용된다.
⑤ 응고인자 결핍을 가지고 있는 대상자의 수술적 절차를 지지하기 위해 사용된다.

(2) 일반적인 약물 혹은 혈액제제

① Cryoprecipitate는 농축된 섬유소원 형태인 신선동결혈장(FFP)에서 추출된 혈액제제이다.

② Antithrombin III(Atnativ, Thromvate III)는 항응고 작용을 하기 위해 heparin과 함께 작용한다.

③ Desmopressin acetate(DDAVP)는 항이뇨 호르몬으로 분류되나, VIII 응고인자를 증가시키는 데 있어서 보조적인 작용을 한다.

④ Box 4-3 에 대치 치료제제가 나열되어 있다.

(3) 투약 시에 고려해야 할 점

① Hemofil과 같은 항혈우병 인자(antihemophilic factor : AHF)는 정맥으로 주입된다. 그리고 대상자의 체중, 출혈상태, 응고인자 결핍, 응고저해인자 유무, 응고와 관련된 검사 결과에 따라 개별적으로 주어진다.

② DDAVP는 비강으로 주어질 수 있고, 투약 기록지에 잘 기록해서 비강을 교대로 사용한다.

③ AHF 제제는 보통 냉동된다.

④ AHF의 주입방법은 처방에 따라야 하며, 항히스타민 제제를 미리 투약할 수도 있다. 치료 처음 15분 동안은 활력징후를 잘 측정해 기존 활력징후와 변화가 없는지를 확인한다.

(4) 금기증

① 소, 햄스터, 쥐 단백질에 과민반응을 보이는 대상자는 금기이다.

② Antithrombin III는 소아에게는 간염과 다른 감염을 유발할 수 있으므로 조심해서 사용한다.

③ DDAVP는 임산부, 수유부, 약물에 대한 과민반응이 있는 환자는 금기이다.

④ 항이뇨 작용과 저나트륨 혈증의 가능성이 있으므로, 소아나 노인 대상자에게는 주의해서 사용한다.

(5) 주요 약물과의 상호작용

① Antithrombin III와 헤파린의 동시 사용은 항응고 효과를 증가시킨다.

② DDAVP의 효과는 chlorpropamide, clofibrate, carbamazepine의 사용으로 효력이 더해질 수 있다.

Box 4-3

응고요소 대체요법

- Antihemophilic factor(Hemofil M, Koate-HP)
- Cryoprecipitated antihemophilic factor-human
- Antihemophilic factor-porcine(Hyate: C)
- Antihemophilic factor-recombinant(Helixate, Kogenate)
- Antithrombin III(Atnativ, Thrombate III)
- Desmopressin(DDAVP, Stimate)
- Factor IX complex, human(Bebulin VH, Konyne-80, Profilnin)
- Coagulation Factor IX, recombinant(Benefix)

(6) 주요 음식과의 상호작용(보고된 자료가 없음)

(7) 주요 임상검사

DDAVP 치료 중에는 혈중 sodium 수치를 잘 측정해야 한다.

(8) 부작용

① AHF : 과민반응, 기면, 피로, 오심, 저혈압
② Antithrombin III : 보고된 것이 없다.
③ DDAVP : 두통, 오심, 비강울혈, 안면홍조, 오한

(9) 역작용/독성

① AHF : 인간의 혈장에서 만들어진 것은 AIDS와 간염의 가능성
② 과량의 DDAVP : 호흡곤란

(10) 간 호

★ ① 제제의 적절한 구성과 주입은 처방에 의한다.
② 혈액검사가 필요할 수 있다.
③ 치료 처음 15분 동안의 활력징후를 측정하고, 계속적인 환자의 반응을 측정하기 위해 처방에 따른다.
④ 과민반응의 징후를 주의깊게 관찰한다.
⑤ 알레르기 증상이 증가하면 주입을 중단하거나 천천히 한다.
⑥ 환자의 투약 기록지를 살펴서 응고를 방해하는 약물을 쓰고 있는지를 살핀다.
⑦ 응고인자 결핍으로 진단받은 환자와 그 가족은 치료 기간 중 지지와 지도를 필요로 한다.
⑧ 대상자와 가족에 대한 계속적인 관리를 제공하기 위해 협동적인 건강관리 팀 접근법이 실행된다.
⑨ Antithrombin III의 결핍을 유전적으로 가지고 있는 환자 중 임산부나 수술을 요하는 환자는 혈전이 생길 위험성이 있으므로, 임신기간이나 수술 후의 기간에 세심한 관찰이 요구된다.

(11) 교 육

★ ① 치료가 집에서 행해지면 약물의 저장과 주입방법에 대해 교육한다.
② 질병 과정과 유전적인 이환 문제에 대해 교육하며, 가임기 여성에게는 유전 상담을 권하여 의뢰한다.
③ 대처기전을 배우고 강화하도록 지지 그룹을 소개해 준다.
④ 응고인자 결핍으로 인한 출혈의 위험이 있으므로, 생활양식이나 직업선택 등과 관련된 안전의 개념을 다시 상기시키고 교육한다.

section 05
Medication to Treat Anemia
빈혈 치료제

1. 철분제제(iron salts)

(1) 작용 및 용도

① 철분은 산소운반, 조직호흡, 효소반응에 참여하는 신체의 필수 요소이다.

② 철분은 신체에서 페리틴(ferritin)으로 저장된다. 페리틴 수치는 신체에서 이용 가능한 철분의 장내 저장을 반영한다. 트랜스페린 수치는 신체에서 이동되는 철분의 양을 반영한다.

③ 철분결핍성 빈혈(IDA)은 가장 흔한 영양결핍의 하나이다.

④ 철분결핍성 빈혈은 소구성(microcytic) 빈혈로 분류된다. 철분제제가 이런 유형의 빈혈 치료에 사용된다.

⑤ Ferrous salts는 철분결핍의 치료와 관리에 이용된다.

⑥ 처방약뿐만 아니라 비처방인 OTC제제로도 이용이 가능하다.

(2) 일반적인 약물

① Ferrous iron salts는 철분의 가장 많은 부분을 차지하며 경구용으로 제공된다.

② Ferrous fumarate, ferrous gluconate, ferrous sulfate는 많이 사용되는 경구용 철분제제이다. 모두 효율적이나 똑같은 철분 양을 제공하기 위해 사용되는 용량이 다르다.

③ Iron dextran은 주사 제제로 쓰이며, 경구치료가 비효율적이거나 경구 투약이 힘들 때에 사용한다.

④ 표 4-6 에 일반적인 철분제제의 종류가 나열되어 있다.

(3) 투약 시에 고려해야 할 점

① 경구용 철은 위장 장애를 감소시키기 위해 식사와 함께 투여된다.

★ ② Iron dextran의 Z-track 주입법은 통증을 감소시키고, 조직의 변색을 예방하며 흡수를 촉진하기 위한 투입 방법이다.

③ Iron dextran의 주입 후에 아나필락틱 반응이 올 수 있으므로 test dose로 대상자 반응을 측정하고 투입한다.

④ 철분은 비타민 제제와 영양 보충제에서도 포함될 수 있으므로 과용량과 독성을 피하기 위해 대상자를 잘 관찰한다.

⑤ 잠재적인 약물 간의 상호작용을 인식하고 경구용 철분제제를 제한하거나 증가시킨다.

★ ⑥ 액체용 철분(elixir)은 치아의 변색을 일으키므로 빨대로 먹게 한다.

(4) 금기증

① 궤양성 대장염, 소화성 궤양 질환, 간경화, 용혈성 빈혈을 가진 대상자는 금기이다.
② 철분 과부하 증후군(hemosiderosis, hemochromatosis)을 가진 대상자는 금기이다.
③ Iron dextran 사용 시에 알레르기 반응의 과거력이 있는 경우는 금기이다.
④ 철분을 권장 양보다 많이 사용하는 것은 태아의 기형 발생의 위험이 크기 때문에 임신 첫 3개월 동안에는 사용하지 않는다.

★ (5) 주요 약물과의 상호작용

① 제산제, 항생제(quinolones와 tetracycline), 갑상선 약물의 사용은 철분의 흡수를 감소시킨다. 따라서 경구용 철분제제를 이들 약과 동시에 투여해서는 안 된다.
② tetracycline과 penicillamine의 효과를 감소시킨다.
③ 비타민 C 는 경구용 철분체제의 흡수를 증가시킨다.

★ (6) 주요 음식과의 상호작용

① 철분은 heme과(동물성 식품에 많은 것) non-heme(식물성 식품에 많은 것)의 두 부분으로 구성되어 있다. 이 중 heme의 근원이 보다 높은 생체 유용성으로 철분 수준을 유지하는 데 있어서 보다 더 큰 이점을 가진다.
② 엄격한 채식주의를 하는 대상자는 철분 수준을 유지하기 위해 철분 보충제를 필요로 한다.
③ 비타민 C와 함께하는 철분복용은 흡수를 증가시킨다.
④ 곡류나 시리얼같이 피틴산염(phytate)이 높은 식품은 철분 흡수를 감소시킬 수 있다.
⑤ 철분은 흡수가 감소될 수 있으므로, 우유와 함께 먹어서는 안 된다.

(7) 주요 임상검사

★ ① 망상적 혈구(reticulocyte count) 수를 측정한다. 망상적 혈구 수는 치료에 대한 반응이 성공적인지의 여부를 알 수 있기 때문이다. 골수가 반응하여 적혈구 생산이 증가되고 있다면 망상적 혈구 수는 증가하게 된다.

표 4-6 전신성 지혈제(systemic hemostatics)

일반명/상품명	투여 경로	적 응 증
Ferrous fumarate(Femiron)	PO	단순 철분결핍 교정(소적혈구, 저색소성 빈혈) 영아, 소아기, 임신과 같이 철분 요구가 증가되는 시기
Ferrous gluconate(Fergon)	PO	단순 철분결핍 교정(소적혈구, 저색소성 빈혈) 영아, 소아기, 임신과 같이 철분 요구가 증가되는 시기
Ferrous sulfate(Feosol)	PO	단순 철분결핍 교정(소적혈구, 저색소성 빈혈) 영아, 소아기, 임신과 같이 철분 요구가 증가되는 시기
Iron dextran injection(DexFerrum)	IV, IM	구강 철분제제가 만족스럽지 않거나 불가능한 철분결핍성 빈혈

② 철분치료 후에 헤모글로빈과 헤마토크릿이 증가하지 않는다면 빈혈의 정확한 유형을 결정하기 위해 부가적인 검사가 필요할 수 있다.

(8) 부작용

① 위장관계 : 위장장애, 오심과 구토, 설사, 변비

★ ② 흑색 변(dark and tarry stool)

③ 피부계 : 피부의 변색, 주사 부위의 통증

(9) 역작용/독성

① 이미증(Pica)은 신체의 철분 흡수를 방해해서 빈혈을 유발한다. 임산부는 이미증이 잘 나타나는 그룹에 속한다.

② 철분은 신체에 축적되어 독성을 나타낼 수 있다.

③ 철분 과용량의 증상은 쇼크 · 경련 · 혼수로까지 발전할 수 있으며, 300μg/dL 이상의 혈청철은 심각하며 신속히 치료해야 한다.

④ 철분 과용량 시에는 신체에서 철분의 제거가 필요하며, 과용량이 의심되면 독성의 통제를 통보해야 한다.

⑤ 착화 치료(chelation therapy)는 기도유지, 산성증의 교정, 정맥 수액의 주입과 같은 지지적인 방법에 부가하여 인체에서 철분을 제거하기 위해 행해져야 한다.

(10) 간 호

★ ① 흑색 변과 같이 철분 주입과 관련된 부작용을 대상자에게 알려 준다.

② 위장장애를 최소화하기 위해 위가 찬 상태에서 경구 투약을 한다.

③ 빈혈은 어떤 질환의 증상일 수 있으므로 빈혈의 원인을 사정하고, 철분결핍성 빈혈의 진단을 확진하기 위해 임상검사를 시행한다.

④ 대상자가 철분 치료에 대한 임상적인 반응을 보이지 않는다면 의사에게 보고한다.

⑤ 충분한 철분 수준을 유지하기 위한 대상자의 음식 선택을 돕기 위해 영양사에게의 의뢰가 시행될 수 있다.

⑥ 이미증이 의심된다면 대상자를 잘 관찰한다.

(11) 교 육

★ ① 경구용 철분제제의 적절한 주입을 대상자에게 교육한다.

② 철분 수준을 유지하기 위해 충분한 식이 섭취의 중요성을 교육한다. 고기, 간, 난황, 말린 콩, 푸른 채소와 같이 철분의 급원을 교육한다.

② 검은 흑색변으로 변의 특성에 있어서의 변화에 대해 대상자에게 알려 준다.

2. 비타민 B_{12}(cyanocobalamin)

(1) 작용 및 용도

① 비타민 B_{12}는 탄수화물, 단백질, 지방의 대사과정 중에 많은 조효소 반응의 일부로 이용되는 수용성 비타민이다.

② 비타민 B_{12}는 동물성 식품(간, 고기, 조개류, 유제품)에서 주로 발견된다.

③ 비타민 B_{12}의 결핍은 신경계, 혈액계, 위장관계에 영향을 미친다.

④ 비타민 B_{12}는 위의 벽세포에서 분비되는 내인성 인자에 의해 흡수된다.

★ ⑤ 완전 혹은 부분 위절제술이나 위문합술을 한 대상자는, 내인성 인자의 분비가 되지 않으므로 일생 동안 비타민 B_{12} 주사를 필요로 한다.

⑥ 악성 빈혈은 비타민 B_{12}의 결핍으로 인한 빈혈을 지칭한다.

⑦ 비타민 B_{12}의 결핍은 거대적 아구성 대구성 빈혈(megaloblastic macrocytic anemia)로 분류된다.

⑧ 위축성 위염은 비타민 B_{12}의 결핍 시에 동반된다.

⑨ 비타민 B 복합체는 비타민 B_{12}와 함께 작용하기 때문에 한 가지 이상의 결핍이 동시에 존재할 가능성이 있다.

(2) 일반적인 약물

① Cyanocobalamin은 개별적인 비타민 단위로 판매되기도 하고, 복합 비타민 제제 속에 포함되기도 한다.

② 비타민 B_{12}는 경구용과 주사용으로 두 가지 모두 사용된다.

③ 표 4-7 에 비타민 B_{12}의 일반적인 제제가 나열되어 있다.

(3) 투약 시에 고려해야 할 점

★ ① 비타민 B_{12}는 내인성 인자의 생성 능력이 소실된 대상자에게는 혈관을 통해 주입되어야 한다.

② 비타민 B_{12}의 치료적 수준은 Schilling test 결과가 30% 이상으로 나타나는 것이다.

③ 작열감과 국소적인 자극을 최소화하기 위해 Z-track 방법을 사용하는 것이 일반적이다.

④ Cyanocobalamin은 빛으로부터 보호해야 한다(빛은 제제를 불활성화할 수 있기 때문이다). 다른 약과 섞어서 투여해서는 안 되고, 개별 주사로 투여해야 한다.

표 4-7 비타민 B_{12} 제제(cyanocobalamin)

일반명(상품명)	투여 경로	적응증
비타민 B_{12A} (Hydroxycobalamin, Alphamin)	IM	비타민 B_{12} 흡수불량, 갑상선 기능항진증, 용혈성 빈혈, 글루텐 장질환, 소장 박테리아 과잉증식, 엽산 결핍
비타민 B_{12} (Cyanocobalamin, Cobex, Rubramin PC)	IM, deep SC	악성 빈혈, 내인자의 부적절한 분비, 영양 결핍, 비타민 B_{12} 흡수불량

(4) 금기증 : 과민성의 과거력이 있는 경우에 금기가 된다.

(5) 주요 약물과의 상호작용

① 항경련제, aminoglycosides, cholestyramine, colchicine, neomycin, potassium 배설제제와 같은 약은 비타민 B_{12}의 흡수를 감소시킬 수 있다.

② Cyanocobalamin의 사용은 저칼륨 혈증을 일으킬 수 있으므로 칼륨 수준을 측정한다.

③ Chloramphenicol은 비타민의 혈액학적 작용을 억제한다.

④ methotrexate와 과도한 음주를 함께 하면 효과가 감소된다.

(6) 주요 음식과의 상호작용

① 흡수부전의 문제를 가지고 있는 대상자는 비타민 B_{12} 결핍증으로 발전하기 쉽다.

② 적당한 대체물 없이 엄격한 채식주의 식사는, 비타민 B_{12} 결핍증으로 발전할 위험을 증가시킨다.

(7) 주요 임상검사

① 악성 빈혈을 확진하기 위해 해당 혈액검사를 한다.

② 잠재적인 저칼륨 혈증에 대한 관찰을 한다.

(8) 부작용

① 안면홍조

② 위장관계 장애 : 저칼륨 혈증과 함께 설사

③ 피부계 : 주사 부위의 소양증과 동통

(9) 역작용/독성

① 수용성 비타민이므로 인체에 축적되어 독성 수준을 유발하지 않아야 한다.

② 어떤 환자에게는 울혈성 심부전과 폐부종과 같은 심폐계에 심각한 영향을 미칠 수 있다.

(10) 간 호

★ ① 잠재적인 약물의 상호작용을 알기 위해 처방과 OTC 두 가지에 대한 대상자의 투약상태를 살펴본다.

② 주사 부위를 교대로 하고 투약 기록지에 잘 기록한다.

③ 치료에 대한 반응을 기록하는 데 필요한 해당되는 임상검사의 기초 수치를 확인한다.

④ 기초 자료를 확립하기 위해 맥박과 혈관계 상태를 사정한다.

⑤ 악성 빈혈이 있는 대상자는 경구용 비타민 치료만 받아서는 안 되며 정맥으로 약물이 주입되어야 한다.

⑥ 대상자의 임상검사 수치가 치료에 대한 긍정적인 반응을 나타내지 않는다면 의사에게 보고해야 하며, 원인을 파악하기 위해 검사를 더 해야 한다.

⑦ 지지적인 식이 관리를 위해 영양사에게 의뢰해야 하며, 비타민 B_{12}가 많이 함유된 음식은 간 · 신장 · 생선 · 우유 등이 있다.

(11) 교 육

★ ① 악성 빈혈로 진단받았다면 일생 동안 계속적인 치료가 요구됨을 교육한다.

② 식이 속에 섭취할 수 있도록 비타민 B_{12}가 함유된 음식의 급원에 대해 교육한다.

③ 비타민 B_{12}의 흡수에 대한 알코올의 영향에 대해 교육한다.

④ 비타민 B_{12} 결핍의 증상과 징후(하지의 무감각과 저림, 허약, 피로, 식욕부진, 미각의 상실, 설사, 기억상실, 기분변화)에 대해 교육한다.

⑤ 설사가 심할 때에는 약물 용량의 변화가 요구됨을 교육한다.

3. 엽산(folic acid)

(1) 작용 및 용도

① 엽산은 DNA 합성과 세포 분열에 필요한 수용성 비타민이다.

② 엽산은 결핍상태를 치료하기 위해 혹은 임신 시와 같은 결핍상태의 예방을 위해 사용된다.

③ 엽산의 결핍상태는 태아의 신경관 결함 또는 거대적 아구성 대구성 빈혈(megaloblastic macro-cytic anemia)과 관련된다.

④ 엽산은 인체에서 호모시스틴(아미노산)의 분해를 돕는다. 엽산 결핍 상태가 있다면 호모시스틴의 수치가 상승되며, 높은 호모시스틴 치는 심장 질환과 관련된다.

⑤ 엽산의 식이 근원은 녹색 채소, 노란 과일과 채소, 간과 효모 및 고기 등이다.

⑥ 식이와 함께 엽산 보조제는 결핍 상태를 치료하기 위해 사용되며, 임신이나 수유기에는 보조제가 추천된다.

(2) 일반적인 약물

① Folic acid(Folvite)는 OTC 제제로 구입할 수 있다. 치료적 용량은 경구로 매일 1mg 이하이다. 유지용량은 경구로 매일 0.4mg 이하이다.

② 영양제나 복합 비타민 제제가 엽산을 함유한다.

③ Leucovorin calcium(Wellcovorin)은 하루 1mg 이하의 일반적인 성인 용량으로 IM이나 IV로 줄 수 있다. 엽산의 이 형태는 엽산 결핍이 아닌 종양에 대한 화학요법의 보조제로 사용된다.

(3) 투약 시에 고려해야 할 점

① 주입 경로는 제제의 성상에 따라 경구 · 피하 · 근육 · 정맥으로 모두 주입할 수 있으며, 점적률은 5mcg/min을 초과해서는 안 된다.

② 엽산결핍을 예방하기 위해 미국에서는 모든 임산부에게 매일 folic acid(0.4mg) 투여를 권장한다.

③ 대상자의 연령에 관계없이 하루 용량이 0.1mg 이하여서는 안 된다.
④ 엽산은 다른 약물과 섞어서 투여해서는 안되며, 개별 주사로 주어야 한다.
⑤ 대상자가 주사 부위의 과민성이나 발진을 경험할 수 있으며, 주사 부위는 교대로 해야 한다.
⑥ 대상자에게 신경계 결손이 있다면 엽산을 사용하는 것은 맞지 않다. 다른 비타민 B를 사용하고, 적절한 치료를 해야 한다.

(4) 금기증

① 엽산결핍에 의한 것이 아닌 다른 빈혈치료에는 금기이다.
② 엽산 주사액은 benzyl alcohol을 함유하고 있으므로 신생아에게 주어서는 안 되며, 이런 예방제제는 신생아에게는 금기가 된다.
③ 수유 중에는 조심스럽게 사용한다.

(5) 주요 약물과의 상호작용

① ASA, phenytoin, sulfonamides는 엽산 수준을 감소시킬 수 있다.
② Phenytoin과 동시에 사용할 때에는 발작의 가능성이 증가한다.
③ 경구용 피임제는 엽산 결핍의 위험을 증가시킨다.
④ 스테로이드 사용은 인체에서 엽산의 필요성을 증가시킨다.
⑤ Methotrexate, pyrimethamine, triamterene, trimethoprim은 엽산 길항제로 작용한다.
⑥ 알코올의 섭취는 엽산 요구량을 증가시킬 수 있기 때문에 엽산 결핍증을 일으킬 수 있다.
⑦ 엽산의 지속적 사용은 비타민 B_{12} 결핍증상을 알아채지 못하도록 할 수 있다.

(6) 주요 음식과의 상호작용

① 엽산이 든 음식의 급원을 대상자에게 확인시켜야 한다.
② 채소를 오래 요리하는 것은 엽산을 파괴할 수 있다.
③ 열은 비타민을 파괴한다.

(7) 주요 임상검사 : 특이 사항 없음

(8) 부작용

① 소변색의 희석, 오심
② 변형된 수면 패턴과 우울
③ 발진, 기관지 경련

(9) 역작용/독성

① 경구용 엽산의 독작용은 보고된 바가 없다.
② 대상자가 비타민 B_{12}와 항경련제 치료를 동시에 받고 있다면 결합부위의 경쟁으로 독성이 발생할 수 있다.

③ 용혈성 빈혈이 발생할 수 있다.

(10) 간 호

★ ① 임산부는 신경관 결함 예방을 위해 매일 엽산 0.4mg을 복용한다.
② 잠재적인 약물의 상호작용을 확인하기 위해 대상자에게 투여되는 모든 약을 확인한다.
③ 엽산과 관련된 혈액학적 검사를 수행하고 결과를 사정한다.
④ 엽산 수치의 유지와 식이를 통한 지지를 위해 영양사에게 의뢰한다.
⑤ 알코올이 엽산 수치에 미치는 영향에 대해 대상자와 면담한다.
⑥ 잠재적인 알레르기 반응에 대해 관찰한다.
⑦ 혈액 수치의 상승과 엽산결핍 증상의 해소(설사, 변비, 불안정한 다리, 피로, 근육통, 건망증, 우울)는 엽산의 치료효과이다.

★ (11) 교 육

① 신경관 결함 예방의 중요성에 대해 임산부에게 교육한다.
② 비타민과 다른 약물을 함께 복용할 때는 약물 상호작용이 증가할 수 있는 잠재성에 대해 알게 한다.
③ 치료에 대한 반응을 측정하기 위해 필요한 임상검사가 반복됨을 교육한다.
④ 엽산복용 시에는 의학적 권고의 이행을 지도한다.
⑤ 푸른잎 채소, 노란 과일과 채소, 효모, 고기 등 엽산이 많이 함유된 식품의 근원에 대해 교육한다.

4. Epoetin alfa(epogen, procrit)

(1) 작용 및 용도

① Epoetin은 RBC 생산을 자극하는 erythropoietin의 재조합 형태의 약물이다. 이것은 신장에서 생산되는 erythropoietin과 화학적으로 동일하며, 적혈구 성장을 촉진하는 동일한 기능을 한다.
② 신부전, HIV 감염, 화학치료로 인해 빈혈이 유발되는 비골수성 종양과 같은, 다양한 원인으로 인해 빈혈을 가진 대상자를 치료하기 위해 사용된다.
③ 적혈구 성장 가능성의 효과로 인해 수술 환자에 있어서 수혈의 필요성을 줄이기 위한 치료 방법으로 이용된다.
④ Ferritin과 transferrin 포화도 수준은 적혈구 형성 활동을 지지하기 위해 충분해야 한다.

(2) Epogen 제제

일반적인 용량은 대상자의 상태에 따라 다르다. 용량은 units/kg으로 계산되며, 1주에 3회로 1회 용량은 3～500units/kg로 다양하고 피하나 정맥으로 주입된다.

(3) 투약 시에 고려해야 할 점

★ ① 약물은 냉동보관되므로 투여 전에 실온에서 녹여야 한다.
② 탈색되거나 이물질을 함유한 제제는 사용하지 않는다.
③ 다른 용액과 같이 주입해서는 안 된다. 피하나 정맥으로 주입되며, 바이알(vial)에 방부제가 없다면 남은 부분은 버려야 한다.
④ 불활성화가 일어날 수 있으므로 제제를 흔들어서는 안 된다.
⑤ Epogen의 주입은 과용량을 피하기 위해 의사의 투여 원칙을 준수해야 한다.
⑥ 용량은 투석 여부와 개개인의 임상적인 상태에 따라 달라진다.
★ ⑦ Hematocrit이 대상자의 반응을 측정하기 위해 사용된다. 의사는 목표 수치(대개 30~36%)를 정하고 이 수치에 도달하기 위한 치료를 하게 된다. hematocrit 수치가 너무 빨리 올라가거나 목표 수치를 통과하면 대상자는 고혈압이나 발작의 위험이 있다. hematocrit 수치가 치료에 반응해서 상승하지 않으면 철분 저장도에 따라 용량을 증가시킨다.
초기 효과는 주로 1~2주 내에 보이게 되며 목표 수치에의 도달은 2~3개월이 걸린다.
⑧ Epogen은 대개 1주일에 3회 정도로 주어진다.

(4) 금기증

① 조절이 안 되는 고혈압 환자나 알부민에 과민성의 과거력이 있는 대상자는 금기이다.
② 복합적인 원인에 의한 여러 가지의 빈혈을 가지고 있는 대상자는 금기이다.
③ 이점이 위험을 초과하지 않는다면 임신부에게는 사용하지 말아야 한다.

(5) 주요 약물과의 상호작용

① 골수 억제제의 사용은 길항효과로 인해 epogen의 능력을 방해할 수 있다. 따라서 화학치료 후에 주로 사용된다.
② Epogen의 사용은 특수한 형태의 빈혈과 결부되는 문제를 교정할 수 없다는 점에서 제한적이다. epogen의 장기간 사용은 인체가 보상을 하게 되면서 장기적으로 효과가 없는 결과를 가져올 수 있다.

(6) 주요 음식과의 상호작용

철분 보조제를 함께 사용하는 것이 좋다. 경구용 제제뿐만 아니라, 식사를 통해서 섭취하는 것이 좋다.

(7) 주요 임상검사

① Epogen의 사용은 hematocrit 농도와 hemoglobin 농도뿐만 아니라, 적혈구의 정렬에도 영향을 미침으로써 혈청수치를 상승시킨다.
② 용량의 조절은 철분 저장도나 hematocrit과 같은 해당되는 검사 수치에 좌우된다. hematocrit이 30~36% 사이일 때에 용량이 잘 조정된 것으로 본다.

(8) 부작용

① 고혈압과 부정, 설사, 변비, 오심, 구토
② 열, 관절통, 주사 부위의 통증
③ 혈소판 증가증, 철분결핍증, 발한

(9) 역작용/독성

① 과다 사용은 다혈구 혈증으로 발전시키는 독성 수준을 초래할 수 있다.
★ ② 독성 수준 혹은 너무 빠른 치료에 대한 반응으로 고혈압과 경련이 발생할 수 있다.

(10) 간 호

★ ① 치료적 반응에 해당되는 정보를 제공하기 위해 기초적인 혈액검사를 한다.
② 치료 시작 전에 혈압을 재고, 치료 중에도 혈압을 면밀히 관찰한다.
③ 불편감을 최소화하기 위해 주사 부위를 교대로 한다.
④ 심근경색증, 뇌졸중, 일과성 허혈성 사고(TIA : transient ischemic accident)와 같은 혈전성 사고의 위험에 대해 대상자를 관찰하고, 특히 만성신부전 환자인 경우는 더 세심한 관찰이 요구된다.
⑤ 주입 원칙을 준수하고 지속적으로 해당되는 임상검사 결과를 확인한다.
⑥ 투석 환자는 혈액 역동적 과정의 스트레스에 의해 용량 조정이 요구된다.
⑦ 대상자의 철분 저장도(ferritin)와 transferrin 수치를 검사한다. 적혈구 성숙에 있어 epogen의 효과를 지지하기 위해 부가적인 보조제나 약물이 요구될 수도 있다.
⑧ 영양학적 지지를 위해 영양사에게 의뢰한다.
⑨ 대상자의 기초가 되는 활력징후를 측정하고 약물 주입 후에 혈압측정을 유지한다.

(11) 교 육

★ ① 검사를 계속해야 하고 거기에 따라 약물의 용량이 조정되어야 할 필요성에 대해 교육한다.
② 대상자에게 가능한 부작용에 대해 교육한다.
③ 뼈의 통증이 있거나 열이 있으면 진통 해열제를 사전에 투여한다.
④ 집에서 약을 주입해야 할 경우에는 자가 주입 방법을 교육한다.
⑤ 약속(약물 투여나 외래 방문)을 잘 지켜야 됨을 강조한다.
⑥ 경련 발작의 위험이 있으므로 치료 첫 90일 동안은 위험한 활동이나 운전 등을 하지 않도록 한다.
⑦ 식이섭취와 약물치료를 잘 따르는 이행의 중요성에 대해 강조한다.

section 06

Medication to Lower Blood Cholesterol

혈중 지질 강하제

1. HMG-CoA 환원효소 억제제(reductase inhibitors)

(1) 작용 및 용도

① 간에서의 콜레스테롤 합성에 영향을 미치는 statins 계열에 속한다.

② 콜레스테롤 농도를 감소시키는 간에서의 비율 제한 효소(rate-limiting enzyme)를 방해하는 작용을 한다.

③ 콜레스테롤 수치가 유의하게 높고 식이요법이 효과적이지 못했던 환자에 있어서 LDL 콜레스테롤 수치를 낮추는 것을 목적으로 한다.

④ Statins은 또한 다소 용량에 따라 다르지만 HDL 콜레스테롤에 영향을 미치며, lipoprotein은 statins의 사용으로 영향을 받지 않는다.

(2) 일반적인 약물

① Lovastatin(Mevacor), simvastatin(Zocor), pravastatin(Pravachol)은 성상이 비슷하며 진균배양 시에 분리된다.

② Fluvastatin(Lescol), atorvastatin(Lipitor)는 합성으로 생산되었다.

③ 표 4-8 에 일반적으로 많이 사용되는 제제의 용량과 투여 방법이 명시되어 있다.

(3) 투약 시에 고려해야 할 점

① 밤에 주로 투여된다.

② 콜레스테롤 합성은 보통 저녁 시간대에 이루어지므로, 계획적 용량투여는 약물의 효과를 증가시킨다.

(4) 금기증

① 간질환과 비정상적인 혈청 transaminase 수준을 가진 대상자에게는 금기이다.

② 임산부나 수유부에게는 금기이다.

(5) 주요 약물과의 상호작용

① 면역 억제제, 항진균제, fibric acid 유도체, nicotinic acid, erythromycin 등을 같이 사용할 때에는 근염(myositis)의 위험이 증가한다.

② Cholestyramine(Questran)을 같이 사용할 때에 부가적인 효과가 나타나게 된다.

③ Spironolactone과 cimetidine은 HMG-CoA 환원효소 억제제의 수치를 감소시킬 수 있다.

(6) 주요 음식과의 상호작용(보고된 자료가 없음)

(7) 주요 임상검사

① 간기능 검사 결과에 대한 평가를 해야 하므로 치료 시작 전에 기초가 되는 수치 확보가 요구된다.
② 치료에 대한 반응을 확인하고 역 · 독작용을 방지하기 위해 미리 결정된 간격(12주 동안의 용량 조정)으로 간기능 검사를 지속적으로 해야 한다.
③ Creatinine phosphokinase(CPK)의 측정은 근염의 가능성을 평가하기 위해 행해질 수 있다.
④ Digoxin을 같이 복용할 때에는 digoxin level을 측정해야 한다.

(8) 부작용

① 위장장애, 소화 불량, 고창(flatulence)
② 통증과 근육통
③ 두통, 발진, 어지럼증
④ 부비동염

(9) 역작용/독성 : 간기능 검사 시의 이상(serum transaminase 수치의 상승)

(10) 간 호

★ ① 약물 선택은 의사의 선호도와 대상자의 약물에 대한 수용도에 달려 있다.
② 20세 이하의 대상자에게는 사용이 추천되지 않는다.
③ 인체에서의 콜레스테롤 생산 시간에 맞추어서 저녁식사 시간에 투약을 하도록 지시한다.
④ 치료 시작 전에 기초적인 간기능 검사 수치가 확보되어야 하며, 지속적인 측정이 일정한 간격으로 행해져야 한다.
⑤ 치료 시작 후 2∼4주 내에 lipid 수준을 측정한다.
⑥ 음식과 관계없이 투여할 수 있다.
★ ⑦ 저지방식이를 위해 영양사의 도움이 필요한 경우에 의뢰를 해준다.

표 4-8 HMG-CoA 환원효소 억제제

일반명(상품명)	투여 경로	적 응 증
Atorvastatin(Lipitor)	PO	콜레스테롤, 저밀도지단백, 중성지방 감소를 위한 병행 치료
Fluvastatin(Lescol)		콜레스테롤, 저밀도지단백, 중성지방 감소를 위한 병행 치료, 관상동맥 질환의 진행을 느리게 함
Lovastatin(Mevacor)		콜레스테롤, 저밀도지단백, 중성지방 감소를 위한 병행 치료
Pravastatin(Pravachol)		콜레스테롤 증가가 없는 환자의 심근 경색증 예방, 관상 동맥 질환의 진행을 느리게 함. 콜레스테롤, 저밀도지단백, 중성지방 감소를 위한 병행 치료
Rosuvastatin(Crestor)		콜레스테롤, 저밀도지단백, 중성지방 감소를 위한 병행 치료
Simvastatin(Zocor)		콜레스테롤 증가가 없는 환자의 심근 경색증 예방, 관상 동맥 질환의 진행을 느리게 함 콜레스테롤, 저밀도지단백, 중성지방 감소를 위한 병행 치료

(11) 교 육

① 생화학적 활동을 증진하기 위해 적절한 자가투여에 대해 환자를 교육한다.
② 계속적인 이행과 대상자의 반응을 사정하기 위해 임상검사가 요구된다.
③ 설명할 수 없는 근육통, 압통, 피부나 눈의 황달, 식욕부진 시에는 즉시 보고한다.
④ 알코올 섭취를 줄이거나 피한다.
⑤ 가임기 여성은 "statins"를 복용하는 동안 반드시 피임을 하도록 한다.

2. 담즙산 제거제(bile acid sequestrants)

(1) 작용 및 용도

① 담즙산은 위장관계에서 작용하는 비흡수적인 amine 복합체이다.
② 담즙산과의 결합은 담즙 합성을 유지시키기 위해 간세포가 콜레스테롤을 보내도록 반응하게 함으로써 LDL 콜레스테롤 수준을 감소시킨다.
③ 사용의 적응증은 triglycerides 수준의 상승 혹은 콜레스테롤 수준이 상승했을 때이다.
④ 콜레스테롤 상승 시에 식이 관리와 함께 부가적인 치료법으로 이용된다.

(2) 일반적인 약물

① Cholestyramine(Questran)과 colestipol(Colestid)는 LDL 수준을 낮추는 능력에 있어서 유사하다.
② Colestipol은 식사 전과 취침 시에 알약이나 분말로 하루 2~4회에 5~30grams/day로 투여된다.
③ Cholestyramine은 분말로 시판되며 식사 전과 취침시 하루 2~4회, 4g씩 하루 24gm까지 필요할 수 있다.
④ colesevelan hydrochloride(Welchol)은 담즙산과 결합되어 대변으로 배설되며 콜레스테롤치를 낮춘다. 매일 6625mg 이상의 용량을 사용한다.

(3) 투약 시에 고려해야 할 점

★ ① Colestipol 정제는 부수거나 씹거나 잘라서는 안 되며, 물과 함께 섭취해야 한다.
② 가루로 된 제제는 과다하게 진하게 되어 식도 폐쇄의 발생을 방지하기 위해 침상에서 혼합해서는 안 되고, 오렌지 향 또는 무향일 수 있다. cholestyramine 분말은 phenylalanine을 함유하고 있으므로 페닐케톤뇨증 대상자에게 투여되어서는 안 된다.
③ 이 약은 동시에 투여되는 다른 약제와의 결합효과를 증가시킬 가능성이 있으므로, 단독으로 투여되어야 한다. 다른 약은 담즙산 약 투여 1~2시간 전이나 4~6시간 후에 주어야 한다.
④ 1회분은 최소한 120~180mL의 물이나 다른 액체에 희석해서 먹는다.
⑤ 이 약은 점막에 자극적이기 때문에 투여 전에 용해되어야 한다.

(4) 금기증

① Colestipol은 소아 환자에게 사용되어서는 안 된다.

② 담관 폐색 환자에게는 금기이다.

(5) 주요 약물과의 상호작용

① 담즙산 약은 thyroxine, digoxin, 이뇨제, 항생제, warfarin 등의 많은 다른 약물과 결합할 수 있다. 따라서 다른 약물과 동시에 투여하면 안 된다.

② 담즙산 약, HMG-CoA 환원효소 억제제, nicotinic acid 등을 같이 사용할 때에는 부가적인 효과를 보일 수 있다.

③ colesevelam(Welchol)은 지용성 비타민과 함께 사용하지 않는다.

★ (6) 주요 음식과의 상호작용

분말형은 흡수를 최대화하고 기도 폐색을 방지하기 위해 적당한 음식이나 액체에 섞어서 먹어야 한다.

(7) 주요 임상검사

① 치료 시작 전에 콜레스테롤과 triglyceride의 기초 수치를 측정하며, 치료에 대한 반응을 결정하기 위해 계속 검사를 실시한다.

② 치료 시작하고 한 달 내에 LDL 수치의 감소가 나타나야 한다.

(8) 부작용

① 복부통증, 부종, 역류, 변비, 지방변, 치질

② 비타민 결핍(A, D, K)

③ 피부, 혀, 항문 주위의 발진

(9) 역작용/독성 : 저프로트롬빈 혈증과 적혈구의 엽산염 수준 감소

(10) 간 호

★ ① 약물의 적절한 혼합과 투여는 생화학적 활동을 최대화하기 위해 예정된 시간대로 행해져야 한다.

② 약물의 부작용에 대해 대상자를 관찰하고 사정한다.

③ 담즙산은 환자의 수용성이 나쁠 수 있기 때문에, 상승된 콜레스테롤 치료에 있어서 맨 처음의 치료로 사용해서는 안 된다.

④ 담즙산 투여의 중단이 없다면 비타민 결핍에 대해서는 정상 수치를 유지하기 위해 보조제가 요구된다.

⑤ 치질이나 변비와 관련된 문제는 대상자의 안위를 제공하기 위한 간호가 요구된다.

⑥ 위장장애를 대상자가 호소하면 약물처방에 대한 이행도를 유지하기 위해 더 낮은 용량이 요구된다.

⑦ 혈중 콜레스테롤은 치료 시작 후 24~48시간 내에 감소될 수 있다.
⑧ 장기간의 cholestyramine 복용은 출혈 경향을 증가시킬 수 있다.

★ (11) 교 육

① 약의 효과를 최대화하기 위해 투약 스케줄과 적절한 투여 방법에 대해 교육한다.
② 부작용을 나타내는 증상과 징후에 대해 환자가 인식할 수 있도록 가르친다.
③ 콜레스테롤 수준에 대한 약물의 효과를 평가하기 위해 계속적인 혈액검사가 행해질 것임을 교육한다.
④ 충분한 수분섭취와 함께 부피가 많은 식사를 많이 하도록 한다.
⑤ 투약 횟수를 거르지 않도록 한다.
⑥ 변비 시에는 즉시 보고한다.
⑦ colesevelam(Welchol)사용 시 가슴쓰림, 오심, 식욕부진이 나타나면 소량씩 자주 식사를 한다.

3. Fibric Acid 유도체

(1) 작용 및 용도

① 지단백(lipoprotein)에 영향을 미치는 화합물 그룹이다.
② 초저밀도 지단백(very-low lipid-density lipoproteins; VLDL)과 chlyomicrons에 작용하여 triglyceride 수치를 저하시키게 된다.
③ HDL 콜레스테롤 수준은 증가하나 이것이 1차적인 효과는 아니며, LDL 수준에 있어서 다양한 결과를 가져온다.
④ Fibric acid 유도체는 콜레스테롤 수치가 상승되어 있으나, 식이관리로 잘 조절이 안 되는 대상자나 triglyceride 수준이 상승된 대상자에게 사용된다.

(2) 일반적인 약물

① Fibric acid 유도체는 triglyceride 수준을 감소시키고, HDL 수준을 증가시키며 LDL 수준을 낮춘다고 알려져 왔다.
② Gemfibrozil(Lopid)은 대상자에게 췌장염이 발생될 위험이 높을 때에 사용된다.
③ Fibric acid 유도체 약물은 표 4-9 에 열거되어 있다.

표 4-9 Fibric acid 유도체

일반명(상품명)	투여 경로	적 응 증
Clofibrate(Abitrate, Atromid-S)	PO	콜레스테롤, 저밀도지단백, 중성지방 감소
Fenofibrate(Tricor)		IV, V형의 고지질혈증과 고중성지방혈증
Gemfibrozil(Lopid)		저밀도지단백과 중성지방 감소

(3) 투약 시에 고려해야 할 점

① 투여 시에는 보통 하루일 용량을 몇 번으로 나누어서 준다.

② 보통 아침 · 저녁식사 전 30분에 투여하게 된다.

(4) 금기증

① 담낭 질환, 신장 질환, 간이나 담낭의 경화증을 가진 대상자에게는 금기이다.

② 임산부나 수유부에게는 처방되지 않는다.

(5) 주요 약물과의 상호작용

① 항응고제 사용시 약물의 상호작용이 보여질 수 있으므로 PT 수치를 측정한다.

② 횡문근 용해가 일어날 수 있으므로 statins(HMG-CoA 환원효소 억제제)와 같이 사용해서는 안 된다.

③ Clofibrate는 sulfonylureas의 저혈당 효과를 증가시키므로 2형 당뇨환자에게 투여해서는 안 된다.

(6) 주요 음식과의 상호작용 : Fibric acid는 미각을 변화시킬 수 있다.

(7) 주요 임상검사

① 치료를 시작하기 전에 기초적 혈청 lipid 수준이 확인되어야 한다. 또한 치료에 대한 반응과 대상자의 증상을 기록하기 위해 임상검사를 계속해야 한다.

② 3개월 후에도 간기능 검사가 계속 비정상이라면 약물치료는 중단되어야 한다.

③ 치료에 대한 반응으로 저칼륨 혈증이 발생할 수 있다.

④ Gemfibrozil의 사용 시에 hemoglobin, hematocrit, WBC의 저하를 가져올 수 있다.

(8) 부작용

① 복부나 상복부의 동통

② 황달, 시력저하, 두통, 우울

③ Gemfibrozil의 사용 시에 발진, 피부염, 소양증

④ 요통, 근육경련, 근육통, 관절 부종

(9) 역작용/독성

① 담낭 질환과 급성 충수염이 발생할 수 있다.

② 호산구 증가증, 저칼륨 혈증

★ (10) 간 호

① 약물치료의 기초가 되는 임상검사를 하고 처방에 따라 계속적인 사정을 한다.

② 3개월 후에 치료에 대한 반응이 없으면 투약을 중단해야 하므로 의사에게 보고한다.
③ 부작용과 역작용의 가능성이 있는지, 대상자를 관찰한다.
④ 오른쪽 상복부의 통증이나 구토를 세심히 관찰한다.

★ (11) 교 육

① 대상자의 약물에 대한 반응과 부작용을 평가하기 위해 임상검사가 계속될 것임을 교육한다.
② 원인을 알 수 없는 출혈 시에는 즉각 보고한다.
③ 탄수화물과 알코올 섭취를 제한한다.
④ 급성 충수염이나 담낭 질환과 같은 심각한 부작용이 발생하면, 즉시 의사에게 보고하도록 한다.

4. Nicotinic Acid(niacin, 비타민 B_3)

(1) 작용 및 용도

① 인체에서 비타민 B_3의 활성형이며 수용성이다.
② HDL 수준을 증가시키고 대부분의 지단백(총 콜레스테롤, LDL, triglyceride, lipoproteins)을 낮추는 작용을 한다.
③ 총 콜레스테롤 수치가 높은 대상자에게 적용되며, 또한 식이관리로 별 효과가 없었던 대상자의 보조적인 치료에 사용된다. 용량은 성인에 있어서 하루 세 번, 1g부터 시작된다.
④ 말초혈관 확장을 유발하므로, 말초혈관 질환 대상자의 치료에 이용된다. 용량은 성인의 경우 경구로 10～20mg/일, 정맥 · 피하 · 근육의 경우는 25～100mg/일, 하루 2～5회 주입한다.

(2) 일반적인 약물

① 비타민 B_3는 처방제나 OTC 약물 형태가 모두 유용하다.
② 콜레스테롤을 저하시키는 용량은 일반적인 비타민 용량(500mg/일, 성인)보다 더 많다(3g 이상/일).
③ Nicotinic acid는 지속적 용해 제제뿐만 아니라 즉석 용해 제제로도 유용하다.

(3) 투약 시에 고려해야 할 점

★ ① 정제는 그대로 먹어야 하며, 부수거나 나누어서 먹으면 안 된다.
② 위장장애를 방지하기 위해 식사와 함께 복용할 수 있다.
③ 안면홍조는 혈관 확장작용에 의해 유발되는 niacin의 일반적인 부작용이다.
④ 경구용은 찬물과 함께 복용해야 한다.

(4) 금기증

① 간질환 환자, serum transaminase가 상승된 대상자나 위궤양 질환자에게는 금기이다.
② 심한 저혈압 대상자는 금기이다.

(5) 주요 약물과의 상호작용

① Nicotinic acid는 횡문근 용해를 증가시킬 수 있기 때문에 statins과 함께 복용해서는 안 된다.
② Nicotinic acid는 항고혈압제와 혈관 활성제와 같은 다른 약물의 작용을 강화할 수 있다.
③ Nicotinic acid는 항고혈압제 치료를 받고 있는 대상자에게는 주의해서 사용해야 한다.
④ 당뇨를 가진 대상자에게 nicotinic acid를 투여할 때는 당뇨약의 조정이 요구된다.
⑤ Niacin은 요산증가를 가져오는 probenecid와 sulfinpyrazone의 요산뇨증 효과를 감소시킬 수 있다.
⑥ Niacin은 종종 효과를 항진시키기 위해 bile resins과 함께 사용된다.

(6) 주요 음식과의 상호작용

① 투약은 OTC 제제로도 유용하지만, 이 때는 과용량의 가능성이 증가한다.
② 식이성 tryptophan(아미노산) 60mg이 인체에서 niacin 1mg을 전환시키는 데 사용된다.
③ 옥수수는 인체에서 niacin이 tryptophan으로 전환되는 것을 방해한다.

(7) 주요 임상검사 : Nicotinic acid는 혈당, 요산, serum transaminase 수준을 증가시킨다.

(8) 부작용

★ ① 안면홍조(flushing)
★ ② 기립성 저혈압, 혈관 미주신경 증상
③ 소양증, 피지선 활동의 증가
④ 소화불량증, 상복부 통증, 오심

(9) 역작용/독성

① 위장관계 증상을 호소하는 대상자는 역작용의 가능성에 대해 잘 확인해야 한다.
② 숨참(shortness of breath), 부종
③ 과용량 치료는 간손상, 고혈당증, 고요산혈증, 심부정맥을 가져올 수 있다.

★ (10) 간 호

① 흡수를 최대화하고 부작용을 최소화하기 위해 지시된 대로 투여한다.
② Nicotinic acid의 용량은 약이 콜레스테롤 수치를 감소시키기 위해 처방되었는지 아니면 단순히 비타민 공급을 위한 것인지에 따라 달라지므로 항상 용량에 주의한다.
③ 투약 시에 안면홍조의 부작용을 예상한다.
④ Niacin이 많이 함유된 음식(우유, 고기, 계란, 참치 등)을 교육하고 식이 섭취를 사정한다.
⑤ 대상자의 약물 목록을 확인하고 상호작용이 있는 약물이 있는지를 확인한다.

★ (11) 교 육

① 대상자와 현재 투여 중인 약물을 확인해서 약물 간의 상호작용 여부를 결정한다.

② 갑작스러운 혈압 저하를 피하기 위해 체위를 천천히 변경한다.

③ 햇볕에의 직접적인 노출을 피하도록 주의시킨다.

④ 얼굴, 목, 귀의 홍조가 경구 투여 2시간 내에 나타나고 정맥 주입 후에는 즉시 나타날 수 있으며, 여러 시간 계속될 수 있음을 교육한다.

⑤ 치료에 대한 반응을 확인하기 위해 임상검사가 계속 시행됨을 교육한다.

⑥ 알코올과 niacin을 같이 먹을 때에는 안면홍조가 심화됨을 알게 한다.

⑦ 과용량이 될 수 있으므로 niacin의 기타 제제를 더 복용해서는 안 된다.

5. Estrogens

① Chapter 13.을 참고

② 에스트로겐은 콜레스테롤 수치가 상승된 대상자의 보조적 치료제로 사용된다.

③ 에스트로겐은 폐경 전의 여성에 있어 심장보호 효과가 있는 것으로 알려져 있다.

④ 폐경 전과 폐경 후의 여성에 있어 에스트로겐의 지속적인 사용은 심장보호와 LDL 수치를 낮추고 HDL 수치를 상승시키는 효과가 있는 것으로 나타났다.

✓ POSTTEST

1. lovastatin(Mevacor)의 약리과정을 정확하게 설명한 것은 무엇인가?
   ① triglyceride 생산으로 인한 말초 지방분해와 유리지방산의 추출을 억제한다.
   ② 담즙산과 결합하여 지방대사를 감소시키고 흡수를 줄인다.
   ③ 이화작용과 콜레스테롤 분비를 증가시키기 위해 간을 자극한다.
   ④ 콜레스테롤을 생산하는 효소를 억제하여 콜레스테롤 생산을 감소시킨다.

2. 악성빈혈 환자가 왜 비타민 B_{12}를 주사로 투여해야 하는지를 질문하였다. 간호사의 가장 적절한 반응은 무엇인가?
   ① "혈액 손실 후 적혈구의 생산을 증가시키기 때문입니다."
   ② "비타민 B_{12}는 적혈구가 겸상세포로 변화되는 것을 예방하기 때문입니다."
   ③ "당신의 위는 비타민 B_{12}의 장내 흡수에 필요한 물질을 생산하지 않기 때문입니다."
   ④ "비타민 B_{12}는 적혈구의 과도한 생산을 막기 위해 필요합니다."

3. 정맥으로 anistreplase(Eminase)를 투여받는 환자를 간호할 때 해야 할 간호중재를 모두 고르시오.
   ① 멍이나 출혈을 야기하는 행동을 피하도록 교육한다.
   ② 대상자를 부드럽게 다루어야 한다.
   ③ "근육주사를 하지 마시오."라는 문구를 침상 옆에 비치한다.
   ④ 관절통이 있는 경우 prn으로 ibuprofen(Mortin)을 준다.
   ⑤ 출혈시간이 50% 이상 감소하는지 검사결과를 확인한다.

4. 최근에 빈혈치료를 위해 Ferrous sulfate(Feosol) 500mg을 경구로 3회 투여하는 치료방법이 성공이라는 점을 의미하는 것은 무엇인가?
   ① Reticulocyte count 증가
   ② International normalized ratio(INR)의 증가
   ③ Prothrombin time(PT)의 증가
   ④ Activated partial thromboplastin time(APTT)의 증가

5. 엽산결핍성빈혈로 엽산(Folvite)를 사용하는 여러 명의 환자가 예약되어 있다. 다음 중 어느 대상자를 가장 먼저 예약해야 하는가?
   ① 악성빈혈의 치료를 위해 비타민 B_{12}(hydroxycobalamin) 100 mcg를 매일 피하주사하는 대상자
   ② 임질 치료를 위해 tetracycline(Sumycin) 500 mg을 매일 경구로 복용하는 대상자
   ③ 요산과다혈증 치료를 위해 allopurinol(Purinol) 100 mg을 매일 경구로 복용하는 대상자
   ④ 매일 estrogen-progestin(Aviane)을 경구로 복용하는 대상자

6. 헤파린 치료를 받고 있는 대상자가 과용량으로 주입되었다고 간주된다. 간호사가 해야 될 가장 우선적인 행동은?
   ① 10분 이상에 걸쳐서 protamine sulfate 50mg을 주입한다.
   ② Protamine의 주입 전과 후에 대상자의 APTT 수치를 측정한다.
   ③ 헤파린이 주입된 후에 경과된 시간과 주입된 헤파린의 양을 확인한다.
   ④ 치료적 효과를 증가시키기 위해 비타민 K를 protamine sulfate와 함께 투여한다.

7. 수술 중인 환자가 수술실에서 갑자기 심한 출혈을 하기 시작했다. 간호사에게 다음 중 어떤 약물을 주사하라는 지시를 예상할 수 있겠는가?
   ① Alteplase(Activase)
   ② Aminocaproic acid(Amicar)
   ③ Dipyridamole(Persantine)
   ④ Heparine(Liquaemin)

8. 다혈구혈증환자가 침대 A에 재생불량성빈혈 환자가 침대 B에 입원하였다. 간호사는 침대 B의 환자에게 어떠한 약물이 투여될 것이라고 예견 할 수 있는가?
   ① Dipyridamole(Persantine)
   ② Allopurinol(Zyloprim)
   ③ Acetylsalicylic acid(Aspirin)
   ④ Cyclosporine(Sandimmune)

9. 심장판막치환술 후 장기간 warfarin(Coumadin) 치료를 받는 대상자에게 간호사가 교육해야 할 내용은 어느 것인가?

① 일주일에 몇 번 정도 점심에 양상추와 토마토를 먹도록 한다.
② 일주일에 두 번 정도로 노란 콩을 먹는 것을 제한한다.
③ 경미한 통증에는 aspirin을 복용하도록 한다.
④ 발을 잘 감싸는 신발을 신도록 한다.

10. 간호사가 헤파린 치료를 받는 환자의 activated partial thromboplastin time(APTT)를 확인하였다. 정상보다 2배 정도의 APTT가 될 때 간호사가 해야 할 행동은 무엇인가?

① 양치 후 잇몸 출혈이 있는지를 사정한다.
② 대변에 잠혈검사를 시행한다.
③ 비정상적인 멍이 있는지 사정한다.
④ 인계 시 검사 수치를 보고한다.

책 속의 책 7~8쪽

■ 참고 문헌

Bunnell Sellers, J., & Brubaker, M. L. (1999). Cardiovascular disorders. In Youngkin, E. Q., Sawin, K. J., Kissinger, J. F., & Israel, D. S. *Pharmacotherapeutics: A primary care clinical guide.* Stamford, CT: Appleton & Lange, chapter 20, pp. 354~367.

Corbett, J. V. (2000). *Laboratory tests and diagnostic proce-dures with nursing diagnoses.* Upper Saddle River, NJ: Prentice Hall, pp, 38~337.

Drew-Cates, J., & Gross, R. A. (1999), Neurologic disorders. In Youngkin, E. Q., Sawin, K. J., Kissinger, J. F., & Israel, D. S. *Pharmacotherapeutics: A primary care clinical huide.* Stamford, CT: Appleton & Lange, chapter 29, pp. 635~641.

Eisenhauer, L. A., Nichols, L. W., Spencer, R. T., & Bergan, F. W.(1998). *Clinical pharmacology & nursing management* (5th ed.). Philadelphia: Lippincott, pp. 452~1078.

Estes, M. E. (2002). *Health assessment & physical examination.*New York, Delmar Pubilshers, pp. 158~235.

Fitzgerald, M. A. (1999). Hematologic disorders. In Youngkin, E. Q., Sawin, K. J., Kissinger, J. F., & Israel, D. S. *Pharmacotherapeutics: A primary care clinical guide.* Stamford, CT: Appleton & Lange, pp. 608~620.

Grajeda-Higley, L. (2000) *Understanding pharmacology. A physiologic approach.* Stamford, CT: Appleton & Lange, pp. 124~271.

Grodner, M. Anderson, S. L., & & DeYoung, S. (2002). *Foundations and clinial applications of nutrition. A nursing approach* (2nd ed.). St. Louis, MO: Mosby, pp. 179~199.

Josephson, D. L. (1999). *Intravenous infusion therapy for nurses. Principles & practice.* New York, Delmar publishers, pp. 81~245.

Kozier, B., Erb, G., Berman, A. J., & Burke, K. (2003). *Fundamentals of nursing: Concepts, process, and practice.* (7th ed.) Upper Saddle River, NJ: Prentice Hall, Inc., pp. 750~1118.

Lemone, P., & Burke, K. (2003). *Medical-surgical nursing: Critical thinging in client care* (3rd de.). Upper Saddle River, NJ: Prentice Hall, Inc., pp. 206~1301.

Lilley, L. L., & Aucker, R. S. (2000). *Pharmacology nad the nursing process* (2ne ed.). St. Louis, MO: Mosby Inc., pp. 349~654.

O'Mara, A. M., & Whedon, M. B. (2002). Hematologic system. In S. M. Lewis, M. McLean Heitkemper, & S. Ruff Dirksen (Eds), *Medical-surgical nursing: Assessment and management of clinical problems* (5th ed.). St. Louis, MO: Mosby Inc., pp. 719~728.

O'Mara A. M., & Whedon M. B. (2002). Hematologic problems. In S. M. Lewis, M. McLean Heitkemper, & S. Ruff Dirksen (Eds), *Medical-surgical nursing: Assessment and management of clinical problems* (5th ed.). St. Louis, MO: Mosby Inc., pp. 736~757.

Pickar, G. D. (2002). *Dosage calculations* (7th ed.). New York, Delmar Publishers, pp. 228~231.

Spratto. G. R., & Woods, A. L. (2000). *PDR nurse's drug handbook.* Montvale, NJ: Medical Economics, pp. 20~177.

Weinstein, S. M. (2001). *Plumer's principles & practice of intravenous therapy* (7th ed.). Philadelphia, PA: Lippincott, pp. 452~473.

Weinstein, S. M. (2000). Pharmacology. In A. Corrigan, G. Pelletier, & M. Alexander. *Core curriculum for intravenous nursing* (2nd ed.). Philadelphia: Lippincott, pp. 188~204.

Whitney, E. N., Cataldo, C. B., Debruyne, L. K., & Rolfes, S. (2001). *Nutrition ofr health and health care.* New York, Wadsworth Publishing, pp. 176~507.

Whitney, E., & Rolfes, S. (1999). *Understanding nutrition* (8th ed.). New York, Wadsworth Publishing, pp. 143~570.

Wilson, B. A., Shannon, M. T., & Stang, C. L. (2003). *Nurses durg guide 2003.* Upper Saddle River, NJ: Prentice Hall.

CHAPTER 5

심장계 약물
(cardiac medications)

Suzanne Kay Marnocha, RN, CCRN, PhD

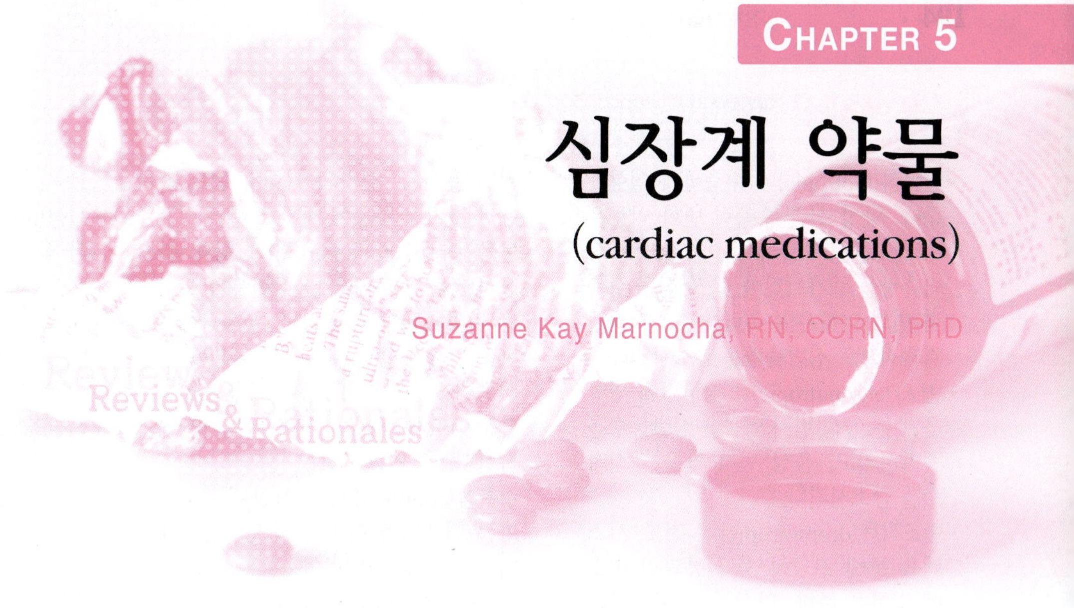

차 례 Chapter Outline

- 질산염과 아질산염제(nitrates and nitrites)
- 베타 아드레날린 차단제(beta-adrenergic blockers)
- 칼슘통로 차단제(calcium channel blockers)
- 말초혈관 확장제(peripheral vasodilators)
- 강심 배당체(cardiac glycosides)
- 항부정맥제(antidysrhythmics)
- 항응고제, 항혈소판제, 혈전 용해제와 콜레스테롤을 낮추는 약물 (anticoagulants, antiplatelets, thrombolytics, and medications to lower cholesterol)
- 항고혈압제, 항저혈압제, 이뇨제 및 포타슘 보충제 (antihypertensives, antihypotensives, diuretics, and potassium supplements)

목 적 Objectives

- 심혈관계 약물을 투여할 때에 치료의 일반적인 목표를 서술한다.
- Digoxin(Lanoxin) 투여와 관련된 특정한 간호 중재를 확인한다.
- Digitalis 독성의 징후와 증상을 확인한다.
- 흔히 사용되는 항부정맥제의 부작용을 확인한다.
- 항부정맥제 투약 간호 시에 고려사항을 확인한다.
- 베타 아드레날린 차단제, 칼슘통로 차단제와 질산염의 부작용과 역작용을 토론한다.
- Nitroglycerin의 투약과 관련된 특정한 환자 교육의 요점을 확인한다.
- 다양한 심혈관계 약물과 관련된 중요한 환자 교육의 요점을 열거한다.

용어해설 Review at a Glance

- **변력성**(inotropic) : 수축력에 영향을 준다. 양성 심근 수축력 변화 약물은 수축력을 증가시켜서 결과적으로 심박출량을 증가시킨다. 음성 심근 수축력 변화 약물은 수축력을 감소시켜서 결과적으로 심박출량을 감소시킨다.
- **변시**(chronotropic) : 심박수에 영향을 주는 양성 변시 약물은 심박동수를 증가시키고, 음성 변시 약물은 심박수를 감소시킨다.
- **변조작용**(dromotropic) : 전도 시스템을 통해 전기적 자극 통과의 속도에 영향을 준다. 양성 변전도 약물은 전기적 자극의 속도를 증가시키는 반면, 음성 변전도 약물은 전기적 자극의 속도를 감소시킨다.
- **부정맥**(dysrhythmia) : 심전도의 비정상적인 심장박동을 의미하는 일반적인 용어로, 심장의 기계적 펌프 작용과 전기적 활동에 대한 표현
- **불응기**(refractory period) : 상대 불응기(강한 자극에만 단지 반응을 보이는 것)와 절대 불응기(강한 자극에도 반응을 하지 않는 것)로 나누어 볼 수 있으며, 탈분극기(수축에 의한 전기적 활동기)로서 심장 주기의 회복기간에 속한다.
- **수축성**(contractility) : 심실로부터 나가는 혈액의 압력과 힘의 양, 심실에서 짜내는 능력이나 양
- **심박출량**(cardiac output) : 심장에 의해 분당 박출되는 혈액량으로 전부하, 후부하, 수축성과 심박수로부터의 투입으로 이루어져 있다.
- **자동성**(automaticity) : 심장은 어떤 외부의 자극없이 심장박동을 자발적으로 시작할 수 있다.
- **적정**(titrte) : 미리 예정한 용량에 따라 약물을 조정하는 방법이다(일반적으로 정맥 주입용 약물).
- **전도성**(conductivity) : 특별한 전도 조직이 없이 심장의 모든 섬유에 전기적 충격이 전도된다.
- **전부하**(preload) : 섬유 긴장 또는 수축에 앞서 부하되는 혈액량
- **후부하**(afrerload) : 좌심실이 혈액을 분출하는데 생기는 저항, 대동맥과 말초혈관의 저항
- **흥분성**(irritability) : 저산소증, 허혈, 비정상적 전해질 수치, 특정한 호르몬, 약물과 신체적 외상을 포함한 다양한 외부 자극에 대해 심장근육이 반응하는 상태

✓ PRETEST

1. 협심증 진단을 받고 자가로 nitroglycerine(NTG)를 복용할 환자를 교육하려 한다. 간호사가 강조해서 교육할 내용을 모두 고르시오.

① "흉통이 발생하면 즉시 활동을 멈추고 앉아 계십시오."
② "NTG 3알을 먹어도 통증이 사라지지 않으면 계속해서 휴식하고 의사를 부르십시오."
③ "퇴원 후 낮이나 밤이나 침상 옆에 NTG를 두도록 하십시오."
④ "흉통이 발생되면 즉시 의사에게 연락하십시오."
⑤ "NTG 알약은 혀 밑에 넣으면 작열감이 있을 것입니다."

2. 환자가 "나는 항상 NTG 패치를 같은 장소에 붙이는데, 그것을 떼는 것을 잊어버려요."라고 했을 때, 간호사의 가장 적절한 반응은 무엇인가?

① "패치는 24시간마다 바꿔야 합니다."
② "만약 연고가 손에 묻으면 피부에 마사지하세요."
③ "NTG 패치는 매일 털이 없는 부위로 돌아가며 붙여야 합니다."
④ "패치를 제거한 후 비누와 물로 깨끗이 씻어야 합니다."

3. 심부전으로 입원한 환자가 정맥으로 digoxin(Lanoxin)을 투여받는다. 간호사는 환자의 자료를 수집하는데 다음 보기를 가장 중요한 순으로 나열하시오.

① potassium level이 3.2mEq/L
② 심첨 맥박이 분당 53회
③ 환자가 2일 동안 매일 furosemide(Lasix) 20mg 사용
④ 환자가 아침식사에 오렌지 주스를 마심

4. 의사가 nitroglycerin(NTG)를 정맥주입 하라는 지시를 내렸다. 간호사가 이 지시를 수행하면서 가장 우선적으로 모니터해야 하는 것은 무엇인가?

① 침상 머리를 올렸을 때, 호흡이 짧아짐
② 소변 양
③ 혈압과 맥박
④ 두통과 안면 홍조

5. 고혈압 치료를 위해 환자가 metoprolol(Lopressor)를 처방받았다. 간호사는 환자의 어떤 과거력 여부에 대해 질문을

해야 하는가?

① 기관지 경련 ② 경련
③ 고혈압 ④ 심한 근무력증

6. Verapamil(Calan-SR)을 투여 받고 있는 환자를 사정하는 간호사가 이 환자에게 나타날 수 있는 부작용으로 기대할 만한 증상은 어느 것인가?

① 고혈압 ② 협심증
③ 피부발진 ④ 변비

7. 환자가 분당 lidocaine 2mg을 지속적으로 정맥 주입을 받고 있다. 간호사는 다음 중 어떤 증상이 있을 때에 주입을 멈추고 의사에게 알려야 하는가?

① 환자가 말을 더듬는 증상이 나타날 때
② 맥박이 분당 120회의 동성빈맥을 보일 때
③ 환자가 '심장발작(heart attact)'에 대해 걱정하는 진술을 할 때
④ 다리의 경련이 있다고 환자가 진술할 때

8. 급성 심부전으로 환자가 응급실을 내원하였다. 혈압은 116/86, 맥박은 98회였다. 간호사는 다음 중 어떤 약물이 처방될 것이라고 예상하는가?

① Atropine sulfate ② Digoxin(Lanoxin)
③ Propranolol(Inderal) ④ Verapamil(Calan)

9. 정맥으로 lidocaine(Xylocaine)을 투여받는 환자가 간호사에게 "충치 치료전에 치아를 마비시키기 위해 잇몸에 치과의사가 주사했던 약을 왜 사용하느냐?"고 질문하였다. 이때 간호사의 적절한 반응을 모두 고르시오.

① 이 약물은 심장의 전기적 힘을 조절합니다.
② 심장 근육 말단의 신경에 국소 마취제로 사용되는 것입니다.
③ 이 약물은 심장 세포의 흥분성을 감소시킵니다.
④ 이 약물은 심박수를 증가시킵니다.
⑤ 이 약물은 심실로 인한 부정맥의 치료에 일차적으로 사용됩니다.

10. 간호사가 amiodarone(Cordarone)을 투약받게 될 환자에게 퇴원 교육을 하고 있다. 다음 환자의 진술 중에 이 약에 대한 퇴원교육을 적절하게 이해했다고 생각되는 진술은 어느 것인가?

① "내가 이 약의 투약을 중지해도 된다고 의사가 말하자마자 나는 다시 태양을 즐길 수 있을 거예요."
② "이 약의 부작용은 내가 약을 복용하기 시작한 몇 주나 몇 개월까지도 나타나지 않을 수 있어요."
③ "만약 나의 맥박이 분당 100회 미만이면 나는 의사에게 곧 알릴 거예요."
④ "만약 내가 이 약을 잊고 먹지 않았을 때, 나는 내가 그것을 기억하자마자 약을 먹을 거예요."

책 속의 책 9쪽

section 01
Nitrates and Nitrites

질산염과 아질산염제

(1) 작용 및 용도

① 관상동맥과 전신의 혈관을 이완시킴으로써 심근에 산소를 포함한 혈액의 흐름(혈류)을 증가시킨다.

② 관상동맥 질환(coronary artery disease; CAD)을 가진 환자들에게는 협심증의 예방제이다.

③ 전신 혈관의 이완은 말초혈관계에 혈액의 울혈을 일으키는데, 좌심실의 전부하(수축에 앞서 좌심실의 용적)와 후부하(좌심실에 의해 배출되는 혈액의 저항)를 감소시켜서 결과적으로 심근의 산소 요구량을 감소시킨다.

(2) 일반적인 약물 표 5-1

(3) 투약 시에 고려해야 할 점

★ ① 설하로 약물을 투여하는 경우 환자의 점막은 촉촉해야 한다.

★ ② 정맥 주사용 NTG는 주입 펌프(infusion pump)를 이용해 지속적 또는 간헐적(정맥으로 push는 안 됨)으로 투여해야 한다.

③ 정맥 주사용 NTG는 5% 포도당이나 0.9% 생리식염수에 희석해서 사용해야 한다.

★ ④ 정맥 주사용 NTG는 유리병에서 혼합해야 하며 제조되어 공급된 정맥 튜브만을 사용해야 한다. 일반적인 정맥용 튜브는 polyvinyl chloride plastic으로 되어 있어 NTG의 40~80%를 흡수하기 때문이다.

⑤ 공복 시에 isosorbide의 일반적 형태를 투여한다. 만약 씹는 형태를 사용한다면 삼키기 전에 충분히 씹도록 한다. 서방정(서서히 방출되는 정제약)은 부수지 않는다.

⑥ 정맥주사용 NTG는 주입 펌프(infusion pump)를 이용해 지속적 혹은 간헐적(정맥용 push는 금함)으로 투약해야 한다.

⑦ 정맥주사용 NTG는 5% 포도당이나 0.9% 생리식염수에 희석해서 사용해야 한다.

⑧ 정맥주사용 NTG는 유리병에 혼합하거나 제조되어 공급된 정맥 튜브만을 사용해야 한다. 일반적으로 사용하는 정맥용 튜브는 polyvinyl chloride plastic으로 되어 있으므로 NTG의 40~80%를 흡수할 수 있다.

★ ⑨ 환자의 흉통을 조절하거나 치료하기 위해 종종 nitroglycerin의 감량을 처방하는데, 간호사는 적절하게 용량을 줄여 나가야 한다.

★ ⑩ 정맥으로 NTG를 사용하거나 약의 용량을 적절히 조절할 때, 혈압과 맥박을 매 15분마다 관찰해야 한다. NTG 주입을 멈추거나 감소시킴으로써 저혈압을 치료할 수 있다.

표 5-1 질산염(nitrates)과 아질산염제(nitrites)

일반명/상품명	투여 경로	적응증
Isosorbide denitrate (Dilatrate-SR, Isordil)	PO	협심증 예방
Isorbide (Imdur, ISMO, Monoket)	PO	협심증 예방
Nitroglycerin SL(Nitrostat)	SL	협심증 예방이나 치료
Nitroglycerin SR (Nitrong, Nitro-Bid)	SL	협심증 예방이나 치료
Nitroglycerin topical(Nitrol)	Topical	협심증 예방이나 치료
Nitroglycerin transdermal (Depoint, Transderm-Nitro)	Topical	

★ ⑪ NTG를 환자의 피부에 붙일 때에 약물이 피부 안으로 흡수되는 것을 피하기 위해 장갑을 착용한다.

★ ⑫ NTG 패치(patch)의 위치는 피부의 자극을 줄이고 약물의 흡수를 돕기 위해 붙이는 위치를 매일 변경하고 털이 없는 부위에 붙인다.

⑬ 입원한 환자를 위해 만약 병원의 정책 방침이 가능하다면 정제를 침상 가에 항상 둔다. 심장 발작이 발생하면 환자에게 보고하도록 교육하고, 만약 침상 가에 정제를 두었다면 개수를 매일 세어 본다.

⑭ 용량 계획은 질산염(nitrate)에 대해 내성이 생기는 것을 예방하기 위해 6～8시간 동안 중지하고, NTG 패치의 경우에는 아침에 적용하고 밤 10시에 제거한다.

(4) 금기증

① 질산염에 과민반응　　② 저혈압이나 저혈량증
③ 심한 서맥이나 심한 빈맥　　④ 우심실의 경색
⑤ 24시간 내에 Viagra를 사용한 경우

(5) 주요 약물과의 상호작용

① 정맥병이나 튜브에 어떤 다른 약과도 혼용하지 않는다.
② 24시간 내에 sildenafil citrate(Viagra)를 사용한 경우, 심한 저혈압을 일으킨다.
★ ③ 모든 다른 항고혈압제와 혈관 확장제는 심한 저혈압을 유발할 수 있다.
④ 정맥용 NTG는 헤파린(heparin)의 항응고 효과를 길항할 수 있다.
⑤ 알코올의 섭취는 피해야 한다.

(6) 주요 음식과의 상호작용 (보고된 바 없으나 음주는 저혈압 효과를 증가시킬 수 있다.)

(7) 주요 임상검사

① Nitroglycerine은 소변의 cathecholamines를 증가시킨다.
② 혈중 콜레스테롤이 감소된 것 같은 위양성 반응을 나타낼 수 있다.
③ NTG를 고용량으로 장기간의 사용은 메트헤모글로 빈혈증을 일으킬 수 있다.

(8) 부작용

① 두통
② 체위성 저혈압
③ 홍조
④ 국소적 작열감이나 저린 감각
⑤ 경구용인 경우에 위장계 증상
⑥ 국소 사용인 경우에 접촉성 피부염

(9) 역작용/독성

① 시력장애(blurred vision, 침침한 시야)와 입마름

② 중추신경계(CNS) : 허약, 어지러움, 현훈과 실신

③ 심혈계(CV) : 빈맥을 동반한 심한 체위성 저혈압으로 혈압이 떨어질 때에 맥박수는 심박출량(심장에 의해서 분당 박출되는 혈액의 양)을 유지하기 위해 증가한다.

④ 위장계(GI) : 오심, 구토, 배변과 소변의 실금, 복통과 입마름

★ (10) 간 호

① 협심증을 예방하기 위한 적절한 제형(약물 형태)은 NTG paste(파스), 패치 형태, 스프레이, 설하정과 경구용 서방출형(sustained-release forms)이 있다.

② 급성 협심증의 치료를 위해 적절한 제형은 NTG 스프레이와 설하정 또는 정맥용 주입이 적당하다.

③ NTG를 복용할 때에는 어지러움이나 실신을 예방하기 위해 환자를 꼭 앉거나 눕게 하여 복용하도록 교육한다.

④ 혀 밑에서 자연스럽게 녹도록 둔다. 만약 입이 마르면 설하정을 투여하기 전에 물을 조금 마시도록 한다.

★ ⑤ 5분 간격으로 3회 이상 투여하지 않는다. 세 번째 약을 투약한 후에도 통증이 계속되면 의사에게 보고하거나 응급의료센터에 연락한다.

★ ⑥ NTG paste나 패치를 사용할 경우, 털이 있는 부위나 상처가 있는 부위에 적용하지 않는다. 가장 적절한 부위는 가슴, 윗배, 앞 사타구니, 팔 위이다.

★ ⑦ 연고를 바를 때에는 손가락에 약물이 흡수되는 것을 피하고 고르게 바르기 위해 기구를 이용하거나 장갑을 착용한다.

⑧ 토프 부위를 바꾸고 피부에 자극 여부를 점검한다.

★ ⑨ 추가 약물을 사용하기 전에 paste 또는 패치를 매일 정해진 시간에 제거한다.

⑩ 연고는 차고 건조한 장소에 뚜껑을 꼭 닫아서 보관한다.

★ ⑪ 정맥주사용 NTG는 투약 전에 5%의 포도당이나 0.9%의 생리식염수에 희석해야 하며, IV push로 투여해서는 절대로 안 된다.

⑫ NTG는 반드시 유리병에 준비해야만 하고, NTG를 위해 특별하게 고안된 수액 튜브를 통해 주입해야 한다.

⑬ Nitroglycerine 주입은 반드시 infusion pump를 통해 주입해야 한다.

⑭ 약물의 용량을 조절하는 동안에 혈압과 맥박을 자주 관찰한다(5~10분 간격으로).

⑮ 여러 가지 농도를 사용할 수 있으므로 주입 농도를 주의깊게 관찰한다.

⑯ 심한 저혈압을 일으키는 경우에는, NTG 패치를 제거하고 피부를 관찰한다.

★ (11) 교 육

① NTG의 모든 제제가 어지러움과 두통을 일으킬 수 있다는 것을 교육한다. 협심증을 위해 NTG의 설하정을 사용한 경우에는 적어도 어지러움을 예방하기 위해 15분 정도 안정을 취한다.

② 만약 증상이 악화되어 NTG를 복용하는 횟수가 증가하거나 악화되면, 건강 간호 제공자들에게 보고한다.

③ 만약 통증이 5분 간격으로 3회 투여 후에도 지속되면, 심근경색증으로 악화되는 증상이므로 의사에게 곧바로 알린다.
④ 응급 전화번호를 확인하고 메모해서 집 주소와 정확한 위치를 적어서 함께 전화기 옆에 항상 NTG두도록 도와준다.
⑤ 설하정이나 스프레이 NTG를 계단을 오르거나 운동을 할 때 또는 성관계를 갖기 전에 투여할 것을 권한다.
⑥ 심장발작을 유발한 요인, 완화를 위해 사용된 약물의 용량, 사용한 시간과 날짜를 의사에게 제공할 수 있게 기록한다.
⑦ NTG 알약은 열, 빛, 습도에 약하기 때문에 검은 병에 넣어 차고 건조한 곳에 보관한다. 개봉 후 3~6개월에 바꾸어야 한다. 정상적으로 혀 밑에 넣었을 때 따끔거리고 저린 느낌이 있다.
⑧ 노인의 경우, 체위성 저혈압과 낙상을 예방하기 위해 체위를 변경할 때에는 천천히 변경한다.
⑨ Aerosal 스프레이인 경우, 정확한 용량을 사용하기 위해 사용하기 전에 잘 흔든다.
⑩ 만약 NTG 패치나 paste를 붙이고 있는데에도 협심증 발작을 경험할 경우, 위에서 제시한 안전한 방법으로 NTG 설하정을 사용한다.
⑪ 환자는 NTG 패치를 붙이고 수영이나 목욕을 할 수 있다.
⑫ NTG의 장기간 사용이나 빈번한 사용은 효과를 감소시키므로, 약물의 조정이 필요함을 환자에게 교육한다.
⑬ 의사와 상의없이 허브제제나 OTC 약물을 복용하지 않는다.

section 02
Beta-adrenergic Blockers

베타 아드레날린 차단제

(1) 작용 및 용도

★ ① 순환 카테콜라민(에피네프린, 노어에피네프린)의 활동을 막아 교감신경계의 효과를 감소시킨다.
② 치료 용량에서 베타 아드레날린 차단제(beta-adrenergic blocker)는 주로 심장에서 발견되는 베타 아드레날린 수용체(beta-adrenergic receptor)를 차단한다.
★ ③ 고용량에서는 베타 아드레날린 차단제는 기도에 있는 베타 아드레날린 수용체(폐에 존재하는 베타2)를 차단하여 특히 천식이나 만성 폐쇄성 폐질환(COPD)을 가지고 있는 환자들의 기도 저항을 증가시킨다.
④ 베타 아드레날린 수용체의 차단은 레닌 활성을 감소시켜서 renin-angiotensin-aldosterone system을 억압하여 다음과 같은 결과를 가져온다.
- 베타 아드레날린 수용체에 결합을 위한 카테콜라민의 경쟁
- 수축기와 이완기 혈압의 감소
- 음성 심근 수축력(negative inotropic)과 변시효과(chronotropic effect)

⑤ 베타 차단제는 고혈압, 협심증, 심근경색증(MI), 그리고 심실상성 빈맥의 치료를 위해 심장 박동이 사용된다.

★ ⑥ 베타 차단제는, 울혈성 심부전과 같은 합병증이 없는, 불안정성 협심증이나 심근경색증이 의심되는 모든 환자들에게 투약될 수 있다(심실세동 예방에 도움이 된다).

⑦ 베타 차단제는 베타 아드레날린 자극의 심장효과를 차단하여 다음과 같은 결과를 가져온다.
- 맥박과 심근 불안정성과 수축력의 감소
- 동결절(SA)의 자동성 저하
- 방실결절(AV)과 심실내 변조효과 감소

⑧ 또한, 몇 몇 환자들에게는 무대저항과 공황발작을 조절하는 데 유용하다.

(2) 일반적인 약물 표 5-2

(3) 투약 시에 고려해야 할 점

① 처음 약물 용량 투여 전 · 중 · 후 사정
- ★ 혈압과 맥박과 심장리듬을 첫 투약 시에 자주 관찰한다. 만약 구강으로 투여했으면 첫 용량을 투여한 다음, 60분 후와 투약 30분 전에 환자를 사정한다.
- 다음 용량을 주고 혈압과 맥박과 심장 리듬을 다시 사정한다.

★ ② 식사와 상관없이 일정한 시간에 투약하지만, 식전이나 취침 시에 복용하는 것을 권한다.

③ 베타 아드레날린 차단제는 칼슘통로 차단제와 동일하지 않다. 베타 아드레날린 차단제와 칼슘통로 차단제를 동시에 사용하면, 서맥과 저혈압 등의 포함한 역작용이 증가할 것이다.

④ 정제는 투약 전 필요에 따라 부수어서 복용할 수도 있고 음료와 복용할 수도 있다.

⑤ 정맥주사는 50mL의 5% 포도당이나 0.9% 생리식염수에 희석하여 분당 1mg을 15~30분 동안에 서서히 IV push(IVP)로 주입한다.

⑥ 약물을 갑작스럽게 중단하지 않는다. 약의 용량을 1~2주에 걸쳐 서서히 감량하면서 고혈압과 빈맥 등의 갑작스러운 반응(paradoxical reactions)이 나타나는지, 환자를 관찰한다.

(4) 금기증

① 1도 차단 이상의 심전도 장애(1도 심차단은 PR 간격이 0.20초 이상으로 연장된 것을 의미)

② 울혈성 심부전증, 폐고혈압에 의한 우심실부전

③ 동성 서맥, 심인성 쇼크, 대동맥이나 승모판막 질환

④ 과활용성(hyperactive) 기도 증후군(천식이나 기관지 경련)

⑤ 심한 계절성 알레르기(꽃가루가 날리는 계절의 알레르기성 비염)

⑥ 아드레날린 증가나 모노아민(monoamine oxidase; MAO) 산화효소 억제제를 사용한 지, 2주 이내인 항정신병 약제의 동시 복용

⑦ 곤충에게 쏘여서 전신적인 알레르기를 가지고 있거나 중요한 외과 수술을 받았거나 신장 또는 간에 손상이 있는 환자나 당뇨, 심한 근무력증, WPW(wolf parkinson-white syndrome) 증후군을 가진 환자의 경우 등에 주의해서 사용

(5) 주요 약물과의 상호작용

① Phenothiazines는 부가 효과가 있고 저혈압을 악화시킨다.

② 베타 아드레날린 효능제(예 albuterol)는 길항 효과를 낸다(서로 억제 효과).

③ Atropine과 삼환계 항우울제는 서맥을 차단한다.

④ 이뇨제와 기타 항고혈압 약물은 저혈압을 증가시킨다.

⑤ Tubocurarine(근골격계 이완을 위해 마취제와 함께 사용되는 신경근육 제제)의 고용량 사용은 신경근육 차단효과를 증가시킨다.

⑥ Cimetidine(Tagamet)는 약효의 제거를 감소시킴으로써 약효를 증가시킨다.

⑦ 제산제는 흡수를 감소시킬 수 있다.

(6) 주요 음식과의 상호작용(보고된 자료가 없음)

(7) 주요 임상검사

① 운동부하 심전도 검사(ECG)에서 가음성의 결과를 보일 수 있다.

② glucose 검사에서 의양성으로 나올 수 있다.

③ 혈중 포타슘, 혈소판, 요산, 아미노기(serum transaminase, alkaline phosphatase) 전이효소, 알칼리성의 포스파타제(인산효소), 유산염(lactic dehydrogenase) 탈수소 효소, 혈중 크레아틴, 혈중요소의 질소 화합물 수치(BUN)를 상승시킨다.

④ 당뇨환자에게서 혈당의 상승이나 감소

★ (8) 부작용

① 서맥, 저혈압

베타 아드레날린 차단제(beta-adrenergic blocker medications)

표 5-2

일반명/상품명	투여 경로	적 응 증
Atenolol (Tenormin)	PO	관상 동맥 경화증으로 인한 협심증, 고혈압, 심근 경색증, 편두통, 알코올 금단 증상, 심실성, 상심실성 부정맥
Sotalol (Betapace)	PO	심실성 부정맥, 정상 동성 리듬의 유지, 심방 세동이나 조동의 재발 방지
Metoprolol (Lopressor, Toprol XL)	PO	CHF, 고혈압, 심근경색증의 재발 예방
Nadolol (Corgard)	PO	고혈압, 협심증, 심실성 부정맥, 편두통, 리튬으로 인한 진전, 본태성 진전
Propranolol (Inderal)	PO	고혈압, 편두통, 갈색세포종, 본태성 진전, 지연발생운동이상증, 부정맥, 협심증, 심근경색 5~21일 후 재경색 예방
Timolol (Blocadren)	PO	고혈압, 심근경색증 후 재경색 예방, 편두통, 녹내장의 안압 저하

② 기관지 경련
③ 불임
④ 몸무게 증가
⑤ 어지러움
⑥ 위장관 증상
⑦ 당뇨환자인 경우에 저혈당증 증상이 숨겨질 수 있다.

(9) 역작용/독성

① 중추신경계(CNS) : 수면 불균형, 우울, 혼돈, 조급증 또는 정신병
② 심혈관계(CV) : 저혈압, 심한(profound) 서맥, 심장차단, 급성 울혈성 심부전, 말초 마비(레이노 현상[Raynaud's phenomenon]과 같음)
③ 후두 경련이나 기관지 경련
④ 모래가 들어 있는 것 같은 느낌의 건조한 눈, 흐릿한 시야, 이명, 청력상실
⑤ 위장계(GI) : 입마름, 오심, 구토, 흉통, 설사, 변비, 복부경련, 고창
⑥ 무과립구증, 저혈당, 고혈당, 갑상선기능 항진증의 경우에는 저칼슘혈증

(10) 간 호

★ ① 투약 전에 심첨맥박과 혈압을 측정하고, 울혈성 심부전을 보여주는 증상일 수 있는 체액 용량 과다가 있는지, 환자를 평가한다.
② 섭취량과 배설량, 매일의 몸무게를 측정한다.
★ ③ 맥박이 분당 60회 미만이거나 혹은 수축기 혈압이 90mmHg 보다 낮으면 투약을 중지한다.
★ ④ 환자를 머리에서 발 끝까지 신체 사정을 시행하고 천식이나 알레르기 또는 만성 폐쇄성 폐질환의 과거력이 있는지를 철저히 사정한다. 베타 차단제는 폐질환의 기왕력이 없는 환자에게도 기관지 경련을 일으킬 수 있다.
⑤ 용량을 조절하는 기간 동안 주의깊게 맥박, 혈압, 호흡상태를 사정하고 의사와 효과적인 의사소통을 유지한다.
★ ⑥ 가장 흔한 역작용은 서맥이다(디지탈리스 독성과 WPW 증후군을 보이는 환자가 가장 위험하다).
⑦ 정맥으로 베타 차단제를 투여 받는 환자는 심전도 리듬과 맥박수 및 혈압, 때때로 중환자실에서 폐모세혈관 쐐기압(PCWP)을 관찰해야 한다(교감 흥분 감소가 심정지로 이어질 수 있다).
⑧ sotadol 치료를 시작할 때 적어도 처음 3일 동안은 지속적으로 심장 기능을 모니터해야 한다.
⑨ 역반응은 베타 차단제의 정맥 주입 후에도 흔히 일어나지만, 노인이나 신장기능이 손상된 환자들에게는 경구 투여요법 시작 후에도 일어날 수 있다.
⑩ 식이용 sodium은 체액 과다를 예방하기 위해 일반적으로 제한한다. 소디움 제한 또는 이뇨제의 동시 사용에 대해 의사와 점검한다.
⑪ 12시간 이상 공복 시에는 베타 차단제 치료가 저혈당의 증상을 가리기 때문에 저혈당이 악화될 수 있다.

⑫ 장기적으로 약물치료를 받는 환자의 경우, 정기적인 신장 · 간 · 심장 · 혈액학적 기능의 평가가 이루어져야 한다.

(11) 교 육

① 환자와 보호자에게 맥박과 혈압의 점검에 대해 교육한다. 기대치 범위와 매일 측정하고 기록하는 방법, 언제 의사에게 보고해야 하는지를 논의한다.

★ ② 약의 갑작스런 중지 시에 발한, 진전, 심한 두통, 권태, 심계항진, 고혈압, 심근경색증과 생명을 위협하는 부정맥을 포함한 심한 기이한 반동작용이 나타날 수 있음을 설명한다.

③ 환자에게 규칙적으로 약을 복용하는 것과 최상의 결과를 얻기 위해 처방에 따라 실행하기 위해 노력해야 하는 것을 강조하고, 약물의 스케줄을 매일 환자와 같이 작성한다.

④ 음식과 같이 metoprolol(Toprol XL)을 투여하면 흡수를 증진시킨다.

★ ⑤ 체위성 저혈압을 예방하기 위해 체위를 변경할 때에는 천천히 변경한다.

⑥ 만약에 어지러움이나 머리가 붕뜬 것같은 증상이 나타나면 의사에게 보고하고, 이러한 증상이 완화될 때까지는 운전이나 기계작동은 피한다.

★ ⑦ 흡연은 맥박이나 혈압의 조절과 협심증 예방 등의 바람직한 결과를 없애버릴 수 있으므로 금연한다.

⑧ 의사의 처방없이 OTC 약물이나 허브 제제와 함께 병용하지 않는다.

⑨ 베타 차단제를 복용하고 있다는 것을, 모든 건강 서비스 제공자들에게 알린다.

⑩ 약을 복용하는 동안에 안압이 낮아질 수 있으므로, 안과 의사나 검안사에게 알린다.

section 03 Calcium Channel Blockers 칼슘 통로 차단제(칼슘 길항약)

(1) 작용 및 용도

① Class IV 항부정맥 약으로 심근과 평활근의 세포 안으로 칼슘 이온의 유입을 억제한다(심장과 말초혈관 모두).

② 세포 안의 칼슘은 세포를 자극하기 위해 필요한 수준보다 낮게 남아 있다.

③ 관상동맥과 세동맥을 확장시키고 관상동맥 경련을 예방한다.

④ 심근 산소공급이 증가되어 협심증을 예방한다.

⑤ 동방결절과 방실결절을 통한 느린 전도는, 결과적으로 심박수를 감소시키고, 심근의 수축력을 감소시킨다(음성심근 수축력 변화 효과).

★ ⑥ 세포 안으로 칼슘의 흐름을 차단하여 자동성과 전도성(심실의 피를 밖으로 짜내는 힘과 압력)을 감소시킨다.

⑦ 전신혈관 저항(SVR)의 감소와 그로 인한 말초세동맥 이완에 의한 후부하를 감소시킨다.

⑧ 혈압(항고혈압제 효과)과 심박동수를 감소시킨다.

⑨ 혈관 경련 협심증(prinzmetal's variant 또는 휴식 시에 협심증), 만성 안정성 협심증(전통적이고 활동에 의해 유발), 본태성 고혈압의 치료를 위해 사용된다. 정맥주사용은 심방세동, 심방조동과 상심실성 빈맥의 치료를 위해 사용한다.

(2) 일반적인 약물 표 5-3

(3) 투약 시에 고려해야 할 점

① 경구용 diltiazem은 식전과 취침 시에 투약하고 경구용 verapamil은 위의 자극을 감소시키기 위해 음식과 같이 투약한다.

② 약물치료를 시작하기 전에 혈압과 심전도를 평가한다.

③ 두통이 있는지를 관찰한다(진통제가 요구된다).

④ 정맥주사용 diltiazem은 2분 동안 희석하지 않고 주입하고, 그 다음 5%의 포도당이나 0.45%의 생리식염수, 염화나트륨에 희석하여 15분 동안 주입한다(지속적인 주입은 주입용 펌프를 통해 시간당 5~15mg의 속도). 24시간 이상 주입하지 말고, 시간당 15mg 이상 주입하지 않는다.

⑤ 정맥주사용 verapamil은 주사용 증류수 5mL에 희석하여 분당 10mg의 속도로 주입한다.

⑥ 만약 혈압이 90/60mmHg보다 낮으면 투약을 중단한다.

⑦ 울혈성심부전 환자에게 diltiazem을 투여하는 경우에 주의해야 한다.

(4) 금기증

① 약물에 과민반응의 과거력이 있으면 사용을 피한다.

② Sick sinus syndrome(unless pacemaker is in place)

③ 2도나 3도의 heart blocks

- 2도 타입 I 또는 Wenckebach : QRS가 떨어지게 될 때까지 점진적인 PR의 연장
- 2도 타입 II : QRS가 떨어질 때까지 P파가 지속
- 3도 방실차단 : P wave와 QRS 사이에 관계가 없다. 대부분 심실의 맥박이 20~40회 사이이다.

④ 혈압이 90/60mmHg보다 낮은 심한 저혈압

(5) 주요 약물과의 상호작용

① 베타 차단제와 digoxin은 방실결절의 전도를 느리게 하는 부가효과를 낼 수 있다.

② 칼슘통로 차단제는 digoxin이나 quinidine의 독성에 이르는 수준으로 농도를 증가시킨다.

③ Cimetidine은 혈중 칼슘 통로 차단제의 혈중농도를 증가시킬 수 있다.

④ 칼슘 통로 차단제는 cyclosporine(면역 억제제)의 혈중농도를 증가시킬 수 있다.

⑤ Furosemide는 같이 정맥 투여할 수 없다.

(6) 주요 음식과의 상호작용 (자몽이나 자몽 주스와 함께 칼슘 통로 차단제를 투여하지 않는다.)

(7) 주요 임상검사

① 혈중 칼슘 농도를 변화시키지 않는다.
② 간과 신장기능의 검사를 투약 시작 이전과 주기적으로 시행한다.
③ 당뇨가 있는 경우에는 고혈당을 유발할 수 있으므로 주의깊게 관찰한다.
④ Cyclosporine의 혈중농도를 상승시킬 수 있다.
⑤ Digoxin과 quinidine의 혈중농도를 상승시킬 수 있다.

★ (8) 부작용 : 두통, 피로, 변비(특히 경구용과 서방형 제제), 체위성 저혈압, 말초 부종

(9) 역작용/독성

① **중추신경계** : 어지러움, 신경과민증, 불면증, 혼돈, 진전과 보행장애
② **심혈관계** : 심장마비, 현저한 서맥, 울혈성 심부전, 실신을 동반한 현저한 저혈압, 심계항진과 체액 과부하
③ **위장계** : 오심, 구토, 미각의 손상
④ 피부발진
⑤ 간과 신장 기능의 변화
⑥ 고용량인 경우, nifedipine은 심장 돌연사의 가능성을 증가시킨다.

표 5-3 칼슘 통로 차단제(calcium channel blocker medications)

일반명/상품명	투여 경로	적 응 증
Amlodipine(Norvasc)	PO	경증에서 중등도 고혈압이나 협심증
Bepridil HCL(Vascor)	PO	협심증
Diltiazem (Cardizem, Dilacor XR, Tiazac)	PO, IV	협심증, 혈관경련성 협심증, non-Q-wave MI의 재경색 예방, 본태성 고혈압
Felodipine(Plendil)	PO	만성 협심증, 고혈압
Isradipine(DynaCirc)	PO	고혈압
Nicardipine HCL(Cardene, Cardene SR)	PO	협심증, 고혈압
Nifedipine (Adalat, Procardia)	PO	협심증, 고혈압
Nisoldipine(Sular, Nisocor)	PO	협심증, 고혈압
Verapamil HCL (Calan, Verelan, Isoptin)	PO	협심증, 부정맥, 고혈압

(10) 간 호

★ ① 치료 이전에 혈압과 심전도를 확인하고 약물 투여 동안에도 자세히 모니터한다. 혈압이 90/60 이하로 떨어지면 약물을 중단하고 의사에게 보고한다. 동기능부전증후군(sick sinus syndrome)과 2도, 3도 방실 블록이 나타나는지를 확인한다.
② 간과 신장 검사 결과를 잘 감시한다.
③ 두통이 있는지를 관찰한다.
④ 고혈당을 유발할 수 있으므로, 당뇨환자는 주의깊게 살핀다.
★ ⑤ 점차적인 몸무게 증가와 부종이 나타나면 보고한다(울혈성 심부전 시작의 징후이다).
⑥ 음주와 흡연을 피한다.

(11) 교 육

★ ① 약을 복용하기 전에 항상 요골맥박을 측정하는 일의 중요성을 알려 주고(특히 verapamil 복용 시) 불규칙한 맥박이나 기준선보다 느린 경우에는 보고한다.
② 수축기 혈압이 90 mmHg 이하이거나 이완기 혈압이 60mmHg 이하인 경우는 투약을 중단하고 의사에게 보고한다.
★ ③ 체위성 저혈압을 예방하기 위해 체위를 변경할 때에는 천천히 변경한다.
★ ④ 만약 어지러움이나 실신이 있었던 경우에는 운전을 피하고 이러한 증상을 즉시 보고한다.
⑤ 처방에 따라 정확하게 약을 복용한다.
⑥ 서방형 제제는 부수거나 씹어 먹지 않는다.
⑦ 추후 관계의 중요성을 강조한다.
⑧ 의사의 처방없이 OTC 약물이나 허브 제제와 함께 병용하지 않는다.
★ ⑨ 흡연을 중단하고 알코올의 섭취를 피한다.
⑩ 쉽게 멍이 들거나 점상출혈, 또는 예상치 못한 출혈이 있는 경우에 보고한다.

section 04 Peripheral Vasodilators 말초혈관 확장제

(1) 작용 및 용도

① 말초세동맥의 평활근에 직접적으로 작용하여 혈압을 감소시키는 유력한 비질산염 혈압 강하 제제이다.
② 말초혈관 이완을 유도하기 위해 혈관 평활근에 직접적으로 작용하여 동맥 혈압을 감소시키며, 심박동을 증가시키고 심박출량을 증가시킨다.
③ 일반적으로 고혈압 치료와 부수적으로는 울혈성 심부전의 치료에 사용된다.

④ 때때로 혈관 확장제는 Raynaud's 질환과 같은 사지의 혈류를 증가시켜야 하는 말초혈관 질환의 치료를 위해 사용된다.

(2) 일반적인 약물 표 5-4

(3) 투약 시에 고려해야 할 점

① 생체 이용률(bioavailability)을 증가시키기 위해 음식과 같이 약물을 투여한다.

★ ② 정맥주사용 hydralazine은 희석하지 않고 분당 10mg으로 정맥을 통해 주입한다.

③ 정맥주사용 sodium nitroprusside는 5% 포도당 2~3mL에 50mg을 희석하여 주입을 개시하고, 그 후 5% 포도당 용액 250mL에 희석하여(mL당 200㎍) 정맥 주입 조절기를 통해 주의깊게 투여한다. 약물 희석 시에 오렌지 색깔을 띠며, 주입하는 동안 빛에 노출을 피하기 위해 포일로 싸서 주입해야 한다.

④ 다른 정맥용 약들과 혼합하여 주입하지 않는다.

★ ⑤ 모든 혈관 확장제들은 급발성의 고혈압 상승 효과를 피하기 위해 서서히 중단해야 한다.

⑥ 약물의 보관은 빛을 차단하는 용기에 보관해야 한다.

★ ⑦ 갑작스런 저혈압을 예방하기 위해 약물을 주입하는 동안 맥박과 혈압을 주의깊게 관찰한다.

(4) 금기증

① 대동맥의 협착이나 동정맥 shunt로 인한 보상성 고혈압을 가진 환자

② 감소된 대뇌관류 부적절로 인한 부적절한 대뇌관류 저하(CPP)

③ 저혈량증

(5) 주요 약물과의 상호작용

① 모든 항고혈압제와 혈관 확장제(예 nitroglycerine) 및 이뇨제는 심한 저혈압을 만들 수 있다.

② 베타 차단제와 칼슘통로 차단제는 저혈압 효과를 강화시킨다.

③ 만약 정맥으로 약물을 주입하는 경우에 같은 정맥으로 다른 약물을 투여해서는 안 된다.

(6) 주요 음식과의 상호작용(보고된 자료가 없음)

표 5-4 말초혈관 확장제(common peripheral vasodilator medications)

일반명/상품명	투여 경로	적응증
Diazoxide(Hyperstat IV)	IV	말초혈관 저항 감소, 혈관이완으로 인한 혈압 감소
Hydralazine(Apresoline)	PO, IV	심박출량 증가로 말초 저항을 감소시켜 혈관을 이완
Minoxidil(Loniten, Rogaine)	PO	세포막에서 칼슘 재흡수를 막아 저혈압 효과를 강화하며 혈관을 이완
Nitroprusside sodium (Nipride, Nitropress)	IV	혈관이완을 가져오도록 혈관의 근육에 작용
Prazosin hydrochloride(Minipress)	PO	혈압을 저하

(7) 주요 임상검사

① 여러 혈관 확장제는 검사 자료에 서로 다른 중요한 영향을 미치기에 투약에 앞서 개별적인 투약의 자료를 다시 살핀다.

② Hydralazine hydrochloride 투약할 때
- Hydralazine 유발 SLE로 direct coomb's test에서 양성과 전신성 홍반성 낭창(systemic lupus erythematosus; SLE)과 비슷한 증상이며, 만약 초기에 확인되면 가역적이다.
- Hydralazine은 소변의 17-하이드록시코르티코스테로이드(OHCS)와 함께 방해한다.
- 홍반성 낭창 세포(LE cell prep)반응 검사와 항핵항체 검사(antinuclear antibody; ANA), 혈중요소, 크레아티닌, 요산, 혈중 포타슘, 혈당검사를 치료 시작 이전과 주기적으로 시행한다.

③ Sodium nitroprusside을 투약하는 동안
- 치료 시작과 주기적으로 혈중 요소, 크레아티닌, 요산, 혈중 포타슘, 혈당검사를 시행한다.
- ★ 혈중 thiocyanate 농도를 모니터해야 하는 경우
  - 장기간 정맥 주입하는 경우
  - 신장기능 손상이 있는 환자인 경우
- 혈청 cyanogen 농도를 모니터해야 할 때
  - 2일 이상 오랫 동안 정맥 주입하는 경우
  - 간이 손상된 환자의 경우
- 혈중 코발트(cobalamin) 농도를 증가시키거나 감소시킬 수 있다.

(8) 부작용

① 중추신경계 : 두통

② 심혈관계 : 심계항진, 빈맥

③ SLE-와 유사 증후군 syndrome(hydralazine을 복용하는 경우)

(9) 역작용/독성

① 중추신경계(CNS) : 어지러움, 진전, 초조와 근육의 뒤틀림

② 심혈관계(CV) : 협심증, 빈맥 또는 서맥, 홍조, 기이한 압박반응(갑작스런 예측하지 못한 혈압의 상승), 심전도의 변화, 심한 저혈압, 쇼크와 부정맥

③ 위장계(GI) : 식욕부진, 오심, 구토, 변비 또는 설사, 복부통증과 마비성 장폐색

④ 비뇨기계(GU) : 소변보기 어려움과 사구체신염

★ ⑤ 혈액계 : hematocrit과 혈색소의 감소, 빈혈, 드물게 무과립구증

⑥ 피부 : 발진, 정맥주사 부위의 자극, 두드러기, 소양증, 열, 오한, 근육통, 호산구증가증, 담관염

⑦ 전신성 홍반성 낭창 유사 증후군, 부종

★ ⑧ Sodium nitroprusside 투여 시에 thiocyanate 독성의 징후와 증상을 관찰한다(심한 저혈압, 이명, 피로감, 분홍 피부색, 대사성 산증, 의식의 상실).

(10) 간 호

① 주의깊게 맥박과 심장 리듬 및 심전도와 신경학적 상태의 기초 자료를 사정한다.

② 정맥으로 혈관 확장제를 주입할 때

★ • 조직에 자극을 줄 수 있기 때문에 크고 안정감 있는 정맥주사 부위를 확보하고 정맥 주입 조절기를 통해 약물을 주입한다.

• 처음 주입을 시작하고 용량을 조절하는 동안은 5~15분마다 혈압을 측정한다.

• 섭취량과 배설량을 관찰한다.

★ • 만약 역작용으로 저혈압이 나타나면 속도를 줄이고 환자를 주의깊게 관찰하고, 갑작스러운 심한 저혈압이 발생하면 투약을 중지하고 기도와 호흡과 순환을 유지한다(정맥을 확보하고 의사를 부르고 필요할 때에는 응급처치[protocol]를 시작한다).

③ 경구로 약물을 투여할 때에도 매번 혈압과 맥박 및 심장 리듬의 기초 자료를 투여하기 전에 확보한다.

(11) 교 육

① 맥박과 혈압을 관찰한다.

② 첫 구강으로의 약물 투여 후 2~4시간 안에 두통과 심계항진이 있을 수 있다는 가능성에 대해 알려 준다.

③ 추후 관리의 중요성을 강조한다.

④ 병원에 추후 방문마다 건강 서비스 제공자에게 물어볼 질문에 대해 기록한다.

⑤ 의사의 처방없이 OTC 약물이나 허브제제와 함께 병용하지 않는다.

★ ⑥ 담배나 알코올이 약물의 효과를 떨어뜨릴 수 있으므로 금한다.

⑦ 매일 몸무게를 측정하고 부종이 있으면 보고한다.

★ ⑧ 심한 혈관 확장과 저혈압을 일으킬 수 있기 때문에 뜨거운 욕조나 뜨거운 목욕을 피하고 체위를 서서히 변경한다.

section 05 Cardiac Glycosides 강심 배당체

(1) 작용 및 용도

① 울혈성 심부전의 치료에 1차적으로 사용한다.

② 심방성 부정맥(심장의 비정상적 전기 활동)의 치료에 사용한다.

③ 수축력(수축의 힘)과 심근 수축의 효과를 증가시킨다.

★ ④ 심근의 수축력을 증가시키는 양성 심근 수축력의 변화 효과를 유도한다.

⑤ 방실결절을 통한 전도속도를 감소시킨다.

(2) 일반적인 약물 표 5-5

(3) 투약 시에 고려해야 할 점

① 강심 배당체(cardiac glycosides)는 음식과 같이, 또는 따로도 투여할 수 있다.

② 정제는 원하면 음식이나 액체음료와 같이 혼합하거나 부수어 먹을 수 있으며, 소아용 elixiris 또한 사용이 가능하다.

③ 정맥용 주입 : 정맥용 digoxin은 희석하지 않은 채 투여하거나 멸균 증류수나 5% 포도당 또는 생리식염수 4mL에 희석하여 투여할 수 있다(5분 이상에 걸쳐 정맥 주입한다). 환자는 혈청 약물의 농도가 적절하게 될 때까지 유지 용량(digitalization)을 투여받는다.

④ Digoxin은 조직에 자극을 주고 생체 이용률에서 차이가 많으므로 근육 주사로 투여할 수 없다.

⑤ 피하조직에 침윤은 국소적인 자극과 피부 탈락을 일으킬 수 있다.

(4) 금기증

① Digitalis에 과도하게 민감한 환자에게는 투여를 피한다.

② Full digitalizing 용량은 지난 주에 digoxin을 투여받았던 환자의 경우에는 줄 수 없다.

③ Digitalis 독성이 있을 때

④ 다음의 경우에는 주의깊게 사용

- 신장부전증, 저칼륨혈증
- 진전된 심질환, 급성 심근경색
- 갑상선기능 저하증, 심장 블록, 심폐질환 및 폐질환
- 임신과 수유부, 어린이와 조산아, 노인

(5) 주요 약물과의 상호작용

① 제산제, cholestyramine, colestipol은 digoxin의 흡수를 감소시킨다.

② 이뇨제, corticosteroids, amphotericin B, 변비 완화제와 sodium polystyrene sulfonate는 저칼륨혈증을 유발하고 digitalis 독성의 위험성을 증가시킨다.

③ 정맥용 calcium과의 병용 시에는 심장 부정맥의 위험성을 증가시킨다.

④ Quinidine, verapamil, amiodarone은 digoxin 농도를 크게 증가시키므로 digoxin의 용량을 50% 감소시켜야 한다.

⑤ Erythromycin과 nefazadone은 혈중 digoxin 농도를 증가시킨다.

⑥ Succinylcholine은 부정맥을 심하게 할 수 있다.

⑦ Dobutamine이나 doxapram은 같은 정맥선으로 주사하거나 digoxin과 혼합하여 사용할 수 없다.

표 5-5 강심 배당체(cardiac glycosides medications)

일반명/상품명	투여 경로	적 응 증
Digoxin (Lanoxin,Lanoxicaps)	PO, IV	CHF, 심방세동
Digitoxin(Crystodigin)	PO	

(6) 주요 음식과의 상호작용(보고된 자료가 없음)

(7) 주요 임상검사

① Digoxin 치료를 시작하기 전에 다음의 기초적인 검사를 시행한다.

- 혈중 digoxin 농도
- ★ 포타슘
- 마그네슘
- 칼슘

② Digoxin 치료를 시행하는 동안 주기적으로 혈중농도를 체크한다. 만약 digoxin 독성 증상이 나타나면 투약한 지 최소 6시간 이후에 약물 농도를 보기 위해 혈액을 채취하며, 다음 투약을 하기 직전인 경우가 가장 좋다.

③ Digoxin의 치료적 혈중농도는 0.8～2.0ng/mL이고, 독성 수준은 2.0ng/mL 이상이다.

(8) 부작용

① 오심, 두통

② 평상 시에 식욕(usual appetite)의 상실

(9) 역작용/독성

① **중추신경계** : 피로, 근육허약, 두통, 안면 신경통, 우울, 감각이상, 환각, 혼돈, 졸림, 흥분, 어지럼증, 권태

② **심혈관계** : 부정맥, 저혈압, 방실차단, 발한

③ **위장계** : 식욕부진, 오심, 구토, 설사, 연하곤란

④ 시력장애(흐리게 보임, 녹시, 황시, 후광효과)

★ ⑤ Digoxin 독성은 식욕부진, 오심, 구토, 설사, 시력장애를 포함하는 유행성 감기와 비슷한 증상으로 나타나기 때문에 인지하기 힘들다.

(10) 간 호

① 투약 전에 기초적인 자료를 수집하고 약물치료를 진행하는 동안 신경학적 상태, 맥박, 혈압, 그리고 심장리듬을 포함한 신체 사정을 시행해야 한다.

★ ② Digoxin 치료를 시작하기 전에 기초적인 혈청 digoxin 농도를 체크한다.

- 만약 digoxin을 투여받은 과거력이 없는 경우에 혈중농도는 0이다.
- 치료 농도는 0.8～2.0ng/mL이다.
- 독성 농도는 2ng/mL 이상이다.

③ Electrolyte, creatine clearance, magnesium, calcium 검사 결과를 약물 투약을 시작하기 전과 투약하는 과정에서 사정한다.

★ ④ 노인환자, 울혈성 심부전으로 이뇨제를 투여받고 있는 환자, 심방세동이 있는 환자 등은 특히 digoxin 독성을 주의깊게 관찰한다.

★ ⑤ Digoxin을 투여하기 전에 1분 동안 심첨맥박을 체크한다. 심박수와 리듬, 질을 평가하고 만약 변화가 생기면 투약을 중지하고 의사에게 알리며, 의사는 심전도 검사를 지시한다.

★ ⑥ 만약 환자에게 digoxin 독성 증상(식욕부진, 오심, 구토, 설사, 시력장애)이 나타나면 투약을 중지한다.

★ ⑦ 소아의 경우에는 독성의 초기증상으로 심장 부정맥의 증상이 나타난다. 소아에게서 식욕부진, 오심, 구토, 설사, 시력장애와 같은 독성 증상은 드물다.

★ ⑧ 만약 loop diuretics를 복용하고 있다면, 오렌지 · 바나나 · 과일 주스 · 야채 · 감자와 같은 포타슘이 풍부한 음식을 섭취한다.

⑨ 신장이 손상된 소아는 특히 매일 몸무게를 측정하고 섭취량과 배설량을 관찰하여 폐잡음(crackles)이 들리는지 사정하기 위해 폐음을 청진한다.

★ ⑩ 해독약 : 극심한 독성 시에는 해독제로 digoxin immune Fab(Digibind)를 사용한다.

★ ⑪ 체액 과다를 나타내는 증상인 전신의 부종을 사정한다.

⑫ 항생제 digoxin 병용치료 시에는 장내 정상 세균의 변화를 가져와서 독성을 촉진시킨다.

⑬ 투여의 경로를 바꿀 때에는 환자를 주의깊게 관찰해야 하며, 종종 용량의 조절이 필요하다(만약 정제를 elixiris로 바꾸면 독성의 가능성이 증가한다).

⑭ Digoxin(0.125～0.5mg)과 digitoxin(0.05～0.1mg) 사이에 용량의 차이가 있음을 주의한다.

(11) 교 육

★ ① Digoxin을 복용하기 전에 1분 동안 맥박을 재도록 교육한다. 만약 맥박이 60회 이하나 110회 이상이거나 건너 뛰는 맥박이 나타나면 복용하기 전에 의사에게 알린다.

② 만약 다음의 증상이 나타나면 독성을 의심해야 함을 교육한다.

- 오심, 구토, 식욕부진, 설사
- 시력장애(후광, 녹시, 황시)

③ 만약 digoxin 독성이 의심되면 다음 회 투여량의 복용을 중지하고, 즉시 의사에게 연락을 취한다.

★ ④ 매일 몸무게를 같은 시간에 같은 옷을 입고 재고, 체중 증가가 하루에 2lb 이상 증가하면 보고한다.

★ ⑤ Digoxin 용량을 임의로 늘리거나 건너뛰지 말고 의사의 처방에 따라 정확한 양을 복용한다(digoxin 독성을 경험한 환자들의 일반적인 보고에 따르면 그들이 digoxin을 흉통을 경험할 때 heart pill로 생각하고 복용했다고 보고했다).

⑥ 의사의 처방없이 OTC 약물이나 허브제제의 복용을 하지 않도록 주의시킨다. 이런 약물은 digoxin의 흡수에 직접적인 역효과를 가져온다.

⑦ 용량의 오류를 막기 위해 의사가 처방했던 digoxin의 원래 회사 제품을 계속 복용한다.

section 06

Antidysrhythmics

항부정맥제

1. Class Ⅰ-A(빠른 소디움 통로 차단제 : fast sodium channel blockers)

(1) 작용 및 용도

① 심방과 심실의 부정맥 모두에 사용된다. 전기적 제세동(Cardioversion)이 필요하지 않는 조기 심실 수축과 심실 빈맥이 재발하는 것을 예방한다.

② 심근의 수축력과 흥분성 및 불응기(강한 자극에만 반응)의 연장을 저하시키는 기능이다.

③ Ectopic focal activity 활동을 억압함으로써 pacemaker cell에서 자연적인 이완기 탈분극의 속도를 감소시킨다.

④ Disopyramide는 동결절 회복 시간을 단축하고 심방과 심실의 효과적 불응기를 효과적으로 증가시킨다.

⑤ Quinidine은 심방세동을 정상 동성박동으로 전환시키는 데 유용한 화학적 제세동 약물로 분류된다.

(2) 일반적인 약물 표 5-6

(3) 투약 시에 고려해야 할 점

① Quinidine의 마지막 용량 투여 후 6~12시간과 procainamide의 마지막 용량 투여 3~6시간 후에 disopyramide의 첫 용량 주입을 시작한다.

② 부하 용량을 줄 때와 빠른 효과가 필요할 때, creatinine 청소율이 분당 40mL이하인 경우에는 controlled-release capsule로 투여하지 않는다.

★ ③ 약의 잠재적인 독성 용량을 운반할 수 있기 때문에 controlled-release capsule을 open하거나 부수어서 복용하지 않는다.

★ ④ Conventional capsule에서 controlled-release 형태로 바꿀 때에는 conventional capsule의 마지막 용량 투여 후 6시간에 controlled-release 형태의 캡슐로 투약을 시작한다.

⑤ 5% 포도당 50ml에 quinidine gluconate 800 mg을 희석한다.

(4) 금기증

① 심인성 쇼크, 2도나 3도 심차단

표 5-6 항부정맥제 : Class I-A(fast sodium channel blockers)

일반명/상품명	투여 경로	적 응 증
Disopyramide (Norpace)	PO	생명을 위협하는 심실성 부정맥, 발작성 상심실성 빈맥(PSVT), 이완기 재분극률 감소, 활동전위 증가, 불응기 연장
Moricizine (Ethmozine)	PO	심실성 빈맥, 심실성 부정맥, 이완기 재분극 감소, 심실세동 역치 증가
Procainamide (Pronestyl, Pronestyl SR)	PO, IV	생명을 위협하는 심실성 부정맥, 심방 세동이나 조동을 정상 동성 리듬으로 전환
Quinidine (Quinidex); Quinidine gluconate(Quinate); Quinidine sulfate(Apo-Quinidine)	PO, IV	심방성 부정맥, 만성 심방성 빈맥, quinidine gluconate를 정맥치료하는 동안 발생한 생명을 위협하는 열대열 원충 말라리아 감염

② 심한 심부전, 저혈압

③ 다음은 disopyramide을 주의해서 투약해야 하는 경우이다.

- 동기능 부전증
- Bundle branch block
- 심한 근무력증, 협우각 녹내장
- Wolff－Parkinson－White (WPW) 증후군
- 심근염이나 기타 심근증, 간이나 신장 장애
- 비뇨기계 질환자(특히 전립선 비대증)

(5) 주요 약물과의 상호작용

① 항콜린성 약물들은 삼환계 항우울제와 항히스타민제와 같은 기타의 항콜린성 약물들을 합성한다.

② 다른 항부정맥제들과의 병용은 독성을 악화시킨다.

③ Phenytoin과 rifampin은 disopyramide의 대사를 증가시켜 혈중농도를 감소시킨다.

④ Disopyramide는 wafarin－induced 저프로트롬 빈혈증을 증가시킨다.

(6) 주요 음식과의 상호작용 (자몽 주스와 함께 사용하면 약물 대사가 감소하고, 나트륨 통로 차단제의 부작용의 위험이 증가한다.)

(7) 주요 임상검사

① 간기능과 신장기능의 기초 자료와 주기적인 검사가 필요하다.

② 고칼륨혈증은 독작용을 악화시킬 수 있으므로 혈중 당수치와 포타슘의 혈중농도를 사정한다. 저칼륨혈증과 다른 전해질의 불균형은 약물치료를 시작하기 전에 교정되어야 한다.

③ 심전도를 주의깊게 살펴보고, 다음과 같은 변화가 나타나면 의사에게 즉시 보고한다.

- 지연된 QT 간격
- 부정맥의 악화
- 25% 이상 QRS가 넓어짐
- 120회 이상이거나 60회 미만의 심박수
- 맥박의 질이나 횟수, 리듬의 예사롭지 않은 변화

★ (8) 부작용

① 경미한 저혈압, 침침한 시야

② 입마름, 배뇨의 지연이나 정체

③ 변비, 복부경련, 오심, 구토

(9) 역작용/독성

① **중추신경계** : 어지럼증, 두통, 피로감, 근육쇠약, 경련, 감각이상, 신경과민, 급성 정신병, 말초신경 장애

★ ② **심혈관계** : 심한 저혈압, 흉통, 부종, 혈중농도, 실신, 서맥, 빈맥, 부정맥의 증가, 울혈성 심부전증, 심인성 쇼크, 전도 장애

③ 위장계 : 상복부 및 복부의 통증, 황달

④ 비뇨기계 : 심한 요정체, 빈뇨, 긴박뇨, 신기능 부적절

⑤ 피부 : 소양증, 담마진, 발진, 광과민증과 후두 경련

⑥ 코, 목, 기관지 분비물의 건조

⑦ 임신 시에 자궁의 수축, 심한 근무력증의 촉진, 무과립구증(과립백혈구의 감소)과 혈소판 감소증

(10) 간 호

★ ① 약물을 투약하기 전에 심첨맥박을 체크한다.

② 심전도를 관찰하고 어떠한 변화든지 생기면 즉시 의사에게 보고한다.

③ 약물을 고용량 투여할 때나 용량을 조절하는 동안에는 특히 혈압을 잘 관찰한다.

★ ④ 노인이나 신장기능이 손상된 환자, 전립선비대증, 소변정체나 지연뇨가 있는 환자는 특히 섭취량과 배설량을 잘 관찰한다.

⑤ 적절하게 검사 결과를 관찰한다.

⑦ 말초신경염을 사정한다.

(11) 교 육

★ ① 매일 몸무게를 측정하고 일주일에 2～4 Lb 이상의 증가가 있으면 보고한다.

★ ② 부종을 관찰하기 위해 발목과 경골을 사정한다.

★ ③ 어지러움증과 실신을 피하기 위해 체위를 천천히 변경한다. 만약 머리가 붕 뜬것 같으면 오랜 시간 누워 있거나 서 있는 것을 피하고, 다른 위험한 활동이나 운전은 피한다.

④ 처방대로 약물을 복용하고 중단하지 않는다.

⑤ 갑자기 약물을 중단하지 않는다.

⑥ 의사의 처방없이 음주나 OTC 약물의 복용을 하지 않는다.

⑦ 햇빛이나 자외선에 노출을 피한다.

★ ⑧ 약물의 복용을 모든 다른 건강간호 제공자에게 알리고, 녹내장에 의해 정기적인 안과 검진을 받도록 정보를 제공한다.

⑨ procainamide(Pronestyl)을 복용하는 경우, 루푸스와 같은 증상이 나타나는지를 확인해야 한다.

2. Class I-B

(1) 작용 및 용도

① 불응기를 감소

② His bundle과 purkinje system의 자율성을 억압

③ 이완기 동안 심실의 전기적 자극 역치를 증가

④ 심실성 부정맥의 치료 혹은 예방

(2) 일반적인 약물 표 5-7

(3) 투약 시에 고려해야 할 점

★ ① Lidocaine의 bolus 주입은 분당 25～50mg의 속도로 정맥을 통해 희석하지 않으며, IVP를 통해서 주입한다.

② 수액으로 5% 포도당 250～500mL에 lidocaine 1g을 첨가하고, 주입 속도는 4mg/mL 이상으로 해서는 안 된다.

③ 정맥 주입을 위해서 주입 펌프를 사용한다.

④ 환자의 기초적인 심장 리듬이 안정되면 주입을 즉시 중지한다.

⑤ 저칼륨혈증은 tocainide 투여 시작 전에 교정해야 한다.

⑥ 침전되지 않도록 희석하지 않은 phenytoin을 투약한다.

(4) 금기증

① Amid-type 마취제에 과민반응의 과거력이 있는 경우

② 애덤스 스토크 증후군(Stokes-Adams syndrome)

③ 치료되지 않은 동성 서맥

★ ④ 동방전도(SA), 방실전도(AV), 심실내 심한 전도 장애

★ ⑤ 주의해서 사용해야 하는 경우

- 간질환이나 신장질환
- 저혈량성 또는 쇼크
- 쇠약한 환자나 노인
- 울혈성 심부전증
- 심한 근무력증
- 악성 고체온의 가족력이 있는 경우

(5) 주요 약물과의 상호작용

① Barbiturates는 lidocaine 활동을 감소시킨다.

② Beta blockers, quinidine, phenytoin, procainamide는 lidocaine의 약효를 증가시킨다.

③ Phenytoin과 cefazolin은 lidocaine과 같이 섞어서 투약할 수 없다.

표 5-7 항부정맥제 : Class I-B

일반명/상품명	투여 경로	적 응 증
Lidocaine (Anestacon, Xylocaine)	IV	히스속-퍼킨에 억압, 이완기 동안 심실 전지 자극 역치 증가, 급성 심근경색이나 심도자 중 심실성 부정맥을 빠른 조절
Mexiletine(Mexitil)	PO	동방결절과 방실 결절의 중정도 억제, 급성과 만성 심실성 부정맥, 심한 빈맥성 부정맥
Phenytoin(Dilantin)	IV	부정맥(디기탈리스로 인한 것 포함)
Tocainide(Tonocard)	PO	불응성 심실성 부정맥, 심실성 빈맥의 예방, 방실 전도에 영향을 주지 않는 심방, 방실결절, 심실의 효과적인 불응기 단축

(6) 주요 음식과의 상호작용 (보고된 자료가 없음)

(7) 주요 임상검사

① Lidocaine의 혈중농도를 사정해야 한다.
- 치료적인 약물 농도는 1.5～6μg/mL이다.
- 잠재적인 독성 농도는 7μg/mL 이상이다.

★ ② 부정맥을 치료하기 전에 전해질을 사정하고 저칼륨혈증을 교정해야 한다.

③ 간과 신장 혈액검사를 치료 전에 체크한다.

(8) 부작용 : 졸림, 머리가 붕 뜨는 느낌, 경한 저혈압

(9) 역작용/독성

① **중추신경계** : 들뜬 상태, 혼돈, 지남력 상실, 불안정, 불안, 행복감, 거센 흥분, 입술이나 혀의 무감각과 기타 부위의 감각이상, 가슴의 중압감, 말하기 어려움

② 호흡 곤란과 삼키기 어려움, 근육의 경련, 진전, 정신 이상, 고용량에서 경련과 호흡 억압

★ ③ **심혈관계** : 저혈압, 서맥, 심장차단, 심혈관 허탈과 심정지

★ ④ **귀** : 이명과 청력의 저하

⑤ **눈** : 중증의 침침한 시야, 복시 및 색감지 손상

⑥ **위장계** : 식욕부진, 오심, 구토와 과도한 구강호흡

⑦ **피부** : 두드러기, 발진, 부종과 anaphylactoid와 비슷한 반응

(10) 간 호

① 지연된 PR 간격, QRS 넓어짐, 부정맥의 악화와 심장차단을 포함한 변화를 알기 위해 심전도를 사정한다.

② 혈압을 자주 관찰한다.

③ 약물주입 시작 전에 중추신경계 상태를 사정하고 약물을 투여하는 동안에도 자주 중추신경계의 상태를 사정한다.

★ ④ 정맥 주입용 펌프를 통해 주입하고 주입 속도를 주의깊게 관찰한다.

★ ⑤ 폐에서 잡음이 들리는지, 폐음을 사정하고 호흡수를 관찰한다.

★ ⑥ 혈중농도를 사정한다.

(11) 교 육

① 만약 머리가 붕 뜨는 느낌, 어지러움, 혼돈, 입술, 혀나 손가락의 쑤심이나 무감각, 시력의 변화나 귀에서 소리가 나는 증상이 있으면 의사에게 알린다.

② 만약 경구로 약물을 복용하고 있을 때 눈이나 피부색이 하얀색에서 노란색으로 변화하거나 오심 및 구토를 포함하는 중추신경계의 예사롭지 않은 변화가 일어나면 의사에게 알린다.
③ 의사의 처방없이 OTC 약물이나 허브제제를 복용하지 않는다.
④ 건너뛰고 투약을 빠뜨리지 않고 처방대로 복용한다.

3. Class I-C

(1) 작용 및 용도

① 방실결절과 심실을 통해 자율성과 전도성을 감소시킨다.
② 생명을 위협하는 심실성 부정맥의 치료에 사용된다.

(2) 일반적인 약물 표 5-8

(3) 투약 시에 고려해야 할 점

① 약물들은 경구용으로 사용가능하다.
② 증가하는 투여량은 4일 이상 복용하는 것은 권하지 않는다. 특히 노인이나 광범위한 심근의 손상을 가졌던 환자인 경우
③ QRS의 진폭이 심하게 넓은 환자와 심한 간기능 저하를 가진 환자는 투여량의 감소를 고려해야 한다.

(4) 금기증

① Flecainide에 과민반응
② 심한 심차단
③ 심실내 전도장애
④ 심인성 쇼크
⑤ 간부전증

(5) 주요 약물과의 상호작용

① Cimetidine은 flecainide의 혈중농도를 높인다.
② Flecainide는 25% 가량 digoxin 농도를 높인다.
③ Beta-blocker는 음성 심근 수축력 변화 효과를 높이게 된다.

(6) 주요 음식과의 상호작용 (보고된 자료가 없음)

표 5-8 항부정맥제 : Class I-C

일반명/상품명	투여 경로	적응증
Flecainide(Tambocor)	PO	생명을 위협하는 심실성 부정맥
Propafenone(Rythmol)	PO	심실성 빈맥

(7) 주요 임상검사

① Baseline으로 전해질을 사정한다.
② 혈중농도를 관찰한다.
- 효과적인 농도는 0.7～1μg/mL이다.
- 독성 농도는 1μg/mL 이상이다.

③ 만약 digoxin을 복용하고 있다면 자주 혈중농도를 관찰한다.

(8) 부작용 : 가벼운 어지러움, 침침한 시야, 오심

(9) 역작용/독성

① **중추신경계** : 두통, 지속되는 머리의 붕 뜨는 느낌, 불안정함, 감각이상, 피로감과 열
② **심혈관계** : 부정맥의 악화, 흉통, 울혈성 심부전, 부종과 혈중농도
③ **눈** : 지속되는 침침한 시야와 눈앞에 반점
④ **위장계** : 지속되는 오심, 변비, 미각의 변화

(10) 간 호

★ ① 약물 투여를 시작하기 전에 검사 자료를 사정하고, 저칼륨혈증이나 고칼륨혈증은 치료한다.
★ ② 부정맥이 악화되는 것을 포함한 변화를 알기 위해 심전도를 관찰한다.
③ 약물 투여를 시작하기 전에 인공 심박기의 역치 수준을 판단하고 그 후에 규칙적으로 인공 심박기의 역치 수준을 점검한다.

(11) 교 육

① 건너뛰지 말고 처방대로 약물을 복용한다.
② 시력의 변화가 있으면 보고한다.
③ 의사의 처방없이 OTC 약물이나 허브제제를 복용하지 않는다.
④ 추후 관리의 중요성을 강조한다.

4. Class Ⅱ(beta-blocker)

앞 부분의 “베타 아드레날린 차단제”를 참고.

5. Class Ⅲ(potassium channel blockers)

(1) 작용 및 용도

① 재분극 및 불응기를 연장
② 심실내 전도를 감소
③ 심실성 빈맥과 심실세동의 치료를 위해 사용
④ 심실 미만 빈맥의 치료를 위해서도 사용

(2) 일반적인 약물 : Amiodarone(Cordarone, Pacerone)

(3) 투약 시에 고려해야 할 점

① 위장염 증상이 고용량 경구 투여와 유지 용량 투여 시에 나타날 수 있다.

② 정맥으로 투약하는 경우 정맥주입 펌프를 이용한다. 주입속도가 2mg/mL 이상인 경우에는 반드시 중심정맥관을 사용해야 한다.

★ (4) 금기증

① Amiodarone에 과민반응 ② 심인성 쇼크

③ 심한 동성 서맥과 심차단 ④ 간질환

⑤ 주의를 요하는 경우 : 하시모토(Hashimoto's) 갑상선염, 갑상선종, 갑상선기능 항진증이나 갑상선기능 저하증, 울혈성 심부전증, 전해질 불균형, 폐질환의 과거력, 심장 수술, 요오드에 과민증

(5) 주요 약물과의 상호작용

① Digoxin의 약물농도를 증가시킨다.

② Disopyramide, procainamide, quinidine, flecainide, lidocaine, cyclosporine의 효과와 독성을 높인다.

③ 항응고 효과를 높인다.

★ ④ Verapamil, diltiazem과 beta-adrenergic blocker와 사용 시에 서맥의 효과가 증대된다.

⑤ Phenytoin의 혈중농도가 2～3배로 상승한다.

⑥ Cimetidine, ritonavir는 amiodarone의 혈중농도와 독성을 증가시킨다.

⑦ Cholestyramine은 amiodarone의 농도를 감소시킨다.

(6) 주요 음식과의 상호작용(보고된 자료가 없음)

(7) 주요 임상검사

① 갑상선기능 검사 비정상(갑상선기능 손상이 없는 경우)

② 기초 검사 및 정기적 혈청 검사

- 간효소 검사 : Aspartate aminotransferase(AST)와 alanine aminotransferase(ALT)
- 폐 : 폐기능 검사, 동맥혈 가스분압 검사
- 갑상선

(8) 부작용

① 2개월 이상 약물을 투여한 환자에게 피부와 각막의 색소 침착(lipofuscinosis)이 나타나고, 약물 중지 후 7개월이면 소실된다.

② 근육허약, 저혈압
③ 경한 식욕부진, 오심 및 변비

(9) 역작용/독성

① **중추신경계** : 말초신경증, 근육축소, 허약, 피로감, 비정상적 걸음걸이, 운동장애, 어지럼증, 감각이상, 두통
② **심혈관계** : 서맥, 심한 저혈압, 동정지(sinus arrest), 심인성 쇼크, 울혈성 심부전, 부정맥의 악화, 심장블록
③ **눈** : 각막 미소 침착증, 사물이 흐릿하게 보임, 시신경염, 영구적인 실명, 각막 퇴화, 망막 퇴화, 광과민성
④ **호흡계** : 폐포염, 간질성 폐렴, 간질성 폐섬유증
⑤ **피부** : 피부에 회색을 띤 청색 색소침착, 발진
⑥ **위장계** : 심한 식욕부진, 오심, 구토, 변비
⑦ 혈관 부종, 갑상선기능 항진증 또는 갑상선기능 저하증, 간독성

(10) 간 호

① 저혈압과 서맥을 예방하기 위해 약물을 주입하고 용량을 조절하는 동안 혈압을 관찰한다.
★ ② 약물의 반감기가 길기 때문에 지속적으로 환자를 관찰한다(10~55일).
③ 검사를 정기적으로 하고, 간 · 폐 · 갑상선 · 위장계와 신경계의 기능 장애가 있으면 보고한다.
④ 약물 투약 전과 약물 투여 후에 정기적으로 세극 등을 이용한 안과 검진을 시행하도록 한다.
★ ⑤ 역반응이 나타나면 즉시 보고한다.
★ ⑥ 폐독성의 징후에 민감해야 한다(혈중농도, 피로, 기침, 늑막의 통증, 열, 호흡음 청진 시에 우발음).
⑦ Amiodarone 치료 시작 후 1주일 이내로 나타날 수 있는 중추신경계 변화를 잘 관찰한다(근육허약이나 진전으로 가능한 안전에 위험이 된다).
⑧ 이미 다른 항부정맥 치료를 받고 있는 환자는 특히 심장블록과 부정맥의 악화와 같은 역작용을 잘 관찰해야 한다.

(11) 교 육

★ ① 매일 맥박을 측정하는 것을 교육하고 60회 미만이면 보고한다.
② 모든 건강 서비스 제공자들에게 약물을 투여받고 있는 것을 보고한다.
③ 정기적으로 안과 검진을 받도록 권한다.
★ ④ 광선공포증(photophobia)은 선글라스를 착용함으로써 감소될 수 있다. 그러나 일부의 환자들은 일광을 완전히 피해야 한다.
★ ⑤ 자외선에 노출되었을 때에는 홍반과 소양증이 나타날 수 있다는 사실에 민감해야 하며, 환자는 일광과 테닝베드(tenning beds) 및 태양 등을 피한다.
★ ⑥ 태양에 노출을 피하기 위해서 자외선 차단제(zinc-acid or titanium-oxide preparations)를 바르고 보호복을 입한다.
★ ⑦ 회색을 띤 청색의 피부 색소 침착은 약물을 중지하면 서서히 사라진다는 사실을 교육한다.

⑧ 건너뛰지 말고 처방에 따라 약을 복용한다.
⑨ 의사의 처방없이 OTC나 허브제제와 병행해서 사용하지 않도록 한다.
⑩ 추후 간호의 중요성을 강조한다.

6. Class Ⅳ(calcium channel blockers)

앞 부분의 "칼슘 통로 차단제"를 참고한다.

7. 그밖의 부정맥제

(1) 작용 및 용도

① 동방결절과 방실결절의 전도 속도 저하
② 방실결절 회귀로의 방해
★ ③ 심실상성 부정맥을 치료
④ 좌심실 기능을 저하(매우 일시적)

(2) 일반적인 약물 : Adenosine(Adenocard, Adenoscan)

(3) 투약 시에 고려해야 할 점

★ ① 신속한 정맥 bolus 투여
- 가능한 한 정맥에 가장 가까운 부위에다 직접 주사한다. 반감기는 단 10초이다.
- 1～2초에 걸쳐서 주사한다.
- 주사 후 생리식염수로 빠르게 닦는다.

② 용액에는 방부제가 없으므로 약이 맑아야 하고, 쓰고 남은 약은 버려야 한다.
③ 심박동수의 갑작스런 저하나 심정지가 나타날 수 있다. 첫 번째 용량을 투여한 후에 고도방실 차단이 나타나면 투약을 중지한다.
★ ④ 결정체가 생기는 것을 피하기 위해 실온에 보관해야 한다. 만약 결정이 보이면 실온에서 따뜻하게 두면 녹는다.

(4) 금기증

① 심한 심차단
② 동기능부전 증후군(sick sinus syndrome, 인공심박 조율기 착용 환자 제외)
③ 심방세동이나 심방조동
④ 심실성 빈맥
⑤ 천식 환자, 임산부, 간부전이나 신장부전 환자는 주의해서 사용해야 한다.

(5) 주요 약물과의 상호작용

① Dipyridamole은 adenosine의 약효를 강화시킬 수 있다.

② Theophylline는 adenosine의 전기 생리 효과를 차단하게 된다.

③ Carbamazepine는 심차단의 위험을 증가시키게 된다.

(6) 주요 음식과의 상호작용(보고된 자료가 없음)

(7) 주요 임상검사(보고된 자료가 없음)

(8) 부작용

① 동성 리듬(SR)으로 전환하는 동안 다음의 여러 부정맥이 부작용으로 나타날 수 있다.

- 동성 서맥(sinus bradycardia)
- 동정지(sinus arrest)
- 동성 빈맥(sinus tachycardia)
- 조기 심실수축(PVCs)
- 조기 심방수축(PACs)
- 다양한 정도의 심차단

② 안면 홍조

(9) 역작용/독성 : ① 일과성의 혈중농도 ② 부정맥, 저혈압

(10) 간 호

★ ① 지속적으로 심전도를 관찰한다.

② 투약 전에 혈압, 맥박, 호흡수를 평가한다.

★ ③ 1~2초에 걸쳐서 매우 빠르게 약물을 주입하고 생리식염수로 빠르게 닦아야 한다. 만약 너무 천천히 약물을 주입하면 약의 효과가 없다.

④ 투약 후부터 안정될 때까지 15분 간격으로 맥박과 혈압을 관찰한다.

★ ⑤ 천식 환자의 경우에 특별히 기관지 경련이 있는지를 주의깊게 관찰한다.

(11) 교 육

① 약물을 투여하는 동안에 여러 가지를 감시할 장치가 필요함을 교육한다.

② 일과성의 안면 홍조가 나타날 수 있음에 대해 알려 준다.

Class VII. 항응고제, 항혈소판제, 혈전 용해제 및 콜레스테롤 저하제

(anticoagulants, antiplatelets, thrombolytics, and medications to lower cholesterol)

Chapter 4. 혈액조절 약품(blood modifying agents)을 참고.

Class VIII. 항고혈압제, 항저혈압제, 이뇨제 및 칼륨 보충제

(antihypertensives, antihypotensives, diuretics, and potassium supplements)

Chapter 12. 심장계 약물(renal system medications)을 참고.

✓ POST TEST

1. sotalol(Betapace) 약물 치료를 시작하는 환자를 모니터하는 중에 생명을 위협하는 약물의 부작용은 무엇인가?

① 방실 블록, 저혈압 ② 뇌졸중의 초기 증상
③ 두드러기와 천명음 ④ 서맥, 흉통, 호흡곤란

2. 간호사는 고혈압으로 diltiazem(Cardiazem)을 투여받고 있는 경한 울혈성 심부전의 과거력을 가지고 있는 환자를 간호하고 있다. 이 약물의 부작용으로 간호사가 사정해야 하는 것은?

① 빈맥과 반동성 고혈압
② 천명음과 호흡이 짧아짐
③ 서맥과 말초 부종
④ 흉통과 빈맥

3. 간호사가 환자에게 hydralazzine(Apresoline)을 정맥을 통해 방금 투여하였다. 초기 용량 투여 후(initial dose) 가장 중요한 사정은 어느 것인가?

① 심장 리듬 ② 산소 포화도
③ 혈압 ④ 호흡수

4. 정맥으로 nitroglycerin(Nitrostat)의 지속적 주입을 간호사가 시작했다. 아래에 제시한 보기 중 환자가 역작용을 경험하는 상태임을 나타내는 것은?

① 폐모세혈관 쐐기압(PCWP)이 13에서 11mmHg로 감소
② 중심 정맥압이 10에서 7mmHg로 감소
③ 맥박이 96회에서 78회로 떨어짐
④ 혈압이 130/80에서 90/64로 떨어짐

5. 만성 안정형 협심증 환자가 amlodipine(Norvasc) 치료를 시작하게 되었다. 간호사의 교육 내용에 포함되어야 하는 내용은 어느 것인가?

① 이 약물은 편두통을 감소시키기 위해 사용되는 것이다.
② 누워 있다가 너무 빨리 일어나면 어지러움증이 발생할 수 있다.
③ 소변정체가 나타나면 빨리 보고해야 한다.
④ 호흡 수가 과도하게 감소하면 의사를 호출해야 한다.

6. 여자 환자가 간호사에게 "나는 이 약을 복용한 이후로 더 피곤함을 느꼈다."고 말했다. 그녀는 고혈압으로 atenolol (Ternormin) 을 복용하고 있었다. 환자의 진술은 다음 중 어떤 간호 진단을 보여야 하는가?

① 활동 불내성
② 비효율적인 뇌조직 관류
③ 비효율적인 건강 유지
④ 자가 간호 결핍

7. 심방세동을 가진 성인 환자를 위해 digoxin(Lanoxin)의 투약이 계획되었다. 환자의 포타슘 수치가 4.6mEq/L이다. 다음 중 간호사가 옳게 판단한 것은?

① 약을 오늘 하루 투약하지 않는다.
② Digoxin을 복용하기 전에 포타슘 보충이 필요하다.
③ 투약을 보류하고 의사에게 보고한다.
④ 처방에 따라 투약해야 한다.

8. 울혈성 심부전으로 digoxin(Lanoxin)과 furosemide(Lasix)로 치료 받는 환자의 간호를 계획 중에 있다. 다음 식단 중 저녁 식사를 위해 가장 적절한 식단은 어느 것인가?

① 쇠고기 야채 수프, 마카로니와 치즈, 디너 롤
② 쇠고기 라비올리, 시금치 수플레, 이탈리안 빵
③ 구운 흰살 생선, 으깬 감자, 당근 건포도 샐러드
④ 구운 닭고기 가슴살, 현미밥, 약한 불로 끓인 토마토

9. 잦은 심실성조기수축을 가진 환자에게 propranolol(Inderal)이 처방된 후 간호사의 간호계획에 포함되어야 하는 것은 무엇인가?

① 호흡이 과도한 경우 활동을 점차 줄여야 한다는 정보를 준다.
② 약물을 투여하기 전 심박수를 측정해야 한다.
③ 감염에 대한 내성이 증가된다.
④ 피부 발진이 30일 동안 증가된다.

10. 화학적인 cardioversion이 심방세동이 있는 환자에게 처방되었다. 화학적 cardioversion을 위해 간호사는 다음 약물 중 어느 약물을 특별히 준비해야 하는가?

① Quinidine(Quinidex)
② Verapamil(Calan)
③ Nifedipine(Procardia)
④ Lidocaine(Xylocaine)

책 속의 책 10쪽

■ 참고 문헌

American Heart Association (2000). *Handbook of emergency cardiovasculas care for healthcare providers*. Dallas, TX: American Heart Association.

Black, J., Hawks, J. & Keene, A. (2000). *Medical−surgical nursing: Clinical management for continuity of care* (6th ed.). Philadelphia: W. B. Saunders, p. 1302

Clark, J., Queener, S., & Karb, V. (2003). *Pharmacologic basis of nursing practice* (7th ed.). St. Louis: Mosby−Year Book, pp. 232～249

Deglin J., & Vallerand, A. (2003). *Davis's drug guide for nurses* (8th ed.). Philadelphia, PA: F. A. Davis.

Hartshorn, J., Sole, M., & Lamborn, H. (2000). *Introduction to critical care nursing* (3rd ed.). Philadelphia: W. B. Saunders.

Ignatavicius, D. D., & Workman, M. L. (2003). *Medical-surgical nursing: Critical thinking collaborative care* (4th ed.). Philadelphia: W. B. Saunders, p. 992.

Kidd, P. S., & Wagner, K. D. (2004). *High acuity nursing* (3rd ed.). Upper Saddle River, NJ: Prentice Hall.

Lemone, P., & Burke, K. M. (2003). *Medical surgical nursing: Critical thinking in client care* (3dr ed.). Upper Saddle River, NJ: Prentice Hall.

McKenry, L., & Salerno, E. (2003). *Mosby's pharmacology in nursing* (21st ed.). St. Louis: Mosby, p. 612.

Shannon, M., Wilson, B., & Stang, C. (2003). *Health professional drug guide 2003*. Upper Saddle River NJ: Prentice Hall.

Reviews & Rationales

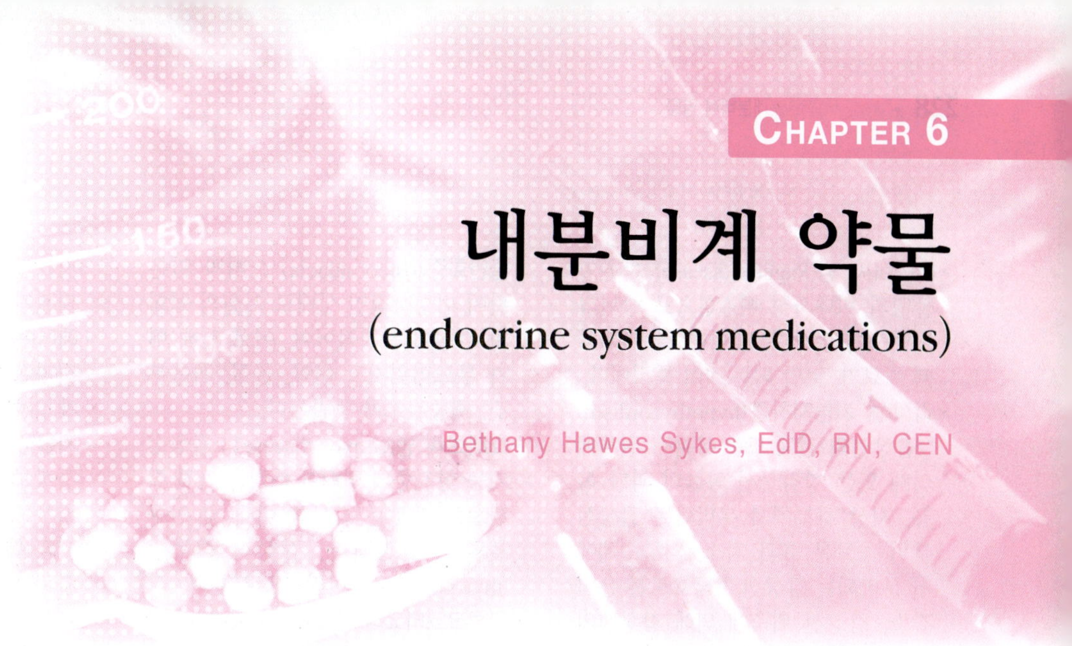

Chapter 6

내분비계 약물
(endocrine system medications)

Bethany Hawes Sykes, EdD, RN, CEN

차 례 Chapter Outline

- 뇌하수체에 영향을 미치는 약물(medications affecting the pituitary gland)
- 부신에 영향을 미치는 약물(medications affecting the adrenal glands)
- 갑상선에 영향을 미치는 약물(medications affecting the thyroid glands)
- 부갑상선에 영향을 미치는 약물(medications affecting the parathyroid glands)
- 당뇨병 치료에 사용되는 약물(medications used to treat diabetes mellitus)

목 적 Objectives

- 내분비계 약물 투여 시의 일반적인 치료 목적을 기술한다.
- 요붕증 치료에 사용되는 약물 투여와 관련된 작용, 용법, 간호를 기술한다.
- 갑상선 대체 약물의 투여와 관련된 간호를 확인한다.
- 갑상선 기능항진증을 치료하기 위해 사용되는 약물을 논한다.
- 칼슘 및 비타민D 보충제 투여와 관련하여 대상자에게 교육할 요점을 열거한다.
- 여러 가지 유형의 인슐린의 특성을 확인한다.
- glucocorticoids 사용과 연관된 부작용과 합병증을 확인한다.
- 인슐린 투여와 관련된 간호 시에 고려해야 할 점을 논한다.
- 당뇨병 치료에 사용되는 약물 투여와 관련하여 대상자에게 교육할 주요 요점을 서술한다.
- 여러 가지 내분비계 약물과 관련하여 대상자에게 교육할 주요 요점을 열거한다.

용어해설 Review at a Glance

- Paget씨 병(Paget's disease) : 원인 불명의 비대사성 뼈질환으로 중년과 노인층에 많으며, 과다한 골 파괴와 뼈 치료가 잘 안 되는 것이 특징이다.
- 갑상선 기능저하증(hypothyroidism) : 갑상선의 전체 또는 부분적 절제에 의해 또는 항갑상선 약물의 과다 복용, 시상 하부에서 분비되는 갑상선 분비 호르몬 효과 감소, 뇌하수체에서 분비되는 갑상선 자극호르몬 분비 감소, 갑상선 위축에 의해 갑상선의 활동이 저하된 상태이다.
- 갑상선 기능항진증(hyperthyroidism) : 갑상선의 과다 활동이 특징인 질환으로, 대부분 갑상선은 비대해지고 정상보다 많은 양의 갑상선호르몬을 분비하며 신체의 대사 진행이 촉진된다.
- 고칼슘뇨증(hypercalciuria) : 뼈에서 흡수가 증가되는 것을 특징으로 하는 상태로 인해 소변 내에 비정상적으로 많은 양의 칼슘이 존재한다.
- 고혈당증(hyperglycemia) : 혈액 내에 정상보다 많은 양의 포도당이 있는 것으로, 흔히 당뇨병이나 glucocorticoid 투여 후, 그리고 포도당 함유 수액의 과다 주입 등과 연관되어 있다.
- 골다공증(osteoporosis) : 고밀도의 비정상적인 손실이 특징인 질환으로, 흔히 폐경기 후 여성을 비롯하여 앉아 있거나 움직이지 못하는 사람, 장기간 스테로이드 치료를 받아 온 대상자에서 볼 수 있다.
- 골연화증(osteomalacia) : 뼈의 얇은 판이 비정상적인 상태로 기질의 석회화 손실이 특징적이며, 이로 인해 뼈가 부드러워지고 허약, 골절, 식욕부진, 체중감소가 동반된다.
- 그레브씨 병(Graves' disease) : 갑상선 기능 항진증의 명백한 특징을 가진 질환으로 대부분 갑상선 비대 및 안구 돌출과 연관된다. 갑상선 중독증(thyrotoxicosis) 이라고도 부른다.
- 글루코코티코이드(glucocorticoid) : 글리코겐 합성을 증가시키는 부신피질의 스테로이드 호르몬으로 항염증 효과를 나타내며, 신체의 많은 기능에 영향을 미친다.
- 당화 헤모글로빈(glycosylated hemoglobin) : 이전 몇 주 동안의 평균 혈당 수준을 나타내는 농도이다.
- 미네랄로코르티코이드(mineralocorticoid) : 신장에 작용하여 나트륨과 물의 정체를 증진하고 칼륨과 수소이온의 배출을 증진하는 스테로이드 호르몬이다.
- 부갑상선 기능저하증(hypoparathyroidism) : 원발성 부갑상선기능 부전에 의해 또는 혈청 칼슘치의 상승에 의해 부갑상선의 분비기능이 저하된 상태이다.
- 부신부전(adrenal insufficiency) : 부신이 적당량의 부신피질 호르몬을 생산해 낼 수 없는 상태이다.
- 부신위기(adrenal crisis) : 즉각적인 치료를 요하는 급성의 치명적인 부신피질기능 부전이다.
- 애디슨씨 병(Addison's disease) : 부신피질의 부분적 또는 완전 기능부전에 의해 초래되는 치명적인 질환이다.
- 저혈당증(hypoglycemia) : 혈액 내에 정상보다 적은 양의 포도당이 있는 경우로, 대부분 너무 많은 인슐린 투여와 췌장의 islet 세포에서 과다한 인슐린 분비 또는 식이 섭취 부족에 의해 초래된다.
- 점액수종(myxedema) : 갑상선기능 저하증의 가장 심한 형태로 손 · 얼굴 · 발 · 눈 주위 조직의 부종이 특징이며, 혼수와 죽음에 이를 수 있다.
- 지방위축(lipodystrophy) : 지방의 대사 또는 축적이 비정상적인 것이다.
- 카테콜라민(catecholamine) : 하나의 카테콜 분자와 아민(amine)의 지질(aliphatic)로 구성된 교감신경 흥분제군에 속하는 것 모두를 말하며, 일부는 신체에서 자연적으로 생산됨으로써 가장 중요한 신경학적 화학물질로 기능한다.
- 쿠싱유형 상태(cushingoid state) : 등의 위쪽과 얼굴에 지방 축적, 불그스레한 얼굴 색, 몸체에 줄자국(striae), 가는 다리, 얼굴에 많은 털 등을 포함한 쿠싱병의 체형과 얼굴 특징을 가진다.

✔ PRETEST

1. 한 어머니가 다섯살 난 아들을 데리고 외래로 왔다. 그녀는 아들이 빨리 자라지 않아서 걱정이라며, 간호사에게 성장 호르몬을 맞을 수 있는지를 물었다. 다음 중 간호사의 대답으로 가장 적절한 것은?

① "성장 호르몬은 단지 아이의 단골(short bones)에만 영향을 주게 됩니다."
② "당신 아들은 알약을 쉽게 삼킬 수 있습니까?"
③ "성장 호르몬은 검사결과 성장 호르몬 부족이 있을 경우에만 주어질 것입니다."
④ "당신은 아들의 키가 얼마나 크길 원하시나요?"

2. 몇 주 동안 고용량의 glucocorticoids를 투여받고 있는 환자가 있다. 그가 언제 약물 투여를 중단할 수 있는지를 간호사에게 물었다. 다음 중 간호사의 대답으로 옳은 것은?

① 아무리 고용량이라도 약물을 갑자기 끊을 경우, 역작용은 나타나지 않는다.
② 스테로이드를 갑자기 끊을 경우, 환자는 급성 부신부전으로 죽을 수 있다.
③ 약을 끊으면 대상자는 심한 심리적 증상을 경험하게 된다.
④ 약물을 조금씩 줄여 나가는 방법은 하루 한 번 혈청화학 검사를 필요로 한다.

3. 최근 요붕증으로 진단받은 환자가desmopressin(DDAVT)을 투여받고 있다. 간호사가 말해 주어야 할 가장 좋은 내용은 무엇인가?

① "이 약물은 비강으로 투여하면 됩니다."
② "약물 투여를 위해 가족을 교육할 수 있습니다."
③ "알고 싶은 것이 무엇인지를 질문하세요."
④ "도움이 된다면 처음 3회 투약을 해드리겠습니다."

4. 애디슨씨병 환자가 고용량의 fludrocortisone(Florinef)를 투여받고 있을 때 환자의 교육에 포함되어야 할 것은 무엇인가?

① 이른 아침 체중을 측정하여 일주일 단위로 기록한다.
② 일주일에 5 파운드 이상 체중이 감소하면 보고한다.
③ 감염에 대한 저항성이 감소될 수 있다.
④ 체위에 따른 혈압을 측정하는 것이 중요하다.

5. 최근 갑상선기능 저하증을 진단받은 환자가 갑상선 호르몬(levothyroxine sodium)을 투여받고 있다. 환자가 에너지 부족 증상이 좋아질 것인가를 간호사에게 물었을 때, 간호사의 대답으로 옳은 것은?

① 에너지 부족은 우울에 의한 것이지 갑상선기능 저하증에 의한 것이 아닐 수 있다.
② 대체로 1~2일 지나면 에너지 수준이 극적으로 좋아지는 것을 경험할 수 있다.
③ 약은 음식을 충분히 먹은 후에 투여할 때, 가장 효과가 좋다.
④ 약물의 최적 효과는 몇 주 동안은 나타나지 않을 것이다.

6. 갑상선 기능저하증 환자가 liotrix(Thyrolar)를 처방받았다. 퇴원 전 환자에게 반드시 교육해야 하는 것은 무엇인가?

① "매일 아침 체온을 측정해야 합니다."
② "일어나기 전에 심박수를 사정해야 합니다."
③ "약을 복용하는 동안 졸리움을 경험하게 될 것입니다."
④ "약을 복용하는 동안 예민해질 것입니다."

7. 그레브씨 병으로 6주 동안 propylthiouracil(PTU)를 복용한 환자가 인후통과 발열을 호소하였다. 환자가 외래로 방문한 경우, 간호사가 질문해야 할 우선순위가 높은 것은?

① 감기에 걸린 적이 있는지를 질문한다.
② 환자의 체온을 측정하고 지난 몇 주 동안 열이 있었는지를 질문한다.
③ 환자의 백혈구 수와 백혈구 비율 등의 임상검사를 확인한다.
④ 면역체계를 약화시킬 만한 정신적인 스트레스가 최근에 있었는지를 질문한다.

8. Paget씨 병으로 몇 주 전 calcitonin(Calcimar)을 투여받은 경우, 치료효과를 확인하기 위해 간호사가 확인해야 하는 것은 무엇인가?

① alkaline phosphatase 수치 감소
② 혈청 칼슘 수준 증가
③ bone x-ray 결과, 골이 정상임
④ 두개골 기형이 있는지, MRI 확인

9. 2주 동안 인슐린을 투여받고 있는 남자 환자를 간호할 때, 가정간호사가 교육해야 할 모든 내용을 고르시오.

① "가족 또한 인슐린 주사법을 알아야 합니다."
② "인슐린으로 혈당 조절이 충분히 이루어지지 않으면 시력의 변화가 나타날 것입니다."
③ "질병과정으로 인해 발기부전을 경험하게 될 것입니다."
④ "당뇨로 인해 인슐린을 투여하는 환자에게 시력상실, 하지의 상실은 흔한 문제입니다."
⑤ "고혈당인 경우, 반드시 인슐린 용량을 증가해야 하는 것은 아닙니다."

10. 간호사가 인슐린 반응의 치료에 대한 환자의 지식을 평가하려고 한다. 다음 중 가장 우선순위가 높은 것은 무엇인가?

① 의사에게 알려야만 할 증상
② 공복 시에 혈당을 측정할 때
③ 크래커와 함께 오렌지 주스와 땅콩버터를 먹을 때
④ 충분한 수분 섭취의 중요성

책 속의 책 11쪽

section 01
Medications Affecting the Pituitary Gland

뇌하수체에 영향을 미치는 약물

1. 성장 호르몬(growth hormone; GH) 또는 성장 호르몬 억제제

(1) 작용 및 용도

① 모든 체세포의 성장과 대사를 자극한다.

② 작용 : 기관과 조직의 성장, 특히 장골의 길이를 조절함으로써 성인의 신체 크기를 결정한다.

③ 용도 : 검사 결과와 관련하여 성장 호르몬 결핍 또는 부적절한 성장 호르몬 분비를 치료하려는 아동에게서만 사용 승인을 한다.

(2) 성장호르몬 억제제의 작용과 사용

성장 호르몬 수치를 낮춘다. bromocriptine은 프로락틴혈증을 동반한 무월경, 파킨슨씨병의 증상이나 말단비대증 등을 치료한다.

(3) 일반적인 약물 표 6-1

(4) 투약 시에 고려해야 할 점

① 비경구적(IM 또는 SC)으로만 투여하며, 경구 투여시 소화효소에 의해 비활성화된다.

② 분말형으로 포장되어 있으며, 투여 때는 승인된 희석액 1~5mL에 타서 원래대로 만든다. 혼합액은 혼탁하지 않고 투명해야 하며, 녹지 않은 입자가 있어서는 안 된다. 희석액을 섞은 날짜를 라벨로 붙이고 제조회사의 지시에 따라 냉장된 약은 버린다.

③ 근육주사 부위를 돌려 가며 주사하고, 근육층 내로 주입될 수 있게 적절한 길이의 바늘을 사용한다.

표 6-1 성장 호르몬제(growth hormone drugs)

일반명/상품명	투여 경로	적응증
성장 호르몬 억제제		
Bromocriptine(Parlodel)	PO	성장 호르몬 수치 감소
Ocreotide(Sandostatin)	SC	장내 펩티드 호르몬, 인슐린, 글루카곤, 성장 호르몬 감소, 수분과 전해질 재흡수 증진
성장 호르몬제		
Sermorelin(Geref)	IV	뇌하수체에서 성장 호르몬 방출을 자극
Somatrem(Protropin)	IM, SC	대체 치료로 사용
Somatropin(Humatrope, Nutropin	IM, SC	대체 치료로 사용

(5) 금기증

① 성장 호르몬 결핍과 무관하게 키가 작은 아동의 성장을 자극하기 위해 장골의 상판(epiphyseal plate)이 폐쇄되는 동안 또는 폐쇄된 후 또는 2차적인 두개강 내에 종양이 있는 경우이다.
② 당뇨병이 있거나 가족 중에 당뇨병이 있는 경우, 갑상선기능 저하증 또는 사춘기 이전 남자에게 갑상선호르몬을 같이 또는 이전에 사용한 경우에는 주의해서 사용한다.
③ Benzyl 알코올에 민감한 경우(신생아에게도 해로울 수 있는 방부제), 신생아에게는 특히 증류수를 희석액으로 사용한다.

(6) 주요 약물과의 상호작용

① 부신피질 자극호르몬(ACTH) 또는 corticosteroids는 성장 호르몬의 효과를 느리게 할 수 있다.
② octreotide acetate는 cyclosporin 수치를 낮출 수 있다.
③ 갑상선호르몬, 동화작용의 스테로이드, 남성호르몬(androgen) 또는 여성호르몬(estrpgens)은 장골의 상판 폐쇄를 지연시킬 수 있다.

(7) 주요 음식과의 상호작용 (보고된 자료가 없음)

(8) 주요 임상검사

① 결핍증을 확인하기 위한 혈장 성장 호르몬 수치(5~7ng/mL)
② 진단되지 않은 갑상선기능 저하증을 발견하기 위한 갑상선호르몬 수준의 정기적 측정
③ 당뇨병 환자 또는 가족 중 당뇨병이 있는 환자에서 당내성(glucose intolerance)을 발견하기 위한 혈액 또는 소변내 포도당 수준

(9) 부작용

① 대사 : 당내증, ACTH 결핍증 또는 갑상선기능 저하증
★ ② 신장 : 치료를 시작한 지 2~3개월 동안 고칼슘뇨증(소변으로 과다한 칼슘 배출)으로 옆구리 통증, 산통, 위장장애, 빈뇨, 오한, 발열, 혈뇨를 호소하는 신결석 위험성
③ 기타 : 두개강 내에 종양 성장 또는 GH 항체 현존

(10) 역작용/독성

① 국소적인 알레르기 반응 : 주사 부위의 통증과 부종
★ ② 전신적인 알레르기 반응 : 말초부종, 두통, 근육통, 허약
③ 과용량 : 당뇨병, 죽상경화증, 고혈압, 장기비대, 말단 비대증 외모

(11) 간 호

① 치료를 시작하기 최소 6~12개월 전의 성장률 기록이 있는지를 확인
② 투약과 관련된 어떤 역작용이나 독성에 대해 환자 사정
③ 매년 bone age 사정을 했는지를 확인(특히 환자가 갑상선호르몬 및 남성호르몬이나 여성호르몬 대체치료를 받고 있을 경우)

(12) 교 육

① 정해진 시기에 bone age 사정을 정기적으로 하도록 부모나 보호자에게 충고한다.

★ ② 첫 해에는 3~5인치의 성장률이 기대되며, 두 번째 해에는 그보다 적게, 그 이후로는 정상적인 성장률을 기대할 수 있다고 부모나 보호자에게 알려 준다(치료받는 동안 피하지방이 감소하나, 나중에 다시 회복되게 된다).

③ 매달 측정한 키와 체중을 정확하게 기록하는 방법을 부모와 보호자에게 교육하고, 기대치보다 적게 성장했으면 의사에게 보고한다.

★ ④ 대퇴 골단이 탈출(slipped femoral epiphysis)되었을 때에 증상과 징후(둔부 또는 무릎 통증 및 절뚝거림)를 부모와 보호자에게 교육하고 같은 내용을 의사에게도 알리도록 한다.

⑤ 치료는 적절한 성인 키에 도달하거나 상판이 융합되면 또는 대상자가 성장 호르몬에 반응하지 않을 경우에 중단된다는 것을 부모와 보호자에게 알려 준다.

⑥ 환자와 간호제공자에게 피하주사나 근육주사하는 방법을 교육한다.

2. 항이뇨 호르몬(antidiuretic hormone : ADH)

(1) 작용 및 용도

① 작용 : 수분 재흡수를 증진하도록 신세뇨관에 작용한다. 평활근을 수축하므로 맥관수축제 효과와 혈소판 응집이 증가한다.

★ ② 용도 : 요붕증 환자에게 뇌하수체 호르몬 대체요법으로 사용하며, 혈우병(Hemophilia A)과 Willebrand씨 병(von Willebrand'diseases type1)에도 사용한다.

(2) 일반적인 약물 표 6-2

(3) 투약 시에 고려해야 할 점

① 처방과 약제에 따라 비강내, 정맥내, 피하, 근육내, 동맥내로 투여한다.

② 정맥내 또는 동맥내로 투여할 때에 주입 펌프(infusion pump)가 필요하다.

(4) 금기증 : 관상동맥 또는 혈관질환 환자에게는 혈관수축에 의해 혈압상승을 초래한다.

표 6-2 요붕증 치료제(drugs to treat diabetes insipidus)

일반명/상품명	투여 경로	적 응 증
Desmopressin(DDAVP, Stimate)	Intranasal, IV, SC	DI의 대체 치료로 사용, 외상이나 뇌하수체 수술로 인한 다뇨와 다음다갈증
Lypressin(Diapid)	Intranasal	DI의 대체치료로 사용 · 다뇨, 다음다갈증, 탈수
Vasopressin(Pitressin)	IM, IV, SC, intra-arterial	DI의 대체 치료로 사용하거나 복부 x-ray 시에 가스 제거

(5) 주요 약물과의 상호작용

① Demecycline과 lithium carbonate는 작용을 방해하고 이뇨 지속을 증가시킨다.
② Carbamazepine, chlorpropamide, clofibrate는 항이뇨 작용을 연장할 수 있다.
③ 에피네프린, 헤파린, phenytoin은 vasopressin의 ADH 효과를 감소시킬 수 있다.
④ guanethidine과 neostigmine은 혈관수축작용을 증가시킨다.

(6) 주요 음식과의 상호작용 (보고된 자료가 없음)

(7) 주요 임상검사

① 요붕증 환자에서 혈청 삼투압과 혈장 삼투압
② 지혈에 대해 응고인자 VIII 수치

(8) 부작용

① 중추신경계 : 졸림, 두통, 무기력
② EENT : 비충혈과 자극(비염)
③ 위장계 : 복부경련, 오심, 속쓰림
④ 비뇨 생식기계 : 외음부 통증
⑤ 심맥관계 : 혈압상승

(9) 역작용/독성

★ ① 정맥내로 투여할 때 anaphylaxis를 초래할 수 있다.
★ ② 용량을 초과할 시 수분중독 증상 유발할 수 있다.

(10) 간 호

① 처음 투여 시에는 저녁에 시작하여 수면장애가 보고되지 않을 때까지 양을 증가한다.
② 정맥내 및 피하 경로로 투여하기 전에 활력징후(혈압과 맥박)를 측정한다.
③ 환자의 정신상태 사정(지남력 상실, 무기력, 수분 과다와 관련된 행동 변화 등)
★ ④ 수분정체와 나트륨 고갈을 모니터하기 위해 매일 I & O를 측정한다.
★ ⑤ 수분정체를 모니터하기 위해 매일 체중을 측정한다.
★ ⑥ 비강으로 분무할 때에는 용량을 주기 전에 콧구멍을 시진하여 비점막이 온전한지를 확인한다.
⑦ IV 용량은 희석하지 않은 상태로 1분 이상에 걸쳐서 투여할 수 있다.
⑧ 비강 분무액은 실온에 보관하고, 모든 다른 용액은 냉장에 보관한다.

(11) 교 육

① 비강 점적에 필요한 기법을 지시한다(튜브를 콧구멍 안으로 삽입한 후에 점적).
② 약물의 작용을 감소시킬 수 있는 epinephrine이 함유된 일반 의약품(over-the-counter; OTC)은 피한다.
③ 약을 투여할 때에는 알코올 사용은 피한다.

④ 약물 경고표식(medic alert identification)을 몸에 지니고 다닌다.
⑤ 비충혈이나 상기도 감염이 있으면 보고한다.
⑥ 투약 시간을 놓쳤을 경우에 용량을 2배로 주어서는 안 되며, 다음 약을 투여하기 1시간 전이라면 약을 거른다.

section 02
Medications Affecting the Adrenal Glands

부신에 영향을 미치는 약물

1. Mineralocorticoids

(1) 작용 및 용도

① Mineralocorticoid는 나트륨과 수분을 정체하고 칼륨을 방출하기 위해 신장에 작용하는 스테로이드 호르몬이다.
② 합성은 rein-angiotensin 시스템에 의해 생성과 조절이 된다.
③ 호르몬 대체요법은 부신의 기능 부전이나 기능 저하로 mineralocorticoid 작용을 잃었을 때에 필요하다.

(2) 일반적인 약물 표 6-3

(3) 투약 시에 고려해야 할 점

① Fludrocortisone acetate은 선택 약물이다.
② 주 3회 0.1mg에서 1일 0.2mg까지 구강으로 투여한다.

표 6-3 부신 대체요법을 위한 약물(mineralocorticoids)

일반명/상품명	투여 경로	적 응 증
Cortisone(Cortone)	PO	궤양성 대장염, 다발성 경화증, 백혈병, 임파종, 혈소판감소증, 류마티스 관절염, 천식과 같은 염증성 질환, 암으로 인한 고칼슘혈증, 부신피질 기능부전의 대체 치료
Fludrocortisone(Florinef)	PO	일차성과 속발성 부신피질 기능부전의 대체 치료, 염류 소실성 부신성기증후군, 기립성 저혈압 치료
Hydrocortisone(Cortef)	PO	부신피질 기능부전의 대체 치료, 알레르기 반응, 암으로 인한 고칼슘혈증, 류마티스 관절염, 천식과 같은 염증성 질환, 혈소판 감소증, 모발병, 궤양성 대장염, 다발성 경화증, 치질 완화를 위한 항문직장 크림

(4) 금기증

① Glucocorticoids에 과민반응
② 특발성 혈소판 감소성 자반증(ITP)
③ 급성 사구체신염
④ 바이러스성 · 세균성 피부감염 또는 항생제로 치료되지 않는 감염
⑤ Amebiasis(Cushing's 증후군)
⑥ 예방접종, 면역학적 절차

(5) 주요 약물과의 상호작용

① 저칼륨혈증 효과를 다른 약물들이 높인다.
② 고나트륨혈증은 나트륨이 많은 약물과 함께 투여할 경우에 초래될 수 있다.
③ 간대사성 효소제(rifampin나 phenytoin 같은)와 함께 투여할 경우에 더 많은 용량이 필요하게 될 수 있다.
④ troleandomycin과 함께 사용하면 치료효과, 독성 효과가 증가한다.
⑤ phenytoin, phenobarbital, rifampin 사용 시에 스테로이드 수치가 감소한다.

(6) 주요 음식과의 상호작용 : 고염분 식품

(7) 주요 임상검사 : 혈청 전해질 수준 감시

(8) 부작용 : 나트륨과 수분정체, 오심, 여드름, 상처치유 장애

(9) 역작용/독성

① 역작용은 드물게 나타난다. 그러나 심장질환, 울혈성 심부전증, 고혈압 환자 등의 경우에는 조심스럽게 사용한다.
② 혈전성 색전증, 감염 악화 또는 masking
③ Anaphyloid한 반응은 거의 없으나, glucocorticoids에 과민한 환자에게서 나타날 수 있다.

(10) 간 호

① 보통요법을 위해 glucocorticoid와 함께 사용한다.
② 혈청 전해질 수준을 모니터한다.
★ ③ 체중과 I & O를 모니터하고, 1주에 5파운드 체중증가시에 보고한다.
★ ④ 혈압은 매일, 용량 조정기간에는 더 자주 모니터하고 보고한다.
★ ⑤ Hypercorticism과 관련된 과용량의 징후(정신이상, 체중과다 증가, 부종, 울혈성 심부전증, 식욕증가, 심한 불면증, 혈압상승)를 체크한다.
⑥ 저용량의 징후를 체크한다(체중감소, 식욕부진, 오심, 구토, 설사, 근육허약, 피로증가, 저혈압)
⑦ 혈액 내 corticosteroid 수치를 위해 오전 9시 이전에 1일 용량을 투여한다.

(11) 교 육

★ ① 칼륨이 많은 식품을 먹도록 한다.
② 근골격 효과를 줄이기 위해 관절운동범위 운동을 시행한다.
★ ③ 소금 섭취가 약물의 효과를 조절한다는 점과 부종의 징후를 보고한다.
★ ④ 고나트륨과 연관된 저칼륨의 징후(근육허약, 감각이상, 무감각증, 피로, 식욕부진, 오심, 우울, 섬망, 감소된 반사, 다뇨증, 불규칙한 심장박동, 울혈성 심부전증, 마비성 장폐색)를 보고하도록 지시한다.
★ ⑤ 매일 체중을 재고 계속적인 체중증가는 보고한다.
⑥ 어떠한 감염, 외상, 기대치 못한 스트레스가 있으면 보고한다.
⑦ 사용 약물과 의사의 이름을 포함한 약물 경고증(medical identification alert)을 갖고 다닌다.
⑧ 환자가 스트레스를 받는 경우, 용량을 늘리기 위해 의사에게 보고한다.

2. Glucocorticoids

(1) 작용 및 용도

★ ① Glucocorticoid는 탄수화물 · 단백질 · 지방대사에 영향을 주는 스테로이드 호르몬이며, 항염증 활동과 면역억제 활동이 있다(합성은 음성 되먹이 기전을 통해 뇌하수체에 의해 조절되고, 뼈와 결체 조직의 대사를 조절하기도 한다).
★ ② 외상이나 혈전증에 의해 초래되는 급성 부신부전(부신이 충분한 부신피질 호르몬을 생산할 능력이 없음), 만성 원발성 부신부전(애디슨씨 병으로 알려짐), 2차성 부신부전(ACTH의 부적절한 생산을 동반한 뇌하수체 전엽의 질환 또는 파괴)에서 사용한다.
③ 알레르기 질환(천식, 혈관부종, 수혈반응, 혈청병)에 사용한다.
④ 피부염이나 농가진 같은 피부 질환에 사용한다.
⑤ 크론씨 병이나 궤양성 대장염과 같은 염증성 위장관 질환에 사용한다.
⑥ 자가 면역성 용혈성 빈혈, 혈소판 감소증과 같은 혈액학적 질환에 사용한다.
⑦ 관절염, 점액낭염에 사용한다.
⑧ 항암제와 함께 백혈병 및 림프종에 사용한다.
⑨ 알레르기성 결막염, 맥락망막염(chorioretinitis), 홍채염, 홍채모양체염(iridocyclitis), 각막염 등과 같은 안과 질환에 사용한다.
⑩ 류머티스성 질환(관절염의 급성 염증상태 및 전신성 홍반성 낭창)이다.

(2) 일반적인 약물 표 6-4

(3) 투약 시에 고려해야 할 점

① 염증성 질환을 치료하기 위해 전신적으로 사용하기 위한 투여 경로는 IV, IM, PO이다.

★ ② 국소적 사용을 위한 투여경로는 흡입 · 비강 · 눈 · 귀이며, 외용제도 가능하다.

(4) 금기증 : 전신적 곰팡이 감염 및 알고 있는 기존의 과민성

(5) 주요 약물과의 상호작용

① 항생제, cyclosporine, estrogen, ketoconazole은 대사 청소율을 늦춘다.

② Aminoglutethimide, carbamazepine, cholestyramine, phenobarbital, phenytoin, rifampin은 대사를 높인다.

③ 항불안제, 항정신병 약물, 항콜린에스테라제, 항응고제, 항고혈압제, 혈당강하제, 백신, pancuronium, salicyclates, 교감신경 흥분제 또한 대사에 영향을 미친다.

(6) 주요 음식과의 상호작용(보고된 자료가 없음)

(7) 주요 임상검사

① CBC 및 감별계수, 혈청 전해질, 혈당

★ ② 장기치료 시에는 부신기능을 점검하기 위해 시상 하부 → 뇌하수체 → 부신으로 이어지는 축의 기능을 모니터한다.

(8) 부작용 : 고용량을 단지 며칠 동안 투여할 경우에는 부작용이 거의 없다.

표 6-4 부신 대체요법을 위한 약물(glucocorticoids)

일반명/상품명	투여 경로	비 고	적 응 증
Betamethasone(Celestone)	PO	Mineralocorticoid 작용은 거의 없다.	암으로 인한 고칼슘혈증, 염증성, 알레르기 질환, 혈소판 감소증, 궤양성 대장염, 다발성 경화증, 백혈병, 임파종, 모발병, 조산아의 호흡기 증후군 예방, 건선의 완화
Cortisone(Cortone)	PO	Mineralocorticoid 와 glucocorticoid 작용 모두 가진다.	궤양성 대장염, 다발성 경화증, 백혈병, 임파종, 혈소판 감소증, 류마티스 관절염, 천식과 같은 염증성 질환, 암으로 인한 고칼슘혈증, 부신피질 기능부전의 대체 치료
Hydrocortisone(Cortef)	PO	Mineralocorticoid 와 glucocorticoid 작용 모두 가진다.	부신피질 기능부전, 알레르기 질환, 암으로 인한 고칼슘혈증, 염증성, 알레르기 질환, 혈소판 감소증, 모발병, 궤양성 대장염, 다발성 경화증, 백혈병, 임파종, 건선, 치질로 인한 염증 완화로 사용되는 항문직장 크림이나 좌약
Triamcinolone (Aristacort, Kenacort)	PO	Mineralocorticoid 와 함께 사용해야 한다. Mineralocorticoid 작용은 거의 없다.	알레르기 비염을 위한 비강 스프레이, 염증 반응과 소양증, 천식 치료를 위한 흡입, 수술 후 치아 염증, 모발병, 궤양성 대장염, 혈소판 감소증, 백혈병, 임파종, 염증성, 알레르기 질환, 암으로 인한 고칼슘혈증

(9) 역작용/독성

★ ① 고용량 치료 및 장기치료는 조직과 장기의 대사를 변화시킴으로써 근육소모를 초래하며, 신체와 얼굴 중심부로 지방조직 축적을 증가시킨다(행동과 성격의 변화 또한 나타날 수 있다).

★ ② 장기치료시에 아동에게는 성장 억제를 초래할 수 있고, 성인에게 골다공증을 초래할 수 있다(당내 인성장애와 당뇨병을 초래할 수도 있다).

★ ③ 장기간 치료할 때에는 시상 하부 → 뇌하수체 → 부신 축을 억압할 수 있으며, 약물을 갑자기 끊을 경우에는 부신 위기(급성의 치명적인 심한 부신피질기능 부전상태)를 초래할 수 있다.

④ 독성에는 anaphylactoid 반응, 고 triglyceridemia, 소화성 궤양, 급성 췌장염, 뼈의 무균성 괴사, 녹내장, 백내장, 고혈압 및 기회감염 등이 있다.

(10) 간 호

★ ① 활력징후, 혈압, 폐음, 체중(증감상태 포함), 오심과 구토, 의존성 부종의 징후를 점검한다.

② 정신상태를 조사하고, 우울증 · 위축증 · 불면증 · 식욕부진의 징후를 사정한다.

③ 피부에 줄이 생기거나(striae) 얇아지고, 멍들고, 색이 변하며, 체모의 성장이 변하고, 여드름이 있는지 등을 점검한다.

④ 아동에 사용하거나 장기간 치료시에 키와 체중 패턴을 모니터하고, 정기적으로 안과 검사를 받도록 한다.

⑤ 정기적으로 잠혈 반응을 점검한다.

★ ⑥ 장기간 치료할 때에는 움직이지 못하는 사람을 조심스럽게 이동하고 체위를 변경하며, 반창고를 피부에 사용하지 않는다.

(11) 교 육

① 장기간 사용할 때에는 장점과 가능한 부작용을 의논하고 새로운 부작용은 보고한다.

★ ② 경구용 약은 음식과 함께 복용하고 알코올을 피한다.

③ 격일로 처방이 날 경우, 약을 먹어야 하는 날인데에도 약을 먹지 않은 것을 기억해 냈을 때에는 바로 먹도록 한다.

★ ④ 체중이 과다하게 증가한 경우에는 체중감소 식이, 염분섭취 제한, 칼륨 섭취 증가를 권한다.

★ ⑤ 대상자가 당뇨병이 있을 경우, 혈당 수준을 꼼꼼히 관찰한다.

★ ⑥ 대변에 혈액이 섞여 있거나, 기분변화 또는 불면증, 시력변화 또는 두통, 체중이 주당 5파운드(≒2.27kg) 이상 증가, 불규칙한 월경이나 임신, 불규칙한 심박수, 심한 피로 · 복통 · 손상 또는 감염이 있으면 보고한다.

⑦ 피부가 약하고 쉽게 멍이 드는 경우에 심한 활동은 피한다.

⑧ 장기간 치료할 때에는 매일 처방 용량을 취하고, 의사에게 알리지 않고 약을 끊지 못하게 한다. 환자 스스로 용량을 증감하지 않도록 경고한다(용량을 점차 줄여 나가는 것이 필요하다).

★ ⑨ 치료기간 중이거나 치료 후의 3개월 동안은 예방접종을 피한다(홍역이나 수두 또는 경구로 소아마비 백신을 먹은 사람과는 접촉을 피한다).

⑩ 치료기간 중에는 피부반응 검사를 피한다.

⑪ 치료기간 중에는 특별한 약물 인식표(medical identification)를 가지고 다닌다.

★ ⑫ 장기간 치료할 때에는 어떠한 발열, 기침, 인후통, 졸림, 낫지 않는 상처가 있으면 보고한다(활동성 감염에 걸린 사람과는 접촉을 피한다).

⑬ 약물을 검토하고 특별한 복용법을 교육하며, 약물을 다른 사람과 함께 사용하지 않는다.

3. Adrenocorticotropic hormone (ACTH)

(1) 작용 및 용도

① 부신피질이 부신스테로이드를 합성하도록 직접 자극한다.

② 애디슨 병이나 뇌하수체기능 부전에 의해 초래되는, 2차성 부신부전과 같은 부신질환을 진단하는 데 사용한다.

③ 다발성 경화증과 같은 부신피질 제제에 반응하는 질환의 치료에 사용한다.

④ 부신부전 치료에 제한적으로 사용한다.

(2) 일반적인 약물 표 6-5

(3) 투약 시에 고려해야 할 점

① 약물은 IV, IM, SC, PO로 투여할 수 있다.

② 제조회사의 지침에 따라 약물을 투여한다.

③ Aminophyline이나 중탄산나트륨(sodium bicarbonate)과 섞어서는 사용할 수 없다.

(4) 금기증

① 눈의 단순 포진(최근에 수술)

② 울혈성 심부전, 경피증, 골다공증, 전신적 곰팡이 감염, 고혈압과 같은 질환

③ 돼지(porcine) 단백질에 민감

④ 부신피질 부전이나 과기능과 관련된 질환

표 6-5 부신질환 진단에 사용되는 약물(drugs used in diagnosing adrenal gland disorders)

일반명/상품명	투여 경로	적응증
Corticotropin(Acthar)	IV, SC	부신기능, 비화농성 갑상선염, 암으로 인한 고칼슘혈증, 다발성 경화증, 모발병, 결핵성 뇌막염, 백혈병, 임파종, 영아 경련이나 류마티스, 콜라겐이나 알레르기 반응을 평가
Cosyntropin(Cortrosyn)	IV, IM, SC	부신피질 기능부전, 천식, 기관지경련, 알레르기성 비염, 눈의 알레르기 질환, 비만세포증(orphan 약물 사용)의 진단을 보조, 위장계와 전신적 음식 알레르기를 예방
Metyrapone(Metopirone)	PO	시상하부와 뇌하수체 기능 평가, 부신에서 코티졸 합성을 차단(급성 부신 기능부전으로 인한)

(5) 주요 약물과의 상호작용

아스피린, NSAIDS, barbiturates, phenytoin, rifampin, estrogens, amphotericin B, 이뇨제

(6) 주요 음식과의 상호작용 (보고된 자료가 없음)

(7) 주요 임상검사 : 기준 전해질 수준과 혈장 cortisol 수준

(8) 부작용 : 오심과 구토, 현기증, 졸림, 머리가 붕 뜬 느낌(light-headedness)

(9) 역작용/독성

★ ① 두드러기, 소양증, 현기증, 구토, anaphylactic 쇼크를 포함한 과민반응

② 백내장 또는 녹내장, 천공동반 위궤양, 다모증과 무월경

★ ③ 나트륨과 수분정체, 칼륨과 칼슘 손실, 고혈당

④ 여드름, 상처치유 지연, 약한 피부, 점상출혈, 반상출혈

⑤ 골다공증(비정상적인 골밀도 손실), 근육량 감소, cushingoid state(쿠싱 병의 외모 및 얼굴 특성을 가짐), 잠복기 결핵 또는 당뇨병의 활성화, 척추압박 골절

(10) 간 호

① 개별화된 용량 조절 및 점차적인 용량 변화는 약물의 효과가 충분히 나타난 후에만 이루어져야 한다.

★ ② 둔부근육 내로 깊게 주사하기 전에 병을 잘 흔들고, 투약 후 15분 동안 과민반응이 나타나는지를 세심하게 관찰한다(장기간 치료할 경우, 과민반응의 위험성을 높일 수 있다).

③ 활력징후와 혈압을 모니터하고 현기증, 발열, flushing, 발진, 두드러기를 사정한다.

④ 혈장이나 소변의 cortisol 수준과 혈청 전해질을 모니터한다.

★ ⑤ 약제가 만성질환의 증상과 징후를 감출 수 있음을 인식한다(치료 중에 새로운 감염이 나타날 수 있다).

⑥ 고용량으로 투여할 때에는 약물을 점차적으로 줄여 나가야 한다.

⑦ 아동은 성장발달을 주의깊게 모니터한다.

⑧ 당뇨환자는 corticosteroid 치료 동안에 경구용 당뇨약물이나 인슐린의 용량을 늘려야 할 수도 있다.

(11) 교 육

★ ① 의사에게 알리기 전에 약을 끊지 않는다.

★ ② 처방이 난 경우, 저염식이 또는 고칼륨식이의 필요성을 의논한다.

③ 구강용 약물은 음식이나 우유와 함께 먹는다.

④ 현기증 · 졸림 · 머리가 붕 뜨는 느낌 등이 있을 때에는 운전이나 위험한 기구 조작은 피한다.

⑤ 전염성 질환에 노출되거나 감염이 있는 사람과 접촉하지 않는다.

section 03

Medications Affecting the Thyroid Glands

갑상선에 영향을 미치는 약물

1. 갑상선 호르몬(thyroid hormones)

(1) 작용 및 용도

① 갑상선 호르몬 결핍과 점액 수종(갑상선기능 저하증의 가장 심한 형태로, 얼굴 · 발 · 눈 주위 조직의 부종이 특징으로 혼수 및 사망에 이를 수 있다)의 진단 및 치료에 사용(갑상선종 또는 갑상선 암을 조절하기 위해 사용)

② 갑상선기능 저하증(여러 가지 특이한 원인으로 갑상선의 활동이 감소)의 보충요법(체내에서 자연적으로 생산되는 갑상선 호르몬과 작용은 같다.)

(2) 일반적인 약물 표 6-6

(3) 투약 시에 고려해야 할 점

① IV, IM, SC, PO로 투여할 수 있다.

② 제조회사의 지시에 따라서 약물을 투여한다.

(4) 금기증

★ ① 갑상선 중독증, 급성 심근경색증, 심맥관 질환, 형태학적 hypogonadism, 신증(nephrosis), 교정되지 않은 부신 기능 저하증(hypoadrenalism)

표 6-6 갑상선 질환 진단 또는 대체치료를 위한 약물(drugs for diagnosing thyroid disorders or replacement therapy)

일반명/상품명	투여 경로	적 응 증
Levothyroxine (Levothroid, Levoxyl, Synthroid)	PO, IV	T_4의 화학적으로 순수한 형태로 갑상선 기능 저하증에 사용
Liothyronine(Cytomel)	PO	점액 수종성 혼수일 경우 IV로 투여 T_3의 화학적으로 순수한 형태, 성인 갑상선 기능 저하증에 사용, T_3는 T_4와 마찬가지로 뇌혈관 장벽을 통과하지 못하기 때문에 cretinism에는 사용하지 않음
Liotrix(Thyrolar, Euthroid)	PO	T_4와 T_3가 4 : 1 비율인 화학적으로 순수한 형태, 갑상선 기능 저하증에 사용
Thyroid(Thyrar)	PO	다양한 양의 T_3와 T_4가 함유된 가공하지 않은 갑상선제제 용량을 조정하고 유지하기 어려움
Protirelin(Relefact TRH)	IV	자연 뇌하수체 호르몬과 같음, 진단에 사용
Thyrotropin(Thytropar)	IM, SC	동물에서 추출한 자연 TSH, 원발성과 속발성 갑상선 기능 저하증 모두에 사용

② 협심증에는 조심해서 사용
- 고혈압, 당뇨병, 심장질환을 가진 노인, 신장기능 부전, 임신
- Catecholamines(교감신경계의 효과를 모방하는 약물)과 동시 사용
- 갑상선 기능 항진증(갑상선의 과다 활동), 흡수 불량인 상태

(5) 주요 약물과의 상호작용

갑상선 호르몬을 경구용 항응고제, 인슐린, sulfonylureas, epinephrine, cholestyramine 등과 함께 투약

(6) 주요 음식과의 상호작용 (보고된 자료가 없음)

(7) 주요 임상검사

혈청 T_4, free thyroxine, T_3 uptake, 혈청 T_3, 혈청 갑상선 자극호르몬(TSH), protirelin 검사, thyroid uptake of radioiodine, TSH 검사, 갑상선 억제 검사

★ (8) 부작용 : 체중감소, 구토, 빈맥

(9) 역작용/독성

★ ① 협심증이나 관상동맥 폐쇄 또는 노인이나 소인(素因)이 있는 대상자에게서 뇌졸중

★ ② 속발성 갑상선기능 저하증 및 속발성 부신부전과 관련하여 뇌하수체기능 부전을 가진 환자에게서 상대적 부신부전(relative adrenal insufficiency)

③ 과다 용량은 쇼크와 혼수를 동반한 갑상선 중독(thyroid storm)과 관련하여 갑상선 기능 항진증의 징후 초래(울혈성 심부전, 협심증, 심부정맥, 쇼크를 동반한 갑상선 중독증)

④ Thioamides에 대한 반응으로 발열, 가려움, 피부발진이 포함된다.
- 혈액질환과 말초신경병증
- 현기증, 미각 변화
- 관절의 통증과 부종 또는 루푸스(낭창, 狼瘡) 유사 증후군(lupus like syndrome)

⑤ Thioamides 과다 용량은 갑상선 기능 저하증을 초래한다.

(10) 간 호

★ ① 활력징후, 혈압, 체중, 체중 변화력, 정상 식이, 에너지 수준, 기분, 주관적 느낌, 온도 등에 대한 반응을 사정한다.

② 아동은 신장(키)을 측정한다.

★ ③ 갑상선 기능 검사 결과와 혈당 수준을 모니터한다.

④ 노인의 경우에 갑상선 호르몬을 낮은 용량으로 시작하여 조금씩 증량한다(협심증이나 뇌졸중으로 이끌 수 있는 스트레스 증상을 사정한다).

(11) 교 육

① 맥박, 체중, 키를 모니터하는 방법을 교육한다.

★ ② 호르몬 대체와 함께 계획된 용량과 투여 간격을 지키도록 지시하고, 치료는 평생 계속됨을 강조한다. 약물학적으로 생체 이용률이 다르므로 의사와 상의없이 갑상선 약물의 상표를 바꾸지 않는다.

★ ③ 흉통이나 기타 심맥관 질환의 징후는 즉시 보고한다.

④ 유년기 갑상선 기능 저하증 치료시 극적인 체중감소와 성장 만회(catchup growth)에 대해 설명한다.

★ ⑤ 약을 끊지 않도록 대상자에게 주의를 주고 약물 경고 인식표를 지니고 다니도록 지시한다.

⑥ 방사능 요오드 치료 시에는 대부분의 대상자가 갑상선 기능이 저하되고 갑상선 호르몬 대체요법이 필요함을 설명한다(주기적으로 갑상선 평가를 받도록 강조한다).

⑦ 부작용을 설명하고 인슐린을 바꾸거나 항응고제가 필요하면 치료에 따른 교육을 한다.

2. 항갑상선 약물(antithyroid medications)

(1) 작용 및 용도

갑상선 기능 항진증과 Graves' disease(갑상선 비대 및 안구 돌출과 연관된 갑상선 기능 항진증: 이를 갑상선 중독증이라 부른다.)

(2) 일반적인 약물 표 6-7

(3) 투약 시에 고려해야 할 점

① 경구로 투여한다.

② 제조회사의 지시에 따라서 약물을 투여한다.

표 6-7 갑상선 기능 항진증과 Graves' disease 치료에 사용되는 약물(drugs used to treat hyperthroidism and Graves' disease)

일반명/상품명	투여 경로	적 응 증
Thioamides Methimazole(Tapazole)	PO	갑상선 호르몬 합성을 억제, 그러나 분비를 억제하지 않음
Propylthiouracil(generic)	PO	갑상선 호르몬 합성을 억제하나, 분비는 억제하지 않음, 말초조직에서 T_4가 T_3로 전환되는 것을 방해
bata-adrenergic blockers Propranolol(Inderal)	PO	갑상선으로부터 T_4와 T_3 방출을 낮추지 못함, 빈맥치료에 사용
Lodide Potassium Iodide(Pima)	PO	갑상선에 직접 작용하며 갑상선 호르몬 합성을 단기간 억제하는 데 사용
^{131}I as NaI(Iodotope)	PO	방사성핵(radionuclide)이 갑상선에 농축 침착됨, 방사선을 방출하고 조직을 파괴

(4) 금기증

① 이전의 thioamides에 대한 알레르기 또는 다른 심한 반응

② 간기능 장애 시에는 용량 감소가 요구된다.

(5) 주요 약물과의 상호작용

① Thioamides는 amiodarone, iodine 용액, 요오드 칼륨(potassium iodide), contrastimaging dyes 및 radioactive iodine uptake를 포함한 요오드제제와 함께 투여한다.

② Coumarins과 기타 항응고제(digitalis)

(6) 주요 음식과의 상호작용(보고된 자료가 없음)

(7) 주요 임상검사

혈청 T_4, 혈청 T_3, free T_4, free T_3, T_3 resin uptake, 혈청 thyroid uptakeof radioiodine, 갑상선 억제 검사

(8) 부작용 : 발열, 가려움, 피부발진

(9) 역작용/독성

① 혈구질환과 말초신경병증

② 관절의 통증과 부종 또는 루푸스 유사 증후군

③ 현기증과 미각 변화

④ 과다 용량은 갑상선 기능 저하증을 초래

⑤ 드물긴 하나 무과립구증

(10) 간 호

① 손가락이나 발가락의 따끔거림(tingling)을 사정한다.

② 체중을 모니터하고 체모손실과 피부변화를 체크한다.

③ CBC, 감별계수, 갑상선과 간기능 검사를 한다.

★ ④ 경구용 요오드 용액은 우유, 주스, 기타 음료에 잘 희석시킨다.

⑤ 입에서 금속성 맛을 사정하고, 재채기, 부종성 갑상선, 구토, 혈성 설사를 사정한다.

(11) 교 육

① 약물 인식표(팔찌)을 지니고 다닐 필요성을 설명한다.

★ ② 발열, 오한, 인후통, 비정상적인 출혈과 멍이 있으면 보고한다.

③ 약물의 투여 목적과 부작용을 설명한다(부작용은 치료가 시작된 후에 며칠 또는 몇 주 동안까지 나타나지 않을 수 있다).

★ ④ 매일 같은 시간에 음식이나 간식과 함께 약을 먹도록 지시하고, 부가 용량은 하루에 일정한 시간이 지나고 나서 준다.

section 04

Medications Affecting the Parathyroid Glands

부갑상선에 영향을 미치는 약물

1. 저칼슘혈증을 치료하는 약물(medications to treat hypocalcemia)

(1) 작용 및 용도

① 칼슘 보충제로 이루어진다.

② 신체의 대사요구에 따른 공급에 필요한 칼슘을 대체한다.

③ 뼈의 강도를 유지하고 뼈로부터 칼슘 손실을 예방한다.

④ 경한 저칼슘혈증을 치료하고, 식이 칼슘의 보충제로 사용한다.

⑤ 부가적으로 제산제로도 사용한다.

(2) 일반적인 약물 표 6-8

(3) 투약 시에 고려해야 할 점

① 경구 투여

② 용량은 구강용 칼슘염의 종류에 따라 다르다.

★ ③ 식후 또는 식사와 함께 물을 크게 한 컵과 함께 복용한다.

④ 제산제로 사용할 때에는 식사 1시간 후의 취침 시에 복용한다.

(4) 금기증 : 고칼슘혈증, 신결석, 저인산혈증

(5) 주요 약물과의 상호작용

① Glucocorticoids는 칼슘 흡수를 감소시킨다.

② Tetracyclines과 quinolones을 칼슘과 함께 줄 경우에는 흡수가 감소한다.

③ Thiazide계 이뇨제는 신장에서의 칼슘 배설을 감소시킨다.

④ Digoxin의 강심효과 및 독성효과를 증대시킬 수 있다.

표 6-8 경한 칼슘 결핍 치료에 사용하는 약물(drugs used to treat mild calcium deficiency)

일반명/상품명	투여 경로	calcium content
Calcium acetate(Phos-Ex, PhosLo)	PO	25%
Calcium carbonate(여러 가지 이름을 가짐)	PO	40%
Calcium citrate(Citracal)	PO	21%
Calcium glubionate(Neo-Calglucon)	PO	6.6%
Tricalcium phosphate(Posture)	PO	39%

★ (6) 주요 음식과의 상호작용

시금치, 근대, 비트, 밀기울과 통밀류는 칼슘 흡수를 감소할 수 있다.

(7) 주요 임상검사 : 혈청 칼슘치

(8) 부작용 : 변비, 위장 내에 가스 참(고창)

(9) 역작용/독성

① 용량이 많거나 자주 적게 줄일 경우, 고칼슘혈증이 나타날 수 있다.
② 신기능 부전 치료로 칼슘을 투여받고 있는 대상자에서 나타날 수 있다.

(10) 간 호

① 식사 후 1시간에서 1시간 30분 사이에 복용한다.
② 1일 용량을 하루를 통하여 간격을 두고 복용한다.
③ 배변 빈도와 굳기를 관찰하고, 변비가 문제일 경우에 하제나 변연화제를 처방할 수 있다.
④ 치료가 장기화될 경우, 매주 혈청과 소변의 칼슘 수준을 모니터한다.
⑤ 고용량 또는 자주 투여할 경우, 고칼슘혈증의 징후를 관찰한다.
⑥ 1~2주 이상 반복적으로 제산제로 사용할 경우, 산 반동(acid rebound)을 모니터한다.

(11) 교 육

★ ① 고칼슘혈증의 징후를 설명하고, 오심 · 구토 · 변비 · 빈뇨 · 무기력증 · 우울의 증상 등이 있으면 보고하도록 설명한다.
★ ② 칼슘과 결합하여 물에 녹지 않고 흡수되지 않게 하는 옥살산염(oxalates)이 많은 식사 또는 곡류와 함께 복용하지 않는다.
③ 제산제로 사용할 경우에는 2주 이상 반복 사용하면 위험할 수 있음을 설명한다.

2. 비타민 D

(1) 작용 및 용도

★ ① 비타민 D는 칼슘의 적절한 흡수를 위해 필요하며, 체내에 축적될 수 있는 지용성 비타민이다.
② 저칼슘혈증이나 비타민 D 결핍증을 조절하기 위해서 사용한다.
③ 구루병(rickets), 골연화증(얇은 층의 뼈 기질에서 비정상적으로 석회성분이 손실되어 뼈가 연해지고 골절 초래), 부갑상선기능 저하증(원발성 부갑상선기능 부전 또는 혈청 칼슘상승으로 인한 부갑상선호르몬의 분비 부족)

(2) 일반적인 약물 표 6-9

(3) 투약 시에 고려해야 할 점

① 구강으로, 또는 IM으로 투여한다.

② 최적의 치료 반응을 위해선 적절한 칼슘이 필요하다.

(4) 금기증 : 고칼슘혈증 또는 비타민 D 독성, 흡수 불량 증후군 대상자

(5) 주요 약물과의 상호작용

① 제산제 또는 마그네슘을 함유한 기타 제제는 고마그네슘혈증을 초래할 수 있다.

② Digitalis glycosides

(6) 주요 음식과의 상호작용 (보고된 자료가 없음)

(7) 주요 임상검사

① 혈청 칼슘과 인 수준

② BUN, 혈청 크레아티닌(creatinine) 수준, 혈청 alkaline phosphatase

③ 소변 칼슘과 요분석 검사

(8) 부작용

① 과용량과 관련된 고칼슘혈증

② 이들 증상으로는 운동 실조증, 피로, 민감증, 발작(seizure), 졸림, 이명, 고혈압, 위장계 장애 또는 변비, 유아에는 근육긴장도 저하

(9) 역작용/독성

★ ① Digoxin을 복용 중인 대상자에서는 비타민 D 고칼슘혈증이 부정맥으로 초래할 수 있다.

★ ② 치료 용량이 많아서 초래된 hypervitaminosis D는 고칼슘혈증, 고칼슘뇨증, 뼈의 탈석회화, 연조직에 칼슘 침착을 초래할 수 있다.

표 6-9 비타민 D 결핍증을 치료하기 위해 사용하는 약물(drugs used to treat vitamin D deficiency)

일반명/상품명	투여 경로	비 고
Calcifediol(Claderol)	PO	비타민 D 결핍증 또는 구루병에 사용
Calcitrol(Calcijex, Rocaltrol)	PO, IV	부갑상선기능 저하증 또는 만성 신부전에 사용
Ergocalciferol(Calciferol, Drisdo)	PO	부갑상선기능 저하증에 사용, 비타민 D 결핍증 치료와 예방에 사용

(10) 간 호

★ ① 중추신경계 문제가 있는지를 사정한다
② 혈압, 맥박, I & O를 모니터한다
③ BUN, 혈청 creatinine 수준, 혈청 칼슘과 인 수준, 혈청 ALP, 요분석 결과를 모니터한다.
④ 비타민 D 독성이 나타날 경우, 즉시 투약을 중단하고 물을 많이 먹도록 하며 저칼슘 식사를 하게 한다.

(11) 교 육

① 경구용 약은 부수거나 씹어서 먹지말고 그대로 삼켰는지를 확인한다.
② 의사에게 알리지 않고 용량을 늘이거나 줄이지 않는다.
★ ③ OTC 중에서도 칼슘, 인 또는 비타민 D가 함유된 약과 다량의 비타민을 함유한 물질을 복용하기 전에 의사의 점검을 받도록 권한다.
★ ④ 피로, 졸림, 어지러움 또는 허약증이 나타날 경우, 운전이나 무거운 기구를 사용하지 않는다.
⑤ 마그네슘을 함유한 제산제는 피하도록 권한다.

3. 고칼슘혈증을 치료하는 약물(medications to treat hypercalcemia)

(1) 작용 및 용도

① 칼슘의 소변 배출 증진
② 뼈로부터의 칼슘 이동 감소
③ 칼슘의 장내 흡수 감소
④ 혈액 내에 유리 칼슘과 함께 복합물 형성
⑤ 혈중 칼슘 수준을 빠르게 낮춘다.
★ ⑥ 고칼슘혈증 응급치료 시에 사용하고 뼈의 악성 종양으로 인한 고칼슘혈증을 조절하는 데 사용한다.

(2) 일반적인 약물 표 6-10

(3) 투약 시에 고려해야 할 점

① SC, IM, IV 또는 PO로 줄 수 있다.
② 주입 후에 안면홍조(flushing) 효과를 최소화하기 위해 취침시에 IM 용량을 투여한다.
★ ③ 응급상황에서 약이 혈관 밖으로 나가는 것을 예방하기 위해 투여 전에 IV 용량을 희석한다(처방된 시간보다 길게 주입한다).

(4) 금기증

① 과민반응이 알려진 대상자에게는 투여하지 않는다.
★ ② 신기능이 손상된 대상자에게는 피한다.

(5) 주요 약물과의 상호작용

① 제산제, 미네랄 보충제, 칼슘염, 비타민 D
② 혈청 칼슘이 줄어들 때에는 digitalis의 효과가 감소한다.
③ 신장 독성 약물들

(6) 주요 음식과의 상호작용 : 칼슘이 풍부한 유제품

(7) 주요 임상검사

① CBC 감별계수 포함
② 혈청 전해질, ALP, creatinine
③ 간기능 검사, 소변검사

(8) 부작용

① 오심, 구토, 설사, 경구 투여 시에는 소화불량
② 안면홍조, 때때로 주사 부위에 염증반응
③ IV 경로로 투여 시에는 일시적으로 독감 같은 증상
④ 비강 스프레이 시에는 비강 건조 및 자극

(9) 역작용/독성

① calcitonin salmon에 알레르기 반응
★ ② IV 투여는 정맥 자극, 혈전성 정맥염, 신장 독성을 초래할 수 있다.
③ 여러 가지 저칼슘혈증 효과
④ 고용량에 따른 독성은 식도염 같은 심한 위장장애 · 신장 독성 · 저칼슘혈증 등을 초래한다.

표 6-10 고칼슘혈증 치료에 사용하는 약물(drugs used to treat hyperclcemia)

일반명/상품명	투여 경로	비 고
Edetate disodium(Disotate, Endrate)	IV	강한 킬레이트 제제(chelating agent), 과다한 칼슘을 제거하기 위해 단기요법으로 사용
Gallium nitrate(Ganite)	IV	암으로 인한 고칼슘혈증에 사용
Pamidronate(Aredia)	IV	뼈 흡수를 늦추고 칼슘의 방출을 낮춤으로써 뼈에 직접적으로 작용 Paget씨 병에 사용

(10) 간 호

① 고칼슘혈증 및 저칼슘혈증을 사정한다.

② 구토와 설사가 발생할 경우에 체중과 I & O를 모니터한다.

③ 혈청 전해질, 혈청 alkaline phosphatase, 혈청 creatinine, BUN, 그리고 간기능 검사 결과를 모니터한다.

★ ④ 활력징후를 모니터하고, IV 주입시에 부정맥을 사정한다.

⑤ 필요한 경우 정서적 지지를 제공한다.

(11) 교 육

① 피하 자가 주사방법을 대상자에게 가르치고 시범해 본다.

② 의사에게 알리지 않고는 치료를 중단하지 않는다.

③ 필요에 따른 정서적 지지를 제공한다.

★ ④ 저녁에 약을 투여하면 안면홍조를 줄일 수 있음을 알려 준다.

⑤ 경구로 투여할 때에는 공복상태에서 약을 먹는다.

⑥ 장기치료가 필요한 경우, 약물 경고 인식표를 가지고 다닌다.

⑦ 저칼슘, 저비타민 D 식사(예 유제품 섭취를 줄인다)를 확인한다.

★ ⑧ 충분한 수분섭취를 격려한다(다른 건강문제로 금기가 아닌 한, 최소한 하루에 물 6~8잔, 가능하면 더 많이).

4. 골다공증과 Paget씨 병 치료제

(1) 작용 및 용도

① 뼈로부터 칼슘 방출이 감소한다.

② 뼈의 재흡수와 리모델링을 늦춘다.

③ 혈청 칼슘농도 상승을 예방한다.

④ Paget씨 병(뼈의 비대사성 질환)과 폐경 후 골다공증(골밀도의 비정상적 손실)에 장기간 사용한다.

⑤ 또한 척수손상과 고관절 대치술 후 이형증식성 골화(heterotropic ossification) 치료에 사용한다.

(2) 일반적인 약물 표 6-11

(3) 투약 시에 고려해야 할 점

① SC, IM, PO, IV 및 비강으로 투여한다.

★ ② 비강용 스프레이는 하루에 한 번 콧구멍을 번갈아 가며 투여한다.

(4) 금기증 :
연어 calctonin이나 생선제품에 과민반응, 식도장애, 수유 중인 경우에는 사용하지 않는다. 신부전, 골다공증, 악성 빈혈인 경우에는 주의하여 사용한다.

(5) 주요 약물과의 상호작용 :
제산제, 미네랄 보충제, 칼슘염, 비타민 D

★ (6) 주요 음식과의 상호작용 :
칼슘이 풍부한 유제품

(7) 주요 임상검사

① 혈청 전해질, 혈청 ALP, 칼슘과 인, 24시간 소변 hydroxyproline

★ ② 골반, 척추, 전박 부위의 뼈 무기질 농도(BMD) 기준치

(8) 부작용

① 오심, 구토, 설사와 경구 투여시에 소화불량

② 안면홍조, 때때로 주사 부위에 염증반응

③ IV 경로 투여 시에는 일시적으로 독감 같은 증상

④ **근육 경련** : 백혈구 감소증 시에는 오한, 발열 또는 인후통

⑤ 비강 스프레이 시에는 비강 건조 및 자극

(9) 역작용/독성

① Calcitonin salmon에 알레르기 반응

★ ② IV 투여는 정맥 자극, 혈전성 정맥염, 신장 독성을 초래할 수 있다.

③ 저칼슘혈증의 여러 가지 효과

④ 고용량에 따른 독성은 더 심한 저칼슘혈증, 궤양을 동반한 심한 식도염 같은 위장장애와 신장 독성을 초래한다.

(10) 간 호

① 고칼슘혈증과 저칼슘혈증을 사정한다.

② 구토와 설사를 하는 경우, 체중과 I & O를 모니터한다.

③ 혈청 전해질, 혈청 ALP, 칼슘과 인, 24시간 소변 hydroxyproline을 모니터한다.

표 6-11 골다공증과 Paget씨 병 치료제(drugs to treat osteoporosis and Paget's disease)

일반명/상품명	투여 경로	비 고
Calcitonin human(Cibacalcin)	SC	Paget씨 병이나 폐경기 전 골다공증에 장기간 사용
Calcitonin salmon(Calcimar, Miacalcin)	IM, SC	Clacitonin의 가장 강력한 형태, 항체 형성에 의해 시간이 지나면 반응은 제한됨
Etidronate(Didronel)	PO	뼈 재흡수를 늦추고 칼슘 방출을 낮춤

★ ④ 뼈 무기질 밀도(BMD) 결과를 모니터한다.
★ ⑤ Paget씨 병 환자에서는 뼈 통증을 모니터한다.
⑥ 저칼슘경직이 나타나는 경우, 정맥으로 투여하는 것이 효과적이다.

(11) 교 육

① 피하로 자가 주사하는 방법과 주사 부위 회전에 대해 대상자를 가르치고 시범해 본다.
② 의사에게 알리지 않고 치료를 중단해서는 안 된다.
③ 필요시에 정서적 지지를 제공한다.
④ 저녁에 약을 투여하면 안면홍조를 줄일 수 있음을 알려준다.
⑤ 경구 투여 시에는 공복상태에서 약을 복용하고, 복용 후 30분 동안 똑바로 앉아 있도록 지시한다.
★ ⑥ 식도염의 징후에 대해 알려 주고, 만일 삼키기 어렵거나 속쓰림이 심해지면 약을 중단하고 의사에게 알리도록 지시한다.
★ ⑦ 장기치료가 필요한 경우, 약물 경고 인식표를 가지고 다닌다.
★ ⑧ 저칼슘과 저비타민 D 식사를 검토한다.
★ ⑨ 충분한 수분섭취를 격려한다.
★ ⑩ 비강 스프레이를 이용할 때에는 계량 펌프(metered dose pump)를 사용하는 방법과 투여방법을 알려 준다.

section 05 당뇨병 치료에 사용되는 약물

Medications Used to Treat Diabetes Mellitus

1. 인슐린(insulin)

(1) 작용 및 용도

① 포도당을 에너지원으로 사용하는 세포의 능력을 회복
② 고혈당증(혈액 내를 순환하는 포도당이 정상량보다 많다) 상태를 교정
③ 많은 관련된 대사성 문제를 교정
★ ④ 제1형(이전의 인슐린 의존형 또는 IDDM)과 제2형 당뇨병(이전의 인슐린 비의존형 또는 NIDDM), 당뇨병성 케톤증을 치료하는 데 사용된다.
⑤ 또한 혈장 칼륨 수준을 낮추므로 고칼륨혈증의 응급치료 시에 사용

(2) 일반적인 약물 표 6-12

(3) 투약 시에 고려해야 할 점

① 주사로만 투여 : 경구 투여 시에는 소화효소에 의해 비활성화된다.

② SC, IM, 또는 IV로 줄 수 있다(regular 인슐린으로만 IV로 투여할 수 있다).

③ 모든 인슐린(lispro와 regular는 예외)은 현탁액으로 혼합되어 있으므로 인슐린을 병에서 뽑아내기 전에 입자를 분산시켜야 한다.

④ 주사 부위 : 상완, 대퇴, 복부와 등쪽으로는 견갑골 부위

★ ⑤ 흡수율을 일정하게 유지하기 위해 한 번에 한 부위의 장소를 사용한다(각 부위 내의 장소는 한 달에 한 번만 사용한다).

★ ⑥ 서로 호환성이 있는 인슐린만 혼합하며 제조사의 지침에 따라 사용한다.

★ ⑦ 뚜껑을 따지 않은 병은 냉장고에 보관한다(뚜껑을 딴 병은 1개월까지 실온에 둘 수 있으며, 뚜껑을 딴 날짜와 시간뿐만 아니라 기관의 규칙에 따라 폐기 날짜를 병에 표시해 둔다).

⑧ 기타 주입방법 : Jet injectors, pen injectors, portable 인슐린 펌프, 이식 펌프, 비강 내의 인슐린(intranasal insulin)

⑨ 용량을 인슐린 요구에 맞추어서 모니터한다.

⑩ 투여 일정에는 다음이 포함되어야 한다.

- 전통적 치료 : 단기형과 중간형 인슐린을 섞어서 하루에 두 번 투약한다.
- 집중치료 : 장기형 인슐린은 저녁에 투약하고, 속효성 인슐린을 혈당 수준에 따라 식전에 투약한다.
- 지속적인 피하 인슐린 주입 : 포타블 주입 펌프를 catheter에 연결하여 일정한 속도로 regular 인슐린을 주입한다.
- 속효성 인슐린의 사용, 정상 혈당을 유지하기 위한 다양한 용량을 포함하는 다양한 스케줄이 발전되어 있다.

(4) 금기증 : 약물의 국소 또는 전신 투여할 때, 이전에 알레르기 반응을 보인 경우

(5) 주요 약물과의 상호작용

★ ① Sulfonylureas와 같은 혈당 수준을 낮추는 저혈당 제제, 급성 알코올 섭취, 베타 아드레너직 차단제

② Thiazide 이뇨제, glucocorticoids, sympathomimetics와 같은 혈당치를 높이는 고혈당 제제

★ ③ 인슐린으로 인한 저혈당증의 반응을 지연하고 교감신경계 자극의 징후(빈맥과 심계항진)를 감추는 베타 아드레너직 차단제

★ (6) 주요 음식과의 상호작용

중등도 이상의 알코올을 섭취하며, 음식을 먹지 않으려고 하면 저혈당 작용이 증진한다.

(7) 주요 임상검사

무작위 혈당, 공복 혈당, 포도당 내성 검사, 당화혈색소 glycosylated hemoglobin A_{1c}(지난 몇 주일 사이의 평균 혈당 수준을 대표하는 혈액검사), 소변 내의 포도당과 케톤, 혈청 전해질

(8) 부작용

★ ① 혈당 수준이 50mg/dL 아래로 떨어지면 저혈당 반응

★ ② 저혈당 반응의 징후로는 두통, 혼미, 졸림, 피로가 포함된다.

(9) 역작용/독성

① **소모기 현상:** 야간에 혈당이 갑자기 떨어지는 현상

② 부족한 용량과 관련된 혼수는 고혈당, 케톤증(ketoacidosis) 또는 고삼투성 혼수를 동반한 당뇨성 문제를 조절하지 않아서 초래된다.

③ 고삼투성 혼수(비케톤성 고혈당증)

④ 인슐린 과용량과 관련된 혼수 식사섭취 부족, 과다한 운동 또는 과다한 인슐린 투여로 인해 초래된다.

인슐린 제제의 종류(types of insulin preparations)

표 6-12

일반명	상품명	투여 용량	비 고
Lispro	Humalog	• 개시 : 5분 • 최고점 : 0.5~1시간 • 기간 : 2~4시간	단기형 : 인간형을 수정
Regular	Regular Iletin I Regular Iletin II Regular Purified Pork Insulin Humulin R Novolin R Velosulin BR	• 개시 : 0.5~1시간 • 최고점 : 2~4시간 • 기간 : 5~7시간	단기형 : 소 · 돼지, 돼지 또는 인간 인슐린형
NPH(Isophane) insulin	NPH Iletin I Pork NPH Iletin I NPH purified(N) Humulin N Novolin N	• 개시 : 1~2시간 • 최고점 : 6~12시간 • 기간 : 18~24시간	중간형 : 소 · 돼지, 돼지 또는 인간 인슐린형
Lente insulin	Lente Iletin I Lente Iletin II(pork) Lente(L) Purified Pork Humulin L Novolin L	• 개시 : 1~2시간 • 최고점 : 6~12시간 • 기간 : 18~24시간	중간형 : 소 · 돼지, 돼지 또는 인간 인슐린형
Ultralente Insulin	Humulin U Ultralente Novolin L	• 개시 : 4~6시간 • 최고점 : 16~18시간 • 기간 : 20~36시간	장기형 : 인간 인슐린형
NPH/regular mixture (70~30%)	Humulin 70/30 Novolin 70/30	• 개시 : 0.5~1시간 • 최고점 : 5~10시간 • 기간 : 6~8시간	조합 isophane 인슐린, 현탁액과 regula 인슐린

(10) 합병증

① 인슐린 저항을 유발할 수 있는 인슐린 항체의 존재
② 지방 위축(lipodystrophy 주사 부위에 비정상적으로 피하지방이 침착)
③ 오염된 인슐린 제제와 관련된 국소적 알레르기 반응
④ 오염으로 인한 것이 아닌 인슐린 자체와 관련된 전신적 알레르기 반응

(11) 간 호

① 활력징후, 체중, 피부와 손톱상태, 혈청과 소변의 포도당 수준, 당화혈 색소(그리고 전해질과 동맥혈 가스 수준)을 사정한다.
★ ② 죽상경화증 악화 등의 장기 합병증을 사정(고혈압, 심장질환, 뇌졸중), 실명에 이를 수 있는 망막병증, 신부전에 이를 수 있는 신병증, 하지궤양 및 절단, 발기부전, 위마비(gastoparesis)를 초래할 수 있는 신경병증
③ 음식섭취가 불충분하거나 대상자가 수술로 금식일 때에는 인슐린 요법과 관련하여 의사와 상담한다.
④ 인슐린 투약과 관련된 기관의 지침을 따른다.

(12) 교 육

① 인슐린 관리에 대한 개별적인 교육 계획을 세운다.
★ ② 주사기 사용, 인슐린 혼합, 혼합물의 안정성, 주입 기법, 주사 부위를 포함한 인슐린 투약의 모든 측면을 교육한다.
★ ③ 인슐린의 종류나 주사 방법 등의 종류를 바꾸지 않도록 지시하고 의사와 상의 없이는 어떠한 새로운 약물의 복용도 피한다.
★ ④ 고혈당증과 저혈당증의 징후와 증상에 대해 대상자와 가족을 교육한다.
⑤ 혈당치를 검사하는 방법을 교육한다.
⑥ 식이 제한과 체중 조절을 교육하고 영양사에게 의뢰한다.
⑦ 정기적인 운동을 격려한다.
⑧ 발 관리 및 관련된 개인 위생에 대해 설명한다.
★ ⑨ 아플 때(sick-day)의 당뇨병 관리와 인슐린 투약에 대해 교육한다(가능한 한 식사 및 물의 섭취를 계속하고, 혈당을 체크하고 인슐린 투여 일정을 지키며, 혈당이 250mg/dL 이상일 경우에는 의사를 찾는다).
⑩ 당뇨병 환자임을 알리는 인식표나 팔찌를 구해서 가지고 다니도록 권한다.
⑪ 흡연과 음주를 피한다.
⑫ 대상자가 여성인 경우, 임신하기 전에 의사와 상담한다.
⑬ 부가적인 추후 관리를 받도록 가정 간호사에게 의뢰하고 지역사회 기관에 연결한다.

2. 경구용 항당뇨병(혈당강하) 제제-Sulfonylureas

(1) 작용 및 용도

① 췌장 세포로부터 인슐린 분비를 자극한다.

② 제2형 당뇨병에서 혈당 수준을 낮추기 위해 보조적 요법으로 사용된다.

(2) 일반적인 약물 표 6-13

(3) 투약 시에 고려해야 할 점

① 용량은 경구로 하루 1~3회 준다.

② 제제에 따라 작용기간이 다르다.

★ ③ 단독으로 또는 인슐린과 함께 사용할 수 있다.

(4) 금기증

① 동물에게 임신 중에 사용하면 기형 발생

② 수유 중인 여성

★ ③ Sulfa 또는 urea에 알레르기가 있는 대상자

(5) 주요 약물과의 상호작용

① 비스테로이드성 항염증제(nonsteroidal anti-inflammatory; NSAIDS), sulfonamide 항생제, 급성 에타놀 사용, 살리실산염, phenothiazines, thiazides, ranitidine, cimetidine

★ ② 베타 아드레너직 차단제는 인슐린 분비를 억제하고 저혈당 반응을 지연시킬 수 있다.

(6) 주요 음식과의 상호작용(보고된 자료가 없음)

표 6-13 경구용 저혈당제(sulfonylureas)

일반명/상품명	작용기간
1세대 약물	
Tolbutamide(Orinase)	6~12시간
Acetohexamide(Dymelor)	12~24시간
Tolazamide(Tolinase)	12~24시간
Chlorpropamide(Diabinase)	24~72시간
2세대 약물	
Glipizide standard(Glucotrol)	12~24시간
Glipizide sustained release(Glucotrol XL)	24시간
Glyburide nonmicronized(Diabeta, Micronase)	12~24시간
Glyburide micronized(Glynase, Pres Tab)	24시간
Glimepride(Amaryl)	24시간

(7) 주요 임상검사

① 감별계수와 함께 CBC, 혈소판수
② 간기능 검사
③ 혈당

(8) 부작용 : 위장장애, 현기증, 졸림 또는 두통과 같은 신경계 증상

(9) 역작용/독성

★ ① 알코올은 안면홍조, 심계항진, 오심을 유발하는 disulfiram 유사반응을 초래할 수 있다.
② 피부반응 등의 알레르기
★ ③ 약물 과용량, 약물과의 상호작용, 변화된 약물대사 또는 식품섭취 부족과 관련된 저혈당증
④ 저혈당증 반응은 신장 또는 간기능 장애가 있을 때에 가장 발생하기 쉽다.

(10) 간 호

★ ① 활력징후, 체중, 피부와 손톱상태, 혈청과 소변의 혈당수준, 당하혈색소, 전해질, 그리고 필요시에는 동맥혈 가스치
② 당뇨병의 장기 합병증 사정
★ ③ 대상자의 음식섭취가 불충분하거나 수술로 금식일 때에 관리를 위해 의사와 상담
④ 치료에 도움이 될 만한 정신사회적 요소와 생활습관에 대해 논의한다.

(11) 교 육

★ ① 대상자의 이전 지식, 교육 수준, 학습 동기, 문화적 배려에 근거한 개별화된 교육 계획을 세운다.
② 약물치료의 모든 측면에 대해 교육하고, 위장장애가 있으면 음식과 함께 복용한다.
③ 건강이 좋지 않다고 느껴질 때에도 약은 복용한다.
④ 약 먹는 것을 잊었을 때에는 다음 약 먹는 시간이 되지 않았다면 기억이 나는 즉시 약을 먹는다(용량을 두 배로 먹지는 않도록 한다).
★ ⑤ 저혈당증의 징후와 증상에 대해 대상자와 가족을 교육하고 증상이 나타나면 의사에게 알린다.
⑥ 혈당 수준을 검사하는 방법을 교육한다.
⑦ 식이 제한과 체중 조절에 대해 교육하고 영양사에 의뢰한다(효과적인 식사와 체중 관리 계획을 세우는 것은 매우 유익하다).
⑧ 규칙적인 운동을 격려한다(유산소 운동으로 대상자의 건강과 능력에 맞는 양의 운동).
⑨ 발 관리와 그와 관련된 개인 위생에 대해 설명한다.
★ ⑩ 아플 때의 당뇨병 관리와 PRN 인슐린 투약에 대해 교육한다.
⑪ 당뇨병 환자임을 알리는 인식표나 팔찌를 구해서 가지고 다닌다.
⑫ 흡연과 음주를 피한다.

⑬ 대상자가 여성인 경우, 임신하기 전에 의사와 상담하고 임신과 수유 중에는 약을 중단하도록 주의를 준다.

⑭ 부가적인 추후 관리를 받도록 가정 간호사에게 의뢰하고 지역사회 기관에 연결한다.

3. 경구용 항당뇨병(혈당강하) 제제–Nonsulfonylureas

(1) 작용 및 용도

① Biguanides는 간에서 포도당 생산을 감소시킴으로써 혈당을 낮춘다.

② α–glucosidase 억제제(alpha–glucosidase inhibitors)는 식사를 통한 탄수화물 흡수를 지연시키고 혈당을 감소시킨다.

★ ③ 둘다 식이 수정과 운동으로 조절되지 않는 제2형 당뇨병 대상자의 식후 혈당을 낮추기 위해 사용된다.

(2) 일반적인 약물 표 6-14

(3) 투약 시에 고려해야 할 점

① 경구로 하루 1～3회 투여

② Biguanides는 단독으로 사용하거나 sulfonylurea와 조합하여 사용

③ α–glucosidase 억제제는 단독으로 또는 인슐린이나 sulfonylurea와 조합하여 사용

④ metformin은 포도당의 말초사용을 증가시키고 간의 포도당을 감소시킨다.

⑤ repaglinide와 nateglinide는 칼륨 통로를 닫으며 인슐린 분비를 증가시키기 위해 베타 세포에서 칼슘 통로를 열어준다.

⑥ acarbose는 식사 후 혈당을 감소시키기 위해 소화된 탄수화물의 흡수를 지연시킨다. 혈당 조절에 있어 sulfonylurea와 같이 사용한다.

⑦ pioglitazone은 혈당이 낮을 때 인슐린 수용체를 자극하여 인슐린 활동을 증가시킨다; 또한 당질신생을 감소시킨다.

⑧ rosiglitazone은 인슐린에 대한 조직 반응을 촉진시키며 간에서의 당질신생을 감소시킨다.

(4) 금기증 : 신장기능 부전과 신장질환

(5) 주요 약물과의 상호작용

① 두 가지 제제를 함께 복용하면 심한 위장장애가 나타날 수 있기 때문에 안 된다.

② Amiloride, cimetidine, digoxin, morphine, procainamide, quinidine, quinine, ranitidine, triamterene, vacomycin은 항당뇨병 제제의 신장 분비를 감소할 수 있다.

표 6-14 경구용 저혈당제(nonsulfonylureas)

일반명/상품명	투여 경로	분 류
Nateglidine(Starlit)	PO	Meglitinide
Repaglinide(Prandin)	PO	Meglitinide
Acarbose(Precose)	PO	Alpha-glucosidase inhibitor
Migitol(Glyset)	PO	Alpha-glucosidase inhibitor
Pioglitazone(Actos)	PO	Thiasolidinedione
Rosiglitazone(Advandia)	PO	Thiasolidinedione
Metformin(Glucophage)	PO	Biguanide

(6) 주요 음식과의 상호작용

알코올은 저혈당증 또는 젖산 산증(lactic acidosis)의 위험을 증가시킬 수 있다.

(7) 주요 임상검사

① 감별계수를 포함하는 CBC, 혈소판수

② 간기능 검사

★ ③ 혈당

(8) 부작용

① Biguanides는 식욕부진 · 오심 · 설사를 초래할 수 있는데, 이들은 대부분 시간이 지나면 사라진다. 또한 비타민 B_{12}와 엽산의 흡수 증가가 나타날 수 있다.

② α-glucosidase inhibitors는 위장에 가스 참(고창), 경련, 복부팽만, 배가 꾸르룩거림, 설사를 초래한다. 또한, 철분 흡수가 감소하여 빈혈을 유발할 수 있다.

③ thiazolidinediones는 빈혈과 부종을 야기할 수 있다.

(9) 역작용/독성

★ ① 저혈당증과 젖산 산증을 동반한 biguanides는 사망률 50%를 보인다.

② α-glucosidase 억제제는 인슐린이나 sulfonylurea와 함께 줄 경우, 저혈당증을 유발할 수 있다.

③ thiazolidinediones(rosiglitazone)는 울혈성 심부전이나 혈관부종의 원인이 될 수 있다.

(10) 간 호

① 활력징후, 체중, 피부와 손톱 상태, 혈청과 소변의 혈당 수준, 당화혈색소, 전해질 그리고 필요할 때에는 동맥혈 가스치

② 신장기능과 신기능 부전의 증거를 사정한다.

③ 젖산 산증의 초기 징후를 사정하고, 당뇨병의 장기 합병증을 사정한다.

④ 대상자의 음식 섭취가 불충분하거나 수술로 금식일 때에는 관리를 위해 의사와 상담한다.

(11) 교 육

① Sulfonylureas 부분에서 서술한 당뇨병 관리의 모든 측면을 대상자에게 교육한다.

★ ② 저혈당증과 젖산 산증의 초기 징후(과다 환기, 근육통, 으스스한 느낌, 졸림)에 대해 알려 주고, 이들 징후가 나타날 경우에는 즉시 의사에게 알린다.

4. 혈당 상승제-글루카곤(glucagon)

(1) 작용 및 용도

★ ① 글리코겐(glycogen)의 분해를 증진하고 글리코겐 합성을 감소하고 포도당 합성을 자극한다.

② 무의식 환자 또는 삼킬 수 없는 환자나 인슐린 쇼크 치료를 받고 있는 환자에서 심한 저혈당증(정상적으로 순환하는 포도당 수준보다 낮다)에 대한 응급치료이다.

(2) 일반적인 약물 : Glucagon(GlucaGen)

(3) 투약 시에 고려해야 할 점

① 제조사의 지시에 따라 조제

② SC이나 IM으로 주거나 직접 IVP(NaCl 용액 대신 5% dextrose로 IV line을 씻어 내린다.)

③ 다른 약물이 묻은 주사기는 사용하지 않는다.

(4) 금기증

① 글루카곤(glucagon)이나 단백질 합성물에 과민반응

② 인슐린종(insulinoma)과 갈색세포종(pheochromocytoma)에서는 주의해서 사용

★ (5) 주요 약물과의 상호작용 : NaCl 용액이나 NaCl 첨가제와 함께 사용하지 않는다.

(6) 주요 음식과의 상호작용(보고된 자료가 없음)

(7) 주요 임상검사 : 혈당 수준

(8) 부작용 : 오심과 구토

(9) 역작용/독성

① 과민반응

② 고혈당증과 저칼륨혈증

(10) 간 호

① 대상자는 투약 후 대부분 5～20분 이내에 반응을 보이거나 깨어난다.
② 글루카곤에 반응이 없을 경우, IV로 포도당을 주입한다.
③ 대상자가 깨어난 후 삼킬 수 있으면 구강으로 탄수화물을 준다
④ 회복된 후에는 지속적인 두통, 오심, 허약증을 사정한다.

(11) 교 육

① 혈당 수준을 검사하는 방법을 교육한다.
★ ② 잦은 저혈당증 반응이 있을 때에는 책임질 수 있는 가족 구성원에게 SC나 IM으로 투약하는 방법을 교육한다.
③ 원인을 발견하기 위해 반응이 나타나면 즉시 의사에게 알린다.

■ 참고 문헌

Anderson, K., Anderson, L., & Glanze, W.(Eds.). (2001). *Mosby's medical, nursing, & allied health dictionary* (6th ed.). St. Louis: Mosby, Inc.

Calrk, J., Queener, S., and Karb, V. (2003). *Pharmacologic basis of nursing practice* (7th ed.). St. Louis: Mosby, Inc.

Kee, J., & Hayes, E. (2003). *Pharmacology: A nursing process approach* (4th ed.). Philadelphia: Elsevier Science, pp. 710～748.

Kozier, B., Erb, G., Berman, A., & Burke, K. (2004). *Fundamentals of nursing: Concepts, process, and practice* (7th ed.). Upper Saddle River, NJ: Pearson Education, Inc.

Lehne R. (2004). *Pharmacology for mursing care* (5th ed.). Philadelphia: W. B. Saunders Co., pp. 611～676, 803～821.

LeMone, P., & Burke, K. (2003). *Medical-surgical nursing: critical thinking in client care* (3rd ed.). Upper Saddle River NJ: Prentice Hall Health.

Skidmore-Roth, L. (2002). *Mosby's 2002 nursion drug reference.* St. Louis: Mosby, Inc., pp. 47, 336, 463, 607, 908～909.

Wilkinson, J. (2000). *Nursing diagnosis handbook* (7th ed.). Upper Saddle River, NJ: Prentice Hall, p. 184.

Wilson, B., Shannon, M., and Stang. C. (2003). *Nursing drug guide 2003.* Upper Saddle River, NJ: Prentice Hall, pp. 414, 1286～1287

Winningham, M. & Preusser, B. (2001). *Critical thinking in medical–surgical settings* (2nd ed.). St. Louis: Mosby, Inc.

Youngkin, E., Sawin, K., Kissinger, J., and Israel, D. (1999). *Pharmacotherapeutics: A primary care clinical guide.* Stamford, CT: Appleton & Lange.

✓ POSTTEST

1. 한 아동이 성장 호르몬 투약을 시작하려고 한다. 교육 요점 중 간호사가 부모에게 강조해야 하는 내용은 어느 것인가?
   ① "치료 첫 해 동안 당신 자녀의 기대되는 성장률은 3~5inch 입니다."
   ② "당신은 매일 자녀의 키와 체중을 잴 필요가 있습니다."
   ③ "성장 호르몬 요법은 일단 시작하면 자녀가 21살이 될 때까지 투약해야 합니다."
   ④ "치료기간 동안 당신 자녀의 피하 지방량은 증가하게 됩니다."

2. 간호사가 대상자에게 인슐린 투약에 대해 지시를 하고 있다. 다음 대상자의 정보 중 간호사가 특별한 지시를 해야 하는 경우는 어느 것인가?
   ① 대상자가 고탄수화물 음식을 섭취하지 않는다.
   ② 대상자는 인슐린 투약을 배우자가 배우기를 원한다.
   ③ 대상자는 매일 30분 동안 유산소 운동을 한다.
   ④ 대상자는 매일 오후에 낮잠을 잔다.

3. 최근 2형 당뇨병으로 진단받고 Tolbutamide(Orinase)를 투여받는 환자에게 약물의 상호작용에 대해 설명해야 하는 것을 모두 고르시오.
   ① 인삼은 저혈당증을 증가시킨다.
   ② 술은 disulfiram과 같은 반응을 가져온다.
   ③ thiazide 이뇨제는 재생불량성 빈혈을 야기한다.
   ④ 베타 차단제는 저혈당증의 증상/징후를 감춘다.
   ⑤ 마늘은 출혈위험을 증가시킨다.

4. 뇌하수체 후엽에 종양이 있는 여성이 일주일에 두 번 Cabergoline(Dosinex) 0.25mg을 경구로 투여받고 있다. 치료결과를 확인하기 위해 모니터해야 하는 내용은 어느 것인가?
   ① 혈청 칼슘치가 정상인지
   ② 하루에 나타나는 안면홍조의 횟수 감소
   ③ 혈압의 감소
   ④ 부적절한 유즙분비 감소

5. 대상자가 Metyrapone(Metopirone)을 투약하고 있으며 부신위기를 경험하고 있다. 다음 중 가장 고려해야 할 사항은 어느 것인가?
   ① 대상자가 고알도스테론증을 있는 경우
   ② 대상자가 부신부전이 있는 경우
   ③ 대상자가 갈색세포종이 있는 경우
   ④ 대상자가 1형 당뇨병이 있는 경우

6. 대상자는 양측 부신절제술을 하기로 일정을 잡았다. 다음 약물 중 간호사가 수술 후의 기간 동안 투약할 것으로 기대되는 내용은 어느 것인가?
   ① Hydrocortisone succinate
   ② Dexamethasone
   ③ Adrenocorticotropic hormone (ACTH)
   ④ Ketoconazole

7. 최근 Desmopressin(DDAVP)를 투여받는 환자가 두통, 기면, 졸림을 호소한다. 간호사가 사정해야 하는 것은 무엇인가?
   ① 최근에 연쇄상구균 감염이 있었는지
   ② carbamazepine(Tegretol)을 같이 투여했는지
   ③ 고혈압이 발생했는지
   ④ 탈수의 증상이나 징후가 있는지

8. 갑상선 기능항진증 환자가 수술 전 Propranolol(Inderal)을 처방받았다. 환자가 그 결과로 사정해야 하는 것은 무엇인가?
   ① 심박수의 변화, 불안 감소, 발한 감소
   ② 머리카락의 재생, 극단적인 온도변화에 대한 내성의 증가
   ③ 체중 증가, 호흡기능 증가
   ④ 불면증 감소, 안절부절 못하는 것 감소

9. Digoxin(Lanoxin)을 투여받는 환자에게 정맥으로 칼슘 주입이 계획되어 있다. 간호사가 대비해야 할 약물의 상호작용은 어느 것인가?
   ① 고혈압과 구강 주변의 저린감
   ② 심한 서맥
   ③ 오심, 구토, 설사
   ④ 주사부위의 조직변화

10. 저칼슘환자에게 칼슘 흡수를 증가시키기 위해 간호사가 시행해야 할 치료 계획은 무엇인가?
   ① magnesium sulfate 구강 투여
   ② 운동을 증가하도록 격려
   ③ 8시간마다 verapamil(Calan) 80mg 구강 투여
   ④ ergocalciferol(비타민 D) 투여

책 속의 책 11~12쪽

CHAPTER 7

위장관계 약물
(gastrointestianl system medications)

Julie Adkins, RN, MSN, APPN-BC

차 례 Chapter Outline

- 위장관 자극제(gastrointestinal stimulants)
- GI의 긴장성과 운동성을 줄이는 약물(항콜린제와 항경련제)
(medications to decrease GI tone and motility, anticholinergics and antispasmodics)
- 지사제(antidiarrheals)
- 완하제(laxatives)
- 구토제(emetics)
- 진토제(antiemetics)
- 히스타민 II(H_2) 수용체 길항제(histamine H_2 antagonists)
- 프로톤 펌프 억제제(proton pump inhibitors; PPI)
- 점막 보호제(mucosal pretective agents)
- 제산제(antacids)
- 헬리코박터 파일로리균 항생제(antimicrobials for helicobacter pylori organisms)
- 담석 용해제(medications used to dissolve gallstones)
- 췌장효소 대체제(pancreatic enzyme replacement)

목 적 Objectives

- 위장계 약물을 투약하는 데 있어서 일반적인 치료 목적을 기술한다.
- 제산제(antacids)의 용법과 부작용을 기술한다.
- 다양한 형태의 완하제들의 작용을 규명한다.
- 히스타민 H_2 수용체 길항제, 프로톤 펌프 억제제, 점막 보호제가 위장관에 미치는 영향에 대해 논한다.
- 진토제 투여와 관련된 간호상의 고려사항을 기술한다.
- 다양한 위장계 투약과 관련된 특정 음식과 약물의 상호작용을 규명한다.
- 췌장효소 대체제 투여와 관련된 간호상의 고려사항을 기술한다.
- 위장계 투약과 관련된 중요한 고객 교육사항을 열거한다.

용어해설 Review at a Glance

- 구토제(emetic) : 구토를 일으키는 제제
- 계면 활성제(sulfactant) : 습윤제, 긴장 억제제, 세정제, 유화제라고도 알려진 표면활성 제제
- 설사제(cathartic) : 하제작용 제제
- H_2 길항제(H_2 antagonist) : 가스트린 분비를 줄여 주는 히스타민에 대한 길항제
- 완하제(laxative) : 장운동을 촉진하거나 변이 잘 나오게 하기 위한 제제
- 제산제(antacid) : 산성을 줄이거나 중성화하는 제제
- 프로톤 펌프 억제제(proton pump inhibitor) : 위산 분비를 억제하는 약
- 항경련제(antispasmodic) : 경련을 막거나 완화하는 제제
- 항콜린제(anticholinergic) : 부교감신경 작용이나 기타 콜린성 수용체에 대한 길항제
- 헬리코박터 파일로리균(Helicobacter pylori) : 요소 분해효소(urease)를 생산하고 흔히 위궤양 및 십이지장궤양과 관계가 있는 위점막의 균

✓ PRETEST

1. 어머니가 2살 된 아이를 데리고 급히 응급실로 왔다. 그녀는 아이가 아동용 아스피린 한 병을 먹은 후, 토근 시럽(ipecac syrup)을 두 번 먹였다. 40분이 지났는데도 아이는 아직 구토를 하지 않았다. 간호사는 먼저 무엇을 해야 하는가?

① 독물관리센터에 연락한다.
② 활성탄을 이용한다.
③ 우유나 탄산수를 제공한다.
④ 의사가 진단하기를 기다린다.

2. 간호사는 메토클로프라마이드(metoclopramide[Reglan])를 복용하는 위식도 역류증(gastroesophageal reflux disease [GERD]) 환자를 간호하고 있다. 이 환자가 투약의 효과로 다음 작용 중 어느 작용을 이야기할 때 투약의 목적을 이해한다고 판단되는가?

① GI 운동성을 증가시킨다.
② GI 운동성을 감소시킨다.
③ 설사를 없앤다.
④ H 파일로리균을 박멸한다.

3. 과민성 장증후군(IBS) 환자가 dicyclomine(Antispas)를 투여받고 있다. 환자가 약물을 잘 투여하고 있음을 나타내는 자료는 무엇인가?

① 대변에 점액이 있음
② 지난 검사 때보다 체중이 10(≒4.5kg) 파운드 감소함
③ 장음이 최소화 됨
④ 정상범위로 영양 섭취를 함

4. 남성 환자가 급성 설사 진단을 받았다. 그는 아스피린에 알레르기가 있으며(ASA), 약물치료를 받지 않는다. 이 환자에게는 어떤 지사제를 제공해야 하는가?

① Kaopectate ② Pepto-Bismol
③ Lomotil ④ Imodium

5. 간호사가 설사 때문에 진료를 받으러 온 외래환자를 돌보고 있다. 간호사는 다음 중 환자가 어떤 말을 할 때에 이 질환의 건강 관리에 대한 교육이 필요하다고 판단하겠는가?

① 유제품을 먹지 않는다.
② 지시대로 Kaopectate를 복용한다.
③ 2주가 지나도 증상이 사라지지 않을 경우, 의사에게 연락한다.
④ Metamucil 같은 팽창제(bulk-forming agent)를 쓴다.

6. 변비로 인해 수분을 제한하는 환자가 있다. 이 환자에게 사용하기에 적당치 않은 약물은 무엇인가?

① Docusate sodium(Colace)
② Phenolphthalein(Correctol)
③ Bisacodyl(Dulcorax)
④ Methylcellulose(Citracel)

7. 건강한 성인이 9개월 동안 일주일에 3회 배변 완화제를 복용했다. 간호사는 교육 시에 어떠한 위험성을 강조해야 하는가?

① 전해질 불균형 위험성
② 약물 의존 위험성
③ 수분 불균형 위험성
④ 영양 상태의 부적절한 사정 위험성

8. 71세 환자에게 6시간마다 loperamide(Imodium) 4mg이 prn으로 지시가 내려졌다. 간호보조원에게 교육해야 할 내용은 무엇인가?

① 발작의 위험성을 경고
② 안전에 대한 경고
③ 4시간마다 활력징후의 측정
④ 침상 옆에 이동좌변기를 두는 것

9. 위궤양으로 인해 개방성 상처가 있다고 진단받은 19세 여성 환자가 울면서 투약을 거부하고 있다. 이 경우, 간호사가 해야 하는 모든 것을 고르시오.

① Ranitidine(Zantac)에 대해 환자에게 교육
② 환자 곁에 앉아서 감정을 표현하도록 함
③ Misoprostol(Cytotec)에 대해 환자에게 교육
④ 위궤양의 개방성 상처를 치료하지 않는 경우, 그 위험성에 대해 설명
⑤ Misoprostol(Cytotec) 1회 용량을 투약하도록 요청

10. MRI 상에 위궤양으로 인한 개방성 상처가 있는 반혼수 상태의 여성 환자에게 misoprostol(Cytotec)을 투여하였다. 간호보조원에게 교육할 내용은 무엇인지 우선순위 대로 나열하시오.

① 안절부절 못함을 보고
② 침상머리를 35도로 유지
③ 환자의 배변 양상을 기록
④ 환자 밑에 침상용 깔개를 두는 것
⑤ 질 출혈을 보고

책 속의 책 13쪽

section 01

Gastrointestinal Stimulants

위장 자극제

(1) 작용 및 용도

① 괄약근의 긴장도(sphincter tone) 향상, 산 제거(acid clearance) 증진, 위배출(gastric emptying)을 줄임으로써 역류(reflux)를 줄인다.
② 화학요법(chemotherapy)으로 인한 오심(nausea)과 구토(vomiting)의 예방과 치료 및 소장 내 삽관(small bowel intubations)을 촉진하는 데 사용
③ 당뇨병성 위마비(diabetic gastroparesis), 위식도 역류(gastroesophageal reflux), 수술 후 구역질(postoperative nausea), 구토로 인한 위배출 지연을 줄이는 데 사용
④ 위, 담낭, 췌장 분비를 자극하지 않고 위 운동을 자극한다.
⑤ 조직의 아세틸콜린의 활동에 대한 민감성을 높이고 prolactin의 분비를 유도한다.
⑥ methoscopalamine은 아세틸콜린의 효과를 차단하고 평활근을 이완시킨다.
⑦ dexpanthenol은, 수술 후 사용하는 경우, 마비성 장폐색의 위험을 줄인다.

(2) 일반적인 약물 표 7-1 참조

(3) 투약 시에 고려해야 할 점

① Metoclopramide PO는 취침 전 및 식전 30분에 복용한다.

② Metoclopramide IV는 구토억제 효과를 위해 화학요법을 실시하기 30분 전에 복용한다.

(4) 금기증

① 과민성, 발작 질환력, 갈색세포종, 파킨스씨 질환(metoclopramide)

② 출혈(hemorrhage), 폐색(hemorrhage), 천공(perforation) 등의 과자극(overstimulation) 위험이 있는 환자에게는 금한다.

③ Dextran에 알레르기가 있는 경우, 응고장애, 울혈성 심부전, 신부전 시 금기(dexpanthenol)

④ 우울증이나 발작질환(seizure disorder), 고혈압, 파킨슨병 병력이 있는 환자에게는 주의하여 사용한다.

⑤ 수유 : 모유로 배출되므로 수유부에게 사용할 때는 주의한다.

(5) 주요 약물과의 상호작용

① metoclopramide는 P450 간효소 시스템에 의해 대사되므로, macrolide, 항진균제, 단백질 분해효소 억제제(protease inhibitors) 같은 이 효소의 억제제와 병용해서는 안 된다(digoxin 흡수를 감소시킬 수 있다).

② Metoclopramide, hycosamine, 삼환계 항우울제(tricyclic antidepressants)를 함께 사용하면 metoclopramide의 작용을 저해할 수 있다.

③ Levodopa는 반대효과를 가져오며, metaclopramide의 작용을 길항할 수 있다.

④ Metoclopramide는 모노아민 옥시다제 억제제(monoamine oxidase[MAO] inhibitors)의 고혈압 효과(hypertensive effects)를 증가시킬 수 있다.

⑤ Cyclosporine의 독성효과와 면역억제효과를 증진시킨다.

표 7-1 위장관 자극제 (Gastrointestinal stimulants)

일반명/상품명	투여 경로	적응증
Dexpantherol[dextropantothenyl alcohol](Ilopan, Panthoderm)	IM, IV, Topical	마비성 장폐색, 장 무력증, 수술후나 분만후 고창을 줄이기 위해 주요 복부수술 후 예방적으로 즉시 투여, 마비성 장폐색, 습진, 피부염, 기저귀 발진, 찰상으로 인한 위장계 운동의 회복
Methoscopolamine bromide (Pamine, Pamine Forte)	PO	소화성 궤양 치료에 병행
Metoclopramide (Mexolon, Clopra, Octamide, Reglan)	PO, IM, IV	당뇨성 위부전마비나 위식도역류질환의 급성 증상이나 재발 증상의 감소, 오심과 구토의 예방, 소장관 삽입을 용이하게 하기 위함(한번 투여), 위 배출과 바륨 이동을 자극, 수유를 증진, 임신 등 다양한 원인과 관련된 오심, 구토의 완화

(6) 주요 음식과의 상호작용(보고된 자료가 없음)

(7) 주요 임상검사 : 혈청 전해질 수준

(8) 부작용 : 졸림, 설사, 안절부절 못함(restlessness), 피로, 파킨슨병 유사 증상, 일시적인 고혈압

(9) 역작용/독성

① 발작

★ ② 무과립구증(agranulocytosis)

③ 자살 의도(suicide ideations)를 수반한 우울증

(10) 간 호

① 특히 환자에게 울혈성 심부전(congestive heart failure; CHF)이나 간경화가 있을 경우, 고나트륨혈증(hypernatremia)과 저칼륨증(hypokalemia)이 있는지를 감시한다.

★ ② Metoclopramide를 과다투여할 경우 및 연령이 낮은 성인과 노인에게는, 추체외로 증상(extrapyramidal symptoms)이 발생할 수 있다.

③ Metoclopramide를 정맥 주사하는 동안 혈압을 주의깊게 모니터한다.

(11) 교 육

① 부작용 징후나 증상이 있으면 보고한다.

② 급성 근육긴장 이상(dystonia) 증상이 있으면 즉시 보고한다.

③ Metoclopramide 복용 후 1～2시간 동안은 운전을 하지 않는다.

④ 수분을 적당히 마시도록 한다.

⑤ Methoscopolamine 사용 시 습도가 높지 않게 한다.

section 02 Medications to Decrease GI tone and Motility-Anticholinergics and Antispasmodics
GI의 긴장성과 운동성을 줄이는 약물(항콜린제와 진경제)

(1) 작용 및 용도

① 항콜린제(anticholinergics)는 콜린수용체 부위(cholinergic receptor sites)에서 아세틸콜린(acetylcholine) 작용을 길항한다.

② 진경제(antispasmodics)도 유사하며, 평활 근육(smooth muscle)을 이완시키는 것으로 믿고 있다.

③ 유문연축(pylorospasm), 회장염(ileitis), 과민성 대장증후군(irritable bowel syndrome) 같은 위장관(gastrointestinal [GI] tract)의 경련을 치료하는 데 사용한다.

(2) 일반적인 약물 표 7-2

★ (3) 투약 시에 고려해야 할 점 : 치료 효과를 위해 식전 30~60분과 취침 시에 투약

(4) 금기증

① 협우각 녹내장(narrow-angle glaucoma), 소화기 폐색질환(obstructive GI disease), 장무력 폐쇄증(paralytic ileus), 폐쇄요로병증(obstructive uropathy)에는 금기
② 모유로 분비되어 유아 독성을 일으키고 모유 분비량을 줄일 수 있다.
③ 신장기능 이상(renal dysfunction)이 있을 경우 주의하여 사용한다.

(5) 주요 약물과의 상호작용

① 다른 항콜린제와 함께 복용하면 항콜린성 부작용(anticholinergic side effects)을 증가시킬 수 있다.
② 아트로핀(atropine)은 페노티아진(phenothiazines)의 효과를 증진시킬 수 있다.
③ Atenolol은 항콜린제와 함께 사용하면 효과가 증진될 수 있다.
④ Dicyclomine과 사용 시 모든 항정신질환 약물의 효과를 감소시킨다.
⑤ Propantheline bromide와 사용 시 Haloperidol과 Phenothiazine의 효과를 감소시킨다.
⑥ 제산제는 항콜린성 약물의 흡수를 감소시킨다.

(6) 주요 음식과의 상호작용(보고된 자료가 없음)

(7) 주요 임상검사 : 혈청 전해질 수준

표 7-2 위장관 긴장성과 운동성 저하에 사용되는 약물(Medicatonsto decrease GI tone and Motility; Anticholinergics/ Ants pasmodics)

일반명/상품명	투여 경로	적응증
Dicyclomine hydrochloride(Bentyl)	PO	기능성 장이나 과민성 장증후군
Glycopyrrolate(Robinul, Robilula forte)		소화성 궤양, 타액, 기관지, 인후 분비물 감소, 콜린성 제제로 인한 말초 무스카린 효과를 예방
Hyoscyamine sulfate(L-hyoscyamine)		과민성 장증후군, 소화성 궤양, 경련성이나 기능성 장애, 방광염, 신경성 방광, 파킨슨질환, 담낭과 신장 산통, 비염, 항콜린에스테라제 독성, 미주신경 활동을 동반한 부분적 심장 블록, 수술 중 분비물 감소
Methscopolamine bromide		소화성 궤양
Propantheline bromide		소화성 궤양
Tizanidine(Zanflex)		경련을 동반한 근긴장 증가의 치료

(8) 부작용

① 과민성(hypersensitivity)
② 두드러기(urticaria), 발진(rash), 입안 건조(dry mouth), 구역질, 구토, 변비증, 배뇨 지연(urinary hesitance), 요정체(urinary retention)
③ 발기부전(impotence), 시야의 흐려짐(blurred vision), 녹내장 악화
④ 심계항진(palpitation), 두통, 안면홍조(flushing), 졸림, 현기증, 착란

(9) 역작용/독성

★ ① 동공 확장 및 무반응, 시력변화를 일으킬 수 있다.
② 빈맥(tachycardia)
③ 연하곤란(dysphagia), 장음(bowel sounds) 감소나 상실
★ ④ 고열(hyperthermia), 고혈압, 호흡수 증가

★ (10) 간 호

① 설사를 일으키는 요인에 대한 이해가 치료에 필수적이다.
② 설사로 심한 칼륨 상실이 있는 환자는 마비성 장폐색(paralytic ileus)과 심장 리듬 장애가 생길 위험이 있다.
③ 산(acids)의 신장분비 손상으로 인한 대사성 산증(metabolic acidosis)이 있는지를 감시해야 한다.
④ 적응증과 현재 투약에 대해 기록한다.
⑤ 활력징후(vital signs), 소변 배출량(urine output), 시력변화 등을 감시한다.
⑥ 섭취량과 배설량(I & O)을 감시한다.

(11) 교 육

★ ① 고열의 위험이 있으므로 고온에 노출되지 않도록 한다.
② 부작용이 있으면 의사에게 보고한다.
③ 변비를 줄이기 위한 음식과 수분 조절에 대해 지시한다.
④ 모든 처방된 추가 투약이 있으면 보고한다.
⑤ 섭취량과 배설량(I & O)을 감시하게 한다.
⑥ 처방된 약물을 사용한다.

section 03

Antidiarrheals

지사제

(1) 작용 및 용도

① 장벽(intestinal wall)의 신경종말(nerve endings)에 작용함으로써 GI 운동성을 늦추거나 저해하여 변의 양을 줄이고, 점성(viscosity)을 증가시키며, 액체와 전해질 손실을 줄인다.

② 급성 비특이성 설사와 그로 인한 염증성 질환을 대증요법으로 완화하는 데 사용한다.

(2) 일반적인 약물 표 7-3

(3) 투약 시에 고려해야 할 점

① 부유액을 잘 흔들고, 알약은 완전히 씹는다.

② 변이 흑회색으로 보일 수 있다(GI 출혈을 나타냄).

③ 다른 약과 함께 투약하지 않는다.

★ ④ 성인의 경우, 설사가 이틀 이상 지속되면 의학적 관리를 강구한다.

★ ⑤ 아동의 경우, 설사의 치료에 사용하지 않는다.

⑥ *C.difficile*이 있는 환자에게 사용하지 않는다.

(4) 금기증

① 혈액 설사(bloody diarrhea), 대장균, 살모넬라, shigella, 위막성 결장염(pseudomembranous colitis), 또는 기타 균체 독소(bacterial toxins) 같은 병원체와 관련된 설사가 있을 때

② 폐쇄성 장질환(obstructive bowel disease)이 의심될 경우에는 사용을 금한다.

★ ③ 아스피린 알레르기가 있을 경우에는 차살리신산 비스무트(bismuth subsalicylate)를 금한다.

★ ④ 황산 디페녹신/아트로핀(difenoxine/atropine sulfate)은 젖먹이에게 심각한 부작용을 일으킬 수 있으므로, 2세 이하 아동에게는 사용을 금한다.

(5) 주요 약물과의 상호작용

★ ① Bismuth subsalicylate에는 살리실산염(salicylate)이 들어 있으므로, 아스피린이나 기타 살리신산염에 알레르기

② 아스피린 독성을 일으킬 수 있으므로 아스피린을 bismuth subsalicylate와 병용해서는 안 된다.

③ Bismuth는 위장관에서 테트라시클린 흡수(tetracycline absorption)를 줄일 수 있다.

④ Diphenosylate/atropine sulfate는 difenoxin/atropine sulfate는 바르비투르염(barbiturate), 마약, 알코올의 진정효과를 증가시킬 수 있다.

⑤ MAO 억제제와 병용하면 고혈압 위험성을 증가시킬 수 있다.

지사제(Antidiarrheals)

표 7-3

일반명/상품명	투여 경로	적 응 증
Bismuth subsalicylate(Pepto-Bismol)	PO	소화불량, 오심, 설사, 여행자 설사의 조절, 가스와 복부 경련의 감소, 만성 영아 설사, 여행자 설사의 예방
Diphenoxylate HCl(Lomotil)	PO	설사, 여행자 설사
Loperamide hydrochloride (Apo-Loperimide, Imodium, Kaopectate, Maalox antidiarrheal capsule)	PO	급성 비특이적 설사, 염증성 장질환으로 인한 만성 설사, 회장루 분비양 감소, 여행자 설사
Octreotide acetate(Sandostatin)	SC	전이성 암송으로 인한 심한 설사의 억제, 심한 물설사, 말단비대증 환자의 성장 호르몬 억제
Opium(Paregoric)	PO	단축 장증후군의 관리, 설사
Rifaximin(Xifaxan)	PO	비침습성 대장균으로 인한 12세 이상 환자의 여행자 설사

(6) 주요 음식과의 상호작용(보고된 자료가 없음)

(7) 주요 임상검사 : Diphenoxylate는 혈청 amylase 수준을 증가시킬 수 있다.

★ (8) 부작용

① 오심, 구토, 입안 건조, 현기증, 졸림, 변비
② Bismuth salicylate와 병용할 때에 변과 혀가 일시적으로 거무스름해질 수 있다.

(9) 역작용/독성

① 과량 복용에 따른 임상증후와 증상에는 졸림, 혈압 감소, 발작, 무호흡, 흐린 시력, 입안 건조, 정신병(psychosis) 등이 있다.
② 아스피린, 차살리신산비스무트와 병용할 때는 아스피린 독성 위험이 있다.
③ 그 밖에 역작용에는 중추신경계 억제, 호흡억제 저장 반사(hypotonic reflexes), 저장성 반사(hypotonic refleses), 맥관부종(angioedema), 아나필락시스(anaphylaxis), 무력장폐쇄증 등이 있다.

★ (10) 간 호

① 알레르기를 주시한다.
② 증상의 발생, 지속 기간, 빈도를 기록한다.
③ 이전에 사용된 치료법을 기록한다.
④ 현재의 투약을 기록하고 주시한다.
⑤ 모든 원인의 요인을 확인하고, 필요할 때는 변 분석을 실시한다.
⑥ 탈수(dehydration)나 전해질 불균형 징후가 있는지를 평가한다.
⑦ 활력징후와 I & O를 감시한다.

⑧ 공동 병적 상태(co-morbid condition)가 있으면 기록한다.
⑨ 복부를 검사하여 압통(tenderness), 팽창, 장음, 덩어리 등을 살펴본다.
⑩ 1시간 간격을 두고 bismuth와 tetracyline을 투여한다.

(11) 교 육

① 급성 설사가 있으면 24시간 동안 고형식을 피한다.
② 유제품, 과일, 과일 주스, 커피, 카페인이 있는 차, 초콜릿 등 설사를 유발하는 음식을 알려준다.
③ 탈수와 구강건조를 피하도록 수분섭취를 하도록 한다.
④ BRAT 식이 : 바나나, 쌀, 사과소스, 차/토스트를 하도록 한다. 의사가 지시한다면 탈수를 피한다(논쟁의 여지가 있음).
⑤ 처방된 용량을 넘지 않도록 한다.
★ ⑥ 설사가 2일 이상 지속되면 의사에게 의뢰한다.
⑦ 어지럼증/졸림(부작용) 등이 나타나면 의식이 명료해야 하는 활동 시 주의해야 한다.
⑧ 열, 오심, 구토, 복통, 복부팽만 등을 보고한다.
⑨ OTC 제산제, 유제품, 설사를 유발하는 음식 등을 피한다.
⑩ 설사로 인해 피부자극이나 피부 탈락이 되지 않도록 개인위생을 잘 한다.

section 04
Antidiarrheals

완하제(緩下劑)

1. 팽창성 설사제(bulk-forming laxatives)

(1) 작용 및 용도

① 비흡수 다당류(non-absorbable polysaccaride)와 셀룰로오스 유도체(cellulose derivatives)가 포함된다.
② 완하제는 물속에서 팽창하여, 장에서 부피가 증가하는 완하겔(emollient gel)을 형성한다.
③ 연동운동(peristalsis)은 대변량(fecal mass) 증가에 의해 촉진되는데, 이것은 전이 시간(transit time)을 줄인다.
④ 일반적으로 12~14시간 내에 완화효과가 나타나지만, 완전한 효과를 보려면 2~3일이 걸릴 수 있다.
⑤ 심근경색 발병 이후의 환자나 배변으로 인한 긴장이 해로운 환자의 배변 시에 긴장을 예방하기 위해 자주 사용한다.

(2) 일반적인 약물 표 7-4

(3) 투약 시에 고려해야 할 점

★ ① 수분에 의존해서 부피가 팽창하므로, 장에 흡수될 만큼 충분한 수분을 제공해야 한다.
② 복용할 때에 충분한 액체를 투여하지 않을 경우, 장폐쇄와 식도폐쇄를 일으킬 수 있다.
③ 복용할 때마다 액체를 한 컵 가득 마셔야 한다(240mL).
★ ④ 페닐케톤뇨증(phenylketonuria) 환자의 경우, 무당제제(sugar-free preparations)를 사용한다.

(4) 금기증

① 장협착(intestinal stenosis)이나 궤양(ulceration) 및 유착(adhesions) 환자에게는 적합하지 않다.
② 흡인이 발생하지 않도록 삼키는 데 어려움이 있는 환자의 경우에 주의하여 사용한다.
③ 분변 매복(fecal impactions)이 있을 경우에는 사용하지 않는다.

완하제(laxatives)

표 7-4

일반명/상품명	성인 용량	경 로
Bulk forming laxatives		
Methylcellulose(Citrucel)	1tsp(19g) in 8 oz of water 1~3 times a day	PO
Calcium polycarbophil (Fibercon)	2 tablets 1~4 times a day	PO
Psyllium(Metamucil)	3~4g in 8 oz of liquid 1~3 times a day	PO
Simulant laxatives		
Casanthranol(Pericolace)	1~2 capsules at HS	PO
Senna(Senokot)	2 tablets at HS	PO
Bisacodyl(Dulcolax)	10~15mg at HS	PO
	1 suppository	PR
Castor oil(Neoloid, Purgo)	15 to 60mL	PO
Hyperosmotic laxatives		
Lactulose(Kristalose)	10~20g in 4 oz water	PO
Polyethylene glycol(Miralax)	17g in 8 oz water daily	PO
Glycerin(Glycerol)	3-g suppository	Rectal
Stool softeners(surfactants)		
Docusate sodium(Colace)	50~300mg daily	PO
Docusate potassium(Dialose)	100~300mg daily	
Docusate calcium(Doxidan)	240mg daily	PO
Saline laxztives		
Magnesium hydroxide (Milk of Magnesia)	30~60mL at HS	PO
Sodium phosphate(Fleets)	1.25 oz enema	Rectal
	2~3 tablets daily	PO
	1 supp. daily	Rectal

(5) 주요 약물과의 상호작용

디기탈리스(digitalis), 항응고제(anticoagulants), nitrofurantoin, 살리실산염(salicylates) 등과 병용할 때에 GI 흡수가 감소할 수 있다.

(6) 주요 음식과의 상호작용

★ ① 식사를 통한 변비치료는 물과 섬유소 섭취를 장려하면 도움이 된다.

② 섬유소는 대변의 양과 장의 수분 보유량을 증가시킨다.

③ 왕겨(bran) 같은 팽창성 영양제는 변비에 적합한 보조치료제이다.

④ 왕겨는 세균에 의해 부분적으로만 발효되어 대변의 양을 증가시키고 전이 시간을 가속화하며, 정상 배변을 촉진시킨다.

⑤ 소화 안 된 식품(roughage)이 급속하게 증가하면 복부팽창과 팽만이 발생할 수 있다.

⑥ 분변의 막힘을 막기 위해해서도 적절한 수분섭취가 필요하다.

★ ⑦ 일반적으로 240~360mL의 액체에 왕겨를 큰 스푼으로 1스푼 넣으면 충분하다.

⑧ 바나나, 쌀, 빵, 치즈 등과 같이 배변을 줄이는 음식을 피한다.

(7) 주요 임상검사 (보고된 자료가 없음)

(8) 부작용 : ① 복부 쓰라림, 팽창, 팽만 ② 오심, 구토, 설사

(9) 역작용/독성

① 두드러기, 비염(rhinitis), 피부염, 기관지경련(bronchospasm) 등 카라야(karaya)에 대한 알레르기 반응이 드물게 보고되었다.

★ ② 팽창성 완하제를 혼합할 때 액체를 충분히 사용하지 않으면 식도폐쇄나 팽창 및 막힘이 발생할 수 있다.

(10) 간 호

① 복부 팽만 정도, 장음, 배변 양상을 사정한다.

② 삼키는 능력을 평가하고, 제제를 수분에 적절하게 혼합하며, 추가 수분섭취를 장려한다.

③ 흡인이 되는지를 감시한다.

★ ④ 영양관(feeding tube)을 통해 투여할 경우, 튜브의 내경이 커야 하고, 약을 액체에 적절하게 용해하여 신속하게 투여해야 한다.

⑤ 약에 최소 8oz(240mL)의 물이나 주스를 첨가한다.

⑥ Digoxin, 살리실산염(salicylates), 항응고제와 차전자(psyllium) 투여를 2시간 동안 분리시킨다.

⑦ 당뇨병 환자의 경우, 무당제제를 사용한다.

(11) 교 육

① 적절한 수분공급을 수반해야 효과가 있다.

② 부가적인 수분섭취와 운동을 장려한다.
★ ③ 가루제제를 최소 8oz의 액체와 혼합하여 즉시 마시고 8oz의 액체를 또 마신다.
④ 팽창성 완하제를 식전에 복용하면 식욕이 감소할 수 있다.
⑤ 구강 투약 및 식사 후 2시간 후에 복용한다.
⑥ 각각의 식이 제한에 적절하도록 나트륨과 설탕이 없는 제제를 이용한다.
⑦ 2～3일 동안은 투약의 완전한 효과가 발생하지 않을 수 있다.

2. 자극성 설사제(stimulant cathartics)

(1) 작용 및 용도

① 점막 자극(mucosal irritation)이나 장벽내 신경총 활동(intramural nerve plexus activity)을 통해 연동운동을 촉진하여 운동성을 높이기 때문에 자극제(stimulants)라고 한다.
② 설사제(cathartics)는 설사 작용을 돕는 제제이다.
③ 자극성 완하제는 결장 점막(colonic mucosal cells)의 투과성을 변화시킴으로써 장관내액(intraluminal fluid)과 전해질을 분비시킨다.
④ 배변은 제제의 구강 투여 6～12시간 후에 이루어진다.
⑤ Bisacodyl과 senna를 직장 투여하면 15분～2시간 이내에 설사를 일으킨다.

(2) 일반적인 약물 표 7-3 참고

(3) 투약 시에 고려해야 할 점

① 취침시에 투약하면 아침에 장의 운동을 증진시킨다.
② 알약은 부수지 않고 전체를 삼키도록 한다.
③ 1시간 이내에 제산제나 우유를 먹어서는 안 된다.
④ 8oz의 물이나 주스에 피마자유를 혼합한 약물은 방사선검사 전에 빠른 배변을 위해서 제한적으로 사용한다.

(4) 금기증

★ ① 복통, 오심, 구토, 충수돌기염 증상, 직장출혈, 위장관염, 장폐색, 분변매복 등의 환자에게는 사용하면 안 된다.
② 피마자 오일은 조산을 일으킬 수 있다.
③ Senna는 유즙으로 배출되므로 수유부에게 투여할 때는 신중해야 한다.

(5) 주요 약물과의 상호작용

제산제와 위액의 pH를 증가시키는 약물들은 위장관(GI)을 자극하거나 경련을 일으키기도 한다.

★ (6) 주요 음식과의 상호작용 : 약 복용 1시간 이내에 우유를 먹지 않는다.

(7) 주요 임상검사 (보고된 자료가 없음)

(8) 부작용

① 오심, 구토, 복부경련, 설사, 습관성 완화제 사용
② 근육 약화, 체액 전해질 불균형
③ 좌약 사용 시에는 직장의 작열감이나 자극을 일으킨다.

(9) 역작용/독성(중독성)

① 저칼륨혈증, 저칼슘혈증 ② 대사성 산독증이나 알칼리증

(10) 간 호

① 오심, 구토, 복통 또는 설사의 정도를 평가한다.
② 약물효과에 대해 평가한다.
③ 체액 전해질 불균형을 측정한다.
④ 우유나 제산제는 투약 1시간 전이나 후에 섭취한다.
⑤ 섬유소가 풍부한 음식과 수분섭취를 많이 한다.
⑥ 습관성 완하제 사용인지를 평가하여 상담한다.

(11) 교 육

★ ① 장기적인 완하제 사용은 금한다(1주일 이상은 사용 금기).
★ ② 만약 몇 년간 계속 사용하면 cathartic colon(설사에 민감한 결장)이 될 수 있다. 결장의 비정상적인 운동기능, X-ray상 괴사성 궤양과 유사한 소견을 보인다. 보통 완하제 사용을 중단하면 장 활동은 정상으로 회복된다.
③ 환자에게 수분과 섬유질이 풍부한 음식을 먹도록 교육한다.
④ 부작용의 증상이 나타나면 즉시 보고하도록 조언한다.
⑤ 약을 우유나 제산제 섭취 전후 1시간에 복용하도록 교육한다.

3. 고삼투성(hyperosmotic) 설사약

(1) 작용 및 용도

① 장벽의 삼투압을 올려서 장내의 수분 저류를 일으킴으로써 변이 묽어진다.
② 흡수되지 않은 이당류인 유당은 결장내 세균의 대사에 의해 젖산, 개미산, 초산으로 된다.
③ 이들 유기산은 삼투압 효과에 도움이 될 수 있다고 보고된 바 있다.

④ 변비 치료약으로 사용되기도 한다.
⑤ 암모니아 수치를 낮추는 데 사용된다.

(2) 일반적인 약물 표 7-4 참고

(3) 투약 시에 고려해야 할 점

① 글리세린은 급성 변비 치료약으로 직장 투여(좌약, 관장)할 때에만 사용하고, 완화제의 효과는 15～30분에 나타난다.
② Lactulose는 투여 후 24～48시간 후에 효과가 나타난다(값이 비싸므로 급성 변비에만 사용).
③ 17g Miralax를 물 8oz에 녹여서 하루에 한 번씩 2주 동안 마신다(약의 효과는 2～4일 후에 나타난다).

(4) 금기증

★ ① 장폐색 환자에는 금기
② 당뇨환자에게 lactulose를 사용할 때에는 주의를 요한다.

(5) 주요 약물과의 상호작용

항생제는, 소화작용을 갖는 세균을 제거하여 완하제의 효과를 저해한다.

(6) 주요 음식과의 상호작용 (보고된 자료가 없음)

(7) 주요 임상검사 : 혈청 전해질 수준

(8) 부작용

① 글리세린 : 직장 자극이나 작열감, 직장 점막의 충혈
② Lactulose와 Miralax : 고창, 복부경련 · 팽창, 설사

★ (9) 역작용/독성(중독성) : 체액과 전해질 불균형

★ (10) 간 호

① Miralax는 항상 8oz의 물에 녹여서 사용해야 한다.
② Lactulose는 물이나 주스로 희석하여 단맛을 감소시킨다.
③ 변의 굳기와 횟수를 관찰한다.
④ 특히 노인은 전해질 불균형에 대해 관찰한다.

(11) 교 육

① 환자에게 Miralax는 8oz의 물에 녹여서 사용한다.
② 환자에게 효과를 얻기 위해서는 약을 2～4일 동안 복용한다.
③ 만약 환자에게 불규칙적인 복부팽만 · 경련, 설사가 나타나면 의사에게 연락한다.
④ 장기적인 사용 시에는 전해질 불균형과 완화제 의존성이 될 수 있음을 환자에게 교육한다.
⑤ 맛을 높이기 위해서 약을 주스와 함께 복용한다.

4. 대변 연화제-계면활성제(stool softeners-surfactants)

(1) 작용 및 용도

① 병원에 입원하거나, 장기 요양, 수술 후 상태 또는 마약성 진통제를 처방받은 사람들에게 오는 변비에 스케줄대로 사용하면 된다.
② 연하제는 종종 완화성 하제라고 부르기도 한다.
③ 연하제는 음이온 활성제로 생체 내에서 대변 내로 물이나 지방 성분을 잘 투과시켜서 대변의 표면 장력을 낮춘다.
④ 대변이 부드러워지는 것은 1～3일 후에 일어난다.
⑤ 어떤 제제는 docusate sodium 같은 완화성 하제에다 자극성 완화제(casathrol)를 같이 결합하여 사용하기도 한다(즉, pericolace).
⑥ 변비와 동반된 마르고 딱딱한 변, 또는 변의 욕구 감소에도 사용한다.

(2) 일반적인 약물 표 7-4 참고

(3) 투약 시에 고려해야 할 점

① Mineral oil과 같이 주지 않는다.
② 경구로 투여한 후에는 물을 같이 먹는다.

(4) 금기증

① 이 약에 과민한 사람
★ ② 장폐색, 원인 모르는 급성 복통, 구토 환자, 맹장이나 분변매복(fecal impaction)이 있는 경우
③ Docusate sodium은 sodium 성분으로 인해 심부전 환자에게 사용은 금기이다.

(5) 주요 약물과의 상호작용 : 광유와 같은 흡수를 증가시키는 약물

(6) 주요 음식과의 상호작용(보고된 자료가 없음)

(7) 주요 임상검사(보고된 자료가 없음)

(8) 부작용

① 경증의 복통 경련과 설사
② 장기간 사용 및 과다한 사용량에 연관되어 있다.
③ 쓴맛

(9) 역작용/독성

① Docusate sodium 용액은 인후 자극을 일으킨다.
② Docusates는 oxyphenisatin 또는 dantrol과 같이 사용할 때에 간독성을 일으킨다.

★ (10) 간 호

① 대변 횟수와 굳기를 모니터한다.
② 특히 나이 많은 환자에서 전해질 불균형을 모니터한다.

(11) 교 육

① 쓴맛을 감소하기 위해, 복용할 때는 우유와 주스를 같이 마신다.
② 수분섭취를 많이 하도록 권장한다.
③ 부드러운 변을 보려면 1~3일 정도 소요된다는 것을 알려준다.
④ 섬유성 음식을 많이 섭취하는 식습관으로 바꾸도록 영양사와 상담한다.
⑤ 장기간 사용을 하지 않는다.

5. 윤활제(lubricants)

(1) 작용 및 용도

① 대변의 윤활 작용과 대장에서 물의 재흡수를 방해하는 작용을 한다.
② 변비치료와 수술 또는 진단 시의 전처치로 사용한다.

(2) 일반적인 약물

① Mineral oil
② 성인은 잠자기 전에 경구로 12.5~45mL를 복용하거나 직장으로 120mL를 투여한다.

(3) 투약 시에 고려해야 할 점

① Mineral oil은 비록 잘 소화되지만 유화시키지 않은 제재에서는 흡수에 상당한 제한이 있다.
② 경구로 복용 했을 때에는 6~8시간 후에 작용이 일어난다.

(4) 금기증

① 복통, 오심, 구토가 있을 때는 금기이다.
② 급성 맹장염, 급성 복통, 분변매복, 장폐쇄 증상이 있을 때는 금기이다.

(5) 주요 약물과의 상호작용

① 대변 연하제는 mineral oil의 흡수를 증가시킨다.
★ ② 지용성 비타민(A · D · E · K), 항응고제, 피임약, 강심제, sulfonamides 등은 mineral oil의 흡수를 방해한다.

(6) 주요 음식과의 상호작용

음식과 같이 복용하면 위장 공복시간을 지연시킨다. 2시간 간격을 두고 따로 복용한다.

(7) 주요 임상검사 (보고된 자료가 없음)

(8) 부작용

① 오심, 구토, 설사, 복부경련
② 영양물의 흡수를 감소시킨다.
③ 사용기간을 비롯하여 과다하게 사용한 양에 의존한다.
④ 항문소양증, 자극, 치질 등을 일으킨다.

★ (9) 역작용/독성 : Mineral oil을 흡입함으로써 지질성 폐렴을 일으킨다.

(10) 간 호

★ ① 기도 흡입 가능성과 비타민 흡수를 감소시킬 위험성 때문에 6세 이하의 어린이, 임산부, 나이 든 사람, 쇠약한 사람들은 사용하지 않는다.
② 취침 시에 사용하지 않는다.
③ 흡입 위험성 때문에 침대에 누워 있을 때에는 사용을 피한다.
④ 위장을 비우는 시간이 지연되도록 하기 때문에 음식물 섭취 2시간 이내는 주지 않는다.
⑤ 흡입 위험성 때문에 노인에게 사용할 때는 조심해야 한다.
⑥ 복용과 투여 방법을 변경할 때는 흡수 감소를 예방하기 위해 모니터한다.

(11) 교 육

★ ① 만성적인 사용을 피하고, 지용성 비타민 흡수부족을 인식시켜 준다.
② 대변 연하제와 함께 사용할 때에는 독성 위험이 있으므로, 가능한 한 함께 사용하지 않는다.
③ 항문의 괄약근을 통해 mineral oil이 새어 나올 수 있다는 사실을 경고한다(실제 그러한 부작용이 보고되었다).

④ 누워 있을 때에는 복용하지 않는다.
⑤ 잠잘 때에는 복용하지 않는다.

6. 식염수 완하제(saline laxatives)

(1) 작용 및 용도

① 마그네슘, 황산염, 인, 구연산염은 대장의 진단 검사와 수술 때와 같이 급속하게 장을 비울 경우에 사용한다.
② 이온 흡수를 저하시키는 작용기전은 명확하지는 않지만, 이들 제제가 장내 용량의 증가와 연동운동 자극에 의한 삼투압 효과에 의한 것이라고 믿고 있다.
③ 마그네슘은 십이지장 점막에서 콜레시스토키닌(cholecystokinin)이라는 물질 분비를 일으킴으로서 수분 분비의 증가와 소장과 대장 운동성의 증가를 유발시킨다.
④ 마그네슘과 인산염을 경구로 투여할 때는, 30분~6시간 내에 효과가 나타난다.
⑤ 인산염을 포함한 관장제는 2~15분 내에 효과가 일어난다.

(2) 일반적인 약물 표 7-4 참고

★ (3) 투약 시에 고려해야 할 점

① 마그네슘염을 사용할 때, 마그네슘염 흡수로 인해 신장기능이 떨어진 사람은 고마그네슘혈증을 일으킬 수 있으므로 사용할 때에 조심한다.
② 인산 나트륨염을 사용할 때, 나트륨 섭취 제한이 필수적인 심부전 환자일 경우에는 주의해야 한다.

(4) 금기증

① 식염수 완하제는 보통 2세 이하 어린이에게는 사용을 권하지 않는데, 이는 이 연령대에서 저칼슘혈증을 일으킬 수 있기 때문이다.
② 복통, 구역질, 구토, 급성 맹장염이나 급성 복통 등의 증상이 있을 때는 금기 사항이다.
③ 장폐쇄와 부종, 거대결장, 신장 기능 저하가 있을 때는 금기이다.

(5) 주요 약물과의 상호작용 : 제산제와 같이 사용하면 둘 다 비활성화된다.

(6) 주요 음식과의 상호작용(보고된 자료가 없음)

(7) 주요 임상검사(보고된 자료가 없음)

(8) 부작용 : 복부경련과 변의 절박감

(9) 역작용/독성

① 짧은 기간 동안 사용하는 것이 안전하다.

★ ② 장기간 사용과 어떤 특정한 상황에서는, 심각한 수분과 전해질 불균형을 일으킨다.

(10) 간 호

① 적절한 수분공급 없이 반복적인 투여 시는 탈수와 전해질 불균형을 일으킨다.

② 수분섭취 증가를 권한다.

③ 약물 효과를 모니터한다.

(11) 교 육

① 약물 사용량에 대해 교육한다.

② 반복적 사용이나 장기간 사용은 의존성을 만들게 되므로 피한다.

③ 건강 전문가에게 부작용을 보고한다.

④ 약물의 효과가 없을 때에는 건강 전문가에게 알린다.

⑤ 수분섭취 증가를 권장한다.

section 05 Antiemetics 진토제

(1) 작용 및 용도

① 구토제는 구토중추 활성화를 통한 복합적 반응이다(연수에 위치한 신경의 핵).

② 어떤 자극은 직접 구토 중추를 활성화하고(예 위장관 자극), 반면 어떤 자극(약물, 방사선 독소)은 연수 내의 CTZ의 자극을 통해 작용한다(구토제와 진토제[항구토제] 약물의 작용에 의한 신경수용체의 기능 변환에 의한 것으로 추정된다).

③ 수용체는 아세틸콜린(acetylcholine), 히스타민(histamine), 세로토린(serotonin), 도파민(dopamine), 벤조다이제핀(benzodiazepines), 그리고 카나비노이드(cannabinoids) 등에 의해 영향을 받는다.

④ Phenothiazine : CTZ에서 도파민 수용체 차단을 통해 구토작용을 억제한다.

⑤ Butyrophenones : CTZ에서 도파민 수용체 차단을 통해 구토작용을 억제한다.

⑥ Metoclopramide : CTZ에서 도파민 수용체 억제한다.

⑦ Cannabinoids : 항암치료 환자에게서의 오심 및 구토치료가 증명되었다(그 기전은 모른다).
⑧ Dronbinol : 역시 에이즈 환자에게서 식욕 자극제로 증명되었다.
⑨ Benzodazepines : 1차적으로 불안을 억제한다. 구역질과 구토를 동반한 항암치료에서 metopramide와 dexamethasone을 함께 사용할 때는 대부분의 경우에 효과가 있다.
⑩ Glucocorticoids : 구토작용을 억제하는 기전은 잘 모른다. 항암치료에서 나타나는 구토 치료에 단독으로 사용하거나 다른 항구토제와 결합해서 사용할 때는 효과가 있다.
⑪ 항히스타민(antihistamines) : 멀미와 구토를 감소하는 항콜린성 효과가 있다.
⑫ Ondansetron : serotonin 수용체를 차단하기 때문에 구토가 감소한다.
⑬ Aprepitant : 세로토닌에 영향을 주지 않는 substance P와 neurokinin 1 수용체 길항제

(2) 일반적인 약물 표 7-5

항구토제(Antiemetics)

표 7-5

일반명/상품명	투여 경로	적응증
Aprepitant(Emend)	PO	고용량의 cisplatin과 같은 구토유발 항암 화학요법으로 인한 급성 또는 지속된 오심구초를 예방하기 위해 다른 진토제와 같이 사용
Buclizine hydrochloride(Bucladin-S)	PO	멀미로 인한 오심, 구토, 어지러움증의 조절
Chlorpromazine HCL (Chlopromanyl, Thorazine)	PO, suppository	오심, 구토, 난치성 딸꾹질의 조절
Cyclizine(Marezine)	PO	멀미로 인한 오심, 구토, 어지러움증의 조절
Dolasetron mesylate(Anzemet)	PO, IM, IV	화학요법으로 인한 오심, 구토의 예방, 수술 후 오심, 구토의 예방과 치료
Dronabinol(Delta-9 tetrahydrocannabinol)	PO	다른 진토제로 조절이 되지 않는 항암 화학요법으로 인한 오심, 구토
Granisetron hydrochloride(Kytril)	IV	화학요법으로 인한 오심, 구토의 예방, 수술 후 오심, 구토의 예방과 치료
Hydroxyzine hydrochloride(Vistaril)	PO, IM	오심, 구토의 치료
Meclizine hydrochloride(Antivert)	PO	오심, 구토, 멀미의 예방
Metoclopramide(Reglan)	PO,IM, IV	수술 후 오심의 예방
Ondansetron hydrochloride(Zofran)	PO, IV	화학요법으로 인한 오심, 구토의 치료, 수술 후 오심, 구토의 치료
Palonosetron hydrochloride(Aloxil)	IV	화학요법으로 인한 오심, 구토의 예방
Perphenazine(Apo-Perphenazine, Phenazine, Trilafon)	PO, IM, IV	심한 오심, 구토, 난치성 딸꾹질
Prochlorperazine(Compazine)	PO, IM, IV	심한 오심, 구토
Promethazine hydrochloride(Phenergan)	PO, IM, IV	오심, 구토, 멀미
Scopalamine(Transderm Scope)	Topical	오심, 구토, 멀미
Thiethylperazine maleate(Torecan)	IM	오심, 구토, 현훈
Trimethobenzamide hydrochloride (Tigan, Trimazide)	PO, suppository, IM, IV	오심, 구토의 치료

(3) 투약 시에 고려해야 할 점

① 종종 진토제(항구토제)는 단독으로 사용보다는 복합적으로 사용하는 것이 더 유리하다(특히 항암치료에서 나타나는 구토). 이는 구토 유발작동에 있어서 여러 가지 기전이 작용하고 있다는 것을 암시한다.

② 예방적으로 사용할 때에는 보통 경구로 사용하지만, 활발한 구토치료에는 보통 비경구적 또는 직장으로 약물을 투여한다.

★ ③ 구역질이 예상되는 음식이나 약물은, 1시간 전에 사용한다.

④ 비경구 제제는 피하조직에서 약물이 새는 것을 피하기 위해 반드시 깊은 근육 주사로 주어야 한다.

(4) 금기증

① 중추신경 억제와 혼수상태에는 금기

② 녹내장, 경련, 전립선 비대증, 장폐색, 천식, 심장 · 폐 · 간 장애 시에는 금기

③ Aprepitant는 과민증, 수유 중, Pimozide 사용 시 금기이다.

④ Aprepitant는 warfarin, vinblastine, vincristine, docetaxel, ironotecen, imatinib, paclitaxel과 함께 사용 시 주의해야 한다.

⑤ Dolasetron mesylate는 QT interval이 지연되거나 2도, 3도 방실 블록일 경우 금기이다.

⑥ Dronabinal은 참기름에 알레르기가 있거나, ritonavir, 알콜, 진정제, 수면제, 정신과 약물, 삼환계 항우울제를 사용하는 경우는 금기이다.

(5) 주요 약물과의 상호작용

① Ephedrine을 포함한 epinephrine은 저혈압을 증가시킨다.

② MAO 억제제와 함께 사용하지 않는다.

③ 항히스타민제와 중추신경 억제제는 중추신경계 억제를 더 증가시킨다.

④ Levodopa 작용을 감소시킨다.

⑤ Phenytoin은 독성을 증가시킨다.

⑥ Meclizine은 aminoglycoside, salicylates, loop 이뇨제 같은 약물과 함께 사용할 때에 이독성의 증상을 감춘다.

⑦ Glucocorticoid는 고혈당을 일으킨다.

⑧ Rifampin은 dolasetron 수치를 감소시킨다.

(6) 주요 음식과의 상호작용(보고된 자료가 없음)

(7) 주요 임상검사

① BUN과 크레아티닌(신기능) 수치를 모니터한다.

② 피부 실험반응을 숨긴다(처음 테스트한 지, 비연속적으로 4일 동안).

③ 고혈당을 일으키고, 임신반응의 위양성, 위음성, 간효소 수치증가를 일으킨다.

④ Dexamethasone는 당과 콜레스테롤 수치를 증가시키고, 포타슘 · 칼슘 · thyroxine 수치는 감소시킨다.

(8) 부작용

★ ① Phenothiazines는 추체로 신경계증상, 항콜린성 작용, 저혈압, 그리고 진정작용을 일으킨다.
② Butyrophenones는 추외신경계 작용, 진정, 그리고 저혈압을 일으킨다.
③ Cannabinoid는 일시적 붕괴, 해리, 우울증, 정신 불안을 일으킨다.

(9) 역작용/독성

① Cannabinoids : 정신질환에게는 금기
★ ② Phenothiazines : 과립세포 감소증, 혈소판 감소증

(10) 간 호

① Dronabinol과 nabilone은 남용할 높은 가능성의 위험이 있다.
② 저혈압과 심계항진의 위험성에 대해 정규적으로 활력 증상을 측정한다.
③ 부작용과 역작용을 관찰한다.
④ 소변 정체에 대해 섭취하는 I&O를 모니터한다.
⑤ Dolasetron 사용 시 기초가 될 심전도를 측정한다.
⑥ 기분 변화와 불수의운동을 관찰한다.
★ ⑦ 임상검사 소견 : 간기능을 비롯해서 전해질과 신장기능(BUN과 creatine)을 모니터한다.
⑧ Dronabinol은 냉장고에 보관한다.
⑨ 환자 안전을 확실히 한다.
★ ⑩ 항콜린성 작용 : 구강건조, 변비, 시력변화를 모니터한다.

(11) 교 육

① 의식의 명료가 필요한 활동은 피한다.
② 의사나 간호사에게 보고해야 하는 증상 및 징후를 교육한다.
③ 알코올이나 중추신경 억제제를 피한다.
④ 당뇨환자에게는 혈당을 모니터한다.
⑤ 처방대로 복용할 것을 가르친다.
★ ⑥ 잠재적 광과민성의 이유 때문에, 과도한 가시광선이나 자외선을 피한다.
★ ⑦ 구강이 건조할 때에는 무설탕의 단단한 캔디나 ice chips를 사용한다.
★ ⑧ 변비의 위험성 감소를 위한 수분섭취와 식이성 섬유 섭취를 증가시킨다.
⑨ 구역질을 일으키는 물질 복용은 30∼60분 전에 복용하면 더욱 효과적이다.

section 06
Histamine H_2 Antagonists

히스타민 II(H_2) 수용체 길항제

(1) 작용 및 용도

① 위의 벽세포에서 히스타민 H_2 수용체 차단작용에 의해 위산 분비를 감소시킨다.

② 전체 펩신 분비를 감소시킨다.

③ 히스타민 H_2 길항제(히스타민 작용에 대항하여 위산 분비를 감소시키는 제제)는 십이지장, 위궤양, 졸링거엘리슨 증후군(Zollinger–Ellison syndrome) 같은 위산 과분비 상태, 역류성 식도염을 치료하는 데 사용된다.

④ 심한 환자는 스트레스 궤양 치료예방과 헬리코박터(위벽에서 발견된 박테리아) 감염의 복합치료에 사용된다.

(2) 일반적인 약물 표 7-6

(3) 투약 시에 고려해야 할 점

① 정맥 내 투여할 때에는 다른 약물과 혼합해서 사용하지 않는다.

② 투여 후 1시간 내의 제산제 사용은 피한다.

③ 음식과 함께 먹을 때, 또는 잠을 잘 때에는 단일 제제로 준다.

★ (4) 금기증

① 이 약제에 과민한 사람

② 신장 및 간장 장애가 있는 사람은 조심해서 사용한다.

(5) 주요 약물과의 상호작용

① Famotidine과 함께 사용할 때는 ketoconazole 흡수를 감소시킨다.

② Cimetidine : 베타 adrenergic 차단제 페니토닌(phenytoin), lidocaine, procainamide, quinidine, benzodazepines, metronidzole, 삼환계 항우울제, 경구 피임약, warfarin 같은 물질들의 대사를 낮추어 독성 위험성을 증가시킨다.

③ Cimetidine : ketoconzole, 철분염(ferrous salt), indocin, tetracycline의 흡수를 변동시키고, digoxin 농도를 감소시킨다.

④ Nizatidine : 아스피린의 많은 용량과 함께 사용할 때, salicylate 농도를 증가시킨다.

⑤ Ranitidine : diazepam 흡수증가, glipizide의 혈당 저하작용과 procainamide 농도 및 warfarin 효과를 증가시킨다.

(6) 주요 음식과의 상호작용(보고된 자료가 없음)

히스타민 수용체 길항제(HistamineH_2 Antagonists)

표 7-6

일반명/상품명	투여 경로	적 응 증
Cimetidine(Tagamet)	PO, IM, IV	십이지장 궤양, 양성 위궤양, Zollinger-Ellison 증후군과 같은 병리적 과분비성 상태의 단기간 치료나 스트레스로 발생하는 궤양의 예방, 급성 상부 위장계 출혈, 위식도 역류 질환, 가슴앓이, 소화불량
Famotidine(Pepcid)	PO, IV	십이지장 궤양, 양성 위궤양, Zollinger-Ellison 증후군과 같은 병리적 과분비성 상태의 단기간 치료나 스트레스로 발생하는 궤양의 예방, 급성 상부 위장계 출혈, 위식도 역류 질환, 가슴앓이, 소화불량
Nizatidine(Axid)	PO	십이지장 궤양, 양성 위궤양, 위식도역류 질환의 단기간 치료, 가슴앓이와 위산과다의 예방
Ranitidine hydrochloride(Zantac)	PO, IM, IV	십이지장 궤양, 양성 위궤양, Zollinger-Ellison 증후군과 같은 병리적 과분비성 상태의 단기간 치료나 스트레스로 발생하는 궤양의 예방, 급성 상부 위장계 출혈, 위식도 역류 질환, 가슴앓이, 소화불량, 미란성 식도염

(7) 주요 임상검사

① Raintidine : 소변 내의 prolactin 검사에서 위양성

② Cimetidine : 알레르기 피부반응에서 위음성, prolactin, alkaline phosphatase, creatinine 등의 농도를 증가시키며, gastrocult 반응의 변동을 일으킨다.

③ Famotidine : 위음성 알레르기 반응과 간효소 농도 증가를 일으킨다.

④ Nizatidine : urobilinogen 위양성 반응을 일으킨다.

(8) 부작용

① 졸림, 다한증, 발진, 두통

② 미각 이상, 설사, 변비, 구강건조

★ ③ 부정맥

④ Cimetidine 사용 시 불임

(9) 역작용/독성

① 드물게 과립세포 감소증, 호중구 감소증, 혈소판 감소증, 악성 빈혈, 재생 불량성 빈혈 등을 일으킨다.

② Anaphylaxis 쇼크

(10) 간 호

★ ① 간장 또는 신장기능 장애가 있는 환자에게 용량을 감소시켜야 한다.

② 약물 상호 작용을 일으키는 약물을 조사한다.

③ 영양상태를 평가하고 식이를 중재한다.

④ 금연과 알코올 남용 프로그램이 필요한지를 평가한다.

⑤ Cimetidine은 식사와 함께, 취침 시 복용한다.

(11) 교 육

① 위를 자극시킬 수 있는 흡연을 피한다.
★ ② 약물을 복용 후 1시간 내에 제산제 사용을 피한다.
③ 지시된 방법으로 약물을 사용한다.
④ 한 번 복용 시에는 잠자기 전에 복용하고, 두 번 이상 사용할 때에는 식전에 복용한다.
⑤ 알코올, 아스피린, 비스테로이드(NSAIDs) 소염제 같은 위장을 자극하는 제제는 피한다.
⑥ 약물 부작용에 대해 의사나 간호사에게 보고한다.
⑦ 흡연은 약효를 떨어 뜨린다.

section 07 Ptroton Pump Inhibitors(PPI) 프로톤 펌프 억제제

(1) 작용 및 용도

① 위의 벽측 세포에서 분비되는 H+−K+ATPase 작용을 억제함으로써 산(acid) 생산을 차단하여 위산 형성을 방해하는 작용을 한다.
② 미란성 또는 궤양성 위식도 역류성 질환, 십이지장궤양, 활동성 양성 위궤양, 비스테로이드 소염제와 관련된 위궤양(단기성)의 치료에 사용된다.
③ 미란성 또는 궤양성 위식도 역류성 질환(유지)에서 오는 가슴쓰림 증상을 치료 또는 재발 빈도를 감소시킨다(maintenance).
④ 졸링거엘리슨 증후군(장기간) 같은 병리적 과분비 상태를 치료하는 데 사용된다.

(2) 일반적인 약물 표 7-7

(3) 투약 시에 고려해야 할 점

① 제산제와 같이 투여한다.
② 캡슐을 삼키지 못하면 lansoprazole와 esomeprazole은 캡슐을 연 다음, 사과즙에 뿌려서 사용한다.
③ NG(nasogastric) tube를 사용할 때에는 40cc 주스에 희석하여 사용한다.
④ Omeprazole, pantoprozole, rabeprazole은 전체를 삼켜서 먹는다.
⑤ Pantoprazole IV는 분당 3mg 이상 투여하지 않도록, 15분에 걸쳐서 서서히 주사한다.
★ ⑥ Pantoprazole IV는 라인 여과기(line filter provider)를 사용해서 투여한다.

프로토 펌프 억제제(proton pump inhibitors)

표 7-7

일반명/상품명	투여 경로	적 응 증
Esomeprazole(Nexium)	PO	GERD, 가슴앓이, 미란성 식도염, 십이지장 궤양, *Helicobacter pylori*가 있는 십이지장 궤양, 비스테로이드성 항염제(NSAIDs)로 인한 위궤양
Lansoprazole(Prevacid)		미란성 식도염, GERD, 십이지장이나 위궤양의 단기간 치료, 병리적 과분비성 상태의 장기간 치료, 미란성 식도염과 십이지장 궤양 상처를 아물게 하기 위한 치료 유지
Omeprazole(Losec, Prilosec, Zegerid)		가슴앓이, amoxillin, metronidazole, clarithromycin을 사용하는 *Helicobacter pylori*, 병리적 과분비 상태의 치료, 양성 위궤양, 십이지장 궤양, GERD의 일단계 치료
Pantoprazole (Pantoloc, Protonix, Protonix Ⅳ)	PO, IV	GERD, 미란성 식도염의 단기간, 장기간 치료, Zollinger-Ellison 증후군과 같은 병리적 과분비성 상태, 신생물, 소화성 궤양
Rabeprazole(Aciphex)	PO	*Helicobacter pylori*, Zollinger-Ellison 증후군과 같은 병리적 과분비성 상태, 미란성, 궤양성 GERD, 주간과 야간의 가슴앓이

(4) 금기증 : 어린이나 수유부에게는 권하지 않는다.

(5) 주요 약물과의 상호작용

① Rabeprazole과 pantoprazole는 ketoconazole, digoxin, 철이온, ampicillin 같이 위산 pH에 의존하는 약물의 흡수를 변화시킨다.

② Esomeprazole는 CYP2C19에 의해 약물 대사에 영향을 준다.

③ Lansoprazole은 theophylline 농도에 영향을 준다(적어도 sucralfate 투여하기 30분 전에 준다).

④ Omeprazole는 diazepam, phenytoin, warfarin 농도를 증가시킨다.

⑤ Omeprazole는 sucralfate 주기 30분 전에 준다(sucralfate는 pH에 의존하는 약물의 흡수를 변화시킨다).

⑥ Rabeprazole을 itraconazole 또는 gemfibrozil과 같이 사용하면 저혈당이 발생할 수 있다.

⑦ Esomeprazole은 benzodiazepine의 혈청수치와 독성 위험성을 높인다.

⑧ Esomeprazole은 ketoconazole, iron salt, digoxin의 흡수를 방해한다.

(6) 주요 음식과의 상호작용(보고된 바 없으나 식사 전에 복용해야 한다.)

(7) 주요 임상검사

★ ① 간효소 수치를 증가시킨다.

② Lansoprazole과 같이 사용할 때에는 theophylline 수치를 모니터한다.

③ Ompeprazole과 같이 사용할 때에는 더 자주 diazepam, phenytoin level, prothrombin times을 모니터할 필요가 있다.

(8) 부작용

① 두통, 설사, 변비, 복통, 구역질, 복부팽만
② 발진, 고혈당, 현기증, 소양증, 구강건조
③ Pantoprazole과 같이 사용 시에는 주사 부위의 반응

(9) 역작용/독성

① 췌장염, 간괴사, 간부전, 독성 표피괴사
② 스티븐-존슨 증후군(Stevens Johnson syndrome)
③ 무과립혈구증, 심근경색, 쇼크, 대뇌혈관 장애
④ 위장관 출혈

(10) 간 호

① 심한 간장질환이 있을 때는 용량을 감소한다.
② 치료에 대한 근거, 증상의 기간, 약물의 효과에 대해 기록한다.
③ 부작용에 대해 모니터한다.
④ 간기능 검사, CBC, 신장기능(BUN, creatinine)을 포함한 실험실 검사 결과를 모니터한다.
⑤ 모든 진단 검사를 고찰한다.
⑥ 임신 또는 수유에 대해 평가한다.
⑦ 변비를 예방하기 위해 1일 8~10잔의 물을 마시도록 한다.

(11) 교 육

① 환자와 같이 부작용에 대해 고찰하고, 설사는 보고한다.
② 용량을 더 증가하지 말고 처방대로 복용한다.
③ 처방된 식이요법 및 증상 완화를 위한 행동을 충고한다.
④ 약물은 일반적으로 짧게 처방하고, 지속적인 증상과 증후에 대해 건강관리 약속을 지킨다.
⑤ Esomeprazole과 omeprazole을 사용할 때는 음식 복용 전에 투여한다.
★ ⑥ 약물을 삼키기 어려울 때에는 의사나 간호사에게 즉시 보고한다. 왜냐하면, omeprazole와 pantoprazole과 rabeprazole은 통체로 삼키지 않으면 안 된다.
⑦ Lansoprazole과 esomeprazole는 캡슐을 열고 뿌려서 사용해도 된다.

section 08 Mucosal Pretective Agents 점막 보호제

(1) 작용 및 용도

① Misoprostol(Cytotec)은 위산분비를 억제하고, 중탄산염(bicarbonate)과 점액 생산을 증가하고, pepsin 농도를 감소시켜 위점막 보호작용을 한다.

② Sucralfate(Carafate)는 albumin 및 fibringen으로 점착성 보호막을 형성하여 위산으로부터 궤양 부위를 방어한다.

③ Misoprostol(Cytotec)은 위궤양을 예방하는 데 사용되어 왔다(십이지장궤양에는 실험적 사용).

④ Sucralfate(Carafate)는 짧은 기간 동안 십이지장 궤양 치료와 낮은 농도의 지속적 유지 치료에 이용되어 왔다(위궤양에서는 실험적 사용).

(2) 일반적인 약물 표 7-8

(3) 투약 시에 고려해야 할 점

★ ① Sucralfate는 식사나 잠자기 1시간 전에 사용하거나 식후 2시간에 사용한다.

★ ② Sucralfate는 약물복용 2시간 후에 사용하고, 제산제는 2시간 내에 처방하지 않는다.

③ Misoproterenol은 공복 시에 사용해야 하며 식사 전, 후 30분 이내에는 사용하지 않는다.

(4) 금기증

① Misoprostol은 prostaglandines에 알레르기가 있는 사람 또는 임산부 및 수유부의 경우에 금기이다.

② 신기능 장애와 64세 이상의 나이 든 환자는 사용을 조심해야 한다.

③ 18세 이하 어린이에게는 안전성이 확립되지 않았다.

★ ④ Misoprostol는 심각한 출혈과 함께 자연 유산을 일으킨다.

⑤ Sucralfate는 아직 금기증이 알려지지 않았으나, 어린이와 수유부의 경우에는 안정성이 충분히 확립되지 않았다.

표 7-8 점막보호제 (Mucosal protective agents)

일반명/상품명	투여 경로	적 응 증
Misoprostol(Cytotec)	PO	NSAID나 아스피린으로 인한 위궤양, 위궤양, 십이지장 궤양의 예방
Sucralfate(Carafate)		8주 동안 십이지장 궤양의 단기간 치료, 방사선 요법이나 화학요법으로 인한 구강과 식도 궤양, 역류성, 소화성 식도염, 아스피린이나 NSAID로 인한 위염, 스트레스성 궤양

(5) 주요 약물과의 상호작용

① Sucralfate : digoxin, fluoroquinolones, ketaconazole, pheytoin, quinidine, ranitidine, tetracycline, 그리고 theophylline등의 흡수를 감소시킨다. sucralfate 투여 2시간 전에 투약하여 약물 상호작용을 없앤다.

② 제산제는 sucralfate 결합을 감소시킨다.

③ Misoprostol 아스피린의 유용성을 감소시킨다.

(6) 주요 음식과의 상호작용 (보고된 자료가 없음)

(7) 주요 임상검사

① Misoprostol은 기본적인 pepsin 분비를 감소시킨다.

② Sucralfate와 임상 검사 상호작용은 없다.

(8) 부작용

① 어지러움증, 두통, 변비, 설사, 오심, 구토, 배에 가스참, 구갈 및 발적

② Misoprostol은 피가 비치거나 경련, 생리이상증, 생리통 및 폐경기 이후 출혈을 야기할 수 있다.

(9) 역작용/독성

① 혈관부종

② 호흡곤란, 인후부종

③ 경련

(10) 간 호

★ ① 임신에 대해 평가한다.

② Misoprostol을 사용하기 이전에 임신검사를 해야 하며 치료하는 첫 2주 동안에는 임신 반응이 나타나서는 안 된다.

③ 처방대로 약물을 준다.

④ 함께 복용하고 있는 약물에 대해 모니터한다.

⑤ 부작용을 모니터한다.

⑥ 호흡상태나 연하작용 또는 연하반사를 평가한다.

(11) 교 육

★ ① 카페인, 알코올, 흡연, 자극적 음식 등과 같은, 위를 자극하는 것을 피한다.

② 처방대로 복용하고, 다른 것과 같이 병행하지 않는다.

③ 약물 교체로 일어나는 부작용에 대해 의사나 간호사에게 보고한다.

★ ④ Misoprostol을 복용하는 동안, 경구 피임약을 같이 먹는다.

⑤ 여성에게 비정상적인 질출혈이 있을 수 있다고 교육한다.

⑥ 임신을 원하면 misoprostol을 복용하지 않는다. 만약 misoprostol을 복용 중에 임신이 되었으면 약물을 중단한다.
⑦ 약물을 끊은 지 30일 또는 생리주기가 한 사이클이 끝날 때까지 임신을 피한다.
⑧ 변비예방을 위해 수분과 섬유질을 많이 섭취한다.
⑨ 상호작용을 줄이기 위해 제산제 사용에 대해 교육한다.
⑩ 연하작용 곤란 또는 호흡곤란을 즉시 보고한다.

section 09 Antacids 제산제

(1) 작용 및 용도

① 위산 중화제
② 위산 과다로 인한 위장관 질환의 증상(통증)을 제거하기 위해 사용한다.
③ 가스나 복부팽만의 증상을 완화시키기 위한 항팽만제로 사용한다.

(2) 일반적인 약물 표 7-9

표 7-9 제산제(Antacids)

일반명/상품명	투여 경로	적 응 증
Alumunum hydroxide(Amphojel) Alumunum carbonate(Basaljel) Aluminium phosphate(phosphagel) Calcium acetate(PhosLo)	PO	위 산도 감소, 식도 역류, 열공 탈장, 십이지장 궤양
Calcium carbonate(Tums, Dicarbisol) Calcium citrate(Citracal) Calcium phosphate (Tricalcium phosphate)		위산과다증, 위산과다, 소화성 식도염, 열공 탈장, 만성 신부전의 고인산염혈증의 조절
Magnesium hydroxide and aluminum hydroxide(Maalox) Magnesium hydroxide, aluminum hydroxide, hydroxide, and simethicone(Mylanta) Dihydroxyaluminum sodium carbonate(Rolaids)		소화성 궤양, 위산과다증, 위염, 소화성 식도염, 열공 탈장

★ (3) 투약 시에 고려해야 할 점

제산제는 약물 상호작용을 피하기 위해 다른 약물과 최소 2시간의 간격을 두고 복용한다.

(4) 금기증

① 수유부의 제산제 사용에 대한 안전성은 입증되어 있지 않았다.

② Magnesium hydroxide($Mg[OH_2]$) : 복통, 오심, 구토, 설사, 심각한 신장 장애, 분변매복, 직장 출혈, 결장조루술, 회장누공설치술 등의 상태에서는 금기이다.

③ Aluminum carbonate 제산제 : 혈청 인의 수치가 낮을 때의 고용량 사용은 인산배설을 증가시킨다.

④ Calcicum carbonate 제산제 : 고칼슘혈증과 고칼슘뇨증, 심한 신장질환, 신결석, 위장관 출혈, 장폐색, 탈수에는 금기이다.

⑤ Dihydroxyaluminum sodium carbonate : 알루미늄 민감증, 심한 신장질환, 탈수, Na^+ 제한식이를 하는 환자에게는 금기이다.

(5) 주요 약물과의 상호작용

① 제산제는 위액의 pH를 증가시킴으로써 digoxin, ciprofloxacin, norfloxacin, phenytoin, 철분 제제, isoniazid, ethambutol과 ketoconazole과 같은 다른 약물의 흡수를 감소시킨다.

② 제산제는 다른 약물과 결합하므로, 즉 tetracycline 같은 약물의 흡수와 효과를 감소시킨다.

(6) 주요 음식과의 상호작용(보고된 자료가 없음)

(7) 주요 임상검사

장기적인 제산제 사용은 알루미늄, 칼슘, sodium과 인의 혈중 수치를 변화시킨다.

(8) 부작용 : 트림, 변비, 팽만감, 설사, 위의 팽만감, 제산제를 자주 투여하면 산성 반동이 나타난다.

(9) 역작용/독성(체액과 전해질 불균형)

① 저인산혈증(식욕부진, 권태, 진전, 근육 약화)

② 반복 사용 시에 알루미늄 중독(치매)을 유발할 수 있다.

③ Calcium carbonate를 함유하고 있는 제산제는 고칼슘혈증과 대사성 알카리증을 유발할 수 있다.

④ Sodium carbonate를 함유하고 있는 제산제들의 사용은 Na^+의 흡수를 증가시키므로, 고혈압과 심부전을 악화시킬 수 있다.

★ (10) 간 호

① 잘 흔들어서 사용한다.

② 투여한 후에 물로 NG관을 깨끗이 씻는다.
③ 인산 수치 변화로 의한 증상과 징후를 관찰한다(식욕부진, 근육 약화, 권태).

(11) 교 육

① 변비를 피하는 방법을 환자에게 교육한다.
② 최대 용량을 초과하지 않도록 약의 복용한다.
③ 약물을 어린이의 손에 닿지 않게 보관한다.
④ 충분한 수분을 섭취한다.
⑤ 제산제와 특정 약물의 상호작용에 대해 설명하고, 치료를 위한 처방약을 지을 때에는 약사에게 제산제 복용을 알린다. 다른 약물을 복용한지 45분~2시간 이내, 다른 약물의 흡수가 감소되는 경우에 제산제를 복용하지 않는다.
⑥ 만약 환자가 신장질환으로 진단받았을 경우, 제산제를 복용하지 않는다.

section 10 Antimicrobials for Helicobacter Pylori Organisms 헬리코박터 파일로리균 항생제

(1) 작용 및 용도

① 대부분의 *Helicobacter pylori* 균주들에 대한 항 분비 및 항생효과가 있다.
② *Helicobacter pylori*균 감염을 뿌리뽑기 위해서 사용하며, 십이지장궤양의 재발 위험을 감소시킨다.

(2) 일반적인 약물 표 7-10

★ (3) 투약 시에 고려해야 할 점

① Bismuth를 제외한 모든 약은 알약을 통째로 삼키고, bismuth는 알약 통째로 삼키지 말고 씹어서 복용한다.
② 약 먹는 것을 잊어버렸을 경우, 그 다음 복용할 때에 2회분을 다 복용하지 말고 정상 1회의 용량만 복용한다.

(4) 금기증

★ ① 치료제 중 어떤 물질이든지에 대한 알레르기로 치료하고 있을 때
② 심장박동 곤란의 위험이 있기 때문에 pimozide나 terfenadine과 함께 복용해서는 안 된다.

③ 임산부는 clarithromycin을 함유하고 있는 약을 복용해서는 안 된다.

(5) 주요 약물과의 상호작용

① 위액의 pH에 따라 약물의 흡수율이 변화된다(ketoconazole, ampicillin, iron, digoxin).
② 어린이에 대한 안전성이 입증되어 있지 않다.

(6) 주요 음식과의 상호작용(보고된 자료가 없음)

(7) 주요 임상검사

① 비정상적인 간기능 검사
② Theophylline 수치의 증가
③ Prothrombin의 작용 시간을 방해한다.
④ P450 효소 체계에 의한 약물대사에 의해서 혈청수치가 변화할 수 있다.

(8) 부작용

① 발진, 오심, 구토, 설사, 비정상적인 입맛, 복통, 소화불량증
② 두통, 광과민증
③ 불안, 행동변화, 이명, 현훈(眩暈) 등의 중추신경계 반응이 나타난다.

(9) 역작용/독성 : 심실성 부정맥

(10) 간 호

① 증상의 징후, 발병, 증상의 기간 등을 기록한다.
② 알레르기 상태를 기록한다.
③ 임신상태를 확인한다.
④ 이전에 사용한 약물을 기록한다.
⑤ 감염 유 · 무를 확인한다.

(11) 교 육

① 꼭 지켜야 될 중요한 사항에 대해 환자에게 교육한다.
★ ② 흡연, 술, 카페인 등과 같이 위장을 자극하는 것을 피한다.
★ ③ 스트레스를 감소시키는 방법을 교육한다.
④ 의료인에게 부작용을 보고한다.
⑤ 의료인에게 증상을 지속적으로 보고한다.
★ ⑥ Bismuth을 함유하고 있는 약물은 혀와 대변이 검게 될 수 있음을 알려준다.
⑦ 몇 상품은 이미 포장되어 나오므로 약물 포장을 잘 살펴본다.

⑧ 만약 환자가 약 먹는 것을 잊어버렸더라도 2회분을 같이 복용하지 않는다.

⑨ 항생제와 피임약을 같이 복용하면 피임약의 효과가 감소된다.

⑩ 햇빛에 오랫동안 노출되지 않도록 한다.

표 7-10 헬리코박터 파일로리균(antimicrobials for *Helicobater pylori*)

일반명/상품명	성인 용량	투여 경로
Lansoprazole, amoxicillin, clarithromycin(Prevpak)	Bid for 10~14 days	PO
Bismuth subsalicylate, metronidazole, tetracycline (Helidac)	Qid for 14 days	PO
Omeprazole, clarithromycin (Prilosec/Biaxin)	Omeprazole 40mg daliy and clarithromycin 500mg tid for 2weeks then omeprazole 20mg daliy	PO
Ranitidine bismuth citrate, clarithromycin (Titrec/Biaxin)	Ranitidine bismuth citrate 400mg bid and clarithromycin 500mg tid for 2weeks then ranitidine bismuth citrate 400mg bid for 2weeks	PO
Lansoprazole, amoxicillin (Prevacid/Amoxil)	Lansoprazole 30mg tid and amoxil 1g tid for 14 days	PO

section 11 담석 용해제

Medications Used to Dissolve Gallstones

(1) 작용 및 용도

① Urosodiol은 20mm 미만의 담석을 용해시키는 데 사용한다. 간의 담관을 통해서 분비되고 음식 섭취에 대한 반응으로 십이지장으로 배출된 후에 소장에서 흡수된다. 자연적으로 분비된 담즙은 간에서 합성과 콜레스테롤의 분비를 억제한다.

② Chenodiol(Chenex)는 담석의 콜레스테롤(콜레스테롤 함유가 높고 방사선 불투과 결석) 함유를 감소시킨다.

(2) 일반적인 약물

① Urosodiol(Actigall)

② 성인의 경우에 하루 8~10mg/kg을 나누어서 경구로 복용하거나 예방을 위해 300mg을 복용한다.

(3) 투약 시에 고려해야 할 점 : 24개월 이상의 사용에 대해서는 안정성이 확립되지 않았다.

(4) 금기증

① 칼슘 콜레스테롤 결석, 방사선 불투과 결석, 방사선상에서 번쩍거리는 담즙색소성 결석을 가진 환자에게는 사용하지 않는다.
② 유즙의 분비 여부는 알려져 있지 않으므로, 주의해서 사용한다.
③ 급성 담낭염, 담관폐쇄, 췌장염, 담즙산 알레르기, 만성 간질환자 등에게는 사용해서는 안 된다.

(5) 주요 약물과의 상호작용

제산제 및 담즙 억제제(cholestyramine, colestipol)는 ursodiol의 흡수가 낮아지게 하여 효과를 방해한다.

(6) 주요 음식과의 상호작용(보고된 자료가 없음)

(7) 주요 임상검사(보고된 자료가 없음)

(8) 부작용

★ ① 오심, 구토, 복통, 변비, 설사, 발작
② 두통, 피로, 불안, 발한
③ 모발의 약해짐, 관절통

(9) 역작용/독성 : 설사

(10) 간 호

★ ① 만약 돌 조각 녹은 것이 12개월 안에 발견되지 않으면 약효과가 없는 것으로 간주한다.
② 첫 1년 동안은 치료 후 6개월마다 담낭 초음파 검사를 해야 한다.
③ 치료기간과 적용증을 기록한다.
④ 임신 여부를 확인한다.
⑤ 감염이 있으면 항감염제를 병용한다.

(11) 교 육

① 제산제는 의사가 처방한 경우를 제외하고는 다른 약물과 함께 복용하지 않는다.
② 치료는 24개월 이상 받아야 한다.
③ 담석은 다시 생길 수 있다는 것을 알린다.
④ 지방식이를 제한한다.
⑤ 작용이 있을 경우에는 의료인에게 꼭 알린다.
⑥ 피임약 사용 시에는 약효가 떨어지기 때문에 미리 상의한다.
⑦ 진단을 위한 검사나 추후 방문의 중요성을 강조한다.

section 12

Pancreatic Enzyme Replacement

췌장효소 대체제

(1) 작용 및 용도

① 췌장효소 대체제는 낭포성 섬유증, 만성 췌장염, 췌장 절제술 후, 지방변증, 흡수불량 증후군, 위절제술 후와 같이 췌장의 외분비에 문제가 있는 경우 사용한다.

② 지방을 소화하고 지방, 단백질, 탄수화물을 흡수하도록 돕는다.

(2) 일반적인 약물 표 7-11

(3) 투약 시에 고려해야 할 점

① 약을 부수거나 씹지 말고, 통째(알약, 캡슐)로 삼킨다.

② 만약 삼키기가 어려우면 캡슐을 열어서 사과 소스나 푸딩에 섞어서 씹지 말고 삼킨다.

③ 약을 음식과 함께 먹는다.

(4) 금기증

★ ① 돼지고기 단백질이나 효소에 예민한 사람

② 급성 췌장염 환자

(5) 주요 약물과의 상호작용

① 만약 제산제와 함께 복용하면 위액의 pH를 변화시킴으로써 장관코팅 캡슐이 위에서 녹기 때문에 약효가 상실된다.

② 췌장 리파아제는 pH 4 이하에서는 불활성으로 된다.

③ 만약 제산제가 장관 코팅정을 너무 빨리 녹이면 이 약물이 위산에 의해 불활성으로 된다.

④ 이 약물이 치료효과를 나타내려면 십이지장의 산도가 낮아야 된다. 만약 경구빈혈약과 함께 투여하면 철분의 효과를 낮춘다.

(6) 주요 음식과의 상호작용 (보고된 자료가 없음)

(7) 주요 임상검사 : 혈청 요산수치 증가

(8) 부작용

★ ① 오심

② 설사

③ 복부경련

췌장효소 대체제(pancreaticenzyme replacement[lipase, amylase, protease])

표 7-11

일반명/상품명	성인 용량	투여 경로
Pancrelipase(Creon 5)	2~4 capsules with meals and snacks	PO
Pancrelipase(Ku-Zyme)	1~2 capsules with meals and snacks	
Pancrelipase(Pancrease)	400 lipase units/kg pre meal	
Pancrelipase(Viokase)	1~4 tablets with meals	

(9) 역작용/독성 : 고요산혈증

(10) 간 호

★ ① 부작용과 지방 변증을 관찰해야 하며, 만약 이 증상이 있으면 약의 용량을 줄여야 한다.
② 좋은 영양상태를 유지하도록 평가하고 관찰한다.
③ 약물요법에 대한 지시사항을 기록한다.
④ 알레르기를 기록한다.
⑤ 연하능력 상태와 어려움에 대해 평가한다.

(11) 교 육

① 많은 양의 물과 함께 식전이나 식사와 함께 복용한다.
② 어떤 부작용이라도 의사에게 보고한다.
③ 관절통이나 종창을 보고한다.
④ 환자의 식이를 확인한다: 상담과 식이 계획을 위해 영양사에게 의뢰한다.

■ 참고 문헌

Abrams, A.(2004). *Clinical drug therapy: Rationales for nursing practice*(7th ed.). Philadelphia: Lippincott, Williams, & Wilkins, pp. 867~910.

Aschenbrenner, D., Cleveland, L., & Venable, S. (2002). *Drug therapy in nursing*. Philadelphia: Lippincott, Williams, & Wilkins, pp. 671~719.

Burns, C., Brady, M., Dunn, A., & Starr, N. (2000). *Pediatric primary care: A handbook for nurse practitioners*. (2nd ed.). Philadelphia: Saunders, p. 741.

Cash, J., & Glass, C. (2000). *Family practice guidelines*. Philadelphia: Lippincott Williams & Wilkins, pp. 278~336.

Karch, A. (2003). *Focus on pharmacology* (2nd ed.). Philadelphia: Lippincott, Williams, & Wilkins, pp. 772~810

Lehne, R. (2004). *Pharmacology for nursing care* (5th ed.). St. Louis, MO: Mosby, Inc., pp. 847~880.

Lemone, P., & Burke, K. (2003). *Medical-surgical nursing: Critical thinking in client care*. Upper Saddle River, NJ: Prentice Hall, pp. 415~544.

McCance, K., & Huether, S. (2002). *Pathophysiology: The biological basis for disease in adults and children*. (4th ed.). St. Louis, MO: Mosby, p. 1323.

McKenry, L., & Salerno, G. (2003). *Mosby's pharmacology in nursing* (21st ed.). St. Louis, MO: Mosby, Inc., pp. 752~785.

Munden, J.(Ed.). (2002). *Disease management for nurse practitoners*. Springhouse, PA: Springhouse, pp. 381~445.

Spratto, G., & Woods, A. (2000). *PDR: Nurse's drug handbook*. Montvale, NJ: delmar Publishing & Medical Economics, pp. 105~1341.

Younkin, E., Swain, K., Kissinger, J. & Israel, D. (1999). *Pharmacotherapeutics: A Primary care clinical guide*. Stamford, CT: Appleton & Lange, pp. 497~1311.

✓ POSTTEST

1. 항콜린제의 부작용의 증상은 무엇인가?

① 소변정체, 변비, 동공산대
② 동공수축, 기관지수축 또는 서맥
③ 발기부전, 불규칙한 맥박
④ 타액분비 증가, 연하곤란, 혼돈, 불안정

2. 임신부가 임신기간에 안전하게 사용할 수 있는 완하제에 대해 묻고 있다. 간호사는, 임신기간 동안 다음 중 어떤 완하제를 절대적으로 피하도록 권고해야 하는가?

① Bisacodyl(Dulcolax)
② Mineral oil(generic)
③ Caster oil(Neoloid)
④ Sodium biphosphonate(Fleets Phospho-Soda)

3. 간질환 말기인 환자가 의식이 변화되었다고 가족이 보고하였다. 의사는 lactulose(Cephulax) 30ml를 하루 세 번 경구로 투약하도록 지시하였다. 가정간호사는 이 약물의 효과를 모니터하기 위해 어떤 검사결과를 확인하여야 하는가?

① ALT, AST
② BUN, 크레아티닌
③ 빌리루빈, urobilinogen
④ 혈청 암모니아

4. 응급실 간호사가 다음 환자 중 지침에 따라 ipecac syrup을 투여해야 하는 경우는?

① 등유를 마시고 구강과 인후통증이 있는 환자
② 한 시간 전에 아스피린을 과다복용한 발작의 기왕력이 있는 환자
③ 15분전 가정의 하수관을 세척하기 위해 사용되는 산성 세척제를 마신 환자
④ 20분전 diazepam(Valium)을 과량 복용한 우울증 기왕력이 있는 환자

5. 환자가 변비에 대해 구강용 mineral oil 윤활제를 사용하고 있다. 간호사는 열거된 환자의 병변상태 중 어떤 상태에 대해 금기가 없다고 판단해야 하는가?

① 뇌혈관 발작에 따라 발생되는 연하곤란
② 충수염이 의심될 때
③ 분변매복
④ 간헐적인 가슴쓰림

6. 간호사가 배변완화제 남용을 예방하기 위한 사업의 대상자를 선택하고 있다. 가장 적당한 대상자는 누구인가?

① 울혈성 심부전증이 있는 노인 환자
② 과민성 장 증후군 환자
③ 신경성 폭식증이나 신경성 식욕부진 환자
④ 비만 환자

7. 담낭염으로 진단받은 환자가 심한 통증으로 응급실을 방문하였다. 간호사는 어떠한 약이 처방될 것으로 추측하는가?

① Codeine sulfate ② Bethanecol(Urecholine)
③ Dicyclomine(Bentyl) ④ Meperidine(Demerol)

8. 환자가 담석증이 있다. 그밖에 (정신적) 질환 때문에 외과적 치료가 어렵다. 이 환자에게는 어떤 약물치료가 도움이 되는가?

① Urosodiol(Actigall) ② Omeprazole(Prilosec)
③ Cimetidine(Tagamet) ④ Ibuprofen(Motrin)

9. 위궤양으로 진단된 환자가 H_2 길항제 약물치료를 처방받았다. 현재 환자는 발작으로 인해 phenytoin(Dilantin) 처방을 받고 있다. 간호사가 새로운 약물 처방에 대해 의문을 가질 H_2 길항제 중 환자에게 처방해서는 안되는 것은?

① Famotidine(Pepcid) ② Cimetidine(Tagamet)
③ Nizaditine(Axid) ④ Ranitidine(Zantac)

10. 환자가 건강관리 제공자에게 bisacodyl을 복용하라는 권고받았다. 간호사는 빠른 약물치료 효과를 얻기 위해 계획을 세워야 하는데, 이 환자는 어떤 상태에서 약물치료를 받아야 하는가?

① 위가 빈 상태 ② 충분한 수분공급과 함께
③ 식사와 같이 ④ 취침 시

책 속의 책 14쪽

Reviews & Rationales

CHAPTER 8

면역계 약물
(immune system medications)

Geralyn M. Valleroy-Frandsen, EdD, MSN, RN

차 례 Chapter Outline

- 면역 조절제(immunomodulators)
- 예방접종(immunizations)
- 다발성 경화증 치료제(medications to treat multiple sclerosis)
- 중증 근무력증 치료제(medications to treat myasthenia gravis)
- 류머티스성 관절염 치료제(medications to treat rheumatoid arthritis)
- 전신성 홍반성 낭창 치료제(medications to treat systemic lupus erythematosus)

목 적 Objectives

- 면역계 약물을 투여할 때에 치료의 일반적인 목적을 설명한다.
- 가장 일반적으로 처방된 면역 억제제의 주된 용도, 상호작용, 주요 부작용, 그리고 역작용와 독작용을 설명한다.
- 어린이의 예방접종 스케줄을 설명한다.
- 예방접종과 관련된 부작용과 역작용을 확인한다.
- 백신 투여와 관련된 금기사항을 기술한다.
- 일반적으로 다발성 경화증, 중증 근무력증, 류머티스성 관절염, 전신성 홍반성 낭창의 치료에 사용되는 약물 투여와 관련된 간호 시의 고려할 점들에 대해 논의한다.
- 면역계 약물과 관련된 주요한 대상자 교육의 요점을 기술한다.

용어해설 Review at a Glance

- 골수억제(myelosuppression) : 혈구 생산에 대한 골수기능 억제
- 능동 면역(active immunity) : 질병이나 전염성 미생물체의 투여로 얻게 된 면역
- 당단백(glycoprotein) : 탄수화물과 단백질의 합성물 생성 시에 혈구 생산을 증가시킴.
- 면역 억제(immunosuppression) : 항원에 대한 신체의 반응이 억제되는 능력
- 면역 혈청(immune sera) : 전염성 질병에 노출된 후, 수동적인 면역을 제공하는 주사
- 백신(vaccine) : 전염성 질병으로부터 인간 숙주를 보호하기 위해 약화된 생균 또는 사균 주사
- 세포성 면역(cellular immunity) : 백혈구와 helper/suppressor/억제 T세포 기능의 증가와 함께 강화된 숙주 면역
- 증식 인자(colony-stimulating factors) : 혈구를 생산하는 당단백을 자극하는 인자, 면역과 골수 성장을 자극
- 항원(antigen) : 항체의 형성을 생산하는 물질
- 호중구 감소증(neutropenia) : 비정상적으로 낮은 호중구 수치
- 혈소판 감소증(thrombocytopenia) : 비정상적으로 낮은 혈소판 수치

✓ PRETEST

1. 환자가 filgrastim(Neupogen)을 5mcg/kg/day로 투여받는다. 간호사는 다음의 어떤 경우에 투약을 중지하고 의사에게 보고를 해야 하는가?

① Hct 37%, Hb 12g/dL ② 우울증
③ 뼈의 통증 ④ 호중구 8,000/mm³

2. 가정에서 sargramostim(Leukin)을 투약하는 환자가 있다. 간호보조원에게 어떠한 부작용이 나타나면 보고해야 하는지 교육해야 하는 것은 무엇인가?

① 이른 아침 구강체온(고막체온)이 섭씨 37.2도
② 심낭과 흉곽 마찰음
③ 운동 시에 호흡곤란과 의존성 부종
④ 우울증과 피로감

3. 심한 류마티스성 관절염을 가진 61세 여자 환자가 치료를 위해 leflunomide(Arava)와 infiximab(Medicade)를 투여하게 되었다. 환자의 체온이 섭씨 37.7도 이상 지속된 경우, 다음 중 무엇을 의심해야 하는가?

① 바이러스나 세균 감염 ② 관절 염증
③ 탈수 의심 ④ 질 곰팡이 감염

4. immuneglobulin(IVIG)을 근육주사한 후 환자에게 제공해야 하는 정보를 모두 고르시오.

① 주사부위에 얼음 주머니를 대준다.
② 적어도 3개월 동안 생백신은 맞지 않는다.
③ 면역기능이 돌아오는 2개월 동안에는 감염을 예방하도록 한다.
④ 오한이 있거나 열이 나면 간호사에게 알린다.
⑤ 소변의 양이 감소할 수 있다.

5. 간질로 인해 cyclosporine(Sandimmune)을 투여하는 경우, 간호사의 적절한 행동은 어느 것인가?

① 약물의 용량을 증가시켜야 하는 경우, 의사에게 의뢰한다.
② 혈압이 떨어지면 의사에게 보고한다.
③ 약물의 용량을 감소시켜야 하는 경우, 의사에게 의뢰한다.
④ 환자의 간질 발작을 모니터한다.

6. oprelvekin(Neumega)를 투여한 지 이틀 만에 매일 구강으로 furosemide(Lasix) 20mg과 digoxin(Lanoxin) 0.25mg을 투여하게 된 환자가 호흡곤란과 말초부종을 호소하며 가정방문사업팀에 전화를 걸었다. 이러한 경우, 환자에게 해줄 가장 적절한 안내는 무엇인가?

① "의사를 만나 검사를 하기 전까지 아무것도 드시지 마세요."
② "머리를 45도 올린 상태로 누워 계세요."
③ "즉각 도움을 받도록 119를 부르거나 응급구조대에 연락하세요."

④ "처방된 이뇨제를 복용하고 내일 아침 몸무게를 측정하세요."

7. 신장이식을 한 환자가 아침에 자몽을 즐겨 먹는데 현재 면역 억제제로 octreotide(Sandimmune)을 복용 중이다. 간호사는 어떤 교육을 해야 하는가?

① 자몽과 약물은 상복부 쓰림 증상의 원인이 된다.
② 자몽과 cyclosporine은 약물 용량에 영향을 주는 상호작용을 갖고 있다.
③ 설사가 있는 경우, loperamide(Imodium)을 복용한다.
④ 조직 거부반응의 증상과 징후를 확인해야 한다.

8. 어느 지방의 레스토랑 근로자가 A형 간염으로 진단되었다는 뉴스가 보도되었다. 이 지역 시설의 간부는 이를 의논하기 위해 건강센터에 전화한다. 간호사는 이 간부에게 어떤 설명을 해야 하는가?

① 안전지침을 알기 위해 의사에게 전화한다.
② 황달 발생에 대해 스스로 사정한다.
③ 건강센터에 와서 간염 혈액검사를 받도록 한다.
④ 건강센터에 와서 면역 혈청 글로불린을 투여 받는다.

9. 젊은 엄마가 간호사에게 왜 아이에게 예방접종이 필요한지를 물어보았다. 다음 중 가장 적절한 대답은 무엇인가?

① 접촉성 질환을 예방하기 위한 예방접종은 법으로 정한 것입니다.
② 영아는 접촉성 질환에 가장 취약하기 때문입니다.
③ 예방접종은 부작용 없이 안전합니다.
④ 예방접종은 비싸지 않거나 보험인 경우에는 무료입니다.

10. 중증 근무력증을 가진 대상자가 심한 신경실조증과 떨림을 보이며 응급실을 찾아왔다. 간호사는 어떤 약물의 투여를 준비해야 하는가?

① Edrophonium (Tensilon)
② Ambenonium (Mytelase)
③ Neostigmine (Prostigmine)
④ Atropine (generic)

책 속의 책 15쪽

section 01 Immunomodulators

면역 조절제

1. 정 의

① 면역계 활동을 변화시키는 데 이용되는 약물이다.
② 이 약물은 대상자의 면역 반응을 억제하거나 향상시킬 수 있다.
③ 대상자에게 바라는 의도된 면역 반응에 대한 의존성에 따라 면역 자극제 혹은 면역 억제제가 투여된다. 억제제는 항원(항체 형성을 생산하는 물질)에 대해 인체의 반응을 억제하는 능력을 가진다.

2. 면역 자극제(immunostimulants)

1) 증식인자(colony-stimulating factors)

(1) 작용 및 용도

① 증식인자는 림프구 수를 증가시키고 종양의 성장을 억제함으로써 개개인의 세포성 면역(백혈구와 helper/suppressor T세포군의 증가와 함께 강화된 숙주면역)을 향상시키는 혈구의 생산을 증가시키는 당단백이다.

② 증식인자는 혈소판 파괴로 인한 심한 혈소판 감소증(비정상적으로 낮은 혈소판 수치)을 예방하는 데 사용한다.

③ 증식인자는 골수 발달을 향상시켜서 골수이식 후 또는 암을 치료하기 위해 사용되는 화학요법 약물의 투여에 상반된 영향을 미친다.

④ 이들 약물은 호중구 감소증(비정상적으로 낮은 호중성 백혈구 수치)을 줄이고 감염의 발생을 감소시킨다. 이 약물은 줄기세포(stem cell)의 수집을 위해 줄기세포의 mobilization을 돕는다.

(2) 일반적인 약물 표 8-1

(3) 투약 시에 고려해야 할 점

① Sargramostim(Leukine)(CSF-GM) : 무균의 물과 혼합한다. 혼합(reconstitution)하는 동안 약병(vial)을 흔들지 않는다.

★ ② Epoetin alfa(Erythropoetin) : HIV 대상자 투약은 8주 동안 실시한다. 치료의 목표는 HCT 수치를 30~33%(최대 36%)에 유지하는 것이다.

③ Filgramstim(Neupogen) : 화학요법에 따라 투여는 Neupogen 5mcg/kg 증가시킨다. 골수이식 또는 간세포 수집의 Neupogen 투약은 10mcg/kg이고, 심한 만성 호중구 감소증 대상자의 Neupogen 투약은 하루에 1~2회로 5~6mcg/kg이다.

④ darbepoetin alfa(Aranesp): 일주일에 2~3회 Epoetin을 투여받는 환자는 일주일에 한번 Darbepoetin을 투여받아야 한다. 만약 일주일에 한번 Epoetin을 투여받는 경우는 2주에 한번 투여하면 된다. 화학요법으로 인해 빈혈이 발생한 환자는 일주일에 한번 2.25mg/kg를 피하로 주사해야 한다(헤모글로빈이 12grams/dL가 되도록).

(4) 금기증

① Sargramostim : 임신, 효모 제품 또는 *E. coli* 제품에 과민증, 골수에서 leukemic myeloblasts 간 또는 신장기능 부전 및 수유기간에 주의 깊게 사용한다.

② Epoetin alfa : 조절되지 않은 고혈압, 임신, albumin에 대한 과민증

③ Filgramstim : 임신, *E. coli* 제품에 대한 과민증

④ Darbepoetin alfa: 조절되지 않은 고혈압, 어떤 약물이든 과민성이 있는 경우, 고혈압, 임신, 수유 중에는 주의해서 사용한다.

(5) 주요 약물과의 상호작용 : lithium은 sargramostim의 효과를 증가시킨다.

(6) 주요 음식과의 상호작용(보고된 자료가 없음)

(7) 주요 임상검사

★ ① 증식 인자 치료 시작 전에 백혈구 감별 검사 및 혈소판 수치를 포함한 CBC 검사와 혈구 수치가 목표 범위에 도달할 때까지 투여기간 동안 주 2회 두 번 혈소판 수를 측정한다.

★ ② 20,000/mm^3 이하의 호중구 수를 의사에게 보고한다.

③ 투여 전과 후에 creatinine, blood urea nitrogen(BUN)과 간 효소를 사정한다.

(8) 부작용

① 오심, 구토, 식욕상실, 변비, 설사

② 두통, 위염, 부종, 발진, 점막염, 전신 통증, 뼈 통증

③ 상심실성 부정맥, 빈맥

④ 신장 또는 간기능 부전, 호흡곤란, 간질, 포르피린증(porphyria)

(9) 역작용/독성

① 호중성구 수가 20,000/mm^3 이하이면 의사에게 보고한다.

② 성인 호흡곤란 증후군(ARDS), 흉막 삼출액

③ 심근경색증(MI), 위장관계 출혈, 혈전 형성

(10) 간 호

① Sargramostim(Leukine)

★ • 약물 투약 동안 CBC와 혈소판 수를 투여 전에 주 2회 사정한다.

표 8-1 일반 면역 자극제 약물(common immunostimulant medications)

일반명/상품명	투여 경로	적 응 증
Darbepoetin alfa(Aranesp)	IV, SC	만성 신부전으로 인한 빈혈 치료, 비골수성 암종 환자의 화학요법으로 인한 빈혈의 치료
Sargramostim(CSF-GM) (Leukine)		골수이식으로 인한 호중구 감소증의 치료, 자가 골수이식 후 골수의 복구, 비호지킨스 임파종에서 골수 회복을 증진, 급성 임파구성 백혈병 백혈구영동법으로 수집된 조혈모세포의 이동
Epoetin alfa(Erythropoetin)(Procrit)		화학요법, 만성 신부전, AZT 치료로 인한 빈혈 치료, 수혈의 알러지 반응 감소
Filgramstim(Neupogen)		골수억압성 항암약물을 투여받는 비골수성 암종 환자의 감염 기회를 감소, 화학요법으로 인한 호중구 회복 시간을 단축, 심한 호중구 감소증, orphan 사용으로 인한 골수형성이상질환, 재생불량성 빈혈

- 신장과 간기능을 사정한다.
- 골수에서 과도한 골수성 배아세포(myeloid blasts)를 사정한다.
- 임신기간에는 투여하지 않는다.
- 수유기간에 신중히 이용한다.
- 세포 독성 화학요법 후, 24시간 이내에 투약한다.
- 골수이식 후, 24시간 이내에 투약한다.
- 생리식염수로 희석하고 냉장고에 보관한다. 한 vial의 1회 용량을 투약한다.

② Epoetin alfa(Procrit)

- ★ 투약 전과 약물요법 시행 동안 규칙적으로 혈압을 사정한다. 만약에 hematocrit 수치가 급속히 증가하면 고혈압이 발생하게 된다.
- 수유기간에 신중히 이용한다.
- ★ 대상자는 적혈구 형성에 대한 약물요법의 효과를 높이기 위해 고철분(high-iron) 식이를 실시한다.
- ★ 적혈구 수의 증가와 혈전 생성을 발견하기 위해 주기적으로 Homan's sign을 사정한다.
- 수유기간에는 신중히 투여한다.
- 혼합된 후에는 용액을 흔들지 않는다.
- ★ 만약 2주 내에 4 이상 오른다면 Hct를 사정한다. 4 이상의 상승은 고혈압과 간질을 유발할 수 있다.

③ Filgrastim(Neupogen)

- 약물치료 동안 투약 전에 주 2회 CBC로 백혈구 감별검사와 혈소판 수를 사정한다.
- 화학요법 전 후 24시간 이내에 투약하지 않는다.
- ★ *E. coli*에 대한 과민성을 사정한다.
- Filgrastim은 임신 카테고리 C이다. 수유기간에 신중히 이용한다.
- 한 vial의 1회 용량을 투약하고 24시간 후에 버리며, 냉장고에 보관한다.
- 5% dextrose에 혼합고 단백질 손상을 방지하기 위해 병을 흔들지 않는다.
- ★ 대상자의 백혈구 수의 감소는 감염 위험성 증가를 나타내므로 감염원에 대한 노출을 피한다.

④ Darbepoetin alfa(Aranesp)

- 투약 준비 시에 절대로 흔들지 않는다, 바이알에 다시 넣지 않는다, 남은 용액은 버린다.
- 정맥으로 투여한다. 투석을 받지 않는 환자는 정맥이나 피하로 투여한다.
- 혈전 형성을 모니터한다.
- 용량의 결정을 위해 투여 전 헤마토크릿을 사정한다.
- 철분 보충제의 필요성을 결정한다.
- 투약하는 동안에 발작의 가능성에 대한 경고를 한다.
- 적절한 영양을 유지한다.
- 중추신경계 효과로 인한 문제를 예방하기 위해 안전한 환경을 유지한다.

(11) 교 육

① Sargramostim(Leukine)

★ • 대상자에게 감염에 노출을 피하도록 설명하고 감염의 징후와 증상을 교육한다.
• 호흡곤란과 발열을 보고한다.
• 탈모증으로 인한 대상자의 신체 이미지에 대해 언급한다.
• 대상자에게 주기적으로 CBC와 혈소판 수를 검사하라고 설명한다.

② Epoetin alfa(Erythropoetin)

• 대상자에게 가정에서 투석 시에 약물 투약에 대해 설명한다.
• 대상자에게 혈전 형성의 징후와 증상에 대해 설명한다.
• 대상자에게 epoetin alfa 투약과 관련된 작용과 부작용 및 간호 의미에 대해 설명한다.
★ • 대상자에게 BP를 자가 평가하도록 설명한다.
★ • 대상자에게 고철분 식이를 하도록 설명한다.

③ Filgrastim(Neupogen)

• 관절과 뼈의 통증을 보고한다.
★ • 대상자에게 감염의 취약성으로 인한 위생 유지와 많은 사람들에의 노출을 피하도록 설명한다.

④ Darbepoetin alfa(Aranesp)

• 투약 스케줄을 정한다.
• 중추신경계 부작용이나 흉통이 나타나면 즉시 보고한다.
• 지시된 임상검사를 수행한다.
• 적절한 영양을 유지한다.

2) 세포 자극 약물(cell stimulating medications)

(1) 작용 및 용도

① Interleukins는 혈소판 감소증 방지와 혈소판 생산을 자극하는 생물학적 반응 조절자이다.

② Helper T 세포에 있어서 세포성 면역은 림프구 수에 따라 증가된다.

③ Interleukins는 림프구에 의해 생성된 단백질 그룹으로 림프구는 세포를 비확산 타입으로 변화시킴으로써 항종양 활동성을 가진다.

④ Adesleukin(Proleukin)은 신장 암의 치료와 심한 혈소판 감소증 예방을 위해 사용된다.

⑤ Levamisole(Ergamisol)은 항체 형성 및 백혈구와 대식세포 활동을 증가시키기 위해 B 세포와 T 세포의 활동을 증가시킴으로써 면역반응을 증가시킨다. 이것은 Duke's Stage C 대장(colon) 암의 치료를 위한 fluorouracil과 함께 사용된다.

⑥ Oprelvekin(Neumega)는 계속되는 myelosuppressive(혈구 형성에 대한 골수기능 억제) 화학요법에 사용된다. 이것은 화학요법을 받은 대상자에게 혈소판 감소증의 예방과 치료를 위해 혈소판과 megakaryocyte 생산을 증가시킨다.

(2) 일반적인 약물 표 8-2

(3) 투약 시에 고려해야 할 점

① Adesleukin(Proleukin) : 총 14회 용량을 5일 동안 하루에 3회 5분 동안을 투여한다. 다음 7일째 9일 동안 투약를 보류한다. 다시 14회 용량을 하루에 3회 투약한다. 부작용의 심각성 때문에 이 약물은 의학 전문가가 있는 중환자실을 갖춘 병원에서 투약된다.

② Levamisole(Ergamisol) : 약물치료는 bowel resection surgery 후 7~30일에 시작해야 한다. 유지 용량은 fluorouracil과 함께 3일 동안을 매 8시간마다 50mg이다.

③ Oprelvekin(Neumega) : 투약은 21일 동안 또는 혈소판 수가 100,000cells/mcL이상일 때까지 지속할 수 있다.

④ denileukin diftitox(Ontak) : 주입한 지, 몇 시간 이내에 급성 과민반응이 나타날 수 있다. 이는 acetaminophen(Tylenol), diphenhydramine(Benadryl), NSAIDs, corticosteroids를 사용하면 감소될 수 있다.

(4) 금기증

① Aldesleukin : 임신과 수유기간, 장기이식자, 심장 혈관질환, 심폐질환

② Levamisole, oprelvekin : 임신과 수유기간

(5) 주요 약물과의 상호작용

phenytoin과 함께 투약된 levamisole은 혈청 phenytoin 수준을 증가시킨다.

(6) 주요 음식과의 상호작용

술과 함께 levasimole을 사용하면 disulfiram 반응이 나타날 수 있다.

(7) 주요 임상검사

① Aldesleukin : 혈소판 수

표 8-2 일반 세포 자극 약물(common cell-stimulating medications)

일반명/상품명	투여 경로	적응증
Aldesleukin(Proleukin)	IV	전이성 신장세포암, 유방암, 난소암, 대장암, 뇌암, 두부와 경부암, 폐암, 임파종, orphan drug 사용으로 인한 성인 전이성 흑색종의 치료
Anakinara(Kineret)	SC	methotrexate, sulfasalazine, hydrochloroquine, gold, penicillamine, leflunomide, azathioprine에 반응하지 않는 17세 이상의 중증과 급성 류마티스 관절염의 증상과 징후 감소
Denileukin diftitox(Ontak)	IV	인터루킨 2 수용체의 CD25 성분에서 피부 T 세포 임파종의 치료
Levamisole(Ergamisol)	PO	Duke stage C 대장암의 외과적 절제술 후 fluorouracil(Adrucil)의 병행 치료
Oprelvekin(Neumega)	SC	중증의 혈소판 감소증의 예방

② Levamisole : 백혈구 감별검사 및 CBC
③ Oprelvekin : 혈소판 수

(8) 부작용

① Aldesleukin : 불규칙한 심박동(cardiac dyshythmias), 체액 정체, 기면, 근육통
② Levamisole : 감기같은 증상, 골수억제, GI upset
③ Oprelvekin : 부정맥, 체액 정체

(9) 역작용/독성 : Aldesleukin과 oprelvekin은 심폐기능 부전을 일으킨다. denileukin은 과민반응, 혈관누출 증상, 체중 증가, 부종, 저알부민혈증, 저혈압을 일으킨다.

(10) 간 호

① CBC, 백혈구 감별, 혈소판 수를 사정한다.
② 심박수, BP, 호흡, 폐음을 사정한다.
③ 감기 같은 증상이 있는 동안 특별히 체액과 전해질 균형을 유지한다.
④ 위생적인 실무를 한다.
⑤ 등장액에 oprelvekin을 혼합하고, 흔들지 말며 혼합 후 3일 이내에 투여한다.
⑥ 체중증가를 모니터한다.

(11) 교 육

★ ① 대상자와 가족에게 가정에서의 약물 투약에 대해 교육한다.
② 대상자와 가족에게 체액 정체와 불규칙 심박수 사정에 대해 교육한다.
③ 감염예방에 도움이 되는 대책들을 교육한다.
④ 가족에게 감기같은 증상에 대한 간호와 관리에 대해 교육한다.

3. 면역 억제제(immunosuppressants)

(1) 작용 및 용도

① 면역 억제제는 염증 반응 억제와 항원에 대한 면역 반응을 막기 위해 사용되는 약물이다.
② 이 약물은 T세포를 억제한다.
③ B세포에 의한 항체 생성을 차단한다.
④ 이식한 장기의 거부 반응을 예방하는 데 사용된다.

(2) 일반적인 약물 표 8-3

(3) 투약 시에 고려해야 할 점

① Azathioprine(Imuran) : 1~2시간 지나서 혈액농도가 정점에 도달하고, 작용시간은 10시간이다.

② Cyclosprine(Sandimmune) : 투약 후 4~5시간 지나서 최고 수준에 도달하고, 작용시간은 20~54시간이다.

③ Basiliximab(Simulect) : 이식 4일 후 24시간 IV로 투약된다.

④ Daclizumab(Zenapax) : 총 5회 용량을 이식 후에 24시간 IV로 투약된다.

⑤ Muromoab CD3(Orthoclone OKT3) : 거부반응이 확인되면 가능한 한 빨리 투여해야 한다. 1분 이내에 한꺼번에 정맥으로 투여한다. muromonab을 투여하기 전에 methylprednisolone (Solumedrol)을 정맥주사한다.

⑥ Mycophenolate(CellCept) : 신장이식 환자에게는 하루에 1 gram을 2회 투여한다. 이식 후 72시간 이내에 치료를 시작해야 한다. 동시에 corticosteroid와 cyclosporine을 사용한다.

⑦ Tacrolimus(Protopic, Prograf) : 이식 후, 6시간에 투여되어야 한다.

⑧ Alefacept(Amevive) : 만약 CD4 T 임파구가 처음 12주 동안 정상이라면 12주 간격으로 반복하여 사용한다.

표 8-3 면역 억제제(common immunosuppressant medications)

일반명/상품명	투여 경로	작 용	적 응 증
Alefacept(Amevive)	IV	임파구 활동을 방해, CD4+와 CD8+ T 임파구 수치 감소	만성 건선의 치료
Azathioprine(Imuran)	PO		신장 이식 후 면역억제 치료, 중증의 재발성 류마티스성 관절염
Basiliximab(Simulect)	IV		신장 이식 환자의 급성 거부반응 예방, cyclosporine과 corticosteroids와 같이 사용
Daclizumab(Zenapax)		면역억제성 단세포군 항체	
Cyclosprine(Sandimmune)	PO, IV	T-helper와 T-suppressor 세포의 억제, 림포카인 생산과 interleukin-2와 T cell 성장 인자의 방출	신장, 간, 심장 이식 후 거부반응 예방, 면역억제제 투여를 받는 환자의 만성적인 거부반응의 치료, 류마티스성 관절염, 치료에 반응하지 않는 건선
Muromoab-CD3 (Orthoclone OKT3)	IV	human T cell에서 murine monoclonal 항체와 항원, T cell을 활성화하는 면역 억제제	신장 이식 후 급성 동종이식 거부반응, 스테로이드에 내성이 있는 심장과 간 이식 후 급성 동종이식 거부반응
Mycophenolate(Cell Cept)	PO, IV	T 임파구 활성화를 억제	신장, 간, 심장을 동종이식한 환자의 조직 거부반응의 예방, 포도막염
Silolimus(Rapamune)	PO	T 임파구 활성화와 증식을 억제	신장 이식 후 조직 거부반응의 예방, corticosteroid, cyclosporine과 같이 사용, 건선 치료
Tacrolimus(Protopic, Prograf)	PO	T 임파구 활성화를 억제	간, 신장 이식 후 조직 거부반응의 예방, 중등과 중증의 아토피성 피부염, 골수, 심장, 췌장, 췌장 섬세포, 소장 이식의 예방, 자가면역 질환, 치료에 반응하지 않는 건선

(4) 금기증

★ ① 약물에 대한 알레르기

② 수유, 임신

★ ③ 신장이나 간의 손상 시에 신중히 사용

④ Alefacept는 전신적인 암종이나 감염이 있는 경우 금기이다.

(5) 주요 약물과의 상호작용

① 다른 신장 또는 간독성 약물을 섭취하는 대상자에 있어서 간 또는 신장 독성의 위험성을 증가시킨다.

② Cyclosprine : 항경련제는 cyclosprine 수치를 감소시킨다. 경구 피임약은 cyclosprine 수준을 증가시킨다.

③ Tacrolimus : metoclopramide, nicardipine, cimetidine, clarithromycin과 함께 사용하면 독성 위험성이 증가한다.

④ sirolimus는 diltiazem, cyclosporine, ketoconazole과 함께 사용하면 독성이 증가한다. rifampin의 효과를 감소시킨다.

(6) 주요 음식과의 상호작용

★ 증가된 혈청수준은 cyclosprine의 투여와 자몽 주스나 자몽과 관련이 있다.

(7) 주요 임상검사

① AST와 ALT

② BUN과 creatinine

③ CBC와 혈소판 수

(8) 부작용

① 감염 위험성 증가, 간독성, 신독성

② 고혈압, 감기 같은 증상, 두통

③ 여드름, 설사, 오심, 구토

★ (9) 역작용/독성 : 간독성과 신독성은 면역조절제 사용 시에는 주의해야 한다.

★ (10) 간 호

① 감염 징후와 증상을 사정한다.

② 독감 같은 증상에 대해 간호를 제공하라고 지시한다.

③ CBC, 혈소판 수, 신장 및 간기능 검사와 같은 처방된 혈액검사를 계속 실시한다.

④ 영양상태를 사정한다.

⑤ 균형된 식사를 소량씩 자주 먹도록 한다.
⑥ 생백신 사용을 금한다.
⑦ Alefacept 사용 시 Biogen Pregnancy Register에 임산부를 등록한다.

(11) 교 육

대상자에게 검사의 필요성, 감염예방, 작용, 부작용 간호적용을 포함한 모든 약물의 투약 측면에 대해 교육한다.

section 02 Immunizations 예방접종

1. 백신(vaccines)

(1) 작용 및 용도

① 백신은 주사 시에 질병을 상대로 맞서 싸우는 항체를 생성하는 살아 있거나 약해진 미생물을 함유한 주사용이나 구강 현탁액이다.
② 능동 면역은 백신의 한 방법으로, 특정 단백 항원을 도입한 결과이다. 신체는 미생물에 대해 오래 동안 지속적인 면역을 주는 항체를 생성함으로써 반응한다.
③ 백신은 높은 사망률과 이환율을 가지는 질병을 예방하기 위해 사용된다.

(2) 일반적인 약물 표 8-4

(3) 투약 시에 고려해야 할 점

① 생균 백신은 각각의 주사 1개월 이내에 투여해서는 안 된다.
② A형 간염은 2-dose series이다.
③ B형 간염 2회 접종은 첫회 접종 후 1개월 후이고, 3회 접종은 첫회 접종보다 6개월 후이다.
④ 홍역, 유행성 이하 선염, 풍진은 혼합된 vial의 전체 투여량을 SC로 투여한다.

★ (4) 금기증

① 백신은 심한 열병, 임신, 암, 백혈병 동안과 면역 억제 약물치료 동안은 투여해서는 안 된다.
② 혈액 제제(blood products)를 투여한 후 3개월 동안은 접종하지 않는다.
③ 닭이나 계란 등에 과민반응이 있는 환자에게는 인플루엔자 예방접종을 하지 않는다.

그림 8-1A

0 ~ 6세의 예방접종표 – 미국, 2006년

예방접종이 필요한 연령 | 면역획득 | 확실한 고위험군

<table>
<tr><th>연 령▶
예방접종▼</th><th>출 생</th><th>1개월</th><th>2개월</th><th>4개월</th><th>6개월</th><th>12개월</th><th>15개월</th><th>18개월</th><th>19~23
개월</th><th>2~3세</th><th>4~6세</th></tr>
<tr><td>Hepatitis B</td><td>HepB</td><td colspan="2">HepB</td><td></td><td colspan="4">HepB</td><td colspan="3">HepB Series</td></tr>
<tr><td>Rotavirus</td><td></td><td></td><td>Rota</td><td>Rota</td><td>Rota</td><td></td><td></td><td></td><td></td><td></td><td></td></tr>
<tr><td>Diphtheria, Tetanus, Pertussis</td><td></td><td></td><td>DTaP</td><td>DTaP</td><td>DTaP</td><td></td><td colspan="2">DTaP</td><td></td><td></td><td>DTaP</td></tr>
<tr><td>Heamophilus inflyenzae type b</td><td></td><td></td><td>Hib</td><td>Hib</td><td>Hib</td><td colspan="2">Hib</td><td colspan="3">Hib</td><td></td></tr>
<tr><td>Pneumococcal</td><td></td><td></td><td>PCV</td><td>PCV</td><td>PCV</td><td colspan="2">PCV</td><td></td><td></td><td colspan="2">PCV
PPV</td></tr>
<tr><td>Inactivated Poliovirus</td><td></td><td></td><td>IPV</td><td>IPV</td><td colspan="4">IPV</td><td></td><td></td><td>IPV</td></tr>
<tr><td>Influenza</td><td></td><td></td><td></td><td></td><td colspan="6">Influenza(매년)</td></tr>
<tr><td>Measles, Mumps, Rubella</td><td></td><td></td><td></td><td></td><td></td><td colspan="2">MMR</td><td></td><td></td><td></td><td>MMR</td></tr>
<tr><td>Varicella</td><td></td><td></td><td></td><td></td><td></td><td colspan="2">Varicella</td><td></td><td></td><td></td><td>Varicella</td></tr>
<tr><td>Hepatitis A</td><td></td><td></td><td></td><td></td><td></td><td colspan="4">HepA(2 doses)</td><td colspan="2">HepA Series</td></tr>
<tr><td>Meningococcal</td><td></td><td></td><td></td><td></td><td></td><td></td><td></td><td></td><td></td><td colspan="2">MPSV4</td></tr>
</table>

그림 8-1A

7~ 8세의 예방접종표 – 미국, 2006년

예방접종이 필요한 연령 | 면역획득 | 확실한 고위험군

<table>
<tr><th>연 령▶
예방접종▼</th><th>7~10세</th><th>11~12세</th><th>13~14세</th><th>15세</th><th>16~18세</th></tr>
<tr><td>Tetanus, Diphtheria, Pertussis</td><td></td><td>Tdap</td><td colspan="3">Tdap</td></tr>
<tr><td>Human Papillomavirus</td><td></td><td>HPV(3 doses)</td><td colspan="3">HPV(3 doses)</td></tr>
<tr><td>Meningococcal</td><td>MPSV4</td><td>MCV4</td><td colspan="3">MCV4
MCV4</td></tr>
<tr><td>Pneumococcal</td><td></td><td colspan="4">PPV</td></tr>
<tr><td>Influenza</td><td></td><td colspan="4">Influenza (매년)</td></tr>
<tr><td>Hepatitis A</td><td></td><td colspan="4">HepA Series</td></tr>
<tr><td>Hepatitis B</td><td></td><td colspan="4">HepB Series</td></tr>
<tr><td>Inactivated Poliovirus</td><td></td><td colspan="4">IPV Series</td></tr>
<tr><td>Measles, Mumps, Rubella</td><td></td><td colspan="4">MMR Series</td></tr>
<tr><td>Varicella</td><td></td><td colspan="4">Varicella Series</td></tr>
</table>

그림 8-1A

예방접종이 늦었거나
1달 이후에 예방접종을 시작한 4개월~18세의 면역 획득을 위한 예방접종표 – 미국, 2007년

예방접종이 늦은 경우 예방접종을 처음부터 다시 시작할 필요는 없으며 차수(dose)간에 경과된 시기가 중요하다.

Vaccine	최초 접종의 최소연령	Dose간의 최소간격			
		Dose 1 to Dose 2	Dose 1 to Dose 2	Dose 1 to Dose 2	Dose 1 to Dose 2
4개월~6세의 면역 획득표					
Hepatitis B	출생	4주	8주 and 16 weeks after first dose		
Rotavirus	6주	4주	4주		
Diphtheria, Tetanus, Pertussis	6주	4주	4주	6개월	6개월
Heamophilus inflyenzae type b	6주	4주 if first dose administered at age < 12months 8주(as final dose) if first dose administered at age 12~14months No further dose needed if first dose administered at age ≥15months	4주 if current age < 12months 8주(as final dose) if current age ≥ 12months and second dose administered at age < 15months No further dose needed it previous dose administered at age ≥15months	6개월(as final dose) This dose only necessary for children aged 12 months~5years who received 3 doses before age 12 month	
Pneumococcal	6주	4주 if first dose administered at age <12months and current age < 24months 8주(as final dose) if first dose administered at age ≥ 12months or current age 24~59months No further dose needed for healthy children if first dose adminitered at age ≥ 24months	4주 if current age < 12months 8주(as final dose) if current age ≥12months No further dose needed for healthy children if previous dose administered at age ≥ 24months	8개월(as final dose) This dose only necessary for children aged 12 months~5years who received 3 doses before age 12 month	
Inactivated Poliovirus	6주	4주	4주	4주	
Measles, Mumps, Rubella	12개월	4주			
Varicella	12개월	3개월			
Hepatitis A	12개월	6개월			
7~18세의 면역 획득표					
Tetanus, Diphtheria/ Pertussis	7세	4주	8주 if first dose administered at age < 12months 6개월 if first dose administered at age ≥ 12months	6개월 if first dose administered at age <12months	
Human Papillomavirus	9세	4주	12주		
Hepatitis A	12개월	6개월			
Hepatitis B	출생	4주	8주 (and 16 weeks after first dose)		
Inactivated Poliovirus	6주	4주	4주	4주	
Measles, Mumps, Rubella	12개월	4주			
Varicella	12개월	4주 if first dose administered at age ≥ 13months 3개월 if first dose administered at age <13years			

일반 예방접종과 면역 혈청(immunizations and common immune sera)

표 8-4

일반명/상품명	투여 경로	작 용	적 응 증
BCG(TICE BCG) Haemophilus B conjugate vaccine and hepatitis B surface antigen	percuta neously	고위험 노출의 결핵 예방, Haemophilus B와 Hepatitis B의 예방접종	결핵, Haemophilus B와 Hepatitis B의 예방
Cytomegalovirus immune globulin	IV	Cytomegalovirus 약화	신장이식으로 인한 Cytomegalovirus
Diphtheria and tetanus toxoids, combined(Dt, Td) Diphtheria and tetanus toxoids and acellular pertussis vaccine absorbed(DTaP)	IM	디프테리아, 파상풍, 백일해의 면역력 강화	디프테리아, 파상풍, 백일해 예방
Diphtheria and tetanus toxoids and whole cell pertussis vaccine with Haemophilus B conjugate vaccine DTwp-HIB(Tetraimmune)		디프테리아, 파상풍, 백일해, Haemophilus B의 면역력 강화	디프테리아, 파상풍, 백일해, Haemophilus B 예방 2개월~5세의 소아에게 사용
Diphtheria and tetanus toxoids		디프테리아, 파상풍의 면역력 강화	디프테리아와 파상풍의 예방
Hepatitis A vaccine (Havrix, Vaqta)		Hepatitis A의 면역력 강화	Hepatitis A의 예방
Hepatitis B vaccine (Energix-B, Recombivax-HB)		Hepatitis B의 면역력 강화	Hepatitis B의 예방
Influenza virus vaccine (FluShield, Fluogen, Fluzone)		인플루엔자 바이러스 항원에 대한 면역력 강화	인플루엔자 바이러스의 예방
Influenza virus vaccine(FluMist)	intranasal 2ml	인플루엔자 바이러스 항원에 대한 면역력 강화	인플루엔자 바이러스의 예방
Japanease encephalitis(JE-VAX)	SC	일본 뇌염에 대한 면역력 강화	풍토병이 있는 지역에 거주하거나 여행하는 1세 이상 대상자의 면역, 일본 뇌염의 예방
Measles(Attenuvax)		홍역에 대한 면역력 강화	풍토병이 있는 지역에 거주하거나 여행하는 1세 이상 대상자의 면역
Measles, Mumps, and Rubella (MMR-Ⅱ)		홍역, 이하선염, 풍진에 대한 면역력 강화	15개월 이상의 면역
Measles and Rubella, live (MR vax Ⅱ)		홍역, 풍진에 대한 면역력 강화	1세 이상 소아의 면역
Meningococcal polysaccharide vaccine(Menomune-A/C/Y/W-135)		뇌막구균 감염에 대한 면역력 강화	풍토병이 있는 뇌막구균 감염의 면역
Mumps virus vaccine Live (Mumpsvax)		이하선염에 대한 면역력 강화	1세 이상의 이하선염에 대한 면역
Palivizumab(Synagis)	IM	감염된 세포에서 호흡기계 융합 바이러스(RSV)의 활동을 방해하는 단클론성 항체	고위험 아동의 RSV의 예방
Pneumococcal vaccine polyvalent(Pneumovax 23)	SC, IM	폐렴구균에 대한 면역력 강화	폐렴구균에 대한 면역
Pneumococcal 7-valent conjugate vaccine(Prevnar)	IM	폐렴구균에 대한 면역력 강화	영아와 소아의 침습성 폐렴구균의 예방

※ 뒤에 계속

일반 예방접종과 면역 혈청(immunizations and common immune sera)

표 8-4

일반명/상품명	투여 경로	작 용	적 응 증
Poliovirus vaccine: Inactivated (IPOL)	SC	소아마비에 대한 활동면역을 자극	소아와 성인의 소아마비에 대한 면역
Poliovirus vaccine: Live, oral trivalent OPV, TOPV, Sabin(Orimune)		poliovirus 1, 2, 3에의한 소아마비의 활동성 면역을 자극	소아의 poliovireus 1, 2, 3에 대한 면역
Respiratory syncytial virus immune globulin (RS-VIG, RespiGam)	IV	건강한 성인의 항체를 수동적으로 이동	polyclonal human hyperimmune globulin
Poliovirus vaccine:Inactivated(IPOL)	SC	소아마비에 대한 활동면역을 자극	소아와 성인의 소아마비에 대한 면역
Poliovirus vaccine: Live, oral trivalent OPV, TOPV, Sabin(Orimune)		poliovirus 1, 2, 3에의한 소아마비의 활동성 면역을 자극	소아의 poliovirus 1, 2, 3에 대한 면역
Respiratory syncytial virus immune globulin(RS-VIG, RespiGam)	IV	건강한 성인의 항체를 수동적으로 이동	polyclonal human hyperimmune globulin
Rubella virus vaccine: Live(Meruvax Ⅱ)	SC	풍진 바이러스의 활동성 면역을 자극	1세 이상 소아와 성인의 면역 임신 중이거나 neomycin에 과민반응이 있는 경우 사용금지
Rubella and Mumps vaccine: Live(Biavax Ⅱ)		풍진과 이하선염의 면역을 자극	1세 이상의 소아와 성인의 면역
Smallpox vaccine	One drop of live virus in 2-3 prepared punctures on the upper arm	천연두의 활동성 면역을 자극	천연두의 활동성 면역 최근 소아 정규접종을 하지 않음
thyphoid vaccine	SC	장티푸스의 활동성 면역을 자극	장티푸스의 면역
Varicella virus vaccine		수두의 활동성 면역을 자극	성인과 12개월 이상의 소아 면역
Yellow fever vaccine(YF-Vax)		황열의 활동성 면역을 자극	풍토병이 있는 지역의 여행자를 위한 면역

(5) 주요 약물과의 상호작용 : 면역 억제제 약물치료

(6) 주요 음식과의 상호작용(보고된 자료가 없음)

(7) 주요 임상검사 : 항체 적정농도 수준 감시

(8) 부작용 : 통증, 종창, 주사 부위의 발진, 감기같은 증상, 과민증(드물게 보고됨)

(9) 역작용/독성 : 대상자는 드물게 과민증 반응을 경험한다.

(10) 간 호

① 투여 안내와 예방접종 시기를 결정한다.

② 백신의 효과를 보증하기 위해 개별 백신의 저장 권고사항을 지킨다.

★ ③ 투여 전에 급성 감염에 대해 대상자를 사정한다.

★ ④ 예방접종과 예방접종에 대한 대상자의 반응에 대한 기록을 보존한다. 예방접종 기록을 대상자 또는 간호 제공자에게 제공한다.

⑤ 모든 백신은 다른 주사기를 사용하여 대상자에게 적합하게 투여한다.

⑥ 역작용의 징후에 대해 대상자를 관찰하고 과민증 반응의 경우에 이용할 수 있도록 가능한 한 epinephrine을 보유한다.

⑦ 필요 시에 투여한 후 acetaminophen(Tylenol)을 제공한다.

⑧ 안위를 위해 필요 시에는 온찜질을 주사 부위에 해준다.

★ (11) 교 육

① 대상자와 가족과 함께 징후와 증상뿐만 아니라 vaccine-preventable illnesses의 위험성에 대해서도 토론한다.

② Ibuprofen 같은 acetaminophen 또는 NSAIDs를 이용한 독감 같은 증상 치료에 대해 설명한다.

③ 예방접종 기록 보존과 예방접종에서 최신 지견의 중요성에 대해 교육한다.

④ 투여된 각 백신에 대한 current vaccine information statement의 복사본을 제공한다. 이것은 centers for disease control로부터 얻을 수 있다.

⑤ 성인은 매 10년마다 파상풍에 대해 예방접종을 받아야 한다.

⑥ 출산 가능한 여성은 풍진 예방접종을 받은 후에 3개월 동안 임신해서는 안 된다.

2. 면역 혈청(immune sera)

(1) 작용 및 용도

① 면역 혈청은 질병에 수동 면역을 제공한다.

② 면역 혈청은 노출 후에 질병 예방을 위해 예방적으로 사용될 수 있다.

(2) 일반적인 약물 표 8-4

(3) 투약 시에 고려해야 할 점 표 8-4

(4) 금기증

면역 혈청에 대한 과민증 및 혈소판 감소증과 응고장애가 있을 때에 신중히 사용한다.

(5) 주요 약물과의 상호작용(보고된 자료가 없음)

(6) 주요 음식과의 상호작용(보고된 자료가 없음)

(7) 주요 임상검사(보고된 자료가 없음)

(8) 부작용 : 알레르기 반응, 독감같은 증상, 주사 부위 자극

★ (9) 역작용/독성 : Anaphylaxis

★ (10) 간 호

① 투여한 후에 과민증의 징후와 증상을 모니터한다.
② 독감 같은 증상에 대해 안위를 제공한다.
③ 주사 부위에 온찜질을 해준다.
④ 응고장애(coagulation disorder) 과거력을 가진 대상자에게는 투여하지 않는다.
⑤ 투여된 약물, 용량, 날짜, 약물에 대한 반응을 기록한다.

(11) 교 육

① 대상자와 가족에게 독감 유사 증상 관리에 대해 교육한다.
② 대상자와 가족에게 anaphylaxis의 징후와 증상에 대해 교육하고 발현 시에는 응급관리법에 대해 교육한다.
③ MMR과 같은 예방접종과 자폐증과의 연관에 대해서는 밝혀진 바 없다.
④ 대상자와 가족에게 투약된 약물에 대한 기록을 제공한다.

3. 항독소(antitoxins)

(1) 작용 및 용도

침범하는 병원균으로부터 나온 특별한 독소에 대한 면역 혈청에서 제공된 항체이다.

(2) 일반적인 약물 표 8-5

표 8-5 항독소 약물(common antitoxin medications)

일반명/상품명	투여 경로	적응증
Rabies immune globulin	IM	광견병 노출 후 예방
Antirabies serum, equine	IM, bite wound	Human rabies immune globlin이 사용될 수 없다면 말의 혈청(horse serum)을 사용
Botulism antitoxin	see drug insert	*Clostridium botulinum*에 대해서 horses immunized로부터 획득(botulinum을 치료하기 위해 사용)

(3) **투약 시에 고려해야 할 점** : Antirabies serum : 동물에게 물린 상처에 적용할 수 있다.

(4) **금기증** : 항독소에 대한 과민증, 악성 종양, 임신 시에 주의깊게 사용

(5) **주요 약물과의 상호작용** : 면역억제 약물로 치료할 때

(6) **주요 음식과의 상호작용**(보고된 자료가 없음)

(7) **주요 임상검사**(보고된 자료가 없음)

(8) **부작용** : 주사 부위의 자극과 통증

★ (9) **역작용/독성** : 약물에 대한 과민증과 주사 부위의 심한 통증

★ (10) **간 호**

① 약물에 대한 대상자의 반응을 모니터한다.
② 투약 전후의 vital sign을 사정한다.
③ 동물에게 물린 경우, 상처를 청결하게 한다.
④ 약물에 대한 대상자의 반응을 기록한다.
⑤ 말의 혈청에 대한 민감성을 검사하고 쓸 수 있도록 epinephrine을 보유한다.
★ ⑥ Botulism 항독소에 대한 신경학적 반응을 사정한다.

(11) **교 육**

① 약물 투여 효과에 대해 대상자와 가족을 교육한다.
② 약물의 역작용에 대해 대상자와 가족을 교육한다.
③ 대상자와 가족에게 동물에 물린 상처 관리에 대해 설명한다.

section 03

Medications to Treat Multiple Sclerosis

다발성 경화증 치료제

(1) 작용 및 용도

① 다발성 경화증을 위해 투약된 약물의 목표는 염증을 감소시키고, 신경조직 파괴를 예방하기 위해 면역계를 억제하며, 피로와 운동실조증을 감소시킨다.

② 다발성 경화증을 치료하기 위해서 사용되는 광범위 약물은 β-adrenergic blockers, corticosteroids, anti-inflammatory agents 및 interferon

③ 다발성 경화증이 있는 경우 질병과정을 느리게 하고 심각한 attack을 줄이기 위해 사용되는 약물

④ interferon beta 1-a(Avonex), interferon beta 1-b(Betaseron), glatiramer acetate(Copaxone, Copolymer-1)을 포함하는 면역조절제

⑤ T-cell 증식을 감소시키는 interferon

⑥ glatiramer acetate(Copazone, Copolymer-1)은 다발성 경화증의 발병기전에 반응하는 면역과정을 조절한다.

⑦ adrenocorticoid는 완화기를 길게 하고 악화를 치료하기 위해 사용된다. adrenocorticotropic hormone(ACTH)(Acthar), prednisone(Deltasone, Metcorten, Orasone), methylprednisolone(Medrol, Solumedrol)

⑧ 다발성 경화증으로 인한 경직을 완화하기 위해 근육이완제를 사용한다: baclofen(Lioresal), dantrolene(Dantrium), diazepam(Valium)

⑨ azathioprine(Imuran), cyclophosphamide(Cytoxan), 항암제와 같은 면역 억제제는 질병의 진행을 늦추기 위해 사용된다.

⑩ mitoxantrone hydrochloride(Novantrone)은 다발성 경화증의 재발과 악화를 치료하기 위한 세포독성 약물이다. 이 약물은 증식하거나 증식하지 않은 세포 모두를 사멸시킨다.

(2) 일반적인 약물 표 8-6

(3) 투약 시에 고려해야 할 점

β-1b(Betaseron)는 질병 완화로 들어서지 않는 경우에는 6개월 이내에 중단해야 한다.

★ (4) 금기증

① 이 약물은 간과 신장기능 부전이 보일 때와 대상자가 신생물 종양(neoplasm) 진단을 받았을 때는 신중히 투여되어야 한다.

② 임신, 수유, 약물의 과민증 시에 금기된다.

(5) 주요 약물과의 상호작용

① 간독성이나 신독성이 있는 약물과 함께 투여하지 않는다.
② Azathioprine(Imuran)가 allopurinol과 함께 투여된다면 azathioprine의 용량을 줄여야 한다.
③ 독성의 위험 때문에 cyclosporine(Sandimmune)은 diltiazem, metoclopramide 또는 nicardipine과 함께 투여하지 않는다.
④ Cyclophosphamide(Cytoxin)가 digoxin과 함께 투여된다면 독성이 생길 수도 있다.

★ (6) 주요 음식과의 상호작용

① 약물을 자몽 주스, 자몽과 함께 투여하지 않는다.
② 음식 상호작용이 일어난다면 약물의 효과는 줄어들게 된다.

(7) 주요 임상검사

① AST/ALT, blood glucose
② BUN과 creatinine
③ Calcium과 phosphorus
④ Uric acid
⑤ CBC , 혈소판 수치

(8) 부작용

① Azathioprine(Imuran) : 감염의 위험과 간, 신장기능 부전을 증가시킨다. 백혈구 감소증과 혈소판 감소증이 보고되었다.
② β-1a(Avonex) : 식욕 부진, 오심, 구토, 현기증, 독감 같은 증상

표 8-6 일반 다발성 경화증 치료제(common medications to treat multiple sclerosis)

일반명/상품명	투여 경로	작 용	적 응 증
Azathioprine(Imuran)	PO	질병과정의 경과(progression)와 증상 완화	자가면역 질환에 사용
Interferon β-1a (Avonex) (Rebif)	IM(Avonex) SC(Rebif)	바이러스 복제 억압, 숙주의 면역 활동 자극	재발하는 다발성 경화증의 치료 신체적 장애를 느리게 함, 다발성 경화증의 brain scan abnormality가 나타나는 다발성 경화증 발작이 처음 나타난 환자의 치료
Interferon β-1b (Betaseron)	SC	바이러스 감염과 다른 자극에 반응하는 호중구에 의해 생산되는 인터페론 바이러스 복제를 억압하여 숙주의 면역 활동 자극	재발과 완화를 반복하는 다발성 경화증의 빈도 감소
Cyclophosphamide(Cytoxan)	IV, PO	감수성(susceptible) 세포의 복제를 방해함으로써 질병 진전과 발생률을 감소	다발성 경화증 증상의 진전과 발생률을 감소
Glatiramer acetate(Copaxone)	SC	뇌와 신경세포 파괴를 예방	다발성 경화증 증상의 진전과 발생률을 감소
Mitoxantrone hydrochloride (Novantrone)	IV	DNA reactive와 같은 세포독성 세포 주기, 증식성과 비증식성 세포의 사멸	만성 전신성 재발이나 악화의 치료에 사용되는 항암성 제제

② β-1b(Betaseron) : 식욕 부진, 혼돈, 현기증, 감기같은 증상, 광과민성(photosensitivity)

③ Cyclophosphamide(Cytoxan) : 식욕 부진, 오심, 구토, 출혈성 방광염(hemorrhagic cystitis)

④ Glatriamer acetate(Copaxone) : 불안, 설사, 감기 같은 증상, 긴장과도(hypertonia), 주사 부위 통증

⑤ Mitoxantrone(Novantrone): 어지럼증, 두통, 오심, 구토, 설사, 복통, 점막염

(9) 역작용/독성

① 다발성 경화증의 증상치료를 위해 이용되는 약물은, 짧은 호흡과 가슴 통증을 동반하는 폐부종을 증가시킨다는 보고가 있다.

② Mitoxantrone hydrochloride(Novantrone) : 간질, 부정맥을 동반하는 흉통, 위장관 출혈, 황달, 골수억압, 감염, 실험용 동물에 암종과 같은 부작용

(10) 간 호

★ ① 폐부종, 가슴 통증, 짧은 호흡의 징후와 증상에 대해 대상자를 사정한다.

② 의사에 의해 처방된 검사를 사정한다.

③ 혈압, 맥박, 심박출량을 모니터한다.

④ 대상자가 독감 유사 증상을 경험할 때에 편안함을 제공한다.

⑤ 염증과 통증에 대한 주사 부위를 사정한다.

⑥ Mitoxantrone을 다룰 때는 장갑, 가운, 보호용 안경을 착용한다. 만약 약물이 피부에 닿으면 더운 물로 씻는다. calcium hydrochlorite를 흘려서 씻는다.

(11) 교 육

① 대상자와 가족에게 약물의 부작용에 대해 교육한다.

② Cyclophosphamide를 사용하는 경우, 하루에 2리터 이상의 물을 섭취하고 소변에 출혈이 있는지를 관찰한다.

③ Mitoxantrone로 치료하면 24시간 동안 소변이 청녹색으로 변하게 된다.

④ 대상자와 가족에게 적절한 수분 섭취, 휴식, 통증과 발열 완화를 위한 acetaminophen의 사용을 포함한 감기 같은 증상의 관리에 대해 교육한다.

⑤ 대상자와 가족에게 폐부종의 징후와 증상에 대해 교육한다.

⑥ 세포독성 약물을 복용하는 동안 임신을 피한다.

section 04

Medications to Treat Myasthenia Gravis

중증 근무력증 치료제

(1) 작용 및 용도

① 항콜린에스타아제(anticholinesterase) 약물의 투여 목적은 중증 근무력증 증상의 치료이다.

② 약물은 신경-근 연접에서 acetylcholine의 농도를 증가시킨다.

③ 약물은 신경 자극과 강도를 증가시킨다.

(2) 일반적인 약물 표 8-7

★ (3) 투약 시에 고려해야 할 점

① Edrophonium(Tensilon) : 1회 투여는 오직 진단적 목적으로 쓰인다.

② Neostigmine(Prostigmine) : 중증 근무력증의 급성 악화시에 SC를 투여할 수 있다.

③ Pyridostigmine(Reganol, Mestinol) : timed-release preparation은 취침 시에 투여될 수 있다. 이 약물은 역시 급성 악화주기 동안 IM으로 투여될 수 있다.

(4) 금기증

① 임신과 수유

표 8-7 중증 근무력증 치료제(common medications to treat myasthenia gravis)

일반명/상품명	투여 경로	작 용	적 응 증
Ambenoniuma(Mytelase)	PO	콜린성 전도 부위에서 아세틸콜린의 농축을 증가, 부교감신경 효과로 인한 acetylcholiesterase 효소의 지연 및 억제, 골격 신경근육 접합부에서 전도를 촉진	중증 근무력증의 증상 조절
Edrophonium (Enlon, Reversol, Tensilon)	IM, IV	콜린성 전도 부위에서 아세틸콜린의 농축을 증가, acetylcholiesterase 효소의 억제로 아세틸콜린의 효과를 지연 및 확대, 골격 신경근육 접합부에서 전도를 촉진	중증 근무력증의 진단과 치료
Neostigmine(Prostigmine)	IM, SC, PO	콜린성 전도 부위에서 아세틸콜린의 농축을 증가, 골격 신경근육 접합부에서 아세틸콜린의 효과를 지연	중증 근무력증의 증상 조절
Pyridostigmine (Reganol, Mestinol)	PO	콜린성 전도 부위에서 아세틸콜린의 농축을 증가, acetylcholiesterase 효소의 억제로 아세틸콜린의 효과를 지연, 골격 신경근육 접합부에서 전도를 촉진	중증 근무력증의 치료

② 서맥, 장 또는 요로 폐색, 복막염

③ 약물에 과민반응

④ 천식, 심장병, 파킨스병, 간질 대상자에게 신중히 사용한다.

★ (5) 주요 약물과의 상호작용

중증근무력증 약물과 NSAID와의 혼합은 위장계 분비를 증가시켜 위장관 출혈의 위험성이 있다. ambenonium과 corticosteroid를 같이 사용하면 neostigmine의 효과를 감소시킨다.

(6) 주요 음식과의 상호작용 (보고된 자료가 없음)

(7) 주요 임상검사 : AST/ALT, 그리고 BUN과 cretinine

(8) 부작용

① 서맥, 심장마비, 저혈압

② 위 분비 증가, 설사

③ 긴박뇨 증가, 무의식적 변실금

④ 오심과 구토

★ (9) 역작용/독성

심한 cholinergic 반응은 과도한 타액 분비, 괄약근 이완, 설사, 구토가 포함된다.

(10) 간 호

★ ① 투여 전에 연하반사와 심박수를 포함한 호흡과 일반적 근육 강도를 사정한다.

② 흡수를 향상시키고 위장 자극을 줄이기 위해 식사와 함께 복용한다.

③ cholinergic 반응을 예방하기 위해 천천히 IV로 투여한다.

★ ④ Under medication or late medication 투여로 기인한 호흡과 연하의 어려움을 예방하기 위해 정시에 약물을 투여한다.

⑤ 콜린성 반응을 중화시키기 위해 쓸 수 있도록 atropine을 준비하며, anticholinesterase 과다 사용으로 부교감신경 효과가 나타나는 경우 쓸 수 있다.

⑥ 약물에 대한 대상자의 반응과 일상생활의 활동수행 능력을 사정한다.

★ (11) 교 육

① 대상자에게 약물투여의 모든 관점에 대해 설명한다.

② 일상생활 활동과 약 복용과의 조합에 대해 교육한다.

③ 약물 과용은 cholinergic 반응의 결과일 것이라고 설명한다.

⑤ 약물의 부작용에 대해 교육한다.

⑥ 위장자극을 감소시키기 위해 음식과 함께 약물을 복용할 것을 교육한다.

⑦ 근육 약화가 나타나면 즉시 의사에게 보고한다.

section 05
Medications to Treat Rheumatoid Arthritis

류머티스성 관절염 치료제

(1) 작용 및 용도

① 초기 단계에서 류머티즘성 관절염의 관리는 NSAIDs로 가능하다.

② 류머티즘 관절염의 후기 단계는 DMARDs(disease-modifying antirheumatic drugs)로 치료된다.

③ 이들 약물은 적혈구 침강률을 감소시켜서 염증, 강직, 종창, 통증을 줄인다.

④ Gold salts 또는 gold compouds은 역시 관절 파괴의 원인이 되는 prostaglandin 활성을 감소시키는 데 사용된다.

⑤ Anakinra는 대장균에 과민성이 있는 경우는 금기이다.

(2) 일반적인 약물 표 8-8

(3) 투약 시에 고려해야 할 점

① Gold sodium thiomalate(Aurolate) : 둔근(intragluteal muscle)에 투여해야 한다.

② Penicillamine(Depen) : 1~3개월 기간에 용량을 증가시킨다. 2~3개월에 걸쳐서 계속 증가시키고, 매일 구강으로 500~700mg 용량을 유지한다.

(4) 금기증

★ ① 동물제제에 알레르기를 가지고 있는 대상자에게 약물을 투약하지 않는다.

② 임신, 수유, 간질환, 신장질환 있을 때에는 투약하지 않는다.

③ Penicillamine은 penicillin에 과민증이 있을 때에는 투약하지 않는다.

④ Gold salts는 전신 홍반성 낭창 또는 blood dyscrasia 시에는 투약하지 않는다.

⑤ Anakinra(Kineret)는 DMARDs가 효과 없을 때에 사용한다.

★ (5) 주요 약물과의 상호작용

① 간독성이 있다고 알려진 약물과는 함께 투약하지 않는다.

② 제산제와 함께 penicillamine을 투약하지 않는다.

③ Etanercept(tumor necrosis factor blocker)와 같이 anakinra를 사용하는 경우에 호중구감소증의 위험으로 인해 심각한 감염이 발생할 수 있으므로 주의한다.

④ Auranofin과 aurothioglucose는 penicillamine, 항말라리아 약물, 세포독성 약물, 면역억제제 등과 함께 사용하지 않는다. 저용량의 corticosteroid와 함께 사용하는 것이 안전하다.

⑤ gold 제제에 심한 반응이 있는 환자에게는 auranofin을 사용하지 않는다.

⑥ 예방접종 시에 etanercept를 사용하지 않는다. anakinra는 백신의 효과를 감소시킨다.

⑦ 간독성 약물과 leflunomide를 같이 사용하지 않는다. charcoal과 cholestyramine의 흡수를 감소시킨다. rifampine의 독성을 증가시킨다.

⑧ NSAIDs와 같이 etanercept를 사용하면 치명적인 반응을 야기한다.

⑨ penicillamine은 iron salt와 제산제의 흡수를 감소시킨다. digoxin과 병행하여 사용하면 digoxin 수치를 낮춘다.

(6) 주요 음식과의 상호작용(보고된 자료가 없음)

표 8-8 일반 류머티즘성 관절염 치료제(common medications to treat rheumatoid arthritis)

일반명/상품명	투여 경로	작 용	적 응 증
Anakinra(Kineret)	SC	interleukin-1 type 수용체와 결합하여 interleukin-1의 활동을 경쟁적으로 억압하여 interleukin-1의 활동을 차단	DMARDs에 실패한 중등-중증의 활동성 류마티스성 관절염에서 구조적 손상의 진행을 늦춤
Auranofin(Ridaura)	PO	식균작용과 라이소솜의 활동을 억압하여 류머티즘 인자와 immunogloblins을 감소	충분한 NSAIDs 치료가 되지 않는 활동성 고전적 이거나 제한된 류마티스성 관절염의 관리
Aurothioglucose(Solganol)	IM	관절염과 활액막염을 억제하고 예방, 식균작용의 억제로 대식세포를 증식	성인과 청소년기 류마티스 관절염의 치료, 질병의 초기에 가장 효과적
Etanercept(Enbrel)	SC	Chinese hamsters' ovary cell에서 유전적으로 생성된 종양 괴사 인자 수용체가 활동 백혈구에서 분비되는 종양 괴사 인자를 불활성화하여 자가 면역 반응을 보조	증상과 징후를 감소시키고 중등~중증의 류마티스성 관절염 시에 신체적 기능을 증진시켜 구조적 손상의 진행을 억제, 류마티스성 관절염으로 인한 구조적 손상을 지연시키는 데 도움
Gold sodium thiomalate (Aurolate)	IM	관절염과 활액막염을 억제하고 예방, 식균작용과 lysosomal enzyme의 억제로 류머티즘 인자와 immunogloblins을 감소	성인과 청소년기 류마티스성 관절염의 치료, 질병의 후기에 사용
Hylan G-F 20(Synvisc)	Intraarticular	무릎관절의 부드러움을 증진시키기 위해 닭의 뼈로부터 추출된 lubricating hylan	전통적인 치료에 반응하지 않는 환자의 무릎 통증을 완화
Leflunomide(Arava)	PO	자가면역 과정으로 인한 염증의 증상을 경감시키고 구조적 손상의 차단을 보조하기 위해 효소 DHODH를 차단	증상을 완화하고 류마티스성 관절염의 진행을 늦춤
Methotrexate(Rheumatrex)	PO	DNA 합성과 세포복제를 억압하는 엽산환원 효소를 억제, 빠르게 분열하는 세포에 선택적으로 작용	심한 류마티스성 관절염의 치료
Penicillamine(Depen)	PO	cyctine 분비를 감소시키는 IgM 류머티즘 인자를 감소	다른 치료에 실패한 중증의 활동성 류마티스성 관절염의 치료
Sodium hyaluronate(Hyalgan)	intraarticular	Lubricating hylan은 완충역할을 제공하기 위해 무릎 관절에 주사,hyaluronic acid derivative 임	완화적 치료와 진통제로 조절되지 않는 관절염의 통증 치료

(7) 주요 임상검사

① ALT/AST, BUN과 creatinine

② CBC와 혈소판 수

(8) 부작용 : 탈모증, 대장염, 설사, 현기증, 가려움, 발진, 구내염

(9) 역작용/독성

① 검은 설태가 난 것 같은 혀

② 간독성, 심막염, 폐부종

③ 혈전증, Stevens-Johnson 증후군, 사망

④ 호산구 수치가 증가하거나 호중구 수치, 전체 백혈구 수, 혈소판 수치가 감소(anakinra)한다.

(10) 간 호

① 약물 투약 후 적어도 2시간 동안 제산제의 사용을 피한다.

② Methotrexate으로 인한 골수억제, 폐섬유증과 위장관 궤양 · 출혈을 사정한다.

③ 태양광선 노출로부터 보호한다.

④ 약물의 부작용에 대해 사정한다.

⑤ 처음 용량을 주기 전과 gold drug 치료 동안 단백뇨와 혈뇨에 대해 관찰한다.

★ ⑥ Gold 제제는 둔근에 주사한다.

★ ⑦ 첫 2회 투여 동안 gold 제제 주입 후 약 30분 동안은 알레르기 반응의 증상에 대해 대상자를 관찰한다.

⑧ Etanercept를 복부, 허벅지, 위쪽 팔에 SC로 주사한다.

⑨ Etanercept에 대한 감염증상을 사정한다.

⑩ 심각한 감염이 진행되면 약물을 중단한다.

(11) 교 육

★ ① 대상자에게 etanercept 투여할 때에 감염으로부터 자신을 보호한다.

② 구내염으로부터 보호하기 위해 구강 위생을 유지한다.

★ ③ gold 제제 처방을 받은 대상자에게 금속적인 맛을 비롯해서 가려움을 포함한 gold 제제의 독성의 증상을 보고한다.

★ ④ 대상자에게 대변의 혈액, bruising, 점상 출혈, 잇몸 출혈을 모니터하고 보고한다.

⑤ 대상자에게 혈당을 모니터하고 상승 시에는 보고한다.

⑥ 부작용, 작용, 용도, 금기를 포함한 약물 투여의 모든 관점에 대해 교육한다.

⑦ Methotrexate와 같은 세포독성 약물 사용 시 임신이 되는 경우 위험을 예방하기 위해 피임을 해야 한다.

section 06

Medications to Treat Systemic Lupus Erythematosus

전신성 홍반성 낭창 치료제

(1) 작용 및 용도

① 세포 독성 약물 또는 purine analogs은 전신성 홍반성 낭창의 증상을 치료하기 위해 NSAID agent와 corticosteroids와 함께 사용된다.

② 자가 면역질환을 치료하기 위해 면역 억제제 작용을 제공한다.

③ 세포독성 약물과 항암제는 면역계에서 세포 증식을 줄이기 위한 면역 억제제로서 사용된다. corticosteroid 치료와 병행하여 사용한다.

(2) 일반적인 약물 표 8-9

(3) 투약 시에 고려해야 할 점 표 8-9

(4) 금기증

★ ① 간독성이 있다고 알려진 약물과는 함께 투약하지 않는다.

② 임신이나 수유기간에는 투약하지 않는다.

(5) 주요 약물과의 상호작용

Azathioprine(Imuran)가 alpourinol(Zyloprim)와 함께 투약된다면 imuran 용량을 줄여야 한다.

(6) 주요 음식과의 상호작용 : 자몽 주스와 함께 azathioprine을 투약하지 않는다.

(7) 주요 임상검사

① ALT/AST, blood glucose

② BUN과 creatinine, CBC와 혈소판 수

③ Calcium, phosphorus, uric acid

★ (8) 부작용

① 탈모증, 설사, 대장염, 현기증

② 가려움 또는 발진

★ ③ 백혈구 감소증 또는 혈소판 감소증

④ 구내염

★ (9) 역작용/독성

① 검은 설태가 낀 것 같은 혀

② 간독성, 심막염, 폐부종

③ Stevens-Johnson 증후군

④ 사망

(10) 간 호

① 약물의 부작용에 대해 사정한다.
② 폐부종과 짧은 호흡에 대해 사정한다.
③ 의사로부터 처방된 검사에 대해 사정한다.

(11) 교 육

① 대상자에게 감염으로부터 자신을 보호한다.
② 구내염으로부터 보호하기 위해 구강 위생을 유지한다.
③ 대상자에게 혈당을 모니터하고 상승할 때에는 보고한다.
④ 부작용, 작용, 용도, 금기를 포함한 약물 투여의 모든 양상에 대해 교육한다.
⑤ 폐부종의 징후와 증상에 대해 교육하고, 건강 전문가에게 보고 한다.

표 8-9 전신성 홍반성 낭창 치료제(common medications to treat systemic lupus erythematosus)

일반명/상품명	성인 용량	작 용
Azathioprine(Imuran)	매일 2회 1mg/kg PO: 매일 0.5mg/kg을 6~8주간 용량 증가, 하루 최대 2.5mg/kg	증상의 심각성과 질병과정을 감소시킨다.
Methotrexate(Amethopterin)	매주 7,5mg/kg	염증을 감소시키기 위해 DNA합성과 엽산 환원 효소를 억제한다.

■ 참고 문헌

Abrams, A. C. (2004). *Clinical drug therapy: Rationales for nursing practice* (7th ed.). Philadelphia: lippincott.

Aschenbrenner, D. S., Cleveland, L. W., & Venable, S. J. (2002). *Drug therapy in nursing*. Philadelphia: Lippincott

Aucker, R. S. & lilley, L. L. (2001). *Pharmacology and the nursingProcess* (3rd ed.). St. Lousi, MO: Mosby, Inc.

Karch, A. M. (2000). *Focus on nursing Pharmacology*. Philadelphia: Lippincott.

Karch, A. M. (2002). *2002 lippincott's nursing drug guie*. Philadelphia: lippincott.

Kee, J. L., &Hayes, E. R (2003). *Pharmacology: Anursing Process approach* (4th ed.). Philadelphia: W. B. Saunders.

LeMone, P., & Bruke, K. M. (2003). *Medical-surgical nursing: Critical thinking in client care* (3rd ed.). Upper Saddle River, NJ: prentice-Hall, Inc.

Lutwick, S. M. (2000). Pediatric vaccine compliance. *The Pediatric Clinics of North America, 47* (2).

Malay, S., Tizer, K., & Lutwick, L. I. (2000). Current update of pediatric hepatits vaccine use. *The pediatric Clinics of North America, 47* (2).

Smeltzer, S. C., & Bare, B. G. (2003). *Brunner and Suddarth's testbook of medical-surgical nursing* (10th ed.). Philadelphia: Lippincott.

Taylor, C., Lillis, C., & LeMone, P. (2001). *Fundamentals of nusing: the art and science of nursing care* (4th ed.). Philadelphia: Lippincott.

Youngkin, E. Q., Sawin, K. J., Kissinger, J. F. & Israel, D. S. (1999). *Pharmacotherapeutics: A primary care clinical guide*. Stamford, CT: Appleton & Lange.

✓ POST TEST

1. 환자가 filgrastim(Neupogen)이 어떻게 암을 치료하는지에 대해 질문하였다. 가장 적절한 반응은 무엇인가?
   ① filgrastim(neupogen)은 피로감을 줄여 줄 것입니다.
   ② filgrastim(neupogen)은 감염에 대한 내성을 증가시킬 것입니다.
   ③ filgrastim(neupogen)은 화학요법으로 인한 오심과 구토를 줄여 줄 것입니다.
   ④ filgrastim(neupogen)은 화학요법 동안 심장을 보호할 것입니다.

2. 자가골수이식을 한 환자가 sargramostim(Leukin)을 투여받고 있다. 다음 중 가장 먼저 사정해야 하는 것은 무엇인가?
   ① 뼈의 통증, 근육통, 관절통
   ② 저혈압, 빈맥, 심장 리듬 변화
   ③ 오심, 구토, 설사
   ④ 근육통, 체중증가, 요산 수치 증가

3. 류머티스성 관절염을 가진 대상자가 Type1 또는 인슐린 의존성 당뇨병(IDDM)이 발생되었다. 간호사는 대상자 사정을 할 때에 우선순위를 어디에 두어야 하는가?
   ① Corticosteroids에 대한 반응
   ② 주사를 준비하고 주사를 실시하는 능력
   ③ 운동능력
   ④ 가정 환경에 대한 반응

4. 간이식을 유지하기 위해 cortisone을 투여받는 환자가 있다. 몇 달 후 가정간호사가 사정할 때에 가장 관심을 두어야 하는 것은 무엇인가?
   ① 일상생활활동(ADL) 수행 능력
   ② 타인의 신체를 받아들이는 정신적인 반응
   ③ 안구내압(IOP)와 수정체 밀도에 관한 안구검사
   ④ 미세한 진전과 치은 증식

5. 암으로 화학요법을 시행하기 전에 어떠한 약물이 투여될 것으로 기대되는가?
   ① Epoetin alfa(Epogen)
   ② Granisetron hydrochloride(Kytril)
   ③ Dexamethasone(Decadron)
   ④ Vinblastine sulfate(Velban)

6. 신장이식 환자에게 tacrolimus(Prograf)를 투약하려고 한다. 약물 투약 이전에 확인해야 할 검사는 무엇인가?
   ① LDH와 CPK
   ② 혈청 요산과 혈청 단백질
   ③ 혈청 칼슘 수치와 혈청 알부민 수치
   ④ 혈청 AST와 ALT

7. 암환자에게 aminoglutethimide(Cytadren) 250mg가 2회 경구로 처방되었을 때, 가정간호사는 어떻게 해야 하는가?
   ① 의사에게 우울증을 치료하기 위한 처방을 요구한다.
   ② 환자에게 체위변경을 천천히 하도록 교육한다.
   ③ 슬픔에 대해 상담하도록 격려한다.
   ④ 소변 양의 감소가 흔히 나타나며 반드시 보고해야 한다고 설명한다.

8. 여 신생아가 well-baby visit을 위해 병원을 방문했다. 경구용 소아마비 바이러스 접종, 두 번째 디프테리아 · 백일해 · 파상풍(DPT), H-flu 백신을 접종할 계획이다. 몸무게를 측정하면서 간호사는 신생아에게 따뜻함을 느끼고 체온을 측정해 보니 38.3°이다. 간호사는 어떤 행동을 취해야 하는가?
   ① 접종을 보류하고 발열이 없을 때에 방문할 것을 재계획한다.
   ② 어머니에게 백신 접종에 대해 교육하고 다음 날에 접종하도록 한다.
   ③ 경구로 acetaminophen을 투약하고 예방접종을 한다.
   ④ 예방주사에 필요한 적정농도를 검사하고 결과를 얻게 될 때까지 접종을 보류한다.

9. Cyclophosphamide(Cytoxan)과 digoxin(Lanoxin)을 투약받는 다발성 경화증 대상자가 오심으로 인한 불편을 호소한다. 다음 중 간호사가 최우선 순위에 두어야 하는 행동은?
   ① Cyclophosphamide의 수치를 평가한다.
   ② 매일 경구용 진토제를 투약한다.
   ③ 6번의 적은 양으로 식사를 제공한다.
   ④ Digoxin의 레벨을 측정한다.

10. cyclosporine(Sandimmune)을 투여받고 있는 환자가 일을 할 때, 간호진단과 중재 중 가장 우선순위가 높은 것은 어느 것인가?
   ① 비효율적인 관류 위험: 고혈압을 모니터한다.
   ② 통증: 처방된 진통제를 투여한다.
   ③ 수분 부족: 수분 섭취를 격려한다.
   ④ 의식상태의 변화: 주의사항을 지킨다.

책 속의 책 16쪽

CHAPTER 9

피부계 약물

(integumentary system medications)

Lynn Wumett Nicholls, RN, MSN

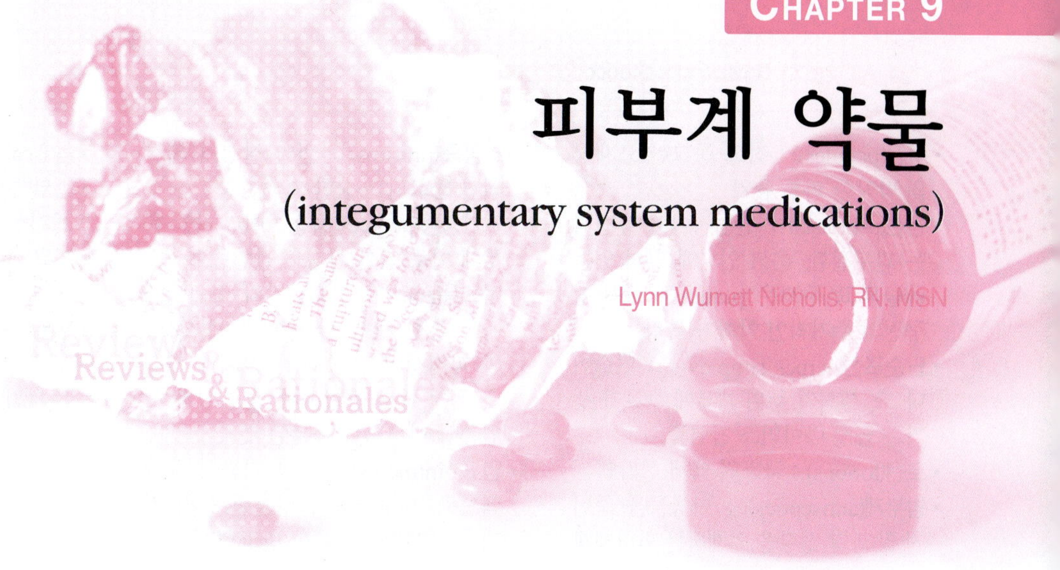

차 례 Chapter Outline

- 일반 제제(general agents)
- 항소양제(진양제; antipruritics)
- 피질스테로이드(corticosteroids)
- 여드름 치료제(acne medications)
- 괴사조직 제거제(debriding medications)
- 보호제제(protective agents)
- 항감염제(anti – infectives)
- 각질 연화제(keratolytics)
- 화상 치료제(burn medications)

목 적 Objectives

- 피부흡수 원리를 설명한다.
- 국소제제의 일반적 속성을 안다.
- 피부계 약물의 작용, 목적, 안전한 사용에 대해 설명한다.
- 피부계 약물 투여 시의 간호를 설명한다.
- 피부계 약물 투여 시의 치료 목적을 설명한다.
- 피부계 약물과 관련된 중요한 환자 교육사항을 열거한다.

용어해설 Review at a Glance

- 구진(papules) : 작고 동그란 표재성의 딱딱한 피부 융기
- 건선(psoriasis) : 만성적이고 유전되는 피부질환. 은색 인설에 덮여 있는 돌출되고 두꺼운 plaque와 홍반성 구진의 주기적인 악화가 특징
- 단순포진(herpes simplex) : 입술이나 코, 생식기 주위 피부에 수포가 생기는 급성 바이러스 감염증
- 로션(lotions) : 국소적 액체 현탁액
- 방부제(antiseptics) : 미생물을 죽이지 않고 그 성장을 억제하는 화학제제
- 소양증(pruritus) : 원인 질병이 해결되면 완화되는 심한 가려움증
- 이기생증(pediculosis) : 머리, 몸, 음부에 이로 인한 기생충 감염증
- 여드름(acne) : 청소년기와 청년에게 가장 흔한 만성 피부질환으로, 모낭과 피지선이 감염된다. 얼굴과 가슴 및 등에 주로 발생하며, 염증성과 비염증성 병변으로 구분된다.
- 연고(ointments) : 물과 기름의 유탁액으로, 바셀린이나 라놀린 등의 기제에 의약품을 함유한 반고형제
- 옴(scabies) : 진드기 감염증
- 족부백선(tinea pedis) : 발에 생기는 표재성 곰팡이 감염
- 파우더(powder) : 고형약 또는 혼합약을 곱게 부순 것
- 피부연화제(emollients) : 각질층에 수분을 공급하여 피부를 부드럽게 만드는 폐쇄성 제제
- 크림(creams) : 물과 기름의 유탁액으로, 연고보다는 좀더 복합제제

✓ PRETEST

1. 건선으로 새로 진단 받은 환자가 치료를 위해 betamethasone(Diprolene)을 처방받았다. 교육이 더 필요하다고 생각되는 것은 어느 것인가?

① 이 약은 나의 여드름 치료에 도움을 줄 것이다.
② 체온이 오르면 보고해야 한다.
③ 약을 사용한 후 피부를 노출하거나 살짝 가려야 한다.
④ 문제가 있는 피부에만 사용해야 한다.

2. 농가진으로 진단받은 아이에게 처방될 것으로 예상되는 가장 적절한 국소제제는?

① Ketoconazole (Nizoral)
② Mupirocin (Bactroban)
③ Capsaicin (Capsin)
④ Acyclovir (Zovirax) ointment

3. 약한 비누를 사용해야 하는 피부질환을 가진 대상자에게 다음 중 어느 것을 사용하도록 교육해야 하는가?

① Dial™ ② Safeguard™
③ Dove™ ④ Ivory™

4. 피부간호 연구 프로젝트의 참여자가 간호사에게 자외선차단제를 추천해달라고 하였다. 가장 좋은 이론적 근거는 무엇인가?

① 자외선차단제는 자외선을 중화시킨다.
② 자외선차단제는 방수이기 때문에 자외선을 차단한다.
③ 자외선차단제는 자외선을 흡수하고 다른 신체 부분으로 열을 나누어 준다.
④ 자외선차단제는 자외선 흡수와 반사로 인한 볕에 타는 것을 예방한다.

5. 이기생증 감염을 치료하기 위한 환자에게 약과 적용방법에 대해 어떻게 교육해야 하는가?

① chlorhexidine(Hibiclens): 멸균 장갑을 착용한다.
② lindane(Kwell): 12~24시간 그대로 둔다.
③ collagenase(Santyl): 손가락 끝을 사용한다.
④ terbinafine(Lamisal): 얇은 층에 사용한다.

6. 성인환자에게 permethrin(Elimite Cream)이 처방되면 약물 사용에 대한 교육을 해야 한다. 적절한 순서대로 나열하면?

① 선호하는 샴푸로 머리를 감는다.
② 두피에 약을 사용하고 10분이 지나면 머리를 헹군다.
③ 로션이 두피와 머리에 충분히 배어들게 한다.
④ 고운 빗으로 머리를 빗는다.

7. 여드름이 있는 대상자에게 다음 중 가장 효과적인 약은?

① Mafenide(Sulfamylon)
② Benzoyl peroxide
③ Chlorhexidine(Hibiclens)
④ Cryotherapy

8. 여드름 치료에 사용되는 국소제제 중 복용방법에 대한 주의사항이 필요한 것은?

① Adapalene(Differin)
② Penicillin G
③ Clindamycin(Cleocin T)
④ Isotretinoin(Accutane)

9. 화상으로 인해 silver sulfadiazine(Silvadene)을 사용한 후 약물의 효과를 보기 위해 사정해야 하는 것은 무엇인가?

① 체온 측정
② 매일 체중측정
③ 혈청 칼륨 수치 측정
④ 피부표면의 죽은 조직의 탈락 정도를 사정

10. 첫 24시간 동안 화장환자에게 가장 일반적으로 발생하는 합병증을 관리하기 위해 사용되는 약물은 어느 것인가?

① Famotidine(Pepcid) 12시간마다 20mg 정맥주사
② 식후에 Calcium-based antacids
③ Furosemide(Lasix) 20mg 2회 정맥주사
④ Crotamiton(Eurax) 크림, 2일 동안 하루 한번 적용

책 속의 책 17쪽

section 01 General Agents

일반 제제

1. 비 누(soaps)

(1) 작용 및 용도

① 데오도란트(deodorant) 비누는 국소 항세균제인 triclosan이나 triclocarban을 함유한 상대적으로 독한 비누(harsh bar)이다. 이는 나쁜 체취를 없애고 세균전파를 예방하며, 피부 감염의 치료를 돕는다.

② 진짜 비누(true soap)는 기계적으로 세균을 제거하고 피지와 먼지를 제거하는 데 효과적이다.

③ 합성 세정비누(synthetic detergent bar)는 좀더 부드러우며, 미용비누(beauty bar)로 알려진 제품들로 구성된다.

④ 알레르기 민감성은 비누에 향기, 염료, 항세균제나 기타 첨가물들로 인해 발생할 수 있다.

⑤ 샴푸의 청결 성분은 세정력과 거품을 만드는 데 서로 다른 효과가 있는 청결제이다.

⑥ 약용 샴푸는 비듬과 지루성 피부염, 건선(psoriasis가 돌출되고 두꺼운 은색 인설에 덮여 있는 plaque와 홍반성 구진의 주기적인 악화가 특징인 만성 피부질환)에 사용될 수 있다.

Box 9-1

비누(soaps)와 샴푸(shampoos)

■ 비 누

- Deodorant soaps : 독함
  Dial™/Lever 2000™/Safeguard™
- True soaps
  Ivory™
- Synthetic detergent soaps : 순함
  Dove™/Oil of olay™/Neutrogena™/Tone™

■ 샴 푸

- 비약품 : 열거하기에 너무 많음
- 약 품 : Head & shoulders™ intensive treatment Dandruff shampoo(selenium sulfide 1%) and other related products
- Selsun Blue™ Dandruff shampoo and other related products

(2) 일반적인 약물 Box 9-1

(3) 간 호

① 피부증상과 과거력을 사정한다.

② 비누와 샴푸를 선택하여 사용 시에 국소적 역작용이나 과민상태를 감시한다.

③ 어떤 샴푸는 소아에게 사용하면 안 되므로 주의깊게 제품설명서를 읽는다.

(4) 교 육

★ ① 비누는 건조한 피부를 가진 사람들에게, 특히 습도가 낮은 겨울에 자극이 될 수도 있음을 대상자에게 설명한다.

★ ② 만약에 건조한 피부가 문제라면 목욕 후에 보습제품 사용을 권장한다.

③ 처방된 샴푸의 적절한 사용법을 교육한다.

2. 청결제(cleansers)

(1) 작용 및 용도

① 청결제는 수술 전 피부 청결에 사용된다.

② 청결제는 상처나 찰과상의 치료에 사용될 수 있다.

③ 제제에 따라 정균 또는 살균작용을 나타낼 수 있다.

(2) 일반적인 약물 표 9-1

(3) 간 호

① 피부증상과 과거력을 사정한다.

② 국소제제 사용 시의 부작용으로 국소적 과민상태나 건조함을 감시한다.

표 9-1 청결제(cleansers)

제 제	사 용 법
Povidone-iodine (Betadine, Betagen, Aerodine, Iodex 등)	살균작용
Iodine(Iodine Topical, Iodine Tincture)	청결작용
Benzalkonium chloride(Benza, Zephiran)	정균작용 : Pseudomonas 종의 성장을 도울 수도 있다. 비누에 의해 불활 : 폐쇄 드레싱으로 덮으면 안 된다.
Alcohol	살균작용 : Povidone-iodine과 같은 효과 아님
Hydrogen peroxide	살균제 :물리적인 효과(새로 자라는 세포를 지속적으로 제거하므로 상피가 형성된 후에는 사용하지 않는다.)
Chlorhexidine gluconate (Hibiclens, Dyna-Hex, Exidine, Hibistat, Peridex)	청결작용
Hexachlorophene(Phisohex, Septisol)	
Oxychlorosene sodium (Clorpactin XCB, Clorpactin WCS-90)	
Sodium hypochlorite(Dakin's)	

(4) 교 육

① 처방된 청결제의 적절한 사용법을 교육한다.

② 상처나 찰과상이 있다면 염증 과정과 상처치유 과정에 대해 설명한다.

3. 로 션(lotions)

(1) 작용 및 용도

① 로션은 역사적으로 '흔드는 로션(shake lotion)' 혹은 물 속에 가루를 넣은 부유액이었다.

② 흔드는 로션은 물이 증발하고 가루가 피부에 남아서 건조한 효과를 낸다.

③ 묽고 일정한 농도의 현대 액체 유액은 로션에서 파생되었다.

(2) 일반적인 약물

Calamine lotion(Calamox, Resinol, Clamatum) : 이는 calamine, zinc oxide, glycerin bentomite magma, calcium hydroxide 등의 함유제제이다.

(3) 간 호

① 사용 전에 로션을 흔들어 부유액 속의 가루를 골고루 섞어 준다.

② 국소제제의 국소적 · 전신적 역작용을 감시한다.

(4) 교 육

① 처방된 로션의 적절한 사용법을 교육한다.

② 올바른 도포를 위해 가능하다면 처음 사용시에 감독한다.

★ ③ Calamine lotion 중 어떤 제제는 졸음을 유발 가능한 diphenhydramine(Benadryl)을 포함하고 있음을 설명하고, 약의 효과를 알 때까지는 조심스럽게 사용해야 한다.

4. 피부연화제(emollients)

(1) 작용 및 용도

① 각질층에 수분을 공급하고 건조한 각질층의 사이를 메워 피부를 부드럽게 만들어 주는 폐쇄성 제제이다.

② Silicone oil, propylene glycol, isopropyl palmitate, octyl stearate를 포함한다.

③ 드러나고 손상된 신경종말로 인한 소양감을 감소시킬 수 있는 피부보호제의 기능도 있다.

④ 보습제는 피부의 피지기능을 모방한 것으로 이는 폐쇄성과 흡습성의 기전에 의한다.

⑤ 흡습기능은 피부에 촉촉함을 유지하는 기능을 한다(예 glycerin, sorbitol, propylene glycol).

(2) 일반적인 약물 Box 9-2

(3) 간 호

① 피부증상과 과거력을 사정한다.

★ ② 제품설명서에 다른 방법이 설명되지 않았다면, 목욕 후 피부가 약간 촉촉해져 있을 때에 사용한다.

(4) 교 육

① 좋은 품질의 보습제를 비처방약으로도 찾을 수 있음을 설명한다.

② 피부연화제의 적절한 사용법을 교육한다.

Box 9-2

피부 연화제(emollients)

- Aquaphor
- Cetaphil lotion
- Curel moisturizing lotion
- Dermasil lotion
- Eucerin creme or lotion
- Eucerin Plus creme
- Eucerin Plus lotion
- Eucerin Light lotion
- Keri lotion
- Lac-Hydrin cream
- Lac-Hydrin lotion 12%(prescription only)
- Lubriderm dry skin lotion
- Lubriderm sensitive lotion
- Lubriderm Bath & Shower Oil
- Moisturel lotion
- Neutrogena emulsion
- Penecare lotion
- White petrolatum

5. 피부보호제(protectants)

(1) 작용 및 용도

① 피부가 너무 습하지 않게 보호하도록 만든 여러 제품이 있다.
② 기저귀 발진, 땀띠, 쓸려서 벗겨짐의 방지와 치료를 도와준다.

(2) 일반적인 약물 Box 9-3

(3) 간 호

① 피부증상과 과거력을 사정한다.
② 기대한 효과가 나타나는지 피부를 관찰한다.

(4) 교 육

① 가루 형태는 사용 시에 흡입되지 않도록 얼굴에서 멀리 떨어져서 사용하도록 설명한다.
② 몇 몇 제제는 상처난 피부에 사용할 수 없음을 설명한다.
③ 만일 기저귀 발진이나 피부 과민반응이 제제 사용 7일 후에도 없어지지 않거나 나빠질 경우, 건강 전문가에게 상담하도록 설명한다.

Box 9-3

피부보호제(protectants)

- A and D ointment(lanolin, petrolatum 등)
- A and D Medicated Diaper Rash Ointment(white petrolatum, zinc oxide, cod liver oil, light mineral oil 등)
- Balmex ointment(zinc oxide, balsam Peru, beeswax, mineral oil 등)
- Caldesene Medicated Powder or ointment(powder : calcium undecylenate; ointment : white petrolatum, zinc oxide 등)
- Clocream Skin Protectant Cream(cod liver oil 온스에 비타민 A · D 각각 1온스 포함)
- Desitin Cornstarch Baby Powder(cornstarch 10%와 zinc oxide)
- Desitin Ointment(petrolatum-lanolin에 cod liver oil 40%와 zinc oxide)

6. 치료적 목욕(therapeutic baths)

(1) 작용 및 용도

① **일반적인 원칙** : 목욕요법은 광범위한 피부의 치료를 위해 목욕을 하거나 몸을 담그는 것이다.
② 가피, 인설, 전에 바른 약물을 제거하기 위해 시행한다.
③ 소양증과 급성 피부병을 경감시키는 데에 도움을 준다.
④ 물속에서 약물을 적용할 수 있게 한다.
⑤ 물의 온도는 섭씨 37.7~46도를 유지해야 한다.
⑥ 20~30분 동안 목욕을 시행해야 한다.
⑦ 목욕물은 1/3~1/2를 채워야 한다.

(2) 일반적인 약물 표 9-2

(3) 간 호

① 탈락, 배액, 냄새, 색, 온도와 같은 피부의 상태를 사정한다.
② 목욕 이전에 통증을 사정한다.
③ 관절가동범위, 환자의 안전을 위해 특히 오일이 남아 있는지 등을 사정한다.
④ 목욕 중 환자를 보조하기 위해 깨끗한 장갑을 착용한다.
⑤ 목욕물은 1/3~1/2를 채워야 한다.
⑥ 타르 약물을 사용하는 경우 휘발성 향이 발생하므로 목욕탕을 잘 환기시켜야 한다.
⑦ 치료효과를 보기 위해 피부를 사정한다.
⑧ 목욕하는 동안 목욕물과 목욕탕의 온도가 변화하지 않도록 한다.

(4) 교 육

① 목욕 오일을 사용하는 경우에 낙상을 예방하는 방법 등 안전교육
② 목욕 후 피부가 건조되면서 생기는 얼룩
③ 목욕으로 인한 효과
④ 목욕 후 가벼운 차림의 옷을 입는 것

7. 침액 및 습식 드레싱제(soaks and wet dressings)

(1) 작용 및 용도

① 일반적인 원칙
- 물기가 스며나오거나 삼출성이거나 딱지가 형성된 급성 병변 등은 수분이 함유된 마른제제를 사용한다.
- 인설이 생기는 만성 병변은 보습과 윤활이 되는 제제를 사용한다.

★ ② 개방성 침액(open soak) : 하루에 3번, 20분 동안 적용한다.
★ ③ 폐쇄성 침액(closed soak) : wet soak 위에 물이 통과하지 못하는 물질을 사용한다. 이 방법은 열을 보존하여 괴사조직 제거에 효율적이지만, 침연(maceration)이 생기기 쉽다.
하루에 2~3번을 1~2시간 동안 적용한다.
④ 지속적 폐쇄성 침액(continuous closed soak) : 두꺼운 가피를 치료하기 위해 24시간 동안 적용하며, 하루에 4~5번 정도 wet dressing을 갈아주는 것이 중요하다.

(2) 일반적인 약물 표 9-3

일반 치료적 목욕 첨가제(common additives to therapeutic baths)

표 9-2

일반명/상품명	적 응 증
water	습식 드레싱 효과를 제공
saline	넓게 퍼진 부위의 치료
colloidal(Aveeno, oatmeal)	소양증의 감소
Sodium bicarbonate	완화효과, 발진이 있는 경우, 피부를 시원하게 함
medicated tars	건선과 습진
bath oil	급성 습진 시에 보습 작용과 소양증 감소
starch	피부 완화

침액 및 습식 드레싱제(soaks and wet dressings)

표 9-3

제 제	사 용 법
Burow's Solution(Bluboro Powder, Boropak Powder, Domeboro, Pedi-Boro Soak Paks) : 5% aluminum acetate 용액 혹은 수돗물 1pint에 1 Domeboro tablet)	단백질의 침전으로 삼출물을 감소시키는 수렴제로 작용
Acetic Acid 0.1~1% 용액 : 1quart 물에 ½컵 white vinegar	Pseudomonas로 인한 상처 감염에 도움이 된다.
Potassium Permanganate : 1 : 4,000~1 : 16,000 용액	진균 감염에 유용하나 착색으로 사용 정도가 낮다.
소금물 : 1quart 물에 소금 1tbsp	습윤 효과

(3) 간 호

① 피부증상과 과거력을 사정한다.

② 기대한 효과가 나타나는지를 살펴본다.

(4) 교 육

① 건강관리 기관에서 처방된 soak procedure 수행한다.

② 퇴원 예정이라면, 처방된 soak 형태와 방법을 대상자에게 교육한다.

8. 도포제(rubs and liniments)

(1) 작용 및 용도

좌상, 염좌, 멍, 단순한 요통이나 관절염 등으로 인한 근육과 관절의 약한 통증을 일시적으로 완화시키기 위한 일반 의약품(OTC) 제제이다.

(2) 일반적인 약물 Box 9-4

Box 9-4

도포제(rubs & liniments)

- Aspercreme external analgesic rub with aloe : 크림이나 로션으로 사용 가능(available as creme, lotion), trolamine salicylate, aloe vera gel 등 포함.
- Bengay external analgesic products : 연고, 크림, 관절염 처방 크림, alcohol이 포함된 gel과 methyl salicylate, camphor에 멘톨 포함.
- Sportscream external analgesic rub : 크림이나 로션으로 사용 가능, trolamine salicylate, acetyl alcohol 등 포함.
- Therapeutic mineral Ice, pain relieving gel, Ice hot menthol 등
- Capsaicin(capsin) : 고추(가루)의 주성분

(3) 간 호

① 사용할 제제를 선택하기 위해 증상을 사정한다.

② 기대한 효과가 나타나는지를 살펴본다.

(4) 교 육

① 약을 적용하기 전에 다른 연고나 크림, 스프레이, 도포제 등은 깨끗이 닦아 낸다.

② 이환된 부위에 적용하되, 하루에 3~4번 이상 사용하지 않는다.

③ 주의해야 할 지시 사항이 있는 제품은 설명해 준다(예 BenGay는 보온패드나 탄력밴드와는 같이 사용할 수 없다).

9. 파우더(powders)

(1) 작용 및 용도

습도를 흡수하고 유지하며 침상과 피부 간에 마찰을 줄여 주는 흡습성 물질

(2) 일반적인 약물 : bentonite, cornstarch, talc, zinc oxide

(3) 간 호

① 피부탈락과 마찰 감소의 증상을 사정한다.

② 피부를 깨끗하고 건조하게 유지한다.

(4) 교 육

① 일반적인 피부간호와 적절한 파우더 사용을 교육

② 압력을 감소하고 체위변경시의 마찰을 피하는 등 체위변경의 중요성 교육

표 9-4 자외선 차단 제제(sunscreen preparations)

상 품 명	SPF	주요 성분
Coppertone Broad Spectrum Lotion	25	avobenzone, benzophenones, cinnamates
DuraScreen	15	benzophenones, cinnamates
Johnson's Baby Sunblock Lotion	30	benzophenones, cinnamates, salicylates
Neutrogena Sunblock	30	cinnamates, menthyl anthranilate, octocrylene
Shade UVA/UVB	15, 25, 30, 45	avobenzone benzophenones, cinnamates
Sundown Sport	15	titanium dioxide, zinc oxide
Total Eclipse Lotion	15	benzophenones, salicylates, PABA
Water Babies UVA/UVB	12, 25, 30, 45	benzophenones, cinnamates, ococrylene

section 02 Protective Agents 보호제제

1. 정 의(description)

① 이 section에서는 햇빛차단제와 보호용 dressing에 대한 논의에만 국한한다.

② 기타 제제는 보호가 되는 것들로 보호제(protectants)로 이전에 논의했다.

2. 자외선 차단제(sunscreen preparations)

(1) 작용 및 용도

① 이는 피부암을 예방할 수 있기 때문에 중요하다.

② 자외선 차단제는 햇볕에 화상을 입는 주요 요인인 자외선(ultraviolet light; UVL)의 복사를 흡수한다.

③ 자외 B선(ultraviolet B ray)을 흡수하는 성분은 cinnamates, p-aminobenzoic acid(PABA), PABA esters 또는 salicylates를 포함한다.

④ 자외 A선을 흡수하는 성분은 benzophenones를 포함한다.

⑤ 물리적 자외선 차단은 빛을 반사하거나 흩어지게 하여 피부 투과를 방지한다.

⑥ 물리적 자외선 차단은 titanium dioxide, zinc oxide, talc 같은 성분을 포함한다.

★ ⑦ 자외선 차단제의 효과는 광선차단인자(sun protection factor; SPF)로 표시된다. 즉, 'SPF 6'은 자외선 차단제를 사용하지 않았을 때보다 6배 차단 효과가 있다는 의미이다.

⑧ 자외선차단제는 12~80 SPF 범위

⑧ 내수성(water-resistant) 자외선 차단제는 물 속에서 약 40분 정도 지속된다.

⑨ 방수(waterproof) 자외선 차단제는 물 속에서 약 80분 정도 지속된다.

(2) 일반적인 약물 표 9-4

피부보호와 SPF(required skin protection and SPF)

표 9-5

required skin protection	SPF
minimal	2~11 SPF
moderate	12~29 SPF
high	30 이상

(3) 간 호 : 효과적으로 사용하지 못한 경우, 피부 그을림 정도를 사정하기.

(4) 교 육

① 쉽게 햇볕에 그을리는 대상자에게는 SPF 15 이상의 제품을 사용하도록 한다.

② 자외선 차단제가 눈에 들어가지 않도록 주의한다.

③ 매일 오전 10시부터 오후 3시까지 외출 시에는 자외선차단제를 사용한다.

④ 매 2시간마다 또는 제품 사용 설명서에 나와 있는 대로 수영이나 땀을 많이 흘린 경우에 자외선차단제를 다시 바른다.

⑤ 필요에 따라 자외선차단제를 선택하여 사용한다. 표 9-5

3. 보호 드레싱(protective dressings)

(1) 작용 및 용도

① 특정한 상처치료를 위한 폐쇄적 생합성 드레싱을 의미한다.

② 예를 들어, DuoDERM(hydrocolloid dressing 제제)은 제제가 녹아 상처 삼출액과 젤리 양상의 표면을 이루어서 상처를 촉촉하게 하고 치유를 촉진한다.

(2) 일반적인 약물 표 9-6

(3) 간 호

① 과거력과 모든 피부 상처를 과거력을 포함해서 사정한다.

② 삼출액이 새지 않는지, 드레싱이 잘 붙어 있는지, 상처가 주름지거나 좋지 않은 냄새가 나진 않는지 등을 매일 살펴본다.

★ ③ 삼출액이 새거나 드레싱이 유지되지 않거나 좋지 않은 냄새가 나면, 바로 드레싱을 교환한다.

★ ④ 상처 삼출액이 많다면 매일 혹은 이틀에 한 번씩 드레싱을 바꿔 주어야 하지만, 일반적으로는 3~7일 동안 드레싱을 유지한다.

⑤ 드레싱 교환 시에 제거하기 어려운 딱지를 제거하려 애쓴다면 주위 피부가 상처받을 수 있고 시간이 지나면 떨어지기 때문에 남겨 놓는다.

(4) 교 육 : 어떤 생합성 제제를 처방받더라도 잘 쓸 수 있도록 교육한다.

표 9-6 일반 상처 보호드레싱(common protective wound dressings)

Dressings	산소 투과	수증기 투과	세균 차단	삼출액 흡수	투명도	접착성
Bioclusive	+	+	−	−	+	+
DuoDERM	−	−	+	+	−	+
Geliperm	+	+	+	+	+	+
Intrasite	−	−	+	+	−	+
Op-site	+	+	+	−	+	+
Replicare	−	−	+	−	−	+
Tegasorb	−	−	+	+	−	+
Tegaderm	+	+	?	−	+	+
Vigilon	+	−	−	+	+	−
Zenoderm	+	+	+	+	+	+

※ + : 위의 작용이 있다. − : 위의 작용이 없다. ? : 작용 여부가 불명확하다.

section 03 Antipruritics 항소양제

(1) 정 의

① 항소양제는 소양증으로 알려진 심한 가려움증에 쓰는 약이다.

② 기타 여러 피부문제들보다는 소양증으로 많은 대상자들이 건강 관리자를 방문한다.

③ 소양증은 여러 원인이 있으며 각각의 이유에 맞는 치료가 필요하다.

④ 소양증의 형태로는 겨울 소양증, 노인성 소양증, 단순 만성 가려움증, 외이염, 항문 소양증(예 아이들에게 요충 감염), 성기 소양증 등이 있다.

(2) 작용 및 용도

① 몇 형태의 소양증에는 항소양제 치료에 염증을 감소시키기 위한 corticosteroid 연고의 사용과 수분공급을 증진시키는 방법을 병행한다.

② 때로 전신적 항히스타민제를 사용할 필요도 있다.

③ 항소양제 로션은 액체 안에 파우더를 포함하고 있어 잘 흔들어서 사용해야 한다. 파우더는 소양증이 있는 부위를 치료하는 성분을 지니고 있다. 소양증이 있는 부위에 3~4시간마다 또는 처방대로 약물을 사용한다.

(3) 일반적인 약물 Box 9-5

Box 9-5

항소양제(antipruritic agents)

■ 로션이나 크림
- Aveeno anti-itch lotion or cream
- Aveeno moisturing lotion or Cream
- Eucerin creme or lotion
- Sarna topical lotion(장뇌, 멘톨, 페놀)
- Zonalon cream

■ 수분 공급 목욕제
- Aveeno(colloidal oatmeal)
- Aveeno oil(colloidal oatmeal, 미네랄 오일, glyceryl stearate 등)

■ 전신적 히스타민1 수용체 차단제
- Hydroxyzine hydrochloride(Atarax)
- Hydroxyzine pamoate(Vistaril)
- Chlorpheniramine(Chlor-Trimeton)
- Cyproheptadine hydrochloride(Periactin)

■ 안전성 미확인
- Benzocaine and other "-caine" 유도체
- Astemizole(Hismanal) 같은 항히스타민제

(4) 간 호

① 피부 증상과 관련된 전신적 증상과 과거력을 사정한다.

② 국소적 사용으로 인한 국소 부작용과 전신 부작용을 모니터한다.

③ 항콜린제 형태의 전신적 항히스타민제를 사용하는 경우, 항콜린성 부작용을 모니터한다.

(5) 교 육

★ ① 목욕은 일주일에 1~2회 정도로 제한하고, 반드시 순한 비누를 사용해야 하며 어떤 비누든 적게 사용해야 한다.

★ ② 긁는 것으로 인해 문제가 발생하지 않도록 하고, 긁고 상처가 나는 것이 반복되지 않도록 한다.

③ 시원한 환경(특히 침실)을 유지하도록 한다.

section 04

Anti – infectives

항감염제

1. 항균제(antibacterials)

(1) 작용 및 용도

① 피부감염을 일으키는 가장 일반적인 세균은 *streptococcus pyogens*와 *staphylococcus aureus* 이다.

② 어떤 연고형 항생제는 *Propionibacterium acnes*의 성장을 방해하고 여드름의 염증성 병변을 감소시킨다.

③ 연고형 항균제 치료는 상처의 감염을 예방하기 위해 사용되기도 한다.

(2) 일반적인 약물 표 9-7

(3) 간 호

① 과거력과 피부증상을 사정한다.

② 예전에 사용했던 제제의 어떤 성분에 과민성이 있는지를 사정한다.

③ 피부자극과 감염을 감시한다.

(4) 교 육

① 항균 연고를 바르기 전에 손을 씻도록 교육한다.

② 장갑을 착용하는 것이 좋다.

③ 일반적으로 이런 제제는 이환된 부위에 부드럽게 충분한 양을 적용해야 한다.

④ 드레싱의 적용 여부는 처방 지시에 따른다.

⑤ 아물지 않거나 상태가 좋아지지 않는다면 보고한다.

⑥ gentamicin sulfate를 사용하는 경우, 햇빛으로부터 피부를 보호해야 한다(광과민 위험성).

2. 항바이러스제(antivirals)

(1) 작용 및 용도

① 피부 단순 herpes(이는 입술과 코, 서혜부 주위의 작은 피부수포의 형성으로 특징되는 급성 바이러스 감염증)의 치료에 사용된다.

② Herpes zoster에도 사용될 수 있다.

③ 때로 어떤 감염에는 구강제제들이 피부연고 대신에 더 필요할 수도 있다.

표 9-7 항균제와 항바이러스제(antibacterial and antiviral agents)

약 물	성인 용량	작용 기전	적 응 증
Bacitracin(Baciguent Topical)	1일 5회 상처부위에 사용, 필요시에 무균 드레싱을 적용	세포벽 합성 방해	약한 찰과상의 포도상구균의 일차적 치료, 표재성 피부감염의 치료
Bacitracin, polymyxin B, neosporin (Mycitracin Topical, Neomixin Topical, Neosporin Topical, Triple Actibiotic Topical)	1일 3회 상처부위에 사용, 필요시에 무균 드레싱을 적용	세포벽 합성방해, 30S 리보솜 억제	*Bacillus subtilis*, *Streptomyces fradiae*와 이차적 피부 문제의 치료에 일차적으로 사용
Chloramphenicol(Chloromycetin)	골수 억압이 나타나면 사용하지 않음, 필요시 국소적 사용만 함	세포벽 합성 억제	*Streptococcus venezuelae*
Clindamycin phosphate (Cleocin T, ClindaDerm Topical Solution)	상처부위에 2회 얇게 도포 질 : 7일 동안 취침 전 1회 사용	단백질 합성억제, 세포 사멸 야기	여드름과 세균성 질염의 치료
Erythromycin & benzoyl peroxide (Benzamycin)	여드름: 아침, 저녁에 사용 피부용 연고: 1일 1~5회 상처부위에 사용	정균작용이나 살균작용, 세포막에 결합, 단백질 기능변화, 세포사멸 야기	여드름 치료, 약한 찰과상, 민감성 피부 세균으로 인한 감염 예방
Gentamicin sulfate (G-mycin Topical)	1일 3회~4회 사용하며 필요시에 무균 드레싱 적용	그람 음성 세균의 단백질 합성 저해, 세포막을 분열하여 세포 사멸 야기	약한 찰과상과 표재성 피부 감염의 치료
Meclocycline sulfosalicylate (Meclan Topical)	오전과 취침 전 상처부위에 사용	Propionibacterium acnes의 성장을 억제, oxytetracycline의 유도체 합성	*Propionibacterium acnes*의 성장을 억제
Metronidazole (MetroGel, Metro Cream)	3~9주 동안 염증성 구진, 농포, 장미상 홍반 부위에 2회 사용 질: 임신 안한 여성에만 사용, 5일동안 1일 1~2회 질내 사용	세포 사멸을 야기하는 혐기성 세균의 DNA 합성 억제	염증성 구진, 농포, 장미상 홍반의 치료, *Gardnerella vaginalis*의 치료
Mupirocin(Bactroban)	작고 얇은 층의 상처부위에 3회 사용	세균의 tranfer-RNA와 결합하여 세포 단백질 합성을 억제	*Staphylococcus aureus*, *β-hemolytic Streptococcus*, *S. Pyogenes*로 인한 농가진의 치료제로 사용
Neomycin (Mycifradin Sulfate Topical)	1일 1~3회 상처부위에 사용	Streptomyces fradiae에서 얻어진 aminoglycoside계 항생제	눈, 귀, 피부 감염의 단기간 치료
Tetracycline (Achromycin Topical, Topicycline Topical)	깨끗이 씻은 후, 2회 사용	Streptomyces fradiae에서 추출된 광범위 항생제	표재성 피부 감염의 치료

표 9-7

약 물	성인 용량	작용 기전	적 응 증
Acyclovir(Zovirax)	상처부위에 0.5인치의 리본으로, 1일 6회 부드럽게 문지름	바이러스의 DNA 복제를 방해	재발하는 입술 헤르페스
Docusanol(Abreva)	10일 동안 1일 5회 사용		재발하는 입술 헤르페스
Imiquimod(Aldara)	얇은 층의 사마귀에 사용하며 16주 동안 취침 전에 매주 3회 부드럽게 문지르고 비누와 물로 imiquimod를 제거		외부 생식기 사마귀, 회음부와 항문의 사마귀의 치료, 얼굴의 비고케톤성 햇빛으로 인한 각화증, 기저세포암
Penciclovir(Denavir)	얇은 층에 사용하며 4일 동안 취침 중을 제외한 매 2시간마다 사용		건강한 사람의 입술 헤르페스의 치료, 입술과 얼굴의 입술 헤르페스

(2) 일반적인 약물 : Acyclovir 5% ointment(Zovirax)

(3) 간 호

① 간호력과 피부증상을 사정한다.

② 연고제제의 국소적 역작용(약한 통증, 작열감, 자상)을 감시한다.

(4) 교 육

① 항바이러스 연고제를 바르기 전에 손을 씻는다.

② 다른 신체 부위에 접촉을 피하는 약을 사용할 때 소독 장갑이나 손가락 씌우개를 사용한다.

③ herpes 병변이 보이기 시작할 때부터 적용한다.

④ 이환 부위에 부드럽고도 충분히 바른다.

⑤ 병변 부위를 깨끗하고 건조하게 유지하고 헐렁한 옷을 입도록 한다.

⑥ 피부 병변이 있는 동안 성관계는 하지 않도록 설명한다.

3. 항진균제(antifungals)

(1) 작용 및 용도

① 평편한 곳(부드럽고 털이 없는 곳)에 감염이나 질병이 있는 대상자만 항진균 연고로 치료가능하다.

② 털과 손톱까지 감염이나 광범위한 병소가 있는 대상자는 전신적 치료를 받아야 한다.

③ 국소제제의 이점 : 심각한 역작용이 없다. 약물 간의 상호작용이 없다. 처방없이 살 수 있는 제제도 있다. 이환된 부분만 국소적 치료가 가능하다. 진단검사로 감시할 필요가 없다.

④ 새로운 약은 과거에 사용되었던 각질 용해제와 소독제(antiseptics의 성장을 방해하는 화학제제로 미생물을 반드시 죽이지는 않음)의 사용을 감소시킬 수 있다.

(2) 일반적인 약물

① 국소제제는 표 9-8 을 참고한다.

② 구강제제에는 fluconazole(Diflucan), griseofulvin(Fulvicin, Grispeg), itraconazole (Sporanox), ketoconazole(Nizoral), terbinafine(Lamisil) 등이 있다.

(3) 간 호

① 과거력과 모든 피부증상을 사정한다.

② 외상이나 건강문제, 면역억제 상태, 개인위생, 감염원에 노출여부 등 원인 요소를 사정한다.

★ ③ 국소제제의 국소적 역작용을 감시한다. 종종 자극성, 작열감, 특정 제제에 한정된 따끔거리는 느낌 등을 포함한다.

④ 진행 중인 상처에 gentian violet을 사용하지 않는다.

★ ⑤ 피부 민감성을 사정한다. 발적, 종창, 삼출물이 심해지거나 치료 시작 전엔 없었던 작열감이나 가려움증이 나타나면 보고하도록 한다.

⑥ 흡수율이 단지 3～6%이므로 국소제제의 전신 효과는 무시해도 괜찮다.

⑦ 국소적으로 amphoteracin 치료를 시행하기 전에 적용 부위의 배양검사를 시행한다.

(4) 교 육

① 깨끗하고 건조한 피부에 제제를 적용한다.

② 다른 지시가 있지 않으면 공기 중에 노출시키고 보호 드레싱은 하지 않는다.

★ ③ 족부 백선같은 진균 감염을 예방하기 위해서,

- 공동 목욕탕이나 락커룸에서는 목욕 신발이나 고무 슬리퍼를 신는다.
- 자연 섬유(면, 모 등)로 된 양말을 신는다.
- 맨발로 다니는 것은 피한다.
- 매일 양말을 바꾸어 신는다.

④ 다른 진균감염을 피하기 위해서 적절한 위생 습관을 유지한다.

- 이환된 부위를 깨끗하고 건조하며 통풍이 잘 되게 유지한다.
- 피부를 건조하게 유지하고 침연을 예방하기 위해 파우더를 사용한다. 파우더에는 항진균 성분이 포함되어 있지 않을 수도 있다.

국소 항진균제제(topical antifungals)

표 9-8

약 물	성인 용량	작 용	적 응 증
Amphotericin B	2~4주 동안 2~4회 넓게 펴바름	진균 세포 사멸	점막피부와 피부 캔디다 감염의 치료
Butenafine hydrochloride(Mentax)	4주 동안 1일 1회 사용	스테롤 합성 억제	손발가락 사이의 백선, 체부백선, 백선, 완선의 치료
Butoconazole nitrate(Gynazole-Ⅰ)	질내로 1회 사용	인과 칼륨의 소실로 진균 세포막 투과성 변화를 가져와 세포 복제를 방해	외음질의 캔디다 감염의 치료
Ciclopirox olamine (Loprox, Penlac Nail Lacquer)	손톱과 발톱에 직접 사용 백선: 오전과 오후 2번 상처부위와 주변 피부에 마사지 조갑진균증: 취침 시 1일 1회 손발톱과 주변에 바름(7일 후 알코올로 라카를 지움, 손발톱을 정리)	합성된 광범위 항진균제제, 진균 세포 내로 아미노산 이동을 방해, RNA, DNA와 진균 단백질 합성을 방해	손톱과 발톱의 조갑진균증
Clotrimazole(Cruex, Desenex, Lotrimin, Mycelex)	오전과 오후 2회 적용 질내: 7일 동안 취침시에 질내로 1개 사용하거나 취침시에 500mg 질내 1회 사용	인과 칼륨의 소실로 진균 세포막 투과성 변화를 가져와 세포 복제를 방해	족부백선, 완선, 체부백선, 어루러기, 외음질과 구강인두 캔디다의 치료
Econazole nitrate (Spectazole, Econostatin)	완선, 체부백선, 족부백선, 경피 캔디다증에 2회 사용 어루러기(전풍)에 1일 1회 사용	어떤 미생물에 진균사멸 효과	*Trichophyton mentagrophytes*, *T. rubrum*, *T. tonsurans*, *Epidermophyton floccosum*, *Microsporum audouini*, *M. canis*, *Candida albicans*, *Pityrosporum abiculare(tinea versicolor)*, *Staphylococcus aureus*, *Streptococcus pyogenes*, *Corynebacterium diphtheriae*를 포함하는 피부세균에 사용 족부백선, 체부백선, 피부 캔디다의 치료
Genetian violet	2회 사용, 활동성 상처에는 사용불가	피부로 흡수되며 활동성 상처에 닿으면 안됨, 세포 투과성을 변화시킴	국소적 사상균병의 치료
Ketoconazole(Nizoral)	상처와 주변 피부에 1일 1~2회 사용	ergosterol의 합성을 방해하여 세포막 투과성을 증가시키고 진균성장을 억제	체부백선, 완선, 어루러기의 치료

※ 뒤에 계속

표 9-8

약 물	성인 용량	작 용	적응증
Naftifine hydrochloride(Naftin)	크림은 1일 1회 사용, 겔은 1일 2회 사용, 크림이나 겔은 4주 이상 사용	ergosterol(진균 세포막에서 중요한 sterol)의 합성을 방해	*Candida albicans, Epidermophyton floccosum, Microsporum canis, M. audouinii, M. gypseum, Trichophyton rubrum, T. mentagrophytes, T. tonsurans*
Oxiconazole(Oxistat)	취침 전 1일 1회 사용	진균의 세포막을 변화시켜 세포막 투과성을 증가시킴	족부백선, 완선, 체부백선의 치료
Sertaconazole nitrate(Ertaczo)	매일 사용하며 1개월 이상 사용	ergosterol의 CYP-dependent 합성을 방해, 세포막에서 ergosterol 결핍을 가져와 세포막 투과성을 변화시키고 세포 사멸을 야기	*Trichophyton mentagrophytes, T. rubrum, Epidermophyton floccosum*
Terbinafin (Lamisil, Lamisil DermaGel)	1~7주 동안 상처와 주변에 1일 1~2회 사용	진균의 sterol 생합성을 억제하여 세포 사멸을 야기	*Epidermophyton floccosum, Trichophyton mentagrophytes, T. rubrum*으로 인한 족부백선, 완선, 체부백선
Tolnaftate(Absorbine, Aftate, Genaspor, Quinsana Plus, Tinactin, Ting)	크림은 0.5~1cm 2회 사용, 용액은 2회 3방울 사용, 파우더는 예방적으로 사용	진균의 균사를 찌그러뜨리고 균사상 성장을 위축시킴	족부백선, 체부백선, 두부백선, 조갑백선

4. 항기생충제(antiparasitics)

(1) 작용 및 용도

① 머리카락(두부백선), 몸(체부백선), 치골 부위(치골백선)에 이나 진드기 등 기생충 감염증의 치료에 사용한다.

★ ② 옴(진드기 감염증)의 재발은 진드기의 저항성이 원인이 아니라 불충분한 치료로 인한 재감염이 일반적인 원인이다.

③ Crotamiton은, 옴과 머리이를 가진, 쑥에 민감한 대상자에게 사용한다.

(2) 일반적인 약물 표 9-9

(3) 간 호

① 과거력으로 시작해서 모든 피부증상을 사정한다.

② 목욕을 했을지라도 옴약을 사용하기 전에는 전신적인 흡수를 예방하기 위해 피부를 시원하고 건조하게 해야 한다.

③ 자극성, 소양증, 작열감, 따끔거림 등 국소적 역작용을 감시한다.

★ ④ 신경계에 영향을 주어서 어지러움증을 나타내는 lindane의 전신적 작용을 감시한다. 영아와 소아에게 사용을 피하고, 경련의 위험이 크기 때문에 발작성 질환을 가진 대상자에게는 사용을 피한다.

(4) 교 육

① 목욕 후 옴약을 사용하기 전에는 전신적인 흡수로 인한 발작의 위험성을 줄이기 위해 피부를 시원하고 건조하게 해야 한다.

② 옴(진드기 감염증; scabies)

- 목에서부터 아래로 내려가면서 몸 전체에 바르고, 건조한 피부에 얇게 바른다.
- ★ Permethrin & lindane : 바른 후 8~12시간 지속시킨 후에 씻어 낸다.
- ★ Crotamiton : 초회 적용 후 48시간에 씻어 내고, 24시간 후에 다시 바른다.

③ 이(pediculosis capitis)

- Lindane 로션 : 마른 머리카락에 로션을 바르고 전체적으로 문지른다. 12시간 동안 두었다가 씻어 낸다.
- Lindane 샴푸 : 마른 머리카락에 샴푸를 바르고 소량의 물로 거품을 낸 후에 4분여 동안 두었다가 씻어 낸다.
- Malathion, RID로 7~10일 내에 두 번째 치료가 필요하다.

표 9-9 항기생충제(antiparasitics)

약 물	용 도
Crotamiton (Eurax cream, lotion)	옴
Malathion (Ovide lotion)	머리이와 유충
Permethrin (Elimite cream, Nix liquid)	머리이와 옴
Pyrethrin, piperonyl butoxide (Liquid, Rid shampoo)	머리이, 체부이, 치골부위 이
Lindane (Kwell cream, lotion, shampoo)	머리이, 치골부위 이, 옴

section 05 Corticosteroid

피질스테로이드 (corticosteroids)

(1) 정 의(description)

① 국소 스테로이드는 피부질환에 사용될 수 있다.

② 전신 스테로이드 또한 피부질환에 사용될 수 있다.

(2) 작용 및 용도

① Corticosteroid는 세포로 들어가서 항염증, 항소양증, 증식 효과를 가져오기 위해 세포질 수용체와 결합한다.

② 염증, 소양증, 미미한 피부 자극, 발진 등을 경감시킨다.

③ 스테로이드의 임상적 효과는 4가지 속성과 관련 있다.

- 혈관 수축 : 홍반 감소
- 증식 억제 효과 : DNA 합성과 분열 억제
- 면역 억제 : 정확한 기전은 모름
- 항염증 효과 : prostaglandins의 형성 억제

④ 질병들에 대한 국소적 스테로이드의 효과는 다양하다. 건선, 아이들에 있어서 아토피 피부염, 지루성 피부염, 농가진 등에는 효과가 매우 좋다.

⑤ 제제의 침투성은 피부의 타입에 따라 다양하다.

⑥ 얇은 피부, 노인이나 소아 대상자, 폐색이 있을 때 사용하면 역작용의 발생이 증가할 수 있다.

⑦ 스테로이드 역가가 높은 제제의 사용 이후 역작용이 좀더 많이 일어난다.

⑧ 국소적 역작용은 위축(atrophy), 낮은 색소 형성, 선 등의 반응을 포함한다.

★ ⑨ 국소 스테로이드는 부신기능의 약화 등의 전신적 역작용을 일으킬 수 있다.

⑩ 스테로이드를 적게 함유한 제제는 산발적 발진에 가장 많이 이용된다. 이는 얼굴뿐만 아니라 액와나 서혜부 등의 겹쳐진 부위에 많이 이환된다.

⑪ 스테로이드 함유 정도가 중증 정도인 제제는 만성 피부병의 급성 발진과 급성 자가제한성 발진에 적당하며, 이 때는 14~21일 동안 사용할 수 있다.

⑫ 스테로이드 함유 정도가 높은 제제는 급성 국소적 발진에 적절하게 사용되며, 7~14일의 짧은 시간 동안 사용한다.

⑬ 스테로이드 함유 정도가 높은 제제는 침투성이 높고 역작용이 발생하기 쉬운 부위(예를 들어, 얼굴, 회음부, 간찰부위)를 피해야 한다.

⑭ 하루에 두 번 바르는 것이 일반적이고, 좀더 자주 바른다고 하여 쉽게 호전되지는 않는다.

★ ⑮ 스테로이드 함유정도가 중증 정도이거나 높은 역가의 제제의 갑작스런 사용 중지는 질병의 반동성 발진 확산을 초래할 수 있다.

(3) 일반적인 약물 표 9-10

(4) 간 호

① 과거력과 피부증상을 사정한다.

② 일반적으로 얇은 막처럼 약이 병변에 넓고 고르게 적용된다.

③ 이 제제는 완전하게 문질러 주어야 한다.

④ 전신적 흡수를 높이는 폐쇄 드레싱이나 딱 맞는 기저귀 등을 사용하지 않는다.

⑤ 개방성 피부 상처에는 사용하지 않는다.

⑥ 눈에 직접 닿지 않게 한다.

★ ⑦ 여드름 형태의 피부발진과 건조함, 가려움, 작열감, 알레르기 접촉성 피부염, 낮은 색소 형성, 세균과 진균 및 과도 성장 등의 국소적 역작용을 감시한다.

★ ⑧ 남성형 다모증(특히 얼굴), 월상안(moon face), 탈모증, 면역 억제 등의 전신적 역작용을 감시한다.

★ ⑨ 스테로이드, 특히 함량이 높은 약은 갑자기 중단하지 말고 반드시 천천히 용량을 줄여야 한다.

표 9-10 국소적 스테로이드 제제(Topical corticosteroids)

함 량	일 반 명	상 품 명
아주 낮음	Alclometasone 0.05% 크림, 연고	Aclovate
	Desonide 0.05% 크림, 연고, 로션	Desowen, Tridesilon
	Dexamethasone 0.04% 에어로졸	Decaspray
	Hydrocortisonee 1% 크림	Ala-Cort, Cort-Dome, DermiCort, Hi-Cor-1.0, Hycort, Penecort, Synacort
매우 낮음	Hydrocortisone 1% 로션	Acticort 100, Cetacort, Cortizone-10, Dermacort, LactiCare-HC
	Hydrocortisone 1% 연고	Cortizone-10, Hycort, HydroSKIN, Hydro-Tex, Tegrin-HC
	Hydrocortisone 2.5% 크림, 연고	—
	Methylprednisolone acetate 0.25% 연고	Medrol
	Methylprednisolone acetate 1% 연고	
낮 음	Betamethasone valerate 0.025% 크림	Valisone
	Clocortolone 0.1% 크림	Cloderm
	Fluocinolone acetonide 0.01% 크림, 용액	Synalar
	Flurandrenolide 0.025% 크림, 연고	Cordran
	Hydrocortisone valerate 0.2% 크림	Westcort
	Triamcinolone acetonide 0.025% 크림, 연고	Kenalog
중간 정도	Betamethasone benzoate 0.025% 크림, 겔, 로션	Uticort
	Betamethasone valerate 0.1% 크림, 연고, 로션	Valisone
	Desoximetasone 0.05% 크림, 연고	Topicort LP
	Fluocinolone acetonide 0.025% 크림	Cutivate
	Halcinonide 0.025% 크림, 연고	Halog
	Monetasone furoate 0.1% 크림, 연고, 로션	Elocon
	Triamcinolone acetonide 0.1% 크림, 연고	Kenalog
높 음	Amcinonide 0.1% 크림, 연고	Cyclocort
	Betamethasone dipropionate 0.05% 크림, 연고, 로션	Diprosone
	Desoximetasone 0.25% 크림, 연고	Topicort
	Flucinolone 0.2% 크림	Synalar HP
	Flucinolone 0.05% 크림, 연고	Lidex
	Halcinonide 0.1% 크림, 연고, 용액	Halog
	Triamcinolone acetonide 0.5% 크림, 연고	Kenalog
매우 높음	Augmented betamethasone dipropionate 0.05% 연고	Diprolene
	Clobetasol propionate 0.05% 크림, 연고	Temovate
	Diflorasone 0.05% 겔, 연고	Fluorone, Maxiflor, Psorcon
	Halobetasol propionate 0.05% 크림, 연고	Ultravate

(5) 교 육

① 정확한 사용법을 교육하고 많은 용량을 사용하지 않도록 한다.
② 개방 상처나 삼출물이 있는 상처에는 사용하지 않도록 한다.
③ 사용 전에 병변을 부드럽게 씻고 말린다.
④ 감염의 증상이 나타나거나 치유가 잘 되지 않거나 상태가 나빠진다면 보고하도록 한다.

section 06 Keratolytics 각질 연화제

★ (1) 정 의

① 과각화된 각질층의 두께를 감소하기 위해 사용한다.
② 각질세포들의 유착을 감소한다(피부 각질층의 제거나 연화를 통해).

(2) 작용 및 용도

① 각질화 질병(예 어린선의 형성 등)의 치료를 위해 사용한다.
② 때로 사마귀의 치료를 위해서도 사용한다.
③ 다양한 농도 제제가 있다.
④ 각질 연화에 필요한 농도는 각 제제들마다 다르다.

(3) 일반적인 약물 표 9-11

(4) 간 호

① 과거력과 피부증상을 사정한다.
② 국소제제의 국소적 역작용을 감시한다.
③ 사마귀는 24~48시간 만에 하얗게 괴사된다.
④ 신경학적 기능을 사정한다. 2주 이내에 다발성신경병증이 발생하고 9개월 이상 지속된다.

(5) 교 육

① 목적과 사용약제, 부작용, 치료의 예상 기간 등을 설명하기
② 사용법을 대상자에게 직접 교육한다(상태에 따라 사용 방법은 다를 수 있다).
③ Podofilox를 사용하는 동안 모유 수유를 하지 않는다.
④ Sex partner의 사마귀 검사를 시행한다.

각질 연화제(keratolytics)

표 9-11

일반명/상품명	성인 용량	작 용	적 응 증
Podophyllum resin (Podoben, Podofin)	10% 용액을 1주 1~2회 사용하는 것을 4번 이상 반복 심상성 사마귀 0.5% 용액 4주 이상 매 12시간마다 사용	세포독성과 각질연화제, 상피세포 대사에 직접적으로 영향을 줌	외음부와 회음부, 항문 주변의 사마귀, 유두종, 섬유종
Podofilox		세포독성과 각질연화제, 상피세포 대사에 직접적으로 영향을 줌	외음부와 회음부, 항문 주변의 사마귀, 유두종, 섬유종
Salicylic Acid(Panscol ointment, Wart off, Dr. Scholl's Corn/Callus Remover)	20% 연고	피부의 외측 각질층의 인설을 부드럽게 함	티눈, 사마귀의 치료, 두피문제, 여드름과 피부염

section 07 Acne Medications 여드름 치료제

(1) 정의

① 일반적으로 단계적 접근방식으로 사용된다.

② 가벼운 여드름(얼굴과 가슴, 등에 가장 일반적으로 보이는 염증성 & 비염증성 병변)은 면포(Comedones, black heeds)가 있는 염증성 병변으로 salicylic acid나 azelaic acid, benzoyl peroxide와 국소적 항생제로 치료한다.

③ 면포(blackhead)와 구진(원형으로 작고 단단한 피부 융기)이 있는 여드름은 국소적 tretinoin의 용량을 증가하여 치료할 수 있다.

④ 염증선 구진과 결절성 낭종을 형성한 심한 여드름은 전신적인 항생요법과 isotretinoin(Accutane)의 사용이 필요하다.

(2) 작용 및 용도

① 대상자의 피부 형태(지성 & 건성)에 따라 국소제제의 용액이 선택된다.

★ ② 국소제제의 국소적 역작용은 발진, 작열감이나 따끔거림, 심한 건조함, 태양광선에의 민감성 증가 등이다.

③ 대부분의 대상자는 3~4주 내에 국소적 부작용에 대한 내성이 생긴다.

(3) 일반적인 약물 표 9-12 와 표 9-13

(4) 간 호

① 치료의 효과를 평가하기 위해 치료 전에 피부병변을 사정한다.
② 심한 건조함, 홍반, 과민성 등의 국소 역작용을 감시한다.
③ 전신적 역작용도 감시한다.
④ Salicylic acid와 같이 adapalene을 사용하지 않는다.
⑤ 임신 중이거나 임신하려고 하는 여성에게는 tetracycline을 사용하지 않는다.

표 9-12 국소적 여드름 치료제(topical acne medications)

일반명/상품명	성인 용량	작 용	적응증
Adapalene(Differin)	씻은 후 취침 전 얇게 바름	Retinoid와 같은 성분으로 세포 분화를 조절하고 항염증 작용을 가져온다.	Acne vulgaris
Benzoyl peroxide (Benzac, Benzagel)	씻은 후 겔을 바름	항균성, 각질 연화성 효과	
Azelaic acid(Azelex, Finacea 20%)	씻고 잘 말린 후 1일 2회 사용	항균성, 각질 연화성 : tyrosinase를 경쟁적으로 억제하고, 항균제로서 여드름 형성을 억제한다	
Clindamycin(Evoclin, Clindesse)	1%는 씻은 후 1일 1회 사용	항균성	
Clindamycin and Benzoyl Peroxide(Benzaclin)	씻은 후 1일 2회 겔을 바름	항균성, 각질 연화성 효과	
Sodium sulfaceramide	약한 비누와 물로 씻은 후 1일 2회 사용	항균성	
Tazarotene(Tazorac)	씻은 후 매일 저녁에 사용	Retinoid	
Tetracycline (Achromycin, Monodox, Sumycin, Doryx, Vibramycin)	1일 2회 사용	피지선에 있는 Propionibacterium acnes의 성장을 억제함으로써 항 여드름 효과, 피지에 포함되어 있는 자유지방산을 감소시킴	
Tretinoin cream(Avita) 0.25%	1일 1회 사용	Retinoid	
Tretinoin(Retin-A)	씻은 후 1일 1회 잘 덮히도록 사용	Retinoic acid 유도체 : 여포 내피세포의 분열활동과 전환이 증가한다. 면포의 분비를 증진시키고 새로운 면포의 형성을 억제한다. 6주 정도 후에 최대의 효과를 보이나 지속적인 치료가 필요하다.	

경구용 여드름 치료제(oral medications for acne vulgains)

표 9-13

일반명/상품명	성인 용량	작 용	적 응 증
Isotretinion(Accutane)	0.5~1 mg/kg/day 을 2회에 분복	지방 성분을 변화(highly toxic Vitamin A)시켜 세포분화와 증식 조절	일반적인 치료에 반응하지 않는 심한 불응성 수포성 여드름의 치료
Tetracycline(Achromycin, Monodox, Sumycin, Doryx, Vibramycin)	500~1000mg B.I.D.~ Q.I.D	피지선에 있는 Propioni bacterium acnes의 성장을 억제함으로써 항 여드름 효과, 피지에 포함되어 있는 자유지방산을 감소시킴	Acne vulgaris

(5) 교 육

① 목적과 사용약제, 부작용, 치료의 예상 기간 등을 설명한다.

② 치료는 완치가 아닌 조절임에 대한 설명이 필요하고, 그 때문에 주기적(특히 월경 전에 심해지는 것)으로 발생할 수 있다.

③ 깨끗이 씻고 건조된 피부에 국소제제를 사용하여야 하고, 하루에 두 번 부드럽게 마사지 하듯이 발라 준다.

④ 심한 자극증상이 나타나면 사용을 중지하고 의사에게 보고한다.

⑤ 눈 · 입 · 점막에 닿지 않도록 하고, 사용 후엔 반드시 손을 씻는다.

★ ⑥ 어떤 제제든지 태양광선이나 자외선 노출은 최소한으로 한다.

★ ⑦ 만일 Accutane을 사용해야 한다면, 그 제제가 기형유발인자임을 대상자가 알아야 한다. 가임기 여성이 임신 중이라면 사용해선 안 되며, 치료 시작 2주 전부터 치료기간 동안 임신 여부검사가 필요하다.

⑧ 여드름과 식이와는 연관이 없다.

section 08

Burn Medications

화상 치료제

(1) 화상요법에 대한 정의

① 신체의 5~10% 넘는 2도 화상, 3도 화상, 전기로 인한 화상, 귀 · 눈 · 얼굴 · 손 · 발 · 회음부에 화상을 입은 대상자는 화상 전문병원에서 치료를 받아야 한다.

② 신체의 5% 이하의 2도 화상, 표재성 화상을 입은 대상자라고 하더라도 상처간호와 정기검진을 받아야 한다.

③ 치료의 목표는 염증의 감소, 감염방지, 통증완화, 치유촉진이다.

화상 치료제(burn medications)

표 9-14

일반명/상품명	성인 용량	작 용	적응증
Mafenide (Sulfamylon)	깨끗하고 죽은 조직이 제거된 상처에 멸균 장갑을 착용하고 1일 1~2회 적용	*Pseudomonas aeruginose*와 *Clostridia*의 정균 작용	화상부위의 상처가 아물 때까지 월풀 목욕 후 지속적으로 사용
Nitrofurazone (Furacin)	화상 부위에 직접 바르거나 거즈에 약을 발라서 매일 사용	박테리아의 탄수화물 대사에서 호기성과 혐기성 주기를 억제	부분적, 전체층의 박테리아 감염의 치료와 이식 부위의 감염을 예방하기 위해 추가적으로 사용
Silver sulfadiazine (Silvadene, Thermazine, SSD cream)	깨끗하고 죽은 조직을 제거한 상처 부위에 1일 1~2회 사용, 1/16인치 정도 두께가 되도록 두껍게 바름	은이 방출되면서 균에 독성을 띠고, *S. aureus*, *E, coli*, *Klebsiella*, *P. aeruginosa*, *P.mirabilis*, *Enterobacter*, *C.albicans*의 복제를 방해한다.	화상 부위에 silver sulfiadiazine을 적용

(2) 작용 및 용도

국소제제는 패혈증을 유발할 수 있는 화상상처의 감염방지를 위해서 사용된다.

(3) 일반적인 약물 표 9-14

(4) 역작용

① mafenide(sulfamylon) : 적용 후 20~30분 동안 적용부위에 통증, 화상, 착색. 신기능 부전을 경험. 혈액농도가 증가 되면 대사성 산증을 야기함. 지표로 호흡성 알칼리증을 확인한다.

② nitrofurazone(Furacin) : polyethylene glycerol이 벗겨진 피부를 통해 흡수되어 정상적으로 분비되지 않으므로 신기능이 약한 환자에게는 주의깊게 사용해야 한다. 발진, 소양증, 피부염, 박테리아나 진균 감염, 알레르기 반응을 사정한다.

③ silver sulfadiazine(Silvadene, Thermazene, SSD 크림) : 백혈구감소증, 피부괴사, 다형홍반, 피부변색, 발진, 10% 이상 흡수된다. G6PD 결핍환자에게 사용하면 해롭다.

(5) 간 호

★ ① 괴사조직은 없애고 약 1/16인치의 두께로 하루에 한 번 내지 두 번 적용하되, 멸균상태를 유지한다.

② 입원 환자라면, 치료제를 사용하기 전에 괴사 조직의 제거를 위해서 수분 공급(whirlpool에 담그기)이 필요하다.

★ ③ 화상 상처 치료 30분 전에 진통제를 주는 것이 좋다.

④ 상처는 폐쇄성이거나 개방성이다.

★ ⑤ 표 9-14 에 정리되어 있는 역작용을 감시한다.

★ ⑥ Silver sulfadiazine은 백혈구 감소증이 있기 때문에 이를 적용하는 대상자는 WBC 수의 감시와 감염징후 확인이 필요하다.

(6) 교 육

① 목적, 사용법, 부작용, 치료 예상기간을 설명한다.

② 만일 약을 가지고 퇴원하는 환자라면 사용법에 대해 직접적 교육이 필요하다.

section 09 Debriding Medications
괴사조직 제거제

(1) 정 의

① 괴사조직 제거 제제는 더럽고 손상받은 조직과 세포를 상처에서 제거하여 감염을 방지하고 치유를 증진시키기 위해 사용된다.

② 괴사조직, 혈종, 화농성 삼출물, 섬유성 침착의 제거에 대한 효과는 확실치 않다.

(2) 작용 및 용도

① 상처가 상피화되기 전에 제거해야 하는 collagen 조직이면 가장 효과적이다.

② 적응증은 다양하다(예 collagenase는 3, 4단계 욕창에 사용된다).

(3) 일반적인 약물 표 9-15

(4) 간 호

① 사용하기 전에 피부문제의 유 · 무를 살핀다.

② 상처치유 진행 정도를 살핀다.

(5) 교 육

① 목적, 사용법, 약의 부작용에 대해 설명한다.

② 예상되는 치료 기간에 대한 대상자의 이해도를 사정한다.

괴사조직 제거제(debriding preparations)

표 9-15

<table>
<tr><th>약 물</th><th>작 용</th><th>비 고</th></tr>
<tr><td>Collagenase(Santyl)</td><td>• Collagen을 분해한다.
• pH 6~8에서 활성화되고, 10~14일 동안 사용한다.</td><td rowspan="2">• 극한 pH에서 불활성화되는 효소처럼 pH 6~8에서 활성화된다
• Hydrogen peroxide, silver 등의 중금속, 세제, 요오드, nitrofurazone, hexachlorophene에 의해 불활성화된다.</td></tr>
<tr><td>Sutilains(Travase)</td><td>단백분해 작용으로 괴사 조직을 분해한다.</td></tr>
<tr><td>Fibrinolysin and deoxyribonuclease(Elase)</td><td>• Deoxyribonuclease가 DNA를 공격한다.
• Fibrinolysin이 혈종의 fibrin과 섬유성 삼출물을 공격한다.</td><td>• 과민성 반응이 발생할 수 있다.
• Chloramphenicol을 포함한 연고 사용시에 심각한 역작용이 있었다고 보고되어 있다.</td></tr>
<tr><td>Papain and urea (Panafil White)</td><td>연고의 근원은 papaya이다.</td><td rowspan="2">Chlorophyll 유도체가 상처악취를 조절한다.</td></tr>
<tr><td>Papain, urea, and chlorophyllin copper complex(Panafil)</td><td>근원은 papaya이다.</td></tr>
<tr><td>Trypsin, Balsam Peru, castor oil(Granulex)</td><td>Trypsin의 근원은 소의 췌장이다.</td><td>• Balsam Peru는 capillary bed를 자극해 순환을 증진시킨다.
• Castor oil은 미성숙 내피 각질화를 감소시킨다.</td></tr>
</table>

■ 참고 문헌

Anderson, K., Anderson, L., & Glanze, W.(2002). *Mosby's medical, nursing & allied health dictionary* (6th ed.). St. Louis, MO: Mosby, Inc.

Eisenhauer, L. A., Nichols, L. W., Spencer, R. T., & Bergan, F. W. (1998). *Clinical pharmacology and nursing management* (5th ed.). Philadelphia: Lippincott.

Freedberg, I. M., Eisen, A. Z., Wolff, K., Austen, K. Gold-smith, L. A., Katz, S. I., Fitzpatrick, T. B. (Eds.). (1999). *Fitzpatrick's dermatology in generd medicine* (5th ed.). New York: McGraw-Hill.

Garner, S. E., Eady, E. A., Popescu, C., Newton, J., & Li Wan Po, A. (2000). Minocycline for acne vulgaris: dfficacy and safety. (*Cochrane Review*). In: the Cochrane Library, 4, 2000. Oxford: Update Software.

McKenry, L., & Salerno, E. (2003). *Mosby's pharmacology in nursing* (21st ed revised update). St. Louis, MO: Mosby, Inc.

Turkoski, B. B., Lance, B. R., & Bonfiglio, M. F. (2000). *Drug information handbook advanced practice nursing* (2nd ed.). Hudson, OH: Lexi-Comp Inc.

Youngkin, E. Q., Sawin, K. J., Kissinger, J. F., & Israel, D. S. (1999). *Pharmacotherapeutics: A primary care clinical guide*. Stamford, CT: Appleton & Lange.

Walker, G. J. A., & Johnstone, P. W. (2000). Interventions for terating scabies (*Cochrane Review*) In: the Cochrane Library, 4, 2000. Oxford: Update Software.

✓ POSTTEST

1. 건선으로 진단받은 환자가 국소적으로 corticosteroid 처방을 받았을 때 간호사가 해야 할 일은 무엇인가?

① 정상 피부에 착색되지 않도록 보호한다.
② 적용하기 전에 크림을 따뜻하게 한다.
③ 지속적으로 폐쇄 치료가 되도록 한다.
④ 따뜻하고 촉촉하게 폐쇄 드레싱을 적용한다.

2. 기저세포암으로 진단받고 5-fluorouracil(Adrucil) 크림을 처방받은 경우에 교육해야 할 내용은 무엇인가?

① 이 약물은 상처부위의 삼출과 부식으로 압통을 증가시키게 된다.
② 이 약물은 상처부위를 건조, 감소, 탈락하게 한다.
③ 이 약물은 상처부위의 감소성을 감소시키게 된다.
④ 적용 후 강하게 마사지한다.

3. 옴의 치료를 위해 crotamiton(Eurax)를 사용하는 경우 교육내용은 무엇인가?

① 사용 전 용기를 부드럽게 돌리며 흔들지 않도록 한다.
② 피부에 약물을 바른 후 강하게 마사지한다.
③ 7일 동안 매일 고운 빗으로 빗는다.
④ 염증 부위에 가장 먼저 바른다.

4. 다음 중 DuoDerm으로 드레싱을 해야 하는 경우는 어느 것인가?

① 죽은 조직이 두껍게 붙어 있는 괴사 조직이 있는 환자
② 새로운 부분적인 화상 부위가 있는 환자
③ 변연조직절제가 필요한 상처를 가진 환자
④ 감염이 없는 정맥정체 궤양이 있는 환자

5. 여드름이 있는 대상자에게 minocycline 구강약이 처방되었다. 대상자에게 설명해야 할, 이 약의 단점은 무엇인가?

① 피지생성 억제
② Lupus 양상 증상과 색소침착
③ 치료효과가 약함
④ 자연유산의 발생

6. 간호사가 강력한 효과를 지닌 국소 corticosteroid clobetasol(Temovate 0.05%)를 환자에게 사용하게 되었다. 전신적인 흡수의 위험성이 높은 경우는 어느 것인가?

① 35세 건선 환자
② 72세 습진 환자
③ 59세 지루성 피부염 환자
④ 38세 접촉성 피부염 환자

7. 여드름 치료를 위해 benzoyl peroxide를 사용하는 환자에게 교육해야 할 내용은 무엇인가?

① 상처를 터뜨리고 젤을 바른다.
② 다른 부위로 미생물이 퍼지지 않도록 한다.
③ 외출 시에는 자외선 차단제를 바르고 옷으로 보호한다.
④ 발진이 생기기 전에 경구용 약물을 시작한다.

8. 18세 소녀가 심한 여드름으로 병원을 방문하였는데, isotretinoin(Accutane)과 다양한 제제의 사용에도 전혀 호전되지 않았다. 다음의 어떤 부분에 대해 약 사용법에 대한 대상자의 이해 정도를 평가해야 하나?

① 하루에 2번 두껍게 바르기
② 효과 증진을 위해 햇볕에 노출시켜야 한다.
③ 치료 시작 전에 임신 여부를 검사하고 피임하도록 한다.
④ 첫 6개월 동안 매달 혈중 호르몬 검사를 한다.

9. 화상을 입은 대상자가 국소 mafenide acetate(Sulfamylon)으로 치료받고 있다. 제제 사용 시에 대상자가 따끔거림과 작열감을 호소한다면, 간호사가 해야 할 일은?

① 제제 사용을 중단하고 의사에게 보고한다.
② 제제를 씻어 낸다.
③ 정상적인 감각임을 설명한다.
④ 다음 번 사용 전에 제제를 차게 준비한다.

10. 열로 인한 상처에 세균감염이 된 대상자가 있다. 상처 배양 시에 나올 수 있는 가장 일반적인 원인균은 무엇인가?

① *Haemophilus influenzae* & *Haemophilus aegyptius*
② Herpes simplex & herpes zoster
③ Tinea capitis & tinea pedis
④ *Staphylococcus aureus* & *Streptococcus pyogenes*

책 속의 책 18쪽

Reviews & Rationales

CHAPTER 10

신경계 및 근골격계 약물
(neurological and musculoskeletal system medications)

Roni Ruhlandt, MSN, RN, CCRN, CNRN

차 례 Chapter Outline

- 진통제(analgesics)
- 항경련제(anticonvalsants)
- 중추신경 흥분제(CNS stimulants)
- 파킨슨씨 질환 치료제(medications to treat Parkinson's disease)
- 알츠하이머 질환 치료제(medications to treat Alzheimer's disease)
- 중추성 골격근 이완제(centrally-acting skeletal muscle relaxants)
- 항불안제, 진정제, 그리고 수면제(antianxiety, sedative and hypnotics)

목 적 Objectives

- 신경계 및 근골격계 약물 복용 시 일반적 목적을 설명한다.
- 마약성 진통제 복용 시에 간호의 중요한 고려사항을 확인한다.
- Acetylsalicylic acid(Asprin), acetaminophen(Tylenol), nonsteroidal anti-inflammatory drug(NSAIDs)의 부작용과 역작용을 서술한다.
- 주요 항경련제 분류를 확인한다.
- 항경련제 복용과 관련하여 중요한 대상자 교육사항을 설명한다.
- 중추신경 흥분제 복용 시의 간호사항을 설명한다.
- 파킨슨씨 질환, 알츠하이머 질환, 발작적 수면병, 주의-결핍 과다행동 증후군 등의 일반적 치료제 사용 시에 간호의 고려사항을 설명한다.
- 근골격 이완제의 일반적 처방 시의 1차적 사용법, 상호작용, 주요 부작용과 역효과/독작용에 대해 설명한다.
- 신경계 및 근골격계 약물과 관련된 중요한 대상자 교육사항을 설명한다.

용어해설 Review at a Glance

- GABA(gamma-aminobutyric acid) : 아미노산의 하나로 흥분성 신경 전달물질
- 간독성(hepatotoxicity) : 짙은 색의 소변, 흙색 변, 누르스름한 피부와 공막, 소양증, 복통, 발열, 설사 등의 증상을 포함한 간 손상 상태
- 간질(epilepsy) : 행동의 몇 가지 양상(즉 운동, 감각, 자율신경계, 의식 또는 정신작용)에 혼란을 가져오는 발작이 반복되는 특성을 가진 만성 장애
- 간질 지속상태(status epilepticus) : 간질이 최소 4분 이상 지속되거나 또는 간질이 반복되거나 마지막 상태에서 계속 지속(30분 이상)되는 신경학적 응급상황
- 강직(spasms) : 큰 근육들의 불수의적 수축(팔, 다리, 목 등)
- 강직 간대성 발작(tonic-clonic seizures) : 과거에 대발작이라고도 했으며, 갑자기 의식을 잃고 옴 몸과 사지가 뻣뻣해지는 주요 강직성 수축이 1분 정도 나타남. 간대기는 격렬하고 규칙적인 근육의 수축과 과다환기가 30초~1분 정도 지속됨. 그 후 혼돈과 무기력이 몇 분에서 몇 시간 정도 올 수 있으며, 깊은 수면상태에 들어간다.
- 경련성(spasticity) : 수동적 운동의 저항이 증가, 종종 활동범위의 맨끝에서 나타나며, 갑자기 또는 점진적으로 저항이 감소
- 두개 내압(intracranial pressure) : 두개 내압이 증가되면 심각한 후유증을 일으킴.
- 망상 활성체(reticular activating system) : 하부 뇌간으로부터 뇌 피질에 걸쳐 있는 확산 조직, 수면-wakefulness 주기, 의식, 주의집중, 감각 · 지각 등을 통제
- 복시(diplopia) : 물체가 2개 또는 이중으로 보이는 현상
- 식욕 감퇴(anorexia) : 식욕 상실
- 수면 발작(narcolepsy) : 수면 또는 자극에 무관하여 낮 동안 깨어 있는 것이 불가능한 상태
- 스티븐-존슨 증후군(Stevens-Johnson syndrome) : 피부와 점막의 급성 염증성 장애(toxic epidermic necrosis)
- 안구 진탕증(nystagmus) : 눈동자의 불수의적인 움직임
- ADD(attention deficit disorder) : 6개월 이상 무관심과 충동적 행동 양상을 보이는 어린이 상태
- ADHD(attention deficit hyperactive disorder) : 6개월 이상 무관심, 충동적, 과다행동 양상을 보이는 어린이 상태
- 잇몸 증식(비후)(gingivalhyperplasia) : 치육 비후, 항경련제 특히 phenytoin (dilantin)의 역작용
- 의식수준(level of consciousness) : 오리엔테이션(각성, wakefulness)을 포함한 자각상태와 인식(두뇌 지적 기능의 합)
- 정신 운동성 발작(psychomotor seizures) : 복합적 불완전한(국소) 발작(complex partial[focal] seizure)과 관련된 용어로, 대상자는 의식을 잃거나 몇 초 동안 기억하지 못한다. 행동 특성은 입맛을 쩝쩝 다시고 손발 등을 탁탁 치거나 옷을 잡아 뜯는다.
- 감각 이상(paresthesia) : 자연 발생적이거나 유도된 이상 감각

✓ PRETEST

1. 기면증으로 methylphenidate(Ritalin)을 처방받은 환자가 있다. 간호사가 의사에게 환자의 건강력에 대해 보고해야 하는 것은 무엇인가?

① 울혈성 심부전(CHF) ② 당뇨
③ 과민성 장증후군 ④ 빈혈

2. 며칠 동안 약으로 발작이 조절된 성인 환자가 있다. 퇴원 이전에 간호사가 제공해야 할 정보 중 가장 우선순위가 높은 것은 무엇인가?

① 발작 장애는 저절로 멈추게 된다.
② 발작의 재발을 위해 약물치료를 잘 따라야 한다.
③ 약물을 투여하면 소변이 분홍색이나 갈색으로 변하게 된다.
④ 대상자는 영원히 운전을 할 수 없다.

3. 군집성 두통을 치료하기 위해 ergotamine tartrate (Gynergen)을 투여받는 환자의 교육내용은 무엇인가?

① 매 4시간마다 약을 복용하시오.
② 충분한 양의 물과 함께 복용하세요.

③ 이 약물을 사용한 후 활기차고 몸이 따뜻해짐을 느낄 겁니다.
④ 투약 후에는 어두운 방에 누워 있으시오.

4. 환자는 척수손상으로 인한 경련을 경험하고 있다. 간호사가 예상할 수 있는 이 환자의 투약 처방에 있어서 있을 만한 약물로 가장 적당한 것은?

① Dexamethasone(Decadron)
② Dantrolene(Dantrium)
③ Dichlorphenamide(Daranide)
④ Dobutamine(Dobutrex)

5. 마약성 진통제를 투여한 후 통증 조절과 함께 사정해야 할 내용은 무엇인가?

① 호흡수, 의식 수준
② 혈압, 심박수
③ 처방된 약물과 음식과의 상호작용
④ 산소포화도, 장음

6. 간질환 환자에게 처방전 없이 살 수 있는 acetaminophen, 아스피린, NSAIDs의 사용 시에 주의를 주어야 하는 내용은 무엇인가?

① 약물을 사용하기 전에 체온을 측정하시오.
② 약물을 사용하기 전에 의사에게 자문을 구하시오.
③ 약물을 사용하기 전에 콜레스테롤 수치를 측정해야 합니다.
④ 약물을 중단할 경우, 3일에 걸쳐서 서서히 줄여야 합니다.

7. 응급실을 내원한 환자에게 phenytoin(Dilantin)을 즉시 투약하도록 지시가 내려졌다. 간호사는 다음 중 무엇을 사정해야 하는가?

① 수화(hydration) 정도, 발작에 대한 정서적 반응
② BUN, creatinine, 소변량
③ 발작 정도, 의식수준, 호흡 상태
④ 전해질, 혈장 삼투압, 하지 부종

8. 만성 우울증으로 phenelzine(Nadril)을 새로이 투여하게 될 환자가 다음의 약을 투여하고 있다면 의사에게 다시 처방을 요구해야 하는 내용은 어느 것인지 모두 고르시오.

① Propranolol(Inderal)
② Meperidine(Demerol)
③ Glucagon(GlucaGen)
④ Carbamazepine(Tegretol)
⑤ Dicyclomine(Bentyl)

9. 발작장애를 가진 환자가 투약치료를 시작하였다. carbamazepine(Tegretol)과 상호 작용할 수 있는 약물은 무엇인가?

① NSAIDs(비스테로이드성 항염제)
② Anorexiants, amphetamines
③ Antocholinergics
④ Hydantoins, benzodiazepines

10. 척수 손상으로 강직을 치료하기 위해 dantrolene (Dantrium)을 사용하게 되었다. 다음 부작용이 나타난 경우, 즉시 의사에게 보고해야 하는 것은?

① 안면 경련, 설사
② 혈액과 소변의 당 수치 변화
③ 복통, 공막 황달
④ 소변이 분홍색이나 갈색으로 변화

책 속의 책 19쪽

section 01

Analgesics

진통제

1. 마약성(opioids)

(1) 작용 및 용도

① 극심한 급 · 만성 통증을 완화한다.
② 가장 일반적으로 수술 후의 통증과 암성 통증에 사용한다.
③ 중추신경계와 말초조직 모든 부분의 마약성 수용체 결합에 영향을 미친다.
④ 미국식품의약국(FDA)에 의해 관리 품목으로 규제된다.
⑤ 마약성 수용체를 자극 또는 차단의 능력이나 통증의 증등도에 따라 분류된다.
⑥ 작용의 발현은 정맥 내에서는 사용한 즉시, 근육 내 또는 경구에서도 빨리 나타난다.
⑦ 작용 최고점은 투약 후 1~2시간이며, 7시간 정도 지속된다.
⑧ 이들 약제는 뇌-혈관 장벽과 태반 장벽을 통과하며, 또한 모유로도 전달된다.

(2) 일반적인 약물 표 10-1

(3) 투약 시에 고려해야 할 점

① 간질환, 신질환, 임신 중에는 주의하여 사용한다.
② 의존 가능성이 있기 때문에 중독 성향을 가진 대상자에게는 주의해서 사용한다.
③ 만약에 장기간 사용해야 한다면 사용할 환자의 성향을 판단한다(Oxycontin 같은 특성 마약은 street drug처럼 사용).
④ 두개 내압이 상승할 수도 있다.
⑤ 심한 심장질환, 간질환, 신장질환, 호흡기계 장애 또는 발작장애가 있는 환자의 경우는 집중 관찰해야 한다.
⑥ 노인 환자나 쇠약한 환자는 약 용량을 감량해야 한다.
⑦ 신생아, 유아, 소아의 약 용량은 의사와 약사가 이중 확인을 해야 한다.

(4) 금기증

① 빈번하게 과민반응이 나타나는 경우
★ ② 약물 투약 전에 과민반응을 확인한다.
★ ③ 기관지 천식 또는 상기도 폐쇄, 두개 내압 상승, 경련성 장애, 췌장염, 급성 궤양성 대장염, 심각한 간 또는 신장기능 부전

(5) 주요 약물과의 상호작용

① Barbiturates, 기타 마취제, 수면제, 항정신병제 또는 알코올은 아편제제와 병용할 때 CNS 억제를 증가시킬 수 있다.

② MAO 억제제와 함께 병용하면 고혈압성 위기를 촉진시킬 수 있다.

③ 진통제는 phenothiazines과 함께 사용하면 약작용이 억제될 수 있다.

(6) 주요 음식과의 상호작용(보고된 자료가 없음)

(7) 주요 임상검사 : 약물의 배설과 대사 능력을 결정하는 간과 신기능검사

★ (8) 부작용

① 오심과 구토

② 식욕부진 또는 식욕상실

③ 진정상태

④ 변비, 위장관계 경련, 요정체, 핍뇨

⑤ 소양증, 머리의 붕 뜬 느낌(light-headedness), 현기증

★ (9) 역작용/독성 : 호흡억제, 호흡마비, 순환기계 기능 저하, 두개 내압 상승

표 10-1 일반 마약성 진통제(common opioids analgesics)

유 형	일반명/상품명	투여 경로	통증 유형
순수 물질 (마약 용량 증가로 인한 천정효과 없음)	Codein(Paveral)	IM, PO	보통의 통증, 대개 ASA 또는 아세타이미노펜 혼합 경구제, 수시 복용
	Hydrocodeine bitartrate(Vicodin)	PO, SC	
	Oxycodone(Oxycontin)	PO	
	Propoxyphene(Darvon)	PO	
	Morphine sulfate(Duramorph)	PO, IV	격심한 통증, 단기간 작용 또한 지속적 통증의 완화를 위한 신경전달물질 유리에 유용
	Fentanyl citrate(Sublimaz Duragesic)	IM, transdermal patch	
	Oxymorphone(Numorphan)	SC, IM, IV	
	Hydromorphone hydrochloride(Dilaudid)	PO, IM, IV, SC	
	Meperidine(Demerol)	PO, IM, IV, SC	
	Methadone hydrochloride (Dolophine)	PO, IM, SC	강력한 장시간형
	Levorphanal tartrate (Levo-Dromoran)	PO, SC	
길항 혼합제 (천정효과 있음)	Pentazocine hydrochloride (Talwin)	PO, IM, IV, SC	격심한 만성 통증에는 사용하기 부적합
	Butorphanol tartrate(Stadol)	IM, IV	
	Dezocine(Dalgan)	IM, IV	
	Nalbuphine hydrochloride (Nubain)	SC, IM, IV	

★ (10) 간 호

① (통증 척도를 사용하여) 투약하기 전에 통증의 양상, 세기, 부위를 사정한다.

② 호흡횟수, 깊이, 리듬을 사정하여 만약에 1분 동안 12회 이하이면 투약을 보류한다.

③ 현기증, 졸림, 환각상태, 동공 크기 등과 같은 지각의 상태를 나타내는 의식수준(LOC)을 포함한 중추 신경계 변화를 사정한다.

④ 발진이나 두드러기 같은 알레르기 반응이 대상자에게 나타나는지를 사정한다.

⑤ 통증에는 아편제제, 오심과 구토에는 진토제를 투여한다.

⑥ 치료적 반응을 평가하고 안위를 지속시킨다.

⑦ 규칙적으로 활력징후를 측정한다.

⑧ CNS 약물에 대해 생전환이 늦고 민감하기 때문에 노인 환자에게 사용 시에 주의한다.

★ (11) 교 육

① 아편제제를 사용하는 동안 알코올과 다른 중추 신경계 억제제를 사용하지 않도록 한다.

② 의사가 처방하지 않은 일반 의약품(OTC)은 복용하지 않도록 한다.

③ 약물 복용 후 약물 반응이 확실해 질 때까지 보행, 흡연, 운전, 기타 보조자 없는 다른 활동 등은 주의한다.

④ 모든 중추 신경계 변화와 알레르기 반응 또는 짧은 호흡 등은 보고한다.

⑤ 장기간 약물을 사용하는 대상자에게는 오심, 구토, 경련, 발열, 기절, 식욕부진을 포함한 금단 증상에 관하여 가르친다.

2. 마약 길항제(opioid antagonists)

(1) 작용 및 용도

① Naloxone(Narcan)과 naltrexone(ReVia)를 포함한다.

② 아편 수용체에서 아편류와 경쟁하여 flbidgn의 효과를 차단한다.

③ 아편류, pentazocine, propoxyphene의 과다 사용에 의해 유발된 호흡억제를 가역적으로 돌리기 위해 사용한다.

④ 약물 투여 1~2분 후에 작용이 나타나며 45분 정도 지속된다.

(2) 부작용

★ ① 진통의 반전, 혈압상승

② 진전, 과다 환기, 졸림, 신경과민, 빈맥

③ 오심, 구토, 과호흡

(3) 역작용/독성

① 저혈압, 심실성 빈맥과 세동

② 경련, 간염, 폐부종

(4) 간 호

① 매 3～5분마다 활력징후를 사정한다.
② 동맥혈 가스 분석을 한다.
③ 빈맥이나 고혈압 등 심장상태를 사정한다.
④ 심전도를 관찰한다.
★ ⑤ 호흡기능(횟수, 리듬)과 의식수준을 사정한다.
⑥ 곁에 소생술 장치가 있는 경우에만 투약한다.
★ ⑦ 치료적 반응과 의식수준을 평가하고 호흡억제의 역전이 필요할 수 있다.
⑧ 마약 의존성이 있는 환자는 naloxone 사용 시에 금단증상이 나타날 수 있다.

3. 비마약성 진통제(nonopioids)

1) Acetylsalicylic acid(Aspirin)

(1) 작용 및 용도

① Salicylate류이다.
② 통증, 발열과 염증과정을 일으키는 prostaglandin을 억제한다.
③ 중추신경계에서 통증 자극을 차단한다.
④ 말초혈관 확장으로 해열작용이 나타난다.
⑤ 강력한 혈소판 응집방해 효과가 있다.
⑥ 류머티스성 관절염, 골관절염, 류머티스성 열, 전신 홍반성 낭창(systemic lupus erythematosus; SLE), 활액낭염, 일과성 허혈성 발작(transient ischemic attacks; TIA), 심근경색 후(post MI), MI의 예방적 차원, 뇌졸중과 심근경색 등으로 인한 통증을 포함하여 중등 정도의 통증을 완화한다.

★ (2) 투약 시에 고려해야 할 점

① 대상자의 연령이나 치료 중 대상자의 상태에 따라 약 용량을 조정한다.
② 위장장애 증상은 물 한 컵, 우유, 음식, 제산제에 의해 감소될 수 있다.
③ 알약은 부수거나 씹을 수 있는 형태로 할 수 있다. 단, 장용피제(enteric coated preparation)인 경우는 부수면 안 된다.
④ 식사 30분 전이나 또는 2시간 후에 복용한다.
⑤ 물리치료 또는 계획된 운동을 하기 최소 30분 전에 투약한다.

(3) 금기증

★ ① Salycilates과 다른 비스테로이드성 항염제(NSAIDs)에 과민반응을 보이거나 위장관 출혈 및 출혈성 장애 등의 과거력이 있는 경우

★ ② 레이 증후군(Rey's syndrome) 발생과 높은 상관관계가 있으므로 12세 이하의 소아, 수두나 감기 증상을 보이는 소아나 10대 청소년, 임신 3기, 수유부

★ ③ 비타민 K 결핍, 소화성 궤양, 빈혈, 신장 또는 간장기능 부전 환자

(4) 주요 약물과의 상호작용

① 고용량의 제산제, 소변을 알칼리화하는 약물은 aspirin(ASA) 효능을 감소시킨다.

★ ② 항응고제와 알코올은 출혈 성향이 증가된다.

★ ③ Corticosteroid와 동시 투여 시에는 위장관 출혈을 증가시킨다.

★ ④ Warfarin, insulin, 혈전 용해제, penicillins, phenytoin, valporic acid, 경구용 혈당 강하제, sulfonamide 등의 효과를 증가시킨다.

⑤ Ammonium chloride, urinary acidifiers, nizatidine 등은 혈중 salicylate level을 증가시킨다.

⑥ Probenecid, spironolactone, sulfinpyrazone, sulfonamide, NSAIDs, beta-blocke 등의 효능을 감소시킨다.

(5) 주요 음식과의 상호작용

마로니에 열매, 다시마 제품, 당귀, 하얀 국화, 붉은 토끼풀, 생각과 같이 사용하면 출혈경향을 증가시킨다. 카페인은 아스피린의 흡수를 증가시킨다.

(6) 주요 임상검사

① 응고검사, 간기능검사, 혈중 요산, 아밀라아제, CO_2, 요 단백 등을 상승시킨다.

② 혈중 K^+, cholesterol, T_3, T_4 농도를 감소시킨다.

③ 요 catecholamines, 임신반응검사, 요당검사(Clinistix, Tes-Tape) 등의 결과에 영향을 줄 수 있다.

(7) 부작용

★ ① PT, APTT, bleeding time의 증가

② 자극, 졸림, 현기증, 착란, 두통, 환각

③ 오심, 구토, 설사, 가슴앓이, 식욕부진

④ 발진, 두드러기, 멍, 이명

(8) 역작용/독성

① 혈액학적 소견 : 혈소판 감소증, 무과립구증, 백혈구 감소증, 호중구 감소증, 용혈성 빈혈

② 경련, 혼수

③ 위장관계 출혈, 간염

★ ④ 뇌증과 간의 지방 변성을 특징으로 하는 Rey's syndrome(소아)

(9) 간 호

★ ① 투약 전 salicylate 알레르기를 사정한다.

② 간기능검사, 신장기능검사(BUN, Creatinine)를 시행하고, 장기간 치료라면 CBC, hematocrit(Hct), hemoglobin(Hgb), PT 등을 포함한 혈액학적 검사를 시행한다.
★ ③ 짙은 색의 소변, 흙색 변, 피부와 공막의 황달, 가려움 등의 간독성 상태를 사정한다.
④ 장기간 치료 시에 특히 복통, 발열, 설사 등의 증상을 사정한다.
⑤ 통증, 염증, 발열의 감소 등과 같은 치료적 반응을 평가한다.
⑥ Ammonium chloride 사용 시에 아스피린 독성을 사정한다.

★ (10) 교 육

① 간독성 또는 신독성의 모든 증상이 나타나면 보고한다.
② 시각 변화, 이명, 알레르기 반응, 출혈 등이 나타나면 보고한다.
③ 약물 복용 시에 8oz의 물, 우유, 음식과 함께 먹도록 하며, 복용 후 30분 동안 똑바로 앉아 있는다.
④ 급성 salicylate 독성을 나타낼 수 있으므로 용량을 초과하여 복용하지 않도록 한다.
⑤ ASA가 포함된 다른 일반 의약품과 병용하지 않도록 교육한다.
⑥ 약물의 치료적 반응을 보기 위해서는 2주까지 있을 수 있음을 알려 준다.
⑦ 위장관 출혈 감소를 위해 알코올 섭취를 피한다.

2) Acetaminophen(Tylenol)

(1) 작용 및 용도

① Prostaglandin 합성을 저해하여 말초 혈관에서의 통증 자극을 차단하는 듯하다.
② 약한 항염증 성분을 가진다.
③ 중추신경계에서 prostaglandin 합성을 저해하여 말초 혈관 확장, 발한, 열 발산 등을 나타내며, 해열작용을 한다.
④ 특히 ASA나 NSAIDs와 같은 약으로 조절되지 않는 중등도의 통증 또는 발열에 사용한다.

(2) 투약 시에고려해야 할 점

★ ① 상용량으로 매 4～6시간마다 325～600mg씩 경구 또는 항문으로 사용하며, 최대 1일 4g을 넘어서는 안 된다.
② 경구제인 경우, 부수거나 씹어서 또는 그대로 한 번에 알약을 복용한다.
③ 위의 불편감을 완화하기 위해 우유나 음식과 함께 복용한다.
④ 고탄수화물 식이와 병용할 경우, 특히 약물의 흡수율을 지연시킨다.

(3) 금기증

① Acetaminophen 또는 phenacetin에 과민성이 있는 경우
② 의사의 지시없이 3세 미만의 소아에게 사용할 경우
③ 빈혈, 간질환, 알코올 중독자, 영양 불량, 혈소판 감소증 등이 있는 환자에게의 반복 투약

(4) 주요 약물과의 상호작용

① Barbiturates, 알코올, carbamazepine, hydantoins, rifampin, sulfinpyrazone 등과 함께 복용하면 약물 효력 감소와 간 독성 증가가 나타난다.

② Cholestyramine 흡수가 감소한다.

③ Warfarin과 동시에 투여하면 저 prothrombin 혈증이 생길 수 있다.

④ Zidovudine과 함께 복용하면 골수기능이 저하될 수 있다.

⑤ lamotrigine은 acetaminophen의 수치와 효과를 감소시킬 수 있다.

(5) 주요 음식과의 상호작용

카페인은 진통효과를 증가시킨다. 알코올은 간손상의 위험을 증진시킨다.

(6) 주요 임상검사

Chemstrip G, Dextrostix, Visidex II(요당이 높게 잘못 나옴), 5-HIAA(높게 잘못 나옴), 혈당(낮게 잘못 나옴), 혈중 요산(높게 잘못 나옴)

(7) 부작용 : 권장량 무시, 발진

(8) 역작용/독성

① Anaphylaxis

② 혈액학적 소견 : 백혈구 감소증, 호중구 감소증, 용혈성 빈혈, 혈소판 감소증, 범혈구 감소증

★ ③ 위장관계 : 간독성

④ 혈관 부종

★ ⑤ 독성 : 청색증, 빈혈, 호중구 감소증, 황달, 범혈구 감소증, CNS 흥분, 섬망, 혈관 수축, 경련, 혼수, 사망

(9) 간 호

★ ① 장기간 사용하게 되면 AST, ALT, bilirubin 등을 포함한 간기능검사와 creatinine, 신기능검사(BUN, Creatinine), 혈액학 검사(CBC, PT) 등의 결과를 사정한다.

② 매일 4g 이상 오래 동안 복용하게 되면 간 독성이 초래될 수 있다.

③ 빠르고 약한 맥박, 호흡곤란, 차고 축축한 사지 등의 만성 독작용이 관찰되면, 즉시 의사에게 보고한다.

④ 만약 장기간 사용하게 되면 짙은 색의 소변, 흙색 변, 누르스럼한 피부와 공막, 소양증, 복통, 발열, 설사 등의 간독성이 나타날 수 있다.

★ ⑤ acetaminophen 중독에 대비하여 해독제인 acetylcysteine(Mucomyst)를 준비한다.

⑥ 통증이나 발열 증상의 감소와 같은 치료반응을 평가한다.

(10) 교 육

① 간의 손상을 동반한 급성 독작용이 나타날 수 있으므로, 권장량 이상을 초과하여 복용하지 않는다.

② 오심, 구토, 복통과 같은 급성 독성 적용에 대하여 대상자에게 교육한다. 만약 그와 같은 증상이 나타나면 즉시 처방자에게 보고하도록 한다.

③ Acetaminophen이 포함된 다른 일반 의약품(OTC)과 병용하지 않도록 한다.

④ 출혈, 멍, 권태감, 발열, 인후통 등은 만성적으로 과용량을 사용할 때 나타나는 증상임을 알려준다.

⑤ 투약한 후 3일 이상 지나도록 통증이나 발열증상이 지속되면 처방자에게 보고한다.

3) Nonsteroidal anti-inflammatory drugs(NSAIDs 비스테로이드성 항염제)

(1) 작용 및 용도

① 비스테로이성 약물은 생합성에 필요한 효소를 방해하여 prostaglandin 합성을 감소시킨다.

② 보통의 통증, 골관절염, 류머티스성 관절염, 생리불순 등에 사용된다.

(2) 일반적인 약물 표 10-2

(3) 투약 시에 고려해야 할 점

① 한 컵의 물, 우유, 음식 등이 위장관 자극을 감소시킬 수 있다.

② 정제는 부수거나 씹어서 복용할 수 있다.

③ 캡슐은 부수거나 녹이거나 씹어서 복용할 수 없다.

④ 식사 30분 전 또는 식사 2시간 후에 투약하는 것이 가장 흡수가 좋다.

⑤ 물리치료 또는 계획된 운동을 하기 최소 30분 전에 투약하는 것이 불편감을 최소화할 수 있다.

(4) 금기증

① 과민반응

② 천식, 중증 신장 또는 간장 질환, 위장관계 출혈, 출혈 장애, 소화성 궤양, 빈혈

(5) 주요 약물과의 상호작용 표 10-2

(6) 주요 음식과의 상호작용

음식은 NSAIDs의 흡수를 증가시킬 수 있다. 당귀, 화란국화, 마늘, 생강, 마로니에 열매, 붉은 토끼풀과 같이 사용하면 출혈 위험이 증가한다. St. John's wort(성요한초, 물레나물과의 허브)와 같이 사용하면 광과민성의 위험이 증가한다.

일반 비스테로이드성 소염제(common steroidal antiinflammatory agents)

표 10-2

일반명	성인 1회 용량	주요 약물과의 상호작용
Celecoxib(Celebrix)	PO	• 항응고제 작용 증가 • ASA, ACE 저해제, 이뇨제 작용 감소 • glococorticoid, NSAIDs, ASA의 역작용 증가 • lithium, 항종양제의 독성 증가
Diclofenac sodium (Voltaren)	PO	• β-차단제, 이뇨제 작용 감소 • 항응고제, digoxin 작용 증가 : phenytoin, lithium, cyclosporin, methotrexate, ASA의 독성 증가 • 포타슘 보존형 이뇨제와 병행 시에 고칼륨혈증
Etodolac(Lodine)	PO	• β-차단제, 이뇨제 작용 감소 • 항응고제, digoxin 작용 증가 • phenytoin, lithium, cyclosporin, methotrexate, ASA의 독성 증가, 제산제 작용 감소
Fenoprofen calcium (Nalfon)	PO	• phenobarbital은 fenoprofen 작용을 감소 • 경구용 항응고제와 sulfonylurea 작용 증가 • ASA와 함께 복용 시에 위장관 독성 증가 • 이뇨제 작용 감소 • corticosteroids, 알코올은 위장관 반응을 증가
Flurbiprofen sodium (Ansaid)	PO	• 경구용 항응고제, heparin, phenytoin, sulfonylurea, sulfonamide의 작용 증가 • phenytoin, sulfonylurea, sulfonamide는 flurbiprofen 작용 증가
Ibuprofen(Advil)	PO	• 항고혈압제, thiazides, furosemide의 작용 감소 • 반응 증가 : corticosteroid, ASA • 독성 증가 : digoxin, lithium, 경구용 항응고제, cyclosporine
Indomethacin(Indocin)	PO	• 항고혈압제 작용 감소 • digoxin, penicilline, phenytoin의 작용 증가 • Indocin, ASA 효과 감소 • 독성 증가 : lithium, methotrexate, cyclosporin, ASA, aminoglycoside, corticosteroid, triamterene, 알코올 • 항응고제와 병용 시에 출혈 성향 증가
Ketoprofen (Actron, Orudis)	IV, IM, PO	• 독성 증가 : lithium, methotrexate, cyclosporin, phenytoin, 알코올 • 출혈 성향 증가 : warfarin • ketoprofen 작용 증가 : ASA, probenecid • 이뇨제, 항고혈압제의 작용 감소 • 위장관 반응 증가 : corticosteroid, ASA
Ketorolac(Toradol)	PO	• 독성 증가 : lithium, methotrexate • 출혈 성향 증가 : 항응고제, salicylate • 이뇨제, 항고혈압제의 작용 감소 • 신기능 악화 증가 : ACE 저해제
Mefenemic acid (Ponstel)	PO	• 독성 증가 : lithium, sulfonylurea, sulfonamide, phenytoin, warfarin • 출혈 성향 증가 : 항응고제, heparin

표 10-4

일반명	성인 1회 용량	주요 약물과의 상호작용
Nabumetone(Relafen)	PO	• 이뇨제, 항고혈압제의 작용 감소 • 역작용 증가 : warfarin • 출혈 성향 증가 : 항응고제, thrombolytics, valporic acid, cefamandole, cefotetan, cefoperazone • 혈액학 반응의 위험 증가 : 항종양제, 방사선 • 위장관 반응 증가 : salicylate, NSAIDs, 알코올, K^+, cortocosteroid
Naproxen(Naprosyn)	PO	• 독성 증가 : methotrexate, 경구용 항응고제, sulfonylurea, probenecid, lithium • 이뇨제, 항고혈압제의 작용 감소 • 위장관 반응 증가 : ASA, 알코올, cortocosteroid • 신기능 악화 가능성 : ACE 억제제 • 출혈 성향 증가 : 경구용 항응고제, heparin
Piroxicam(Feldene)	PO	• 독성 증가 : cyclosporin, methotrexate, lithium, 알코올, 경구용 항응고제, ASA, corticosteroid • 이뇨제, 항고혈압제의 작용 감소 알코올 • 저혈당증 : 경구용 혈당 강하제 • 출혈 성향 증가 : 경구용 항응고제, heparin • 위장관 반응 증가 : ASA, 알코올
Sulindac(Clinoril)	PO	• 출혈 성향 증가 : 경구용 항응고제 • 신독성 증가 : cyclosporin • sulindac 효과 감소 : diflnisal(함께 사용하지 않음) • 독성 증가 : methotrexate, sulfonylurea, sulfonamide, probenecid, lithium • 위장관 반응 증가 : ASA, NSAIDs
Oxyprozin(Daypro)	PO	• 항고혈압제, 이뇨제 효과 감소 • cortocosteroids의 역효과 위험 증가

(7) 주요 임상검사

① 간기능검사

② 혈중 요산

③ 요중 bilirubin, Urinalysis, BUN, Creatinine

④ Bleeding time, PT, CBC

(8) 부작용 : 오심, 복통, 식욕부진, 현기증, 졸림

(9) 역작용/독성

① 배뇨곤란, 혈뇨, 핍뇨, 질소 혈뇨 등을 포함한 신독성

② 혈액 질환, cholestetic 간염

(10) 간 호

★ ① 치료하기 전과 치료 후에 정기적으로 신기능, 간기능, 혈액학적 검사 등을 사정한다.
② 치료 전, 치료 기간 중, 치료 후에 청각검사와 시각검사를 한다.
③ 귀와 눈의 문제점을 사정한다. 시야 흐림과 이명은 독성을 암시할 수 있다.
④ 통증 및 관절의 뻣뻣함 감소, 부종 완화, 운동성 증가 등을 포함한 치료반응을 평가한다.

(11) 교 육

① 위장계 자극을 줄이기 위해 음식이나 물과 함께 복용한다.
② 대상자에게 독성의 징후인 시야 흐림이나 귀에서의 소리 울림과 굉음 등이 나타나면 보고한다.
③ 노인의 경우 현기증이나 나른함 등이 생길 수 있으므로, 운전이나 기타 힘든 활동은 피한다.
④ 소변 양상의 변화, 체중증가, 부종, 관절통증 증가, 발열, 신독성의 징후인 혈뇨 등이 나타나면 보고한다.
⑤ 치료효과를 위해 1개월까지 갈 수 있음을 알려 준다.

4. 두통약(medications to treat headaches)

(1) 작용 및 용도

Triptans로 알려진 세로토닌 선택 약물은 편두통으로 인한 통증과 염증을 감소시킨다. 예방적 치료와 급성 두통 발작 시에 증상 치료를 목적으로 한다.

① 편두통(migraine headaches)
- 급성 치료는 두통을 무효화하거나 두통의 시작을 제한하는 방향으로 돌린다.
- Ergot 제제는 혈관상태에 의존하는 혈관수축 또는 혈관이완으로의 α-adrenergic 작용 또는 길항 작용이다. 편두통을 일으키는 serotonin의 감소를 일으킴으로써 혈소판에서 serotonin 흡수를 차단한다.
- 예방적 치료로는 β-adrenergic 차단제, serotonin 길항제, 항경련제 등을 사용한다.

② 긴장성 두통(tension-type headaches)
- 치료는 신속한 통증 조절로부터 시작한다.
- 증상 발현의 예방과 감소가 목적이다.
- 약한 진통제나 근이완제는 첫 번째로 사용되는 약물이다. 항우울제는 상의한 후에 사용될 수 있다. ASA, acetaminophen, ibuprofen은 통증에, amitriptyline(elavil)은 근수축형 통증에 도움이 된다.

③ 군집성 두통(cluster headaches)
- 치료는 유발인자를 제거하는 방향으로 한다.
- 예방적 치료로 사용되는 것은 고용량의 칼슘통로 차단제, lithium, methysergide, corticosteroid 등이다.

(2) 일반적인 약물 표 10-3

(3) 투약 시에 고려해야 할 점

① 두통의 진행을 막기 위해 가능한 한 빨리 투약하는 것이 필수적이다.

② 무엇보다도 가장 최근에 발생한 두통에 유효한 용량으로 투약을 시작한다.

(4) 금기증

① Ergot alkaloids에 과민반응이 있는 대상자

② 임산부

③ 심혈관계 질환, 관상동맥 질환, 고혈압, 패혈증, 심한 소양증을 가진 대상자

(5) 주요 약물과의 상호작용

① 다른 심장계 약물과 함께 복용하면 β-차단제, 칼슘통로 차단제는 약효가 증가한다.

② Erythromycin 또는 기타 macrolides 계통의 약물과 함께 복용하면 ergot 독증상이 나타날 수 있다.

③ 세로토닌 선택적 약물은 많은 상호작용이 있게 된다. 제품설명서를 확인해야 한다.

(6) 주요 음식과의 상호작용 (보고된 자료가 없음)

(7) 주요 임상검사 : 특별한 약물 투약 참조

★ (8) 부작용 표 10-3

(9) 역작용/독성 표 10-3

★ (10) 간 호

① 치료효력과 마찬가지로 치료하고, 이 부작용에 대해서도 사정한다.

② 과거에 효과가 있었던 치료 등을 포함하여 과거력을 잘 살펴서 간호 계획을 세운다.

③ 대상자가 편하게 쉴 수 있는 조용하고 어두운 환경을 제공한다.

④ 두통 발현과 어떤 음식 사이에 관계가 있다면, 대상자가 스스로가 해결할 수 있게 정확한 음식섭취 형태를 확인한다.

⑤ 장기간의 투약은 피한다.

⑥ Triptants를 사용하는 경우, 경구용 알약을 깨지 않는다.

⑦ Ergotamine rebound 또는 두통 발현의 빈도나 기간이 증가되는 것에 주의한다.

두통 치료약(medications used to treat headaches)

표 10-3

일반명/상품명	투여 경로	적 응 증	부 작 용
Ergots			
Ergotamine tartrate (Ergostat)	PO	비마약성 치료에 효과가 없는 두통 치료 군집성 두통치료에도 사용	무감각, 손 · 발가락의 저림, 근육통, 쇠약 등을 포함한 축적 효과.
Dihydroergotamine mesylate(Migranal)	IM, IV, intranasal	고착된 두통에는 비경구적 치료	대개 오심이 생기므로 진토제 전 처치
Serotonin receptor agonists			
Sumatriptan (Imitrex)	SC, PO, intranasal	편두통이나 군집성 두통	어지럼증, 현훈, 피로, 불안, 심방세동, 심실세동, 심실 빈맥, 관상동맥 혈관경련, 일과성 심근 허혈, 심근 경색증, 상기도 염증, 오심, 구토, 인두와 비강 불편감, 비강 스프레이시에 불쾌한 맛
Almotriptan(Axert)	PO	전조증상이 있거나 없는 급성 편두통	관상동맥 혈관 경련, 일과성 심근 허혈, 심근 경색증, 심실 빈맥, 심실세동
Eletriptan hydrobromide (Relpax)	PO	전조증상이 있거나 없는 급성 편두통	쇠약, 어지럼증, 두통, 긴장항진, 통증, 감각이상, 졸림, 현훈, 흉부 압박감, 통증, 홍조, 빈맥, 광과민성, 일과성 각막 혼탁, 결막염, 누선 장애, 소화불량, 인두염, 발한, 요통, 오한
Frovatriptan succinate (Frova)	PO	전조증상이 있거나 없는 급성 편두통	어지럼증, 두통, 피로, 통증, 감각이상, 불면, 불안, 졸림, 이상감각, 감각저하, 홍조, 빈맥, 흉통, 시야 이상, 이명, 부비동염, 구토, 소화불량, 구강건조, 복통, 설사, 발한 증가, 온냉 감각
Naratriptan hydrochloride (Amerge, Naramig)	PO	전조증상이 있거나 없는 급성 편두통	감각이상, 어지럼증, 졸리움, 전신 쇠약감, 피로, 현훈, 실신, 빈맥, 혈압 증가, 빈맥성 부정맥, PR과 QT 간격 지연, ST/T파 이상과 같은 ECG 이상, 조기심실수축, 심방조동, 심방세동, 관상동맥 경련, 일과성 심근 허혈, 심실세동, 귀, 코, 인후의 감염, 광과민성, 오심, 구토, 온냉감 저항성 감소, 압박감
Rizatriptan benzoate(Maxalt)	PO, SL	전조증상이 있거나 없는 급성 편두통	어지럼증, 두통, 피로, 감각이상, 이상감각, 의식저하, 조증, 진전, 정신 능력 감소, 홍조, 흉통, 압박감, 심근경색증, 관상동맥 경련, 일과성 심근 허혈, 심실 빈맥, 심방세동, 목, 인후, 턱의 압박 통증, 구강건조, 오심, 설사, 구토, 호흡곤란, 온냉감 저항성 감소, 홍조
Zolmitriptan (Zomig, Zomig-ZMT)	PO, SL, intranasal	급성 편두통	어지럼증, 현훈, 이상감각, 감각이상, 통증, 빈맥, 관상동맥 경련, 일과성 심근 허혈, 심근 경색증, 심실성 빈맥, 압박 통증, 압박감, 흉부 압박감, 통증, 흉부의 조이는 듯한 통증, 목과 턱의 압박감이나 통증, 근육의 이상감각, 발한, 온냉감 저항성 감소

(11) 교 육

① 두통의 유형, 즉 편두통 · 군집성 · 긴장성을 확인하도록 한다.

② 두통을 일으키는 요인과 두통이 나아지는 요인을 구별하도록 한다.

③ 두통 발생 일지를 적도록 권한다.

④ 설하제를 사용할 경우에는 녹는 동안 음식을 먹거나 마시거나 담배를 피우지 않도록 지도한다.

★ ⑤ 두통을 최소화할 수 있는 식이를 포함하여 스트레스 감소와 스트레스 관리, 생활 방식의 변화 등을 교육한다.

⑥ 대상자가 긴 시간을 추위에 노출되지 않도록 지도한다(추위는 약물의 역작용을 증가시킬 수 있다).

⑦ 의사와의 상담없이 약 용량을 증가시키지 않도록 주의시킨다.

⑧ 두통이 나타나면 어둡고 조용한 방에 누워서 찬 물수건을 머리에 올리는 등의 안위법에 대해 지도한다.

section 02

Anticonvalsants

항경련제

1. Hydantoins

(1) 작용 및 용도

① 신경세포막에서 나트륨 유입을 막는다.

★ ② 대뇌피질의 운동 영역에 작용하여 발작의 퍼짐을 방해한다.

③ 전신 강직성, 간대성 발작(대발작)과 간질 중첩증(4분 이상 발작 지속), 정신운동 발작(복합병소발작)

(2) 일반적인 약물 표 10-4

(3) 투약 시에 고려해야 할 점

① Fosphenytoin은 응급실 또는 중환자실에서의 간질 지속상태(status epilepticus)에서는 반드시 IV로 투여해야 한다(호흡 수, BP, EKG monitoring이 필수, loading dose로 100~150mg PE/min).

② Capsule 형태의 phenytoin을 씹어먹는 제형으로 바꾸면 안 된다.

③ Phenytoin은 단백질과 쉽게 결합하므로 흡수에 방해를 받을 수 있기 때문에 음식섭취를 금한다.

④ Ethosuximide, diazepam, carbamazepine 등은 음식 또는 우유와 함께 섭취하면 위장관 장애를 감소시킨다.

⑤ Carbamazepine을 NG tube로 투여할 경우에 D_5W나 NS과 혼합하여 투여하며, 그 후 100mL를 준다.

⑥ Valporate sodium 정제나 캡슐은 가루로 만들지 말고 전체 그대로를 복용한다.

항경련제(antiepileptics)

표 10-4

일반명/상품명	투여 경로	적 응 증	주요 약물과의 상호작용
Hydantoins Fosphenytoin (Cerebyx)	PO	대발작, 복합 부분 발작, 간질 지속상태	Fosphenytoin level 증가 : amiodarone, chloramphenicol, chlordiazepoxide, cimetidine, diazepam, dicumarol, estrogen, ethosuximide, fluoxetine, halothane, isoniazide, methylphenidate, phenothiazine, phenylbutazone, salicylate, succinamides, sulfonamide, tolbutamide, trazadone Fosphenytoin 작용 감소 : carbamazepine, reserpine 간대사 증가에 따라 fosphenytoin 수치가 증가하거나 감소되는 약물 : coumarin, digitoxin, doxycycline, estrogens, furosemide, hormonal contraceptives, rifampin, quinidine, theophylline, vitamine D fosphenytoin 수치를 증가시키거나 감소시키는 약물 : phenobarbital, valproic acid, sodium balproate, tricyclic antidepressants lower the seizure threshold
Mephenytoin(Mesantoin)	PO	대발작, 국소성 발작, 단순 발작, 정신운동발작	antiepileptics는mephenytoin 수치를 증가시키거나 감소시킬 수 있다. 경구용 피임제와 corticosteroid의 대사율 증가 : amiodarone, chloramphenicol, omeprazole, ticlopidine은 mephenytoin 수치를 증가시킨다. ginko는 anticonvulsant effect를 감소시킨다.
Phenytoin(Dilantin)	PO, IV	대발작, 정신운동발작, 긴장-간대발작, 무간질 경련, 두부 외상을 동반하는 발작, 수술 중이나 후의 발작 예방	antiepileptics는 phenytoin 수치를 증가시키거나 감소시킬 수 있다. phenytoin은 경구용 피임약의 흡수를 감소시키고 대사를 증가시킬 수 있다. 경구용 피임제와 corticosteroid의 대사율을 증가시킨다. amiodarone, chloramphenicol, omeprazole, ticlopidine은 phenytoin 수치를 증가시킨다. 항결핵제는 phenytoin의 수치를 감소시킨다. ginko는 anticonvulsant effect를 감소시킨다.
Barbiturates			
Amobarbital(Amytal)	IM, IV	간질 지속상태	phenmetrazine, MAO inhibitors, methoxyflurane, Kava kava, valerian은 안정효과가 있다.
Mephobarbital(Mebaral)	PO	대발작, 소발작, 다른 간질 약물과 같이 사용하며 진전 섬망을 치료	항응고제와 corticosteroids의 대사율 증가 digitoxin의 효과 감소 griseofulvin은 mephobarbital 흡수를 감소 Kava kava와 valerian은 안정 효과
Phenobarbital(Luminal)	PO, IV	대발작, 소발작, 간질 지속상태	항응고제와 corticosteroids의 대사율 증가 digitoxin의 효과 감소 griseofulvin은 mephobarbital 흡수를 감소 Kava kava와 valerian은 안정 효과

표 10-4

일반명/상품명	투여 경로	적 응 증	주요 약물과의 상호작용
Succinimides			
Ethosuximide (Zarontin)	PO	소발작, 근육 클로누스 발작	carbamazepine 투여 시 ethosuximide 수치 감소 isoniazide 투여 시 ethosuximide 수치 감소 phenobarbital과 ethosuximide 수치는 발작 빈도의 증가와 함께 변화될 수 있다. ginko는 anticonvulsant effect를 감소시킨다.
Methsuxmide(Celontin)	PO	다른 약물에 반응하지 않는 소발작	lamotrigine 농도가 감소될 수 있다. primidone의 치료적 효과와 함께 혈청 수치가 감소된다.
Phensuximide(Milontin)	PO	다른 약물에 반응하지 않는 소발작	lamotrigine 농도가 감소될 수 있다. primidone의 치료적 효과와 함께 혈청 수치가 감소된다.
Benzodiazepines(Anxiolytics)			
Clonazepam (Klonopin)	PO	소발작, 근육클로누스 발작, 간질 지속상태 succinimides나 valproic acid에 반응하지 않는 소발작에 사용	cimetidine, disulfiram, omeprazole, hormonal contraceptives의 효과 증가 theophylline의 효과 감소 digoxin 수치와 독성 증가
Clorazepate dipotassium(Tranxene)	PO	부분발작 치료에 사용	cimetidine, disulfiram, omeprazole, hormonal contraceptives의 효과 증가 theophylline의 효과 감소 digoxin 수치와 독성 증가
Daizepam(Valium)	IV	간질 지속상태에 사용 심한 재발성 경련발작	cimetidine, disulfiram, omeprazole, hormonal contraceptives의 효과 증가 theophylline, ranitidine의 효과 감소
Lorazepam(Ativan)	IV	간질 지속상태	barbiturates와 opioids의 중추신경계억압증상 증가 theophylline의 효과감소, probenecid, valproate의 독성 위험 감소
Others			
Acetazolamide(Diamox)	PO, IM, IV	대발작, 소발작, 국소성 발작, 신장결석을 예방하기 위해 수분섭취의 중요성을 교육해야 함	salicylate와 lithium 독성의 위험성 증가 quinidine, amphetamine, procainamide, tricyclic antidepressants의 신장 배설 감소
Valproate(Valporic acid, divalproex Sodium(Depakene, Depakote)	PO	대발작, 소발작, 정신운동 발작, 근육클로누스 발작	중추신경계 억압증상 증가 phenytoin과 상호작용, salicylates, cimetidine, chlorpromazine, erythromycin, felbamate의 혈청 수치 증가 carbamazepine, rifampin, lamotrigine의 효과 감소, phenobarbital, primidone, ethosuximide, diazepam, zidovudine의 혈청 수치 증가
Carbamazepine(Tegretol)	PO	부분적 또는 전신적 긴장-간대발작	약물상호작용이 많음-약물 설명서를 참조
Gabapentin(Neurontin)	PO	부분적 발작의 보조치료	제산제 사용 시에 혈청 수치 감소
Felbamate(Felbatol)	PO	부분적, 이차적 발작	다른 항경련제 조절이 안 되는 환자에게 사용하지 말 것

※ 뒤에 계속

표 10-4

일반명/상품명	투여 경로	적 응 증	주요 약물과의 상호작용
Lamotrigine(Lamictal)	PO	부분적 발작, 항경련 치료제의 보조	acetaminophen, carbamazepine, phenobarbital, phenytoin, primidone, hormonal contraceptives 사용 시 혈청 수치 감소 folate와 사용하면 혈청 수치 증가 달맞이꽃 오일은 발작 역치를 낮출 수 있음
Levetiracetam(Keppra)	PO	복잡성 부분 발작	antihistamine, benzodiazepine, opioids, tricyclic antidepressants와 같이 사용하면 진정효과가 심해짐 다음 약물과 같이 사용하지 말 것: carbamazepine, clozapine, 백혈구 감소증이나 호중구감소증을 야기하는 약물
Magnesium sulfate	IM, IV infusion	독소혈증으로 인한 발작	tubocurarine, atracurium, pancuronium, vecuronium과 같은 신경근육이완제
Oxcarbazepine(Trileptal)	PO	부분적 발작, 일반적인 긴장-간대발작	carbemasepine과 유사함
Paramethadione(Paradione)	PO	소발작	CNS depressants는 안정 효과를 증가시킬 수 있다.
Tiagabine hydrochloride(Gabitril)	PO	부분발작의 보조치료	carbamazepine, phenytoin, primidone과 사용 시에 혈청수치가 증가 valproate와 상호작용이 가능함 CNS depressants는 안정 효과를 증가시킬 수 있다.
Topiramate(Topamax)	PO	부분 발작, 일반적인 긴장-간대발작	fluoxetine과 같은 cytochrome을 억제하는 약물을 사용할 때 혈청 수치가 증가할 수 있다.
Zonisamide(Zonegran)	PO	부분발작의 보조치료	sulfonamides와 같이 사용하면 안 된다. carbamazepine, phenytoin, phenobarbital, primidone을 사용할 때 zonisamide가 빨리 배설된다.

(4) 금기증

★ ① 과민반응

② 정신과적 문제, 임신, 서맥, SA & AV node block, Stroke-Adams syndrome, 간부전

(5) 주요 약물과의 상호작용 표 10-4

(6) 주요 음식과의 상호작용

위장관 내의 음식은 약물의 결합과 경쟁적 작용을 하므로, 투약 전 30~60분 정도는 음식물을 삼간다. Phenytoin은 엽산, 칼슘, 비타민 D 흡수를 감소시키게 된다.

★ (7) 주요 임상검사 : 치료적 phenytoin level

★ (8) 부작용

① 졸림, 현기증, 불면증, 지각 이상(비정상적인 감각), 우울, 자살 충동, 공격성, 두통, 혼돈, 불분명한 언어
② 저혈압, 안구 진탕증, 복시, 흐린 시야
③ 오심, 구토, 변비, 식욕부진, 체중감소, 간염, 황달, 치육 비후, 소변 변색
④ 발진, 홍반성 낭창, 다모증, 저칼슘 혈증

★ (9) 역작용/독성

① 심실 세동
② 간염, 신장염
③ 무과립구혈증, 백혈병, 재생 불량성 빈혈, 혈소판 감소증, 거대 세포성 빈혈
④ 홍반성 낭창, Stevens-Johnson syndrome
⑤ 독성 : 골수 억제, 오심, 구토, 운동 실조, 복시, 심혈관 협착, 불분명한 언어, 혼돈

(10) 간 호

★ ① 종류, 위치, 기간, 성격 등을 포함한 발작 행위의 사정과 발작 촉진 증상에 대비한다.
② Mental status, 기분, 감각기관, 감정, 기억(장 · 단기) 등을 사정한다.
③ 호흡억제, 횟수, 깊이, 양상 등을 사정한다.
④ 혈액 이양증(blood dyscrasias : 혈액이나 골수의 이상일 때 나타나는 특이한 쇠약상태), 발열, 인후통, 멍, 발진, 황달 등을 사정한다.
⑤ 격렬한 발작의 감소, 심실성 부정맥의 감소 등과 같은 치료적 반응을 평가한다.
⑥ 위장계 증상을 줄이기 위해 음식과 함께 복용한다.

(11) 교 육

① 약물명, 용량, 투약 일정, 부작용, 예상되는 역작용 등을 포함한 투약 방법에 대해 가르친다.
② 소변이 핑크색으로 변할 수 있음을 알려 준다.
③ 약물복용을 갑자기 중단하거나 병원 방문을 중단하지 않는다.
④ 부드러운 칫솔로 적절히 닦는 방법이나 치실(flossing)을 적절히 사용하여 치육비후를 예방하는 방법을 알려 준다.
⑤ Medic-Alert 팔찌(치료 중임을 나타내는 팔찌)를 약불복용 중에 착용한다.
⑥ 투약 효과가 감소할 수 있으므로 과량의 음주는 피한다.
⑦ 약물 간 생체 이용률이 다르므로 한 번 발작을 안정화한 약물은 바꾸지 않는다.
⑧ Hydantoin은 경구용 피임약의 효과를 감소시킨다, Phenytoin은 기형을 유발한다.

2. Barbiturates

(1) 작용 및 용도

① 대뇌피질의 자극 전달을 감소시킨다.
② 간질의 모든 유형에 사용할 수 있다.

(2) 일반적인 약물 표 10-4

(3) 투약 시에 고려해야 할 점

① IM 시에 조직괴사를 예방하기 위해 큰 근육을 사용한다.
② 한 부위에 5mL 이하를 사용한다.
③ IV 시에 묽게 희석해서 매우 천천히, 분당 65mg 또는 그 이하의 비율로 주사한다.
④ 경구용은 흡수를 높이기 위해 공복 시에 투여한다.

(4) 금기증 : 과민반응, 임신 중, porphyria, 간질환

(5) 주요 약물과의 상호작용 표 10-4

(6) 주요 음식과의 상호작용 (보고된 자료가 없음)

(7) 주요 임상검사

① 혈중 phosphatase 증가
② 간에서의 흡수와 염료 배설을 증대시켜서 bromsulphalein retention 검사에 영향을 준다.

(8) 부작용

① 역설적 흥분(노인), 졸림, 무기력함, 숙취 두통, 홍조, 환각
② 어린이나 노인에게 고용량을 사용하는 경우 혼돈, 우울, 불안이 나타날 수 있다.
③ 오심, 구토, 설사 또는 변비
④ 발진, 두드러기, 국소 통증, 부종, 괴사

(9) 역작용/독성

① 혼수
② Stevens–Johnson syndrome, 혈관 부종, 혈전성 정맥염

★ (10) 간 호

① 기분, 감각, 정서, 장단기 기억 등과 같은 mental status 변화를 사정한다.

② 호흡 양상 또는 횟수, 리듬, 깊이를 포함한 호흡억제 양상을 사정한다.
③ 혈액 이양증, 발열, 인후통, 멍, 발진, 황달 등을 사정한다.
④ 양상, 기간, 발작 촉진 요인 등을 포함한 발작 행동을 사정한다.
⑤ 장기간 치료에는 혈액학적 검사와 간기능검사를 정기적으로 한다.
⑥ 발작의 감소 또는 진정작용의 증가와 같은 치료반응을 평가한다.

★ (11) 교 육

① 약명, 용량, 투약 일정, 부작용, 예상되는 역작용 등을 포함한 투약 방법에 대해 교육한다.
② 알코올을 포함한 다른 CNS 억제제를 사용하지 않는다.
③ 약물복용을 갑자기 중단하거나 병원 방문을 중단하지 않는다.
④ 졸림이 올 수 있으므로 안정상태가 될 때까지 위험한 활동을 피한다.
⑤ Medic-Alert 팔찌(치료 중임을 나타내는 팔찌)를 약물 복용 중에는 착용한다.
⑥ 2~3주 까지도 치료효과가 나타나지 않을 수 있음을 대상자에게 알려 준다.

3. Succinimides

(1) 작용 및 용도

① 신경세포에서 나트륨이 들어오는 것을 막고 전기적 역치를 증가시키며 활동전위를 생산하는 능력을 감소시킨다.
② 소발작에 적용된다.

(2) 일반적인 약물 표 10-4

(3) 투약 시에 고려해야 할 점 : 위장관계 증상을 줄이기 위해 음식이나 우유와 함께 준다.

(4) 금기증 : 과민반응

(5) 주요 약물과의 상호작용 표 10-4

(6) 주요 음식과의 상호작용 (보고된 자료가 없음)

(7) 주요 임상검사

① 간기능 검사치의 증가
② Direct Coomb's test : 위 양성

(8) 부작용

★ ① 졸림, 현기증, 피로, 다행감, 무기력
② 오심, 구토, 속쓰림, 식욕부진
③ 핑크색 소변
④ 두드러기, 소양성 홍반
⑤ 근시, 흐린 시야

(9) 역작용/독성

★ ① 무과립구증, 재생 불량성 빈혈, 혈소판 감소증, 백혈구 증가증, 호산구 증다증, 범혈구 감소증
② 스티븐-존슨 증후군
③ 독성 : 골수기능 억제, 오심, 구토, 운동 실조, 복시, 심혈관계 협착

(10) 간 호

★ ① 기분, 감각, 정서, 행동 변화를 포함한 정신상태를 사정한다.
② 요분석, BUN, Creatinine 등을 포함한 신장 검사를 관찰한다.
③ 매주 CBC, Hct, Hgb, 망상 적혈구 수 등을 포함한 혈액학 검사를 4주 동안 관찰한다.
④ AST, ALT, 빌리루빈을 포함한 간 검사를 관찰한다.
⑤ 눈의 문제를 사정하여 정기적인 안과 검진이 필요할 수도 있다.
⑥ 빨갛게 부어오르는 발진이나 피부가 벗겨지는 것과 같은 알레르기 반응을 사정한다.
★ ⑦ 혈액 이양증, 발열, 인후통, 멍, 발진, 황달 등을 사정한다.
⑧ 매주 체중을 측정한다. 식욕부진과 체중 감소를 보고한다.

★ (11) 교 육

① 투약 중에는 대상자의 이름, 의사명, 전화번호 등이 적혀 있는 ID card나 Medic-Alert 팔찌를 차도록 교육한다.
② 명료함이 요구되는 운전이나 다른 활동은 피한다.
③ 진정작용의 증가를 가져오는 알코올 섭취나 다른 CNS 억제제를 피한다.
④ 의사와 상의없이 갑자기 약물 복용을 중단하지 않는다.
⑤ 치육 비후 확인을 위해 정기적 치과 검진을 꾸준히 받는다.

4. Benzodiazepines

(1) 작용 및 용도

① 신경 전달 물질인 GABA(gamma-aminobutylic acid) 방해 작용을 강화하여 불안과 발작의 부속 행동의 감소
② 진전 섬망의 완화

(2) 일반적인 약물 표 10-4

(3) 투약 시에 고려해야 할 점

① 위장관계 증상 감소를 위해 음식이나 우유를 준다
② IV 시에 반드시 큰 혈관을 사용한다.
③ 1분당 5mg 또는 그 이하의 비율로 IV 한다.

(4) 금기증

★ ① 과민반응
★ ② 급성 협우각형 녹내장이나 정신병
③ 6개월 이하의 어린이
④ 간질환자(clonazepam), 수유부(diazepam)

(5) 주요 약물과의 상호작용 표 10-4

(6) 주요 음식과의 상호작용 (보고된 자료가 없음)

(7) 주요 임상검사

① AST, ALT, 혈중 빌리루빈 수치 증가
② 17-OHCS의 증가와 RAIU의 감소

(8) 부작용

★ ① 현기증, 졸림, 혼돈, 두통, 피로
② 기립성 저혈압, 흐린 시야
③ 변비, 구갈, 발진, 소양감

(9) 역작용/독성

① 호중구 감소증
② 호흡기계 억제
③ EKG 변화, 빈맥

(10) 간 호

★ ① 혈압을 사정(누워서, 앉아서)하여 수축기압이 20mmHg 이상 차이가 나면 투약을 중단하고 기립성 저혈압에 관해 의사에게 보고한다.
② 간기능, 신기능(AST, ALT, 빌리루빈, 크레아티닌, 고밀도의 지단백), alkaline phosphatase 등을 사정한다.
③ 기분, 감각, 정서, 기억(장 · 단기)을 포함한 mental status를 사정한다.
④ 호흡횟수, 리듬, 깊이를 포함한 호흡억제 양상을 사정한다.
⑤ 양상, 기간, 발작 촉진 요인 등을 포함한 발작 행동을 사정한다.
⑥ 발작이나 불안이 감소되었거나 없어지는 등의 치료반응 효과를 평가한다.

(11) 교 육

★ ① 투약에 관해 이름, 용량, 일정, 부작용, 예상 가능한 역작용 등을 포함한 섭생법을 알려 준다.
② 알코올을 포함한 다른 CNS 흥분제를 피하도록 한다.
③ 의사와 상의없이 갑자기 약물 복용을 중단하지 않는다.

④ 졸림을 일으킬 수 있으므로 투약하는 동안에 위험스러운 행동은 삼가한다.
⑤ benzodiazepine을 사용하는 동안에는 물리적인 피임법을 사용한다.

5. 그밖에 항경련제(other anticonvulsants)

1) Carbamazepine(Tegretol)

(1) 작용 및 용도

① 대뇌피질의 운동 영역을 통과하는 Na^+ 이온의 impulses를 방해한다.
② 강직 · 간대성 발작, 복합 · 국소적 발작, 혼합형 발작에 사용된다.

(2) 약물 용량 표 10-4

(3) 투약 시에 고려해야 할 점

① 위장관계 증상 감소를 위해 음식이나 우유 등을 경구약과 함께 제공한다.
② 씹어 먹는 제제는 반드시 씹어 먹거나 부수어 먹어야 하며, 통째로 그냥 삼켜서는 안 된다.
③ NG tube을 통해 투약할 경우, D_5W나 NS에 섞어서 주며 그 후 최소 100mL 이상의 용액으로 flushing 한다.

(4) 금기증

① Carbamazepine이나 삼환계 항우울제에 과민반응이 있는 경우
② 골수기능 억제가 있거나 MAOIs를 부수적으로 사용하고 있는 경우

(5) 주요 약물과의 상호작용 표 10-4

(6) 주요 음식과의 상호작용 : Carbamazepine은 자몽과 함께 먹으면 최고 농도로 증가한다.

(7) 주요 임상검사 : 임신 반응 검사에서 위음성이 증가한다.

(8) 부작용

① PT의 증가
② 노인에게 주로 항이뇨 호르몬 이상증(syndrome of inappropriate anti-diuretic hormone; SIADH) 발생
★ ③ 졸림, 현기증, 혼돈
④ 오심, 변비 또는 설사, 구토
⑤ 발진, 두드러기

⑥ 이명, 구갈, 흐린 시야, 안구 진탕증
⑦ 저혈압, 발열, 호흡곤란, 간질성 폐렴
⑧ 빈뇨 또는 요정체, BUN의 상승

(9) 역작용/독성

★ ① 혈소판 감소증, 과립구 감소증, 백혈구 증가증, 호중구 감소증, 재생 불량성 빈혈, 호산구 증가증
★ ② 마비, 발작의 악화
③ 간염
④ Stevens–Johnson syndrome
⑤ 고혈압, 울혈성 심부전, 부정맥, AV block
⑥ Lithium과 함께 복용할 때에 CNS 독성 증상
⑦ MAOIs와 함께 복용할 때에 치명적

(10) 간 호

① 발작 형태, 기간, 촉진시키는 요인 등을 포함한 발작 행동을 사정한다.
② RBC, Hct, Hgb, 망상 적혈구 수, AST, ALT, bilirubin, UA, BUN, Creatinine 등을 포함한 혈액학적 검사, 간기능검사, 신장기능검사 결과를 관찰한다.
③ 기분, 감각 감정, 장 · 단기 기억 등의 mental status를 사정한다.
★ ④ 눈의 문제를 사정하고, 필요하다면 정기적 검진을 권한다.
⑤ 자반, 붉어짐, 튀어 오른 발진 등을 포함한 알레르기 반응을 사정한다.
★ ⑥ 혈액 이혼화증, 발열, 인후통, 멍, 발진, 황달 등을 사정한다.
⑦ 발작의 감소와 같은 치료반응을 평가한다.

★ (11) 교 육

① 투약에 관해 이름, 용량, 일정, 부작용, 예상 가능한 역작용을 포함한 섭생법을 알려 준다.
② 알코올을 포함한 다른 CNS 흥분제를 피한다.
③ 의사와 상의없이 갑자기 약물 복용을 중단하지 않는다.
④ 졸림을 일으킬 수 있으므로 투약하는 동안에 위험스러운 행동은 삼가한다.
⑤ 투약 중에는 대상자의 이름, 의사명, 전화번호 등이 적혀 있는 ID card나 Medic–Alert 팔찌를 차도록 교육한다.
⑥ 소변이 핑크색이나 갈색으로 변할 수 있다고 알려 준다.

2) Valporate sodium

(1) 작용 및 용도

① 뇌의 GABA level을 상승시켜 발작 행동을 감소시킨다.

② 소발작(단순, 복합), 혼합형 발작, 조울증에서 조증 증상 발현, 편두통 등에 사용

(2) 약물 용량 표 10-4

(3) 투약 시에 고려해야 할 점

① 정제나 캡슐제제는 부수지 말고 통째로 먹어야 한다.

② 현탁액 형태는 단독 투약하며, 탄산음료와 먹으면 안 된다.

③ 위 장관 증상 감소를 위해 음식이나 우유 등과 같이 준다.

(4) 금기증 : 과민반응, 임신 중이거나 간질환이 있는 경우

(5) 주요 약물과의 상호작용 표 10-4

(6) 주요 음식과의 상호작용 (보고된 자료가 없음)

(7) 주요 임상검사

① Ketones의 위 양성 증가

② 갑상선 기능검사에 영향을 준다.

(8) 부작용

★ ① 진정, 졸림, 발진

② 오심, 구토, 변비 또는 설사, 속 쓰림

(9) 역작용/독성

① 혈소판 감소증, 백혈구 감소증, lymphocytosis

② 간부전, 췌장염, 독성 간염

(10) 간 호

① 발작 형태, 기간, 촉진시키는 요인 등을 포함한 발작 행동을 사정한다.

② RBC, Hct, Hgb, 엽산, protime, 혈소판, 비타민 D, 망상 적혈구 수, AST, ALT, bilirubin, 요분석, BUN, Creatinine 등을 포함한 혈액학적 검사, 간기능검사, 신장기능검사를 관찰한다.

③ 기분, 감각 감정, 장 · 단기 기억 등의 mental status를 사정한다.

④ 횟수, 리듬, 깊이를 포함한 호흡상태 · 억제를 사정한다.
⑤ 발작의 감소와 같은 치료에 대한 반응을 평가한다.

★ (11) 교 육

① 투약에 관해 이름, 용량, 일정, 부작용, 예상 가능한 역작용을 포함한 섭생법을 알려 준다.
② 알코올을 포함한 다른 CNS 억제제를 피하도록 한다.
③ 의사와 상의없이 갑자기 약물 복용을 중단하지 않도록 권고한다.
④ 졸림을 일으킬 수 있으므로, 투약하는 동안에 위험스러운 행동은 삼가한다.
⑤ 투약 중에는 대상자의 이름, 의사명, 전화번호 등이 적혀 있는 ID card나 Medic-Alert 팔찌를 차도록 교육한다.
⑥ 장기 투여 시에 신체적 의존성으로 문제가 될 수도 있음을 대상자에게 알린다.
⑦ 시각 장해, 발진, 설사, 밝은색 대변, 황달, 오래 지속되는 구토 등의 증상이 나타나면 건강 전문가에게 보고한다.

section 03 CNS Stimulants 중추신경 흥분제

1. 식욕억제제(anorexiants)

(1) 작용 및 용도

★ ① 대부분 amphetamine과 유사한 작용을 한다.
② 시상 하부 측면의 식욕 중추를 직접 방해하여 식욕억제제의 효과가 나타난다.
③ 수면 발작(narcolepsy), ADD(attention deficient disorder), ADHD(attention deficit hyper-activity disorder), 단기간의 비만치료 보조제로 사용된다.
④ 선택적 노어에피네프린 재흡수 억제제(selective norepinephrine reuptake inhibitors)는 신경 시냅스에서 노어에피네프린의 재흡수를 막는다; ADHD를 치료하기 위해 사용되나 기전은 알려져 있지 않다.

(2) 일반적인 약물 표 10-5

(3) 투약 시에 고려해야 할 점

★ ① 식욕억제 효과는 일시적이다.
② 불면증을 피하려면 잠자기 6시간 전에 복용한다.

★ ③ 갑자기 투약을 중단하지 않는다.

④ Diethylproprion은 공복상태에 복용하며, 추가 용량은 야간의 배고픔을 조절하기 위해 저녁 나절에 주기도 한다.

(4) 금기증

① 과민반응

② 협우각형 녹내장, 진전된 심장 질환, 갑상선 기능 항진증, 흥분 상태, 과거의 약물 남용 · 오용 경험, 12세 이하의 어린이

표 10-5 중추신경 흥분제(central nervous system(adrenergic) stimulants)

약 물	투여 경로	주요 약물과의 상호작용
Anorexiants Bezphetamine hydrochloride(Direx)	PO	benzphetamine 배출 감소 : acetazolamide, sodium bicarbonate benzphetamine 배출 증가 : ammonium chloride, ascorbic acid guanthidine, guanadrel의 효과 감소 MAOIs나 selegiline 투여 14일 이내에 투약하면 고혈압성 위기, 두개 내의 출혈이 생길 수 있다. benzphetamine 효과 감소 : 삼환계 항우울제
Diethylproprion hydrochloride(Proprion)	PO	혈압상승 효과 : furazolidone 알코올, 다른 CNS 억제제의 효과 증가
Sibutramine hydrochlo-ride monohydrate (Meridia)	PO	혈압상승 효과 : 충혈 완화제, 기침, 알레르기 약물(MAOIs와 절대로 함께 복용하지 않는다.) sibutramine의 청소율 감소 : ketoconazole
Amphetamines Amphetamine sulfate (Adderall)	PO	amphetamine 배출 감소 : acetazolamide, sodium bicarbonate($NaHCO_3$) amphetamine 배출 증가 : ammonium chloride, ascorbic acid guanethidine, guanadrel의 효과 감소 MAOIs나 selegiline 투여 14일 이내에 투약하면 고혈압성 위기, 두개 내의 출혈이 생길 수 있다. amphetamine 효과의 감소 : 삼환계 항우울제 혈압상승 효과 : furazolidine 알코올, 기타 다른 CNS 억제제의 효과 증가
Methyphenidate hydrochloride(Ritalin)	PO	MAOIs 투여 14일 이내에 투약 또는 혈압상승제 복용 시에 고혈압성 위기 교감신경 흥분작용 증가 : 충혈 완화제, 혈관수축제 warfarin, tricyclics, 항경련제의 효과 감소
Dextroamphetamine sulfate(Dexadrine)	PO	MAOIs 투여 14일 이내에 투약 고혈압성 위기 흡수 지연 : barbiturate, phenytoin dextroamphetamine 효과 증가 : acetazolamide, 제산제, $NaHCO_3$ CNS 효과 증가 : haloperidol, tricyclics, phenothiazines dextroamphetamine 효과 감소 : ascorbic acid, ammonium chloride adrenergic blocker, antidiabetics 효과 감소
Pemoline(Cylert)	PO	· CNS 효과 증가 : 다른 CNS 흥분제
Selective Norepinephrine reuptake inhibitor Atomoxetine hydrochloride(Strattera)	PO	CYP2D6억제제(paroxetine, fluoxetine, quinidine)과 같이 사용하면 혈청 수치가 증가한다. atomoxetine을 시작하기 2주 전에 MAOIs를 끊는다.

③ Atomoxetine은 녹내장, 임신, 수유중, 진균 부산물에 알레르기가 있는 경우는 금기이다.

(5) 주요 약물과의 상호작용 표 10-5

(6) 주요 음식과의 상호작용 (보고된 자료가 없음)

(7) 주요 임상검사 (보고된 자료가 없음)

(8) 부작용

① 안절부절 못함, 불면증

★ ② 심계항진, 월경장애

(9) 역작용/독성 : 간질 발작에서의 발작 역치 감소, 빈맥

(10) 간 호

★ ① 치료 중 혈압과 맥박 측정

② 항고혈압제나 항당뇨병 약의 용량을 조절할 필요가 있다.

③ 시간이 지나면서 체중감소와 같은 치료효과가 있는지를 평가한다.

④ 정신사회적 중재를 수행한다.

★ (11) 교 육

① 일반 의약품을 포함한 최근에 사용하는 모든 약물은 위험한 또는 치명적인 상호작용을 할 수 있으므로 의논한다.

② 처방대로 정확히 약물을 복용한다. 임신 중에는 절대로 사용하지 않는다.

③ Sustained-release 서방형 제제는 통째 삼키며, 절대 부수어 먹지 않는다.

④ 약물효과가 없어질 때까지 운전이나 위험이 되는 행동은 피한다.

⑤ 빈맥, 체중 감소, 구강 건조, 연하 곤란 등을 보고한다.

2. Amphetamine

(1) 작용 및 용도

① 대뇌피질의 망상활성체에서의 norepinephrine과 dopamine 방출이 증가한다.

② 발작수면, 외생적인 비만, ADD(attention deficit disorder)에 사용한다.

(2) 일반적인 약물 표 10-5

(3) 투약 시에 고려해야 할 점

★ ① 첫 복용은 잠에서 깨어날 때, 마지막 복용은 잠자기 6시간 전에 준다.
② 식사 30～60분 전 공복 시에 투약한다.

(4) 금기증

① 과민반응
② 갑상선기능 항진증, 고혈압, 녹내장, 심한 동맥경화증, 약물 오 · 남용, 심혈관계 질환, 불안, 수유부

(5) 주요 약물과의 상호작용 표 10-5

(6) 주요 음식과의 상호작용 (보고된 자료가 없음)

(7) 주요 임상검사 : 고용량의 amphetamine에서 T_4 level

★ (8) 부작용

① 과다행동, 불면증, 안절부절 못함, 수다스러움
② 구갈, 오심, 구토
③ 발기부전, 성욕의 변화
④ 심계 항진, 빈맥

(9) 역작용/독성 : 위와 동일하다.

(10) 간 호

① 식욕 억제제가 항고혈압제의 약효를 역으로 만들 수 있으므로 활력징후, 특히 혈압을 사정한다.
② CBC, UA, 당뇨 환자에게 혈당과 요당을 측정하여 insulin의 양을 조절할 수 있다.
③ 기분, 감각, 감정 등의 mental status, 흥분, 불면증, 공격 성향 등이 나타날 수 있다.
④ 두통, 오심, 구토, 근육통, 허약 등의 금단 증상을 사정한다.
★ ⑤ ADHD의 활동성 감소, narcolepsy 증상 완화, 체중감소 등의 치료적 효과를 평가한다.

(11) 교 육

① 투약에 관해 이름, 용량, 일정, 부작용, 예상 가능한 역작용을 포함한 섭생법을 알려 준다. 혹시 1회 복용을 빠뜨렸다고 해서 2회분 분량을 한꺼번에 먹지 않는다.
② 불안정이나 흥분이 증가하면 caffeine(coffee, tea, cola, chocolate) 섭취를 피하거나 줄인다.
③ 건강 전문가가 승인하지 않은 일반 의약품(OTC)과 알코올 섭취를 피한다.
④ 의사와 상의없이 갑자기 약물복용을 중단하지 않는다.

⑤ 약물에 대한 안정된 효과가 나타날 때까지는 졸림 등이 나타날 수 있으므로, 위험성이 있는 행동은 삼가한다.

⑥ 휴식의 중요성에 대해 알려 준다.

⑦ 발작 질환이 있는 대상자는 발작의 역치가 낮아짐을 알려 준다.

3. 수면 발작 및 집중 장애 과다행동증후군 치료 약물 (narcolepsy & attention deficit hyperactivity disorder; ADHD)

(1) 작용 및 용도

① 대뇌피질의 망상 활성체에서의 norepinephrine과 dopamine 방출이 증가한다.

② ADHD와 narcolepsy에 사용한다.

(2) 일반적인 약물 표 10-5

★ (3) 투약 시에 고려해야 할 점 : 잠들기 최소한 6시간 전에는 투약을 한다.

(4) 금기증

① 과민반응

★ ② 불안, Tourette's syndrome 과거력, 6세 이하의 소아, 녹내장

(5) 주요 약물과의 상호작용 표 10-5

★ (6) 주요 음식과의 상호작용

① Caffeine은 흥분을 증가시킨다.

② Caffeine은 amine 효과를 증가시킨다.

(7) 주요 임상검사(보고된 자료가 없음)

(8) 부작용

① 과다행동, 불면증, 안절부절 못함, 수다스러움

② 구갈, 심계 항진과 빈맥, 발진

(9) 역작용/독성

① 부정맥, 혈소판 감소성 자반

② 박리성 피부염, 요독증

③ 백혈구 감소증 또는 빈혈

(10) 간 호

① 식욕억제제가 항고혈압제의 약리 작용을 반대로 할 수도 있으므로 활력징후, 특히 혈압을 사정한다.

② CBC, 요분석, 당뇨 환자에게 혈당과 요당을 측정하여 insulin의 양을 조절할 수 있다.

③ 기분, 감각, 감정 등의 mental status, 흥분, 불면증, 공격성향 등이 나타날 수 있다.

④ 두통, 오심, 구토, 근육통, 허약 등의 금단증상을 사정한다.

⑤ 대상자의 먹고 자고 말하는 양식의 변화를 사정한다.

★ ⑥ 집중하는 시간의 증가나 과다행동의 감소 등을 사정한다.

★ ⑦ ADHD에서의 감소된 활동 양상, narcolepsy의 낮시간 동안의 수면, 체중감소 등의 치료적 효과를 평가한다.

★ (11) 교 육

① 투약에 대해 이름, 용량, 일정, 부작용, 예상 가능한 역작용을 포함한 섭생법을 알려 준다.

② 불안정, 흥분이 증가하면 caffeine(coffee, tea, cola, chocolate) 섭취를 피하거나 줄인다.

③ 제공자가 승인하지 않은 일반 의약품과 알코올 섭취를 피한다.

④ 의사와 상의없이 갑자기 약물복용을 중단하지 않는다.

⑤ 약물의 안정성이 나타날 때까지는 졸림 등이 나타날 수 있으므로, 위험이 되는 행동은 삼가한다.

⑥ 발작 질환이 있는 대상자는 발작의 역치가 감소됨을 알려 준다.

section 04 파킨슨씨 질환 치료제

Medications to Treat Parkinson's Disease

1. 항콜린성 약물(anticholinergics)

(1) 작용 및 용도

① 자율신경계에서 acetylcholine 수용체를 차단하거나 경쟁적으로 작용한다.

② Parkinsonism의 불수의적 운동 감소를 위해 사용한다.

(2) 일반적인 약물 표 10-6

(3) 투약 시에 고려해야 할 점

① Trihexyphenidyl의 비경구제는 체위성 저혈압을 예방하기 위해 누운 자세에서 투약한다.

② Trihexyphenidyl의 경구제는 위장관계 증상을 예방하기 위해 식사와 함께 또는 식사 직후에 준다.

③ Benztropine의 비경구제는 최소 1시간에 걸쳐서 서서히 투약하며 활력징후를 관찰한다.

④ 매우 주의깊게 약물의 용량을 관찰한다. 조금이라도 과용량이 되면 중독 증상이 올 수 있다.

표 10-6 파킨슨씨 병 치료에 사용하는 약물(medications used to treat Parkinson's disease)

일반명/상품명	투여 경로	적 응 증	주요 약물과의 상호작용
Anticholinergic agent			
Atropine sulfate	PO, IM, IV	파킨슨씨 병으로 인한 과다 침 분비, 불규칙적 움직임	phenothiazine, 항우울제, MAOIs, amantadine과 같이 사용하면 항콜린성 효과 증가 atenolol의 효과 증가
Benztropin mesylate (Cogentin)	PO	파킨슨씨 병으로 인한 과다 침분비, 불규칙적 움직임	amantadine, phenothiazine, tricyclic antidepressants는 항콜린성 효과를 증가시키고 열에 내한 내성 감소나 고체온과 같은 부작용을 증가시킨다. cholinesterase inhibitors는 cholinesterase inhibitors의 효과를 감소시킨다.
Diphenhydramine(Benadryl)	PO, IM, IV	파킨슨씨 병으로 인한 과다 침 분비, 불규칙적 움직임	중추신경계 약물은 진정효과를 증가시킨다. MAOIs는 항콜린성 효과를 증가시킨다.
Dicyclomine hydrochloride (Bentyl, Antispas, Di-Spaz)	PO, IM	파킨슨씨 병, 과민성 장 증후군으로 인한 과다 침 분비, 불규칙적 움직임	tricyclic antidepressants, amantadine과 같이 사용하면 항콜린성 효과를 증가시킨다. atenolol과 digoxin의 효과를 증가시킨다.
Glycopyrroate(Robinul)	PO	파킨슨씨 병, 과민성 장 증후군, 소화성 궤양으로 인한 과다 침 분비, 불규칙적 움직임	항정신성 약물의 효과를 감소시킨다. tricyclic antidepressants, amantadine과 같이 사용하면 항콜린성 효과를 증가시킨다. atenolol과 digoxin의 효과를 증가시킨다.
Hyoscyamine sulfate (Cystospaz, Anaspaz, Levsin)	PO, SL	파킨슨씨 병, 과민성 장 증후군, 소화성 궤양으로 인한 과다 침 분비, 불규칙적 움직임	다른 항콜린성 제제, amantadine, haloperidol, phenothiazine, MAOIs, tricyclic antidepressants, antihistamine과 같이 사용하면 효과가 증가한다. 제산제와 같이 사용하면 흡수가 감소된다.
Isopropamide iodine(Darbid)	PO	파킨슨씨 병, 과민성 장 증후군, 소화성 궤양으로 인한 과다 침 분비, 불규칙적 움직임	다른 항콜린성 제제, amantadine, haloperidol, phenothiazine, MAOIs, tricyclic antidepressants, antihistamine과 같이 사용하면 효과가 증가한다. 제산제와 같이 사용하면 흡수가 감소된다.
Methoscopalamine bromide(Panthine)	PO	파킨슨씨 병, 과민성 장 증후군, 소화성 궤양으로 인한 과다 침 분비, 불규칙적 움직임	다른 항콜린성 제제, amantadine, haloperidol, phenothiazine, MAOIs, tricyclic antidepressants, antihistamine과 같이 사용하면 효과가 증가한다. 제산제와 같이 사용하면 흡수가 감소된다.
Propantheline bromide (Pro-Banthine)	PO	파킨슨씨 병, 과민성 장 증후군, 소화성 궤양으로 인한 과다 침 분비, 불규칙적 움직임	항정신성 약물, 특히 haloperidol과 같이 사용하면 효과가 감소한다. phenothiazine의 효과가 감소한다.

※ 뒤에 계속

표 10-6

일반명/상품명	투여 경로	적 응 증	주요 약물과의 상호작용
Anticholinergic agent			
Atropine sulfate	PO, IM, IV	파킨슨씨 병으로 인한 과다 침 분비, 불규칙적 움직임	phenothiazine, 항우울제, MAOIs, amantadine과 같이 사용하면 항콜린성 효과 증가 atenolol의 효과 증가
Benztropin mesylate (Cogentin)	PO	파킨슨씨 병으로 인한 과다 침 분비, 불규칙적 움직임	amantadine, phenothiazine, tricyclic antidepressants는 항콜린성 효과를 증가시키고 열에 대한 내성 감소나 고체온과 같은 부작용을 증가시킨다. cholinesterase inhibitors는 cholinesterase inhibitors의 효과를 감소시킨다.
Diphenhydramine(Benadryl)	PO, IM, IV	파킨슨씨 병으로 인한 과다 침 분비, 불규칙적 움직임	중추신경계 약물은 진정효과를 증가시킨다. MAIOs는 항콜린성 효과를 증가시킨다.
Dicyclomine hydrochloide (Bentyl, Antispas, Di-Spaz)	PO, IM	파킨슨씨 병, 과민성 장증후군으로 인한 과다 침 분비, 불규칙적 움직임	tricyclic antideressants, amantadine과 같이 사용하면 항콜린성 효과를 증가시킨다. atenolol과 digoxin의 효과를 증가시킨다.
Glycopyrroate (RObinul)	PO	파킨슨씨 병, 과민성 장증후군, 소화성 궤양으로 인한 과다 침 분비, 불규칙적 움직임	항정신성 약물의 효과를 감소시킨다. tricyclic antideressants, amantadine과 같이 사용하면 항콜린성 효과를 증가시킨다. atenolol과 digoxin의 효과를 증가시킨다.
Hyoscyamine sulfate (Cystopaz, Anaspaz, Levsin)	PO	파킨슨씨 병, 과민성 장증후군, 소화성 궤양으로 인한 과다 침 분비, 불규칙적 움직임	다른 항콜린성 제제, amantadine, haloperidol, phenothiazine, MAOIs, tricyclic, antideressants, antihistamine과 같이 사용하면 효과가 증가한다. 제산제와 같이 사용하면 흡수가 감소된다.

표 10-6

일반명/상품명	투여 경로	적 응 증	주요 약물과의 상호작용
Isopropamide iodine (Darbid)	PO	파킨슨씨 병, 과민성 장증후군, 소화성 궤양으로 인한 과다 침 분비, 불규칙적 움직임	다른 항콜린성 제제, amantadine, haloperidol, phenothiazine, MAOIs, tricyclic, antideressants, antihistamine과 같이 사용하면 효과가 증가한다. 제산제와 같이 사용하면 흡수가 감소된다.
Methoscopalamine bromide(Panthine)	PO	파킨슨씨 병, 과민성 장증후군, 소화성 궤양으로 인한 과다 침 분비, 불규칙적 움직임	다른 항콜린성 제제, amantadine, haloperidol, phenothiazine, MAOIs, tricyclic, antideressants, antihistamine과 같이 사용하면 효과가 증가한다. 제산제와 같이 사용하면 흡수가 감소된다.
Propantheline bromide(Pro-Banthine)	PO	파킨슨씨 병, 과민성 장증후군, 소화성 궤양으로 인한 과다 침 분비, 불규칙적 움직임	항정신성 약물, 특히 haloperidol과 같이 사용하면 효과가 감소한다. phenothiazine의 효과가 감소한다.

(4) 금기증 : 협우각형 녹내장, 중증 근무력증, 위장관계 폐색 때

(5) 주요 약물과의 상호작용 표 10-6

(6) 주요 음식과의 상호작용 (보고된 자료가 없음)

(7) 주요 임상검사(보고된 자료가 없음)

(8) 부작용

① 구갈, 변비
② 소변 정체 또는 머뭇거리는 소변
③ 두통 또는 현기증

(9) 역작용/독성 : 마비성 장폐쇄

★ (10) 간 호

① I & O 관찰 : 수분정체 시에 소변량이 감소한다.
② 소변지체나, 소변정체를 사정한다. 만약에 소변이 정체되었다면 방광이 만져진다.
③ 변비가 있는 대상자에게 수분섭취 증가, 부피 팽창 음식, 변비조절 운동을 교육한다.

④ 장기간 치료에 내성이 생긴다면 용량을 증가하거나 약물을 변화시킬 수도 있다.
⑤ 치료 초기에 감정, 기분, CNS 억제, 정신병적 증상의 악화 등 mental status를 사정한다.
⑥ 환자를 열로부터 보호한다.
⑦ 진전과 분비물 감소, 오심 · 구토의 사라짐 등의 치료반응이 나타나는지를 평가한다.

(11) 교 육

① 소변정체를 감소시키기 위해 항콜린제를 사용하기 전에 소변을 보도록 한다.
★ ② 졸림 등이 나타날 수 있으므로 운전이나 위험스러운 행동은 피한다.
③ 제공자가 허락하지 않은 기침약, 알코올이 함유된 감기약, 항히스타민제 등과 같은 일반 의약품(OTC)은 피한다.

2. 뇌내 도파민 양에 영향을 미치는 약물 (medications affecting the amount of dopamine in the brain)

(1) 작용 및 용도

① Amantadine, levodopa 길항제, MAO type B 저해제 등이 있다.
② Amantadine(항바이러스제)은 dopamine의 합성과 분비를 촉진한다.
③ L-dopa는 dopamine과 직접 관련이 있는 천연의 전구물질이다.
④ Dopamine agonist(DA)는 dopamine 수용체의 특정한 하위 분류를 직접 자극한다.
⑤ MAO type B 저해제(MAOBI)는 기전은 완전히 밝혀지지 않았지만, dopamine 활동을 증가시킨다.
⑥ DAs & MAOBIs는 L-dopa의 효과를 강화시키는 데 사용된다.
★ ⑦ 모두 dopamine의 증가에 유효하며, parkinsonism에서는 dopamine이 감소되어 있다.

(2) 일반적인 약물 표 10-6

(3) 투약 시에 고려해야 할 점

★ ① 흡수율을 높이거나 위장관계 증상을 줄이기 위해 식사 후에 투약한다.
★ ② Levodopa나 selegiline의 흡수는 고단백 식이 시에 감소한다.

(4) 금기증

① 과민반응 ② 협우각형 녹내장
③ 진단 미확정의 피부 병변

(5) 주요 약물과의 상호작용 표 10-6

★ (6) 주요 음식과의 상호작용

① Levodopa나 selegiline의 흡수는 고단백 식이에서 감소한다.

② Selegiline, tyramine 함유 음식을 먹으면 고혈압성 반응이 증가한다.

(7) 주요 임상검사

① Bromocriptine : 성장 호르몬, AST, ALT, potassium, BUN, uric acid, alkaline phos-phatase의 증가

② Pergolide는 prolactin level을 낮춘다.

③ Selegiline은 소변검사에서 ketone의 위양성을 가져오고, glucose에서는 위양성 또는 위음성의 반응을 가져온다.

(8) 부작용

① 오심, 구토, 구갈, 변비

② 현기증, 두통, 우울, 기침

③ 부정맥과 체위성 저혈압

④ 수면장애, 'on-off' 현상(점멸 현상)

★ (9) 역작용/독성

① Amantadine : 경련, 울혈성 심부전, 백혈구 감소증

② Levo-dopa : 용혈성 빈혈, 백혈구 감소증, 과립구 감소증

③ DAs : 경련, 쇼크

④ MAOBIs : 빈맥 또는 동성 서맥

⑤ Levodopa **독성** : mental, 성격의 변화, 미세한 근육의 진전, 찡그린 얼굴, 돌출 혀

(10) 간 호

① 혈압과 호흡 관찰

② 감정, 기분, 행동 양상 등의 mental status 변화, 우울(특히 자살) 등을 사정한다.

★ ③ 불수의적 운동, akinesia, 진전, 비틀거리는 보행, 근육 경직 등을 관찰한다.

★ ④ Akinesia의 감소, 상승된 기분 등의 치료반응효과를 평가한다.

(11) 교 육

① 체위성 저혈압을 예방하기 위하여 자세를 천천히 바꾸도록 한다.

② 과용량임을 짐작할 수 있는 미세한 근육의 진전, 안검 경련 등의 부작용이 나타나면 보고한다.

③ 철저하게 처방대로 약물을 복용하도록 지도한다. parkinsonian crisis를 예방하기 위해 갑작스럽게 약물을 중단해서는 결코 안 된다.

④ 알코올을 금하고, 고단백 식이를 하지 않도록 한다.

⑤ 약 배출이 증가(효과 저하)하기 때문에 ropinirole 복용 시에는 금연해야 한다.

section 05

Medications to Treat Alzheimer's Disease

알츠하이머 질환 치료제

(1) 작용 및 용도

① Cholinesterase 억제제는 대뇌피질에서 acetylcholine 농도를 높인다.

② 콜린성 신경에서 분비된 acetylcholine의 붕괴를 느리게 함으로써 1의 효과를 만든다.

(2) 일반적인 약물 표 10-7

표 10-7 알츠하이머 질환 치료에 사용하는 약물(medications used to treat Alzheimer's disease)

일반명/상품명	투여 경로	적 응 증	주요 약물과의 상호작용
Donepezil(Aricept)	PO	경증 · 중등의 알츠하이머 질환	항콜린제제는 항콜린성 활동을 방해 bethanechol, succinylcholine의 추가적 효과를 가져온다. carbamazine, dexamethasone, phenytoin, phenobarbital, rifampin은 donepezil의 배설을 증가시킨다. cholinomimetics, cholinesterase inhibitors는 상승효과를 가져온다.
Ergoloid mesylate(Hydergine)	PO	알츠하이머 질환의 노인성 치매	임상적으로 상호작용이 알려져 있지 않다.
Rivastigmine tartrate(Exelon)	PO	경증 · 중등의 알츠하이머 질환	항콜린제제는 항콜린성 활동을 방해 bethanechol, succinylcholine, neuromuscular blockers는 상승효과를 가져온다. 흡연은 rivastigmine 청소율을 증가시킨다.
Tacrine(Cognex)	PO	알츠하이머 질환으로 인한 기억력 감퇴의 증진	항콜린제제의 활동을 감소시킨다. cimetidine과 같이 사용하면 tacrine 수치를 증가시킨다. theophylline의 반감기를 증가시킨다. succinylcholine, cholinesterase inhibitors, cholinergic agonists와 같이 사용하면 상승효과가 있다.
Memantine hydrochloride(Namenda)	PO	경증 · 중증의 알츠하이머 질환	cimetidine, hydrochlorothiazide, quinidine, ranitidine, triamterenes는 약물 수치를 변화시킨다. amanadine, ketamine, Dextromethorphan은 상호작용이 있으므로 주의깊게 사용한다. 소변을 알칼리화하는 약물(carbonic anhydrase inhibitors, sodium bicarbonate)을 사용하면 memantine의 효과가 증가하고 독성이 나타날 수 있다.
Galantamine hydrobromide(Razadyne)	PO	알츠하이머 질환의 경증 · 중등 치매	cimetidine, ketoconazole, paroxetine, erythromycin, succinylcholine, bethanechol은 galantamine 독성을 가져올 수 있다.

(3) 투약 시에 고려해야 할 점

★ ① 식간에 주어야 하나, 위장관계 증상 감소를 위해 음식물과 투약할 수 있다.
② NSAIDs와 함께 rivastigmine을 사용하는 경우, 출혈 위험이 커지기 때문에 주의해야 한다.
③ 용량은 대개 매 6주마다 반응을 보며 조절해야 한다.

(4) 금기증

① 약물 과민반응
② 약물복용 중 황달증상 발현

(5) 주요 약물과의 상호작용 표 10-7

(6) 주요 음식과의 상호작용 (보고된 자료가 없음)

(7) 주요 임상검사(보고된 자료가 없음)

★ (8) 부작용

★ ① 불면증, 두통, 현기증, 혼돈, 운동 실조, 불안, 우울, 적대감, 비정상적 사고
② 오심, 구토, 설사 또는 변비, 복통 ③ 빈뇨, 요실금, 발진
④ 비염 또는 기침

★ (9) 역작용/독성 : 발작, 간 독성, 요로계 감염, 심방 세동

(10) 간 호

★ ① 저혈압 또는 고혈압을 사정한다.
② 감정, 기분, 행동 양상 등의 mental status 변화, 환각, 혼돈 등을 사정한다(자살에 대한 사정).
③ 오심, 구토, 식욕부진, 변비, 복통 등의 위장관계 증상을 사정한다.
④ 빈뇨나 요실금 증상을 사정한다.
⑤ 자주 간기능검사를 한다.
★ ⑥ 혼돈의 감소, 상승된 기분 등의 치료반응을 평가한다.

(11) 교 육

① 과용량임을 나타내는 미세한 근육의 진전, 오심, 구토, 발한 등의 부작용이 나타나면 보고하도록 대상자 또는 돌보는 이에게 교육한다.
② 약물 복용은 정확하게 처방대로, 일정한 간격으로, 식사 간이 더 좋다고 알려 준다. 또 위장관 장애를 감소시키기 위해 대상자 또는 보호자에게 음식물과 함께 복용하도록 알려 준다.
③ 오심, 구토, 설사(용량이 증가되었거나 치료 초기)나 발진이 나타나면 건강 전문가에게 보고하도록 대상자나 돌보는 이에게 교육한다.

④ 심각한 후유증을 유발할 수 있으므로, 갑자기 약의 용량이 증가하거나 감소하지 않도록 대상자나 돌보는 이에게 교육한다.
⑤ 약물들은 완치를 위한 것이 아니라 단지 증상 완화를 위한 것임을 알려 준다.
⑥ 금연해야 한다.
⑦ 위장계 증상을 치료하기 위해 sodium bicarbonate를 사용하는 경우, memantine의 독성을 야기할 수 있다.
⑧ 기립성 저혈압을 예방하기 위해 천천히 체위변경을 한다.

section 06 중추성 골격근 이완제

Centrally-Acting Skeletal Muscle Relaxants

1. 강직성 치료제(medications for spasticiy)

(1) 작용 및 용도

① 신경 전달 물질에 대한 synapse 반응을 감소시켜서 자주 심하게 오는 경련을 줄인다.
② 척수손상 후 뇌졸중이나 뇌성마비나 다발성 경화증 등으로 인한 spasticity(경련 : 수동적 움직임에 저항이 증가된 상태) 감소에 사용된다.

(2) 일반적인 약물 표 10-8

(3) 투약 시에 고려해야 할 점 표 10-8

(4) 금기증

① 투약 과민반응
② 폐기능이 나쁘거나 활동성 간염 환자, 악화된 심근 기능 약화 대상자에게는 금한다.

(5) 주요 약물과의 상호작용 표 10-8

(6) 주요 음식과의 상호작용 (보고된 자료가 없음)

(7) 주요 임상검사 : Baclofen은 AST, alkaline phosphatase, 혈당수치를 상승시킨다.

(8) 부작용 : 현기증, 허약, 피로, 졸림, 방향감각 상실, 오심, 구토

(9) 역작용/독성 : 발작, 호산구 증가증, 간의 손상

(10) 간 호

★ ① BP, 체중, 혈당수치, 간기능을 관찰한다.
② 간질 기왕력이 있는 대상자의 경우에 약물이 발작의 역치가 낮아져서 간질 발작을 할 수 있으므로 관찰한다.
③ I & O, 배뇨 횟수, 요정체, 배뇨지연 등을 관찰한다.
④ 발작이 조절되지 않는 간질환자의 EKG를 관찰한다.
⑤ 알레르기 반응, 발열, 발진 또는 호흡곤란 등을 사정한다.
⑥ 심한 허약 환자나 사지가 무감각한 대상자를 관찰한다.
★ ⑦ CNS 억제, 현기증, 졸림, 정신병증 증상을 보이는 대상자를 관찰한다.
⑧ 간기능(AST, ALT)과 신장기능(BUN/Creatinine), CBC 등을 관찰한다.
⑨ 비정상적인 출혈을 보고한다.
⑩ 많은 용량의 이완제는 의존성이 생길 수 있다.
★ ⑪ 통증이나 경련의 감소와 같은 치료적 반응을 평가한다.

★ (11) 교 육

① 갑자기 투약을 중단해서는 안 되며, 갑자기 중단할 경우에 환각 · 경련 · 빈맥 등이 생길 수 있음을 알려 주고 제공자와 상의하여 단계적으로 서서히 줄여 가야 한다.
② 복통, 황달성 공막, 흙색 변 또는 대변이나 소변의 색 변화 등이 나타나면 보고하도록 한다.(간독성)
③ 알코올이나 다른 CNS 억제제를 복용하지 않는다.
④ 제공자와 상의 없이 일반 의약품, 기침약, 항히스타민제 등을 먹지 않도록 한다.
⑤ 캡슐을 부수거나 분쇄하거나 씹어 먹지 않는다.

2. 강직에 사용하는 약물(medications used for spasma)

(1) 작용 및 용도

① 척수의 다연접 통로를 억제하여 골격근을 이완 · 진정시킨다.
② 강직(불수의적인 큰 근육의 수축)의 경감과 근골격의 통증조절에 사용된다.

(2) 일반적인 약물 표 10-8

(3) 투약 시에 고려해야 할 점 표 10-8

(4) 금기증

① 과민반응
② 12세 이하의 어린이, 간헐적 포피린증(porphyria), 심근경색증 급성 회복기, 심장 차단, 울혈성 심부전 또는 갑상선 질환을 가진 대상자

골격근 이완제(skeletal muscle relaxants)

표 10-8

일반명/상품명	투여 경로	적 응 증	주요 약물과의 상호작용
Baclofen (Lioresal)	PO	다발성 경화증과 척수손상에서의 강직	중추신경 억제제와 같이 사용하면 중추신경 억압증상이 증가한다. MAOIs, tricyclic antidepressants는 호흡억압과 저혈압을 가져온다.
Carisoprodol (Soma)	PO	근골격 질환으로 인한 통증과 불편감 완화	중추신경 억제제와 같이 사용하면 중추신경 억압증상이 증가한다.
Cyclobenzaprine(Flexeril)	PO	근골격 질환으로 인한 통증과 불편감 완화	중추신경 억제제와 같이 사용하면 중추신경 억압증상이 증가한다. 항콜린성 제제는 항콜린 활동을 증가시킨다. MAOIs는 중추신경계 억압을 더욱 악화시킨다.
Dantrolene hydrochloride (Dantrium)	PO	신경근육질환, 암성 고체온, 대사성 사중, 고탄산형증으로 인한 강직	중추신경 억제제와 같이 사용하면 중추신경 억압증상이 증가한다. estrogen은 간독성의 위험을 증가시킨다. verapamil IV는 마취된 환자에게 사용하면 심장혈관 허탈을 야기한다.
Diazepam(Valium)	PO	근골격 질환으로 인한 통증과 불편감 완화 불안의 관리, 급성 알콜 금단증상, 파상풍의 치료, 항간질제	알코올, omeprazole과 같이 사용하면 중추신경 억압증상이 증가한다. cimetidine, disulfiram, hormonal contraceptives와 같이 사용하면 diazepam의 효과가 증가한다. theophylline과 ranitidine과 같이 사용하면 효과가 감소된다.
Metaxalone(Skelaxim)	PO	근골격 질환으로 인한 통증과 불편감 완화	cimetidine, furosemide, digoxin과 같은 양이온 약물, amiloride, vancomycin은 저혈당의 위험을 높인다. glucocorticoid, ethanol과 같이 사용하면 젖산 산증의 위험이 증가한다. 쥬니퍼 베리, 인삼, 마늘, 호로파(fenugreek), 고수(coriander), 민들레 뿌리, 샐러리와 같이 사용하면 저혈당 위험이 증가한다.
Methocarbamol (Robaxin)	PO	근골격 질환으로 인한 통증과 불편감 완화	theophylline 청소율이 증가하다. 갑상선 기능항진증의 효과가 감소한다. 항응고제 효과가 감소한다. digitalis glycoside, metoprolol, propranolol과 같이 사용하면 독성이 증가할 수 있다.
Orphenadrine citrate(Norflex)	PO	근골격 질환으로 인한 통증과 불편감 완화	항콜린제제와 같이 사용하면 항콜린 활동이 증가한다. 중추신경 억제제, 특히 phenothiazine과 같이 사용하면 중추신경 억압증상이 증가한다. phenothiaziness, haloperidol과 같이 사용하면 지연성 운동 이상증이 나타난다.
Tizanidine(Zanaflex)	PO	다발성 경화증, 척수 손상, 뇌 외상 환자의 경직	알코올, baclofen, 중추신경계 억제제와 같이 사용하면 우울증이 증가한다. 호르몬성 피임제와 같이 사용하면 효과가 증가한다. alpha 2 adrenergics와 같이 사용하지 않는다.

(5) 주요 약물과의 상호작용 표 10-8

(6) 주요 음식과의 상호작용 (보고된 자료가 없음)

(7) 주요 임상검사

Methocarbamol은 VMA, urinary 5-HIAA 수치를 상승시켜서 틀린 결과를 나타낸다.

(8) 부작용 : 현기증, 허약, 졸림, 오심

(9) 역작용/독성

★ ① 혈관 부종, 아나필락시스 ② 부정맥, 발작
③ 다발성 홍반

(10) 간 호

① CBC, 감별계측을 포함한 등의 혈액검사를 실시한다.
② 주사하는 동안과 주사 후에 CNS 효과, 발진, 결막염, 비충혈이 나타나는지를 사정한다.
③ AST, ALT, alkaline phophatase를 포함한 간기능검사를 실시한다.
④ 발작이 있는 대상자에게는 EEG를 한다.
★ ⑤ 특이 반응, 아나필락시스, 발진, 발열, 호흡곤란 등의 알레르기 반응이 있는지를 사정한다.
⑥ 심한 허약, 사지의 무감각이 나타나는지를 사정한다.
★ ⑦ CNS 억제, 현기증, 졸림, 정신병증 증상 등을 사정한다.
⑧ 약에 대한 요구나 통증 호소가 늘어나는 등의 정신적 의존성이 있는지를 관찰한다.
⑨ 통증 · 강직 · 경련의 감소와 같은, 치료적 반응을 평가한다.

(11) 교 육

① 갑자기 투약을 중단하지 않도록 지도한다. 갑자기 중단하면 불면증, 오심, 두통, 경련, 빈맥이 올 수 있다.
② 알코올이나 다른 CNS 억제제를 사용하지 않도록 지도한다.
③ 제공자와 상의 없이 일반 의약품, 기침약, 항히스타민제를 사용하지 않는다.
④ 졸림이나 현기증 등이 생기면 위험스러운 행동은 피한다.

section 07 항불안제, 진정 수면제(antianxiety, sedative and hypnotics)

Chapter 11. 정신치료 약물(psychiatric medications)을 참고.

✓ POST TEST

1. 파킨슨 질환으로 진단받은 대상자가 있다. 그에게 처방된 약은 levodopa(Dopar)였다. 간호사가, 대상자가 퇴원하기 전에 제공해야 될 정보 중 가장 우선순위로 해야 할 것은?

① 부작용으로 moon face나 체중증가와 같은 쿠싱 증후군이 나타날 수 있다.
② 휴가를 취소해야 한다.
③ 입 안의 어떤 궤양이나 헌데가 있으면 즉시 건강 전문가에게 보고하라고 한다.
④ 약물 흡수에 영향을 줄 수 있으므로 고단백 식이는 피하도록 한다.

2. 항경련제 치료를 받는 대상자가 투약 관련 교육을 이해했다는 지표가 되는 상황은?

① "나는 약을 먹고 나서 누워 있어야 해요."
② "나는 규칙적으로 콜레스테롤 수치를 반드시 측정해야 해요."
③ "내가 다시 발작을 하지 않으려면 이 약을 꾸준히 먹는 게 가장 중요해요."
④ "발작은 종종 아무런 조치 없이도 멈춰질 거예요. 그래서 나는 이 약이 오랫동안 필요하진 않을 거예요.

3. 편두통 치료를 받는 대상자가 편두통과 관련한 교육을 이해했다는 지표가 되는 상황은?

① "어떤 양상을 가지고 있는 것을 알 수 있도록 나는 두통 일지를 적을 겁니다."
② "머리가 계속 아파서 아마 난 운동을 그만두어야 할 것 같아요."
③ "4시간마다 두통약을 먹어야 해요."
④ "난 두통 때문에 다시는 운전을 할 수 없을 거예요."

4. ADHD 진단을 받은 환자에게 methylphenidate(Ritalin)이 처방되었다. 다음 중 금기가 되는 경우는 어느 것인가?

① 12세 미만
② 빈혈이 있는 경우
③ 간질이 있는 경우
④ Tourette's syndrome이 있는 경우

5. 의사가 일로 복귀하려는 모델에게 sibutramine hydrochloride monohydrate(Meridia)를 처방하였다. 다음 약 중 환자가 복용하고 있는지 확인해야 하는 것은 어느 것인가?

① Naproxen(Naprosyn)
② Amoxillin(Amoxil)
③ Captopril(Capoten)
④ Cimetidine(Tagament)

6. 항콜린제를 투여받고 있는 환자가 있다. 간호사가 우선적으로 사정해야 하는 것은?

① 빈맥, 고혈압
② 소변정체, 배뇨주저 증상, 변비
③ 담낭염과 유사한 통증
④ 신결석과 유사한 통증

7. selegiline(Eldepryl)과 meperidine(Demerol)을 같이 투여받는 환자가 있다. 간호보조원에게 교육해야 할 것은 무엇인가?

① 감염관리에 대한 교육
② 환자의 혈압을 자동기기로 측정
③ 환자의 일상생활활동을 보조
④ 문에 "방문객 제한" 표지 사용

8. 첫 경기에서 등에 손상을 입은 16세 축구 선수에게 cyclobenzaprine(Flexeril)이 처방되었다. 간호사는 환자와 가족에게 어떤 교육을 해야 하는가?

① 약물을 복용하는 동안 오래 걷는 것을 피해야 합니다.
② 약물을 복용하는 동안 자외선차단제를 사용하고 옷으로 보호해야 합니다.
③ 축구 시즌 동안 휴식을 위해 이 약물을 사용해야 합니다.
④ 혀의 부종이 나타나면 즉시 보고해야 합니다.

9. 71세의 노인환자가 얼마동안 하루 세 번 phenytoin (Dilantin) 100mg을 경구로 투여받았다. 간호사가 건강증진을 위해 해야 할 것은 무엇인가?

① 비타민 D뿐만 아니라 칼슘제제를 준다.
② 햇빛에 노출 시에는 선글라스를 낀다.
③ 오심을 예방하기 위해 음식과 함께 약을 복용한다.
④ 양치 후 매일 아침 잇몸을 마사지한다.

10. 류마티스 관절염 환자에게 naproxen(Naprosyn)을 처방한 후 간호사는 _____ 주 이상이 되면 최고로 증상이 감소될 것이라고 환자에게 설명해야 한다. 답은 무엇인가?

답: __________

책 속의 책 20쪽

■ 참고 문헌

Abrams, A. (2004). *Clinical drug therapy: Rationales for nursing practice* (7th ed.). Philadelphia: Lippincott, Williams & Wilkins, pp. 182∼219

Aschenbrenner, D., Cleveland, L., & Venable, S.(2002). *Drug therapy in nursing.* Philadelphia: Lippincott, Williams, & Wilkins, pp. 297∼355.

Hickey, J. (2001), *The clinical practice of neurological and neurosurgical nursing.* Philadelphia: Lippincott, pp. 192∼688

Karch, A. (2003). *Focus on pharmacology*(2nd ed.). Philadelphia: Lippincott, Williams, & Wilkins, pp. 302∼341.

Lehne, R ,(2004). *Pharmacology for nursing care* (5th ed.). St. Louis, MO: Mosby, Inc., pp. 181∼220.

Mckenry, L., & Salerno, G. (2003). *Mosby's pharmacology in nursing* (21st ed.). St. Louis, Mo: Mosby, Inc., pp. 491-519.

Skidmore-Roth, L.(2001). *2001 Nursing drug reference.* St. Louis, MO: Mosby, Inc., pp. 6∼983.

Wilson, B. A., Shannon, M. T., Stang, C. L(2003). *Nurses drug reference 2003.* Upper Saddle River, NJ: Prentice Hall.

Youngkin, E. Q., Sawin, K.J., Kissinger, J.F., & Israel, D.S.(1999). *Pharmacotherapeutics: A primary care clinical guide.* Stamford, CT: Appleton & Lange, p. 622.

Reviews & Rationales

CHAPTER 11

정신치료 약물

(psychiatric medications)

Lee Murray, MSN, RN, CS, CADAC

차 례 Chapter Outline

- 항정신병 약물(antipsychotics)
- 항조증 약물(antimania medications)
- 물질 오용(substance misuse)
- 항우울제(antidepressants)
- 진정 수면제 및 항불안제 (sedative-hypnotic and anxiolytic medications)

목 적 Objectives

- 정신질환 치료의 일반적인 치료 목표를 기술한다.
- 항정신병 약물의 적응증을 논한다.
- 항정신병 약물투여 시에 나타나는 추체외로 역작용의 증상 및 징후와 간호관리에 대하여 정의한다.
- 항우울제의 종류를 분류한다.
- MAO 억제제 사용과 연관되는 식이 제한에 대하여 기술한다.
- 리튬 사용의 적응증을 정의한다.
- 리튬 사용과 연관되는 역 · 독성작용에 대한 증상과 증후, 그리고 간호관리에 대하여 기술한다.
- 진정 수면제 및 항불안제 사용과 안전성에 대한 대상자 교육에 대하여 토의한다.
- 약물 오용과 관련된 증상을 규명한다.
- Disulfiram 요법과 관련된 대상자 교육 요점을 규명한다.
- 정신질환을 치료하기 위한 투약과 관련된, 환자 교육에 대하여 논의한다.

용어해설 Review at a Glance

- 공감각(synesthesia) : 1개의 감각 자극이 맛을 냄새로 아는 것이나 악취를 미각으로 감각하는 것과 같은 다른 감각으로 반응하는 상태
- 근육 긴장 이상증(dystonia) : 자세와 걷는 모양 또는 눈의 움직임을 조절하는 근육들의 경직
- 길항약(antagonists) : 수용체에서 활동을 억제하는 화학물질
- 내성(tolerance) : 같은 효과에 도달하기 위한 약 용량의 증가에 대한 욕구
- 대사산물(metabolite) : 약물의 생체내 전환의 결과물로 대부분 약리 활성이 없는 경향이 있음. benzodiazepines, fluexetine, 그리고 에탄올을 많이 포함한 것은 제외됨
- 만발성 운동장애(tardive dyskinesia; TD) : 안면 마비, 얼굴을 찌푸리는 것 같은 움직임, 혀설의 움직임, 그리고 긴장 이상(근육 긴장 감소)을 포함한 추체외로 증후군으로, 보통 항정신 약물복용 후에 늦게 나타나는 부작용(비가역적일 수 있음)
- 무과립구증(agranulocytosis) : 과립구인 백혈구의 절대적 부족이나 결손으로 인한 급성 질환
- 세로토닌 증후군(serotonin syndrome) : 흥분, 땀, 혼미, 열, 반사이상항진, 빈맥, 저혈압, 근육경직, 운동실조증의 상태로 대개 체내에서 세로토닌 과잉의 원인이 되는 다른 세로토닌을 강화하는 약물과 동시에 SSRIs 투여 시에 발생
- 신경이완 약(neuroleptics) : 항정신병 약물
- 신경이완제 악성 증후군(neuroleptic malignant syndrome; NMS) : 갑작스런 고열, 경직, 빈맥, 고혈압과 의식수준의 감소와 관련된 질환
- 정좌불능증(akathisia): 움직이고자 하는 욕구와 연속 보행에 대한 불안정감으로 주관적 감각
- 추체외로 부작용(extrapyramidal side effects; EPSE) : 몸의 추체외로 시스템에 신경이완제 투여 효과에서 생기는 불수의 근육 움직임으로 그것들은 정좌불능, 운동불능, 근육 긴장 이상증, 약에 의해 유발되는 파킨슨병, 그리고 신경이완제 악성 증후군을 포함함
- 파킨슨병(parkinsonism) : mask한 것 같은 얼굴, 근육경직과 다리를 질질 끄는 걸음걸이 도파민 차단과 관련된 추체외로의 부작용
- 항콜린성 효과(anticholinergic effects) : 아세틸콜린 수용체를 저해하는 효과

✓ PRETEST

1. 정신과 의사는 정신병으로 입원하는 대상자에게 초기에 chlorpromazine(Thorazine) 50mg을 근육주사하라고 처방하였다. 간호사가 초기에 관심을 갖고 모니터해야 하는 것은?

① 혈압과 맥박 ② 정신증 증상의 감소
③ 대상자의 걷기 능력 ④ 대상자의 점심 먹는 능력

2. 간호사는 어제 퇴원한 환자를 가정 방문했다. 그 대상자는 매일 olanzapine(Zyprexa) 10mg을 복용하고 있는데, 어제 준 약을 모두 복용했기 때문에 약이 더 필요하다고 했다. 대상자는 퇴원하면서 10일치의 약을 처방받았다. 간호사는 다음의 어떤 증상을 사정해야 하는가?

① 두통과 정신증 ② 현기증과 설사
③ 불명료한 언어와 졸림 ④ 설사와 구토

3. 여성 환자가 첫 면담 후 trazodone(Desyrel)을 처방받았다. 간호사는 다음 중 어떤 과거력이 있는지에 대하여 질문을 해야 하는가?

① 불면 ② 공황 발작
③ 조증(강박관념) ④ 불안

4. 대상자는 MAOI를 가지고 퇴원하게 된다. 다음 중 가장 중요한 대상자 교육의 목적은 무엇인가?

① 대상자에게 매일의 1회 복용량을 어떻게 할지에 대해 구두나 서면으로 지시 내용을 준다.
② 퇴원 후에 어떤 건강 전문가에게 어떻게 보고해야 하는지에 대해 가족 구성원에게 알려 준다.
③ 대상자에게 투약관리, 부작용, 역작용과 음식 상호작용에 대해 서면이나 구두로 교육한다.
④ 대상자 가족에게 투약관리에 대해서 교육한다.

5. 나이든 사람들이 쓰기에 안전한 benzodiazepines는 거의 없다. 간호사는, 74세의 대상자에게 사용하면 가장 효과적일 약은 다음 중 어느 것이라고 예상하는가?

① Diazepam(Valium)
② Chlordiazepoxide(Librium)
③ Trazadone(Desyrel)
④ Lorazepam(Ativan)

6. 리튬을 복용하는 대상자가 오늘 퇴원하려고 한다. 다음 중 병실로 재입원을 하게 할 수 있는 가장 적당한 이유는 다음 중 어느 것인가?

① 대상자의 가족 내에서 위기가 있게 된다.
② 대상자가 체중감소 식이요법을 하게 된다.
③ 대상자가 처방된 리튬을 끊게 된다.
④ 대상자의 배우자는 심각하게 앓게 된다.

7. 알코올 냄새를 풍기는 대상자가 구토를 많이 하고 응급실로 왔다. 대상자가 반복해서 말하기를 "내가 술을 절대 다시 마시지 않고 산다는 것은 모두 이약 때문이다."라고 하였다. 대상자가 말하는 내용을 기초로 하여 간호사가 사정을 위하여 먼저 물을 수 있는 질문은?

① "언제 마지막으로 술을 마셨어요?"
② "항고혈압 약을 복용하고 있습니까?"
③ "오늘 식사를 하셨어요?"
④ "Disulfiram(Antabuse)을 복용하고 있습니까?

8. 우울증으로 정신과에 입원한 지 며칠 후 매일 경우로 imipramine(Tofranil) 75mg을 처방받고 퇴원하게 되었다. 간호사는 어떤 교육을 해야 하는지 모두 고르시오.

① 체위변경을 서서히 하십시오.
② 시야가 명료할 때까지 운전을 하지 마십시오.
③ 소변정체가 있으면 보고하십시오.
④ 부정맥은 흔하지 않습니다.
⑤ 아마도 간 효소 수치가 감소할 것입니다.

9. 3주 동안 fluoxetine(Prozac) 20mg을 아침마다 경구로 복용한 대상자가 방문하였다. 지난 2주 동안 체중이 10파운드(≒4.5kg)가 빠졌다고 할 때 간호사는 어떻게 해야 하는가?

① 잠시 복용을 중지하도록 한다.
② 매일 수분섭취를 증가시키도록 한다.
③ 진토제 등을 사용하기 위해 의사에게 의뢰한다.
④ 용량을 줄이기 위해 의사에게 의뢰한다.

10. 대상자가 계속되는 딸꾹질을 경험하고 있다. 간호사가 의사에게 전화할 때, 항정신 약물인 phenothiazine 중 가장 많이 처방될 것으로 예상되는 약물은?

① Risperidone(Risperdal)
② Molindone(Moban)
③ Chlorpromazine(Thorazine)
④ Thioridazine(Mellaril)

책 속의 책 21쪽

section 01 Antipsychotics 항정신병 약물

1. Phenothiazines

(1) 작용 및 용도

① Phenothiazine은 신경이완제(정신증을 치료하는 데 쓰이는 약물)로 전형적 항정신병 약물로 알려지고 있다.

② Phenothiazine은 3가지의 화학적 sub-class로 나누어진다. aliphatics, piperidines, 그리고 piperazines이다. 항정신병 약물의 완전한 목록인 표 11-1 을 참고한다.

③ 전형적인 항정신병 약물은 도파민을 억제한다(내인성 조절물질 분자와 약에 의해 수용체의 활성화를 방해하는 효과). 비록 기타 부위의 시냅스 효과도 가지지만, 뇌의 몇 몇 dopamine 회로에서 시냅스 후막 D_2 수용체를 방해한다. 이들의 2가지 주된 효과들은 다음과 같다.

- 정신분열증 양성증상 감소 Box 11-1
- ★ 추체외로의 부작용(EPSE) 발생 : 추체외로능장애로 초래되는 여러 가지 신경학적 장애로 정신병약 특히 항정신약물의 가역적인 부작용이 나타날 수 있다. Box 11-2

④ 정신증은 뇌활동성이 드러난 현상이다. 그러므로 항정신병 약물투여에 대한 sought-after-effects는 충추신경계에서 일어난다.

⑤ 치료제로 사용되는 약물들은 또한 진토제와 항히스타민제로도 사용된다. chlorpromazine은 또한 난치성인 딸꾹질 치료에도 사용된다.

⑥ 전형적인 항정신병 약물은 schizophrenia의 양성증상들을 치료하는 효과가 있다. 하지만 음성증상들에는 덜 효과적이다(증상은 장기간에 걸쳐서 발생한다). 표 11-1

⑦ 전형적인 항정신병 약물들은 같은 용량일 때 전반적인 임상 반응은 서로 다르지 않다. 그래서 약을 고를 때에는, 처음 사용된 양에 따른 효과뿐만 아니라 부작용의 범위 · 유형 · 심각성 등에 따라 결정해야 한다. Box 11-2

- 저역가 약물인 chlorpromazine은 $EPSE_s$의 위험성을 감소시킬 수 있는 반면에 haloperidol과 같은 고역가 약물은 체위성 저혈압 · 진정 · 항콜린 효과를 최소화할 수 있다.
- 이 약들은, 정신분열병의 양성증상에는 동등하게 효과적이나 음성증상들에는 덜 효과적이다.

⑧ 항정신병 약물에 대한 내성은 매우 드물다. 또한, 이 약들은 정신병치료에 사용되는 가장 독한 약물이다.

Box 11-1

정신분열증의 음성 · 양성증상(positive & negative symptoms of schizophrenia)

■ 양성 증상
- 환각, 망상
- 사고의 무질서
- 공격성
- 분노, 편집증, 과대망상, 착각, 불면증

■ 음성 증상
- 사회적 위축, 감정적 위축, 동기 결여
- 언어의 부족, 무언증, 무기력, 주의력 결핍
- 둔한 정서, 병인식의 부족
- 판단력 부족, 자기 간호의 부족

Box 11-2

역가에 의한 전형적인 항정신병 약물 분류(classicication of traditional antipsychotics by potency)

■ 고역가 항정신병 약물
- Fluphenazine(Prolixin)
- Haloperidol(Haldol)
- Thiothixene(Navane)
- Trifluoperazine(Stelazine)

■ 중역가 항정신병 약물
- Loxapine(Loxitane)
- Molindone(Moban)
- Perphenazine(Tilafon)

■ 저역가 항정신병 약물
- Mesoridazine(Serentil)
- Thioridazine(Mellaril)
- Chlorpromazine(Thorazine)

전형적인 항정신병 약물 및 비전형적 약물(typical neuroleptic drugs and atypical antipsychotic drugs)

표 11-1

화학적 계통 및 일반명/상품명	경 로	적 응 증
Traditional agents		
Phenothiazine:aliphatic		
Chlorpromazine(Thorazine)	PO, IM, L, R	정신질환, 조울증 수술 전 불안, 어린이의 과잉행동, 비정신성 불안 파상풍의 병행 치료
Phenothiazine:piperidine		
Mesoridazine(Serentil)	PO, IM	다른 항정신병 약물에 반응하지 않는 정신분열증 정신질환
Thioridazine(Mellaril)	PO	다른 항정신병 약물에 반응하지 않는 정신분열증 정신질환
Phenothiazine:piperazine		
Fluphenazine(Prolixin)	PO, IM, LA	정신질환 만성 정신분열증 정신지체로 인한 행동적 합병증
Perphenazine(Trilafon)	PO, IM	심한 오심과 구토 난치성 딸꾹질 정신질환
Perphenazine(Stelazine)	PO, IM	정신분열증 불안의 단기간 치료
Thioxanthenone		
Thiothixene(Navane)	PO, IM	정신분열증
Butyrophenone		
Haloperidol(Haldol)	PO, IM, LA	Tourette's syndrome 만성 정신질환 비정신성 행동장애
Dibenzoxazepine		
Loxapine(Loxitane)	PO	정신분열증
Atypical Agents		
Dibenzodiazepine		
Clozapine(Clozaril)	PO	정신분열증 정신분열성 정동 장애 자살 행동 위험의 감소
Benzisoxazole		
Risperidone(Risperdal)	PO, L	정신분열증 양극성 장애 조증 장애
Thiobenzodiazepine		
Olanzapine(Zyprexa)	PO	알츠하이머 질환으로 인한 치매 정신분열증 급성 조증 초조 조증

표 11-2 추체외로 부작용(extrapyramidal side effects; EPSE)

부작용	간호 중재
말초신경계 효과(peripheral nervous system effects)	
변비	수분과 식이 섭취를 권장하고, 필요하면 완화제를 쓰게 한다.
구강 건조	환자에게 딱딱한 무설탕 캔디나 껌을 먹든지 물을 조금씩 자주 마시라고 한다.
코의 울혈	항정신병약과 함께 사용해도 안전한 OTC 코의 응혈 제거제를 권한다.
시야 흐려짐	• 환자에게 위험한 일을 피하게 한다. 이 증상은 대개 치료 시작에 단기간 지속된다. • 단기간 안약을 쓰게 한다.
동공산대	환자에게 눈의 통증을 즉시 보고하게 한다.
광공포증	햇빛이 있는 동안 선글라스를 쓰게 한다.
기립성 저혈압	• 의자나 침대에서 일어날 때에 서서히 일어나라고 말한다. • 일어서기 전에 앉아 있다가 천천히 일어나라고 말한다 • 다른 약으로 바꾸는 것에 대해 충고할 정도인지를 관찰한다.
빈맥	• 이것은 저혈압에 대한 반사적인 반응이다. • 저혈압 조절이 효과적일 때 반사성 빈맥은 감소한다. • 맥박이 140회 보다 높으면, clozapine을 쓰는 경우, 약을 주지 않는다.
요정체	• 잔뇨에 대해서는 catheter를 사용한다. • 환자 배설을 주의깊게 관찰한다. • 전립선 비대가 있는 노인들은 특히 요정체가 잘 된다.
요지연	배뇨할 수 있게 사적 공간을 확보하여 주고, 물 흐르는 소리를 들려주거나 회음부에 따뜻한 물을 붓는다.
진정	일찍 일어나서 옷을 입고 하루를 빨리 시작하게 한다.
몸무게 증가	적절한 식사량을 유지하게 한다.
무과립구증	• Clozapine을 투여하는 환자에게는 무과립구증의 발생률이 높다. • 매주 백혈구 수치를 검사할 필요가 있다. • 치료에 앞서 백혈구 수가 3500cell/mm 미만이면, 어떤 치료도 시작해서는 안 된다. • 백혈구 수가 3,000cell/mm 미만이고 과립형 백혈구 수가 2,000cell/mm 미만이면 감염 발생을 감시하기 위해 모든 치료를 중단해야 한다. • 백혈구 수가 2,000cell/mm 미만이고 과립형 백혈구 수가 1,000cell/mm 미만이면 이 치료를 중단하고 다시 재개해서는 안 된다. • 감염이 생기면 항생제 처방을 해야 한다.
중추신경계 효과(central nervous system effects)	
정좌불능증	• 통제하기 힘든, 움직이려는 욕구가 생긴다. • 대부분 고역가 항정신제에 의해 발생한다. • 치료는 대부분 beta-blockers, benzodiazepines, 항콜린제를 투약한다. • 항정신병 약물을 저역가약으로 바꿔 준다. • 정좌불능증과 정신이상의 악화를 구분하는 것은 중요하다. • 정좌불능증이 불안이나 정신적 흥분과 혼돈되면 항정신병 약물의 투약용량을 늘이게 될 것이고, 정좌불능증는 더 심해지게 된다.
근긴장	급성 : 보통 치료 초기에 발생하는데, 위험하며 심하다. 안구발증(oculogyric crisis)이나 사경(torticollis)이 가장 흔한 증상이다 치료법 • Antiparkinson 약이나 antihistamine을 즉시 투약하며 안심시킨다. • 환자가 항정신병약 치료를 시작할 때에 IM 투약 지시를 받거나 근긴장으로 위급한 상황이라면 의사에게 전화한다. • 덜 위급한 근긴장 상황이라면 antiparkinson 약에 관한 order가 보장되어 있을 때에 의사에게 알린다.

표 11-2

부작용	간호 중재
약으로 인한 파킨슨씨병 증상	• 느리게 퍼지는 진전, 근육의 약화와 강직, 몇 항정신병 치료제에 의한 독특한 걸음을 특징으로 하는 만성 신경질환이다. • 세 가지 주요 증상(진전, 경직, 운동서행)이 나타날 때에 즉시 의사에게 알린다. • Antiparkinson 약이 지시될 것이다.
지연성 운동이상증 (tardive dyskinesia; TD)	• 장기 치료 환자의 15~20%에서 발생된다. • 위험성은 치료 기간과 투약 용량에 관계되어 있다. • 많은 환자들에서 이 증상은 비가역적이다. • Abnormal inventory movement scale(AIMS)를 사용해서 사정한다. • 항콜린제는 TD를 악화시키므로 금지된다.
신경이완제 악성 증후군 (neuroleptic malignant syndrome)	• 항정신병 약물의 치명적인 부작용이다. • 주기적으로 환자의 체온을 재고 적당량의 수분 섭취를 권장한다. • 경직, 떨림, 그리고 유사한 증상들을 정기적으로 사정한다.
발작	• 항정신성 약물치료를 받은 환자들 중 1% 정도에게 발생한다. • Clozapine가 발병률이 높은데 , 하루에 600~900mg을 투약 환자의 5%까지에서 나타난다. • 600mg/day 보다 많은 clozapine 투약 시에는 정상 시의 EEG를 검사한다. 만약에 발작이 일어나면 clozapine 투약을 중단할 필요가 있다.

(2) 일반적인 약물 표 11-1

① Chlorpromazine(Thorazine)과 기타 항정신병 약물들은 주로 정신병 장애 특히, 정신분열증과 기타 만성 정신병들을 치료하는 데 쓰인다. 정신분열병 치료법은 세 가지 목표가 있다.

- 응급상황의 억제
- 급성 악화 방지
- 가능한 한 높은 기능수준 유지

② 전통적인 항정신병 약물의 선택은 부작용측면에 크게 기초한다.

③ 환자는 부작용 때문에 사용하는 약물들로 인해 불편함과 번거로움을 느끼거나 환자에게 해를 끼쳐서는 안 된다. 예를 들어, 만약에 환자가 전립선비대나 녹내장의 과거력이 있거나 항콜린 약물에 예민할 경우에는 저역가 신경이완 약물을 처방해서는 안 된다.

(3) 투약 시에 고려해야 할 점

★ ① 전형적인 항정신병 약물은 급성 정신병 에피소드 중에 증상을 효과적으로 억제하기에 장기적으로 투여하면(정신분열병 환자의 치료에서 가장 위험함) 재발률의 발생을 크게 감소시킬 수 있다. 하지만 정신질환에 대한 원인이 아직 완전히 알려져 있지 않으므로 수용체 차단과 치료적 효과의 관계성만 평가되고 있다.

★ ② 그 약물의 효과들은 대개 1~2일 내에 나타나기 시작하는데, 주요 효과가 2~4주에 나타나기 시작해 완전한 효과는 몇 달이 걸려도 나타나지 않기도 한다.

③ 필요한 약물의 용량은 각 환자마다 매우 다르므로 목표 증상의 변화에 맞추어야 하며, 부작용을 모니터해야 한다. 초기에는 권장 용량에 따라 하루에 여러 약물을 제공받는데, 투약이 안전해지고 효과 있는 용량에 도달할 때까지 조정될 수 있다.

④ 항정신병 약물의 반감기는 24시간 이상이다. 그래서 환자들은 평상시에 그 약을 복용하는데 안전하고 효과적인 용량에 도달하고 나서는 하루에 한 번으로 줄여서 약을 복용할 수 있다.

⑤ 노인 환자에게는 적은 용량을 주며, 일반적으로 젊은 환자들은 30~50% 정도 약물이 처방된다. 또한 반응이 적은 환자는 잘 반응하는 환자들보다 높은 용량의 약이 필요하다(가능하면 높은 용량의 약은 일반적으로 피한다).

★ ⑥ 정신분열증의 양성증상이 음성증상보다 좀더 많은 반응을 보인다.

⑦ 항정신병 약물은 정신분열증의 기저한 병리학적 원인을 치료하는 것이 아니다(질환 치료가 되는 것이 아니고 오직 증상이 경감되는 것이다).

★ ⑧ 치료를 시작하는 환자는 임상 검사와 ECG를 포함하여 꼼꼼한 기초적인 평가를 실시해야 한다.

⑨ 항정신병 약물은 양극성 장애 환자들에게도 이용될 수 있고(급성 정신증상을 감소시키기 위해서), Tourette's 신드롬을 가진 다른 환자들에게도 이용될 수 있으며(특히 haloperidol은 이 질환의 심한 증상을 감소시킬 수 있다), 신경이완 약물은 연수의 화학 수용체(chemoreceptor trigger zone)에서 도파민 수용체를 차단하여 환자들에게 구토를 가라앉힐 수 있다.

★ ⑩ Fluphenazine과 haloperidol 같은 피하 삽입형(depot)의 항정신병제들은 정신분열병의 장기 치료를 위해 사용되는 장기작용 주사제이다. 이러한 치료의 형태는 재발을 감소시키기 때문에 환자가 오랜 기간 동안의 치료가 필요할 경우에 이러한 방법이 선호된다.

(4) 금기증

① 과민증

② Phenothiazine류 사이에서는 교차 과민성이 나타날 수 있다.

★ ③ 협우각 녹내장, 근무력 장폐색, 전립선비대증, 심장혈관 질환, 간 또는 신장기능 부전, 발작장애 등의 환자에게는 주의해서 사용한다.

④ CNS 억제가 있는 환자에게는 사용하면 안 된다.

⑤ 혼수상태 또는 심한 우울증 환자에게는 금기이다.

⑥ 파킨슨씨 질환, 유방의 prolactin 의존 악성 종양, 골수 억제, 심한 저혈압 · 고혈압 환자에게는 금기이다.

(5) 주요 약물과의 상호작용

① Levodopa의 치료적 반응을 감소시킬 수 있다

★ ② 항갑상선 약물을 같이 복용할 때에 백혈구 수치가 낮아지고, 무과립구증의 위험을 증가시킬 수 있다.

③ 기타 약물과 약물의 상호작용 효과는 표 11-3 에서 살펴본다.

(6) 주요 음식과의 상호작용

Haloperidol(Haldol) 사용 시에 육두구는 금기이다. 당귀와 St. John's wort(성요한초; 물레나물과의 허브)는 광과민성을 증가시킨다. 달맞이꽃은 간질의 역치를 낮춘다. kava(후추과 식물의 일종)는 근긴장 이상을 증가시킨다.

(7) 주요 임상검사

① 치료 시작 전에 환자에 대한 혈액검사를 비롯하여 ECG 등을 포함한 완전한 평가가 이루어져야 한다.

② 백혈구 수치 감소를 사정하기 위해 지속적으로 모니터한다.

③ 간기능을 사정한다.

(8) 부작용 표 11-2

① D_2 수용체 차단이 전형적인 항정신병 약물의 많은 부작용들의 원인이 된다.

② 도파민 차단은 남성 유방 비대, 유즙 누출증, 무월경(때때로), 체중증가를 보일 수 있다.

(9) 역작용/독성 표 11-2

★ ① 가장 흔한 역작용은 진정, 기립성 저혈압, 항콜린 효과(구내 건조, 흐릿한 시야, 요정체, 광선공포증, 변비, 빈맥) 외에 좌불안석(제어할 수 없는 움직임), parkinsonism(파킨슨씨 질환과 유사한 증상) 등

★ ② 광선과민성이 나타난다(환자들은 강한 햇빛을 차단하기 위해 보호장치를 착용해야 한다).

③ 무과립구증은 흔하지 않지만 주시해야 하는 역작용이다. 과립구의 백혈구 결핍(중성구, 호염기구, 호산구), 또는 절대적 부족으로 나타나는데 급성 경과이다.

★ ④ 신경이완제 악성 증후군(NMS)은 긴장증, 강직, 혼미, 불안정한 혈압, 이상고열, 발한, 호흡곤란, 요실금 등의 증상이 특징이다. 가끔식 중독 반응을 보이며, 약 사용 중단 후 5~10일 정도에 중독반응을 보인다(적어도 20% 정도가 치명적 중독반응을 보인다). Parlodel과 Dantrium은 이런 약이 일상적인 치료 방법들의 효과가 없을 경우에 NMS를 치료하기 위해 쓰인다.

★ ⑤ 저역가 약물은 진정과 저혈압의 원인이 되는 반면, 고역가 약물은 추체외로 증후군(EPSEs)을 더 많이 보인다.

⑥ 항정신병 약물의 지나친 투여는 보통 치명적 결과는 아니지만, 과량 투약의 치료는(위를 비우는 세척) 심한 중추신경계 억제(혼미한 졸림, 저혈압, EPSEs)를 보일 수 있다. 그리고 침착하지 못함, 동요, 경련(경련 역치가 낮아짐), 이상고열, 증가된 항콜린 증상들, 부정맥을 보일 수 있다고 보고되었다.

(10) 간 호

★ ① 입원하고 있는 동안 환자가 약을 복용할 때에 숨기고 있지 않은지를 관찰해야 하고, 항정신병 약물의 진정효과와 혼미하여 어려운 시간인지를 관찰해야 한다.

② 대상자의 교육은(아래와 같이) 간호적 치료의 중요한 면이 될 수 있다.

③ 더욱 특별한 간호적 치료와 고려할 대상의 가르침을 위해 표 11-2 를 1회 이상 숙지한다.

(11) 교 육

★ ① 대상자에게 처방된 약물의 복용에 대한 중요성을 이해하도록 한다.
- 정신분열증 대상자의 중요한 재발 요소는 약물의 중지이다. 약물의 중지는 재발과 재입원을 하게 된다.

② 효력이 있는 항정신성 약물 투약에 대해 교육과 지속적인 관찰이 요구된다.
- 교육은 대상자의 간호 치료 안에 가족 구성원을 포함시켜야 하고, 대상자/가족이 지식 획득의 이해와 파악을 할 수 있는 수준에서 해야 한다.
- 문제가 나타나면 전화로 접촉하고, 다른 자원과 같이 서면의 지시를 제공해야 한다.

③ 위자극을 감소시키기 위해 음식이나 한 컵의 우유 및 물을 경구용 약과 같이 먹도록 환자를 교육한다.

★ ④ 대상자에게 120mL의 증류되거나 산성화된 물 혹은 주스 농축액을 투여 전에 꼭 묽게 만들어 마시도록 교육한다.

⑤ 추체외로 증상을 치료하기 위해 처방되는 다른 약물에 대해서도 교육한다. Box 11-3

⑥ 항콜린성제제는 대표적인 항정신병약의 효과를 감소시킬 수 있음을 명심해야 한다.

2. 비전형적인 항정신병 약물들(atypical antipsychotic drugs)

(1) 작용 및 용도

① 비전형적인 항정신병 약물들은 도파민 수용체(D_2)와 세로토닌 수용체($5HT_2$) 수용체 차단작용(DA와 5HT 길항제이다), 두 가지 모두에 작용한다.

② 세로토닌 수용체 차단은 대뇌피질에서 도파민을 자유롭게 한다고 생각하고 음성 증상의 감소를 설명하기도 한다.

★ ③ 비전형적인 약물은 지발성의 운동장애를 포함해 추체외로 증후가 거의 없거나 없게 한다(운동장애는 늦게 발현되며 자발적인 수행 운동 조정이 안 된다. 보통 항정신성 약물의 심각한 부작용으로 생각된다).

★ ④ 그들은 정신분열증과 정신병의 양상을 가진 다른 정신질환과 정신분열병에서 볼 수 있는 정서증상, 적개심, 폭력, 자상 행동과 인지장애와 같은 양성 · 음성증상을 치료하기 위해 사용된다.

⑤ 비전형적 약물은 처음 발병한 사람, 전형적인 항정신성 약물에 잘 반응하지 않는 사람, 또는 전형적인 신경이완제의 부작용으로 용량을 제한하여 사용하는 사람에게 새로운 희망이다.

Box 11-3

추체외로 증상을 치료하기 위한 약물(medications used to treat extrapyramidal side effects)

■ 항콜린제	■ 항히스타민제	■ 도파민 작용제
• Trihexyphenidyl(Artane) • Benztropine(Cogentin)	• Diphenhydramine(Benadryl)	• Amantadine(Symmetrel)

(2) 일반적인 약물 표 11-1

① 최근에 사용되는 전형적인 항정신성 약물은 일반적으로 다음과 같다.

- Clozapine(Clozaril)
- Risperidone(Risperdal)
- Olanzapine(Zyprexa)

다른 약물과 항정신병 약물과의 유해한 상호작용(adverse interactions of antipsychotics with other drugs)

표 11-3

약 물	상호작용 효과
Alcohol, antihistamines, opioids, antidepressants, sedative/hypnotics or analgesics	CNS 억제제와 같이 쓰면 상가적 CNS 억제 증가
Alcohol, nitrates or antihypertensives	갑작스러운 흡수로 저혈압 효과 증가
Amoxapine, fluoxetine	추체외로계 부작용의 증가
Amphetamines	항정신병 증상의 감소
Antacids	흡수가 감소할 수 있음
Anticholinergic/antiparkinson drugs	• 항콜린 효과의 증대 • 항정신병 약물의 경구섭취 효과의 발현 늦어짐 • 잠재적 이상 고열의 위험 증대
Barbiturates, nonbarbiturate hypnotics	• 호흡 저하와 진정증대 • 항정신병 약물의 혈청수준 감소 • 저혈압
Benzodiazepines	• 진정 증대 • Lorazepam and loxapine을 병용하면 호흡 억제
Beta-adrenergic blocking agents(propranolol)	어느 한쪽 또는 양쪽의 약물 효과의 증가
Cimetidine	• Chlorpromazine 흡수 감소 • Chlorpromazine와 병용하면 진정 증가
Diazoxide	심한 고혈당증을 보일 수 있음.
Dopaminergic antiparkinson drugs(e.g., bromocriptine)	항정신병 약물의 효과를 길항
Guanethidine	고혈압 조절이 감소
Insulin, oral hypoglycemics	당뇨병 조절을 약화
L-dopa	항파킨슨 효과의 감소, 정신병 증상이 악화
Lithium	혈액수준과 phenothiazines의 유효성을 감소킬 수 있음.
Phenobarbital	물질 대사를 증가시킬 수 있고, 약물의 유효성을 감소시킬 수 있음.
Phenytoin Phenytoin	독성을 증가시킬 수 있고, 항정신병 약물의 혈청수준을 감소시킬 수 있음.
Trazodone	Phenothiazines과 병용하면 저혈압이 나타남.
Tricyclics	• Thioridazine 변용은 심실의 부정맥 가능성 • 양쪽 약물의 혈청 레벨의 증가 가능성 • 저혈압, 진정, 항콜린 효과, 발작의 위험 증가

② Clozapine

- 미국에서 소개된 지 40년 만인 1990년에 배포된 최초의 새로운 항정신병 약물이다.
- 무과립 세포증의 부작용은 매우 심각하기 때문에, 이것은 매주 혈액 분석을 포함한 엄격한 프로토콜과 함께 적용되었다.
- 대상자들은 약물의 주 1회 혈액의 분석을 이행하는 것을 강화하기 위해 1주일 이상의 처방을 받을 수 없다.
- Clozapine의 유익한 효과는 다른 약물에 비해 긍정적이고 괄목할 만하다.
- Clozapine은 도파민 D_2와 같이 도파민 D_1, D_4, 세로토닌 수용체에 큰 친화력을 가지고 있다.

③ Risperidone

- FDA에서 1994년 항정신성 약물로 승인이 되었으며, 현재 항정신병 약물로 매우 빈도가 높게 처방되는 약물이다.
- 도파민 D_2 수용체와 친화력이 있으며, 세로토닌($5HT_2$)의 유사 길항제이다.
- 심각한 부작용이 적으므로 잘 견뎌낼 수 있는 약물이다.
- 무스카린 친화력이 적고(콜린 수용체) 항콜린 약물의 부작용도 적다. 무과립구증, 추체외로성 부작용들, 만발성 운동장애 또한 NMS를 일으키지 않는다.
- 부작용들은 기립성 저혈압, 불면증, 동요, 두통, 불안, 비염을 포함한다.

④ Olanzapine

- 더 새로운 항정신성 약물로 1996년에 사용되기 시작했다.
- Risperidone에 필적하는 음성과 양성 증상 모두에서 치료적 효과를 나타낸다.
  - 부작용의 윤곽도 동등하다.
  - 무과립구증은 일으키지 않는다.
  - 초기 임상시험에서 추체외로성 부작용의 빈도가 적었다.

(3) 투약 시에 고려해야 할 점

① Clozapine은 보통 하루에 1～2번 주는데, 하루에 900mg을 초과하지 않는다. 엄격한 프로토콜 때문에, 혈액검사는 매주 시행된다(만약에 의뢰인이 동의하지 않으면 약을 중지해야 한다).

② Risperidone은 보통 하루에 복용량을 1～2회 경구로 복용한다. 쇠약하거나 나이가 많은 대상자를 위해, 또는 신장이나 간의 손상을 가진 대상자를 위해, 투약을 줄여서 시작해야 한다.

③ Olanzapine은 일반적으로 관리되는 복용약이며, 복용량은 하루에 15mg을 초과할 수 없다. 65세 이상 대상자 중 쇠약해진 대상자 또는 담배를 피우지 않는 대상자를 위한 처방은 하루 5mg에서 시작해야만 한다.

④ 항정신병 약물의 일반명과 상품명, 복용량과 투여 방법은 표 11-1 을 참고한다.

(4) 금기증

★ ① Clozapine, risperidone, olanzapine은 약에 과민성을 가진 대상자에게는 금기 사항이다. 골수기능 억제와 심각한 중추신경의 억제 및 혼수, 그리고 수유를 하는 동안은 주의해야 한다.

② Clozapine은 골수기능의 억제, 전립선비대증, 협우각형녹내장, 영양부족 상태 또는 심장혈관, 간과 신장의 질병을 가진 대상자에게는 조심스럽게 사용해야만 된다.
clozapine은 역시 당뇨병과 간질 대상자 및 16세 이하(안전이 아직 증명되지 않은) 어린이를 위해서도 조심스럽게 사용되어야 한다.

③ Risperidone은 신장과 간의 손상과 심장혈관에 병이 있거나 간질 발작의 병력과 자살을 시도하는 쇠약해진 대상자, 또는 약물의 남용 등을 가진 대상자들에게는 신중히 사용해야 한다(어린이에게 사용하기 위해서 혹은 수유 중이거나 임신 기간 동안에는 안전이 증명되지 않음).

④ Olanzapine은 간질환이 있거나 임신이나 수유 중인 환자들에게는 신중히 사용되어야 한다. 어린이들에게 사용하는 경우의 안전성은 아직 입증되지 않았다.

★ ⑤ 나이가 많거나 쇠약해진 대상자 또는 간과 신장과 심장혈관 병을 가진 대상자를 위해서 초기의 복용 이후 용량을 낮추어야 하며, 모니터링을 계속해야 되는 것을 강조해야 한다.

(5) 주요 약물과의 상호작용

① Carbamazepine(Tegretol), omeprazole(Prilosec), rifampin(Rifadin)의 동시 사용은 효과를 반감시킨다. 항고혈압제와 동시에 사용하면 저혈압이 나타나고, 알코올과 다른 중추신경 억제제를 동시에 사용하면 부가적으로 중추신경이 억제된다. 비전형적인 항정신병 약물은 L-dopa 또는 다른 도파민 효능제의 효과를 길항할 수 있다.

② Risperidone은 L-dopa 또는 다른 도파민 효능제는 항파킨슨병의 효과를 감소시킨다.
carbamazepine은 대사가 증가하며, risperidone의 효과를 감소시킬 수 있다. clozapine은 대사가 감소하며 risperidone의 효과를 증가시키게 된다. 알코올과 항히스타민제, 진정제 · 최면제와 진통제를 포함한 다른 중추신경 억제제와 함께 사용하면 부가적으로 중추신경이 억제된다.

③ Carbamazepine, omeprazole, rifampin을 동시에 사용하면 olanzapine의 효과가 감소되게 된다. 알코올과 다른 중추신경 진정제를 함께 사용하면 중추신경 억제의 부가적인 효과가 발생된다. olanzapine도 역시 L-dopa 또는 다른 도파민 효능제의 효과를 길항시킬 수 있다.

(6) 주요 음식과의 상호작용(보고된 자료가 없음)

★ (7) 주요 임상검사

Clozapine을 처방받아 대상자의 무과립구증을 의무적으로 막기 위해 매주 혈액검사(WBC)를 해야 한다.

표 11-4 비전형적인 항정신병 약물의 흔한 부작용(common side effects of atypical antipsychotics)

	Clozapine	Risperidone	Olanzapine
추체외로 증상	없음	+	+
심장계	+++	++	+
진 정	++++	++	+
항콜린성 효과	++++	+	++
체중증가	+++	++	++++

발생 : +; 최소 ++++; 최대

(8) 부작용

① Clozapine을 복용하고 있는 대상자에게 경련 발생이 3%이다. 최대 용량은 900mg/day를 넘어서는 안 된다.

② 이 장에서 논의되는 비전형적 약물의 일반적인 부작용은 표 11-4 를 참고한다.

(9) 역작용/독성

① Clozapine의 심각한 역작용/독성은 위에서 논의되었으며, 다른 신경이완제의 악성 증후(NMS)에 대해서도 충분히 고려해야 한다.

② Risperidone을 처방받은 환자는 NMS을 모니터해야 한다.

③ Olanzapine을 복용하는 대상자에 대하여 NMS와 발작을 모니터링한다.

(10) 간 호

① 무과립구증은 치명적인 위험성이므로 전통적인 항정신병 약물에 반응하지 않는 심한 정신분열증의 치료제로 남겨진다(이 집단에서 치료에 대한 성공률은 40~60%이다).

② 간호사는 대상자와 함께 하면서 변능능력이나 경험된 변화에 적응하는 것을 도와준다(양성 · 음성 증상이 개선되고 더 생기를 갖게 하며 사회적으로 받아들일 수 있는 행동을 갖도록 한다).

③ Clozapine이 잘 반응하는 환자는 병원에 재입원하는 횟수도 감소한다.

④ Olanzapine을 투약하기 전에 소변을 보도록 격려한다.

(11) 교 육

환자들은 여전히 그들의 전반적인 기능의 향상과 삶의 질 향상을 위해 비전형적 항정신병 약물의 투약과 함께 심리 교육 · 사회기술 훈련 · 집단 지지와 기타 재활적인 중재의 도움이 필요하게 된다.

section 02 Antidepressants 항우울제

1. 삼환계(tricyclics)

(1) 작용 및 용도

① Imipramine(Tofranil)은 우울증에 처음으로 사용한 항우울제이며(1950년대), 오늘날까지도 여전히 효과적으로 사용되고 있다.

② 삼환계 항우울제(trcyclic antidepressants ; TCAs)는 imipramine은 monoamine의 재섭취를 차단하여 serotonin과 norepinephrine의 효과를 더 강화한다. 삼환계 항우울약은 기분을 상승시키고 활동성과 기민성을 개선시킨다. 병적 상태로 몰입하는 증후를 감소시키고 식욕을 증가시키며, 수면 양상을 조절한다.

③ TCAs의 초기 작용은 투약 후 1～3주 정도 지나야 나타나며, 최고의 반응은 6～8주가 되어야 나타난다.

④ TCAs의 또 다른 용도로는 불면증, 주의력 결핍장애, 공황장애가 있는 대상자의 치료를 위해서 사용된다.

(2) 일반적인 약물 표 11-5

① 9개의 TCAs제제가 있으며 비슷한 효과가 있고 부작용에서 매우 다르다.

② 예를 들면, doxepin은 진정효과가 있어서 불면증 환자에게 더 효과적으로 사용할 수 있다.

③ 노인 대상자와 함께 녹내장, 변비, 전립선비대를 갖고 있는 환자는 TCAs의 항콜린 작용에 특히 민감하다. 그래서 desipramine과 같은 항콜린 효과가 약한 약물이 이 환자에게는 더 적합하다.

(3) 투약 시에 고려해야 할 점

① TCAs의 용량 임상적 반응이나 이 약물의 혈장수준에 기초하여 개별화되어야 한다(항우울제의 효과를 위해서는 225ng/mL 이상이 되어야 한다).

② TCAs의 정상 투여방법은 경구투여이다. amitriptyline과 imipramine은 근육주사로 주며, 정맥주사는 보통 사용하지 않는다.

③ TCAs는 반감기가 길어서 하루에 한 번 복용한다. 각각 약물의 반감기가 다양하므로 환자에게 처방하는 약물의 용량은 차별화되어야 한다.

★ ④ 잠자는 시간에 하루 한 번 복용하는 방법에는 몇 가지의 장점이 있다. 즉, 일과의 하나로 하루에 한 번은 복용하는 것이 쉬우며, 그 약물의 진정효과로 인해 수면을 증진시키고 낮 시간 동안 약물의 부작용 강도가 감소될 수 있다.

★ (4) 금기증

① TCAs에 과민반응

② 심근경색증

③ 뇌혈관 질환

④ 자살 위험성이 있는 대상자에게 TCAs 약물의 고용량을 이용할 수 있는지가 가장 고려해야 할 점이다. 그러므로 자살 위험이 있는 대상자에게 이러한 약물의 다량 처방을 하지 말아야 하고, 자살의 위험이 없어질 때까지 입원을 하도록 해야 한다.

표 11-5 우울증을 치료하는 데 사용되는 일반적인 약물(medications commonly used to treat depression)

약물 종류 및 약명 : 일반명(상품명)	적 응 증	간호 중재
삼환계 항우울제 **(Trcyclic Antidepressants: TCAs)**		
Amitriptyline(Elavil)	우울증, 수면장애, 치료되지 않는 암으로 인한 통증, 집락성 두통과 편두통의 예방, 병리적 눈물 흘림과 웃음	• 환자에게 가능한 부작용에 대해 교육한다. • 약물의 부작용이 시간이 감에 따라 줄어드나, 필요에 따라 다른 대안이 있음을 알린다. • 대상자에게 치료효과가 나타나는 데는 시간이 걸리며, 처방된 대로 이행하는 것이 필수적임을 알려 준다. • 대상자에게 주요 우울증의 처음 치료는 크게 6～12개월 정도 걸릴 것을 얘기해 준다. • 대상자에게 체중증가에 대하여 조심시킨다. • 증상이 호전되는 것을 주시한다. 만약에 2~4주 후에도 최소한의 효과가 전혀 없으면 약을 바꿀 필요가 있다.
Clomipramine(Anafranil)	우울증, 수면장애, 치료되지 않는 암으로 인한 통증, 집락성 두통과 편두통의 예방, 병리적 눈물 흘림과 웃음	
Desipramine(Norpramin)	강박충동적 장애, 공황장애, 월경전 증후군, 우울	
Doxepin(Senequin)	내인성 우울, cocaine 금단증상, 만성 소양증, 월경전 증후군	
Imipramine(Tofranil)	내인성 우울, 수면 장애, 정신증적 우울증, 신경병, 조울증, 불안	
Maprotiline(Ludiomil)	6세 이상 소아의 유뇨증, 만성 통증, 내인성 우울, 말초 신경병, 편두통의 예방적 치료	
Nortriptyline(Pamelor)	내인성 우울, 공황장애, 월경전 증후군, 피부 장애, 만성 통증과 두통	
Protriptyline(Vivactil)	내인성 우울, 폐쇄성 수면 무호흡	
Trimipramine(Surmontil)	내인성 우울, 불안, 수면 장애, 십이지장 궤양	
선택적 세로토닌 재섭취 억제제 **(Slective Serotonine Reuptake Inhibitors: $SSRI_S$)**		
Fluoxetine(Prozac)	주요 우울장애, 강박충동적 장애, 대식증, 공황장애, 비만, 알콜중독, 만성 통증	• 갑자기 약을 중단하는 것은 금기사항이다. • 계속적으로 부작용과 역작용, 특히 성기능장애 부분에 특별히 주의한다. 환자가 토론하기를 원하지 않을 수 있다.
Fluvxamine(Luvox)	강박충동적 장애, 자폐증, 공황장애, 사회 공포증, 외상 후 스트레스 장애	
Paroxetine(Paxil)	주요 우울장애, 강박충동적 장애, 공황장애, 사회 불안 장애, 불안장애, 외상 후 스트레스 장애, 당뇨성 신경병, 조기 사정	
Sertraline(Zoloft)	주요 우울장애, 강박충동적 장애, 공황장애, 사회 불안 장애, 불안장애, 외상 후 스트레스 장애, 당뇨성 신경병, 폐경기 우울	

표 11-5

약물 종류 및 약명 : 일반명(상품명)	적 응 증	간호 중재
모노아민 산화효소 억제제 (Monoamine Oxidase Inhibitors: MAOIs)		
Phenelzine(Nadril)	비전형적 우울, 비내인성 우울	• 대상자에게 티라민 함유 음식 제한에 관해 교육한다. • 대상자에게 MAOIs의 부작용과 역작용에 대해 주의를 준다. • OTC 약물이나 기타 처방약의 사용에 대해 교육시키고, 이러한 효과의 심각성에 대해 환자가 확실히 이해하도록 한다. • 약물의 효능성을 모니터하고, 약물을 갑자기 중단하거나 처방과는 다르게 약을 사용하지 않도록 계속 반복 교육한다.
Tranylcypromine(Parnate)	우울증(melancholia)을 동반하지 않는 주요 우울장애	
비전형적 우울증제 (Atypical Antidepressants)		
Bupropion(Wellbutrin)	우울, 흡연 금단 증상	• 대상자에게 약물의 부작용과 역작용에 대해, 특히 약물의 용량이 많으면 경련의 위험이 있다는 것을 교육한다. • 처방된 이러한 약물이나 다른 약물의 중요성에 대해 교육한다. • 대상자에게 처방된 약물을 잘 복용하도록 지도하고, 처방약의 부작용과 역작용에 대해 모니터한다. • 대상자에게 성기능 장애의 어떠한 증상이라도, 특히 지속 발기증은 즉각 보고하도록 한다.
Trazodone(Desyrel)	우울, 공격적 행동, cocaine 금단 증상, 불면증, 공황장애, 약물로 인한 운동 이상	

(5) 주요 약물과의 상호작용

★ ① TCAs와 MAOI의 병용은 심장 및 혈관에 아드레날린 자극을 과다하게 함으로써 심한 고혈압으로 이어질 수 있게 한다.

② TCAs는 교감신경흥분제(아드레날린 수용체와 직접적인 작용하여 그들의 효과로 생산되는 epinephrine norepinephrine과 같은 약물)에 직접 작용하여 반응을 상승시킨다. 이러한 약물에 의한 교감신경계 자극은 TCAs가 아드레날린 신경섬유 말단 시냅스 연접부에 흡수를 차단하여 그들의 존재를 연장시키는 이유로 증가된다.

③ TCAs는 간접적으로 작용하는 교감신경 약물에 대한 반응을 감소시킨다(아드레날린성 신경으로부터 전달 물질의 유리를 증진하여 그들의 효과가 나타나도록 하는 epinephrine과 amphetamine과 같은 약물). 왜냐하면 TCAs는 이러한 아드레날린성 신경으로 가는 이러한 물질의 재섭취를 차단하여 신경말단 안에 그들의 작용점에 도달되도록 그들을 보호한다.

④ TCAs는 자체 항콜린 작용이 있다. 그러므로 TCAs는 항히스타민이나 OTC 수면 약들과 같이 항콜린 효과를 가진 다른 약물의 효과를 강하게 할 수 있다. 따라서 이러한 약물은 TCAs를 복용하는 동안은 피한다.

★ ⑤ TCAs에 의한 중추신경 억제는 다른 약물에 의한 중추신경 억제를 더 가중시킨다. 그러므로 환자는 CNS 진정, 알코올 · 항히스타민 · 아편제제와 barbiturate와 같은 중추신경 억제제와 TCAs 복용을 피해야 한다.

⑥ cimetidine, fluoxetine, phenothiazines, 호르몬 피임약과 같이 사용하면 TCA 수치가 올라간다.

(6) 주요 음식과의 상호작용(보고된 자료가 없음)

(7) 주요 임상검사

항우울제 효과를 위해서는 약물의 혈청 농도 수준이 특별한 치료적 범위를 유지해야 한다.

(8) 부작용

① TCAs의 가장 흔한 바람직하지 않은 효과는 기립성 저혈압, 진정, 항콜린 효과 등이다.

★ ② 환자는 부상을 피하기 위하여 자세를 바꿀 때(누웠다가 일어날 때나 앉았다가 일어날 때 또는 돌 때) 천천히 움직여야 한다는 것을 알려 준다. 만약에 입원한 환자라면 눕고 앉을 때에 혈압을 모니터한다.

(9) 역작용/독성

① TCAs의 가장 심각한 역작용은 심장 독성이다. 용량 초과 또는 이전에 존재한 심장장애가 없다면 심각한 심장 독성은 드물다.

★ ② 심장 역반응을 피하기 위해 40세 이상의 심질환자는 기초 ECG를 매 6개월마다 측정해야 한다.

③ 각 약물의 역작용은 표 11-6 에서 자세히 볼 수 있다.

표 11-6 항우울제의 가장 일반적인 역작용(most common adverse effects from antidepressant medications)

역 작 용	일상 증상
1. 기립성 저혈압 (orthostatic hypotention)	체위변경 시에 심한 혈압 저하
2. 항 콜린 효과(anticholinergic)	Muscarinic 콜린성 차단으로 다음 증상을 유발한다. • 구강건조 • 희미한 시야 • 광공포증 • 변비 • 요 지연 • 빈맥
3. 진정상태(sedation)	졸림과 각성유지가 어려운 것은 TCAs의 흔한 반응으로 원인은 CNS 안의 히스타민 수용체를 차단하기 때문이다.
4. 심장 독성(cardiac toxicity)	TCAs는 심장기능에 유해한 반응을 줄 수도 있다. • 미주신경의 영향을 감소시킨다(무스카린 수용체 차단으로 인해). • 히스 속에 직접적으로 작용하여 진도가 느리게 한다.
5. 경 련(seizures)	경련의 역치를 낮춘다.
6. 경조증(hapomania)	경한 조증을 유발한다.
7. 성기능 장애(sexual dysfunction)	• 성불감증 • 사정 지연 • 성적 충동의 감소
8. 식이성 티라민으로 인한 고혈압의 위기(hypertensive crisis from dietary tyramine)	MAOIs는 정상적으로는 저혈압을 만들지만, 만약에 환자가 티라민이 많이 들어 있는 음식을 먹는다면 MAOI는 심각한 고혈압을 일으킬 수 있다.
9. 약물 상호작용 (drug interactions)	• 항상 환자에게 역작용과 약물 상호작용의 예방에 대한 중요성을 가르친다. • 간호사는 반드시 약물의 분류를 확인하고 상호작용을 알아야 한다.

(10) 간 호

★ ① 환자에게 발생가능한 부작용과 약물투여 시작 후 몇 주가 경과해야 치료적 효과가 나타날 것이라는 점에 대해 초기에 교육해야 한다. 환자와 가족들은 원래 증상은 계속 가지고 있으면서 약물의 부작용을 경험하게 되면 참기가 어려워진다.

② TCAs요법 시에 간호사 책임은 표 11-5 를 참고하고 일반적인 역작용 증상은 표 11-6 을 참고한다.

(11) 교 육

① 기립성 저혈압 예방법을 교육한다.

★ ② 부작용은 시간이 지남에 따라 감소할 것이며 투약요법을 잘 지킴으로써 증상이 줄어들게 된다(이러한 지식은 이행을 증가시킨다).

★ ③ 적절한 약물뿐만 아니라 다른 적당한 치료방법을 제공한다.

④ 언급한 표 11-5 와 표 11-6 은 특별히 교육할 내용이다.

2. Monoamine oxidase 억제제(MAOIs)

(1) 작용 및 용도

① 잠재적으로 치명적인 음식 · 약물 간의 상호작용 때문에, 비전형적 우울로 고통받는 환자가 아닌 경우에 치료의 첫 선택으로 이러한 항우울제의 사용은 흔하지 않다.

② MAO는 간과 장의 monoamine을 함유한 신경의 말단에 존재하는 효소이다. 신경원에 있는 MAO의 기능은 monoamine 신경 전달물질(norepinephrine, serotonin, dopamine)을 비활동적인 물질로 전환시킨다.
간과 소장에서 MAO는 음식에 있는 tyramine과 음식물 내에 있는 다른 생물에서 생성된 아민을 비활동적이게 한다.

③ MAOIs는 간에서 아미노산 tyramine과 tryptophan을 파괴하는 monoamine oxidase의 양을 감소시킨다.

④ MAOIs의 항우울작용은 신경말단 내의 MAO-A가 기타 효소 및 화학적 작용이 함께 하기 때문이다. MAOIs의 생화화적 반응은 빠르게 나타나지만 임상적 반응은 느리게 나타난다. 이 공백기간에는, 치료에 유익한 반응이 나타나도록 아직까지는 알려져 있지 않은 신경화학적인 사건이 일어난다.

⑤ MAOIs는 거식증과 강박장애, 그리고, 공황장애의 공황발작을 치료하기 위해서 사용된다.

(2) 일반적인 약물 : MAOIs 흔한 사용은 표 11-5 와 표 11-6 에서 다시 언급한다.

(3) 투약 시에 고려해야 할 점 : 경구 사용이 일반적이다. 표 11-5 에 상세하게 설명하고 있다.

(4) 금기증

60세 이상의 환자, 갈색 세포종, 울혈성 심부전, 간질환, 심한 신기능 장애, 뇌혈관 장애, 심혈관 질환 또는 고혈압

(5) 주요 약물과의 상호작용

① 다른 TCAs를 사용하는, 환자는 주의한다.

★ ② SSRIs와 MAOIs를 같이 복용하면 serotonin syndrome(흥분, 발한, 혼동, 발열, 반사 이상 항진, 빈맥, 저혈압, 근육 긴장과 운동 실조증)을 일으킬 수 있다(병용은 피할 것).

③ 항고혈압제는 MAOIs의 저혈압 효과를 강화시킨다.

④ meperidine은 MAOIs를 복용하고 있는 환자에게 고체온을 유발하게 하므로 피하도록 한다.

★ ⑤ 의사가 허락하지 않은 모든 약(처방과 비처방)은 사용하지 않도록 환자에게 주의를 준다.

(6) 주요 음식과의 상호작용

★ ① 음식에 있는 tyramine, 다른 음식 구성물, 간접적으로 작용하는 교감신경 흥분물질(amphetamine, methylphenidate, ephedrine, cocaine) 등은 MAOIs를 복용하는 환자에게 고혈압성 위기를 촉진할 수 있다.

② MAOI 섭취 시에 주의해야 하거나 피해야 할 음식 종류는 Box 11-4 를 참고한다.

(7) 주요 임상검사

항우울제 효과를 나타내기 위해서는 치료적인 혈중농도 범위를 유지하고 있는지를 확인하기 위해 혈청 약물의 수준을 검사한다.

Box 11-4

MAOI와 피해야 할 음식(food to avoid with MAOIs)

■ 피해야 할 음식
- 치즈 : 크림 또는 연한 흰치즈(cottage cheeze)를 제외한 모든 치즈
- 고기와 생선 :오래되고 저장된 고기와 생선
- 과일과 채소 : 잠두꼬뚜리 콩, 두부, 간장 추출물
- 알코올 : 생맥주
- 기타 : 소금절이 양배추, 간장, 이스트 추출물, 수프(된장), 그리고 싱싱하지 않은 음식
- 약물 : 다른 항우울제, 코와 부비강 충혈 제거제, 알레르기, 고초열과 천식치료제, 진통제(특히 meperidine), 에피네프린, 자극제, 코카인, 암페타민

■ 주의를 요하는 음식
- 치즈 : 모차렐라, 연한 흰치즈(cottage cheeze), ricotta, 크림, 숙성된 치즈
- 고기와 생선 : 닭 간, 고기, 간, 청어
- 과일과 채소 : 나무딸기, 바나나, 아보카도, 시금치
- 알코올 : 와인
- 기타 : 조미료(MSG), 피자, 적은 양의 초콜릿, 카페인, 견과류, 유제품
- 약물 : 인슐린, 경구용 저혈당 약물, 구강 항응고제, thiazide 이뇨제, 항콜린제, 근이완제

(8) 부작용

① 기립성 저혈압은 흔히 초기와 이따금 지속적으로 일어나는 MAOIs의 부작용이다.
② 부종, 성기능 장애, 그리고 체중증가는 역시 흔히 일어나며, 약물 중단으로 이어질 수 있다.
③ 모든 MAOIs 사용은 불면증 호소를 유발한다.

(9) 역작용/독성

삼환계 항우울 약물과 비교해 보면, MAOIs는 직접 중추신경계 자극의 원인이 된다. 그러므로 과잉투여는 불안, 초조, 경조증, 조증 등을 유발한다.

(10) 간 호

★ ① 환자와 가족들에게 MAOIs의 역작용을 피할 수 있는 방법을 구두와 문서로 교육한다. 주요 우울증에서 MAOIs의 부작용과 역작용 때문에 안전한 약물 사용과 적당한 치료에 고려되어야 할 많은 요소가 있다.
★ ② 환자의 엄격한 식이지침을 잘 따라할 수 있는지에 대한 능력을 사정한다.
③ 가능성 있는 치명적인 고혈압의 위험을 피하기 위해 활력징후 변화가 있으면 주치의와 상의한다.
④ MAOI를 처방했던 의사와 일차적인 상의없이 처방된 약물이나 OTC(처방없이 살 수 있는 약) 약물은 복용하지 않도록 환자에게 알려 준다.

(11) 교 육

★ ① 환자가 침대나 의자로부터 천천히 일어날 때 부상을 피하는 방법이나 기립성 저혈압의 증상들을 환자에게 교육한다.
② 만약에 환자가 입원했다면 혈압은 반드시 규칙적으로 모니터한다.
★ ③ 환자와 가족에게 고혈압의 위험을 피하기 위한 지시가 적합하다면 말과 서면으로 교육하고 혹은 식이 상담을 제공한다.
④ 의사에 의해 특별하게 인증되지 않은 모든 약물(처방되었거나 혹은 OTC 약물)을 피하도록 환자에게 교육한다.

3. 선택적 세로토닌 재섭취 억제제(selective serotonin reuptake inhibitors; SSRIs)

(1) 작용 및 용도

① SSRIs 작용기전은 serotonin의 재흡수를 차단하고 세로토닌의 작용이 있는 연접부에서 전달이 강화되도록 한다. 효과는 1~3주 후에 나타나고 TCAs에서 보이는 효과와 동일하다.
② SSRIs는 TCAs와 같은 효능을 가지고 있다. TCAs 혹은 MAOIs보다 더 적은 부작용을 보이고, 처음 복용한 후 우울증의 증상 감소가 시작되기까지의 시간이 더 짧다.
③ 모든 SSRIs는 강박 장애, 공황 장애, 신경성 거식증을 치료하는 데 효과적이다.

(2) 일반적인 약물 표 11-5

(3) 투약 시에 고려해야 할 점

① SSRIs는 액체 혹은 가루 상태로 경구투여된다. 나이 많은 환자나 신장기능 장애를 가지고 있는 환자에게는, 적은 용량을 투약하도록 하며, 조심스럽게 증가시켜야 한다.

★ ② 환자에게서 안전성과 약물이 기대하던 원하는 효과가 나타나는지를 자주 평가한다.

(4) 금기증

① 대부분 SSRIs는 과민성인 환자 혹은 심한 간 · 신장 질환을 가진 환자에게는 처방되지 않는다.

② 쇠약한 환자 혹은 경련장애 병력이 있거나 당뇨병력을 가진 환자에게는 주의해서 사용한다.

③ 용량 저하나 투약 간격을 길게 하는 방법은 노인이나 간질환 환자를 비롯하여 여러 가지 약을 복용 · 치료받고 있는 사람에게는 꼭 필요하다.

(5) 주요 약물과의 상호작용

★ ① SSRIs는 serotonin 증후군을 막기 위해서 MAOIs와 함께 복용해서는 안 된다. hyperserotonergic state(혼란, 자율신경계 장애, 근육경직, 운동 실조증)는 SSRIs을 다른 serotonin 증진 약물과 동시에 주었을 때에 발생한다. 이는 시스템에 전신적인 serotonin 과잉을 유발한다.

★ ② 만약에 MAOI를 fluoxetine으로 바꾸려면 적어도 fluoextine 시작하기 전 5주를 경과해야 된다. fluoxetine으로부터 MAOIs로 바꾼다면 MAOIs 시작하기 전 2주 경과해야 된다.

③ Fluoxetine은 혈장단백질과 결합력이 매우 높기 때문에 warfarin과 같은 혈장단백 결합력이 높은 약물을 대체시키킬 수 있다. fluoxetine과 warfarin을 같이 복용하는 대상자에서는 warfarin의 혈중농도를 면밀하게 모니터해야 한다.

④ Fluoxetine는 TCA와 lithium 혈청농도를 올릴 수 있고, 이러한 기타 약물과 처방되었을 때 조심스럽게 주어야 한다.

(6) 주요 음식과의 상호작용

① 각각의 SSRI는 음식과의 반응이 서로 다르다. fluoxetine, paroxetine과 fluvoxamine은 음식과 같이 먹지 않아도 되며, sertraline은 경구투여를 하면 천천히 흡수된다. 만약 속이 좋지 않다면 paroxetine을 음식과 함께 또는 따로 투여 가능하며 문헌에서는 이를 권장하고 있다.

② 새로운 SSRI를 투여할 때, 간호사는 개개의 약물에 대해 문헌을 참고한다.

(7) 주요 임상검사

① 혈청 약물농도는 약물의 용량을 결정하거나 독성 작용을 모니터하는 데 임상적으로 유용하지 않다.

★ ② 백혈구 감소증, 빈혈이나 혈소판 감소증의 증상이나 출혈시간의 증가 증상으로 보기 위해 치료의 모든 과정 동안 CBC, differential과 출혈시간을 모니터한다.

(8) 부작용

① SSRIs에 대한 부작용은 다른 우울증 치료제의 부작용과 비교했을 때 비교적 약하다. 최소의 심장의 독성을 보이므로 ECGs의 필요성이 적다.

★ ② SSRIs의 일반적인 초기 부작용은 구역질, 기면상태, 현기증, 두통, 발한, 불안, 불면증, 식욕부진, 안절부절 못함 등이 있다. 이는 대체적으로 TCAs의 부작용에 비할 때에 더 경하고 더 참을 만하다.

(9) 역작용/독성

① 오늘날 판매되는 대부분의 SSRIs는 과량복용시에 단독으로 복용되었다면 비교적 안전하다. SSRI 과잉복용은 위험하며, 발작을 일으킬 수 있다. 그러나 대부분 완전히 회복된다.

② SSRIs를 복용하는 20～40%가 성기능 장애를 경험하는데, 이는 건강관리 전문가와 환자가 상의할 필요가 있는 역효과이다.

(10) 간 호

① 기분의 변화에 대한 감시, 불안, 안절부절 못함, 불면증 증가 등의 양상을 보인다면 의사에게 통보한다.

★ ② 초기 약물치료 중 자살 경향에 대하여 사정한다.

③ 과잉복용을 예방하기 위해서 환자가 가지고 있는 약물의 양을 제한한다.

★ ④ 식욕 및 영양섭취와 체중에 대해 모니터한다.

(11) 교 육

① 환자가 건강 간호 전문가의 식이 권장사항을 따를 수 있도록 격려하고, 환자나 가족들에게 문서나 구두로 지시사항을 준다.

★ ② 과민증 증상일 수 있는 발진이 발생한다면, 건강 간호 전문가에게 알리도록 한다.

③ 진행과정의 평가를 위한 추적 검사의 중요성을 강조한다.

④ 또한, 특정한 SSRIs의 요점 파악을 위해 표 11-5 와 표 11-6 을 참고한다.

4. 그밖에 항우울제(other antidepressants)

(1) 작용 및 용도

① Trazodone(Desyrel)과 bupropion(Wellbutrin)은 화학 구조와 작용 양식을 다양하게 갖고 있는 더욱 새로운 항우울제이다. 이 약물은 쉽게 그룹으로 나뉘어지지 않으므로 여기에서는 개별적으로 논의한다.

② Bupropion(Wellbutrin)

- Bupropion은 amphetamines과 비슷한 구조를 가지고 있으며 식욕을 억제한다. 이는 심장에 영향을 미치는 독성물과 항콜린성 그리고 anti-adrenergic 부작용을 가지고 있지 않으며, 따라서 중·장년층 환자에게 쉽게 사용될 수 있고, 금연을 위해서 또한 사용될 수 있다.

- Bupropion은 norepinephrine에 미치는 최소한의 재흡수에 대한 효과를 가지는 반면에 약물이 도파민의 재흡수를 차단하게 되는 데는 어느 정도 다른 작용 기전을 가진다.

③ Trazodone(Desyrel)

- 우울증의 치료를 위한 2차 약물이다. 이는 주로 다른 우울증 치료제와 함께 복용되며, 또한 매우 두드러진 진정작용 때문에 대부분 불면증에 처방된다.
- Trazodone은 중추신경계에서 serotonin의 효과를 대체한다. 이 약물의 항우울증 작용은 몇 주 이후에야 나타날 수 있다.

(2) 일반적인 약물 표 11-5

(3) 투약 시에 고려해야 할 점

① Bupropion 복용을 시작할 때 하루 3번 용량이 75mg보다 커서는 안 된다. 용량으로 인한 발작 위험성이 있으므로 한 번에 150mg 이상을 주어서는 안 되며, 최대 용량을 요구할 때의 권장 처방 용량은 하루 3번 150mg이다.

② Trazodone의 초기 용량은 보통 150mg을 하루에 2~3번의 용량으로 나누어 주어야 하며, 최대 용량은 하루 400mg(외래 환자)에서 600mg(입원한 환자)으로 서서히 증가시켜야 한다. 또한 약물복용에서 중요한 점은 취침시간에 복용하면 불면증과 어지러움증 등을 유발한다.

(4) 금기증

① Bupropion은 용량과 관련해서 발작을 일으킬 수도 있다.

② Trazodone의 금기증은 과민성 대상자, 심근경색증으로부터 회복하고 있는 대상자, 또는 전기경련요법 치료를 동시에 받고 있는 대상자에게는 금기이다. 심혈관계 질환 또는 자살의 행동을 보이는 대상자에게는 주의깊게 사용해야 한다. 투여량은 노인 환자 또는 심한 간이나 신장 질환을 가지고 있는 대상자에게는 양을 줄여야 한다.

(5) 주요 약물과의 상호작용

① Bupropion과 levodopa 또는 MAOIs 사용 시에는 부작용의 위험이 있다. 또한 antidepressants(항우울제), theophylline, corticosteroids, 처방없는 흥분제/식욕감퇴제를 함께 사용하거나 또는 알코올이나 benzodiazepine을 중지하면 경련의 위험이 있다.

② Trazodone은 digoxin 또는 phenytoin과 사용시에 혈청수준이 증가될 수 있다. 알코올, 아편, 그리고 진정제/수면제와 부가 사용 시에 중추신경계 억제가 일어날 수 있다. 혈압강하제와 알코올의 급성 섭취 또는 질산염의 부가 사용시에 저혈압이 일어날 수 있고, 과도 사용시에 일어날 수도 있다. fluoxetine와 동시에 사용하면 trazodone의 독성의 위험성이 높아질 수 있다.

(6) 주요 음식과의 상호작용

알코올과 같이 사용하지 않는다. St. John's wort(성요한초: 물레나물과의 허브)와 같이 사용하면 심각한 반응이 발생한다.

(7) 주요 임상검사

★ ① 혈청과 조직의 bupropion 농도가 상승하는 것을 예방하기 위해 신장과 간장애가 있는 환자는 간과 신장의 기능을 자주 모니터한다.

② Trazodone을 복용하기 전이나 복용하고 있는 동안 CBC, 신장과 간기능을 사정한다. 임상적으로 의미가 없을 정도로 약한 백혈구 및 호중구 수의 감소가 있기도 한다.

(8) 부작용 표 11-5, 11-6

① Bupropion의 가장 일반적인 부작용은 초조와 불면증이다.

② Trazodone의 일반적인 부작용으로는 진정, 기립성 저혈압, 오심, 그리고 구토가 있다. 삼환계 항우울제와 비교해서는 항콜린 작용의 부족과 심장 독성이 일어나지 않는다. 발기 지속증의 원인이 되기도 한다.

(9) 역작용/독성

① Bropropion의 주요한 역작용은 경련성이다. 다른 역작용으로는 두통, 조증, 정신병, 구강건조, 오심, 구토, 식욕변화, 체중증가와 감소, 광과민성, 과혈당, 저혈당, 그리고 부적절한 항이뇨 호르몬 분비 증상(SIADH) 등이다.

② TCA 또는 MOAIs를 복용하는 것보다 trazodone을 과용량 복용하는 것이 더 안전하다고 여겨진다. trazodone의 과용량 복용이 죽음을 부른다는 보고는 아직 없다. 역작용은 졸림, 혼란, 어지러움, 피로, 환각, 두통, 불면증, 악몽, 불명료한 언어, 실신, 허약증, 시야 흐림, 이명이 있다. 또한 저혈압, 부정맥, 흉통, 고혈압, 심계항진, 빈맥, 구강건조, 변비, 설사, 종종 타액분비, 고창, 오심, 구토, 발진, 혈뇨, 발기 불능, 발기 지속증, 빈뇨, 빈혈, 백혈구 감소증, 근육통, 그리고 진전이 보고되고 있다.

(10) 간 호

① 양극성 장애에 대한 병력을 갖고 있는 사람이 bupropion을 복용할 때, 조증을 사정할 필요가 있다.

★ ② 초기 trazodone 치료를 시행하기 전이나 치료 도중에 혈압과 맥박을 모니터한다. 대상자가 심장질환력을 가지고 있다면 약물치료 동안이나 치료 전에 심전도를 모니터한다.

★ ③ 정신상태 및 빈번한 기분 변화 사정, 특히 처음 치료 동안의 자살 가능성을 사정한다. 대상자에게 이용 가능한 약물의 양을 제한한다.

④ Bupropion을 음식과 함께 주면 위장관 부작용이 감소한다. 식사 후에 즉시 trazodone을 주면 오심이나 어지러움증 같은 부작용이 최소화한다.

(11) 교 육 표 11-5, 11-6

section 03 Antimania Medications

항조증 약물

1. Lithium

(1) 작용 및 용도

① 리튬은 조증의 episodes와 양극성 장애 대상자들에게 일차적으로 쓰는 약물이며, 조증과 우울 재발의 장기 예방으로도 쓰인다.

② 리튬은 하나의 양성 전기를 이동하는 무생물의 무기질 이온이다. 생리적 기능은 없으나 자연적으로 동물 조직 내에서 일어난다. 그것은 경구투여 후에 잘 흡수되고 모든 조직액과 체액에 고르게 분배된다.

③ 리튬의 정확한 작용기전을 잘 모르지만, 많은 신경 전달물질의 기능을 바꾼다. 리튬은 신경 단위에서 비정상적인 이온교환을 바르게 하는 것 같으며, norepinephrine, serotonin, dopamine, 그리고 acetylcholine의 신경 전달을 정상화하는 역할을 할 수도 있다.

④ 리튬은 다양항 정신질환, 특히 양극성 장애 치료에 사용된다(급성 조증치료와 재발에 대한 예방법으로 사용).

(2) 일반적인 약물 표 11-7

(3) 투약 시에 고려해야 할 점

① 혈청 리튬 수준을 기초로 한 정확한 용량을 결정한다. 300mg 리튬 carbonate는 8~12mEq의 리튬을 함유하고 있다. 성인과 아이들의 투여 범위는 표 11-7 을 참고한다.

② 리튬은 다행감, 과다 활동 그리고 조증의 또 다른 증상을 감소시킨다. 그러나 진정을 일으키지는 않는다. 항조증 약물의 효과는 초기 투여 후 보통 5~7일에 나타난다. 그러나 완전한 효과는 2~3주에도 일반적으로 일어나지 않는다.

③ 리튬을 사용하고 있는 많은 대상자들에서 benzodiazepine과의 보조치료는 대상자의 진정을 위해 사용될 수 있다.

④ 항정신병 약물은 정신병적 증상의 빠른 감소를 위해 짧은 기간 사용할 수 있다.

(4) 금기증

① 리튬은 민감한 사람에게 금기이다. 쇠약한 노인들, 탈수증 또는 심혈관 신장 질환자에게는 치료시(혈액 농도를 포함)에 계속 모니터해야 한다. 알코올이나 tartrazine을 포함하고 있는 것은, 민감한 대상자와 불내성이 있는 환자들는 피해야 한다.

★ ② 노인과 쇠약한 대상자(초기 용량을 감소)에게 조심스럽게 사용해야 한다. 또한, 어떤 정도라도 심장 손상 환자, 신장, 갑상선 질환과 당뇨환자에게는 조심해야 한다.

(5) 주요 약물과의 상호작용

① 신경근육 차단제의 작용을 리튬이 길게 해준다.

② Haloperidol 또는 molindone을 같이 사용하면 신경학적 중독을 일으킨다.

③ 이뇨제, methyldopa, probenecid, fluoxetine, NSAIDs는 중독의 위험성을 증가시킨다.

④ ACE 억제제에 의해서 혈중농도가 높아진다.

⑤ 리튬은 chlorpromazine의 효과를 감소시키고, chlorpromazine은 리튬의 독증상의 초기증상을 가리게 할 수 있다.

⑥ 칼륨 요오드 또는 항갑상선 약물과 같이 사용하면, 갑상선 기능 저하의 효과가 상가적으로 나타날 수 있다.

⑦ 아미노필린, 페노티아진, 그리고 많은 양의 나트륨을 포함하고 있는 약물 등은 신장에서 배설을 증가시켜서 효과가 감소된다.

(6) 주요 음식과의 상호작용

★ 나트륨 섭취는 리튬의 신장 배설에 커다란 변화를 준다. 또 나트륨의 먹는 양이 증가하면 신장 배설물이 증가한다.

(7) 주요 임상검사

★ ① 리튬 독성의 위험성 때문에 리튬의 혈청수치를 자주 검사하는 일은 필수적이다. 특히 치료적인 수치와 독성의 수치가 가깝기 때문이다. 치료 용량 범위는 0.8～1.4mEq/L이며, 독성의 범위는 1.5mEq/L 또는 그 이상이다.

② **리튬 투여 전의 검사**

- 신장 : 소변, 혈청요소, 혈중요소 질소, 크레아틴, 전해질, 24시간 크레아틴 제거율
- 갑상선 : 갑상선 자극호르몬, T_4(thyroxine), T_3 resin uptake, T_4I(free thyroxine index)
- 기타 : 공복 시의 혈당, 전혈구 측정(CBC), 심전도

★ ③ **리튬의 용량 유지시** : 리튬 수치를 매 3개월(처음 6개월 동안), 매 6개월마다 갑상선기능과 심전도를 재평가해야 한다. 만약에 환자에서 증상이 있으면 더 자주 사정해야 한다.

표 11-7 기분 안정제(commonly used mood – stabilizing drugs)

일반명/상품명	적 응 증
Lithium carbonate(Carbolith, Duralith, Eskalith CR, Lithane, Lithobid, Lithonate, Lithotabs, PMS-Lithium Carbonate)	조울증, 조울증의 유지치료, 화학요법을 받는 환자의 호중구 수치 증가, 군집성 두통의 예방, 갑상선기능저하증
Carbamazepine(Tegretol)	간질, 삼차신경통, 만성 통증
Valproic acid(Depakene, Depakote)	간질, 양극성 조증, 편두통의 예방, 정신분열증, 공격성 폭발, 주의 결핍 장애, 기질성 뇌증후군

(8) 부작용

① 경련, 피곤, 두통, 기억 손상, 무기력, 혼동, 어지럼증, 졸림, 정신운동 지체, 안절부절 못함, 혼미

② 실어증, 시야 흐림, 구음장애, 이명, 부정맥, 심전도 변화, 부종, 저혈압

③ 그 밖에 복부 통증, 식욕부진, 설사, 오심, 구강건조, 입안의 금속 맛, 또한 다뇨, 당뇨, 요붕증 및 신장 독성

④ 탈모증을 포함한 피부학적인 징후와 감각의 감소, 그리고 가려움이 있다.

⑤ 갑상선 저하증, 갑상선종, 갑상선 과다증, 저나트륨혈증, 백혈구 증가증, 체중증가, 근무력, 과다 흥분, 불감증, 떨림 등이 있다.

★ (9) 역작용/독성

① 리튬은 짧은 반감기와 높은 독성을 가지고 있고 신장에서 배설된다. 나트륨 결핍은 리튬의 신장 배설을 감소시키고 이러한 변화는 리튬이 축적되는 원인되며, 리튬의 독성으로 될 수 있다.

② 치료 용량으로 치료 중인 대상자에 의해 보고된 역효과로는 미세한 손떨림, 급성 위장관 발작, 갈증, 근무력 등이 있다. 더 많은 역작용이 독성 수준에서(지속적인 위장관 발작, 거친 손떨림, 혼동, 근육의 과잉자극 감수성, 심전도 검사 변화, 협동 운동장애) 나타난다. 혈청농도가 2.5mEq/L 이상이면 죽을 수 있다.

(10) 간 호

★ ① 정서와 생각, 행동을 수시로 사정하고, 해당 사항이 있다면 자살 주의를 시작한다.

② 섭취량과 배설량의 비율을 모니터하고, 총량에 중요 변화가 있으면 보고한다.

★ ③ 금기가 아니면 하루에 수분을 적어도 2,000~3,000mL 먹도록 한다.

④ 적어도 3개월마다 체중을 모니터한다.

★ ⑤ 리튬의 독성(구토, 설사, 느린 발성, 협응 행동의 감소, 졸림, 근육의 약해짐과 경련)에 대한 증상과 징후를 사정한다. 만약에 이러한 증상이 나타나면 다음 약을 주기 전에 알린다.

(11) 교 육

★ ① 병이 나을 것 같더라도 정확하게 약을 복용하도록 지시한 다음에 복용해야 할 시간의 2시간 이내가 아니면 곧바로 복용하도록 한다.

★ ② 약물은 졸림증과 어지럼증의 원인이 된다. 운전을 하거나 기계를 조작하거나 정신이 명료함을 요구하는 다른 활동들을 피하도록 환자에게 주의를 준다.

★ ③ Sodium의 낮은 섭취는 독성 작용을 유발할 수 있다. 매일 2,000~3,000mL의 물을 섭취하도록 하고 지속적으로 중간 정도로 sodium을 섭취하도록 한다.

④ 커피, 차, 콜라를 너무 많이 마시지 않도록 한다(이뇨효과 때문). 지나친 sodium 손실을 유발하는 활동은 피하도록 한다. sodium 손실의 원인이 되는 발열, 설사, 구토가 있을 때는 건강관리전문가에게 알리도록 한다.

⑤ 체중증가에 대해 환자에게 충고하고 저열량 식이의 원칙에 대해 환자가 살펴보도록 한다.

★ ⑥ 처방받지 않은 모든 약을 먹기 전, 피임약 사용에 대해서나 임신이 의심된 경우 건강관리 전문가에게 상담하도록 한다.

⑦ 약물의 부작용이나 독작용을 확인하고, 이 중 어떤 것이라도 건강관리전문가에게 알리도록 지시한다.

★ ⑧ 심장 질환을 가지고 있거나 40세 이상인 대상자에게는 약물치료를 하기 전이나 도중에 심전도의 평가에 대하여 설명해 준다. 불규칙한 맥박, 호흡곤란, 실신 등의 증상이 있다면 보고를 하도록 지시한다.

2. 그밖에 항조증 약물(other antimania medications)

(1) 작용 및 용도

① 미국식약청(FDA)의 승인은 없음에도 불구하고 리튬의 사용이 비효과적일 때, 다양한 항경련제가 유익한 효과를 보인다는 증거가 점차 많아지고 있다.

② 그러한 약 중에 여기서는 carbamazepine(Tegretol)과 valproic acid(Valproate, Depakote) 2개의 약에 대해 설명하였다. 이 약물은 가장 연구가 잘 되어 있고 급성의 항조증효과를 가지고 있으며, 양극성 장애를 가지고 있는 환자에게 장시간 작용하는 기분 안정제 효과가 있다. 이 약물은 복합성이거나 불쾌감이 있는 양극성 장애와 cycle이 빠른 환자에게 리튬보다 더 효과적이다.

③ 리튬에 반응하는 데 실패한 대상자에게 주었을 때, carbamazepine이 약 60% 성공률을 보이고 있다. carbamazepine의 기분 안정제로서 급성 조증 에피소드의 치료에 관한 기전에 대해서는 잘 알려져 있지 않다.

④ 임상연구에서 valpoic acids가 조울증의 급성 조증 에피소드에서 증상을 조절할 수 있음을 지적했다. GABA-매개성 신경 전달을 조절하고, 이러한 작용이 약물의 기분 안정 효과의 기초가 된다.

(2) 일반적인 약물 표 11-7

(3) 투약 시에 고려해야 할 점

① Carbamazepine은 초기 용량(200～400mg/day)을 적은 용량으로 시작하고 나서 점차 1.6～2.2g/day으로 증가시켜야 한다.

② Valproic acid는 급성 조증을 치료하기 위해 초기에는 500～1,000mg/day를 2～4번으로 나누어 준다. 유지 용량은 250～500mg/day 범위에서 투여한다.

(4) 금기증

① Carbamazepine은 약물에 대해 과민하거나 골수기능을 억제할 때는 금기이다. 태아에 대한 위험성을 능가하는 잠재적 이익이 있다면 임신 시에도 사용할 수 있다; 심장과 간질환을 가지고 있거나 전립선비대증 또는 안압이 증가되어 있는 사람에게는 주의하여 사용해야 한다.

② Valproic acid는 과민성이 있거나 간기능장애가 있는 사람에게는 금기이며, tartrazine을 함유하고 있는 것은 사용하면 안 된다. 출혈장애, 간질환의 과거력, 기질적 뇌질환, 골수기능 억제, 간기능장애가 있는 사람과 어린이(간독성의 위험 때문에)는 주의하여 사용한다.
임신 중 사용의 안정성은 확립되지 않았다.

(5) 주요 약물과의 상호작용

① Carbamazepine는 corticosteroids, doxycline, flebamate, quinidine, warfarin, 경구용 피임약, barbiturates, cyclosporine, benzoidiazepines, theophylline, lamotrigine, valproic acid, bupropion과 haloperidol의 효과와 혈중농도를 감소시키고, danazol은 혈중농도가 증가한다.
MAO 억제제와 병용 사용(2주 이내) 시에 hyperpyrexia, 고혈압, 경련, 그리고 사망이 나타나고 verapamil, diltiazem, propoxyphene, erythromycin(처방이 안 된), clarithromycin, SSRI 항우울제 혹은 cimetidine은 혈중농도를 올리므로 독성의 원인이 된다.
isoniazid로 인한 간독성의 위험이 증가하고, felbamate는 carbamazepine의 혈중농도를 감소시키나 활성 있는 대사물의 수준은 높인다.

② Carbamazepine는 acetaminophen으로부터 효과는 감소되고 독성의 위험은 증가될 수 있다. 리튬으로 인한 중추신경계 독성의 위험성이 증가될 수 있으며, 신경근육 차단제의 작용시간을 감소시킨다.

③ Valproic acid와 다른 의미 있는 약물 상호작용은 항응고제(aspirin, NSAIDs, tirofiban, eptifibatide와 abciximab을 포함), cefamandole, cefoperazone, cefotetan, 헤파린, 헤파린과 유사한 제제, 혈전 용해제, 혹은 warfarin과 같이 사용하면 출혈의 위험이 증가한다.
barbiturates와 primidone의 대사가 감소되어 독성의 위험이 증가된다. Carbamazepine, cimetidine, erythromycin, felbamate에 의해 혈장농도와 독성이 증가될 수 있다. 알코올, 항히스타민제, 항우울제, 아편류, MAOIs와 진정 수면제를 포함한 다른 중추신경 억제제는 부가적인 중추신경 억제를 일으킨다.

④ 고용량의 salicylates는 valproic acids(어린이에게)의 효과를 증가시킨다. Valproic acid는 phenytoin의 효과와 독성을 증가시키거나 감소시킬 수 있으며, MAOIs와 기타 항우울제는 경련 역치를 낮추고 valproates의 효과를 감소시킨다.

⑤ Carbamazepine, rifampin, 그리고 lamotrigine은 valproic acid의 혈중농도를 감소시킬 수 있다. 그리고 valproic acid는 ethosuximide, lamotrigine zidovudine의 독성을 증가시킬 수 있다.

(6) 주요 음식과 상호작용(보고된 자료가 없음)

(7) 주요 임상검사

① Carbamazepine을 복용하는 대상자의 목표 혈장농도는 6～12μg/mL이다.

★ ② 혈소판 수와 reticulocyte 수를 포함한 CBC를 정규적으로 체크한다. 약물투여 후에 처음 2개월 동안 치명적인 혈구의 기형의 잠재성을 보기 위해 매주 혈장 철분을 체크해야 하며, 그 후 1년마다 체크한다. 만약에 골수기능의 억제가 나타나면 투약을 중지한다.

③ Valproic acid의 목표가 되는 혈장농도는 50～125μg/mL이다. 거의 최대한의 용량으로 투여받

는 대상자는 하루 몸무게 당 60mg/kg이며, 독성이 나타날 수 있기 때문에 모니터해야 한다.

★ ④ 간기능(LDH, AST, ALT와 bilirubin)과 혈중 암모니아 농도 역시 valproic acid 치료를 시작하는 동안 모니터해야 한다. 이 약은 간독성의 원인이 될 수 있으므로 암모니아 수준이 상승한다면 치료를 중단해야 한다.

(8) 부작용

① Carbamazepine의 일반적인 부작용은 진정작용, 소화기계 장애, 진전, 백혈구 감소증, 간독성이다.

② Valproic acid의 부작용은 진정작용, 오심, 진전, 간독성과 탈모이다. 오심은 서방형 정제나 음식 중에 sprinkle을 주면 감소될 수 있다.

(9) 역작용/독성

① carbamazepine의 역작용은 무기력, 졸림, 무과립구증, 재생 불량성 빈혈, 혈소판 감소증, 오한, 발열과 임파선 장애이다.

② valproic acid의 역작용은 혼동, 어지럼증, 두통, 간독성, 소화불량, 오심, 구토, 출혈시간의 지연, 혈소판 감소증, 무기력, 감각이상증이다.

(10) 간 호

★ ① Carbamazepine을 복용하고 있을 때 경련성을 수시로 사정하며, 3차 신경통 때문에 사용하면 안면통을 사정한다.

② 간기능 검사와 소변 검사와 BUN을 정기적으로 조사하고, 혈장 내의 칼슘 농도를 적어도 6개월마다 검사하거나 경련이 있으면 더 자주 검사한다.

★ ③ 경련에 대해 주의시킨다. 위자극을 최소화하기 위해 음식과 같이 투여하고, 정제는 삼키기 어려우면 부순 후에 복용한다(서방형 제제는 제외이다).

(11) 교 육

★ ① Carbamazepine은 시간을 정확히 지키며, 지시한 양을 정확히 복용하도록 교육한다. 만약에 한 번을 걸렀다면 가능하면 먹도록하고, 다음 번 복용 때의 바로 전이면 먹지 말고 다음 투약부터 따른다. 약은 경련을 감소시키기 위해 서서히 감량한다.

★ ② Carbamazepine을 복용하고 대상자에게 발열 · 인후통 · 구강궤양 · 멍이 잘 생기고, 자반증 · 비정상적인 출혈 · 복통 · 오한 · 발적 · 흰색에 가까운 대변 · 진한 색의 소변 · 황달이있으면 건강관리 전문가에게 보고하도록 한다.

★ ③ Carbamazepine의 광과민성을 예방하기 위해 보호 의복이나 sunscreen을 사용하도록 주의시킨다.

④ Carbamazepine을 복용하는 동안 호르몬이 아닌 방법으로 피임하도록 교육한다.

★ ⑤ 주의를 요하는 활동은 피하도록 교육한다. carbamazepine과 valproic acid는 어지럼과 졸림의 원인이 될 수 있다.

⑥ 대상자는 알코올이나 다른 중추신경 억제제 혹은 건강관리 전문가와 상담이 없이 OTC를 동시에 사용하지 않도록 한다.

⑦ 질병과 처방약에 대한 정보가 있는 Medic-Alert tag 등의 팔찌 같은 것을 가지고 다니도록 한다.

⑧ 치료나 수술하기 전에 약물을 복용하는 것에 대해 건강관리 전문가에게 알리도록 한다.

⑨ 임상검사, 눈검사, 심전도 등 추후검사에 대한 중요성을 강조한다.

⑩ Valproic acid는 처방대로 정확하게 따라서 복용하도록 환자에게 교육한다. 하루에 한 번 복용하는 스케줄일 때에 한 번을 안 먹었다면 그 날 기억이 나자마자 먹는다.
계획된 시간의 6시간 이내이면 그 약을 복용하고, 나머지 시간을 나누어서 복용한다(갑작스런 중단은 경련을 유발할 수 있다).

⑪ Valproic acid를 복용하고 있는 대상자에게 식욕부진, 심한 오심 · 구토, 노란 피부나 눈, 발열, 인후통, 권태, 약함, 얼굴부종, 무력증, 평범하지 않은 출혈이나 멍, 임신, 경련이 조절되지 않을 때는 건강관리 전문가에게 보고하도록 충고한다(2세보다 어린 아이는 특히 치명적인 간독성의 위험이 있다).

표 11-8 진정 수면제와 신경이완 약물(sedative-hypnotic and anxiolytic medications)

약이름 : 일반명(상품명)	약물 형태	반감기(시간)	발현 속도(경구)	인증된 적응증
Barbiturates				
Amobarbital(Amytal)	C	8~42	단시간-중간	수면제
Butabarbital(Butisol)	C	34~42	단시간-중간	수면제
Pentobarbital(Nembutal)	C	15~48	장시간	수면제
Phenobarbital(Luminal)	C	80~120	장시간	수면제
Secobarbital(Seconal)	C	15~40	단시간-중간	수면제
Benzodiazepines				
Alprazolam(Xanax)	T	12~15	중 간	A, AD, P
Chlordiazepoxide(Librium)	C, T, I	5~30	중 간	A, AW, PS
Clonazepam(Klonooin)	T	20~50	중 간	LGS
Clorazepate(Tranxene)	C, T, T-SR	20~80	빠 름	A
Diazepam(Valium)	C-S, T, L, I	20~80	매우 빠름	A, PS, SE
Lorazepam(Ativan)	T, I	10~20	중 간	A, PS
Oxazepam(Serax)	C, T	5~20	중간이나 천천히	A, AD, AW
Nonbarbiturates nondiazepines				
Buspirone(Buspar)	T	2~4	중 간	A
Zolpidem(Ambien)	T	1.5~4	빠 름	수면제
Benzodiazepine antagonist				
Flumazenil(Romazicon)	I	-	빠 름	중간정도의 진정의 회복 혹은 전신마취

• 적응증 : A; 불안, AD; 우울과 연관된 불안, AW; 알코올과 금단, LGS; Lennox-Gastaut syndrome/seizures, P; 공황장애, PS; 정신장애, SE; 중첩 발작

• 약의 형태 : C; 캡슐, C-SR; 캡슐 · sustained release, I; 주사, L; 경구 · 액체, T; 정제, T-SR; 정제, sustained release

section 04

Sedative-Hypnotic and Anxiolytic Medications

진정 수면제 및 항불안제

1. Benzodiazepines

(1) 작용 및 용도

① Benzodiazepines(BZ)는 세계에서 가장 많이 처방되는 약으로 억제성 신경전달 물질인 GABA의 강력한 상승(수용체 효능 약) 때문에 불안이 감소된다고 생각한다.

② BZ분자에 대한 시냅스 후막의 수용체는 GABA 수용체 다음에 위치한다. BZ분자와 GABA는 GABA 수용체 부위에서 각각 결합하여 결과적으로 신경 전달물질의 억제를 통해서 불안 수준을 낮춘다.

③ 대부분의 BZ는 경구투여로 잘 흡수된다. 이는 약물이 높은 지용성이 있기 때문이며, BZ는 쉽게 뇌혈관 관문을 통과하여 중추신경계에 도달한다. 대부분의 BZ는 대사성 변화를 하며 거의 예외 없이 모든 대사 물질들이 약리학적으로 활성이 있기 때문에 혈중에 투여한 parent 약물이 없어지고 나도 약물의 효과가 오래 지속된다(따라서 parent 약물의 반감기와 약리적 효과의 기간 간에 거의 상관이 없다).

★ ④ BZ의 주요 적응증은 불안, 불면증(진정 수면제)과 경련성 질환이다.

⑤ 다른 용도로는 알코올 금단증상, 의학적 질환과 연관된 불안, 골근육 이완, 수술 전의 불안과 근심, 약물 유도성(amphetamine은 제외) 또는 응급상황의 흥분, 기타 위기상황에서 정신증적 초조 등이다. 더 많은 용량의 alprazolam과 clonazepam은 공황 장애와 사회 공포증을 효과적으로 치료한다. 기타 용도로는 전신마취를 유도와 경련성 질환 및 근육의 경련을 관리하기 위해서이다.

(2) 일반적인 약물 표 11-8

일반명, 상품명, 용량, 반감기 대사산물 상태, 약물 발현 속도와 적응증은 표 11-8 을 참고한다.

① BZ는 작용의 시간경과에 따라 서로 매우 다르다. 특히 그들은 작용 발현, 작용 기간과 반복 투여로 축적되는 경향성이 다르다.

② BZs는 본질적으로 동등한 약리적 작용을 가지고 있기 때문에 이러한 약물들 중 선택은 시간경과의 차이에 크게 기초한다.

(3) 투여할 때의 고려사항

① BZ는 적은 용량으로 시작하고 원하는 임상적 반응에 도달하기까지 점진적으로 증가시킨다. 적절한 용량에 도달하면 임상적 효과의 발현이 빠르다.

② 불안 장애에서 어느 정도의 불안 감소는 거의 즉각적으로 나타난다. 초기 용량으로 항불안 효과는 뇌 밖의 약물에 재분포되므로 혈청 반감기가 기대하게 하는 시간만큼 지속되지 않을 수 있다. 계속적인 투여로 안정상태의 뇌 수준과 지속적인 효과가 도달된다.

불안을 치료하기 위해 대부분 취침 전이나 하루에 2번을 투약하며, 경우에 따라서 하 루에 3번 투약이 필요하다.

③ 수면제로 사용될 때 BZs는 신속하게 흡수되고, 짧은 발현기간과 반감기로 인해 다음 날까지 진정효과와 인지 장애는 최소화 된다(개인에 따라 약간의 진정이나 취한 상태가 다음 날까지 있을 수 있다).

④ 불면증을 치료하기 위해 가능하면 기간을 짧게 한다(7~10일 이상은 아니다). 그리고 수면 위생을 개선하고 규칙적인 수면 형태를 갖도록 조정하는 데 도움을 주기 위한 목적으로 보조 사용되어야 한다.

(4) 금기증

① BZs는 약에 민감하거나 임신과 수유 중에는 금기이다. 왜냐하면 뇌혈관 관문과 유즙으로 엇갈리기가 쉽기 때문이다(그리고 빨리 독성 수준으로 올라간다).

★ ② BZs는 중추신경계 우울을 갖고 있거나 심하고 조절이 안되는 통증이나 녹내장 환자에게는 사용하지 않는다.

③ BZs는 경구투여 후에 쉽게 흡수된다. 그러나 근육주사는 이러한 약물 대부분이 가장 느리고 불규칙한 흡수를 보인다.

④ BZs를 분류의 간편한 방법은 짧은 반감기(20시간 이하)와 긴 반감기(20시간 이상)로 그들을 분류하고, BZs는 노인환자를 위해서는 짧은 반감기가 더 좋다. 표 11-8

⑤ 약물의 분포에 대한 일차적 기전이 간의 대사이기 때문에 간 대사(알코올)를 방해하는 약물은 benzodiazepines의 효과를 위협할 수 있다.

(5) 주요 약물과의 상호작용

★ ① BZs와 CNS의 진정작용은 혼자 사용할 때에는 안전할지라도, 다른 CNS 안정제(alcohol, barbiturates, opioids)와 부가사용 시에는 다른 안정제와 조합하면 극도로 위험할 수 있다.

- 다른 CNS 안정제와 benzodiazepine의 혼합으로 인한 심각한 호흡성 우울증, 혼수, 죽음으로 이끌어질 수 있다.
- 환자들에게 알코올 및 모든 기타 CNS 억제제들의 사용에 대하여 주의를 준다.

② BZs는 제산제와 함께 섭취했을 때에는 잘 흡수되지 않는다. disulfiram과 cimetidine의 사용은 산화된 BZs의 혈청 수치를 증가시킨다. befazodone은 alprazolam과 trizolam의 대사를 억제시키는 반면에, phenytoin은 항경련제 혈청수치를 높인다.

TCAs와 함께한 BZs의 사용은 진정작용, 혼란, 운동기능의 악화, MAOIs와 같이 사용하면 중추신경계가 억제가 되고, succinylcholine과 사용했을 때에는 신경근육차단제가 감소된다.

★ ③ Benzodiazepines의 장기 사용으로 어떤 약물은 내성(같은 효과를 얻기 위해서 더 많은 약물을 필요로 하는 것)이 생길 수 있으나, 어떤 효과로 진전하지만 다른 효과 제제에서도 나타나는 것은 아니다.

- 불안 완화효과에 대해서는 내성이 생기는 경우는 없고, 수면효과에 대한 내성은 대부분 낮다.
- 대조적으로, 항경련 효과에서는 강한 내성이 생긴다.
- Babiturates, 알코올, 그리고 다른 일반적 CNS 진정제에 대한 환자의 내성은 benzodiazepines에 대한 약간의 교차 내성을 볼 수 있다.
- BZ는 신체적 의존을 일으킬 수 있지만, 실질적인 의존의 발생률은 낮다(특히 alprazolam을

복용하는 환자).

(6) 주요 음식과의 상호작용(보고된 자료가 없음)

(7) 주요 임상검사

Benzodiazepines의 장기치료를 받는 환자를 제외하고는 없다. 따라서 CBC, 간과 신장기능을 모니터해야 한다.

(8) 부작용

★ ① 가장 일반적인 부작용은 의식을 감소시킨다. 환자는 운전을 비롯해서 무겁거나 위험한 장비 사용에 대해 주의해야 한다.

② 대부분의 부작용에 대한 내성은 빠르게 생긴다.

★ ③ 입원 환자는 혈압을 주기적으로 모니터하고, 서 있는 동안 수축기압이 20mmHg으로 떨어지면 처방의에게 알리고 투약을 금한다.

★ ④ 기타 부작용에는 구강건조, 무기력, 어지럼, 의식저하, 오심과 금단증상(불안, 감기 같은 증상, 진전증가) 등이 포함된다.

(9) 역작용/독성

다른 중추신경 억제제와 같이 사용하면 치명적인 결과를 일으키게 된다. 과잉투여 시에 증상과 징후는 졸림, 혼미, 혼수, 반사소실과 저혈압이다.

(10) 간 호

① 치료 시작 전에 대상자의 불안 정도와 증상을 사정한다.

② 치료받는 동안 주기적으로 졸림, 어지럼, 현기증을 사정한다. 이러한 증상들은 치료 과정에서 대체로 사라진다.

★ ③ 특히 benzodiazepines으로 치료 초기에 운전과 위험한 기계를 다루는 것에 대해 항상 주의를 준다.

④ 혈압, 맥박, 호흡을 계속 주시하고, 그에 따른 지지 간호를 한다.

★ ⑤ 장기치료 시에는 신체적 · 심리적 의존으로 발전할 수 있다. 투여 용량이 더 많으면 위험성이 높아지므로 환자가 가지고 있는 약물의 양을 제한한다.

⑥ 대부분의 BZs는 음식과 복용하거나 대상자가 삼키는 데 어려움이 있을 경우, 잘게 부수어 음식에 넣어 복용할 수 있도록 한다.

(11) 교 육

★ ① 처방대로 정확한 약물복용할 것을 교육하고, 복용시간을 놓친 경우에는 건너뛰거나 2배로 복용하지 않도록 한다. 만약에 먹는 시간을 놓쳤다면 1시간 이내이면 복용하며, 그렇지 않으면 1회를 거른다. 그 이후에는 원래의 스케줄대로 복용한다.

② 몇 주 후 약효과가 덜해진다면 처방을 확인하며 약물 용량을 늘리지는 않도록 한다.
③ 약물의 갑작스런 중단은 땀, 구토, 근육통, 진전, 경련을 일으킬 수 있다.
④ Benzodiazepines과 술이나 다른 CNS 억제제를 동시 투여하는 것을 피하도록 한다.

2. Benzodiazepines 길항약

(1) 작용 및 용도

① Flumazenil(Romazicon)은 BZ 길항약(수용체 차단제)이다. 이러한 약들은 BZ 수용체는 선택적으로 차단할 수 있으나, adrenergic과 cholinergic 수용체는 차단하지 못한다.
② 다시 말하면, BZs의 진정작용은 가역적이나 BZ로 유도된 호흡 억제에는 가역적이 아니다.
③ CNS를 자극하지 않고, 다른 수용체들을 차단할 수 없기 때문에 BZ의 과복용이 의심될 경우에 줄 수 있고 보통의 마취 후에 BZs의 효과를 되돌리기 위해 사용되기도 한다.
④ 투여 후 30～60초 안에 반응이 나타난다.

(2) 일반적인 약물 : Flumazenil이 이 종류의 유일한 약물이다.

(3) 투약 시에 고려해야 할 점

① 이 약물은 BZs의 대사나 배설을 촉진시키는 것이 아니며, 작용시간이 짧아서 임상적 관리에 있어서 문제가 있다. 만약에 대상자가 flumazenil에 반응한다면 BZs가 존재한다. 그러나 대상자의 신체에서 BZs를 배설시키는 동안 주의깊게 약물을 투여하고, 모니터하는 것이 요구된다.
② **정맥 투여** : 한 번 용량은 30초 이상으로 천천히 주사하고 필요하면 매 분마다 반복한다. 첫 번째 용량은 0.2mg, 두 번째는 0.3mg, 그 이후 모두는 0.5mg이다. 효과는 대략 1시간 안에 소멸된다. 그래서 추가용량이 필요할 수도 있다.
③ 어린이에게는 0.01mg/kg(0.2mg까지) : 원하는 의식 상태로 회복되지 않는다면 추가로 45초를 기다린 후에 0.01mg/kg로 추가 주사할 수 있고, 필요하다면 60초 간격(최대 4번까지)으로 반복한다.

(4) 금기증

① Flumazenil 과민성이 있으면 금기이다. 생명이 위협되는 의학적인 문제, 즉 정체성 간질 발작 상태나 뇌 내압상승 등으로 BZs를 복용하는 대상자에게 flumazenil을 주어서는 안 된다. 심하게 TCA 과량을 처방받은 대상자는 flumazenil을 주지 않아야 한다.
② 중추신경 억제제를 과량 사용하고, 경련 발작의 과거력이 있거나 두부 상해를 받은 대상자에는 주의깊게 사용해야 한다. 임신 · 수유 중이거나 2세 미만 어린이에게 사용하는 것은 안정성이 확립되지 않았다.

(5) 주요 약물과의 상호작용(보고된 자료가 없음)

(6) 주요 음식과의 상호작용(보고된 자료가 없음)

(7) 주요 임상검사(보고된 자료가 없음)

(8) 부작용

적은 부작용과 역효과로 어지럼증, 초조, 혼미, 오심, 구토, 딸꾹질, 감각 이상, 오한, 떨림 등이 있다.

★ (9) 역작용/독성

BZs로 간질을 치료하고 있는 대상자와 BZs에 신체적으로 의존하는 대상자에게서 가장 많이 나타나는 급격한 경련이나 발작이 주로 역효과이다.

★ (10) 간 호

① 치료 전과 치료 중에 호흡상태와 의식상태를 사정한다.

② Flumazenil 투여 전에 기도가 열려 있는지를 확인한다.

③ 정맥주사 부위에 발적과 자극이 있는지 수시로 관찰한다. 큰 정맥 혈관으로 정맥주사약을 주입하여 주사 부위의 통증을 최소화한다.

④ 경련 주의 : 진정제와 수면제 금단증상을 경험한 사람, 최근에 BZs를 반복적으로 복용한 사람, 혹은 전에 경련의 과거력이 있었던 사람에게서 더 잘 일어난다. 경련은 BZs, barbiturates와 phenytoin(BZs의 정상적인 용량보다 더 많은 양이 요구될 때)으로 치료할 수 있다.

⑤ BZ 과잉투여가 의심될 때에는 flumazenil를 투여한 후, 효과가 나타나지 않는다면 의식 저하의 기타 원인(알코올, barbiturates, 아편계열의 진통제)을 고려해야 한다.

⑥ 재진정이 일어나는지 마지막 용량 투여 후 적어도 2시간 동안 대상자를 관찰한다. 호흡 저하가 나타날 수 있다.

(11) 교 육

★ ① Flumazenil은 BZs의 기억상실 효과를 지속적으로 역전시킬 수 없다. 검사한 후에 간호를 할 수 있도록 서면으로 지시 내용을 가족과 대상자에게 제공한다.

② 퇴원할 때에 의식이 명료하여도 BZ의 진정효과가 다시 나타날 수 있음을 가족에게 알려 준다. 대상자에게 퇴원 후 적어도 24시간 동안은 명료함을 요하는 운전이나 기타 활동을 피하도록 지시한다.

③ 퇴원 후 적어도 18~24시간 동안 술이나 그밖에 처방받지 않은 약물복용은 피하도록 한다.

④ 대상자에게 BZs가 남아 있는 잔재효과가 없을 때에만 일상적 활동을 다시 하도록 지시한다.

3. Barbiturates

(1) 작용 및 용도

① BZs와 barbiturates는 GABA 수용체 chloride channel complex와 결합하여 GABA의 억제성의 작용을 강화하고 GABA의 작용을 직접 흉내낸다. barbiturate가 직접 GABA를 흉내내기 때문에 중추신경 억제 정도의 한계가 없으며, BZs와 다르게 과량의 약물을 복용하면 쉽게 사망할 수 있다.

② Barbiturate는 중추신경 억제기능에 상대적으로 비선택적이며, 일반적인 중추신경계 억제제의 원형이다. barbiturate는 중추신경계의 기능의 여러 면을 억제하기 때문에 barbiturate는 낮시간 동안의 진정, 수면의 유도, 경련의 억제와 전신 마취에 사용할 수 있다.

★ ③ Barbiturate는 내성과 의존의 원인이 될 수 있고 남용의 가능성이 높으며, 다양한 약물과 상호작용이 있다. 약물이 강력한 호흡 억제제로 과용량에서 치명적이라는 것이 이미 증명되었다. 이러한 약물의 효과 때문에 더 안전한 BZs와 같은 약물로 대치된다.

④ Barbiturate는 약물 작용시간에 따라 3개의 그룹으로 나눌 수 있다.

- 초 단시간형 작용 약물
- 단시간–중시간 작용 약물
- 장시간 작용 약물 : 작용시간은 그 약물의 지방 용해성과 상관이 있다. 높은 지용성을 가진 barbiturate는 작용시간이 가장 짧고, 반대로 가장 낮은 지용성을 가지고 있는 barbiturate가 작용시간이 가장 길다.

(2) 일반적인 약물 표 11-8

(3) 투약 시에 고려해야 할 점

① Barbiturate는 낮시간 동안 진정과 불면증 치료에 경구적으로 투여된다. 전신 마취나 경련의 응급치료을 위해서는 일반적으로 정맥주사로 투여된다. barbiturate 용액은 강한 알칼리로 근육주사 시에 동통과 괴사의 원인이 되므로 이 투여방법은 일반적으로 피한다.

② 전신적인 중추신경계 억압 작용은 치료적인 효과로도 역작용으로 인식될 수 있다. 용량을 증가하면 진정에서 수면 마취로 반응이 진행한다.

③ 대부분의 barbiturate는 비선택적 중추신경계 억제제로 사용할 수 있다. phenobarbital과 경련 조절에 사용되는 기타 약물은 예외이다.

④ 수면제 용량에서 barbiturate는 혈압과 심장박동을 감소시킬 수 있다. 반대로 독성 용량은 심한 저혈압과 쇼크상태(심장 근육과 혈관의 평활근 모두에게 직접 억제효과로 인해)의 원인이 된다.

⑤ Barbiturate는 간에서 약물대사를 일으키는 주 효소인 간미세소체 효소의 합성을 자극한다. 결과적으로 barbiturate는 많은 기타 약물대사와 같이 그들 자신의 대사도 가속시킨다.

⑥ 반복적인 약물 사용의 과정을 거치면 내성이 생긴다. 주기적으로 복용하면 내성은 많은(모두는 아니다) 중추신경계 효과로 나타난다. 특히 내성은 진정과 수면효과로 나타나고 barbiturate 남용의 기초가 되는 다른 효과로 나타난다.

(4) 금기증

과민성이 있는 대상자 혹은 porphyria가 현저하거나 잠재되어 있는 대상자, 또한 심한 간 · 신장 · 호흡기계 기능 장애나 진정제 · 수면제 중독의 과거력이 있는 대상자는 금기이다.

(5) 주요 약물과의 상호작용

★ ① 중추신경계 억제 성분을 가지고 있는 약물(barbiturates, benzodiazepines, 알코올, 아편류, 항히스타민류)은 서로의 효과를 강화시킨다. 만약에 이러한 약물을 병용한다면 중추신경계의 억제 정도가 위험하거나 치명적일 수 있다. barbiturate, 알코올, 다른 중추신경계 억제제와는 병용 사용을 하지 못하도록 강조하여 주의를 준다.

② Barbiturate는 간의 약물 대사 효소의 합성을 자극하므로 기타 약물의 대사를 촉진하고, 항응고제(warfarin)및 경구용 피임약과 항경련제(pheytoin)는 분해가 가속화되어 약물의 용량을 증가시켜야 하며, 증가시킨 뒤에 barbiturate의 치료가 끝나면 점진적으로 이전 용량으로 재조정이 요구된다(barbiturate는 서서히 줄여야 하며 갑자기 중단해서는 안 된다).

(6) 주요 음식과의 상호작용(보고된 자료가 없음)

(7) 주요 임상검사

장기요법 대상자는(항경련제) 간과 신장기능의 전혈검사를 치료 중에 계속해야 한다(각 약물마다 개별적으로 필요한 검사가 있다).

(8) 부작용

① Barbiturate는 긴 반감기를 가지고 있기 때문에 불면증을 치료하기 위해 복용할 때에 잔여(숙취)효과를 유발할 수 있다. 숙취효과는 진정, 판단력 장애, 운동능력 감소를 나타낼 수 있다. 또 다른 가능한 효과는 갑작스런 흥분(특히 노인이나 쇠약한 사람)이다. 이러한 반응의 기전은 밝혀지지 않았다.

② Barbiturate는 통증에 대한 민감성을 높이고 직접 동통의 원인이 되기도 한다. 이들의 사용으로 근육통, 관절통, 신경따라 생기는 통증 등을 유발한다.

(9) 역작용/독성

① Barbiturate의 급성 독성은 의학적 응급상태로 치료하지 않으면 과도용량은 치명적이다. 자살을 시도하기 위한 음독이나 사고(보통 어린이나 약물 남용)에 의해서 일어난다.

★ ② Barbiturate의 약물 과잉 투여는 전통적으로 3가지 호흡 억제, 혼수상태, 동공 축소(pinpoint pupils)증상 등을 유발한다. 이들은 저혈압과 저체온증을 자주 동반하고 죽음의 결과는 폐합병증과 신장부전이다.

★ ③ 적절한 관리를 위해 보통 중환자실 입원이 필요하다. barbiturate 중독은 특별한 해독약이 없기 때문에 일반적으로 위세척, 구토 유발, 하제(장에서 통과되는 가속화된 약물의 흡수를 감소시키기 위해)로 치료한다. 이미 흡수된 약물을 제거하기 위해서 혈액 투석을 할 수 있고, 이뇨 유도나 소변을 알칼리화하는 것은 신장을 통한 배설을 촉진한다.

(10) 간 호

★ ① Barbiturate를 복용하는 환자의 호흡상태, 맥박, 혈압을 자주 모니터한다.

② 장기치료 시(특히 우울하고 자살이나 중독의 과거력이 있다면)에 심리적 · 신체적 의존을 유발하므로 환자에게 가지고 있을 수 있는 약물을 제한한다.

③ 안전이나 의식의 명료성을 언제나 모니터하고 활동이나 자가 간호에 있어서 도움이 필요하다.

(11) 교 육

★ ① 처방대로 정확하게 복용하고 처방자와 상담없이 약물 사용을 중단하지 않도록 알려 준다.

★ ② 약물은 낮시간 동안 졸림의 원인이다. 투약에 대한 반응을 알기 전까지 명료함을 요구하는 다른 활동이나 운전을 피하도록 주의한다.

③ 경구 피임약을 사용하는 여성 대상자에게는 기타의 비호르몬성 피임방법을 치료기간 동안 사용하도록 권한다.

④ 어떤 역작용이나 독성작용의 증상과 징후가 나타난다면, 즉시 처방자와 상의하도록 알려 준다.

4. 그밖에 진정 수면제 및 항불안제(other sedative-hypnotics and anxiolytics)

(1) 작용 및 용도

① Buspirone(BuSpar)과 zolpidem(Ambien)은 barbiturate나 BZs가 아닌 진정 수면제 및 항불안제이다.

② Buspirone는 불안 치료에 사용된다. 뇌에서 serotonin 및 dopamine 수용체와 결합하고 뇌에서 norepinephrine의 기능을 증가시킨다. 약물의 95%가 혈장 단백과 결합하고 광범위하게 간에서 대사가 되며, 20~40%는 대변을 통해 배설된다.

③ Buspirone는 기타 항불안제와 아주 다르다. 왜냐하면 BZs보다 진정효과는 적게 나타나면서 불안을 감소시키기 때문이다(이것의 작용기전은 알려져 있지 않다). 이 약물은 진정작용이나 원인이 아니다. 남용 잠재력이 BZs, 알코올, barbiturates와 연관된 약물들이 유발하는 중추신경계 억제가 없다는 것이 장점이고, 항불안제 효과의 발현이 늦다는 것이 단점이다.

④ Zolpidem은 불면증의 단기치료에 사용되며, 이 약물은 GABA 수용체와 결합함으로써 중추신경계 억제를 유발한다. 진통제 성질은 없으나 진정과 수면 유도효과는 있으며, 경구투여로 빨리 흡수되고 92%가 단백질과 결합한다. zolpidem은 신장으로 배설되는 비활성 대사산물로 전환됨으로써 대사된다.

(2) 일반적인 약물 표 11-8

(3) 투약 시에 고려해야 할 점

① Buspirone은 경구투여로 흡수가 잘 되지만, 간에서 광범위하게 초회와 대사를 거치게 된다. 음식과 같이 복용하면 흡수를 지연시킬 수 있으나, 생체 내의 이용률(첫 통과 대사를 줄여서)을 높일 수 있다.

② Zolpidem은 경구투여 후에 빨리 흡수되고, 일반적으로 작용 발현이 빠르기 때문에 자기 바로 직전에 경구로 준다.

(4) 금기증

① Buspirone과 zolpidem은 약물 과민성이 있는 대상자에게는 금기이다.

② Buspirone은 역시 심한 간이나 신장기능 장애가 있으면 금기이고, 다른 항불안제를 복용하고 있는 대상자에게는 주의해서 사용하며, 다른 약을 서서히 줄이면서 반동현상을 예방한다. 기타 정신병 약을 투여하는 중이거나 임산부, 수유부에게는 주의깊게 사용하고 안정성 확립이 안 되었기 때문에 어린이에게도 주의해서 사용한다.

③ Zolpidem은 무호흡 환자에게는 사용하지 않는다. 이 약물은 전에 정신과적 질병의 과거력, 자살시도, 약물이나 알코올 남용, 간기능 장애 혹은 폐질환, 노인, 임신이나 수유 중인 여성과 어린이(안정성에 대해 확립이 안 되었기 때문에)에게는 주의해서 사용한다.

(5) 주요 약물과의 상호작용

① Buspirone는 MAO 억제제와 상호작용하여 고혈압을 일으킬 수 있다. trazadone과 같이 사용하면 간기능 장애의 위험성이 증가되고, itraconazole이나 erythromycin과 동시에 사용하면 혈중농도가 올라간다. 알코올과 함께 사용을 피한다.

② Zolpidem과 다른 진정 수면제, 알코올, phenothiazines, 삼환계 항우울약, 아편류나 항히스타민을 동시에 사용하면 부가적인 중추신경계 억제가 나타난다.

(6) 주요 음식과의 상호작용

Buspirone과는 보고된 것이 없고, 음식과 같이 먹으면 zolpidem의 흡수가 감소되고 지연된다.

(7) 주요 임상검사 : 단기치료만 사용하기 때문에 없다.

★ (8) 부작용

① Buspirone는 일반적으로 내성이 잘 생긴다. 가장 일반적인 반응은 어지럼증, 구토, 두통, 신경과민, 머리가 붕 뜬 느낌 및 흥분이다.

② Zolpidem은 BZs와 같은 부작용을 나타낸다. 낮시간 동안 졸림과 어지럼증이 가장 흔하나, 대상자의 약 1~2%에서만 나타난다.

(9) 역작용/독성

① Buspirone는 진정작용이 없어서 낮 시간 동안 활동을 방해하지 않으며 자살에 대한 위험이 거의 없다. 이 약물은 알코올 및 barbiturate와 다른 일반적인 중추신경 억제제의 억제효과를 강화하지 않는다.

② Zolpidem은 보통 내성과 의존성 혹은 남용과 관련이 없다. 이것은 이 약이 단기간 치료에만 사용되지만(다른 진정제, 수면제와 같이) 중추신경계 억제효과를 강화시킬 수 있다. 대상자에게 술과 기타 중추신경계 억제제 및 zolpidem을 병용해서 사용하지 않도록 한다.

(10) 간 호

① Buspirone로 치료 시에 치료 전과 치료하는 동안 불안의 증상이나 정도를 사정한다.

② Buspirone은 신체적 · 심리적 의존이나 내성을 유발하지는 않지만 내성과 의존성에 관해 알기 위해서 약물 남용에 대한 과거력을 사정해야 한다. 그리고 이러한 대상자들에게는 가지고 있는 약물의 용량을 엄격하게 제한한다.

③ 다른 항불안 약물로부터 약을 바꾸는 경우에 대상자는 서서히 감량을 해야 한다. buspirone이 금단증상을 예방할 수는 없다.

★ ④ Zolpidem은 7~10일 이상 사용하면 신체적 · 심리적 의존의 가능성이 있다. 환자가 가지고 있는 약물의 용량을 제한한다.

⑤ Zolpidem을 복용하는 대상자에서는 최고의 효과가 있을 때에 명료함을 사정한다. 기대하는 진정효과가 나타나지 않으면 처방자에게 알린다.

⑥ 통증이 있는 대상자를 사정하고 필요하면 투약을 한다. 동통치료를 하지 않으면 zolpidem의 진정효과가 감소된다.

(11) 교 육

① 모든 약물은 처방대로 정확히 복용하도록 한다.

② Buspirone과 zolpidem은 어지럼증과 졸림을 야기한다. 약물을 사용하는 동안 운전이나 의식이 명료함이 요구되는 활동을 피한다.

③ Buspirone과 zolpidem, 알코올 혹은 다른 중추신경계 억제제의 병용은 피하도록 한다.

④ 처방자와 상담없이 OTC 약물은 복용하지 않도록 한다.

⑤ Buspirone는 근긴장이상(근육 강직), 운동 불안증, 안면과 경추 근육의 불수의적 운동과 같은 만성적 이상 운동이나 임신 같은 것들이 보고되고 있다.

★ ⑥ Zolpidem을 복용하고 있는 대상자에게는 약물의 작용이 빨리 나타나므로, 약물을 복용한 후에 즉시 잠을 자도록 한다.

⑦ 투약에 대한 효과를 평가하기 위한 추후 검사의 중요성에 대해 항상 강조한다.

section 05 Substance Misuse

물질 오용

1. 알코올과 disulfiram(antabuse) 요법

(1) 작용 및 용도

① 알코올은 barbiturate와 같이 중추신경계 억제제이다. 이 약물은 전신적으로(상대적으로 비선택적) 중추신경계 기능의 억제를 일으킨다.

② 알코올은 주로 GABA의 작용을 강화함으로써 중추신경계에 영향을 나타낸다.

③ 중추신경계에 대한 알코올의 효과는 용량에 의존적이다.
- 용량이 낮을 때에는 더 높은 뇌중추(피질 영역)에 주로 영향을 준다.
- 용량이 증가될 때에는 더 원초적인 뇌 영역(연수)이 억제된다.
- 피질기능이 억제되면 사고 과정과 학습된 행위이 변화하며, 억제가 풀리고 자기 억제가 사회성 증가와 과대망상으로 대치된다. 피질의 억제 역시 심한 운동기능 장애를 초래한다. 중추신경계 억제는 더 깊어지면 반사가 크게 저하되고 의식이 손상을 받게 된다.
- 고용량에서 알코올은 전신마취 상태를 유발한다.

④ 알코올에 대한 내성은 알코올 사용 증가로 나타나게 된다. 남용과 중독으로 시간이 가면서 진행된다.

⑤ 금단에 대한 관리는 알코올 의존 정도에 따라 다르다. 의존 정도가 약할 때에는 외래를 통해 이루어지고, 의존의 정도가 클 때에는 의학적 중재가 수행되지 않으면 치명적일 수 있다.

⑥ 금단에 대한 의학적 감독의 주목적은 알코올이나 기타 약물은 안전하고 효과적으로 대상자에게서 제거한다. BZs-chlordiazepoxide(Librium), diazepam(Valium)과 lorazepam(Ativan)을 사용하는 대부분의 의학적인 치료는 안전하게 사용되었다.
Atenolol(베타 아드레날린성 차단제)은 안전한 해독을 위해 필요한 BZs의 양을 감소시키기 위해 BZs와 함께 사용해 왔다.

⑦ Disulfiram은 알코올 분해의 주요 단계에서 통과하는 알코올 dehydrogenase 효소에 대한 억제제이다.
- 이 효소가 억제된 상태에서 알코올을 마시게 되면, 독성 대사산물인 acetaldehyde의 혈중농도가 매우 증가한다.
- ★ Acetaldehyde는 얼굴이 붉어지고, 빈맥, 오심, 구토와 저혈압과 같은 기분 나쁜 증상을 유발한다.
- 의학적으로 취약한 대상자들에게 이러한 증상은 생명에 위협적인 것에 관해 거의 증명되지 않았다. 그러므로 disulfiram은 신체적 건강이 좋은 사람들에게만 선택적으로 사용한다.

(2) 일반적인 약물 : Disulfiram(Antabuse)이 알코올 길항제로 유일하게 사용된다.

(3) 투약 시에 고려해야 할 점

① Disulfiram 유지요법이 연구에서 음주를 감소시키는 데 의미있다고 나타났다. 용량은 전형적으로 1~2주 동안 매일 500mg을 사용한다. 유지용량은 매일 125~500mg 범위이고, 보통 아침에 한 번 복용한다.

★ ② 마지막 음주 시간으로부터 적어도 12시간을 경과한 후에 첫 번째 용량의 disulfiram을 복용한다.

③ Disulfiram은 상대적으로 긴 반감기를 보이기 때문에 이 약물을 복용하지 않은지 며칠이 경과되어 안전하게 음주할 수 있다(긴 반감기는 충동적인 재발의 가능성이 아마도 감소될 것이다).

(4) 금기증

Acetaldehyde 증후가 심하기 때문에 치료에 주의깊은 선택이 필요하다. 음주를 중지하는 데 판단의 부족이 있는 사람은, disulfiram을 주지 않는다.

(5) 주요 약물과의 상호작용

① Disulfiram은 acetaldehyde를 acetic acid로 전환하는 aldehyde dehydrogenase를 비가역적으로 억제한다.

② 알코올에 disulfiram이 더해짐으로 인한 역작용은, 총합하여 disulfiram 증후군으로 알려져 있다.

(6) 주요 음식과의 상호작용(보고된 자료가 없음)

(7) 주요 임상검사(보고된 자료가 없음)

(8) 부작용

알코올이 없을 때에는 disulfiram은 중요한 효과가 거의 없다. 어지럼증과 피부발진이 초기 약물 사용 시에 나타날 수 있으나 이 반응은 시간이 가면 없어진다.

★ (9) 역작용/독성

Disulfiram 증후군은 호흡억제, 심혈관계 허탈, 심부정맥, 심근경색증, 급성 울혈성 심부전, 경련과 죽음까지 초래할 수 있다.

★ (10) 간 호

① 모든 약에 대해 처방한 대로 복용하도록 한다.

② 술과 동시에 사용하면 disulfiram 증후군을 일으킨다는 사실을 알려 준다.

③ 마지막으로 약을 복용한 지 약 2주 후까지 disulfiram의 효과가 있음을 말해 준다. 이러한 기간이 끝날 때까지 알코올을 절대 먹지 않도록 한다.

(11) 교 육

★ ① 모든 형태의 알코올(소스에 들어 있는 알코올과 기침 · 감기 시럽과 면도 후 바르는 로션으로 피부용 알코올 함유제), 향수와 유연제를 피해야 하는 것에 대해 경고한다.

② 회복 프로그램으로 disulfiram 치료을 사용하고 있는 동안 자조모임 및 개별치료나 그룹 치료의 모든 형태에서 환자의 참여를 격려한다.

2. Opioids(아편류)

① Opioids(morphine, heroin)는 약물 남용의 주요 약이고 보통 Schedule II 물질이다.

② 아편 남용은 미국사회의 여러 사회 요소에서 발견된다.

③ 대부분의 사용자들에게 아편에 대한 첫 노출은 사회적(불법적으로)이거나 의학적 치료 중 통증 관리의 맥락에서 일어난다. 그러나 의학적 사용으로 시작되어 중독적인 양상으로 발전한 사람은 대단히 적은 비율이다.

★ ④ 건강관리 전문가의 아편 남용은 특별히 고려할 만하다. 의사와 간호사 및 약사와 같은 그룹은 비슷한 교육적 배경을 가지고 있는 모든 다른 그룹보다 아편 남용자가 더 많고, 이것은 주로 약에 대한 접근성의 결과로 믿어진다.

⑤ 오랫동안 아편류를 사용하면 내성이 생긴다. 아편에 내성이 생긴 사람은 다른 아편류에 교차 내성이 생긴다. 그러나 아편류와 중추신경계 억제제(barbiturates, benzodiazepines, 알코올)와는 교차 내성은 없다.

⑥ 신체적 의존은 오랜 기간 사용하는 것에 의한다. 그러나 아편류의 금단증상은 극도로 불쾌하나 위험한 경우는 드물다.

★ ⑦ 아편류의 독성은 전통적으로 3대 증후군을 유발한다. 호흡기계 억제와 혼수상태 및 동공 크기의 축소(pinpoint)이다. 금단증상은 마지막 약물투여 후 6~8시간에서 시작되고 48~72시간에서 절정에 도달한다. 금단증상은 갈망, 오한, 발한과 소름끼침, 복부 통증과 경련, 설사, 콧물이 흐름과 안절부절 못함 등이다.

⑧ 장시간 작용하는 아편 길항제인 naloxone(Narcan)은 선택적 치료제이다. 이 약물은 빠르게 모든 아편 중독의 증상을 역전한다. 용량은 주의깊게 측정되어야 하며, 너무 많은 양의 naloxone을 주게 된면 대상자는 중독 증상으로부터 금단증상 사이를 왔다갔다하게 된다.
약물의 짧은 반감기 때문에 아편의 독성이 없는 수준으로 떨어질 때까지 몇 시간마다 naloxone을 주어야 한다.

⑨ 장시간 작용하는 아편 길항제인 nalmefene(Revex)는 naloxone에 대체될 수 있다. 이 약물의 긴 반감기 때문에 nalmefene은 반복해서 투여하지 않는다. 그러나 아편에 의존적인 사람에게 과잉으로 투여된다면 nalmefene은 대상자를 금단증상 지연으로 몰아가게 된다.

⑩ 작용시간이 긴 경구용 아편인 methadone은 금단을 완화하고 그 증상을 예방하는 데 가장 일반적으로 사용되는 약이다. methadone에 의해 안정화되면 금단이 점진적으로 용량을 더 적게 투여하는 것으로 이루어진다.
금단증상의 결과물은 보통의 감기 증상처럼 약하다. methadone 대치와 금단의 전체적인 과정은 약 10일 정도 걸리고 유지치료의 목적은 금단증상과 불법 약물을 얻으려는 욕구를 피하기 위해서이다. methadone 유지치료는 비약물적인 방법과 동시에 사용하여 약물 사용의 행동을 대체할 수 있는 방법으로 향하는 가장 효과적인 방법이다.

3. Cocaine

① 코카나무에서 추출된 cocaine은 부드럽고 흰색으로 냄새가 없는 분말이다. cocaine과 off spring crack은 미국에서 약물 문제의 주원인이다.

② Cocaine은 쉽게 뇌 혈관문을 통과하여 즉시 농도가 높게 된다. 정맥주사로 투여될 때에는 간에서 빠르게 대사되어 오래 걸리지 않아 기분이 '밀려 오듯이' 좋아진다. cocaine은 중추신경계와 말초신경계 모두 신경섬유 연접 부위에서 노에피네프린과 도파민의 흡수를 차단하기 때문에 효과를 나타낸다.

③ Cocaine은 경구투여가 가능하지만, 이 경로로는 흡수가 나쁘고 효과도 거의 없다. 'snorted'(코 점막을 통해 흡수) 혹은 베이킹소다와 ether가 혼합된 것으로 흡입한다(freebasing으로 불리며 아마도 먹는 코카인 방법으로 가장 위험하다).

crack은 snorting이나 mainlining 보다 저렴하게 사용하는 방법으로 보통 더 적은 포장(10이나 20달러로 'rocks')으로 팔린다. crack은 사회 모든 계층에서 사용되며, 오늘날 거리에서 사용하는 중독 약물 중 최고라고 보고되어 있다. 그리고 과용량에 대한 위험은 극단적으로 높고, 신체적 의존성은 마약 남용자보다 적으나 심리적 의존은 강하다.

④ Cocaine으로 인한 죽음은 장시간의 발작과 연관된 매개성 및 호흡성 산독증, 고체온과 연결되어 있다. 빈백성 부정맥 또한 사망으로 연결된다.

⑤ Cocaine은 높은 중독성이 있는데도 불구하고 신체적 금단증은 약하다. 기분이 좋아지는 것과 약에 대한 강한 갈망 때문에 심하다. 치료의 목적은 고갈된 신경 전달물질을 재충전하는 것이다. amino acid catecholamine 전구물질(tyrosine과 phenylalanine), 항우울제, 도파민 효능 약물인 bromocriptine는 신경 전달물질을 증가시키기 위해 사용되는 3가지 접근 방법이다.

4. Cannabis(marijuana/hashish)

① 미국에서 불법적인 약물로 가장 널리 사용되고 있는 marijuana는 인디언 대마 식물인 암컷과 수컷의 형태로 분리되는 *Cannabis sativa*에서 유래되었다. cannabis 유도체에서 가장 일반적인 것이 2가지로 marijuana와 hashish이다. *Cannabis sativa*에 있는 지용성이 높은 지방성 화학물인 delta 9 tetrahydrocannabinol(THC)이 주요 정신활성 물질이다.

② THC는 몇 개의 가능한 기전을 가지고 있는데, 뇌의 다양한 부위에 있는 cannabinoid 수용체를 활성화하는 것이다. marijuana와 hasish를 흡연할 때에 THC의 약 60%가 흡수된다(폐에서 흡수는 빠르다).

주관적 효과가 몇 분 안에 시작되어 20~30분에 최고가 되고, 한 개의 marijuana나 담배의 효과는 2~3시간 지속된다. 경구투여 시에는 흡수가 6~20%이다.

③ Marijuana는 3가지 주요한 주관적인 효과인 다행감, 진정, 환각을 유발한다. 3가지 모두를 유발할 수 있는 다른 어떤 정신활성 물질이 없으므로 이러한 유일한 형태의 효과 때문에 marijuana는 이 종류에 자신만 속해 있다.

- 낮은 용량의 THC에 대한 반응은 다양하며 용량의 크기, 투여방법, 약물 사용의 환경 및 사용자의 기대와 이전의 경험 등 몇 가지 요소에 따라 나타난다.

- 낮은 용량 THC의 더 일반적인 효과는 다행감과 이완이다. 명랑하고 유머감각이 높다. 시각과 청각 자극에 대한 민감성이 증가되고 촉감과 미각 및 후각의 감각이 증가된다.
  식욕이 증가되고 음식 향에 대한 감각이 강해지며, 시간이 더 천천히 흐른다고 생각한다.
- 낮은 용량 THC의 원하지 않는 효과는 단기 기억력 장애이다. 다양한 과제를 수행할 능력과 운전이나 기계를 조작하는 능력이 감소한다. 시간을 구별하는 능력이 없어지고(과거, 현재, 미래) 이인증(자기 자신을 낯설게 느끼는 감각)과 대인관계 상호작용이 줄어든다.
- 마리화나를 많이 흡입하면 심각한 정신적 폐해, 즉 환각 · 망상 · 편집증이 나타난다. 다행감은 심한 불안으로 바뀌어질 수 있고 자신 밖에 있는 것 같은 해리상태를 느낀다.
- 극단적으로 높은 용량에서 marijuana는 몇 주 동안 지속될 수 있는 독성의 정신병과 비슷한 상태를 유발할 수 있다. 역시 위험한 것은 알코올과 다른 중추신경 억제제와 marijuana를 함께 사용하는 것이다.

④ Marijuana의 만성적 사용은 '무동기 증후군'으로 알려진 증상, 즉 무감동 · 둔함 · 자신을 단장하는 일의 어려움, 성취에 대한 흥미의 감소, 관습적 목표를 추구하는 것에 대한 흥미 상실로 특징짓게 된다.

⑤ Marijuana의 기타 효과로는 심장박동수의 변화, 기립성 저혈압, 심각한 결막의 발적과 급의 사용 시는 호흡기계의 기관지 확장증이 있다. 만성적으로 흡입을 하면 기관지염, 부비동염, 천식이 나타난다. 과학자들은 담배 연기의 발암물질이 타르보다 더 강력하다고 믿고 있다.

⑥ 최고로 많은 용량을 사용할 때, marijuana는 내성과 신체적 의존을 유발한다. marijuana는 사용하다가 갑자기 중단을 하면 불안정, 안절부절 못함, 예민함, 불면증, 몸무게 감소와 식욕 상실 등이 있다. 진전과 고체온증, 오한이 나타날 수 있으나, 이러한 증상이 보통 4~5일이 지나면 사라지고 금단증상은 나타나지 않는다.

⑦ Cannabinoids는 때로는 암에 대한 화학 치료에서 심한 부작용인 오심과 구토(전통적인 진토제보다 더 효과적)를 치료하기 위해 사용된다. THC는 최근에 AIDS환자에서 식욕을 촉진하기위한 사용이 승인되었다.

5. 환각제(hallucinogens)

① Psychedelics나 환각제라고 불리는 환각제의 사용은 특히 젊은 사람들 사이에서 다시 증가하고 있으며, 이러한 약물들은 지각을 변화시킨다. 환각제는 기본적으로 2개의 그룹(자연적인 것과 합성적인 것)으로 나뉜다. 환각제의 예에 대해서는 표 11-9 를 참고한다.

② 일반적으로 환각제는 현실 지각력을 높여 주거나 무서운 정신병과 비슷한 반응의 원인이 된다. 사용자들은 신체상의 왜곡과 이인증의 느낌 혹은 현실감의 놀라운 상실을 보고하고 있으며, 개인적으로는 괴상한 형태를 보았다고 보고하기도 했다.
정서적 결과로 공황, 불안, 혼돈, 편집반응이 있다. 사람들은 최소 용량으로도 명백한 정신병적 반응을 경험하고 때로는 'bad trip(무서운 환각 체험)'과 관련된다. 가장 일반적인 환각제는 2가지로 LSD와 PCP가 있다.

- LSD는 감각이 섞여있는 공감각(색의 냄새나 소리의 맛과 같은)이라고 알려진 현상의 원인이다. 이 약물은 혈압 상승, 빈맥, trembling과 동공 확대의 원인이다. 중추신경계 효과는 현실감이 없는 감각, 지각의 변이, 왜곡과 판단력 장애의 증상이 있다.

★ • LSD는 사용자가 flashbacks(미쳐 간다는 감각이 높아지는 놀라운 에피소드)를 경험할 수 있으며, LSD로부터 무서운 환각 경험은 불안 및 편집증과 급성 공황의 원인이다. LSD의 영향에 있는 동안 스스로 죽는 다수의 사람들과 LSD는 충분히 결코 회복이 안 되는 정신증적 'breaks'을 경험하는 사람들이 있다.

③ 합성약물인 PCP는 전통적으로 동물의 정온제로 사용되었다. 사용자들의 주요한 안전에 대한 위험성은 예측하지 못하는 행동(혼수상태에서 경고 증상이 없는 폭력적인 행동까지)이다. PCP는 경구, 정맥주사, 흡연이나 비강으로 사용할 수 있다. 그리고 모든 경로로 사용이 가능하며 효과는 6~8시간이다.

④ PCP를 사용하는 사람은 공중에 뜬 느낌을 경험한다. 행복감과 평온한 감정이 다시 약을 찾게 하는 효과이다. 그러나 PCP의 부작용은 심각할 수 있다. 혈압과 심박동수가 상승하고 기타 말초신경계 역효과로는 무기력과 침분비 증가 및 구토 등이다. 또 근육의 강직이 있는 강직형은 폭발적인 폭력성으로 변화되어 다른 사람을 놀라게 할 수 있으며, 심리적인 증상은 적대감 · 기괴한 행동 · 멍하게 응시함과 초조 등이다.

⑤ LSD와 PCP로 인한 죽음은 과용량에 의해서 생길 수 있으나 지각적 지남력 장애와 환경 자극에 반응하지 못하는 것과 더 연관될 수 있다. 환각제는 신체적 의존을 유발하지 않으며 따라서 금단증상도 없다.

⑥ 간호사는 환각제 해독을 하고 있는 대상자에게 안전하고 조용하며, 안심이 되는 환경을 제공해야 한다.

6. 흡입제(inhalants)

① 흡입제는 흡입으로 약을 사용하는 모든 약물로 3가지 종류(마취제, 휘발성 질소제제, 유기용제)로 나눌 수 있다. 표 11-9

② 마취제는 다행감, 들뜬 기분, 제어력 상실 등 알코올과 유사한 효과를 나타낸다. 가장 오용되는 마취제들은 일산화질소, 웃음(소기) 가스, 에테르이다. 이 약품은 투여가 편해서 유명해졌을지도 모른다(기구 얻기가 어려운 것도 아니면서). 일산화질소 역시도 사용하기에 너무 쉽게 준비되어 있다(약이 작은 실린더에 휘핑 크림을 짜낼 수 있게 판매하여 구매할 수 있다).

③ 아질산염은 항문 괄약근의 긴장을 풀어 주는 용도로 homosexual 남성들에게, 그리고 일반적으로 섹스의 오르가즘을 격렬하게 하고 지속시킨다고 알려져 있기 때문에 주로 남성들에게 남용되고 있다. 표 11-9

가장 뚜렷한 아질산염의 효과는 정맥이완이고, 그것은 심한 수축기 혈압 저하를 가져온다. 그 결과로 어지럼증과 머리가 붕뜬 느낌, 가슴 떨림, 그리고 박동성 두통을 가져오게 된다. 이 약물의 효과는 흡입한 후에 몇 초 안에 시작되며 빠르게 없어진다. 1차적인 독성은 methemoglo-binemia이고 methylene blue와 산소공급으로 치료할 수 있다.

④ 다양한 종류의 유기용제들은 중독을 유발할 만큼 흡입되어 왔다. 이것들은 주로 아이들과 극빈자 층에서 이용되었고, 그들은 3가지 방법으로 투여하였다. 표 11-9

- 자루에 넣기 : 플라스틱 백에 용제를 붓고 기화 가스를 빨아들인다.
- 호흡하기 : 용제를 누더기 등 천에 붙어놓고 기화 가스를 빨아들인다.
- 냄새 맡기 : 용제의 용기로부터 직접 가스를 빨아들인다.

⑤ 유기용제의 급성 효과는 다소 알코올(다행감, 판단력 약화, 분명하지 않은 언어 구사, 홍조, 중추신경계 둔화)과 유사하다. 이들은 또한 시각적 환상 및 시간이나 장소에 대한 지남력 상실 등을 일으킬 수 있다. 고용량에서 무산소증, 호흡기 저하(심장박동 수를 느려지게 하는), 미주신경의 자극, 부정맥으로 급사를 일으키기도 한다. 장기 사용 시에는 다양한 독성을 일으킨다. 가솔린은 납중독을 일으키며, chloroform은 심장 · 간장 · 신장에 독성을 미치고 toluene은 심한 뇌손상과 골수 억제 등을 일으킨다. 많은 유기용제들이 심장에 손상을 일으킬 수 있다.

⑥ 급성 독성의 관리는 엄격하게 지지적이다. 이들 약제에 대한 해독제가 없기 때문에 활력증후를 일정한 수준으로 유지하는 것이 목표이다.

7. 남성 호르몬 스테로이드[anabolic (androgenic) steroids]

① 남성 호르몬은 운동의 수행 정도를 향상시키기 위해 자주 남용된다. 대부분은 현재 Controlled Substances Act에 의해 규제되고 있으며, 가장 널리 사용되는 약물은 testosterone이다. 이들은 운동선수에게 수많은 위험성만큼이나 실질적인 이득이 있다.

② 스테로이드는 젊은 남성과 모든 연령대의 여성 근육의 양을 늘려 주며, 성적으로 완전히 성장한 남성 근육의 양과 힘을 현격히 증가시켜 준다. 남성 호르몬의 기본적인 역작용 잠재성은 매우 크며, 소금과 물 저류로 고혈압을 유발한다. 운동선수가 과다복용했을 때 FSH(여포 자극호르몬)과 LH(황체 형성 호르몬)가 증가될 수 있어서 고환의 수축과 불임이 나타날 수 있다.

표 11-9 약물 남용의 예와 분류(categories and examples of drugs of abuse)

분 류	예
일반적인 중추신경 억제제 (general CNS depressants)	• 알코올 • Barbiturates : 가장 널리 남용되는 약물 3가지는 *secobarbital*, *pentobarbital*, *amobarbital* • Benzodiazepines : diazepam(Valium)이 가장 널리 남용된다.
아편류(opioids)	• Heroin • Morphine • Meperidine • Mydromorphin
자극제(stimulants)	• Cocaine • Amphetamine • Nocotine
마리화나/해시시 (marijuana/hashish)	환각효과 때문에 환각제로 분류되지만 비길 데 없이 단연 우수하다.
환각제(hallucinogens)	• LSD(lysergic acid dietylamide-25) • PCP(phencyclidine) • Mescaline(peyote from cactus) • MDA(3, 4-methylenedioxyamphetamine)
흡입제(inhalants)	• 마취제(일산화질소, 에테르) • 아질산염(amyl nitrite, butyl nitrite, isobutyl nitrite) • 유기용제(toluene, gasoline, lighter fluid, paint thinner, nali-polish remover, benzene, acetone, chloroform과 비행기 모형 제작 풀)
Anabolic(androgenic) steroids	• Testosterone • Nandrolone decanoate(Durabolin) • Stanozolol(Winstrol)

여드름은 흔하고, 고밀도 리포프로테인 콜레스테롤(HDL-cholesterol)의 감소와 저밀도 리포프로테인 콜레스테롤(LDL-cholesterol)의 증가는 아테롬성 동맥경화증의 생성을 가속화할 수 있으며, 간장에도 해로운 영향을 줄 수 있다. 여성에게 남성 호르몬은 월경불순과 남성화(안면 헤어의 자람, 목소리 저음화, 가슴 크기 축소, 자궁 퇴화, 클리토리스 비대화, 남성형 탈모), 탈모와 영구한 목소리 변화 등을 일으킨다.

③ 남성 호르몬의 장기 복용은 남용 또는 남성 호르몬 사용에 집착하는 특징과 사용을 중단하는 것이 매우 어려워지는 '중독' 현상을 가져온다. 또한, 복용을 중단했을 때에 알코올, 아편류, 코카인의 사용 중지로 나타나는 것과 비슷한 금단증상을 보일 수 있다.

8. CNS 억제제(CNS depressants)

① 진정제와 수면제, 항불안제에 관한 이전 섹션으로 돌아가서 참고한다.

② Benzodiazepines은 약물을 의존한 적이 없는 환자에게 남용되지는 않는다. 대부분 알코올 또는 barbiturate와 함께 남용되며, 이것은 중추신경의 마비를 불러오고 죽음을 일으킬 수도 있다. 약물 의존으로 인한 내성은 진정 효과와 다행증 효과에서 빠르게 나타나며, 항불안 효과에 대해서는 무시할 만큼 적다.

③ Barbiturate는 합법적으로 만들어졌고 여러 형태로 이용할 수 있기 때문에, 처방전을 남용하는 젊거나 중년의 성인들 사이에서 남용된다. 투약의 일반적인 방법은 경구나 정맥주사로 barbiturate는 다른 화학적으로 유사한 약물(알코올, BZs, 헤로인을 포함)에 교차 내성을 보인다. 정맥주사 사용자는 갑작스런 따뜻과 쾌감을 경험하고 곧이어 계속 졸리운 느낌을 가지게 된다.

④ 정도가 심하지 않은 barbiturate 중독은 운동의 협동이 느린 증상, 감정적인 불안정성, 공격적인 충동, 말의 느려짐, 사고의 혼란, 판단 실수, 안구진탕(무의식적인 안구 변동)을 포함한 신경학적 증상, 복시증(물체가 이중으로 보임), 사시(눈이 서로 어긋남), 운동 시의 거리측정 장애, 눈감고 발을 모으고 서 있는 상태에서 쓰러지는 증상(Positive Romberg's sign), 긴장력 저하, 표재부 반사감소 등이 있다. barbiturate 중독은 혈액검사에 의해 확인된다.

⑤ Barbiturate는 죽음을 초래할 수 있는 효과를 가지고 있으며, 우발적 과잉투여와 자살시도 등에 자주 사용된다. 깊은 혼수상태가 호흡을 정지시키고, 심장 혈관의 쇠약으로 진척되어 죽음에 이른다. 치사량은 사람에 따라 천차만별이고 진료 용량과 치사량이 매우 가깝기 때문에 진정 효과에 대한 치료 지수(안전역)가 좁다.

⑥ 내성과 금단증상은 중추신경 억제제이므로, 알코올과 서로 비슷하다.

9. 중추신경계 흥분제(central nervous system stimulants)

① 여기에서 논의될 중추신경계 흥분제는 amphetamine이다. 코카인이나 다른 중추신경계 흥분제는 이미 설명되었다.

② Amphetamine은 10장에서도 다루어졌다. amphetamine 종류에는 dextroamphetamine, methamphetamine이 포함된다. 이들이 남용될 때에는 경구와 정맥주사에 의해 투여된다.
추가해서 dextroamphetamine을 담배처럼 피울 수 있는 'ice' 또는 'crystal meth' 로도 알려져 있다.

③ Amphetamine 남용으로부터의 영향은 각성, 분위기 상승, 행복감, 말이 많아짐, 육체적 힘과 정신적 능력이 증가하는 것 같은 느낌, 자신감 상승, 식욕과 수면욕 결여, 섹스 오르가즘 지연 · 격화 · 강화 등이 포함된다.

④ Amphetamine의 역작용은, 환상과 피해망상으로 특징되는, 정신병적 상황을 만드는 등 죽음까지 초래할 수 있고, 피해망상증에 의한 정신병적 상황의 양산을 포함하고 있다. 또한, 교감신경 흥분성 작용 때문에, 그들은 혈관 수축과 고혈압 · 협심증 · 뇌파 심전도의 율동 부정 등을 이끄는 심장의 과도한 자극을 일으킬 수 있다.
과다복용은 대뇌, 전신적인 혈관염, 신장 수축을 일으킬 수 있다. 혈관 수축은 펜톨아민(phentolamine)으로 경감시킬 수 있다. 심장 자극은 베타 차단제(labetalol)로 감소시킬 수 있고, 소변을 산성화하기 위해서 ammonium chloride를 주어 약물 배설을 촉진할 수 있다.

⑤ Amphetamine의 광범위한 사용은 기분상승 및 식욕 억제와 심맥관계 효과에 대해 내성을 만든다. 신체적 의존은 중간 정도이고 심리적 의존은 강하다. amphetamine 금단증상은 불쾌감과 갈망이 심해지는 것이다(다른 증상으로는 피로감, 수면의 연장, 과잉섭취와 우울이다).

⑥ 점점 더 수용성이 떨어지게 된 흥분제가 니코틴이다. 이것은 단지 발암성의 타르로부터 담배를 피울 때에 약리학적으로 활성화하여 나오는 물질로, 뇌 · 척수 · 말초신경계 · 심장 등의 여러 신체 부위에 강한 영향을 미친다.
니코틴은 지적작용을 하고 기억과 주의력을 관할하는 대뇌 피질을 포함하는 중추신경계의 아세틸콜린 수용체에 자극한다. 정신운동성, 인지기능, 감각 운동 수행력, 집중력 및 기억의 명료성을 증가시키는 대뇌 피질을 포함한 Ach, 특이 수용체를 자극하여 모든 기타 자극성 약물과 마찬가지로 금단 시에 저하증상이 나타나게 된다.

⑦ 니코틴은 어떤 명백한 신체적인 내성 정도를 나타내 주지 않는다. 담배를 피우는 사람은 적은 범위 내에서 혈액에 포함된 니코틴의 수치에서 그들의 복용량을 알 수 있을 뿐이다. 니코틴은 육체적 · 정신적 의존성을 모두 유발시킨다.

⑧ 니코틴은 특히 약물 사용의 초기 단계에서 강력한 강화작용을 보인다. 베테랑 스모커가 계속적으로 담배를 피는 행동은, 첫째로 금단증상을 피하거나 경감시키기 위함이다. 니코틴의 일반적 투여는 심장질환율, 혈압, 심장 수축을 증가시킨다.
금연 시에는 니코틴에 대한 갈망, 과민성, 분노, 집중력 저하, 불안함, 성급함, 식욕증가, 불면증 등을 포함한 금단증상이 특징적이다. 금단증상의 기간은 몇 개월이 지속될 수도 있다.

⑨ 다른 특정 중추신경계의 흥분제에 관한 설명은 Chapter 10.을 참고.

✓ POST TEST

1. Haloperidol(Haldol) 2mg TID를 투여하는 경우, 간호보조원에게 교육해야 하는 것을 모두 고르시오.

① 방에 출혈 주의 표지를 건다.
② 방에 발작 주의 표지를 건다.
③ 방에 안전 주의 표지를 건다.
④ 정신과적 증상/징후를 보고한다.
⑤ 수면 중 호흡수를 모니터한다.

2. 2주 동안 bupropion(Wellbutrin) 100mg을 하루 2회 복용한 환자가 병원으로 돌아왔다. 가장 먼저 간호사가 해야 할 것은?

① "이제 저녁 식사 때 마티니를 마셔도 됩니다."
② "심장음을 청진하겠습니다."
③ "감정의 기복 횟수가 감소하였습니까?"
④ "아직도 목소리가 들립니까?"

3. 정신분열증으로 진단받은 환자의 항정신병약물을 바꾸려고 할 때, 간호사가 모니터해야 할 기대되는 결과는 무엇인가?

① 새로운 약물은 정신분열증의 증상을 조절하는 데 더욱 효과적일 것이다.
② 새로운 약물은 효과가 더 빨리 나타날 것이다.
③ 부작용의 강도와 종류가 감소할 것이다.
④ 환자는 약물 복용이 더 쉽고 맛도 좋을 것이다.

4. Lithium carbonate(Eskalith)를 복용해서 보행에 어려움을 오랫 동안 겪어 온 환자가 시야가 흐려짐에 대해 불평을 하며, 혼란스러워하고 있다. 간호사는 lithium 수준을 체크했을 때에, 다음 중 어느 정도 범위 내를 기대하겠는가?

① 0.5~0.8mEq/L ② 1.2~1.5mEq/L
③ 1.5~1.8mEq/L ④ 2.0~3.0mEq/L

5. 정신증으로 phenothiazine을 사용할 때, 다음 중 어떠한 경우 약물을 중단하도록 의사에게 의뢰해야 하는가?

① 배뇨 주저
② 백혈구 수치가 3000cells/mm^3 미만
③ 시야 흐림
④ 광선공포증

6. neuroleptic malignant syndrome(NMS)로 입원 중인 환자를 간호할 때에 가장 주의해야 하는 경우는?

① 전형적인 정신과 병력을 가지고 있는 76세 여자 환자
② 매우 복잡한 병력을 가지고 있는 30세 남자 환자
③ 몇 달 전부터 항정신병 약물을 복용 중인 순수 미국인
④ 1형 당뇨병이 있는 남자 환자

7. 성인 환자가 지난 2주 동안 전반적인 불안으로 alprazolam(Xanax) 2mg을 복용하고 있다. 오늘 외래로 와서 그가 말하기를 "이 약물을 복용하면서 입이 얼마나 마르는지 믿을 수가 없을 정도다. 그리고 때때로 어지럽고, 머리가 붕 뜬 것 같다. 그러나 그 약이 대단하여 나는 더 이상 모든 불안을 느끼지 않는다."라고 하였다. 간호사가 가장 우선적으로 답할 내용은?

① "이러한 증상을 완화하기 위해 껌이나 딱딱한 사탕 또는 무설탕 껌을 사용할 수 있다."
② "당신이 서술한 약물의 부작용을 경험하지 않도록 하기 위해 투약 용량을 오늘보다 낮게 조절할 필요가 있다."
③ 약에 대한 부작용으로 어지럼증과 몽롱한 상태를 당신은 느낀다. 이러한 부작용이 더 이상 없거나 더 이상 투약을 하지 않을 때까지 안전에 위협되거나 의식이 명료해야 하는 활동이나 복잡한 장비를 다루는 일은 하지 않는 것이 좋다.
④ 이제부터는 음식과 함께 이러한 약들은 복용해야 한다.

8. 항우울제 치료를 시작하려는 대상자가 있다. 간호 계획에 적당한 교육 전략과 주의점을 포함시키려고 할 때, 다음 중 어떤 항우울제에서 자살의 위험성이 높은지를 알아야 하는가?

① 선택적 세로토린 재섭취 억제제(SSRIs)
② MAOIs 억제제
③ 삼환계 항울약(TCAs)
④ 항불안제

9. 정신분열증으로 새로 진단받은 46세의 대상자가 5일 이내에 집으로 퇴원하려고 한다. 대상자는 약하지만 스스로 활동할 수 있는 나이든 어머니와 2개의 침실이 있는 아파트에서 살고 있다. 약물 투약을 좀더 잘 이행하기 위해서 간호 계획 내에 다음 중 어느 것을 포함시켜야 하는가?

① 대상자와 그의 어머니에게 처방된 약과 대상자의 회복되는 과정에서 약물복용이 왜 중요한지에 대해 교육한다.
② 식사 후 약물을 복용해야 하기 때문에 규칙적인 식사가 얼마나 중요한지에 대해 어머니에게 교육한다.
③ 처방된 약물을 매일 복용하는지에 대한 확인을 어머니가 하도록 지시한다.
④ 투약 방법과 증상으로부터 자유로워지는 것을 돕기 위해 처방된 약물을 어떻게 사용하는지를 대상자에게 교육한다.

10. 환자가 항정신병 약물을 복용할 때, 다음 어떤 증상이 나타나면 즉각 보고하도록 가족을 교육해야 하는가?

① 고프로락틴혈증, 여성형 유방
② 이상 고열, 근육 강직
③ 파킨슨 증후군
④ 정좌불능증

책 속의 책 22쪽

■ 참고 문헌

American Psychiatric Association (2002). *Diagnostic and statistical manual of mental disorders, Fourth Edition, Text Revision* (DSM-IV-TR). Washington, DC: American Psychiatric Association.

Aschenbrenner, O., Cleveland, L., & Venable, S. (2002). *Drug therapy in nursing*. Philadelphia: Lippincott Williams & Wilkins, pp. 227~296.

Carpenito, L. J. (1999). *Nursing care plans & documentation: Nursing diagnoses and collaborative problems* (3rd ed.). Philadelphia: Lippincott, pp. 426~433.

Deglin, J. H & Vallerand, A. H. (2003). *Davis's durg guide for nurses* (9th ed.). Philadelphia: F. A. Davis, pp. C8~C12, 23~24, 131~132, 149~152, 417~419, 427, 464, 918.

Fontaine, K. L. & Fletcher, S. J. (2003). *Mental health nursing* (5th de.). Menlo Pakr, CA: Addison-Wesley, pp. 145~166, 169~200, 233~351.

Hagerty, B. (2000). Mood disorders: Depression and mania. In K. Fortinash, & P. Holoday-Worret (Eds.), *Psychiatric mental health nursing* (2nd ed.). St. Louis, MO: Mosby, Inc., pp. 258~292.

Jefferson, L. V. (2001). Chemically mediated responses and substance-related disorders. In G. Stuart, & M. Laraia (Eds.), *Principles and practice of psychiatric nursing* (7th ed.). St. Louis, MO: Mosby, Inc., pp. 485~525.

Laraia, M. (2001). Psychopharmacology. In G. Stuart & M. Laraia (Eds.), *Principles and practice of psychiatric nursing* (7th ed.). St. Louis, MO: Mosby, Inc., pp. 572~607.

Lefever Kee, J. & Harpi, E. (2003). *Pharmacology: A nursing process approach* (4th ed.). Philadelphia: Elsevier Science, pp. 231~316.

Lehne, R. (2004). *Pharmacology for nursing care* (5th ed.). Philadelphia: W. B. Saunders, pp. 279~390, 666~672.

McKenry, L. & salerno, G. (2003). Mosby's pharmacology in nursing. (Revised and updated 21st ed.), St. Louis: Elsevier Science, pp. 325~349, 392~429.

Moller, M. D. & Murphy, M. F. (2001). Neurobiological responsos and schizophrenia and psychotic disorders. In G. stuart, & M. Laraia (Eds.), *Principles and practice of psychiatric nursing* (7th ed.). St. Louis, MO: Mosby, Inc., pp. 402~437.

Riggin, O. Z. & Redding, B. A. (2000). Substance-related disorders. In K. M. Fortinash & P. A. Holoday-Worret (Eds.), *psychiatric mental health nursing* (2nd ed.). St. Louis, MO: Mosby, Inc., pp. 354~384.

Sherr, J. (2000). Psychopharmacology and other biologic therapies. In K. Fortinash & P. Holoday-Worret (Eds.), *psychiatric mental health nursing* (2nd ed.). St. Louis, MO: Mosby, Inc., pp. 536~572.

Surart, G. W. (2001). Anxiety responses and anxiety disorders. In G. Stuart, & M. Laraia (Eds.), *Principles and practice of psychiatric nursing* (7th ed.). St. Louis, MO: Mosby, Inc., pp. 274~298.

Surart, G. W. (2001). Emotional responses and mood disorders. In G. Strart, & M. Laraia (Eds.), *Principles and practice of psychiatric nursing* (7th ed.). St. Louis, MO: Mosby, Inc., pp. 345~380.

Videbeck, S. L. (2001). *Psychiatric mental health nursing*. Philadelphia: Lippincott, pp. 260~381.

Youngkin, E. Q., Sawin, K. J., Kissinger, J. F. & Israel, D. S. (1999). *Pharmacotherapeutics: A primary care clinical guide*. Stamford, CT: Appleton & Lange, pp. 747~799, 1181~1182, 1204~1205, 1209.

Reviews & Rationales

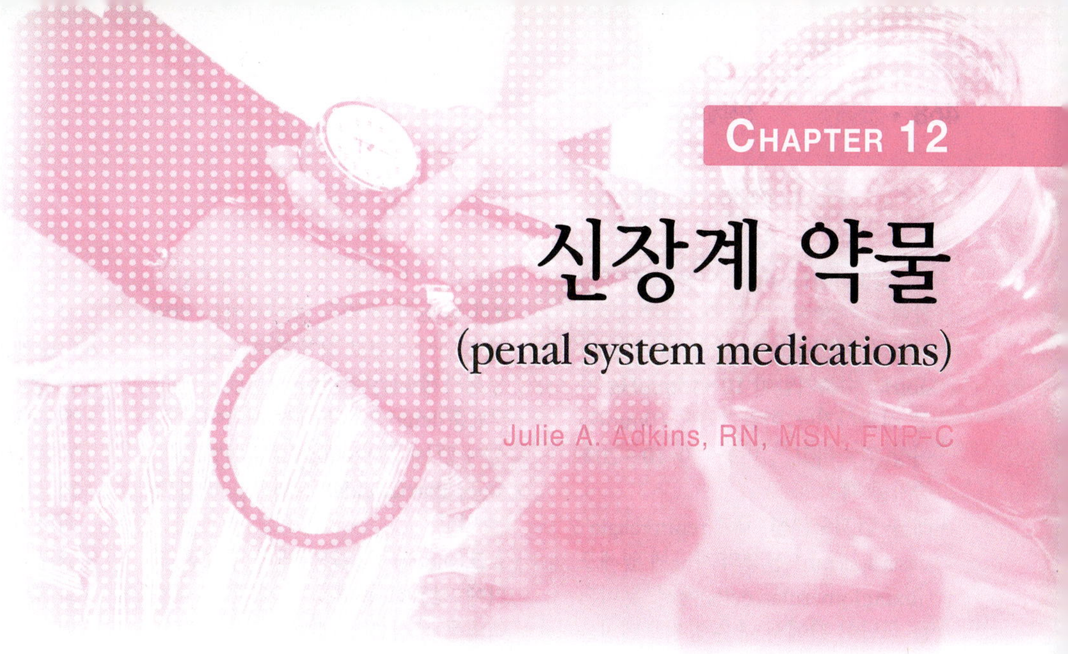

CHAPTER 12

신장계 약물

(penal system medications)

Julie A. Adkins, RN, MSN, FNP-C

차 례 Chapter Outline

- 이뇨제(diuretics)
- 포타슘 보충제(potassium supplements)
- 항고혈압제(antihypertensives)
- 항저혈압제(antihypotensives; sympathomimetics, 교감신경 흥분제)
- 요로 및 방광 치료용 약물(urinary tract and bladder medications)
- 양성 전립선비대증 치료약물(medications to treat benign prostatic hyperplasis; BPH)
- 신부전 치료약물(medications to treat renal failure)
- 조혈 성장 인자(hematopoietic growth Factor)
- 장기 거부반응 예방 약물(medicatons to prevent organ rejection)

목 적 Objectives

- 신장계 약물처방 시에 치료의 목표를 기술한다.
- 주로 사용되는 이뇨제의 작용과 부작용 및 역작용을 기술한다.
- 포타슘 소실 이뇨제와 포타슘 보존 이뇨제를 구분한다.
- 이뇨제 복용 중인 대상자를 모니터할 때에 의미있는 검사수치를 확인한다.
- 이뇨제와 다른 비뇨기계 약물의 자가 처방과 관련된 대상자의 이행에 대해서 논의한다
- 주로 사용되는 비뇨기계 항감염제. 항경련제 및 진통제의 작용, 부작용 및 역작용을 기술한다.
- 양성 전립선비대증 치료제와 관련된 대상자 교육지침을 확인한다.
- 급성 신부전과 만성 신부전 치료제의 처방근거를 기술한다.
- 신장계 약물과 관련된 중요한 대상자 교육지침을 확인한다.

용어해설 Review at a Glance

- 고혈압(hypertension) : 높은 혈액의 압력
- 기립성 저혈압(orthostatic hypotension) : 수축기압이 10~15mmHg 이상 감소하거나 이완기압이 10mmHg 이상 감소하고 심박동수가 10~20% 증가할 때
- 레닌-안지오텐신 체계(renin-angiotensin system) : 신장의 사구체 옆세포(juxtaglomerular cells)에서 분비되는 레닌이 간에서 나온 안지오텐신을 안지오텐신 I로 바꿔 주고, 안지오텐신 I은 폐에서 안지오텐신 II로 전환되는데, 이 때에 생성된 안지오텐신 II가 말초의 저항을 증가시키는 강력한 혈관수축제로 작용하여 혈압을 상승시키게 되는 복잡한 시스템
- 무뇨증(anuria) : 소변의 배출이나 생성이 없는 증세(400mL/일 미만).
- 살균성(bactericidal) : 세균을 파괴 또는 멸살
- 쇼크(shock) : 순환기계의 주요한 장기에 적절히 관류를 유지 못하는 혈액역동의 심한 장애
- 양성 전립선비대증(benign prostatic hyperplasia) : 요도 주위 전립선의 양성 선종성 비대증으로 정의되는 복합 증후
- 이뇨제(diuretic) : 배설하는 소변의 양을 증가시키는 약물
- 전도성(conductivity) : 심실로부터 혈액을 퍼내기 위한 힘과 압력의 정도
- 정균작용(bacteriostasis) : 세균을 파괴하지 않고 성장을 억제
- 혈관수축 (vasoconstriction) : 신경계와 같은 내부 자극이나 추위와 같은 외부 자극에 반응하여 혈관이 좁아지는 상태

✓ PRETEST

1. 하루에 한 번 furosemide(Lasix)로 약물 치료를 시작한 대상자가 있다. 간호사는 다음 중 언제 약을 먹도록 대상자에게 교육해야 하는가?

① 오전 8:00　② 정오 12:00
③ 오후 6:00　④ 취침시

2. 본태성 고혈압의 가족력이 있는 환자가 약물치료를 해야 하는지를 물었다. 간호사가 생활습관을 바꾸는 것이 가장 우선이지만 진단은 다음의 경우에 내려지는 것이라고 설명해야 한다. 어느 것인가?

① 4~8주 동안에 걸쳐서 6회 혈압을 확인
② 평균 혈압이 최소한 3회 이상 140/90인 경우
③ 1회 측정하여 혈압이 140/90 이상인 경우
④ 같은 날 다양한 체위로 측정한 혈압이 필요

3. 의사가 losartan(Cozaar)를 처방한 후 환자가 이 약물의 작용과 부작용의 연관성을 설명해 달라고 요구하였다. 간호사의 가장 좋은 답은 무엇인가?

① "Losartan은 칼슘을 억제하여 혈압을 낮추는 효과를 갖는다."
② "Losartan은 혈행을 직접적으로 활성화하는 약으로서 혈관벽을 이완시킨다."
③ "Losartan은 알도스테론 분비를 증진시켜 소변량을 증가시키고 혈압을 낮춘다."
④ Losartan은 안지오텐신 Ⅰ이 안지오텐신 Ⅱ로 전환되는 것을 막아서 혈관 수축을 예방한다."

4. 만성적이고 객담이 없는 기침을 하는 환자가 복용하고 있는 고혈압약을 기억하지 못한다. 기침의 양상에 근거하여 이 환자가 투여했을 것으로 추정되는 약은 무엇인가?

① Propranolol(Inderal)
② Lisinopril(Prinivil)
③ Nifedipine(Procardia)
④ Bumetanide(Bumex)

5. 최근에 고혈압 진단을 받을 환자에게 약물 교육을 하려고 한다. 계획에 포함되어야 하는 내용 모두를 고르시오.

① 체중 감소 목표에 도달하면 아마도 약물은 더 이상 필요가 없을 것이다.
② 약물치료에 어떻게 반응하는지를 알기 전까지는 고도로 정밀함이 요구되는 활동은 피하시오.
③ 약물을 투여한 처음 몇 주 동안에는 어지럼증을 예방하기 위해 수분 섭취를 증가하는 것이 도움이 될 것이다.
④ 처음에 손과 발이 약하게 부을 것이지만 점차 좋아질 것이다.
⑤ 발기부전이 지속되면 의사에게 보고하시오.

6. 45세인 여자가 내원하여 다리의 경련을 호소하고 있다. 그녀는 고혈압이 있어서 매일 indapamide(Lozol) 2.5mg을 복용하고 있었다고 하는데, 내원 당시 혈압은 126/70이다. 간호사는 사정을 완료한 후 어떤 계획을 세워야 하는가?

① Indapamide(Lozol)을 중단한다.
② 전해질을 평가한다.
③ Furosemide(Lasix)로 바꾼다
④ NSAID를 준다

7. 고혈압과 당뇨병을 가진 환자가 hydrochlorothiazide(HCTZ)를 투여하고 있다. 환자가 약물치료를 시작한 후로 오른쪽 엄지발가락이 커지고, 붉고, 통증이 있다고 하였다. 간호사는 다음 중 어느 검사를 의뢰해야 하는가?

① 요산 수치　② ALT
③ 혈당　④ 혈청 나트륨 수치

8. 빈뇨와 긴박성이 있는 65세 여성 환자에게 oxybutynin(Ditropan)이 처방되었다. 일차적 부작용에 대해 교육해야 하는 내용은 무엇인가?

① 보호용 속옷을 착용하시오.
② 외상이나 출혈을 야기할 활동을 피하시오.
③ 여행하는 동안 처방없이 살 수 있는 지사제를 갖고 가시오.
④ 구강을 자주 헹구고 설탕이 없는 단단한 캔디를 자주 사용하시오.

9. 배뇨 시에 작열감, 빈뇨, 긴박성이 있는 25세 여성 환자가 내원을 하였을 때 간호사가 가장 먼저 해야 할 것은 무엇인가?

① 환자에게 많은 양의 물을 마시도록 한다.
② 소변 샘플을 채취하고 백혈구 검사를 위해 시약종이를 사용한다.
③ Phenazopyridine (Pyridium)을 처방받도록 한다.
④ 항생제 치료 처방을 받도록 한다.

10. 45세 남성 환자에게 finasteride(Proscar)가 처방되었을 때, 교육에 가장 우선적으로 포함시켜야 하는 것은 무엇인가?

① 성행위 시에 피임을 하도록 한다.
② 성행위 빈도를 감소시킨다.
③ 매일 수분섭취를 증가시킨다.
④ 한 달 동안 약을 먹도록 한다.

책 속의 책 23쪽

section 01 Diuretics 이뇨제

1. 이뇨제(diuretics)

(1) 작용 및 용도

① 이뇨제(배설되는 소변의 양을 증가시키는 약물)는 두꺼운 상행 Henle 고리에서 전해질의 재흡수를 억제함으로써 Na^+, 물, Cl^- 및 K^+ 분비를 촉진시킨다.

② 혈압을 낮추는 작용에는 사구체 여과율(GFR)을 일시적으로 증가시키고, 말초혈관의 저항을 감소시키기 위해서 신장의 혈관을 이완시킨다.

③ Loop 이뇨제는 빠른 이뇨작용을 나타내는 thiazide 이뇨제보다 더욱 강력하여 체액량과 심박출량 및 혈압을 낮춘다.
④ 루프 이뇨제는 이뇨를 위해 농도가 매우 빠르게 올라가는 이뇨제로 간주된다.
⑤ GFR이 낮은 대상자에게 쓰이며, 고혈압성 위기에서도 사용되는 약물이다.
⑥ 부종 · 폐부종 · 울혈성 심부전(CHF) · 만성 신부전(CRF) 및 간경화증 환자에게도 사용된다.
⑦ 신장의 배설을 증가시키기 위해 과용량이 치료에 사용된다.

(2) 일반적인 약물 표 12-1

(3) 투약 시에 고려해야 할 점

★ ① 야뇨증을 피하기 위해 이른 아침에 복용한다.
② 정맥으로 주입할 때에는 1~2분 이상 서서히 주사한다. 빠르게 주사하면 저혈압을 초래할 수 있다.
③ 정맥 주입 시에 5% DW, 0.9% NaCl 또는 lactated ringers에 희석하며, 수액은 24시간 이내에 사용한다.
★ ④ Furosemide(Lasix)는 정맥으로 서서히 주사한다. 빠르게 주사하면 청력이 소실될 수 있다.

(4) 금기증 : 무뇨증, 전해질 감소

표 12-1 loop 이뇨제(loop diuretics)

일반명/상품명	투여 경로	적 응 증	부 작 용
Bumetanide(Bumex)	PO, IV	고혈압, 신부전, 간부전, 신부전, 수술 후 부종, 월경전 증후군, 산재성 암	두통, 어지럼증, 체액 부족, 신부전, 탈수, 혈소판감소증, 질소혈증, 저칼륨혈증, 저염소 알칼리증, 저칼슘혈증, 저마그네슘혈증, 고혈당, glucose 내성 장애, 근육통증, 발진
Ethacrynic acid(Edecrin) (rarely used)	PO, IV	급성 폐부종, 부종, 고혈압	열, 오한, 일시적 난청, 전신쇠약, 혼돈, 현훈, 체액 부족, 기립성 저혈압, 혈뇨, 핍뇨, 호중구감소증, 질소혈증, 고요산혈증, 저염소 알칼리증, 저칼슘혈증, 저마그네슘혈증, 고혈당, glucose 내성 장애, 발진
Furosemide(Lasix)	PO, IV	급성 폐부종, 부종, 심부전, 만성 신기능부전, 고혈압, 고칼슘혈증	열, 발진, 오한, 췌장염, 현훈 어지러움증, 감각이상, 불안, 쇠약감, 기립성 저혈압, 무과립구감소증, 백혈구감소증, 혈소판감소증, 재생불량성 빈혈, 간기능 장애, 근육 경련, 질소혈증, 고혈당, 저칼슘혈증, 저마그네슘혈증, 저염소 알칼리증, 저칼륨혈증, 피부염, 광과민성, 자반, 희석성 저나트륨혈증, 재생불량성 빈혈
Toresemide(Demadex)	PO, IV	심부전, 만성 신기능부전, 간경화증, 고혈압	어지럼증, 과다한 구갈, 통풍, 피로, 불면증, 기절, 예민함, 비염, 흉통, 인후통, 변비, 오심, 소화불량, 출혈, 저칼륨혈증, 저마그네슘혈증, 저칼슘혈증, 고요산혈증, 저염소 알칼리증, 기침

(5) 주요 약물과의 상호작용

★ ① 이독성(ototoxicity)을 초래하는 aminoglycosides와 상호작용을 한다.
② Digitalis, indomethacin, lithium, ethacrynic acid, salicylates 및 NSAIDS와 상호작용하여 loop 이뇨제, tubocurarine, succinylcholine 다른 혈압 강하제의 효능을 감소시킬 수 있다.
③ Thiazide 이뇨제와 thiazide 유사 이뇨제와의 중독 효과
④ 항응고제(항응고 작용을 증가), propranolol(propranolol의 혈청수치를 증가), sulfonylureas(고혈당), 이독성(cisplatin) 및 probenecid와 상호작용을 한다.
⑤ 리튬 독성의 위험성을 증가시킨다.

(6) 주요 음식과의 상호작용

음식이나 우유와 함께 ethacrynic acid(Edecrin)를 복용하면 소변량이 증가한다.

(7) 주요 임상검사

① 전해질 불균형을 모니터한다(특히 소디움과 포타슘).
★ ② 혈액 농축으로 인해 Hg과 Hct이 증가할 수 있기 때문에 이를 모니터한다.
③ 혈액질환과 간이나 신장의 손상을 모니터한다.
④ 가능한 약물 상호작용에 대해서 혈당수치와 지질을 모니터한다.
⑤ 리튬을 사용하는 경우, 리튬 수치를 모니터한다.

(8) 부작용

① CNS : 어지럼, 두통, 기립성 저혈압, 허약감
② GI : 오심, 구토, 복통, HDL의 감소와 함께 지질상승, 췌장염, 식욕부진, 변비
③ GU : 소변량 과다, 야뇨증, 방광 경련
④ 광과민성, sulfonamide 알레르기, 이독성(이명, 청력손상, 난청, 현기증, 귀의 충만감)
⑤ 피부 : 피부염, 두드러기, 소양증, 근육 경련
⑥ 심한 수분성 설사는 ethacrynic acid의 부작용

(9) 역작용/독성

① **전해질 불균형** : 저나트륨혈증, 저염소혈증, 저칼륨혈증, 저마그네슘혈증, 저칼슘혈증 및 고요산 혈증
② 혈소판 감소증, 전신의 혈관염, 간질성 신장염, 혈전성 정맥염, 무과립구증 및 재생 불량성 빈혈

(10) 간 호

★ ① 저혈압과 빈맥에 대해 활력징후를 모니터한다.
② 혈청 전해질과 칼슘 및 요산수치를 모니터한다.
★ ③ 규칙적인 간격으로 하루 중 같은 시간에 동일한 측정기를 사용하여 체중을 모니터하고 기록한다.

★ ④ 섭취량과 배설량(I & O)을 모니터한다.
⑤ 탈수징후를 사정한다(갈증, 피부긴장도 저하, 설태).
⑥ 부적절한 조직의 관류상태와 허약감, 감소된 근력, 안절부절 못함, 불안하고 초조한지를 사정한다.

표 12-2 일반적인 thiazide 이뇨제(common thiazide diuretics)

일반명/상품명	투여 경로	적응증	부작용
Bendroflumethiazide(Naturetin)	PO	부종, 울혈성 심부전, 칼슘 신석증	어지럼증, 현기증, 감각이상, 기립성 저혈압, 두통, 흐릿한 시야, 광과민성, 고혈당, 고요산혈증, 췌장염, 통풍, 발기부전, 성욕감퇴
Chlorothiazide(Diuril, Microzide)	PO, IV	울혈성 심부전, corticosteroid와 estrogen 치료, 고혈압, 요붕증, 골다공증의 재발	어지럼증, 현훈, 감각이상, 기립성 저혈압, 광과민성, 발진, 자반, 오심, 고혈당, 고요산혈증, 췌장염, 통풍, 발기부전, 성욕감퇴
Chlorthalidone (Hygroton, Thalitone)	PO	울혈성 심부전, 경화증, corticosteroid와 estrogen 치료, 고혈압, 신부전	어지럼증, 현훈, 감각이상, 피로, 졸리움, 체액부족, 부정맥, 다뇨, 야뇨, 오심, 식욕부진, 설사, 변비, 백혈구감소증, 무과립구감소증, 췌장염, 통풍성 발작, 수분과 전해질 불균형
Hydrochlorothiazide (Esidrex, Ezide, Hydrodiuril)	PO	울혈성 심부전, 경화증,corticosteroid와 estrogen 치료, 고혈압, 신부전	어지럼증, 현훈, 감각이상, 기립성 저혈압, 광과민성, 발진, 자반, 오심, 고혈당, 고요산혈증, 췌장염, 통풍, 발기부전, 성욕감퇴
Indapamide(Lozol)	PO	울혈성 심부전으로 인한 부종, 고혈압, 요붕증	어지럼증, 현훈, 감각이상, 쇠약감, 두통, 피로, 체액 부족, 부정맥, 광과민성, 오심, 변비, 췌장염, 다뇨, 백혈구감소증, 저칼륨혈증, 통풍, 근육 경련
Methyclothiazide (Enduron, Aquatensen)	PO	울혈성 심부전으로 인한 부종, 고혈압, 요붕증	어지럼증, 현훈, 감각이상, 쇠약감, 두통, 피로, 체액 부족, 부정맥, 광과민성, 오심, 변비, 췌장염, 다뇨, 백혈구감소증, 저칼륨혈증, 통풍, 근육 경련
Metolazone(Zaroxylin)	PO	부종, 울혈성 심부전, 고혈압, 칼슘 신석증	어지럼증, 현훈, 감각이상, 쇠약감, 두통, 피로, 체액 부족, 부정맥, 광과민성, 오심, 변비, 췌장염, 다뇨, 백혈구감소증, 저칼륨혈증, 통풍, 근육 경련
Polythiazide(Minizide, Renese)	PO	부종, 울혈성 심부전, 고혈압	어지럼증, 현훈, 감각이상, 쇠약감, 두통, 피로, 체액 부족, 부정맥, 광과민성, 오심, 변비, 췌장염, 다뇨, 백혈구감소증, 저칼륨혈증, 통풍, 근육 경련
Trichlormethiazide (Diureses, Metahydrin, Naqua)	PO	부종, 울혈성 심부전, 고혈압, 칼슘 신석증	어지럼증, 현훈, 감각이상, 쇠약감, 두통, 피로, 체액 부족, 부정맥, 광과민성, 오심, 변비, 췌장염, 다뇨, 백혈구감소증, 저칼륨혈증, 통풍, 근육 경련

(11) 교 육

① 저칼륨혈증을 예방하기 위해서 대상자에게 포타슘이 풍부한 식품을 먹도록 권장한다.

★ ② 소디움 섭취를 제한하도록 권장한다. 만일에 포타슘 보충제를 먹어야 한다면, 소금 대용품을 사용하지 않도록 권장한다.

③ 술과 카페인 음료를 피하고, 운동 중이나 뜨거운 날씨에 수액을 보충함으로써 탈수되지 않도록 조언한다.

④ 목욕이나 샤워 및 전기담요 등 강한 열에 노출되지 않도록 조언한다.

⑤ 구토를 할 경우, 얼음 조각이나 맑은 액체를 소량씩 자주 먹도록 권장한다.

⑥ 설사를 할 경우, 과일 주스나 맑은 고기 수프와 함께 수액을 보충하도록 권장한다.

⑦ 이뇨제가 소변량과 배뇨의 빈도를 증가시키므로, 아침과 오후에 약을 복용해야 야간에 배뇨하지 않게 된다.

⑧ loop 이뇨제를 복용하는 중에는 광과민성에 대해 주의시킨다.

★ ⑨ 어지럼과 기립성 저혈압(수축기압 10~15mmHg 이상 감소, 이완기압 10mmHg 이상 감소, 심박동수 10~20% 증가하는 경우)을 피하기 위해서는 천천히 자세를 변경시키도록 권장한다.

⑩ 매일 체중을 측정하면서 갑작스런 체중증가나 감소를 보고하도록 권장한다.

⑪ 귀 울림(ringing in ears)이 있다면 즉시 보고한다.

⑫ 수유하는 동안에는 loop 이뇨제를 사용해서는 안 된다.

⑬ 식이 중 감초를 사용하지 않는다.

2. Thiazide계 이뇨제

(1) 작용 및 용도

① 신피질의 희석부 세뇨관에서 소디움의 재흡수를 억제하여 소변으로 소디움과 물의 배설을 증가시킨다.

② 혈압을 낮추는 작용은 세동맥을 직접 이완시키고 말초혈관의 총 저항을 감소시키기 때문이다.

③ 부종과 고혈압(수축기압 140mmHg 이상, 이완기압 90mmHg 이상 지속적으로 상승되는 경우)에 사용된다.

④ 즉각적인 이뇨효과는 없다.

(2) 일반적인 약물 표 12-2

(3) 투약 시에 고려해야 할 점

① 야뇨증을 피하기 위해서 이른 아침에 복용한다.

② Creatinine 청소율이 30mL/min 미만이면 thiazide 이뇨제는 효과가 없다.

③ 혈압 강하효과가 최대에 이르기까지는 2~4주가 소요된다.

④ Metolazone은 안전성이 확립되지 않았기 때문에 아이들에게는 처방하지 않는다.

(4) 금기증

① Thiazide 이뇨제나 sulfonamide 유도체에 과민성이 있을 때
② 무뇨증
③ 신장이나 간기능이 심각하게 손상된 대상자에게는 신중하게 사용한다.
④ 임산부와 수유부는 thiazide 이뇨제를 사용해서는 안 된다.

(5) 주요 약물과의 상호작용

① Lithium과 병용 시에 혈청 lithium 수치를 증가시킨다.
② Thiazide 이뇨제는 고요산제제와 sulfonylureas 및 인슐린의 효과를 감소시킨다.
③ Loop 이뇨제와 병용 시 부가효과가 있다.
④ NSAIDs는 thiazide의 이뇨효과를 감소시킨다.
⑤ 담즙산 수지(resin)는 thiazide 이뇨제의 흡수를 감소시킨다.
⑥ Thiazide 이뇨제는 allopurinol에 대한 과민성을 증가시킬 수 있다.

(6) 주요 음식과의 상호작용(보고된 자료가 없음)

(7) 주요 임상검사

★ ① 혈청 전해질을 변화시킬 수 있다(특히 포타슘을 낮출 수 있다).
② 혈청 요산염, 당, 콜레스테롤, triglyceride, BUN, 크레아티닌 수치를 증가시킬 수 있다.
③ 부갑상선 기능검사결과를 방해할 수 있다.
④ 갑상선 기능저하 없이 단백질 결합 요오드 수치를 감소시킨다.

(8) 부작용

★ ① 어지럼, 현기증, 두통, 허약감
② 탈수, 기립성 저혈압, 오심과 구토, 복통, 설사, 변비, 빈뇨
③ 피부염과 발진
★ ④ 전해질 불균형, 당내인성 손상, 황달, 근육경련, 광과민성, 발기부전, 과요산혈증

(9) 역작용/독성 : 신부전, 재생불량성 빈혈, 무과립구증, 혈소판 감소증, 아나필락틱 반응

(10) 간 호

① 저혈압과 빈맥을 감시하기 위해 활력징후를 모니터한다.
② 혈청 전해질과 칼슘 및 요산수치를 모니터한다.
③ 매일 같은 시간에 같은 체중계를 이용하여 규칙적인 간격으로 체중을 모니터하고 기록한다.
★ ④ 섭취량과 배설량(I & O)을 모니터한다.

⑤ 탈수징후를 평가한다(갈증, 피부긴장도 저하, 설태).

★ ⑥ 부적절한 조직관류와 허약감, 근력 저하, 안절부절 못함, 불안 및 초조를 사정한다.

(11) 교 육

① 저칼륨혈증을 예방하기 위하여 포타슘이 풍부한 음식을 섭취한다.

★ ② 소디움 섭취를 제한하도록 하며, 포타슘 보충제(염분 대용제)를 먹고 있다면 소금 대용품을 끊을 필요는 없다.

③ 목욕이나 샤워 및 전기담요 등의 강한 열에 노출되지 않도록 한다.

④ 운동 중이거나 무더운 날씨에는 알코올과 카페인 음료를 피하고 체액을 대체하여 탈수되지 않도록 한다.

⑤ 구토 시에는 얼음조각이나 맑은 유동식을 소량 자주 섭취한다.

⑥ 설사 시에는 과일 주스나 삶은 고기국물로 수액을 보충한다.

★ ⑦ 이뇨제가 배뇨량과 횟수를 증가시키므로, 아침과 오후의 약물복용이 야간뇨를 피하게 할 것이라고 대상자에게 알려 준다.

★ ⑧ 어지럼과 기립성 저혈압을 피하기 위해 체위를 천천히 바꾸도록 한다.

★ ⑨ 매일 체중을 측정하여 갑작스런 증가나 감소가 있다면 보고하도록 한다.

⑩ 당뇨환자는 주기적으로 혈당을 측정한다.

3. 포타슘 보존형 이뇨제(potassium-sparing diuretics)

(1) 작용 및 용도

① 원위 세뇨관에 직접 작용하여 소디움 배설을 증가시키고 포타슘 분비를 감소시킨다.

② 심부전과 관련된 부종과 고혈압에 사용된다.

③ Spironolactone은 원발성 고알도스테론증, (남성형)다모증, 월경전 증후군의 진단을 위해 종종 사용된다.

(2) 일반적인 약물 표 12-3

(3) 투약 시에 고려해야 할 점

① 음식이나 우유와 함께 복용한다.

★ ② 소금 대용품을 피한다.

★ ③ 포타슘 함량이 높은 음식을 지나치게 많이 섭취하지 않도록 한다.

④ 소아에게 spironolactone을 투여할 때에는 구강용 현탁액으로 만들기 위해 tablet을 빻아서 가루로 만들어 향이 나는 시럽과 섞는다.

포타슘 보존형 이뇨제(common potassium sparing diuretics)

표 12-3

일반명/상품명	투여 경로	적 응 증	부 작 용
Amiloride hydrochloride(Midamor)	PO	부종, 울혈성 심부전, 고혈압을 치료하기 위해 thiazide와 loop 이뇨제와 같이 사용, 저칼륨혈증의 예방	두통, 어지럼증, 졸리움, 피로, 감각이상, 진전, 혼돈, 발진, 탈모증, 기침, 호흡곤란, 고칼륨혈증, 성욕감퇴, 발기부전, 황달, 위장관 출혈, 근육 경련
Spironlactone(Aldactone)	PO	고알도스테론혈증의 진단과 치료, 울혈성 심부전, 신증후군, 경화증으로 인한 부종, 저칼륨혈증의 예방과 치료, 본태성 고혈압	어지럼증, 두통, 졸리움, 피로, 발진, 경련, 설사, 발기부전, 고칼륨혈증, 무과립구감소증, 다모증, 여성형 유방, 저음
Triamterene(Dyrenium)	PO	울혈성 심부전으로 인한 부종, 신증후군, 스테로이드로 인한 부종, 이차성 고알도스테론증	두통, 발진, 고칼륨혈증, 광과민성, 오심, 구토, 구강 건조, 신결석, 간질성 신염

(4) 금기증

★ ① 혈청 포타슘 수치 5.5mEq/mL 이상

② 다른 포타슘 보존형 이뇨제들과의 병용

③ 체액과 전해질 불균형

★ ④ 무뇨증, 급만성 신부전, 당뇨병성 신경병증, 과민반응, 간기능 손상

⑤ 당뇨환자에게는 신중하게 투여한다.

(5) 주요 약물과의 상호작용

★ ① 혈압 강하제의 저혈압성 효과를 유발할 수 있다.

★ ② 다른 포타슘 보존 이뇨제와 병용 시에 고칼륨혈증의 위험이 증가한다.

③ 신장의 청소율 감소로 혈청 lithium 수치가 증가될 수 있다.

④ Digitalis는 신장의 청소율을 감소시킬 수 있다.

⑤ Aspirin은 spironolactone의 효과를 약간 감소시킬 수 있다.

⑥ Triamterene이 혈당치를 증가시킬 수 있으므로 당뇨병 치료제는 조정이 필요할 수 있다.

⑦ Corticosteroids는 전해질의 고갈을 심화시킬 수 있다.

(6) 주요 음식과의 상호작용 : Spironolactone을 음식과 함께 복용 시에 흡수력이 증가한다.

(7) 주요 임상검사

★ ① 전해질(특히 포타슘과 크레아티닌)을 모니터한다.

② Digoxin 수치

③ Triamterene은 효소분석 검사결과를 방해할 수 있다.

(8) 부작용

① CNS : 두통, 허약감, 어지럼 및 기립성 저혈압
② GI : 오심, 구토, 설사 및 변비
③ 발기부전, 근육 경련, 두드러기, 여성형 유방 및 유방통
④ 구갈, 광과민성, BUN과 creatinine의 일시적인 상승

(9) 역작용/독성

① 재생불량성 빈혈과 혈소판 감소증
② 고칼륨혈증

★ (10) 간 호

① 활력징후를 모니터한다.
② 소변 배설량을 모니터하고, 포타슘 보충제를 중지한다.
③ 약물로 인한 이뇨작용과 고칼륨혈증이 있는지, 노인과 쇠약한 사람들을 주의깊게 관찰한다.
④ 탈수와 전해질 불균형을 모니터한다.
⑤ BUN과 creatinine 등의 혈청 전해질을 주기적으로 모니터한다.

(11) 교 육

① Triamterene을 제외하고는 위장관의 불편감을 피하기 위해 음식물과 함께 복용한다.
★ ② 포타슘이 풍부한 음식을 과도하게 섭취하지 않는다.
③ 정신적 혼돈이나 기면상태에 있다면 즉시 보고한다.
★ ④ 오심 · 설사 · 복통 및 서맥에 이은 빈맥과 같은 고칼륨혈증의 징후와 증상을 모니터한다.
⑤ 부작용은 대체로 약물을 끊으면 사라진다는 것을 설명한다(단 여성형 유방은 지속될 수 있다).
⑥ Spironolactone과 함께 치료 시작 3일까지도 최대 이뇨효과가 나타나지 않을 수 있고, 약물을 끊고 나서 2~3일 동안 이뇨작용이 지속될 수 있다.
★ ⑦ Triamterene이 소변색을 파랗게 변화시킬 수 있음을 알린다.
★ ⑧ 소금 대용품은 대부분 포타슘을 함유하고 있기 때문에 피하도록 한다.
★ ⑨ 태양광선에 직접 노출되지 않는다.

4. 탄산 탈수효소 억제제(carbonic anhydrase inhibitors)

(1) 작용 및 용도

① 중탄산 · 소디움 · 포타슘 및 물의 배설을 촉진시키도록 탄산 탈수효소를 비경쟁적이고 가역적으로 억제한다.
② 소변이 약간 산성으로 된다.

③ 만성 심부전으로 발생된 부종치료에 사용된다.
④ 개방 각녹내장이 있을 때, 안압을 감소시키기 위해 사용된다.
⑤ 간질치료에 사용된다.
⑥ 대사성 알칼로시스를 치료하기 위해서 사용된다.

(2) 일반적인 약물 표 12-4

(3) 투약 시에 고려해야 할 점

① 용량을 증가시키는 것으로, 이뇨작용을 증가시키지는 않는것 같다.
② Aspirin을 고용량과 함께 투여하지 않는다.
③ 근육주사는 권장하지 않는다.

(4) 금기증

① 임신
★ ② 협우각성 녹내장이나 급성 녹내장에는 금기
③ 소디움과 포타슘 수치가 감소된 경우에는 금기
④ 신장이나 간기능 저하가 현저할 때
⑤ COPD 환자에게는 주의깊게 사용한다.

(5) 주요 약물과의 상호작용

① Aspirin은 acetazolamide의 축적과 독성을 일으킬 수 있다.
② Cyclosporine의 수치를 증가시키고, 감소된 primidone의 수치를 증가시킬 수 있다.
③ 리튬의 배설이 증가한다.
④ Amphetamines, anticholinergics, mecamylamine, procainamide, quinidine, tricyclic antidepressants(TCAs)의 신장배설이 감소한다.

(6) 주요 음식과의 상호작용(보고된 자료가 없음)

표 12-4 탄산 탈수효소 억제제(common carbonic anhydrase inhibitors)

일반명/상품명	투여 경로	적응증	부작용
Acetazolamide(Diamox)	PO, IV	광우각형 녹내장 환자의 안압 감소, 심부전으로 인한 부종, 만성 광우각형 녹내장, 급성 산악병의 예방, 간질, 마비, 약물로 인한 부종의 보조적 치료	혼돈, 졸림, 이상 감각, 청력 이상, 일시적 근시, 신결석증, 광과민성, 발진, 전해질 불균형, 재색불량성 빈혈, 백혈구 감소증, 고염소성 산증, 저칼륨혈증, 고요산혈증
Dichlorphenamide(Daranide, Oratrol)	PO	광우각형 녹내장 환자의 안압 감소	
Methazolamide(Neptazane)	PO	광우각형 녹내장 환자의 안압 감소	

(7) 주요 임상검사

① 치료하는 동안이나 치료 시작 전에 주기적으로 혈소판 수치와 CBC를 평가한다. 헤모글로빈과 헤마토크릿이 감소할 수 있다.

② 혈청 전해질을 모니터한다.

③ 위양성 단백뇨증을 초래할 수 있다.

④ 갑상선의 요오드 흡수를 감소시킬 수 있다.

⑤ 요산 수치가 증가할 수 있다.

(8) 부작용

① 혼돈, 졸림, 이상 감각

② 청력 이상, 위장관 불편감, 다뇨증, 일시적 근시

③ 전해질 불균형, 발열, 발진, 신결석, 광과민성

(9) 역작용/독성

① 대사성 산증, 아나필락시스, 골수억제

★ ② 혈소판 감소증 자반증, 용혈성 빈혈, 백혈구 감소증, 범혈구 감소증, 무과립구증

③ Stevens-Johnson syndrome, 중독성 표피박리(toxic epidermal necrolysis), 전격성 간괴사, 혼수와 사망 등을 포함한 sulfonamides에 대한 심각한 반응이 일어난다.

(10) 간 호

★ ① 탈수징후와 증상을 모니터한다(I & O 체크).

② 피부 통합성의 변화를 사정한다.

③ 부종을 사정한다.

④ 활력징후과 매일의 체중을 평가한다.

⑤ 심맥관계와 호흡기계 상태를 평가한다.

⑥ 의식수준과 활동수준의 변화를 사정한다.

⑦ 소금이 고농도로 함유된 음식 섭취여부를 알아보기 위해 식이를 평가한다.

⑧ 처방에 따른 수분을 제한한다.

(11) 교 육

① Aspirin이나 aspirin이 포함된 약물을 복용하지 않는다.

② 식욕부진, 기면 또는 빈맥 증상을 보고한다.

③ 약물로 인해 졸림이 올 수 있기 때문에 기민성과 조정 능력 또는 신체적 기민함을 요하는 운전이나 업무수행 중에는 주의깊게 사용하도록 경고한다.

④ 대상자로 하여금 신결석의 징후를 모니터한다.

⑤ 추후에 예정된 검사실 검사의 중요성을 강조한다.

⑥ 매일 같은 시간에 체중을 측정하여 체중이 급격하게 증가하거나 감소하는지를 보고한다.

⑦ 소디움이 고농도로 함유된 식품과 음료를 일러 준다.

5. 삼투성 이뇨제(osmotic diuretics)

(1) 작용 및 용도

① 근위세뇨관과 Henle 고리에서 사구체 여과의 삼투압을 증가시켜서 물과 전해질의 재흡수를 억제하여 이뇨작용을 촉진시킨다.

② 급성 신부전과 핍뇨의 예방과 치료에 사용된다.

③ 두개 내압 또는 안구 내압을 감소시키기 위해 사용된다.

④ Mannitol은 항암제 치료시 이뇨작용을 유도하기 위해 사용된다.

(2) 일반적인 약물 표 12-5

(3) 투약 시에 고려해야 할 점

① 약물을 느리게 정맥 내로 주입한다.

② Urea는 남아 있는 한 암모니아로 변한다.

③ 혈액이나 혈액제제와 함께 주입하지 않는다.

★ ④ Mannitol은 저온에서 결정이 형성된다. 혈액이나 혈액제제와 함께 주입하지 않는다.

⑤ 안압을 최고로 감소시키기 위해 수술 1~1.5시간 전에 mannitol을 투여해야 한다.

(4) 금기증

① 신기능이 심하게 손상된 환자, 탈수가 현저한 경우, 모유 수유할 때, 간부전, 활동성 두개내 출혈 및 무뇨증이 있는 경우에는 금기

② 심한 폐울혈과 심한 울혈성 심부전이 있을 경우에는 금기

삼투성 이뇨제(common osmotic diuretics)

표 12-5

일반명/상품명	투여 경로	적응증	부작용
Mannitol(Osmitrol)	IV	핍뇨, 급성 신장장애, 부종, 복수, 신부전, 간부전, 심부전, 안압 증가, 두개내압 증가, 약물 독성으로 인한 이뇨, 전립선의 경요도 절 제술	두통, 혼돈, 발작, 순환 부담, 빈맥, 흉통, 흐릿한 시야, 저혈압, 고혈압, 부종, 혈전성정맥염, 두드러기, 이뇨, 수분과 전해질 불균형, 저나트륨혈증, 폐울혈, 비염, 수분 독성
Urea(Ureaphil)	IV	두개내압 증가, 뇌부종, 안압 증가	기절, 어지럼증, 두통, 지남력 상실, 오심, 구토, 정맥 외 누출 시 조직 괴사, 저나트륨혈증, 저칼륨혈증, 혈전성 정맥염, 열경련, 혈량저하증

(5) 주요 약물과의 상호작용

① 혈청 lithium 수치를 낮춘다.
② 심장 배당체와 병용 시에 digitalis toxicity의 유발 가능성이 증가될 수 있다.
③ 다른 이뇨제의 효과를 증가시킨다.

(6) 주요 음식과의 상호작용 (보고된 자료가 없음)

(7) 주요 임상검사 : BUN과 전해질을 자주 모니터한다.

(8) 부작용

① 두통, 실신, 저혈압
② 오심, 구토, 구갈, 소변정체, 전해질 불균형, 두드러기
③ 전해질 불균형, 발열, 발진, 신결석, 광과민성

(9) 역작용/독성

① 간질
★ ② 혈전성 정맥염
★ ③ 울혈성 심부전
④ 심맥관계 허탈

★ (10) 간 호

① 적절한 체액상태를 유지한다.
② 체액과 전해질 균형을 모니터한다.
③ BUN을 모니터한다.
④ 정확한 I & O를 측정하기 위해 혼수상태인 환자에게 유치도뇨관을 사용한다.
⑤ Mannitol을 투여할 때에는 매 시간 I & O와 활력징후를 모니터한다.
⑥ 매일 체중을 측정한다.
④ 신기능, 체액균형, 혈청과 소변의 소디움과 포타슘 수치를 모니터한다.
⑤ 만일에 해당되는 경우, 두개 내압의 감소징후를 사정한다.
⑥ 폐부종 징후를 파악하기 위해 폐와 심장음을 모니터한다.

(11) 교 육

① 체중을 측정한다.
★ ② 흉부나 다리에 통증, 숨가쁨이나 무호흡이 있다면 즉시 보고한다.
③ 어지럼이나 기립성 저혈압을 예방하기 위해 체위를 천천히 변경한다.
④ 갈증(이나)과 구강건조가 있어도 처방된 수분만 섭취한다.
⑤ 의식수준의 감소와 같은 신경계 상태를 모니터한다.

section 2

Potassium Supplements

포타슘 보충제

(1) 작용 및 용도

① 포타슘은 인체세포 내의 주요 양이온이다.

② 세포 내의 긴장성을 유지하고 세포막을 통과하여 소디움과 균형을 유지하며, 신경 흥분을 전달하고, 세포대사를 유지하는 데 작용한다.

③ 심근과 골격근의 수축을 돕고, 산 · 염기 균형을 유지하며, 정상 신기능을 유지한다.

④ 포타슘은 위장관에서 잘 흡수되며, 주로 신장으로 배설된다.

⑤ 저칼륨혈증을 예방하고 치료하기 위해 사용된다.

(2) 일반적인 약물 표 12-6

(3) 투약 시에 고려해야 할 점

★ ① 알약 형태는 물 한 잔과 함께 복용한다.

② 알약은 가루로 빻거나 빨아먹지 않으며, 연하곤란이 있으면 알약을 부수어서 물에 용해시킨 후에 복용한다.

★ ③ 가루형태는 4온스의 물이나 다른 액체에 섞는다.

★ ④ 포타슘 보충제는 위장 자극을 감소시키기 위해 식사와 함께 복용한다.

⑤ 알약이 때로 식도에 박히면 궤양을 유발할 수 있다. 좌심방이 확대되어 식도에 압박이 있는 심장 환자들은 액체 형태를 사용한다.

⑥ 위장 출혈과 소장 궤양의 가능성이 있기 때문에 경구용 당의정은 추천하지 않는다.

★ ⑦ 주사용 포타슘은 희석해서 천천히 주입하며(말초정맥 사용 시 40mEq/L보다 천천히) 중심 정맥을 사용하더라도 10mEq/hr보다 빠르면 안된다.

(4) 금기증

★ ① 핍뇨나 무뇨 또는 고질소혈증을 동반한 심한 신장장애

② 치료되지 않은 Addison's disease

③ 급성 탈수와 열, 경련

④ 광범위한 조직파괴와 관련된 질환뿐만 아니라, 고칼륨혈증과 가족성 주기적 마비

⑤ 심질환과 신질환 시 주의깊게 사용한다.

(5) 주요 약물과의 상호작용

① 항콜린제는 위장 자극과 궤양의 위험성을 증가시킬 수 있다.

② 포타슘이 함유된 제제는 고칼륨혈증의 위험을 증가시킨다.
③ 부정맥의 가능성 때문에 digitalis를 투여 중인 완전 심장블록 환자에게는 추천하지 않는다.
④ 포타슘보존 이뇨제와 ACE inhibitors 또는 포타슘염이 포함된 소금 대용품을 사용할 경우, 심한 고칼륨혈증을 초래할 수 있다.
⑤ 위장관에서 비타민 B_{12}의 흡수를 감소시킬 수 있다.

(6) 주요 음식과의 상호작용

★ ① 포타슘이 풍부한 식품
② 자몽, 바나나, 오렌지, 복숭아, 배, 건포도, 브로콜리, 완두콩, 토마토, 가지, 닭고기, 간, 칠면조, 연어, 소고기, 저지방 요구르트, 우유 및 초코우유

(7) 주요 임상검사(보고된 자료가 없음)

(8) 부작용

① 사지의 이상 감각, 안절부절 못함, 혼돈, 허약감, 다리의 무게감
② 저혈압과 심전도 변화
③ 오심, 구토, 복통, 설사, 고칼륨혈증

(9) 역작용/독성 : 부정맥, 심정지, 호흡마비

(10) 간 호

① 혈청 포타슘, BUN, creatinine을 모니터한다.
② 섭취량과 배설량을 모니터한다.
③ 부정맥에 대해 심전도를 모니터한다.
★ ④ 허약감, 다리의 무게감, 혼돈, 저혈압과 같은 부작용을 모니터한다(고칼륨혈증의 징후).
★ ⑤ 소변의 흐름이 안정될 때까지는 수술 후에 즉시 포타슘을 투여해서는 안 된다.
⑥ 저칼륨혈증의 원인을 규명한다.
⑦ 비경구 주사 시 부위에 통증과 염증징후가 있는지를 자주 사정한다.

표 12-6 포타슘 보충제(Potassium supplements)

일반명/상품명	투여 경로	적 응 증	부 작 용
Potassium Chloride (Kaon-CL, K-Lor, K-Dur, Micro-K, Klotrix, K-tab)	PO, IV	칼륨 결핍을 예방하고 교정, cardiac glycosides와 같이 부정맥의 정맥 치료	고칼륨혈증, 오심, 구토, 설사, 복통, 발진, 위장관 폐색, T파가 높아지거나, P파가 없어지거나 ST 분절이 저하하거나 QT 간격이 증가하는 등의 ECG 변화

(11) 교 육

★ ① 포타슘이 풍부한 식품에 대해 교육한다.
② 포타슘 보충제를 투여하는 중에는 소금 대용품을 피한다.
③ 연하에 문제가 있다면 의료인에게 연락을 취한다.
④ 위장관 출혈의 징후를 파악하기 위해 대변을 모니터한다.
⑤ 다른 처방약 또는 비처방(OTC) 약을 투약할 때에는 의료인에게 알린다.
⑥ 저칼륨혈증의 위험성이 높아지므로, 설사나 구토가 있으면 보고한다.
⑦ 혼돈, 심박 불안정, 다리나 손, 입술 등의 무감각, 호흡의 가쁨, 불안, 심한 피곤, 다리의 쇠약을 즉시 보고한다.
⑧ 위장자극을 피하기 위해 포타슘 보충제를 식사와 같이 섭취한다.
⑨ 심각한 반응을 초래할 수 있으므로, 처방된 양만큼의 포타슘만 섭취한다.
⑩ 분말, 수용성 알약, 과립 등은 마시기 전에 4온스의 물에 완전히 녹인다.
⑪ 서방형 제제는 부수거나 씹으면 안 되지만, 열어서 부드러운 음식에 뿌려서 같이 복용할 수는 있다.
⑫ 서방형 제제의 알약 전체가 배설되어도 내용물의 포타슘은 이미 흡수되었기 때문에 괜찮다.

section 03 Antihypertensives 항고혈압제

1. 단계적 관리법(stepped care management)

★ ① Joint National Committee(JNC) VII 지침에서는 혈압측정과 위험요인 및 표적장기의 질환을 사용하여 기대하는 범위로의 혈압 저하를 위한 환자 관리를 개인별로 차별화하도록 실무자들에게 지시하고 있다.
★ ② 단 한번의 혈압측정 소견을 가지고 고혈압으로 진단하는 것이 아니고, 수축기압과 이완기압이 계속해서 상승할 때에 정의된다.
③ 비용, 치료지침 이행의 용이성, 잠재적인 약물-약물 상호작용 및 부작용을 고려해야 한다.

2. 이뇨제(diuretics)

① JNC VII에서는 고혈압 치료의 첫 단계로 thiazide 이뇨제를 권고하고 있다.

② 물과 소디움 배설을 강화함으로써 소변의 생성을 늘려서 혈압과 부종을 감소시킨다.

③ 고혈압에 사용되는 가장 흔한 이뇨제는 thiazide 이뇨제와 loop 이뇨제이다.

④ 기타 이뇨제들 중 칼륨보존 이뇨제와 삼투성 이뇨제 및 탄산 탈수효소 저해제 등도 사용될 수 있다.

3. Adrenergic inhibitors(α and β-blockers)

(1) 작용 및 용도

① α-아드레날린 차단제는 혈관을 이완시키기 위해 혈관운동성의 긴장을 감소시켜서 결국은 혈압을 낮춘다.

② β-차단제는 심장에서 epinephrine과 norepinephrine에 의한 β-수용체의 자극을 차단하여 혈압을 낮추는데, 결국에는 심박수와 심박출량을 감소시킨다.

③ β-차단제는 또한 신장에서 renin의 분비를 방해하므로 renin-angiotensin 기전이 감소되어서 혈압을 낮춘다.

④ α-차단제는 말초혈관 질환, 고혈압, 양성 전립선비대증(BPH : 요도 주위 전립선의 양성 선종성 비대로 정의되는 증상 복합체) 시에 사용된다.

⑤ β-차단제는 고혈압, 협심증, 부정맥, 녹내장, 심근경색증, 편두통에도 사용된다.

(2) 일반적인 약물 표 12-7, 12-8

(3) 투약 시에 고려해야 할 점

① α-차단제 : 처음 투여한 후 30분~1시간 이내에 실신을 일으킬 수 있다. 그 영향은 일시적이고, 취침 시에 투여함으로 감소될 수 있다.

② 처음 투여 시 실신을 피하기 위해 소량으로 시작한다.

③ β-차단제 : 서맥의 위험이 있으므로 심첨맥박을 모니터한다(저혈당 징후가 가려질 수도 있다).

④ 기관지 경련의 위험성이 증가하기 때문에 β_2 차단제는 주의깊게 사용한다.

⑤ 갑자기 약물을 중단하지 않는다.

⑥ Metoprolol과 propranolol은 흡수를 용이하게 하기 위해 음식과 함께 복용한다.

⑦ Sotalol을 음식과 함께 복용할 경우에는 흡수가 감소된다.

(4) 금기증

① α-차단제 : 약물에 대한 과민반응

② β-차단제 : 약물에 대한 과민반응, 증상성 빈맥, 1도보다 더 위중한 심장블록, class IV 심부전, 천식

(5) 주요 약물과의 상호작용

① α-차단제

- 인슐린과 경구용 혈당강하제의 저혈당 증상을 증진시킨다.
- Clonidine의 항고혈압 효과를 감소
- Prazosin과 indomethacin(Indocin) : 항고혈압 효과가 감소
- Prazosin과 verapamil(Calan) : 혈청 prazosin 농도가 증가
- Prazosin과 beta 차단제 : 처음 투여 시 실신 가능성 증가
- Digoxin 수치를 15% 정도 올릴 수 있다.

② α/β-차단제

- 다른 항고혈압제와 병용 시에 상승 효과
- Coreg/digoxin : Digoxin 농도 증가
- Coreg나 labetalol/cimetidine : Coreg나 labetalol 농도 증가
- Coreg/rifampin : Coreg 농도 감소

③ β-차단제

- 다른 항고혈압제와 병용 시에 상승 효과
- Metoprolol/cimetidine : 효과 증가
- Metoprolol은 심배당체의 서맥을 강화시킬 수 있다.

표 12-7 α-차단제(common alpha blocker medications)

일반명/상품명	투여 경로	적응증	부작용
Carvedilol(Coreg)	PO	고혈압, 경증-중증의 심부전, 심근경색증으로 인한 좌심실 기능부전	어지럼증, 두통, 피로, 기립성 저혈압, 우울, 뇌졸중, 저혈압, 방실 블록, 서맥, 말초혈관 질환, 혈소판감소증, 고칼륨혈증, 고혈당증
Doxazosin(Cardura)	PO	본태성 고혈압	발진, 소양증, 어지럼증, 현훈, 두통, 졸림, 통증, 저혈압, 부정맥, 심계항진, 인두염, 호흡곤란, 관절통, 변비
Labetalol (Trandate/Normodyne)	PO, IV	고혈압, 심한 고혈압, 고혈압성 응급상황	어지럼증, 피로, 두통, 일시적 두피 저림, 기립성 저혈압, 서맥, 심실성 부정맥, 오심, 구토, 설사, 성기능장애, 소변정체, 기도 저항성 증가
Prazosin(Minipress)	PO	경증-중등의 고혈압, BPH	어지럼증, first-dose 실신, 심계항진, 기립성 저혈압, 오심, 구토, 설사, 음경 강직, 발기부전
Terazosin(Hytrin)	PO	고혈압, BPH	혈소판감소증, 성욕감퇴, 호흡곤란, 요통, 근육통, 말초 부종, 심방세동, 비강울혈, 부비동염, 흐릿한 시야, 발기부전, 음경강직

- 담즙산수지/propranolol : Propranolol의 흡수 감소
- Insulin과 경구용 혈당 강하제를 변화시킬 수 있다.

(6) 주요 음식과의 상호작용

톱야자(허브)는 BPH 효과를 가져온다. butcher's broom(백합과의 상록관목)은 terazosin의 효과를 감소시킨다. 음식과 함께 carvedilol를 복용하면 흡수가 지연된다.

(7) 주요 임상검사

① α-차단제

- 요분석 검사에서 크롬친화성 세포종에 대해 위양성을 보일 수 있다.
- BUN, 크레아티닌, ALT/AST, alkaline phosphatase, triglyceride, 요산이 증가할 수 있다.
- 혈당이 올라가거나 내려갈 수 있다.

② α/β-차단제 : 소변 내의 유리형과 total catecholamines 수치를 증가시킬 수 있다.

③ β-차단제

- 혈당수치를 증가시키거나 감소시킬 수 있다.
- 포타슘 수치, transaminase, 요산, alkaline phosphatase를 모니터한다.
- BUN과 creatinine

(8) 부작용

★ ① α-차단제 : 처음 투여 시 실신, 두통, 졸림, 저혈압, 심계항진, 발기부전, 비울혈, 오심과 구토, 빈맥

★ ② α/β-차단제 : 피로, 기립성 저혈압, 어지럼, 오심과 구토, 설사, 기관지 경련, 근육 경련, 두피의 일시적 따끔거림, 고혈당, 상기도 감염, 발기부전, 관절통

③ β-차단제 : 불면, 피로, 어지럼, 신경과민, 부종, 기도의 저항성 증가, 근육통, 관절통, 설사, 발진, 서맥, 저혈압, 오심과 구토, 복통

표 12-8 β-차단제(common beta blocker medications)

일반명/상품명	투여 경로	부 작 용
Atenolol(Tenormin)	PO	불면
Betaxolol(Kerlone)	PO	피로
Metoprolol(Lopressor)	PO	어지럼증
Acebutolol(Sectral)	PO	부종
Propranolol(Inderal)	PO	기도 저항의 증가, 근육통
Nadolol(Corgard)	PO	관절통
Pindolol(Visken)	PO	서맥, 복통

(9) 역작용/독성

① α-차단제 : 백혈구 감소증, 호중구 감소증, 혈소판 감소증, 골수억제, 아나필락시스, 기관지 경련, 부정맥

② α/β-차단제 : 심실성 부정맥, 방실블록, 서맥, 혈소판 감소증, 급사

★ ③ β-차단제 : 심부전, 무과립구증, 기관지 경련

(10) 간 호

① 과거력을 모니터한다.

② 활력징후 특히 혈압과 심박동수를 모니터한다.

③ 부종과 같은 울혈성 심부전의 특성을 모니터한다.

④ 말초 순환상태를 모니터한다.

⑤ 당뇨환자의 경우, 저혈당 여부를 모니터한다.

⑥ 갑자기 투약을 중단할 경우, 협심증을 더욱 악화시키거나 심근경색증을 촉진시킬 수 있다.

⑦ 저혈압성 효과는 노인에게서 더욱 현저하게 나타날 수 있다.

★ ⑧ 대상자의 체위 변경 시에는 안전을 유지한다.

★ ⑨ 처음 투여 시에 실신이 나타나는지를 모니터하고(alpha, alpha/beta blockers), 위험을 최소화하기 위해서 취침 시에 처음 용량을 준다.

(11) 교 육

① 처방대로 정확하게 약을 복용한다.

② 치료의 근거를 설명한다.

★ ③ 어지러움과 낙상을 예방하기 위해 천천히 자세를 바꾼다.

④ 어떤 부작용이든지 주치 의료인에게 반드시 보고한다.

⑤ 인슐린이나 경구용 혈당 강하제를 투여하고 있다면 혈당과 혈압을 더욱 자주 모니터한다.

⑥ 매일 체중을 모니터하여 주당 5파운드(≒2.3kg) 이상 체중이 증가하면 보고한다.

⑦ 치료를 처음 시작할 때에는 위험한 활동을 피한다.

⑧ 의사에게 알리지 않은 채 약을 중단하지 않는다.

★ ⑨ OTC를 투여하기 전에 반드시 의료인의 승인을 받는다.

⑩ 치료 효과가 있으려면 3~4주가 걸릴 수 있다고 설명한다.

⑪ 부작용의 위험이 증가하기 때문에 알코올, 지나친 운동, 오래 서있기와 열 노출을 피한다.

4. 안지오텐신 전환효소 억제제(angiotensin-converting enzyme[ACE] inhibitors)

(1) 작용 및 용도

① Angiotensin I이 angiotensin II로 전환되는 것을 차단하여 renin-angiotensin-aldosterone 기전을 방해하며, 말초혈관의 수축을 방해한다.

② 고혈압 치료에 사용된다

③ 당뇨병성 신장병증이 있는 고혈압 환자에게 선호되는 약물이다.

④ 코카시안과 이뇨제를 사용하는 아프리카계 미국인에게 효과적이다.

(2) 일반적인 약물 표 12-9

표 12-9 안지오텐신 전환효소 억제제(angiotensin-converting enzyme[ACE] inhibitors)

일반명/상품명	투여 경로	적 응 증	부 작 용
Benazepril(Lotensin)	PO	고혈압	저혈압, 부정맥, 심계항진, 부종, 고칼륨혈증, 체중증가, 혈관부종, 비객담성 기침, 호흡곤란, 근육통, 광과민성, 발기부전, 변비, 복부 불편감, 우울, 기절, 졸림, 자반증
Captopril(Capoten)	PO	고혈압, 심부전, 당뇨성 신경병, 심근경색증으로 인한 좌심실 기능부전	신기능 장애, 백혈구 감소증, 무과립구 감소증, 범혈구감소증, 혈소판감소증, 고칼륨혈증, 얼굴과 다리의 혈관부종, 심부전, 어지럼증, 기절, 심내막염, 신증후군, 담즙분비 정지로 인한 황달, 간효소 증가, 빈뇨
Enalapril(Vasotec, Amprace, Renitec)	PO, IV	고혈압, 심부전, 무증상 좌심실 기능부전	어지럼증, 피로, 두통, 백혈구감소증, 혈소판감소증, 고칼륨혈증, 지속적인 마른 기침, 호흡곤란, 혈관부종, 복통, 변비, 신기능 저하, 저혈압, 현훈, 기절
Fosinopril(Monopril)	PO	고혈압, 심부전	뇌졸중, MI, 흉통, angina hepatitis, 고칼륨혈증, 기관지경련, 두드러기, 광과민성, 성기능 장애, 혈관부종, 호흡곤란, 기침, 부비동염, 기립성 저혈압
Lisinopril (Prinivil, Zestril)	PO	고혈압, 심부전, 급성 심근경색증	고칼륨혈증, 근육경련, 기립성 저혈압, 흉통, 비강 울혈, 호흡곤란, 기침, 혈관부종, 과민반응, 성욕 감퇴
Moexepril(Univasc)	PO	고혈압	어지럼증, 피로, 기절, 홍조, 흉통, 백혈구 감소증, 고칼륨혈증, 근육통, 마른 기침, 과민반응, 혈관부종, 감기와 같은 증상
Quinapril(Accupril)	PO	고혈압, 심부전	고혈압성 위기, 고칼륨혈증, 출혈, 졸림, 현훈, 약한 상기, 저혈압, 전신쇠약, 우울, 기립성 저혈압, 혈관부종, 광과민성, 요통, 표피박리성 피부염, 지속되는 기침, 발한, 혈관이완, 빈맥
Ramipril(Altace, Ramace, Tritace)	PO	고혈압, 심부전	간질, 부정맥, 심근경색증, 고칼륨혈증, 혈관부종, 관절통, 두통, 어지럼증, 피로, 약한 상기, 기립성 저혈압, 불면, 신경과민, 진전, 현훈, 광과민성, 혈관부종, 비출혈, 마른 기침, 부종, 소화불량, 위장관염, 발한, 우울
Trandolapril(Mavik)	PO	고혈압, 심부전, 당뇨성 신경병, 심근경색증으로 인한 좌심실 기능부전	서맥, 어지럼증, 두통, 피로, 졸리움, 심계항진, 부종, 홍조, 저혈압, 비출혈, 마른 기침, 후두 자극, 췌장염, 복부팽만, 백혈구 감소증, 호중구 감소증, 고칼륨혈증, 혈관부종, 과민반응, 소양증, 호흡곤란, 상기도 감염

(3) 투약 시에 고려해야 할 점

① 임신이 되면 가능한 한 즉시 중단한다.
② Moexipril과 captopril은 음식물과 섞이면 흡수력이 떨어지기 때문에 공복 시에 복용해야 한다.

(4) 금기증

① 임신
② ACE 억제제에 대한 과민반응
③ 포타슘 보충제와 포타슘 보존 이뇨제와 함께 사용하지 않는다.

(5) 주요 약물과의 상호작용

★ **① 포타슘 보존 이뇨제나 포타슘 보충제 : 고칼륨혈증**
② Lithium 농도 증가
③ Allopurinol에 대한 과민반응의 위험 증가
④ Digoxin 농도가 증가될 수 있다.
⑤ 제산제는 captopril과 fosinopril의 흡수율을 떨어뜨릴 수 있다.
⑥ Indomethacin은 혈압강하의 효과를 감소시킬 수 있다.
⑦ Phenothiazines는 약물효과를 증가시킬 수 있다.

(6) 주요 음식과의 상호작용

고추는 ACE로 야기되는 기침을 악화시킬 수 있다. 검정 카테추(설사에 효과적인 수렴약)는 저혈압 효과를 증진시킨다. 감초는 나트륨 정체의 원인이 된다. 나트륨 대체물은 고칼륨혈증을 야기한다. 고지방식이는 약물흡수를 방해한다. 공복 시 복용한다.

(7) 주요 임상검사

① 무과립구증과 골수억제
② 혈청 BUN과 creatinine이 증가할 수 있다.
③ 간효소, 혈청 빌리루빈, 요산, 혈당이 증가할 수 있다.
④ Captopril은 소변 내에 아세톤이 위양성으로 나타나게 할 수 있다.

(8) 부작용

① 두통, 어지럼, 불안, 피로, 불면, 신경과민, 저혈압, 심계항진
② 오심, 구토, 복통, 변비, 영구적이고 마른 비산출성 기침, 호흡곤란
③ 발진, 관절통, 발기부전, 미각 장애(변화된 입맛)

(9) 역작용/독성

① 혈관부종, 백혈구 감소증, 무과립구증, 범혈구 감소증, 혈소판 감소증
② 뇌졸중, 심근경색증, 고혈압성 위기

(10) 간 호

① 흡수력을 높이기 위해서 식사 1시간 전에 투여한다.
② 정제는 가루로 빻아서 사용할 수 있다.
③ 임산부나 수유부에게는 투여하지 않는다.
④ 증가된 포타슘, 간효소, 빌리루빈, BUN과 creatinine, 소디움 수치 감소에 대해 검사결과를 모니터한다.
★ ⑤ 약을 주기 전에 혈압을 측정하고 규칙적으로 모니터한다.
⑥ 발진이나 두드러기를 모니터한다.
⑦ 말초 부종을 사정한다.
⑧ 대상자가 만일에 신질환을 가지고 있다면 dipstick 방법을 이용하여 규칙적으로 소변내 단백질을 모니터한다.
⑨ 이뇨제는 ACE 억제제 치료하기 전의 2~3일에 중단한다.
⑩ 감별 백혈구 수치를 주기적으로 모니터한다.
⑪ Fosinopril은 투여한 후 1시간 이내에 혈압이 낮아지며, 2~6시간이 되면 최고농도에 도달한다.

(11) 교 육

★ ① 말초부종, 감염 징후, 안면종창, 미각 상실 또는 호흡곤란을 보고한다.
★ ② 어지럼과 낙상을 예방하기 위해서는 천천히 자세를 바꾼다.
★ ③ 약물을 건너뛰거나 중단하지 않는다(심각한 반동성 고혈압을 초래할 수 있다).
④ 일반 의약품(OTC)을 복용하기 전에 반드시 주치 의료인의 승인을 받는다.
⑤ 마른 기침이 지속되면 주치 의료인에게 알린다.
⑥ Fosinopril과 captopril 투여 전 · 후 2시간 동안은 제산제를 복용한다.
⑦ 포타슘이 함유된 소금 대용품을 피한다.
⑧ Captopril 투여 시에 타박상과 점상 출혈 또는 출혈이 있는지를 모니터한다.
⑨ 치료 시작 후 첫 달 동안은 음식 맛이 감소될 것이라고 알려준다.
⑩ Captopril은 식전 20분~1시간에 복용한다.
⑪ 감초를 먹지 않는다.

5. 안지오텐신 II 길항제(angiotensin II antagonists)

(1) 작용 및 용도

① 혈관 평활근의 angiotensin II 수용체에 대한 길항제로 혈관수축 및 aldosterone 분비작용을 억제한다.

② 고혈압에 사용된다.

(2) 일반적인 약물 표 12-10

(3) 투약 시에 고려해야 할 점 : 임신이 인지되면 가능한 한 즉시 중단한다.

(4) 금기증

① 임신과 과민반응

② 신장이나 간질환

(5) 주요 약물과의 상호작용

① 칼륨 보존형 이뇨제를 사용하지 않는다.

② Losartan과 phenobarbital : losartan 수치 감소

③ Losartan과 cimetidine(Tagamet) : losartan 수치 증가

④ 이뇨제는 저혈압의 위험성을 증가시킬 수 있다.

⑤ Indomethacin, rifamycin은 혈압강하의 효과를 감소시킬 수 있다.

(6) 주요 음식과의 상호작용

소금 대용물은 고칼륨혈증의 위험을 증가시킨다. red yeast rice(홍국)은 독성 위험을 증가시킬 수 있다.

표 12-10 안지오텐신 II 수용체 길항제(common angiotensin II antagonist medications)

일반명/상품명	투여 경로	적응증	부작용
Losartan(Cozaar)	PO	고혈압, 고혈압과 좌심실 비대 환자의 뇌졸중 위험의 감소	어지럼증, 현훈, 쇠약, 피로, 두통, 불면, 혈관부종, 신경병, 흉통, 당뇨성 혈관 질환, 설사, 빈혈, 저혈당증, 체중증가, 근육통, 소화불량, 감기와 같은 증상, 기침, 기관지염, 다리 통증, 봉와직염
Valsartan(Diovan)	PO	고혈압, 심부전	어지럼증, 현훈, 피로, 기립성 저혈압, 기절, 인두염, 비염, 부비동염, 흐릿한 시야, 신장기능장애, 백혈구 감소증, 고칼륨혈증, 관절통, 혈관부종, 상기도 감염, 기침

(7) 주요 임상검사

① 호중구 감소증을 모니터하기 위한 백혈구 수치
② 고칼륨혈증을 모니터하기 위한 전해질 검사

(8) 부작용

★ ① 저혈압과 어지럼
② 기침, 위장계 증상, 불면증, 비울혈, 인두염, 근육통/관절통, 감기와 같은 증상

(9) 역작용/독성 : 저혈압, 빈맥이나 서맥, 혈관부종

(10) 간 호

★ ① 이뇨제 투여 중인 대상자에게 저혈압이 나타나는지를 모니터한다.
② 신기능을 규칙적으로 사정한다.
③ 임산부나 수유부에게 투여하지 않는다.
④ 포타슘 수치를 모니터한다.
⑤ 혈압과 심첨맥박을 규칙적으로 모니터한다.
⑥ 감별 백혈구 수치를 주기적으로 모니터한다.

★ (11) 교 육

① 약물을 갑자기 중단하지 않는다.
② 소금 대용품을 피한다.
③ 임신이 의심되면 즉시 의사에게 알리도록 조언한다.
④ 다양한 피임 방법에 대해 안내한다.
⑤ 모든 부작용에 대해서 의료인에게 보고한다.
⑥ 어지러울 수 있기 때문에 천천히 자세를 바꾼다.

6. 칼슘 통로 차단제(calcium channel blockers)

(1) 작용 및 용도

① 심근과 동맥 평활근의 세포 안으로 느린 channels를 통해서 칼슘이온의 유입을 차단하는 class IV 항부정맥제
② 세포 내의 칼슘은 세포를 자극하는 데 필요한 수치보다 낮게 유지된다.
③ 관상동맥과 세동맥을 확장시키고 관상동맥의 경련을 예방한다.

④ 심근으로 산소의 이동이 증가되어서 협심증을 예방한다.
⑤ 동방결절과 방실결절을 통한 전도성이 느려지므로, 심박동수가 감소하고 심근의 수축력이 약해진다.
⑥ 칼슘이 세포 안으로 이동하지 못하므로, 자동성과 전도성(심실 밖으로 혈액을 분출해내는 힘과 압력의 크기)이 감소한다.
⑦ 전신혈관의 저항성이 감소하여 말초 세동맥을 확장시키므로 후부하가 감소한다.
⑧ 동맥 혈압과 심박동수가 감소한다(항고혈압 효과).
⑨ 혈관 경련성 협심증(휴식 시의 협심증), 만성 안정성(고전적 활동 유발성) 협심증, 본태성 고혈압에 사용된다. 정맥주사는 심방세동, 심방조동, 심실상성 빈맥치료에 유용하다.

(2) 일반적인 약물 표 12-11

(3) 투약 시에 고려해야 할 점

① 경구용 diltiazem은 식전과 취침 시에 투여하고, 경구용 verapamil은 식사와 함께 복용하면 위 자극을 감소시킨다.
② 치료 시작 전에 혈압과 심전도를 체크한다.
③ 두통을 모니터하며, 통제가 필요할 수 있다
④ 정맥주사용 diltiazem : 희석하지 않은 정맥주사용제를 2분 이상 투여하고, 15분 후에 반복하거나 D_5W, NS or D_5W/0.45% NaCl에 희석한다. 5~15mg/hr의 속도로 수액주입기를 통해서 지속적으로 주사할 수도 있다.

표 12-11 칼슘 통로 차단제(common calcium channel blockers)

일반명/상품명	투여 경로	적응증	부작용
Amlodipine(Norvasc)	PO	경증 · 중등의 고혈압이나 협심증	저혈압, 말초부종, 빈맥, 홍조, 두통, 위장관계 증상
Bepridil HCL(Vascor)	PO	협심증	
Diltiazem(Cardizem, Dilacor XR, Tiazac)	PO, IV	협심증, 혈관경련성 협심증, non-Q wave MI의 재발 예방, 본태성 고혈압	
Felodipine(Plendil)	PO	만성 협심증, 고혈압	
Isradipine(DynaCirc)	PO	고혈압	
Nicardipine HCL (Cardene, Cardene SR)	PO	협심증, 고혈압	
Nifedipine(Adalat, Procardia)	PO	협심증, 고혈압	
Nisoldipine(Sular, Nisocor)	PO	협심증, 고혈압	
Verapamil HCL (Calan, Isoptin, Verelan,)	PO, IV	협심증, 부정맥, 고혈압	

⑤ 정맥주사용 verapamil은 10mg/min의 속도로 주사 시 멸균증류수 5mL에 희석해서 정맥으로 직접 주입될 수 있다.

⑥ 혈압이 90/60보다 떨어지면 약물을 중단한다.

(4) 금기증

① 약물에 과민반응이 있는 경우에는 사용금지

② 동부전 증후군(Sick sinus syndrome, 심박동기가 장착되어 있는 않은 경우)

③ 2도 또는 3도 심장블록

- 2도 type Ⅰ or Wenckebach : QRS가 사라질 때까지 PR 간격이 점차적으로 연장된다.
- 2도 type Ⅱ : QRS가 사라질 때까지 P파가 진행된다.
- 3도 심장블록 : P파와 QRS 간에는 관련성이 없고, 심박수는 보통 20~40bpm이다.

④ 심한 저혈압(혈압이 90/60 미만)

(5) 주요 약물과의 상호작용

① β-차단제와 digoxin은 방실결절의 전도가 지연될 수 있다.

② Digoxin이나 quinidine의 수치를 독성 수준으로까지 증가시킬 수 있다.

③ Cimetidine은 칼슘통로 차단제의 혈청 수준을 증가시킬 수 있다.

④ 칼슘통로 차단제는 혈청 cyclosporine(면역 억제제) 수치를 증가시킬 수 있다.

⑤ Furosemide를 정맥용액에 배합해서는 안 된다.

(6) 주요 음식과의 상호작용

자몽이나 자몽 주스를 섭취하지 않는다(약물 수치와 부작용을 증진시킬 수 있다).

(7) 주요 임상검사

① 혈청 총칼슘수준을 변화시키지 않도록 한다.

② 간기능과 신기능검사를 초기에 실시하고 주기적으로 모니터한다.

③ 고혈당을 초래할 수 있으므로 당뇨병을 면밀하게 모니터한다.

④ Cyclosporine 수준이 상승될 수 있다.

⑤ Digoxin과 quinidine 수준이 상승될 수 있다.

(8) 부작용

① 두통, 피로, 변비(특히 경구용 제제와 지속적 방출제제)

② 체위성 저혈압

(9) 역작용/독성

① 심장블록과 깊은 서맥, 울혈성 심부전, 실신을 동반한 깊은 저혈압, 심계항진, 체액량 과부하

② 어지럼증, 신경과민, 불면, 혼돈, 진전, 보행장애

③ 오심, 구토, 미각손상, 피부발진

(10) 간 호

★ ① 혈압과 심전도를 치료 시작 전에 체크하고 투약 중에도 면밀하게 모니터한다.

② 간과 신장에 대한 검사실 검사결과를 모니터한다.

③ 두통을 모니터한다.

④ 고혈당을 감소시킬 수 있으며, 당뇨환자를 면밀하게 모니터한다.

⑤ 점진적인 체중증가 여부와 부종의 증거를 보고한다.

(11) 교 육

★ ① 각각의 약물 투여 전에 요골맥박 사정의 중요성을 알린다(특히 verapamil). 불규칙적인 맥박이 있거나 기준 수치보다 느릴 경우에는 보고한다.

② 체위성 저혈압을 예방하기 위해 천천히 자세를 바꾼다.

③ 어지러움이나 실신을 보일 경우에 운전을 피하고, 이런 증상들은 즉시 보고한다.

④ 약물은 처방대로 정확하게 투여한다.

⑤ 지속적 방출용 정제는 가루로 빻거나 깨물어 먹지 않는다.

⑥ 추후관리의 중요성을 강조한다.

⑦ 의사와 상의없이 일반 의약품(OTC)과 허브제를 투여하지 않는다.

⑧ 금연과 음주를 피하도록 격려한다.

⑨ 타박상과 점상출혈 또는 설명할 수 없는 출혈을 보고한다.

7. 혈관 확장제(vasodilators)

(1) 작용 및 용도

① 혈관 평활근을 이완시켜 말초혈관의 저항성을 감소시킴으로써 혈압을 낮춘다.

★ ② 신장으로의 혈류를 직접적으로 증가시킨다.

③ 고혈압 치료에 사용된다.

(2) 일반적인 약물 표 12-12

(3) 투약 시에 고려해야 할 점

① 흡수율을 높이기 위해 hydralazine은 음식과 함께 복용한다.

② 용량 조절을 3일까지 기다린 다음에 한다.

(4) 금기증

① 과민반응
② 관상동맥 질환(CAD), 류머티스성 승모판막 질환, 크롬친화성 세포종, 급성 심근경색증

(5) 주요 약물과의 상호작용

① Hydralazine/metoprolol or propranolol : 농도를 증가시킨다.
② Hydralazine/indomethacin : hydralazine의 효과를 감소시킨다.
③ Minoxidil/guanethidine : 현저한 기립성 저혈압
④ Diazoxide는 hydantoin의 수치를 감소시킬 수 있다.
⑤ Diazoxide는 sulfonylurea와 같이 사용하면 혈당 수치를 증가시킬 수 있다.

(6) 주요 음식과의 상호작용 (보고된 자료가 없음)

(7) 주요 임상검사

① 전해질
② 간기능 검사, BUN, creatinine
③ CBC, 심전도
④ Diazoxide 사용 시 혈당

표 12-12 일반적인 말초 혈관 확장제(common peripheral vasodilators)

일반명/상품명	투여 경로	적응증	부작용
Diazoxide(Hyperstst IV)	IV	고혈압성 위기, 고인슐린증으로 인한 저혈당증	어지럼증, 저혈압, 두통, 심계항진, 빈맥, 말초부종, 기립성 저혈압, 기절, 쇼크, 심근경색증, 혈소판 감소증, ECG 변화, 변비, 통증, 염증
Hydralazine(Apresoline)	PO	본태성 고혈압, 심부전	어지럼증, 저혈압, 두통, 심계항진, 빈맥, 말초부종, 기립성 저혈압, 기절, 쇼크, 백혈구 감소증, ECG 변화, 변비, 통증, 염증, 루푸스 같은 증상
Minoxidil(Loniten, Rogaine)	PO	심한 고혈압	빈맥, 두통, 부종, 다모증, Stevens-Johnson syndrome, 헤모글로빈, 헤마토크릿 감소, 피부염, 탈모증, 기관지염, 부비동염, 상기도감염
Nitroprusside sodium (Nipride, Nitropress)	IV	고혈압성 위기, 급성 울혈성 심부전, 급성 심근경색증, 마취 동안의 저혈압 조절	불안, 두통, 안절부절, 흉골하부 통증, ECG 변화, 심계항진, 발한, 갑상선기능저하증, 오심, 구토, 복통
Prazosin hydrochloride(Minipress)	PO	고혈압, 재발성 울혈성 심부전, Raynaud's disease, BPH	어지럼증, 두통, 졸림, 심계항진, 나트륨과 수분 정체, 오심, 흐릿한 시야, 빈뇨, 홍반성 낭창, 발기부전, 음경강직, 비강울혈, 기립성 저혈압, 빈맥

(8) 부작용

① 반사성 빈맥, 말초부종, 두통, 어지럼, 심계항진
② 위장관 불편감, 다모증, 루프스양 증후군
③ 심막삼출, 압전, 발진, 유방 압통, 체중증가

(9) 역작용/독성

① 무과립구증, 심부정맥, 쇼크(심장의 펌핑능력 부전으로 심박출량이 저하되고 조직 관류가 감소), 울혈성 심부전
② Stevens-Johnson syndrome

(10) 간 호

★ ① 두통과 심계항진은 첫번째 투여 2~4시간 후에 발생될 수 있으며, 자연스럽게 가라앉는다.
② 음식은 흡수를 좋게 해주고 위 자극증상을 감소시킨다.
★ ③ 혈압과 심첨맥박을 규칙적으로 모니터한다.
④ 체중증가와 부종징후를 관찰한다.
★ ⑤ 울혈성 심부전, 체액정체, 협심증의 특성을 모니터한다.
⑥ 신장 투석환자의 경우, minoxidil이 투석으로 제거되므로 투약시간을 변경해야 한다.
⑦ minoxidil을 투여할 때 심박수가 정상보다 20회/분 이상 증가하면 보고한다.

(11) 교 육

★ ① 체중을 모니터한다.
★ ② 어지럼과 낙상 가능성을 예방하기 위해 천천히 자세를 바꾼다.
③ 근육과 관절의 통증 및 발열 시에는 즉시 보고한다.
★ ④ 두통 또는 심계항진과 함께 맥박이 빨라질 수 있으나 대략 10일이 지나면 사라진다.
⑤ 의료인과 상의없이 투약을 중단하지 않는다.
⑥ 역작용과 부작용을 설명하고, 이례적인 부작용이 나타나면 보고한다.
⑦ 술을 마시지 않는다.
⑧ 내성이 생길 때까지는 위험한 활동을 피한다.
⑨ 음식과 함께 presoline을 투여하면 흡수를 증진시킨다.
⑩ 일반 의약품(OTC)을 투여하기 전에 반드시 의사에게 보고한다.
⑪ 심박수 증가, 숨가쁨, 흉통, 심한 소화불량, 어지러움 또는 실신이 있으면 보고한다.
⑫ 다모증은 약물을 중지한 후 1~6개월이 지나면 사라진다고 안심시킨다.
⑬ 백내장의 발생을 확인하기 위해 6개월마다 안과검사를 시행해야 한다.

8. 그밖에 항고혈압제(other antihypertensives)

(1) 작용 및 용도

① 중추에 작용하는 교감신경차단제

- 중추신경계에서 alpha2 수용체를 자극하여 교감신경성 심장촉진인자와 혈관수축 신경중추를 억제한다.
- 중추신경계로부터 교감신경성 수축 신경자극전도를 감소시켜서 동맥혈압을 감소시킨다.

② 말초성 anti-adrenergics

- 말초신경계에서 혹은 중추신경계에서도 catecholamine의 저장을 감소시킨다.
- 총 말초저항, 심박동수, 심박출량을 감소시킨다.

(2) 일반적인 약물 표 12-13

(3) 투약 시에 고려해야 할 점

① 갑자기 중단하면 반동성 고혈압을 초래할 수 있다.

② Guanabenz : 1~2주 후에 약물용량을 조정한다.

③ Guanfacine : 낮 동안의 졸림을 감소시키기 위해 취침 시에 투여하고, 3~4주 후에 용량을 조정한다.

④ Methyldopa : 약물투여 전에 최대의 반응을 보려면 2일 정도 걸린다.

(4) 금기증

① 집단으로부터 모든 약물들에 대한 과민반응

중추와 말초에 작용하는 교감신경 차단제
(common centrally and peripherally acting anti-adrenergic medications)

표 12-13

일반명/상품명	투여 경로	적 응 증	부 작 용
Clonidine(Catapress)	PO	본태성, 신성, 악성 고혈압	불안, 혼돈, 졸림, 예민, 서맥, 심한 반동성 고혈압, 발기부전, 비뇨기계 감염, 오심, 구토, 소변정체, 일시적 포도당 불내성, 소양증, 피부염
Guanabenz acetate(Wytensin)	PO	고혈압	구강건조, 진정, 발진, 쇠약, 소양증, 두통, 부정맥, 흉통, 부종
Guanfacine hydrochloride(Tenex)	PO	고혈압	쇠약, 어지럼증, 진정, 두통, 불면, 이명, 긴장이상, 서맥, 심계항진, 흉골하부 통증, 구강건조, 변비, 발기부전, 고환장애, 다리 경련, 맛의 변화
Guanadrel sulfate(Hylorel)	PO	고혈압, 신성 고혈압	쇠약, 어지럼증, 진정, 두통, 불면, 이명, 긴장이상, 서맥, 심계항진, 흉골하부 통증, 구강건조, 변비, 발기부전, 고환장애, 다리 경련, 맛의 변화

② 활동성 간염이나 간경화
③ MAO 억제제(methyldopa)와의 병용
④ 심부전 징후가 있다면 methyldopa를 끊는다.
⑤ 정신적 우울, 활동성 · 소화성 궤양, 궤양성 대장염, 울혈성 심부전, 천식 및 기관지염의 기왕력(reserpine)

(5) 주요 약물과의 상호작용

① Clonidine/beta blockers : paradoxical hypertension
② Clonidine/tricyclic antidepressants : 항고혈압 효과를 차단할 수 있다.
③ Methyldopa : levodopa, lithium, haloperidol, MAO 억제제, 및 교감신경 흥분제의 효과를 증가시킬 수 있다.
④ Methyldopa/propranolol : paradoxical hypertension
⑤ Guanadrel/phenothiazines, 교감신경 흥분제, 삼환계 항우울제 : 항고혈압효과를 억제한다.
⑥ Reserpine/삼환계 항우울제 : 항고혈압효과를 차단한다.
⑦ CNS depressant와 같이 사용하면 진정효과가 증가한다.

(6) 주요 음식과의 상호작용

고추, yohimbe(허브로서 발기중추흥분제로 사용)는 항고혈압효과를 감소시킬 수 있다.

(7) 주요 임상검사

① 혈당수치, 양성 Coomb's test
② 혈청 콜레스테롤과 총 triglycerides 수치를 약간 감소시킬 수 있지만 HDL은 변화하지 않는다.
③ 간효소 수치가 상승할 수 있다.
④ Methyldopa는 소변 내의 요산, 혈청 creatinine, AST와 ALT 수치를 변화시킨다. 소변 내의 catecholamines 수치를 거짓으로 상승시킬 수 있으므로 갈색 세포종 진단을 방해할 수 있다.

(8) 부작용

① 진정, 두통, 허약감, 어지럼, 정신적 명료성의 감소
② 불수의적 무도병 아데토시스양의 움직임, 파킨슨 증후군, 우울, 가위눌림
★ ③ 서맥, 기립성 저혈압, 협심증의 악화, 부종
④ 위장장애, 발진, 여성형 유방, 유즙분비 과다, 무월경, 발기부전, 구갈, 체중증가

(9) 역작용/독성

① 심근염, 용혈성 빈혈, 혈소판 감소증
② 간 괴사
③ 심한 반동성 고혈압

(10) 간 호

① 구강으로 투여, 정제는 부수어서 먹을 수 있다.

② 위장관 불편감이 나타나지 않는 한 음식과 함께 복용할 필요는 없다.

③ Methyldopa는 정맥으로 30~60분 동안 투여하도록 한다. 피하나 근육으로는 주지 않도록 한다.

★ ④ 경피제제(clonidine)는 흉부나 상완부의 건조하고 털이 없는 곳에 적용한다.

⑤ 발진이 있는지 부위를 사정한다.

⑥ 상승된 AST, ALT, alkaline phosphatase, 빌리루빈, BUN, creatinine, 포타슘, 소디움, 요산수치를 모니터한다.

⑦ Prothrombin 시간을 연장시킬 수 있다.

★ ⑧ 기준 혈압과 심첨맥박을 측정하고 체중을 규칙적으로 모니터한다.

⑨ 말초 부종이 있는 대상자를 사정한다.

⑩ 구갈은 치아 우식증, 치주질환, 구강 칸디다증, 불편감을 초래할 수 있다.

⑪ 약물을 갑자기 중단하지 않는다.

(11) 교 육

★ ① 식이의 중요성과 소디움 제한 및 체중감소의 필요성을 강조하고, 주당 5파운드(≒2.3kg) 이상으로 체중이 증가할 경우에는 보고한다.

★ ② 물을 조금씩 마시거나 무설탕껌을 씹어서 구갈을 완화한다.

③ 소금이 없는 크래커나 마른 토스트를 먹어서 오심을 치료한다.

★ ④ 어지럼과 낙상 가능성을 예방하기 위해 천천히 자세를 바꾼다.

⑤ 정신적 예리 정도에 변화가 있을 경우, 의료인에게 보고한다.

⑥ 어떤 약물은 소변색을 더욱 어둡게 할 수 있다.

★ ⑦ 약물이 졸림을 유발하면 위험한 활동을 수행하거나 운전을 하지 않는다.

⑧ 처방대로 약을 복용한다.

⑨ 일반 의약품(OTC)을 먹기 전에 의사와 상의한다.

⑧ 알코올이나 다른 중추신경계 억제제를 피한다.

★ ⑨ 갑자기 약물을 중단하지 않는다.

9. 고혈압성 위기 시의 약물(medications for hypertensive emergencies)

(1) 작용 및 용도

① 혈관을 확장시키도록 세동맥 평활근을 이완시킨다.

② 말초혈관의 저항성을 감소시켜서 혈압을 낮춘다.

③ 고혈압성 위기를 치료하는 데 사용된다.

(2) 일반적인 약물 표 12-14

이전에 논의된 약물들로는 hydralazine, labetalol, enalapril, furosemide, nicardipine

(3) 투약 시에 고려해야 할 점

★ ① 투약할 때에 infusion pump를 사용한다.
② 정맥 내의 주입은 혈압에 따라 줄여 나간다.
③ 빛, 열이나 동결로부터 용액을 보호한다.
★ ④ 흐리거나 작은 부유물이 포함된 용액은 사용하지 않는다.
⑤ Diazoxide를 희석하지 않은 채 직접 정맥내로 10~30초 이상 동안 투여한다.
★ ⑥ 정맥주사하는 동안은 누워 있도록 하고, 주사 후에는 최소한 30분 정도는 침대에 머물러 있어야 한다.
⑦ Diazoxide는 소디움과 물을 정체시키기 때문에 투여 후에 울혈성 심부전을 예방하기 위해서 이뇨제가 처방되어야 한다.

(4) 금기증

① Thiazide에 대한 과민반응
② 보상성 고혈압, 부적절한 뇌혈류 순환, 심한 빈혈, 협우각형 녹내장, 울혈성 심부전

(5) 주요 약물과의 상호작용

① Epinephrine은 다른 항고혈압제의 효과를 강화시킬 수 있다. 또한, 단백질 결합 부위에서 단백 물질과 치환될 수 있다.
② 이뇨제는 저혈당, 고요산혈증, 혈압 하강효과를 강화할 수 있다.
③ Nitroglycerin(NTG)을 알코올, 혈압하강제, 또는 phenothiazines과 병용할 경우 부가적인 저혈압을 초래할 수 있다.

표 12-14 응급 시의 주요 항고혈압제(common emergency antihypertensive medications)

일반명/상품명	투여 경로	적 응 증	부 작 용
Diazoxide(Hyperstat IV)	IV	고혈압성 위기, 고인슐린증으로 인한 저혈당증	어지럼증, 저혈압, 두통, 심계항진, 빈맥, 말초 부종, 기립성 저혈압, 기절, 쇼크, 심근경색증, 혈소판감소증, ECG 변화, 변비, 통증, 염증
Nitroglycerine	IV	협심증, 수술전 고혈압, 울혈성 심부전, 급성 심근경색증, 심장 부담의 감소	어지럼증, 두통, 심계항진, 빈맥, 말초부종, 기립성 저혈압, 기절, 쇼크, 심근경색증, 혈소판감소증, ECG 변화, 변비, 통증, 염증
Nitroprusside sodium(Nipride, Nitropress)	IV	고혈압성 위기, 급성 울혈성 심부전, 급성 심근경색증, 마취 동안의 저혈압 조절	불안, 두통, 안절부절, 흉골하부 통증, ECG 변화, 심계항진, 발한, 갑상선기능저하증, 오심, 구토, 복통

(6) 주요 음식과의 상호작용(보고된 자료가 없음)

(7) 주요 임상검사

① 혈청 creatinine 청소율이 증가한다.

② 콜레스테롤 수치가 거짓으로 감소한다.

③ Diazoxide는 인슐린 분비를 자극하는 포도당을 억제하고, 글루카곤에 대한 위음성 인슐린 반응을 일으킬 수 있다.

④ 헤모글로빈(Hg)이나 헤마토크릿(Hct)이 감소할 수 있다.

(8) 부작용

★ ① 어지럼, 허약감, 두통, 권태감, 조홍, 심계항진, 불면, 이상감각, 부정맥, 빈맥, 저혈압, 협심증, 발한

★ ② 소디움과 물 정체, 시각장애, 위장장애, 고질소혈증, 소변량 감소, 발진

③ 케톤산혈증, 고요산혈증, 고혈당

(9) 역작용/독성

① 간질, 마비, 뇌 허혈, 부정맥, 쇼크, 심근경색증

② 혈소판 감소증, 두개 내압 상승, 타이오사이안산염 독성(thiocyanate toxicity), 메트헤모글로빈혈증(methemoglobinemia), 사이안화물 독성(cyanide toxicity)

(10) 간 호

★ ① 15~30분 동안 혈압을 5분마다 측정하고, 이후로는 상태가 안정될 때까지 매시간 측정한다.

② 약물 주입 후에 심한 저혈압이 생기거나 30분 정도 계속해서 혈압이 감소하면 중단한다.

③ 침윤되어 있는지, 정맥주사 부위를 모니터한다.

④ 섭취량과 배설량을 주의깊게 모니터한다.

⑤ 혈당수준과 전해질 및 매일 체중을 모니터한다.

⑥ 혈청 요산수치를 자주 모니터한다.

⑦ 두통과 다른 부작용을 모니터한다.

★ ⑧ 72시간마다 타이오사이안산염(thiocyanate) 수치를 측정한다.

(11) 교 육

★ ① 혈당치를 모니터한다(특히 당뇨병 환자).

★ ② 어지럼과 기립성 저혈압이 있을 수 있기 때문에 갑자기 자세를 바꾸지 않는다.

③ 주사 부위의 통증이나 발적을 포함하여 역작용을 즉시 보고한다.

④ 울혈성 심부전의 증상과 징후에 대해 교육한다.

★ ⑤ 섭취량과 배설량 및 매일 체중을 모니터한다.

★ ⑥ 매일 체중을 측정하고 주당 5파운드(≒2.3kg) 이상이 증가하면 보고한다.

⑦ 두통이 있을 때 필요 시에 tylenol을 복용한다.

section 04 Antihypotensives(sympathomimetics)
항저혈압제(교감신경 흥분제)

(1) 작용 및 용도

① 선택적으로 교감신경성 α-수용체와 β-수용체를 자극함으로써 교감신경계의 fight or flight 반응과 흡사하다.

★ ② 교감신경성 α-수용체의 자극은 혈관을 수축시키고 전신의 혈압을 높인다.

③ 교감신경성 α-수용체의 자극은 심근이 수축하는 힘과 횟수를 증가시킨다.

④ 쇼크 치료에 사용된다.

(2) 일반적인 약물 표 12-15

(3) 투약 시에 고려해야 할 점

★ ① 약물은 주사하기 전에 반드시 희석해야 한다.

★ ② 약물 투여 중 대상자를 계속적으로 주시해야 한다.

표 12-15 교감신경 흥분제제(common sympathomimetic medications)

일반명/상품명	투여 경로	적응증	부작용
Norepinephrine(Levophed)		급성 저혈압 상태	두통, 서맥, 고혈압, 혈관 외로 누출 시 조직 괴사
Metaraminol(Aramine)	IV	저혈압	안절부절, 서맥, 혈관 외로 누출 시 조직 괴사
Dopamine(Intropin)	IV	저혈압, 쇼크	부정맥, QRS가 넓어짐, 저혈압, 서맥, 천식발작, 혈관 외로 누출 시 조직 괴사, 과민반응
Dobutamine(Dobutrex)	IV	심장 압박	두통, 심박수 증가, 조기심실수축, 다리 경련, 비특이적 흉통, 오심, 구토, 과민반응, 혈관 회로 누출 시 괴사
Isoproterenol(Isuprel)	IV, IM, SC	기관지 경련, 심장 블록, 심실성 부정맥, 쇼크, 서맥, 승모판 역류증	두통, 진전, Stokes-Adams syndrome, 심정지, 기관지경련, 발한, 빈맥, 심계항진, 혈압이 빠르게 오르고 떨어짐

(4) 금기증

① 교정되지 않은 부정맥과 장간막이나 말초혈관의 혈전증
② 현저한 저산소증, 과탄산증, 혈량 부족으로 인한 저혈압
③ MAO 억제제나 imipramine 타입의 항우울제를 투여 중인 사람에게는 주의해서 사용한다.

(5) 주요 약물과의 상호작용

① Norepinephrine은 전신마취제, 삼환계 항우울제, MAO 억제제와 상호작용을 한다.
② β-차단제는 고혈압의 가능성을 증가시킨다.
③ 이뇨제는 동맥의 반응을 감소시킨다.
④ Atropine은 혈압상승효과를 증가시킨다.
⑤ Metaraminol/MAO 억제제 : 혈관수축효과를 증가시킨다.

(6) 주요 음식과의 상호작용

rue(허브 : 귤과의 상록다년초)는 수축전위를 증진시킨다.

(7) 주요 임상검사

① 혈청 전해질을 모니터한다.
② 혈당치를 모니터한다.
③ Isoproterenol은 천식진단 시에 폐활량 측정기(spirometry)의 민감도를 감소시킨다.

(8) 부작용

① 불안, 허약감, 어지럼, 진전, 안절부절 못함.
② 서맥, 빈맥, 심계항진
③ 오심과 구토, 홍조, 발한, 혈관 외 유출
④ 고질소혈증, 짧은 호흡, 기관지 경련

(9) 역작용/독성

① 심한 고혈압, 아나필락시스
② 부정맥, 심정지, 심실성 빈맥
③ Stokes-Adams seizures, 천식증상

(10) 간 호

① 6～12시간 동안 3～5회의 치료에도 효과가 미미하거나 증상이 경감되지 않으면 재평가한다.
② 활력징후와 심전도 및 섭취량과 배설량을 주의깊게 모니터한다.
③ 반동성 고혈압을 모니터한다.
④ Infusion pump는 지나치게 많은 양의 약물이 갑자기 주입되는 것을 방지한다.

⑤ 혈량감소를 먼저 교정한다.
★ ⑥ 혈관외 유출 시 해독제 : 생리식염수 10~15mL 안에 phentolamine mesylate(Regitine) 5~10mg
⑦ 주사 부위를 자주 모니터한다.
⑧ 약물이 주입되는 동안 대상자는 계속적으로 주의하고 관찰한다.
⑨ 일광으로부터 용액을 보호한다.
★ ⑩ 교감신경 흥분제는 중탄산 나트륨과 배합해서는 안 된다.

(11) 교 육

① 역작용과 부작용을 즉시 보고한다.
② 활력징후를 자주 모니터한다.
③ Dobutamine 사용 중에 협심통이 있다면 보고한다.

section 05 Urinary Tract and Bladder Medications 요로 및 방광 치료용 약물

1. 소독제(anti-infectives)

(1) 작용 및 용도

① 정균작용(세균을 파괴하지 않고 그 성장을 억제)과 살균작용(세균을 파괴)을 한다.
② 요로계 내에서 소독제로 작용한다.
③ 요로 감염치료에 사용된다.

(2) 일반적인 약물 표 12-16

(3) 투약 시에 고려해야 할 점

① 위장관 불편감을 감소시키기 위해 음식이나 우유와 함께 복용한다.
② 투약 전에 신장과 간기능을 체크한다.
③ 구강 현탁액이 치아를 착색시킬 수 있다.
④ 모든 치료과정 요법을 완결한다.

(4) 금기증

① 과민반응
② 거대적 아구성 빈혈과 엽산 결핍증, 신부전, 심한 간부전
③ 심한 탈수, 무뇨, 핍뇨, 간질

(5) 주요 약물과의 상호작용

① Hiprex/sulfonamides : 소변 내에서 녹지 않는 침전물이 형성될 수 있다.
② Nalidixic acid/warfarin : warfarin의 효과를 상승시킨다.
③ Sulfonamides는 methotrexate, phenytoin, sulfonylureas 및 warfarin의 효과를 상승시킨다.
④ Trimethoprim은 phenytoin의 효과를 상승시킨다.
⑤ Magnesium trisilicate와 같이 사용하면 nitrofurantoin의 흡수가 감소된다.

(6) 주요 음식과의 상호작용 (보고된 자료가 없음)

(7) 주요 임상검사

① 간효소 수치와 신기능을 증가시킬 수 있다.
② 요당검사에서 위양성을 나타낼 수 있다.
③ 17 hydroxycorticosteroids, catecholamines가 증가되는 것처럼 보일 수 있다.

(8) 부작용

① 졸림, 허약감, 두통, 어지러움

표 12-16 요로계 소독제(common urinary tract anti-infectives)

일반명/상품명	투여 경로	적 응 증	부 작 용
Methenamine (Hiprex, Mandelamine)	PO	UTI, 신우신염, 방광염, 잔뇨, 비뇨기의 해부학적 기형	방광 자극, 배뇨장애, 긴박감, 빈뇨, 혈뇨, 오심, 두통, 호흡곤란, 발진, 혈청 transaminase 증가
Nalidixic acid(NegGram)	PO	그람 음성 간균, proteus, klebsiella, enterobacter, E-coli로 인한 UTIs	발진, 소양증, 혈관부종, 광과민성, 졸림, 쇠약감, 두통, 현훈, 어지럼증, 오심, 구토, 설사
Nitrofurantoin(Macrodantin)	PO	E-coli, staphylococcus aureus, klebsiella, enterobacter, proteus로 인한 UTIs	Stevens-Johnson syndrome, 표피박리성 피부염, 두드러기, 혈관부종, 오심, 복보 경련, 간독성, 폐과민성, 중복감염, 갈색-녹슨 색의 소변
Trimethoprim(Proloprim)	PO	급성 중이염, E-coli, proteus, klebsiella, enterobacter, staphylococcus로 인한 UTIs	혈소판 감소증, 백혈구 감소증, 메트헤모글로빈혈증, 거대세포성 빈혈, 위상부 불편감, 오심, 구토, 설사, 발진, 소양증, 열
Sulfisoxazole and Phenazopyridine (Azo-Gantrisin)	PO	UTIs, 급성 중이염, 결막염, 성행위로 인한 감염	Stevens-Johnson syndrome, 표피박리성 피부염, 두드러기, 혈관부종, 오심, 복부 경련, 간독성, 폐과민성, 중복감염, 갈색-녹슨 색의 소변

★ ② 일광에 대한 과민성, 흐린 시야
③ 위장관 불편감, 소양증, 발진, 관절통

(9) 역작용/독성

① 간질, 두개 내압 상승
★ ② 백혈구 감소증, 혈소판 감소증, 혈관 부종

(10) 간 호

① 체액이(지나치지 않게) 충분히 있다면 약물이 최대로 작용한다.
② 위장관 불편감을 감소시키기 위해 식사와 함께 복용한다.
③ 신장과 간기능을 모니터하고 주기적으로 CBC를 측정한다.
④ 어떤 약물은 산성뇨에서 가장 잘 듣기 때문에 약물 투여 전에 소변 내의 pH를 측정한다.
★ ⑤ 소변을 산성화시키기 위해 cranberry juice나 비타민 C를 섭취할 수 있다.
⑥ 중추신경계 부작용을 모니터한다.
★ ⑦ 구강용 현탁액 nitrofurantoin을 사용한다면 구강을 헹궈서 치아에 착색되지 않도록 한다.
⑧ Methenamide를 복용할 때에 액체를 대량섭취하면 약물을 희석시키고 요중 pH를 상승시켜서 항세균성 효과를 감소시킨다.
⑨ Nitrofurantoin을 복용하는 환자의 폐 민감성을 사정한다.

(11) 교 육

① 느낌이 좋다면 장기 치료가 일반적임을 알린다.
★ ② 매일 최소한 8잔의 물을 마시도록 한다.
③ 위장관 불편감을 감소시키기 위해 약을 식사와 함께 복용한다.
④ 우유, 과일주스, 중탄산 나트륨과 같은 알칼리성 음료를 피하고 제산제를 복용하지 않는다.
⑤ 새로운 약물을 먹게 된다면 주치의사에게 알린다.
⑥ 일광에의 지나친 노출을 피하기 위해 자외선 차단제를 사용한다.
⑦ 중추신경계의 어떤 부작용이 있다면 의사에게 알린다.
⑧ 약물이 소변을 변색시킬 수 있음을 알리고, 이는 무해하며 약을 끊으면 사라진다고 안심시킨다.
⑨ 음식과 함께 methenamine을 복용한다.

2. 항경련제(antispasmodics)

(1) 작용 및 용도

① 요로계의 평활근을 이완시킨다.
★ ② 방광근의 경련을 감소시킨다.

③ 운동성 과잉과 관련된 하부 요로계 질환을 치료하는 데 사용된다(배뇨곤란, 급박뇨, 야뇨, 치골 상부의 통증, 빈뇨, 실금).

(2) 일반적인 약물 표 12-17

(3) 투약 시에 고려해야 할 점 : 제산제나 지사제를 주기 1시간 전에 투여한다.

(4) 금기증

① 녹내장

② 폐쇄성 호흡, 폐쇄성 위장질환, 심한 궤양성 대장염, 중증 근무력증

★ ③ 항콜린제에 대한 과민반응, 마비성 장폐색, 불안정한 심맥관 상태

(5) 주요 약물과의 상호작용

① Amantadine은 항콜린효과를 역으로 증가시킨다.

② Phenothiazines이나 haloperidol은 항정신병효과가 감소될 수 있다.

③ 제산제와 지사제는 hyoscamine의 흡수를 감소시킨다.

④ 다른 항콜린제와(병용시) 상승 효과

(6) 주요 음식과의 상호작용 (보고된 자료가 없음)

(7) 주요 임상검사 (보고된 자료가 없음)

주요 항경련제(common antispasmodic medications)

표 12-17

일반명/상품명	투여 경로	적 응 증	부 작 용
Hyoscyamine(Cystospaz)	PO, SC, IM, IV	수술 전 분비물 감소, 소화성 궤양, 경련성 위장장애, 방광염, 신경인성 방광이나 장의 장애, 파킨슨씨 병, 담낭이나 신장 산통, 비염, anticholin-esterase 중독	심계항진, 어지럼증, 흐릿한 시야, 동공 산대, 졸림, 오심, 구강건조, 맛 상실, 변비, 배뇨 주저, 발기부전, 발한 저하, 과민반응, 열, 두드러기
Tolterodine tartrate(Detrol)	PO	과활동성 방광	흐릿한 시야, 오심, 구토, 소화불량, 변비, 두통, 어지럼증, 체중증가, 통증, 피로, 근시, 이차적 협우각형 녹내장, 안압증가, 복통
Oxybutynin chloride(Ditropan)	PO, transdermal patch	신경인성 방광, 요실금, 긴박감, 빈뇨	졸리움, 어지럼증, 흐릿한 시야, 구강건조, 오심, 배뇨 주저, 발한 저하
Flavoxate(Urispas)	PO	배뇨장애, 긴박감, 야뇨, 방광염, 전립선염, 요도염, 요도 방광염	신경과민, 현훈, 혼돈, 안구긴장 증가, 오심, 구토, 구강건조, 빈맥, 심계항진

★ (8) 부작용

① 두통, 불면, 졸림, 어지럼, 혼돈, 흥분, 심계항진
② 흐린 시야
③ 구갈, 위장관 불편감, 배뇨지연, 소변정체, 두드러기

(9) 역작용/독성 : 백혈구 감소증

(10) 간 호

★ ① 약물의 효과를 모니터한다.
★ ② 중추신경계의 특성을 모니터한다.
③ 섭취량과 배설량을 모니터한다.

(11) 교 육

① 어지럼과 시야 흐림이 나타날 수 있으므로, 운전이나 기계를 조작할 때에는 주의한다.
② 구강건조 시에 딱딱한 무설탕 캔디를 빨도록 한다.
③ 졸림이 심해지면 금주하도록 한다.
④ 알약을 깨물거나 가루로 빻지 말고 통째로 삼키도록 교한다.
⑤ 약껍질이 대변에서 보일 수 있음을 알린다.
⑥ 부작용에 대하여 알리고 이를 의료인에게 보고한다.

3. 요로계 진통제(urinary analgesic)

(1) 작용 및 용도

① 요로계의 평활근을 이완시킨다.
② 방광근의 경련을 감소시킨다.

(2) 일반적인 약물 : Phenazopyridine(Pyridium) : 100~200mg tid

(3) 투약 시에 고려해야 할 점

① 약물이 소변을 적색이나 오렌지색으로 물들이고 옷감을 물들일 수 있다.
★ ② 항생제와 병용될 수 있고, 항생제는 치료 시작 2일 후에 중단해야 한다.

(4) 금기증

① 과민반응
② 신장이나 간질환 시에는 금기

(5) 주요 약물과의 상호작용(보고된 자료가 없음)

(6) 주요 음식과의 상호작용(보고된 자료가 없음)

(7) 주요 임상검사 : 소변량의 결과를 변화시킬 수 있다.

(8) 부작용 : 두통과 현기증, 오심과 위장관 불편감

(9) 역작용/독성 : 아나필락시스, 메트헤모글로 빈혈증, 신장과 간 부전

(10) 간 호

★ ① 비뇨기계 기능과 배설량을 사정한다.
② 요로 감염(UTI)이 있는지를 사정한다.
③ 섭취량과 배설량을 모니터한다.
④ 공막이 노란 색조를 띠는지를 모니터한다.
⑤ 투약 전에 신 기능을 확인한다.
⑥ 진통제로만 사용한다.

(11) 교 육

★ ① 요로 감염을 예방하기 위해 청결한 위생을 유지한다.
② 가능한 부작용에 대해 조언한다.
③ 약물이 소변을 붉은색이나 오렌지색으로 변색시키고 옷감을 물들일 수 있다.
④ 약물을 빠뜨렸더라도 2배로 투약하지 않는다.
⑤ 위장관 불편감을 감소시키기 위해서 음식과 함께 투약하도록 교육한다.
⑥ 수액을 증가시키도록 격려한다.
⑦ 24~48시간 이상 효과가 없을 수 있음을 알린다.
⑧ 눈이 노란색으로 보이면 의료인에게 알린다.
⑨ 더욱 악화되거나 해결되지 않는 증상에 대해서 보고한다.

section 06 Medications to Treat Benign Prostatic Hyperplasis(BPH) 양성 전립선비대증 치료약물

(1) 작용 및 용도

① 전립선에서 α-1 수용체를 차단함으로써 평활근을 이완시키고 소변의 흐름을 호전시키며, 양성 전립선비대증 증상을 감소시킨다.
② 소변의 흐름을 좋게 해주고 양성 전립선비대증의 증상을 감소시키는 데 사용된다.

주요 양성 전립선비대증치료제 (common medications to treat Benign prostatic hyperplasia)

표 12-18

일반명/상품명	투여 경로	적 응 증	부 작 용
Alfuzosin hydrochloride(Uroxatral)	PO	양성 전립선비대증(BPH)	어지럼증, 두통, 피로, 협심증, 기립성 저혈압, 발기부전, 상기도 감염, 기관지염, 발진, 부비동염, 인두염
Doxazosin(Cardura)	PO	본태성 고혈압, BPH	어지럼증, 현훈, 쇠약, 두통, 기립성 저혈압, 부정맥, 관절통, 근육통, 소양증, 호흡곤란, 빈맥, 부종, 오심, 구토, 변비
Dutasteride(Avodart)	PO	BPH	발기부전, 성욕감퇴, 사정장애, 여성형 유방
Finasteride (Propecia, Proscar)	PO	BPH, 남성형 대머리	성욕감퇴, 발기부전, 사정 량 감소
Prazosin hydrochloride(Minipress)	PO	고혈압, 무반응성 울혈성 심부전, Raynaud's disease, BPH	어지럼증, 두통, 졸림, 심계항진, 나트륨과 수분 정체, 오심, 흐릿한 시야, 빈뇨, 홍반성 낭창, 발기부전, 음경강직, 비강울혈, 기립성 저혈압, 빈맥
Tamsulosin(Flomax)	PO	BPH	어지럼증, 두통, 불면, 졸림, 기절, 현훈, 흉통, 기립성 저혈압, 기침, 성욕감퇴, 비정상적 사정, 감염, 치아장애, 비염, 부비동염

(2) 일반적인 약물 표 12-18

(3) 투약 시에 고려해야 할 점

① 임산부는 가루로 빻은 알약을 취급하지 않는다.

★ ② 여성이나 소아과에서는 필요치 않다.

③ 체위성 효과는 투약 후의 2~6시간에 나타날 수 있다.

④ 며칠 동안 치료를 중단한 경우, 초기량으로 다시 시작한다.

(4) 금기증

① 과민반응

② 간기능이 손상된 경우에 주의를 요한다.

(5) 주요 약물과의 상호작용

① Theophylline clearance를 증가시킬 수 있다(finasteride).

② 다른 항고혈압제와 이뇨제를 병용한다(terazosin).

③ 교감신경성 α-차단제와 병용해서는 안 된다(혈압이 감소한다).

④ Cimetidine은 청소율을 감소시킬 수 있다.

⑤ Warfarin과 병용할 때는 주의한다.

⑥ Doxazosin은 clonidine의 효과를 감소시킬 수 있다.

⑦ Dutasteride 수치는 cimetidine, diltiazem, verapamil, ketoconazole, macrolides, protease inhibitors와 같이 사용하면 증가된다.

(6) 주요 음식과의 상호작용(보고된 자료가 없음)

(7) 주요 임상검사

① Doxazosin은 백혈구과 호중구 숫자를 감소시킨다.

② Terazosin은 헤마토크릿, 백혈구, 헤모글로빈, 총단백질 및 알부민 수치를 감소시킨다.

③ Finasteride는 전립선암에서조차도 전립선 특이항원(PSA)을 감소시킨다.

(8) 부작용

★ ① 발기부전, 사정되는 양 감소, 성욕 감소, 무력증

② 어지러움, 두통, 신경과민, 심계항진, 말초부종, 체위성 저혈압, 비울혈, 근육통

③ 설사와 오심

(9) 역작용/독성 : 저혈압, 쇼크, 부정맥

(10) 간 호

① 증상의 심각성을 사정한다.

② 선택할 수 있는 치료법을 제시한다.

③ 혈압저하를 모니터한다.

④ 치료를 시작하기 전에 전립선암이 아님을 확실히 한다.

⑤ 병용 투약 시는 상호작용에 대해 모니터한다.

★ ⑥ 소변량을 모니터한다.

⑦ Alfuzosin은 매일 음식과 함께 복용한다.

(11) 교 육

★ ① 기립성 저혈압을 방지하기 위해 천천히 자세를 바꾼다.

★ ② 첫 12~24시간 동안 용량을 증가시킨 후에는 졸림이나 기면이 있을 수 있으므로, 운전이나 위험한 업무를 피한다.

③ 부작용이 나타나면 의료인에게 보고한다.

④ 매일 같은 시간에 약을 복용한다.

★ ⑤ 임산부나 임신 가능성이 있는 여성은 태중 남아에게 역작용의 위험이 있기 때문에, 가루로 빻은 finasteride 알약을 취급하지 않는다.

★ ⑥ 성 파트너가 임산부이거나 임신 가능성이 있는 여성인 경우에는 투약 중인 남성의 정액에 노출되지 않도록 하거나 finasteride를 중단한다.

⑦ 사정되는 양이 감소할 수는 있으나, 수정능력이 손상되지 않음을 알린다.

section 07

Medications to Treat Renal Failure

신부전 치료약물

(1) 작용 및 용도

① 신부전에 대한 약리학적 관리의 1차적인 핵심은, 신장의 관류를 회복하고 유지하여 직접적인 신독성 약물을 배설하는 것이다.

② 비뇨기의 유출량을 증가시키는 이뇨제와 항고혈압제에 대해서는 이전에 논의되었으므로 이 부분에서는 포함시키지 않는다.

③ 도파민 수용체는 신장 · 장간막 · 관상 및 대뇌내 혈관을 확장시킨다.

④ 소변량을 증가시키기 위해 사용된다.

(2) 일반적인 약물

Dopamine(Intropin), 신장의 관류를 증가시키기 위해 2~5mcg/kg/min, 혈압을 높이기 위해 정맥으로 50mcg/kg/min까지 증가시킬 수 있다.

(3) 투약 시에 고려해야 할 점

① 주입 속도를 조절하기 위한 infusion device를 사용하여 정맥으로 주입한다.

② 혈관외 유출 가능성을 방지하기 위해서 커다란 정맥으로 주입한다.

③ 도파민 요법을 시작하기 전에 저혈량증이 교정되어야 한다.

④ 혈액학적 상태가 안정되면 곧바로 용량을 감소시킨다.

⑤ 다른 약물들과 혼합하지 않는다.

⑥ 24시간이 지나면 용액을 버린다.

(4) 금기증

① 교정되지 않은 빈맥성 부정맥과 갈색세포종 또는 심실세동

② 폐색성 혈관질환, 냉손상, 당뇨성 동맥내막염, 동맥색전증

(5) 주요 약물과의 상호작용

① MAO는 도파민의 효과를 지연시키고 강화시킨다.

② β-차단제는 심장의 효과를 길항한다.

③ 전신마취제는 심실성 부정맥과 고혈압을 초래할 수 있다.

④ 이뇨제는 이뇨효과를 증가시킬 수 있다.

(6) 주요 음식과의 상호작용(보고된 자료가 없음)

(7) 주요 임상검사

① Catecholamines 증가

② 혈당치 증가

(8) 부작용

★ ① 두통, 빈맥, 협심증, 심계항진, 저혈압, 서맥, 혈관수축, QRS complex가 넓어진다.

② 오심과 구토, 입모, 고질소혈증

(9) 역작용/독성 : 아나필락시스, 천식 증상, 심한 고혈압

(10) 간 호

① 섭취량과 배설량을 주의깊게 모니터한다.

② 혈관외 유출이 있는지에 대해서 주사부위를 자주 사정하고, 해독제로 생리식염수 10~15mL에 phentolamine mesylate(Regitine) 5~10mg을 사용한다.

③ 활력징후, 심박출량, 심전도를 자주 모니터한다.

④ 부작용을 모니터한다.

(11) 교 육

① 부작용을 보고한다.

② 활력징후를 비롯해서 섭취량과 배설량을 모니터한다.

section 08 Hematopoietic Growth Factor 조혈 성장 인자

(1) 작용 및 용도

① 적혈구 생산을 자극하기 위해 사용된다.

② 만성 신부전과 관련된 빈혈을 역전시킨다.

(2) 일반적인 약물 : Epoetin alfa(Epogen, Procrit), SC/IV 300~500U/kg/dose를 3회/주

(3) 투약 시에 고려해야 할 점

① 초기 효과는 1~2주 이내에 나타날 수 있다.

★ ② 2~3개월이 지나면 헤마토크릿은 정상 수준(30~33%)에 도달한다.

★ ③ 용액을 흔들지 않는다.

④ 정맥주입 시에 epoetin alfa를 희석하지 않은 채, 정맥으로 직접 주입할 수 있다.

(4) 금기증

① 조절되지 않은 고혈압

② 포유류 세포에서 유도된 물질과 알부민에 대한 과민반응이 있을 경우

(5) 주요 약물과의 상호작용(보고된 자료가 없음)

(6) 주요 음식과의 상호작용(보고된 자료가 없음)

(7) 주요 임상검사

① 감별 백혈구와 혈소판 수치를 포함한 전혈구 검사

② BUN, creatinine, 인, 포타슘을 모니터한다.

③ 부분 thromboplastin 시간을 모니터한다(APPT).

★ ④ 치료 시작 전에 transferrin과 혈청 ferritin을 평가한다.

★ (8) 부작용

① 고혈압

② 두통, 간질

③ 철분 결핍, 발한

(9) 역작용/독성

① 혈소판 증가증, 동정맥루(AV fistula)의 응고

② 뼈의 통증, 관절염

(10) 간 호

★ ① 초기치료 중 헤마토크릿이 증가함에 따라 혈압이 상승할 수 있다. 헤마토크릿이 2주 동안 4점 이상 빠르게 증가하면 의사에게 알린다.

② 다른 약물 용액과 병용해서는 안 된다.

③ 바이알당 1회 용량만 사용하고, 바이알의 남은 약을 다시 섞지 않도록 한다.

④ 사용 전에는 미립자로 된 물질이 용액에 들어 있는지를 살핀다.

⑤ 헤마토크릿이 증가하는 동안 만성 신부전 환자에서는 고혈압성 뇌질환에 대해 모니터한다.

★ ⑥ 투석하는 중에 혈관장치의 응고를 방지하기 위해 헤파린을 필요로 할 수 있다.

(11) 교 육

★ ① 활력징후, 특히 혈압을 모니터한다.
② 두통이 흔한 역작용임을 알리고, 심해지면 보고한다.
★ ③ 치료 시작 후에 첫 90일 동안은 특히 발작행위의 가능성이 있기 때문에, 위험한 활동이나 운전을 피한다.
④ 추후 방문 약속의 이행이 중요함을 강조한다.

section 09 Medications to Prevent Organ Rejection 장기 거부반응 예방 약물

(1) Cyclosporine (Neoral)

① 면역 억제제이다.
② 인터루킨-2의 생산을 억제하기 위하여 T 임파구에 작용한다.
③ 동종 신이식 거부반응을 예방하기 위해 사용된다.
④ 구강투여가 선호된다.
⑤ 혈중 수치를 자주 모니터한다.
⑥ 동시에 prednisone을 투여한다.
★ ⑦ 감염징후를 모니터하도록 대상자에게 교육한다.
★ ⑧ 자몽 주스는 cyclosporine 수치를 상승시킬 수 있으므로 독성의 위험이 있다.
★ ⑨ 대상자에게 투약 전에 농축된 약물용액을 우유와 초코우유 또는 오렌지주스와 혼합하도록 교육한다.
⑩ **부작용** : 오심과 구토, 고혈압, 진전, 다모증, 우울, 아나필락틱 쇼크
⑪ **용량** : 이식 전 4～12시간 동안 구강으로 14～18mg/kg을 시작으로 수술 후 1～2주 동안 지속한다.

(2) Azathioprine (Imuran)

① 세포 독성이 있는 약물이다.
② 세포매개 면역과 체액성 면역을 억압한다.

③ 이식 거부반응을 억제하기 위해 cyclosporine과 병용한다.

★ ④ 호중구 감소증을 일으킬 수 있다.

⑤ 부작용 : 오심과 구토, 골수억제, 무과립구증 및 2차 감염

⑥ 용량 : PO, 초기에는 3~5mg/kg으로 하다가 1~3mg/kg/day로 감소시킬 수 있다.

(3) Muromonab-CD3(Orthoclone OKT3)

① 항체이다.

② 신이식 시에 급성 동종이식 거부반응을 예방하기 위해 사용된다.

③ 부작용 : 오심과 구토, 흉통, 호흡곤란

④ 용량 : IV, 5mg/day를 10~14일 동안 1분 미만으로 주입한다.

■ 참고 문헌

Abrams, A.(2004). *Clinical drug therapy: Rationales for nursing practice* (7th ed.). Philadelphia: lippincott, Williams, & Wilkinsms, pp. 797~831.

Aschenvrenner, D., Cleveland, L., & Venable, S. (2002). *Drug therapy in nursing*. Philadelphia: Lippincott Williams & Wilkins, pp. 492~552.

Karch, A.(2003). *Focus on pharmacology*(2nd ed.). *Drug therapy in nursing*. Philadelphia: Lippincott Williams & Wilkins, pp.690-716

Lehnem R. (2003). *Pharmacology for nursing care*(5th ed.). St. lousi, MO: mosby, INc,. pp. 413~426, 469~490.

Lemone, P., & Burke, k. (2003). *Medical-surgical nursing: Critical thinking in client care*. (3rd ed.). Upper Saddle River, NJ: prentice-Hall, pp. 127~1206.

Mckenry, L., & salerno, G. (2003). *Mosby's drug handbook.* (3rd ed.). Springhouse corporation, pp. 668~698.

Pearson, L. (2001). *Nurse practitoner's drug handbook.* (3rd ed.). Springhouse, PA: Springhouse corporation, pp. 87~1017.

Pentosan. (2001, July 12). http;// www.nursespdr.com.

Youngkin, E., Swain, K., kissinger, J., & Israel, D. (1999). *Pharmacotherapeutics: A primary care clinical guide.*Stamford, CT: Appleton & Lange, pp. 312~1478.

✓ POSTTEST

1. verapamil(Isoptin)을 복용하는 환자가 고혈압을 성공적으로 관리하는 데 가장 일반적인 장애가 무엇이겠는가?

① 약을 구입하지 못하는 것
② 지침을 지키지 않는 것
③ 약물로 인한 오심과 구토
④ 빈맥

2. phenazopyridine(Pyridium)을 처방받은 환자에게 다음 중 어떤 것을 따라야 한다고 교육해야 하는가?

① 감염이 없어질 때까지 약물을 복용해야 한다.
② 약물을 장기간 복용하면 추후관리가 필요없다.
③ 적절히 수분을 섭취하면 수유도 안전하다.
④ 피부나 공막에 노랗게 착색이 되면 보고한다.

3. 정맥으로 지속적으로 수액을 함에도 불구하고 환자의 혈압이 낮다. 환자가 왜 정맥으로 dopamine(Intropin)을 투여하는지를 물었다. 가장 적절한 답은 무엇인지 모두 고르시오.

① 이 약물은 심박수를 증가시켜 줄 것이다.
② 도파민은 심장근육의 수축력을 증가시킨다.
③ 이 약은 혈관을 수축시켜 혈액을 큰 혈관으로 이동하게 한다.
④ 이 약은 신장의 혈액 흐름을 증가시켜 혈압을 높이는 것을 돕는다.
⑤ 이 약은 심장 주변의 동맥을 이완시킨다.

4. 규칙적인 운동과 식이조절로 30 파운드(≒13.6kg)를 감량한 63세 환자가 고혈압 약물을 계속 사용해야 한다는 간호사의 말에 화가 났다. 이 때 가장 적절한 간호사의 반응은 무엇인가?

① "신체의 노화로 인해 나타난 구조적인 변화로 인해 고혈압이 발생한 것이며 생활습관과는 연관이 없습니다."
② "예방을 위해 약물복용을 지속해야만 합니다."
③ "신경에 도움이 되는 처방을 하도록 의사에게 요구하세요."
④ "이러한 이유를 설명했던 첫 교육내용이 기억나지 않으십니까?"

5. 최근에 고혈압 약물을 투여하기 시작한 환자가 감기를 치료하기 위해 처방없이 살 수 있는 약물을 구입하려고 한다. 간호사는 어떤 정보를 제공해 주어야 하는가?

① "약물의 효과는 비슷하니 가장 비용 효과적인 일반적 약물을 구입하세요."
② "아스피린이 포함된 약물은 구입하지 마세요."
③ "라벨을 주의깊게 읽어보고 pseudoephedrine이 함유된 것을 피하세요."
④ "고혈압 약물을 복용하는 경우는 거의 대부분의 약물이 금기입니다."

6. 고혈압으로 spironolactone(Aldactone)을 투여하는 환자가 하지부종을 호소하였다. 임상검사 결과를 받은 후 약물을 중단해야 하는 경우는 어느 것인가?

① 혈당 160mg/dL ② 나트륨 142 mEq/L
③ BUN 18 mg/dL ④ 혈청 칼륨 6.0 mEq/L

7. 6시간마다 cyclosporine 10mg/kg를 복용하는 환자에게 가장 우선적으로 수행해야 하는 것은?

① 정맥 주입기를 사용한다.
② 혈압을 측정한다.
③ 약물을 사용하기 이전에 진토제를 투여한다.
④ 침상 옆에 에피네프린 1:1000을 항상 쓸 수 있도록 준비해 둔다.

8. 고혈압이 있는지 초등학교 선생님을 조사하는 동안 혈압이 높은 32세 여성환자를 찾아냈다. 어떤 질문을 하는 것이 가장 적절한 것인가?

① 최근 경구용 피임약을 복용하십니까?
② 지금 정신적 스트레스가 많습니까?
③ 약물 치료가 필요할 것이라고 생각하십니까?
④ 콜레스테롤 수치를 측정한 적이 있습니까?

9. 간호사가 sulfisoxazole(Gantrisin) 치료를 시작한 환자에게 정보를 제공하려고 한다. 가장 우선순위가 높은 것은 어느 것인가?

① 소변에 결정 형성을 예방하기 위해 소변 산도를 측정한다.
② 열, 소양증, 쇠약감이 갑자기 나타나면 보고한다.
③ 구강 수분섭취를 500~1000mL/day로 제한한다.
④ 소변을 알칼리로 유지한다.

10. 고혈압이 있는 환자에게 의사가 hydralazine (Apresoline)을 처방한 경우 특별한 부작용에 대해 교육해야 하는 것은 무엇인가?

① 혈압의 감소 ② 백혈구 수치 감소
③ 심장부담 증가 ④ 기립성 저혈압

책 속의 책 24쪽

Reviews & Rationales

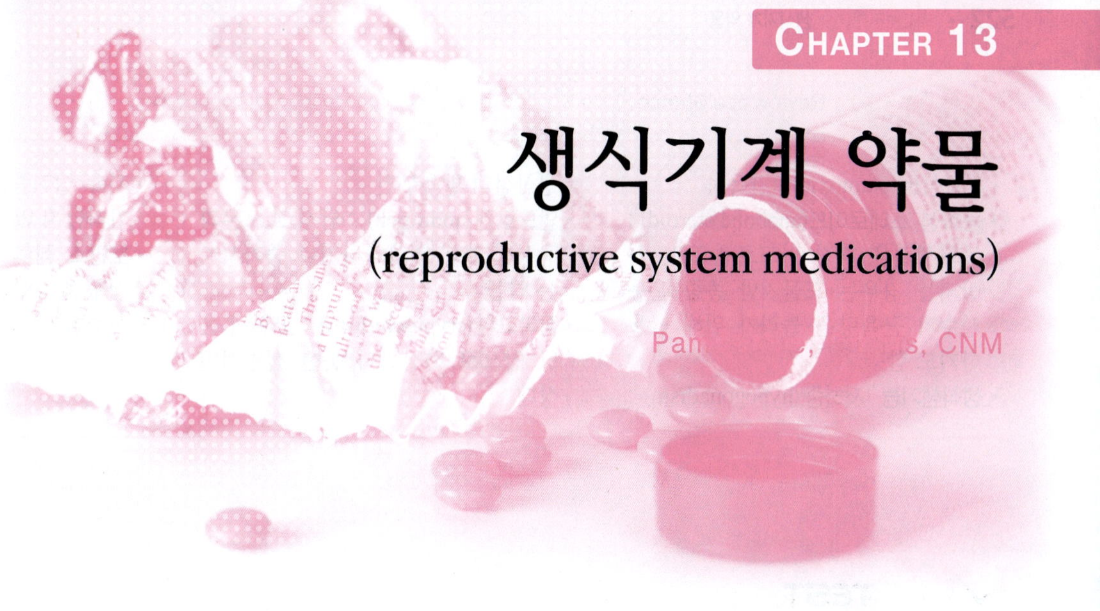

Chapter 13

생식기계 약물

(reproductive system medications)

Pan[illegible], [illegible]s, CNM

차 례 Chapter Outline

- 에스트로겐(estrogens)
- 프로제스틴(progestins)
- 안드로겐(androgens)
- 동화성 스테로이드(anabolic steroids)
- 발기부전 치료제(medications for erectile dysfuction)
- 피임약(contraceptives)
- 불임치료제(fertility medications)
- 분만(출산) 시 사용약물(medications for labor and delivery)

목 적 Objectives

- 생식기계 약물을 처방할 때 치료의 일반적인 목적을 기술한다.
- Estrogens, progestins, androgens의 부작용과 역효과를 토론한다.
- Oxytocin(Pitocin)이 자궁에 미치는 영향을 논한다.
- Ergonovine(Ergotrate)와 methylergonovine(Methergine)의 적응증, 금기, 부작용, 역효과를 숙지한다.
- Ritodrine(Yutopar)의 작용과 용법을 숙지한다.
- Magnesium sulfate의 적응증, 금기, 부작용, 역작용을 숙지한다.
- Magnesium sulfate를 처방할 때 특별한 간호의 고려사항을 기술한다.
- 생식기계 약물과 관련된 대상자 교육의 중요점을 나열한다.

용어해설 Review at a Glance

- 간독성(hepatotoxic) : 간독성
- 동화성 스테로이드(anabolic steroid) : 동화성질을 가진 안드로겐으로, 처방되는 경우는 드물지만 종종 운동선수가 근육량을 늘리기 위해 남용하기도 함.
- 생식샘기능 저하증(hypogonadism) : 생식선의 발육부진
- 안드로겐(androgen) : 남성 호르몬과 유사한 효과를 유도하거나 증가시키는 약물
- 잠복고환(cryptochidism) : 고환이 음낭 안으로 하강하지 못한 선천적인 상태
- 지속 발기증(priapism) : 자연적으로 가라앉지 않는 고통스런 음경발기
- 호만스 징후(Homan's sign) : 심부정맥혈전증에 의해 유발되며 발을 배굴시켰을 때에 나타나는 종아리 통증

✓ PRETEST

1. 외래로 방문한 61세 환자에게 sildenafil(Viagra)를 처방하려고 한다. 환자의 건강력에 대해 우선 알아야 하는 것은 무엇인가?

① Nitroglycerin을 사용하는 관상동맥질환
② 크레아티닌 수치가 증가하는 신장 손상
③ 원인을 알 수 없는 시야 흐림
④ Allopurinol(Zyloprim)을 사용하는 통풍

2. 임신 중인 환자가 분만을 위해 oxytocin(Pitocin)을 맞으려고 한다. 환자가 하는 다음의 진술을 듣고 추가 교육이 필요한 경우는 어느 것인지 모두 고르시오.

① 이 약물은 아이에게 적절한 산소를 공급하기 위해 혈압을 높인다.
② 이 약물은 좀 더 강하고 좀 더 자주 자궁수축을 일으킬 것이다.
③ 이 약물은 아이가 태어날 때까지 지속적으로 수축을 시작할 것이다.
④ 이 약물은 조금씩 정맥을 통해 주입될 것이다.
⑤ 이 약물로 진짜 분만을 하게 될 것이다.

3. 조기분만 대상자가 magnesium sulfate(Generic)을 정맥주사로 투여받고 있다. 대상자에게서 이 약물의 기대되는 효과는 무엇인가?

① 심부건 반사의 감소　② 호흡률의 감소
③ 신경쇠약과 진전　④ 오심과 설사

4. clomiphene(Clomid)를 복용하게 될 여성환자에게 교육해야 하는 내용은 무엇인가?

① 정상적인 수정과정을 교육한다.
② 자궁회복 과정을 설명한다.
③ 분만 후 출혈을 모니터하기 위한 보조자를 소개한다.
④ 여성호르몬의 기능을 설명한다.

5. Ortho Tri-Cyclen이라는 복합경구용 피임약을 복용하고 있는 대상자가 지난 이틀간 약 복용하는 것을 잊어버렸다고 cllinic에 보고하였다. 간호사가 대상자에게 제공할 수 있는 제안은 어떤 것인가?

① "오늘과 내일은 2알을 복용하고, 남은 주기 동안 만회(backup) 방법을 사용하세요."
② "오늘은 2알을 복용하고, 약이 끝날 때까지 매일 한 알씩 복용하세요."
③ "알약이 다 떨어질 때까지 매일 1알씩 복용하고, 남은 주기 동안 만회(backup)하세요."
④ "알약 복용을 중지하고 다음 월경까지 콘돔을 사용하세요. 그리고 새로운 약으로 다시 복용을 시작하세요."

6. 다음 중 의사의 ritodrine(Yutopar) 처방이 있을 것으로 예상되는 대상자는 누구인가?

① 규칙적인 자궁수축이 있는 임신 27주의 대상자
② 불규칙한 자궁수축이 있는 임신 41주의 대상자
③ 40주에 출산하여 산후 출혈이 있는 대상자
④ 고혈압과 경련이 있는 임신 38주의 대상자

7. 고혈압의 대상자가 산후출혈을 경험하고 있다. 다음 중 certified nurse-midwife가 처방할 것으로 예상되는 약물은 무엇인가?

① Ergonovine(Ergotrate)

② Methylergonovine (Methergine)
③ Oxytocin (Pitocin)
④ Carboprost tromethamine (Hemabate)

8. 불임 대상자에게 menotropin(Humegon)과 human chorionic gonadotropin(Chorex) 주사를 투여하려고 한다. 약물 처방과 관련된 교육을 하는 동안, 대상자는 menotropin (Humegon)뿐만 아니라 Chorex가 필요한 이유가 무엇인지 질문하였다. 이 때 Chorex에 대한 간호사의 적절한 대답은 무엇인가?

① 난소로부터 성숙여포가 방출되는 것을 촉진하기 위해서이다.
② 여포를 성숙시켜서 난소가 방출할 준비가 되기 위해서이다.
③ 난자가 1~2개 이상 방출되는 것을 막기 위해서이다.
④ 수정란을 위해 자궁내막을 준비시키기 위해서이다.

9. 성호르몬 저하증이 있는 16세 남자 환자에게 testosterone cypionate(Andronate)를 처방한 후 환자가 "왜 이 호르몬이 필요하죠?"라고 질문했다. 성호르몬 저하증과 Andronate의 관계를 어떻게 설명해야 하는가?

① Testosterone은 근육에 위축이 오지 않도록 하기 위해 필요합니다.
② 이 약은 testosterone의 형태로서 의사가 설명해줄 것입니다.
③ Testosterone은 당신의 몸이 여성화되는 것을 막아줍니다.
④ 이 약은 당신의 testosterone 수치를 정상으로 증가시킬 것입니다.

10. 자궁내막증을 치료하기 위해 새로 danazol(Cyclamen)을 처방받은 환자가 약물에 대해 잘 이해했다고 판단되는 진술은 무엇인가?

① 난포자극호르몬(FSH)의 뇌하수체 분비를 억제한다.
② 이 약물은 죽을 때까지 복용해야 한다.
③ 일주일마다 주사를 맞아야 한다.
④ 이 약물은 안면홍조를 예방할 것이다.

책 속의 책 25쪽

section 01

Estrogens

에스트로겐

(1) 작용 및 용도

★ ① 자연적으로 혹은 수술로 인한 폐경 후의 호르몬 대치요법(HRT)
② 안면홍조, 야간발한, 수면장애, 질건조와 같은 폐경증상의 완화, 관상동맥 심장질환과 골다공증 예방
③ 성선 발육부전이 특징적인 여성의 성호르몬 저하증 치료 시에 사용한다.
④ 골다공증의 보조적 치료(경구 혹은 피내 형태로만 사용)
⑤ 남성의 전립선암종의 진행을 줄이기 위해 사용한다.

(2) 일반적인 약물 표 13-1

(3) 투약 시에 고려해야 할 점

① 폐경증상을 보고한다.
② 오심을 줄이기 위해 음식과 함께 투여한다.
③ Estrogens을 정맥내로 투여할 때는 분당 5mg의 속도 이하로 천천히 투여한다.
④ 급속한 정맥내 주사는 피부홍조를 일으킨다.
⑤ Estradiol을 경피내로 투여할 때는 깨끗하고 건조한 몸통 부위(둔부나 복부)에 적용한다.
⑥ 스케줄에 따라 패치를 교환한다.
⑦ 크림형태의 약물은 효과가 지속될 수 있도록 질 안에 깊이 적용한다.
⑧ 질 내의 링(Estring)은 자궁경부 가까이에 두고 주기적으로 위치를 확인한다.

표 13-1 일반적인 에스트로겐(common estrogens)

일반명/상품명	투여 경로	적응증	부작용
Estradiol acetate, Estradiol cypionate, Estradiol gel, Estradiol valerate (Alora, Esclim, Estrace, FemPatch, Menorest, Menostar, Estring Climara, Estraderm, Vivielle)	PO, IM, transdermal patch, intravaginal	혈관운동 증상, 성선기능저하증으로 인한 저에스트로겐증, 고환이나 난소의 절제술, 일차성 난소 부전, 위축성 질염, 외음위축증, 수술이 불가능한 유방암과 전립선암의 완화치료, 골다공증 예방	혈전색전증, 내막암 위험성 증가, 간의 선암, 유방암 위험 증가, 유방 변화, 여성형 유방, 비정상적 PAP smear, 식욕 증진, 체중증가, 황달, 방광 질환, 오심, 구토, 설사, 부구감, 자궁경부 미란, 자궁경부 분비물 변화, 자궁 섬유종, 근시, 갑작스런 출혈, 고환 위축, 발기부전, 고칼슘혈증, 두드러기, 기미, 탈모, 피부염
Conjugated estrogens, synthetic(Cenestin, Premarin, Premarin intravenous)	IM, IV, intravaginal, PO	출혈로 인한 호르몬 불균형, 질위축증, 고환이나 난소의 절제술, 일차성 난소 부전, 수술이 불가능한 유방암과 전립선암의 완화치료, 골다공증 예방	전색전증, 내막암 위험성 증가, 간의 선암, 유방암 위험 증가, 유방 변화, 여성형 유방, 비정상적 PAP smear, 식욕 증진, 체중증가, 황달, 방광 질환, 오심, 구토, 설사, 부구감, 자궁경부 미란, 자궁경부 분비물 변화, 자궁 섬유종, 근시, 갑작스런 출혈, 고환 위축, 발기부전, 고칼슘혈증, 두드러기, 기미, 탈모, 피부염
Estropipate(Ogen, Ortho-Est)	PO, intravaginal	외음부와 질의 위축, 난소 부전, 고환이나 난소의 절제술, 성선기능저하증, 골다공증 예방	우울, 발작, 두통, 편두통, 어지러움증, 폐 색전, 심근경색증, 혈전색전증, 뇌졸중, 부종, 오심, 구토, 복부 경련, 출혈, 자궁내막암, 유방암, 다상 삼출성 홍반, 유방 울혈, 포르피린병, 유방 확대, 다모증
Esterified estrogens (Estratab, Menest)	PO	수술이 불가능한 전립선암, 전이된 유방암, 성선기능저하증, 고환이나 난소의 절제술, 난소 부전, 혈관운동성 폐경기 증상, 위축성 질염, 요도염, 골다공증 예방	두통, 어지럼증, 발작, 우울, 부종, 혈전색전증, 고혈압, 혈전성 정맥염, 폐색전, 뇌졸중, 유방암, 자궁내막암, 무월경, 비정상적 월경, 다모증, 간의 선암, 담낭질환, 여성형 유방, 체중 변화, 유방 변화, 갑작스런 출혈, 췌장염, 근시, 난시, 고환 위축, 자궁 섬유종

(4) 금기증

① 최근의 진단되지 않은 질 출혈
② 유방암의 과거력
③ 흡연 시에 주의
④ 심부혈전성 정맥염(DVT)나 혈전 정맥염의 과거력이 있는 여성에게 주의
⑤ 심한 신질환이나 간질환이 있을 경우에 주의해서 사용

(5) 주요 약물과의 상호작용

① Warfarin, 경구용 혈당강하제, insulin 용량의 요구가 증가될 수 있다.
② 에스트로겐과 병용 시 간독성의 위험이 증가한다.
③ cyclosporine과 병용 시 독성 위험성이 증가할 것이다.
④ Barbiturates와 rifampin은 estrogens의 효과를 떨어뜨릴 수 있다.

(6) 주요 음식과의 상호작용(보고된 자료가 없음)

(7) 주요 임상검사

① 고밀도 지단백(HDL), 인지질, 중성지방의 혈중농도가 증가할 수 있다.
② 저밀도 지단백(LDL)과 총콜레스테롤 수치가 감소할 수 있다.
③ 골밀도가 증가될 수 있다.

★ (8) 부작용

① 햇빛에 노출되면 피부착색이 생길 수 있다.
② 체중증가와 체액정체, 오심(경구 형태)
③ 성욕의 변화, 유방압통의 증가, 두통, 우울, 고혈압

★ (9) 역작용/독성

① 유방암의 위험 증가
② 자궁이 있고 progestin을 같이 사용하지 않는다면, 자궁내막암의 위험 증가

(10) 간 호

★ ① 복용하는 동안 일차적으로 혈압을 주기적으로 사정한다.
② 매월 자가 유방검사, 매년 유방촬영이 권장된다.
③ 유방암이나 골전이 대상자에게 estradiol 치료 시 중증의 고칼슘혈증(15mg/dL이상)이 발생할 수 있다.
④ 아침 오심이 빈번하게 발생할 수 있으나, 치료 1~2주 후에는 사라진다.

(11) 교 육

① 정확한 용량과 양 경로로 투여하는 것과 패치의 경우, 얼마나 자주 교환해야 하는지를 교육한다.
② 치료 초기에 대개 오심이 있을 수 있으므로, 음식과 함께 복용한다.
③ 흡연은 혈전 형성의 위험성을 높일 수 있음을 알려 준다.
④ 체액정체의 징후(부종, 체중증가)를 보고한다.
⑤ 대상자가 주기적으로 복용할 때, 질 출혈이 매달 같은 주에 발생하며, estrogen 투여가 끊기는 때이다.
⑥ 질 크림을 투여한 후에 30분 동안은 누워 있는다.
⑦ 크림을 질 안에 깊게 바르며, 질 세척을 피하고, 기구(applicator)는 사용한 후에 따뜻한 비눗물로 잘 씻는다.
⑧ 팬티라이너나 미니패드를 사용하게 하고, 탐폰의 사용은 피한다.
⑨ 발등을 배굴시켰을 때에 종아리의 통증이 있는 Homan's 징후는 정맥에 혈전이 형성되었음을 나타낼 수 있는 징후이므로 보고한다.
⑩ 응급 피임약을 사용할 경우, 혈전 형성의 위험이 커짐을 주의시킨다. 폐색전을 의미하는 갑작스런 흉통이 나타나는지를 사정한다.
⑪ 사지에 압통, 종창, 발적, 통증과 같은 혈전성 정맥염의 징후에 대해 교육한다.

section 02 Progestins 프로제스틴

(1) 작용 및 용도

① 배아의 착상을 위해 월경주기의 중 · 후반기에 분비되어 자궁내막을 증식시킨다.
② 폐경기나 폐경 후 여성 혹은 부정자궁출혈 여성의 중기출혈을 감소시킨다.
③ 폐경 후 증후군의 치료
④ 무월경, 유방암, 신장암의 치료

(2) 일반적인 약물 표 13-2, 13-3

(3) 투약 시에 고려해야 할 점

① 임신이 의심된다면 즉시 복용을 중지한다.

② 근육주사 시에 깊이 찌른다(주사부위가 자극될 수 있다).

★ ③ 경구용 캡슐은 땅콩기름을 함유하고 있으므로, 대상자에게 땅콩 알레르기가 있을 경우에는 투여하지 않는다.

표 13-2 일반적인 프로제스틴(common progestins)

일반명/상품명	투여 경로	적응증	부작용
Medroxyprogesterone (Provera, Cycrin)	PO	호르몬 불균형으로 인한 비정상적 자궁 출혈, 자궁내막 암이나 신장암, 피임, 성욕도착증	어지럼증, 편두통, 우울, 신경과민, 폐색전, 황달, 진전, 담낭질환, 혈전성정맥염, 고혈압, 부종, 갑작스런 출혈, 콘택트렌즈 불내성, 고혈당, 체중증가, 발진, 통증, 성욕감퇴, 유방 종창, 유방 확대, 과민 반응, 자궁섬유종, 오심, 구토
Norethindrone acetate (Aygestin, Micronor, Camila, Errin, Jolivette, Nora-BE, Nor-QD)	PO	무월경, 비정상적 자궁 출혈, 자궁내막증식증, 임신 예방	어지럼증, 편두통, 우울, 신경과민, 폐색전, 황달, 진전, 담낭질환, 혈전성 정맥염, 고혈압, 부종, 갑작스런 출혈, 콘택트렌즈 불내성, 고혈당, 체중증가, 발진, 통증, 성욕감퇴, 유방 종창, 유방 확대, 과민반응, 자궁섬유종, 오심, 구토
Progesterone (Micronized, Prometrium)	PO	일차적 · 이차적 무월경, 기능적 자궁 출혈, 피임, 월경 전 증후군, 조산의 예방	시야 결손, 편두통, 우울, 어지러움증, 불면, 발진, 여드름 소양증, 갑작스런 출혈, 무월경, 자궁경부 미란, 혈전색전증, 혈전성 질환, 포도당 내성 감소, 간의 선암, 부종, 유방 확대나 종창, 나트륨과 염소 배출 증가, 광과민성, 황달, 서맥, 졸림, 기절, 자연유산, 골반 감염

표 13-3 호르몬 대치요법 약물(common estrogen-progestin hormone replacement medications)

일반명/상품명	투여 경로	적응증	부작용
Conjugated estrogens, equine/ medroxyprogesterone acetate(Prempro)	PO	폐경기 증상 완화, 골다공증 예방	갑작스런 출혈, 유방 종창, 체중증가, 고혈압, 오심, 구토, 월경곤란, 질 캔디다증, 혈전색전 질환
Ethinyl estradiol and norethindrone acetate(Activella, femHRT 1/5)	PO	폐경기 증상 완화, 자궁이 건강한 여성의 골다공증 예방	갑작스런 출혈, 유방 종창, 체중증가, 고혈압, 오심, 구토, 월경곤란, 질 캔디다증, 혈전색전질환
Estradiol/norgestimate (Ortho-prefest)	PO	폐경기 증상 완화, 자궁이 건강한 여성의 골다공증 예방	갑작스런 출혈, 유방 종창, 체중증가, 고혈압, 오심, 구토, 월경곤란, 질 캔디다증, 혈전색전질환
Estradiol/norethindrone (CombiPatch)	Transdermal patch	폐경기 증상 완화	갑작스런 출혈, 유방 종창, 체중증가, 고혈압, 오심, 구토, 월경곤란, 질 캔디다증, 혈전색전질환

(4) 금기증

① 임신

② 최근이나 과거에 우울증 병력이 있다면 주의

(5) 주요 약물과의 상호작용

항경련제를 동시에 복용할 경우, 효과가 감소할 수 있다. aminoglutethemide, barbiturate, primidone, rifampin, rifabutin, topiramate와 같이 사용하면 medroxyprogesterone 수치가 감소한다.

(6) 주요 음식과의 상호작용

카페인이 흡수되면 카페인 수치가 증가한다. St. John's wort(성요한초 : 물레나물과의 허브)는 생리중 출혈의 원인이 되고 효과를 감소시킨다.

(7) 주요 임상검사

① LDL 증가, HDL 감소

② 간기능 검사에 있어서 비정상

③ 응고작용, 갑상선, 내분비기능에 영향을 줄 수 있다.

(8) 부작용

★ ① 우울

② 남성형 대머리

③ 성욕의 증가 혹은 감소

④ 불면증과 기면

★ ⑤ 체액정체

(9) 역작용/독성

① 월경혈의 변화, 무월경, 유방의 변화

② 부종 담즙정체 황달

(10) 간 호

★ ① 최근 혹은 과거에 우울증 병력이 있는 대상자를 위해 처방에 앞서 우울증상이 악화되거나 재발하는 것을 막기 위한 계획을 세운다.

② 골반장기, 유방, 간기능에 특별히 주의하여 온전한 신체검진을 시행한다.

★ ③ 약물을 복용하는 동안 치료 시작 시와 매 6~12개월마다 pap도말 검사를 시행한다.

④ 혈압을 포함한 활력징후를 감시한다.

⑤ 섭취량과 배설량(I & O)을 감시한다.

(11) 교 육

① 약물의 용법과 복용시간을 교육한다.

★ ② 가능한 부작용을 알려 준다. 갑작스런 심한 두통, 구토, 현기증, 실신, 종아리 통증, 급성흉통, 호흡곤란과 같은 증상이 있으면 보고한다.

③ 폐경 후 여성에게 주기적인 월경이 회복될 가능성이 있음을 알려 준다.

④ 혈압과 I & O를 감시한다.

⑤ 자외선의 노출을 피하도록 교육한다.

⑥ 당뇨 대상자의 혈당수치를 주의깊게 감시하도록 한다.

⑦ 위장계 장애 시에 음식과 함께 복용하도록 교육한다.

⑧ 흡연은 뇌혈관과 심혈관 부작용의 위험을 증가시킨다.

section 03 Androgens 안드로겐

(1) 작용 및 용도

① Androgens은 내인성 호르몬의 작용을 자극하는 스테로이드이다.

② 1차적으로 사춘기 지연, 성호르몬 저하증, 정자부족증, 잠복고환(정낭 안으로 정소가 하강하지 못한 선천적인 상태), 고환절제술로 인한 남성의 androgen(testosterone)결핍을 치료할 때에 쓰인다.

③ 에너지와 성욕감소를 경험하는 여성에게 호르몬 대치요법에 사용된다.

④ Androgen 민감성 유방암의 종양성장을 억압할 때에 사용된다.

⑤ Danazol(Danocrine)은 자궁내막증과 유방섬유낭성 질환 여성의 치료에 쓰인다.

(2) 일반적인 약물 표 13-4

(3) 투약 시에 고려해야 할 점

① Adrogen을 의학적으로 사용할 경우에 종종 남성화를 일으킬 수 있으므로, 부작용에 대해 면밀하게 감시해야 한다.

★ ② 뺨에 넣고 녹여 먹는 구강정(buccal tablets)을 씹거나 삼켜서는 안 된다.

③ 음낭을 물을 쓰지 않는 전기면도기 등으로 면도한 후 testoderm을 피부에 투여해야 한다.

★ ④ Androderm은 음낭 외의 피부에 적용해야 한다. 등, 복부, 상완 혹은 대퇴부의 깨끗하고 건조한 부위에 적용한다.

★ ⑤ 골 성장작용 때문에, 아동에게는 매우 주의해서 사용한다.
⑥ 당뇨 대상자에게는 insulin 요구량이 감소하기 때문에 혈당수치가 감소할 수 있다.
⑦ 근육제제는 저온에서 결정을 만들 수 있다. 그러므로 약병을 따뜻하게 하며, 결정이 다시 용해되도록 흔들어서 사용한다.

(4) 금기증

① 임신과 수유, 전립선비대
② 울혈성 심부전(CHF), 신부전, 간부전

표 13-4 일반적인 안드로겐(common androgens)

일반명/상품명	투여 경로	적응증	부작용
Danazol (Danocrine, Cyclomen)	PO	자궁내막증, 섬유성 유방 질환, 유전적 혈관 부종, 성조숙, 여성형 유방, 용혈성 빈혈, 혈소판 감소증	가뇌종양, 다모증, 어지러움증, 두통, 수면장애, 월경불순, 간손상(드뭄), 혈전성 정맥염, 혈전색전증, 수분 정체, 체중 증가, 에스토로겐 효과
Fluoxymesterone(Halotestin)	PO	성선기능저하증	공격성, 다모증, 불면, 안절부절
Methyltestosterone(Android, Testred)	PO, buccal	잠복고환	공격성, 다모증, 불면, 안절부절
Nadrolone phenpropionate (Durabolin, Hybolin)	IM	성선기능저하증	공격성, 다모증, 불면, 안절부절
Testolactone(Teslac)	PO	산재성 전이된 유방암, 난소기능이 정지된 폐경전 여성의 산재성 유방암	감각이상, 고혈압, 발진, 피부염, 부종, 탈모증, 사지 통증, 오심, 구토, 설사, 식욕부진, 혀의 부종, 고칼슘혈증, 다모증, 클리토리스 비대, 얼굴의 체모 증가, 성욕증가
Testosterone(Amdro 100, Histerone, Testoderm)	IM, SC, implant, transdermal	성선기능저하증, 생식샘저하로 인한 성선기능저하증, 사춘기 기연, 수술이 불가능한 유방암, 전이된 유방암	어지럼증, 수면장애, 피로, 두통, 발진, 피부염, 여드름, 다모증, 저음의 목소리, 체중 증가, 클리토리스 비대, 고환 위축, 오심, 간세포성 암종, 수분 정체, 다혈구혈증, 백혈구감소증, 고칼슘혈증, 오한, 골단의 조기 폐쇄
Testosterone cypionate (Depotest, Andro-Crp, Depo-Testosterone)	IM, SC, implant, transdermal	성선기능저하증, 생식샘저하로 인한 성선기능저하증, 사춘기 기연, 수술이 불가능한 유방암, 전이된 유방암	어지럼증, 수면장애, 피로, 두통, 발진, 피부염, 여드름, 다모증, 저음의 목소리, 체중 증가, 클리토리스 비대, 고환 위축, 오심, 간세포성 암종, 수분 정체, 다혈구혈증, 백혈구감소증, 고칼슘혈증, 오한, 골단의 조기 폐쇄
Testosterone enanthate (Andro L.A., Delatest, Delatestryl)	IM, SC, implant, transdermal patch	성선기능저하증, 생식샘저하로 인한 성선기능저하증, 사춘기 기연, 수술이 불가능한 유방암, 전이된 유방암	어지럼증, 수면장애, 피로, 두통, 발진, 피부염, 여드름, 다모증, 저음의 목소리, 체중 증가, 클리토리스 비대, 고환 위축, 오심, 간세포성 암종, 수분 정체, 다혈구혈증, 백혈구감소증, 고칼슘혈증, 오한, 골단의 조기 폐쇄

(5) 주요 약물과의 상호작용

① Warfarin 작용이 상승되어 출혈을 일으킬 수 있다.

② 경구용 혈당강하제, insulin, glucocorticoids의 작용이 증가한다.

★ ③ 다른 간독성 약물과 함께 복용 시에 습관성 간독성이 나타날 수 있다.

④ Imipramine의 작용이 증가된다(편집성 증상이 증가).

(6) 주요 음식과의 상호작용(보고된 자료가 없음)

(7) 주요 임상검사

① **총 혈구수**(CBC) : 여성에게서 hemoglobin(Hgb), hematocrit(Hct)가 증가될 수 있다.

② HDL의 감소, LDL의 증가

(8) 부작용

★ ① 약 용량과 관련하여 여성과 남성 모두에게 저음, 부종, 여드름, 성욕변화, 수염증가, 공격성향의 증가 등의 증상이 나타날 수 있다.

② **남성** : 여성형 유방, 정자부족증, 발기불능, 사정량 감소, 절박뇨

③ **여성** : 월경불순, clitoris 비대, 유방크기 감소, 남성형 대머리, 목소리가 굵어짐, 피지분비 증가

(9) 역작용/독성

① Androgens은 사춘기 이전의 남성에게 2차 성징을 발현시킬 수 있다. 사춘기 이전의 소년은 6개월 마다 X-ray로 골단 성장판을 검진해야 한다.

② 발기지속증(통증 발기)이 발생할 수 있다.

③ 다혈구증이 발생할 수 있다.

(10) 간 호

★ ① 대상자의 부종, 체중증가, 피부의 변화를 사정한다.

② 폐음과 심음을 사정한다.

③ 간부전의 징후를 사정한다.

④ 우울의 징후가 있는지를 평가한다.

⑤ 2차 성징이 나타나는지를 사정한다.

(11) 교 육

★ ① 피부면도 후에 경피 패취를 적용한다.

★ ② 매주 2번 체중을 자가측정하고 체중증가 시에는 보고한다.

③ 체액정체가 심할 경우, 간호 제공자에게 보고한다.

④ 남성화의 징후를 설명한다.
⑤ 여성 대상자에게 치료기간 중에는 비호르몬적인 피임법을 사용한다.
⑥ 식사나 간식과 함께 약물을 투여한다.

section 04 Anabolic Steroids

동화성 스테로이드

(1) 작용 및 용도 : Androgen을 대치하기 위해 개발되었다.

(2) 일반적인 약물 표 13-5

(3) 투약 시에 고려해야 할 점

① Anabolic steroid는 동화성질을 가진 androgen이며, 거의 처방되지 않는다. 그러나 대개 운동선수가 운동능력을 강화시키려는 시도로 남용하기도 한다.
② Androgen을 의학적으로 사용할 때 종종 남성화를 일으킬 수 있기 때문에, 부작용을 감시해야 한다.
③ 고용량 androgen은 때때로 유방암 치료에 사용된다.

(4) 금기증

★ ① 임신과 수유 시
② CHF, 신부전, 간부전, 전립선비대

(5) 주요 약물과의 상호작용

① Warfarin, 경구용 혈당강하제, insulin, glucocorticoid의 작용을 증가시킨다.
② 다른 간독성 약물과 처방 시에 부가적인 간독성

(6) 주요 음식과의 상호작용(보고된 자료가 없음)

(7) 주요 임상검사

① 혈청 아스파라긴산 아미노 전이효소(AST)의 증가를 야기할 수 있다.
② Bilirubin 수치가 증가할 수 있다.

③ 제 II, V,VII, X 응고인자가 감소할 수 있다.
④ 여성에게서 Hgb, Hct가 증가할 수 있다.
⑤ HDL 농도가 증가할 수 있으며, LDL은 감소할 수 있다.

(8) 부작용

★ ① **남녀 모두** : 목소리 낮아짐, 부종, 여드름, 성욕변화, 수염증가, 공격성 증가
② **남성** : 여성형 유방, 정자부족증, 발기불능, 사정량의 감소
③ **여성** : 월경불순, clitoris의 비대, 유방크기 감소, 남성형 대머리, 목소리 변화, 약물복용 중단 후에도 되돌릴 수 없는 체모 형태의 변화

★ (9) 역작용/독성

① 간독성, 특히 또다른 간독성 작용이 있었을 때
② Anabolic steroid 남용 시에 주사바늘을 공유하는 경우, B형 간염, C형 간염, HIV 전파율이 높아진다.

(10) 간 호

★ ① 중 · 고등학생에서 성인까지의 운동선수(특히, 축구선수, 보디빌더, 역도선수, 육상 단거리선수, 마라톤 참가자)의 anabolic steroid 남용가능성을 사정한다.
② 부종, 체중증가, 피부변화를 사정한다.
③ 폐음과 심음을 사정한다.
④ 간부전의 징후를 사정한다.
⑤ 우울의 징후를 평가한다.
⑥ 2차 성징이 나타나는지를 사정한다.

표 13-5 일반적인 동화성 스테로이드(common anabolic steroids)

일반명/상품명	투여 경로	적 응 증	부 작 용
Nandrolone decanoate (Deca-Durabolin, Kabolin)	IM	신기능부전으로 인한 빈혈 치료	불면, 혼돈, 음경 비대, 다모증, 고환 기능 억제, 클리토리스 비대, 부고환염, 간기능 부전, 복강내 출혈, 혈액내 지질수치 증가, 나트륨과 수분정체, 여드름, 골단의 조기 폐쇄, 복부 팽만감, 식욕부진, 혀의 작열감, 양성 전립선비대증의 위험 증가
Oxandrolone(Oxandrin)	PO	심각한 체중증가의 보조적 치료, corticosteroids 투여 시 단백질 이화작용의 보완, Turner syndrome으로 인한 작은 키, HIV로 인한 근육약화, 알콜성 간염	
Oxymetholone (Androl-50, Anapolon 50)	PO	적혈구생산 결핍으로 인한 빈혈, 후천적이거나 선천적 재생불량성 빈혈, 골수독성약물로 인한 척수신경절염과 형성부전 빈혈	
Stanozolol(Winstrol)	PO	유전성 혈관부종	

★ (11) 교 육

① 불법적으로 약물을 남용하여 입원한 경우, anabolic steroids 남용의 위험성을 교육한다.
② 주사바늘을 공유하는 것에 대한 위험성을 교육한다.
③ 미국 외에서 제조되거나 veterinary-quality substances(동물용 약제)를 사용할 때는 오염의 위험성을 교육한다.
④ 이런 약물을 사용할 때는 의사에게 보고한다.

section 05 Medications for Erectile Dysfuctions 발기부전 치료제

(1) 작용 및 용도

① Phosphodiesterase type 5(PDE5)를 억제하여 성적인 자극에 대한 정상적인 발기반응을 강화시킨다.
② 음경해면동맥의 혈류를 증가시키고 정맥으로의 유출을 감소시켜서 발기될 수 있게 한다.
③ 발기부전에 사용한다.

(2) 일반적인 약물 표 13-6

(3) 투약 시에 고려해야 할 점

① Sildenafil(Viagra) : 하루 1번 이상 투여할 수 없다.
★ ② Alprostadil(Caverject) : 24시간 동안 1번 이상, 주당 3회 이상 투여할 수 없다.
③ Alprostadil : 1mL의 정균수나 증류수에 희석하여 사용한다.
④ Alprostadil(Muse) : 24시간 안에 2번 이상 투여할 수 없다.

(4) 금기증

★ ① 최근 6개월 동안 심혈관계 질환이나 심근경색, 뇌졸중(CVA), 부정맥을 가진 대상자
② 울혈성 심부전, 안정형 협심증
③ Nitroglycerine 혹은 다른 nitrates 투여 중인 대상자
④ 고혈압(170/110 이상)이나 저혈압(90/50 이하)

(5) 주요 약물과의 상호작용

① Nitroglycerine이나 nitrate를 동시에 투여할 경우, 생명을 위협할 정도의 심한 저혈압이 유발될 수 있다.
② 항우울제의 역효과가 증가할 수 있다.
③ Alprostadil을 warfarin과 함께 투여할 경우, 출혈의 위험성이 높아진다.
④ 발기부전 치료제를 복용한 지 4시간 이내에는 알파 차단제를 사용하지 않는다.
⑤ Erythromycin, itraconazole, ketoconazole은 vardenafil 수치를 높일 것이다.
⑥ 혈압강하를 위해 사용하는 nitrate는 동시에 사용하면 안된다.
⑦ Levodopa와 papaverine은 파킨슨 환자에게 사용하면 levodopa 효과를 방해할 수 있다.

(6) 주요 음식과의 상호작용

자몽 주스는 수치를 높이고 흡수를 늦추며, 고지방음식은 약물의 최고수치를 감소시키고, 산사나무(hawthorne)는 혈관이완 효과를 증진시킨다.

(7) 주요 임상검사(보고된 자료가 없음)

(8) 부작용

① 음경해면체에 주사 시에 반상 출혈과 통증이 있는 섬유성 결절이 발생할 수 있다.
② 요도를 통해 투약할 경우 : 둔한 음경통증, 발기지연(4~6시간)
③ Sildenafil : 두통, 흐린 시야, 홍조, 소화불량, 비충혈

표 13-6 발기부전 약물(common medications for erectile dysfunction)

일반명/상품명	투여 경로	적응증	부작용
Sildenafil citrate(Viagra)	PO	발기부전	갑작스런 심정지, 심실성 부정맥, 출혈성 뇌졸중, 일과성 허혈 발작, 홍조, 저혈압, 일시적 시력 상실, 안구 발적, 안압 증가, 망막 출혈, 설사, 소화불량, 호흡기 감염, 감기와 같은 증상
Tadalafil(Cialis)	PO	발기부전	두통, 홍조, 비강 울혈, 소화불량, 요통, 다리의 통증, 근육통
Verdenafil hydrochloride(Levitra)	PO	발기부전	두통, 어지럼증, 홍조, 비염, 부비동염, 소화불량, 오심, 요통, 감기와 같은 증상
Papaverine hydrochloride (Pavabid, Pavagen TD)	IV	발기부전	두통, 우울, 전신쇠약, 홍조, 심박수 증가, 저혈압, 구강건조, 방실과 심실내 전도 저하, 부정맥, 간염, 간경화증, 무호흡, 호흡의 깊이 증가, 발한
Alprostadil(Caverject Muse)	IV, transurethral pellets	발기부전	심정지, 발작, 성기 통증, 발진, 섬유증, 발기, 음경 강직, 무호흡, 호흡장애

(9) 역작용/독성

★ ① 발기 지속증(priapism)이 발생할 수 있으며, 이 때 응급치료를 받아야 한다.
② 상부 호흡기계 감염과 요로감염(UTI)
③ 요도출혈, 운동활동 증가

(10) 간 호

★ ① 발기부전 대상자의 건강력을 사정할 때, 특히 심혈관계 질환의 과거력이 있었는지를 사정한다.
② 모든 성기능 장애의 사례가 다 발기부전은 아닐 수 있기 때문에, 가능한 한 모든 심리학적 원인을 사정하여 문제의 발생에 관해 정확하게 문진한다.
③ Sildenafil(Viagra)는 미국에서 가장 많이 처방되는 약물이며, 대부분의 사람들은 sildenafil을 모든 성문제의 만병통치약으로 여겨 왔다.
④ Sildenafil은 대개 성적 활동 1시간 전에 투여한다.

(11) 교 육

① 대상자에게 1mL 주사기와 3~8 인치에 27 혹은 28gauge 바늘을 사용하여 음경해면체에 약물을 주사하는 방법을 교육한다.
② 1.5인치의 플라스틱 삽입기를 통해, 경피요도 소구(transurethral pellets)를 삽입하는 것을 교육한다.
③ 24시간당 약물의 최대 사용량과 주당 최대 사용량에 대해 교육한다.
④ 성적 활동 1시간 전에 Viagra를 복용하도록 교육한다.
⑤ Viagra를 복용하는 대상자에게 흉통이나 심계항진이 있다면 즉시 보고하도록 한다.
⑥ Sildenfil 복용하기 전에 고지방식이를 먹으면 약물효과 발현이 지연될 수 있음을 교육한다.
⑦ Nitrate를 포함하는 다른 약물과 같이 사용하지 않는다.
⑧ 발기부전 약물과 상호작용이 있으므로 자몽 주스를 먹지 않도록 한다.

section 06 Contraceptives 피임약

(1) 작용 및 용도

① 배란의 발생 빈도를 감소시켜서 임신을 방지한다.
② 수정이 이루어진 경우, 자궁내막을 얇게 하여, 수정란의 착상을 방해한다.
③ 나팔관의 섬모 운동을 감소시켜서, 난자와 정자의 수정 가능성을 감소시킨다.
④ 자궁경부 점액의 점도를 높여서 정자가 자궁강 내로 침투하는 것을 막는다.
⑤ 수태조절에 사용된다.

(2) 일반적인 약물 표 13-7

(3) 투약 시에 고려해야 할 점

① 최대성장이 완전히 끝나지 않은 청소년의 경우, 에스트로겐으로 인해 골단성장판이 닫힐 수 도 있다.

② Estrogen은 젖분비를 감소시킨다.

★ ③ 심부정맥 혈전증(DVT)의 위험성 때문에, 35세 이상의 흡연자는 금연을 하거나 다른 피임방법 사용이 권장된다.

④ 용량의 스케줄은 대개 28일 주기를 기준으로 한다.

★ (4) 금기증

Estrogen이 포함된 제제는 CVA, DVT의 과거력이 있는 여성 대상자, 그리고 유방, 난소, 자궁내막암이 있거나 의심되는 여성 대상자.

(5) 주요 약물과의 상호작용

★ ① 항경련제를 함께 복용할 경우, progestin의 효능이 감소한다.

② Ampicillin, isoniazid, nitrofurantoin, rifampin, penicillin V, sulfonamides, tetracyclines과 같은 대부분의 항생제는 피임약의 효과를 감소시킨다.

③ 경구 피임약은 benzodiazepines, B 차단제, caffeine, corticosteroids, theophylline 등의 약물 효과를 증가시킨다.

(6) 주요 음식과의 상호작용(보고된 자료가 없음)

표 13-7 피임약(common contrceptives)

형 태	에스트로겐	프로제스틴	상 품 명
경구용 복합 피임약	Ethinyl estradiol, mestrnol	Norethindrone, ethynodiol acetate, levonorgestrel, desogestrel, norgestrel, norgestimate	Triphasil, Tri-Cyclen, Tri-Norinyl, Desogen, Demulen, Ovrette, Micette, LoEstrin, Ovcon, Nordette
Progestin 경구용	N/A	Norethindrone	Micronor, Nor-QD
복합 주사약	Estradiol cypionate	Medroxyprogesterone acetate	Lunelle
Progestin 단독 주사	N/A	Medroxyprogesterone acetate	Depo-Provera
피내 Progestin	N/A	Levonorgestrel	Norplant

(7) 주요 임상검사

① Desogestrel을 제외한 Progestin제제는 총 콜레스테롤과 LDL 수치를 증가시킨다.

② Desogestrel은 총 콜레스테롤을 감소시키고 HDL을 증가시킨다.

③ 복합제를 복용 중에는 갑상선 자극호르몬(TSH) 분비가 약간 상승한다.

(8) 부작용

★ ① Estrogen 함유제제 : 주기적인 체중증가, 피부착색, 유방 비대와 압통, 자극

② Progestin 함유제제 : 성욕감소, 우울, 여드름, 남성형 탈모

★ ③ 복합제 복용 시에 가능한 합병증의 ACHES 증상 : 복통(Abdominal pain; 간종양 형성), 흉통(Chest pain), 두통(Headache), 눈의 문제/색전(Eye problems/embolus), 심한 다리통증(Severe leg pain; 혈전 정맥염)

(9) 역작용/독성

① 출혈(spotting), 월경혈의 변화, 무월경

② 오심, 구토, 복부경련, 고창, 두통, 우울, 부종

(10) 간 호

① 호르몬 피임제는 모든 여성에게 다 효과적인 것은 아니다.

② 시행착오를 통해 적합한 호르몬 복합제와 용량을 찾도록 한다.

★ ③ DVT 위험성이 증가되므로, 특히 35세 이상의 흡연자에게 금연할 수 있도록 격려한다.

★ ④ 혈전 정맥염의 증상과 징후(종아리 통증, 영향받은 부위의 종창과 온감, 부종)를 감시한다.

(11) 교 육

① 대상자에게 복합경구용 피임약(OCT)을 처방대로 정확하게 복용하게 한다.

★ ② 다른 OCT를 복용하는 방법에 대해 교육한다.

- 복합경구용 피임약 : 매일 같은 시간에 1알씩 복용한다. 마지막 5~7일 동안의 알약은 불활성으로 효과가 없기 때문에 대상자는 마지막 5~7일 동안 위축성 출혈을 경험할 수 있다.
- Progestin 단독 피임제 : 대상자에게 매일 같은 시간 정확하게 1알씩 복용하게 한다. 각각의 알약에는 모두 약물이 첨가되어 있다. 일주일 동안에도 쉬는 호르몬은 없다. 출혈은 불규칙하게 일어나거나 일어나지 않을 수 있다.
- Medroxyprogesterone acetate(Depo Provera) : 두 번째 혹은 세 번째 용량을 투여할 때까지 출혈이 불규칙적으로 일어날 수 있다. 세 번째 투여 후에는, 대부분의 여성이 무월경을 경험하게 된다.

③ 용량을 빼먹지 않도록 교육한다.

★ ④ 빼먹은 약용량 보충은 아래의 스케줄에 따른다.

- 1알을 빼먹은 경우, 다음 날 2알을 복용한다.

- 2알을 빼먹은 경우, 다음에 먹을 알약과 함께 기억난 2알을 같이 복용하거나, 빼먹은 날 다음 이틀 동안 하루 2알씩 복용한다. 알약 포장을 다 복용할 때까지는 콘돔과 같은 대체방법을 병용한다.
- 3알을 빼먹은 경우, 지난 알약을 복용한 다음, 주기의 첫날에 새로운 알약 콤팩트로 다시 시작한다(대체 피임법을 병용한다).

⑤ 지속되는 질 출혈이나 무월경이 있을 때는 보고하도록 한다.

⑥ 임신을 하기 위해서는 경구용 피임약을 중단한 후 적어도 3개월 이상 기다리도록 한다.

⑦ 유방 자가검진을 시행하도록 교육한다.

section 07 Fertility Medications 불임치료제

(1) 작용 및 용도

① 정밀검사를 통해 배란이 되지 않기 때문에 피임없이 12개월 이상 성교하였으나 임신이 되지 않았다고 확정되었을 때에 사용한다.

② 배란을 자극하고 여포를 성숙시킨다.

(2) 일반적인 약물 표 13-8

(3) 투약 시에 고려해야 할 점

① 배란유도제는 가격이 비싸며, 주기당 1,000달러 이상의 비용이 들 수 있다.

② 12~20% 정도 다태 임신이 발생할 수 있고, 대부분 쌍둥이가 많다.

③ 대상자는 저용량으로 시작하여, 배란이 되지 않을 경우에 점차 용량을 증가시킨다.

(4) 금기증

① 용량 스케줄을 따를 수 있는 능력이 없는 경우

② 응급의료의 접근성이 부족한 경우

③ 원발성 배란부전, 간기능 장애

(5) 주요 약물과의 상호작용(보고된 자료가 없음)

(6) 주요 음식과의 상호작용(보고된 자료가 없음)

(7) 주요 임상검사(보고된 자료가 없음)

(8) 부작용

★ ① 난소 과자극 증후군 : 다낭성 난소(polycystic ovaries)를 가진 여성에게 더 흔하다.
② 오심과 구토, 변비, 고창, 복통
③ 일시적 시력 혼탁, 복시, 눈부심(수명)
④ 혈관운동성 홍조, 유방 불편감
⑤ 두통, 피로, 어지럼증, 현기증

(9) 역작용/독성

★ ① 난소 비대는 하복부나 골반에 압력이나 통증을 유발한다.
② 주사 부위의 압통이나 감염
③ 월경과다, 자궁내막증의 악화
④ 우울증, 불면증

(10) 간 호

★ ① 대상자가 다태임신의 가능성에 대해서 이해하였는지를 확인한다.
② 복부 출혈이 발생한다면 충분한 진단검사를 해야 한다.

표 13-8 불임치료제(common fertility medications)

일반명/상품명	투여 경로	적 응 증	부 작 용
Cetrorelix acetate(Cetrotide)	SC	불임	우울, 불면, 불규칙한 월경, 난소 비대, 유방 압통 menotropins만의 부작용: 동맥 혈전색전증, 복강내 출혈
Chorionic gonadotropin alfa(recombinant)(Ovidrel)	SC		
Clomiphene citrate(Clomid, Milophene, Sereophene)	PO		
Follitrpin alfa(Gonal-F), follitropin beta (Follistim, Puregon)	SC		
Ganirelix acetate(Antagon)	SC		
Lutropin(Luveris)	SC		
Menotropins (Pergonal, Repronex)	IM	불임, 성선 기능저하증	
Urofollitropin (Fertinex, metrodin)	SC	불임, 다낭성 난소 증후군	
Urofollitropin(Bravelle)	SC 또는 IM	불임	

③ Clomiphene을 1년 이상 처방받을 경우, 안과 검진을 주기적으로 시행해야 한다.
④ 대상자의 골반 통증을 주의깊게 사정해야 한다.

(11) 교 육

① 투여되는 약물의 여러 가지 투약기술을 설명한다.
② 매일 같은 시간에 약물을 복용한다.
③ 약물의 부작용과 이들의 부작용을 보고해야 하는 중요성을 설명한다.
④ 만약 치료에 반응이 있다면 대개 치료가 끝난 후에 4~10일 정도가 지나서 배란이 일어난다고 교육한다.
⑤ 다태 임신의 확률이 정상적인 경우보다 6배 이상 높다는 것을 알려 준다.
★ ⑥ 눈이 노래지거나, 밝은 색의 대변, 피부 가려움증이 있을 경우에는 즉시 보고한다.
⑦ 난소 초음파를 위해 진료실을 방문하는 것을 포함하여 투여계획을 약술해 준다.
⑧ Clomiphene(Clomid)의 마지막 용량 복용 후 5일째부터, 혹은 HCG 투여 전날, 그리고 다음 3일 동안은 최소한 격일로 성교를 한다.
⑨ 용량을 빼먹은 경우
- 가능한 한, 빨리 약물을 복용하게 한다.
- 다음 복용시간을 기억하지 못한다면 두 배로 복용하고, 다시 규칙적인 약물복용 스케줄을 시작한다.
- 한 번 이상 빼먹은 경우, 의사에게 보고한다.

section 08 Medications for Labor and Delivery
분만(출산) 시 사용약물

1. Oxytocins

(1) 작용 및 용도

① 자궁수축을 시작하거나 증진시킨다.
② 산후 출혈의 예방과 치료를 위해 자궁퇴축을 촉진한다.
③ 수유부의 사출 반사(letdown reflex)를 자극하고 유방 울혈로 인한 통증을 완화하기 위해 사용한다.

(2) 일반적인 약물 표 13-9

(3) 투약 시에 고려해야 할 점

① Oxytocin(Pitocin)은 오직 분만 시에만 사용하도록 FDA(미국식품의약청)의 승인을 받았다.

② Methylergonovine(Methergine)은 산후의 과다출혈을 조절할 때만 사용한다.

③ Oxytocin은 절대 한 번에 한 가지 경로 이상으로 투여할 수 없다.

④ 희석된 oxytocin 정맥주사는 지속적으로 투여할 수 없다.

⑤ Pitocin 정맥주사 준비 : 분만 시에는, 1리터 D_5W 혹은 normal saline(NS)에 10unit(1mL) pitocin을 혼합하여 10mU/mL로 투여한다. 산후 출혈 시에는 1리터의 같은 용액에 10~40units를 혼합하여 10~40mU/mL로 투여한다.

⑥ 간호사는 분만과 관련된 처방 약물에 대한 명확한 이해를 가져야 한다.

(4) 금기증

① Methergonovine은 고혈압에 금기이며, 수유를 제한하기 때문에 모유 수유를 계획하는 대상자에게는 피해야 한다.

② 불안정 태위이거나 불가능한 선진부인 경우

③ 분만이 임박하지 않은 태아 절박가사(fetal distress)

④ 미숙아, 전치태반

⑤ 과거 제왕절개를 포함한 자궁이나 자궁경부의 수술력

(5) 주요 약물과의 상호작용 : Pitocin/혈관수축제는 심각한 고혈압을 유발할 수 있다.

(6) 주요 음식과의 상호작용(보고된 자료가 없음)

(7) 주요 임상검사 : 분만 시에 pitocin은 비결합형 태아 bilirubin을 증가시킨다.

(8) 부작용

① Methylergonovine(Methergine) : 수축기, 이완기 혈압의 의미있는 증가

② 태아 : 빈맥 혹은 다른 부정맥, 저산소증, 두개내 출혈, 골반을 통한 급속 분만으로 인한 외상

표 13-9 일반적인 옥시토신(common oxytocics medications)

일반명/상품명	투여 경로	적응증	부작용
Oxytocin(Pitocin)	IV	분만을 유도하거나 자극, 분만 후 출혈 감소, 불완전 유산, 고위험 임신의 태아 절박을 사정하기 위한 oxytocin challenge test	지주막하 출혈, 발작, 혼수, 수분 독성, 고혈압, 부정맥, 테타니성 자궁수축, 태반조기박리, 자궁의 혈액 흐름 방해, 자궁 운동성 증가, 과민반응, 무산소증, 흡인, 서맥
Methylergonovine (Methergine)	IM, IV, PO	태반의 분만을 유도, 분만 후 무력증과 출혈, 분만 2기의 자궁 수축	어지럼증, 두통, 이명, 발한, 일시적 고혈압, 심계항진, 흉통, 호흡곤란, 오심, 구토

③ 모체 : 오심, 구토, 산후 출혈, 골반 혈종
★ ④ 산후에 투여할 경우, 모든 oxytocin은 자궁경련을 일으킬 수 있다.

(9) 역작용/독성

① 태아 유산을 유도하는 자궁강직
② 과도한 용량 투여시 자궁 파열이 있었다는 보고가 있다.
③ 자궁에서 oxytocin에 노출된 신생아에게 고빌리루빈 혈증의 유발률이 높다.

★ (10) 간 호

★ ① 분만 전과 분만 시 : 자궁수축 양상, 태아 심박수(FHR), 혈압을 모니터한다.
★ ② 산후 : 오로와 혈압을 모니터한다.
③ Oxytocin을 삼각근에 깊이 주사한 후에 빠른 흡수를 돕기 위해 주사 부위를 마사지한다.
④ 약물투여 전의 자궁수축과 태아 심박수의 기준선을 측정한다.
★ ⑤ 반드시 자궁수축과 태아 심박수 및 모체의 혈압과 맥박을 사정한 후에 oxytocin의 용량을 증가시킨다.
★ ⑥ 일단 희망하는 수축 양상에 도달한 후에는 pitocin의 주입 속도를 높이지 않는다(수축 빈도는 2~3분 간격이며, 60초 정도 지속된다.)
★ ⑦ 자궁수축 빈도가 2분 이내이며, 자궁수축이 90초 이상 지속되면 oxytocin 투여를 중지한다.

(11) 교 육

① 대상자에게 약물 투여의 적응증에 대해 설명한다.
② 투여 경로를 준비하고, 부작용에 대해 교육한다.
★ ③ 갑작스런 두통이 있을 때에는 보고하도록 한다.

2. Ergot alkaloids

(1) 작용 및 용도

① 산후 출혈을 조절하기 위해 사용한다.
② 근간대성(clonic contractions) 수축을 유발한다.

(2) 일반적인 약물

Ergonovine(Ergotrate), 일반적으로 근육주사로 많이 투여하지만, 응급 시에는 0.2mg을 60초 동안 정맥주사로 투여한다.

(3) 투약 시에 고려해야 할 점 : 반동성 자궁이완을 일으킬 수 있다.

(4) 금기증

① Ergot 제제에 과민한 경우에는 금기이다.
② 고혈압, 불안정형 협심증, 최근 심근경색이 있었던 경우에는 주의해서 사용한다.

(5) 주요 약물과의 상호작용(보고된 자료가 없음)

(6) 주요 음식과의 상호작용(보고된 자료가 없음)

(7) 주요 임상검사(보고된 자료가 없음)

★ (8) 부작용

① 수축기, 이완기 혈압의 의미있는 증가
② 자궁경련, 유즙분비 감소

(9) 역작용/독성

① 고혈압
★ ② **맥각 중독(ergotism), 용량 과다** : 오심, 구토, 허약, 근육통, 추위에 둔감해짐, 사지 마비

(10) 간 호 : 투여 후에 오로와 혈압을 주의깊게 관찰한다.

(11) 교 육

① 약물의 적응증에 대해 대상자에게 설명한다.
② 투여 경로를 준비하고 경련과 같은 부작용에 대해 설명한다.
③ 혈액손실의 증가, 체온증가, 냄새나는 오로가 있는 경우에 보고하도록 한다.
④ Ergonovine을 사용하는 경우에 혈관수축이 증가하는 부가효과가 있으므로 금연하도록 한다.

3. Prostaglandins

(1) 작용 및 용도

① 임신 20주부터 임신 2기 동안 임신을 종결하기 위해 사용한다.
★ ② Dinoprostone(Prepidil, Cervidil)는 분만을 유도하기 전에 자궁경부를 성숙시키기 위해서 사용하도록 FDA의 승인을 받았다.
③ Carboprost tromethamine(Hemabate)는 산후 출혈을 조절하기 위한 용도로 FDA의 승인을 받았다.

(2) 일반적인 약물 표 13-10

(3) 투약 시에 고려해야 할 점

★ ① 대상자에게 dinoprostone을 투여한 후에 10분 동안 앙와위를 유지하도록 해야 한다.
② 대상자에게 dinoprostone을 투여하기 전에 진토제나 지사제를 투여해야 한다.

(4) 금기증

① 분만 중 dinoprastone 사용은 자궁파열과 태아 사망을 유발할 수 있기 때문에 차트에 기록해야 한다.
② 고혈압과 천식의 과거력이 있는 경우에 주의하여 사용한다.
③ 급성 골반 염증성 질환
④ 골반 수술의 과거력

(5) 주요 약물과의 상호작용(보고된 자료가 없음)

(6) 주요 음식과의 상호작용(보고된 자료가 없음)

(7) 주요 임상검사(보고된 자료가 없음)

(8) 부작용

① 설사, 오심, 구토, 혈압상승의 가능성
② 자궁경련
③ 긴장성 두통
④ 홍조, 심장 부정맥

(9) 역작용/독성

① 고혈압, 자궁파열
② 분만 전이나 분만 시 투약했을 때에 자궁강직이 진행될 수 있다.

표 13-10 임신 중 사용하는 일반적인 프로스타글라딘(common prostaglandins used during pregnancy)

일반명/상품명	투여 경로	적 응 증	부 작 용
Carboprost tromethamine(Hemabate)	IM	13~20주의 임신 종결, 임신 3~6개월 동안의 계류유산이나 태아 사망 시 자궁 박출	홍조, 저혈압, 오심, 기침, 호흡곤란, 자궁 천공, 질과 자궁 통증, 자궁내막증식증, 불완전 유산
Dinoprostone(prostaglandin E2)(Cervidil, Prepidil, Prostin E2)	vaginal suppository, gel 또는 insert	임신의 종결, 자궁경부의 성숙	두통, 어지럼증, 기절, 저혈압, 구토, 설사, 오심, 자궁 천공, 자궁 파열, 자궁과 질의 통증, 기침, 호흡곤란, 자궁내막증식증, 불완전 유산
Misoprotol(Cytotec)	PO	비스테로이드성 항염제로 인한 위궤양의 예방, 낙태약	오심, 설사, 복통, 고창, 소화불량, 유산, 경련, 점적출혈, 월경불순, 월경과다, 두통

★ (10) 간 호

① 산전 : 약물과 관련된 체위에 대해 분만 개조자의 지시를 따라야 한다. 투약한 후에는 20~30분 정도 횡와위를 취해야 하고, 이 시간 동안에는 태아 감시를 해야 한다.

② 산후 : 오로와 혈압을 감시하고, 설사가 심해진 대상자를 위해 준비를 한다.

③ Dinoprostone 복용 시 적절한 수분을 공급한다.

④ Carboprost 복용 시 약물 투여 이전에 오심과 구토를 미리 조절하도록 한다.

(11) 교 육

① 산전 : 대상자는 지속되고 계속적인 수축이 있을 경우에 자궁강직이 진행되는 것일 수도 있으므로 반드시 보고해야 한다. 대상자에게 태아의 안녕상태를 나타내주는 태아 움직임(fetal movement)의 횟수를 세도록 한다.

② 산후 : 투약경로와 가능한 부작용에 대해 대비한다.

4. 자궁이완제(uterine relaxants)

(1) 작용 및 용도

① 수축을 억제하여 최소 48시간 동안 분만을 중지시킨다. 그래서 태아의 폐성숙을 촉진하는 corticosteroids(β-methasone)를 투여할 수 있게 한다.

② 자궁 과도자극이 발생했을 때 자궁내의 태아가 소생할 수 있도록 자궁수축을 중단시키기 위해 사용한다.

③ 조기분만에서 분만을 지연하기 위해 사용한다.

(2) 일반적인 약물 표 13-11

(3) 투약 시에 고려해야 할 점

① 약물은 저용량부터 시작하고 수축이 끝날 때까지 적응표에 따라 용량을 증가시킨다.

② 권장량을 확인한다.

③ 소화기계 증상이 발생한다면, 음식과 함께 약물을 복용하도록 한다.

④ Terbutaline IV를 희석시킬 때는 5mcg/mL의 농도를 맞추기 위해 1,000mL D_5W 혹은 NS에 각각 5mg을 더한다.

★ ⑤ Microdrip과 주입 펌프를 통해 약물을 주입한다.

(4) 금기증

① 태아에게 생존에 부적합한 기형이 있는 경우

② 폐부종이 있는 경우, β-adrenergics는 금기이다.

③ 경부가 5cm 이상 개대된 경우 혹은 제태 기간이 20주 이하거나 36주 이상인 경우, 주의해서 사용한다.

④ 심한 고혈압과 관상동맥 질환(CAD)

(5) 주요 약물과의 상호작용

태아의 폐성숙을 위해 corticosteroids(β-methasone)을 같이 사용하는 경우, 등에는 폐부종의 발생률이 증가한다.

(6) 주요 음식과의 상호작용 : 카페인은 β-adrenergic의 부작용을 증가시킨다.

(7) 주요 임상검사

β-adrenergic은 고혈당을 유발하고, corticosteroid 사용을 수반하는 경우에 더욱 악화된다.

(8) 부작용

★ ① β-adrenergics : 모체와 태아 빈맥, 심계항진, 진전, 신경과민(jitteriness), 불안
② 변비를 유발하거나 악화시킨다.
③ 오심과 구토

(9) 역작용/독성

① β-adrenergics : 폐부종
② Nifedipine(Procardia)과 indomethacin(Indocin)은 양수 과소증을 유발할 수 있다.
③ Indomethacin(Indocin)은 동맥관을 조기폐쇄시킬 수 있으므로 태아 사망까지 일으킬 수 있다.

표 13-11 자궁 이완제(common uterine relaxant medications)

분 류	범 주	성인 용량	주 의
Terbutaline sulfate (Brethine)	β-adrenergic	SC, IV, PO	조기분만 시 사용에 대한 FDA의 승인을 받지 못했지만 대부분 이 약물이 사용된다.
Ritodrine(Yutopar)	β-adrenergic	IV, PO	조기분만 시 사용에 대한 FDA의 승인 받음. 폐부종의 발생률은 증가한다.
Nifedipine (Procardia)	Calcium channel 차단제	PO	조기분만 시 사용에 대한 FDA의 승인을 받지 못하였지만, 일반적으로 사용한다.
Indomethacin (Indocin)	NSAID	Rectal, PO	조기분만 시 사용에 대한 FDA의 승인을 받지 못하였지만 세 번째로 사용된다. 태아 합병증의 위험성이 증가할 수 있다.

(10) 간 호

★ ① β-adrenergics : 만약 자궁 이완제를 투여해도 대상자의 분만이 계속 진행된다면 산후 출혈의 치료를 위해 급속 분만제(oxytocic)를 준비해야 한다.

★ ② 활력징후와 섭취량 · 배설량을 감시한다.

③ Nifedipine(Procardia) : 투약하는 동안 포도 주스 섭취를 피한다(약의 효과를 방해한다).

④ Indomethacin은 단기간만 사용한다(2~3일).

⑤ 만약 산모가 임신 중에 terbutaline을 복용한다면, 태아의 저혈당을 감시한다.

(11) 교 육

① 가능한 부작용과 대처전략에 대해 교육한다.

② 경구약물의 용법과 용량에 대해 교육하고 정시에 복용해야 하는 중요성을 교육한다.

★ ③ Nifedipine(Procardia) : 기립성 저혈압의 가능성이 있으므로 체위변경을 천천히 한다.

④ 자가맥박감시를 하는 방법을 교육한다.

⑤ 일반의약품을 복용하기 전에는 반드시 의사와 상담하도록 교육한다.

5. Magnesium sulfate

(1) 작용 및 용도

① 비경구적으로 투여할 때 중추신경 억압제로 작용하며, 평활근 · 골격근 · 심근의 기능을 억제한다.

★ ② 조기분만을 중단시키고, 자간전증과 자간증에서의 경련을 치료하고 예방하는 데 사용된다.

(2) 투약 시에 고려해야 할 점

① β-adrenergics과 같이 결합하여 사용되기 때문에 폐부종의 위험을 증가시킨다.

★ ② 4g의 부하용량이 자주 사용된다. 20~30분 동안 주입 펌프를 이용하여 투여되어야 한다.

(3) 금기증

① 조기분만, 태아 부적합 기형　　② 폐부종 혹은 울혈성 심부전

③ 무뇨증, 신부전, 기질적 CNS 질병

(4) 주요 약물과의 상호작용(보고된 자료가 없음)

(5) 주요 음식과의 상호작용(보고된 자료가 없음)

(6) 주요 임상검사(보고된 자료가 없음)

★ (7) 부작용

① 홍조를 띤 온감, 기면
② 심부건반사 감소
③ 손의 쥐는 힘이 감소
④ 체액과 전해질 불균형, 저나트륨혈증
⑤ 오심과 구토

(8) 역작용/독성

★ ① 심부건반사 혹은 쥐는 힘이 약해진다.
★ ② 호흡억제로 인한 호흡 정지

(9) 간 호

★ ① 투여하기 전에 무릎반사를 확인한다.
★ ② 손의 쥐는 힘, 심부건반사, 호흡률, 혈중농도를 감시한다.
★ ③ 정맥주입 속도는 일반적으로 소변량이 시간당 최소 30~50mL로 유지되도록 조절한다. 섭취량과 배설량을 주의깊게 감시한다.
④ 혈관외 유출을 막기 위해 정맥주사 부위를 주의깊게 감시한다.
⑤ 활력징후를 사정한다.
⑥ 매일 정확한 체중을 측정한다.

(10) 교 육

① 약물의 부작용에 대해 교육한다.
★ ② 두통, 명치 부위의 통증, 시력장애를 포함하는 전자간증의 징후를 보고하도록 한다.
③ 혼돈이나 정신착란의 징후가 있다면 보고하도록 한다.

✓ POSTTEST

1. 대상자가 경구 피임약인 desogen에 왜 desogestrel과 ethinyl estradiol이 포함되는지 이유를 물어보았다. 다음 중 가장 적절한 반응은 무엇인가?
   ① "Desogestrel은 소량의 estrogen과 progestin이 결합된 것으로, 효과가 있으려면 추가적인 에스트로겐의 투여가 필요하다."
   ② "난소가 성숙하는 것을 막는 호르몬과 경부점액을 통해 정자가 침투되는 것을 막기 위한 호르몬이 함께 있다."
   ③ "Estrogen만으로도 임신을 예방할 수 있지만, 질 출혈의 발생을 막기 위해서 progestins가 추가된다."
   ④ "각각의 호르몬을 따로따로 복용해도 대부분의 임신을 방지할 수 있지만, 함께 복용하는 것이 더욱 효과적이다."

2. 외래에서 sildenafil(Viagra)를 요구하는 여러명의 환자가 있다. 어떤 환자에게 처방을 하지 않을 것으로 생각되는가?
   ① 2형 당뇨병 진단을 받은 환자
   ② 협심증으로 약물치료를 받는 환자
   ③ 양성 전립선비대증 치료를 위해 약물을 복용하는 환자
   ④ 봄에 심해지는 만성 부비동염 환자

3. clomiphene(Clomid)에 대해 잘 알고 있다고 판단되어 재교육이 필요없는 경우는 어느 것인가?
   ① "이 약물은 배란을 도울 것입니다."
   ② "이 약물을 이번 달에 5일 동안 구강으로 투여할 것입니다."
   ③ "이 약물은 수정을 위해 자궁벽을 준비시킵니다."
   ④ "남편이 이 약물을 같이 먹어야 하는지 물어보았습니다."

4. 다음 중 testeosterone transdermal(Androderm)이 처방될 것 같은 대상자는 누구인가?
   ① 양측 정관절제술을 받은 45세 대상자
   ② 잠복고환 복원술을 받은 17세 대상자
   ③ 정계정맥류 복원술을 받은 23세 대상자
   ④ 양측 고환절제술을 받은 32세 대상자

5. 분만을 유도하기 위해 oxytocin(Pitocin)을 투여받고 있을 때 다음 어느 경우가 나타나면 보고해야 하는지 모두 고르시오.
   ① 갑작스럽게 혈압이 오르는 경우
   ② 약물이 투여된 후 15분 동안 안위 정도가 바뀐 경우
   ③ 마지막달에 5파운드(≒2.5kg) 이상 체중이 증가한 경우
   ④ 구토없이 오심이 나타나는 경우
   ⑤ 의식수준이 변화된 경우

6. 다음 중 어떤 경우에 ergonovine(Ergotrate)을 준비해야 하는가?
   ① 만성 고혈압 환자
   ② 마사지 후에도 반응이 없이 자궁이 이완되어 있고 응괴가 배출된 분만 후 환자
   ③ Oxytocin(Pitocin)을 투여하도록 계획된 환자
   ④ 모유수유를 하지 않은 환자

7. estrogen-progestin combination(Demulen)을 복용하는 여성 환자가 갑자기 시야가 흐리다고 전화를 하였다. 이때 가장 적절한 질문은 무엇인가?
   ① 같이 있는 사람이 있습니까?
   ② 안경을 바꾼 것이 언제입니까?
   ③ 부인과 예약이 언제 되어 있습니까?
   ④ 편두통이 있습니까?

8. 천식이 있는 환자에게 조기분만 때문에 terbutaline sulfate(Brethine) 2.5mg을 피하로 투여하였다. 의사의 처방 이유를 물었을 때 적절한 간호사의 대답은 무엇인가?
   ① 의사는 분만 시 천식 문제가 나타나는지를 확인하고 싶을 것이다.
   ② Brethine을 처방한 것을 아주 좋은 이유라고 생각한다.
   ③ 정상적으로 천식 발작을 조절하기 위해 무엇을 합니까?
   ④ Brethine은 자궁벽 뿐 아니라 호흡기를 이완시킨다.

9. 다음의 환자에게 testosterone enanthate (Delatestryl)이 처방되면 의사에게 의뢰해야 하는 경우는 어느 것인가?
① 보통 여드름이 있는 16세 환자
② prostatic antigen level(PSA)이 증가한 32세 환자
③ 악성 흑색종이 있는 66세 환자
④ 고밀도 지단백(Apo-I) 수치가 88mg/dL인 65세 남자

10. dinoprostone(Prepidil)을 투여한 후 모니터해야 하는 것은 어느 것인가?
① 대상자의 태아 심음
② 치료적 유산을 원하는 환자의 수축을 시작
③ 모유 수유를 원하는 환자
④ 임신의 조기 증상 · 징후

책 속의 책 26쪽

■ 참고 문헌

Abrams, A.(2004). *Clinical drug therapy: Rationales for nursing practice* (7th ed.). Philadelaphia: Lippincott, pp. 409~424, 965~980

Deglin, J. & Vallerand, A. (2003). *Davis's drug guide for nurses*(9th ed.). Philadelphia: F. A. Davis, pp. 261~1332.

Grimes, D. (2001). FDA approves combined monthly in-jectavle conrtaceptive. *In the Conrtaception Report:* 12 (3). To-towa, NJ: Emron.

Karch, A.(2003). *Focus on nursing pharmacology*(2nd ed.). Philadelphia: W.B. Saundders, pp. 552~540

Lehne, R.(2004). *Pharmacology for nursing care*(5th ed.).Philadelphia: W.B. Saunders, pp. 669~1165.

Lowdermilk, D., Perry, S., & Boback, I (2000). *Maternity and women's health care*(7th ed.). St. Louis, MO: Mosby, Inc., pp. 131~134

Matteson, P. (2001). *Women's health during the childbearing years: A community-based approach.* St. Louis, MO: Mosby, Inc., pp. 191~561

Mckenry, L. &SaLerno, G.(2003), *Mosby's pharmacology in nursing*(21st ed, revised reprint). St. Louis, MO: Mosby, pp. 889~926.

McKinney, E., Ashwill, J., Murray, S., James, S., Gorrie, T., & Droske, S. (2000) *Maternal child chilk nurshing.* Philadelphia, W.B. Saunders.

Olds, S., London, M., & Ladewing, P. (2000). *Maternal new-born nurshing*(6th ed.). Upper Saddle River, NJ: Prentice-Hall, pp.659~983

Wilson, B., Shannon, M & Stang, C. (2003). *Nurse's durgguide 2003.* Upper Saddle River, NJ: prentice-Hall, pp.228~1245.

Sherwen, L., Scoloveno, M., & Weingarten, C.(2003). *Maternity nursing: care of the childbearing family* (4th ed.).Stamford, Ct: Appleton & Lange, pp. 277~983

Reviews & Rationales

CHAPTER 14

호흡기계 약물

(respiratory system medications)

Caron Martin, MSN, RN

차 례 Chapter Outline

- 기관지 확장제(bronchodilators)
- 흡입성 부신피질 스테로이드제(inhaled corticosteroids)
- 흡입성 비스테로이드제(inhaled nonsteroidals)
- 류코트리엔 조절제(leukotriene modifiers)
- 항히스타민제(antihistamines)
- 기관지 분비물 조절을 위한 약물(medications to control bronchial secretions)
- 산소(oxygen)

목 적 Objectives

- 호흡기계 약물 투여 시의 일반적인 치료 목적을 서술한다.
- 기관지 확장제의 효능, 금기사항, 부작용, 역작용, 독작용을 논한다.
- 흡입성 기관지약물의 투여와 관련된 환자 교육사항을 확인한다.
- 항히스타민제, 충혈 제거제, 거담제, 진해제, 점액용해제 등을 투여 시 간호의 고려할 점에 대해 논한다.
- 산소 독성의 증상과 징후를 확인한다.
- 산소치료와 관련된 간호의 주의사항에 대해 서술한다.
- 집에서의 산소사용과 안전에 관해 환자 교육사항을 확인한다.
- 호흡기계 약물과 관련된 중요한 환자 교육사항을 나열한다.

용어해설 Review at a Glance

- 거담제(expectorant) : 환자가 기침하는 동안 가래를 뱉을 수 있도록 도와주는 약물
- 교감신경 흥분제(sympathomimetic) : 교감신경계의 효과와 같은 약물
- 급성 천식발작(acute asthma attack) : 짧은 호흡, 천식음, 기침을 동반한 기관지 경련
- 누선(lacrimal) : 눈물 분비에 관여하는 선이나 관을 일컫는 말
- 류코드리엔(leukotrienes) : 환자가 알레르기원에 노출되었거나 알레르기 반응을 경험할 때에 방출되는 물질로, 이 물질은 염증, 기관지 수축, 점액 분비를 일으킨다.
- 무기폐(atelectasis) : 폐포의 허탈 또는 불완전한 폐의 확장
- 비교감신경성(noncatecholamine) : 교감신경계가 아닌 신경성
- 비만세포(mast cell) : 과민반응과 관련된 세포로 이 세포들은 몇 곳에서 발견이 되지만, 피부와 코, 폐에 많이 존재한다. 이 세포 속에 히스타민, 키닌, 화학주성 인자(chemotactic factors), leukotrienes, prostaglandins, thromboxanes을 포함한다.
  자극 또는 알레르기원은 비만세포를 파괴시킨다. 이는 기관지 수축과 염증 물질을 방출시키며, 결과적으로 기도의 부종, 기관지 경련, 과도한 점액의 분비를 가져온다.
- 비염(rhinitis) : 비점막의 염증
- 아드레날린성 효능제(adrenergic agonist) : 교감신경계 작용과 동일한 효과를 내는 약물
- 아편(opioid) : 통증 지각을 감소시키거나 변화시키기 위해 중추신경계에 작용하는 마약성 제제
- 이하선염(parotitis) : 이하선의 염증
- 인터루킨(interleukin) : 염증과정 중에 상승하는 혈장단백
- 저산소증(hypoxia) : 세포와 조직이 필요로 하는 양만큼 산소가 충분하지 못한 상태
- 저산소혈증(hypoxemia) : 동맥혈 내의 산소가 부족한 증상
- 점액 용해제(mucolytic) : 호흡기계 분비물을 묽게 하기 위해 흡입을 통해 투여하는 약물
- 천식지속상태(status asthmaticus) : 국소에 작용하는 약물로는 조절되지 않는 심한 천식. 천식의 증상은 치료 노력에도 불구하고 존재한다.
- 진해제(antitussive) : 비생산적이고 비효과적인 기침을 멎게 하는 데 도움을 주는 약물
- 충혈 제거제(decongestant) : 비점막의 부종을 감소시켜 코막힘을 완화시키는 약물
- 카테콜라민(catecholamine) : 교감신경계의 자극에 대한 반응으로 부신수질에서 분비되는 물질
- 크산틴(xanthines) : enzyme phosphodiesterase(PDE)를 억제하여 cyclic adenosine monophosphate를 증가시켜서 기관지 확장을 유도하는 약물
- 항콜린제(anticholinergic) : 아세틸콜린 수용체의 차단을 통해 야기되는 효과
- 항히스타민제(antihistamine) : 히스타민의 작용을 차단하기 위해 수용체와 경쟁하여 알레르기 증상을 치료하는 데 사용되는 약물, 그 결과 평활근 수축 억제, 모세혈관 투과성 감소, 침과 눈물의 생성이 줄고 혈관투과성과 부종이 억제된다.
- 히스타민(histamine) : 알레르기 반응이나 세포손상과 같은 자극에 대한 반응으로 비만세포와 호염기구에서 방출되는 물질. 히스타민의 효과 중에는 기관지 수축이 포함된다.
- 호산구(neutrophils) : 염증이나 감염 반응으로 농도가 높아지는 백혈구
- 흡입기(inhaler) : 흡입을 통해 약물을 투여하기 위해 사용하는 도구
- 흡입주입기(nebulizer) : 가는 분무와 연기를 만들어내는 흡인성 약물을 사용하기 위한 도구

✓ PRETEST

1. 급성 천식 발작 증상이 있는 24세 환자에게 albuterol(proventil)을 투여한 후 가장 좋은 결과는 무엇인가?

① 천명음이 감소
② 호흡수가 34회에서 22회로 감소
③ 호흡 곤란이 9에서 6으로 감소
④ 산소포화도가 82%

2. 급성 기관지염의 치료로 epinephrine(Primatene)을 처방받은 환자는 다음 중 어떤 질병이 있다는 것을 알 수 있겠는가?

① 천식 ② 관상동맥질환
③ 저혈압 ④ 서맥

3. theophylline(Theo-Dur)를 투여받는 환자가 왜 식이 중 일부를 먹지 말라고 하는지를 질문하였다. 적절한 대답은 무엇인가?

① 완두콩은 약물 효과를 감소시키는 화학물질을 포함하고 있다.
② 갈색콩은 고단백으로 약물의 효과를 높일 수 있다.
③ 우유는 칼슘이 높아 심박수를 증가시킨다.
④ 커피는 카페인이 있어 약물의 수치를 더 빨리 높인다.

4. 구강 흡입을 통해 beclomethasone dipropionate(Beclovent)로 만성 폐쇄성 폐질환을 치료하는 환자를 사정한 후 부작용이라고 판단되는 것을 고르시오.
① 과도한 타액분비
② 치유가 늦어지는 것
③ 구강진균 감염
④ 체중증가를 동반한 수분정체
⑤ 호흡수 감소

5. 입원환자가 급성 천식발작을 일으켰다. 간호사는 어떤 약물을 투여해야 하는가?
① Aminophylline (Truphylline)
② Bitolterol (Tornalate)
③ Triamcinolone (Azmacort)
④ Cromolyn (Intal)

6. 간호사가 집에서의 투약에 관한 환자교육의 효율성에 대해 평가하고자 한다. 다음 중 환자의 어떤 진술이 zafirlukast (Accolate)와 관련된 교육이 더 필요하다고 여겨지는가?
① "나는 내 증상이 나아졌다는 것을 인식하기 전에 몇 주 동안은 약물을 투여해야 할 것이다."
② "나는 급성 천식발작의 증상이 있을 때에 이 약물을 사용할 것이다"
③ "나는 이 약물을 먹는 동안에는 수분섭취를 증가시킬 것이다."
④ "나는 이 약물을 식사 1시간 전에 먹을 것이다."

7. loratadine(Claritin) 교육에 포함되어야 하는 것은 무엇인가?
① 이 약물은 당신을 예민하게 만들 것입니다.
② 효과를 보려면 몇 시간 전에 약을 복용해야 합니다.
③ 이 약물은 급성 천식발작에 도움을 줄 것입니다.
④ 이 약물은 공복 시 투약해야 합니다.

8. 간호사가 환자에게 경구 phenylephrine (Neo-Synephrine)의 섭취를 중지하라고 해야 하는 상황은 어떤 것인가?
① 3일 동안 지속 복용 후
② 환자에게 고혈압이나 빈맥이 증가한다면
③ 환자에게 자극적인 구강건조가 생긴다면
④ 환자에게 반동성 울혈이 생긴다면

9. guaifenesin(Robitussin)의 부작용을 예방하기 위해 해야 하는 것은 무엇인가?
① 처방없이 살 수 있는 진토제를 사용
② 호흡기 분비물이 증가하면 보고
③ 물과 함께 약물을 투여하는 것
④ 체온이 오르면 아스피린 625mg을 복용하는 것

10. 간호사는 non-rebreather oxygen mask를 사용하고 있는 급성 기관지염 환자를 간호하고 있다. 마스크 옆에 있는 날개가 꺼져 있는 것을 발견했을 때의 행동으로 적절한 것은?
① Mask가 작동하기만 한다면 계속 사용하도록 한다.
② Nasal cannula로 바꾸어 준다.
③ 새로운 non-rebreather mask로 교환해준다.
④ 의사를 부른다.

책 속의 책 27쪽

section 01 Bronchodilators 기관지 확장제

1. β-아드레날린성 제제

(1) 작용 및 용도

① 교감신경계(SNS) 아드레날린 효능제로서 작용하며, 평활근을 이완시켜서 협착된 기관지와 세기관지를 확장시키는 기능을 가진 세포내의 CAMP(cyclic adenosine monophosphate) 수준을 높인다.

② 기관지 확장을 이끄는 약물들은 기관지와 세기관지의 평활근 속에 있는 β-2 아드레날린성 수용체를 자극한다.

③ 약물은 α와 β-1 또는 β-2 작용을 가진다. β-1 아드레날린성 수용체는 심근의 수축력과 심박동수를 증가시킨다.

④ 천명음과 짧은 호흡을 동반한 기관지 경련이 특징인 급성 천식발작이 일어나는 동안 빨리 기도를 확장시키기 위해 사용한다. 또한 폐기종과 급만성 기관지염 및 기관지 경련을 감소시키기 위해서도 사용한다. α-아드레날린성 자극제들은 비강내의 혈관들에 대한 수축을 유도해서 충혈 제거제로도 작용한다.

⑤ β-아드레날린성 제제들은 교감신경계의 자극에 대한 반응으로, 부신수질에서 분비되는 catecholamines와 교감신경계에 의해 분비되지 않는 noncatecholamines로 분류될 수 있다. 모든 β-아드레날린성 제제들은 β-2 수용체를 자극한다. cathecholamines는 α와 β 수용체에 영향을 주어 심혈관계 효과를 나타낸다.

(2) 일반적인 약물 표 14-1

① 선택적 β-2의 효능약은 심장 부작용이 적어서 기관지 평활근 확장에 선호되는 약물이다.

② Albuterol(Proventil, Ventolin, Proventil Repetabs, Volmax) : 주로 β-2 자극제로 경구나 흡입으로 투여된다. 심장 부작용을 일으키지 않으며, 기관지수축의 예방과 치료에 사용된다.

③ Ipratroprium bromide(Atrovent) : 항콜린성 작용 또는 교감신경계 작용을 가지고 있기 때문에 흡입으로 투여한다.

④ Bitolterol(Tornalate) : β-2 stimulant로 흡입으로 투여하며, 심장 부작용을 일으키는 경향이 없다.

⑤ Levalbuterol(Xopenex) : 단기작용성 β-2 효능 약물로, 기관지수축의 치료와 예방에 사용된다. 흡입기를 통해 투여하며, 심장 부작용을 일으키는 경향은 거의 없다.

⑥ Ephedrine : α 및 β 흥분제로 비강 울혈제거를 한다. PO, IM, IV, SC 로 투여한다.

⑦ Epinephrine(Adrenalin, Primatene, Bronkaid, bronitin, Medihaler-Epi) : α 와 β 자극제로, 피하주사나 근육주사 또는 흡입으로 투여한다. epinephrine은 심박동수 증가와 심근 수축력 증가를 일으키는 β-1 아드레날린성 효과가 있다.

⑧ Ethylnorepinephrine(Bronkephrine) : α 와 β 자극제, 근육주사나 피하주사

⑨ Isoetharine(Arm-a-Med Isoetharine) : β-1과 β-2 자극제, 흡입제

⑩ Isoproterenol(Isuprel, Medihaler-Iso) : β-1과 β-2 자극제. 정맥주사나 설하, 흡입투여, 심장자극효과뿐만 아니라 단기적으로 기관지 확장효과를 위해 사용하지만, 심장 자극효과도 있다.

⑪ Metaproterenol(Alupent, Metaprel) : β-2 자극제. 경구나 흡입으로 투여한다. 높은 용량에서 중추 신경계(CNS)와 심장자극을 야기한다.

⑫ Pirbuterol(Maxair) : β-2 자극제. 흡입으로 투여한다. 기관지 수축을 치료하고 예방하기 위해 단기작용 β-2 효능약, 심장자극은 없다.

⑬ Salmeterol(Serevent) : β-2 자극제. 흡입으로 투여한다. 2시간 동안 작용하기 때문에 일반적으로 사용되며, 급성 기관지수축의 예방을 위해 사용한다.

⑭ Terbutaline(Brethine) : β-1 아드레날린 효능약으로, 장기작용 기관지확장제. 경구와 피하주사 흡입으로 투여한다.

β- 아드레날린성 제제(common β-adrenergic agents)

표 14-1

일반명/상품명	투여 경로	적응증	부작용
Albuterol sulfate(AccuNeb, Novo-Salmol, Proventil, Proventil HFA, Proventil Repetabs, Salbutamol, Ventodisk, Ventolin HFA)	Inhalation Nebulizer Inhalation capsule	기관지경련 완화, 천식, 운동으로 인한 기관지경련	신경과민증, 불안, 진전, 통증, 기관지경련, 흉통, 협심증, 심계항진, 고혈압, 저칼륨혈증, 고혈당
Bitolterol mesylate(Tornalate)	Nebulizer	천식, 재발하는 기관지경련	안절부절 못함, 불안, 불면, 폐부종, 심부정맥, 오심, 구토, 고혈압
Ipratropium(Alti-Ipratropium, Apo-Ipravent, Atrovent, Novo-Ipramide)	Inhalation or Nebulizer	만성 폐쇄성 폐질환으로 인한 기관지경련, 만성 기관지염, 폐기종	흐릿한 시야, 급성 안구통증, 쓴 입맛, 구인두점막의 건조, 쉰 목소리, 기침, 비강건조, 요정체, 두통
Isoproterenol(Isuprel)	IV	기관지경련, 쇼크, 심장 블록, 심실성 빈맥, 심실성 부정맥	불안, 공포, 빈맥, 부정맥, 오심, 구토, 기침, 기관지경련, 창백, 기도 저항, 속쓰림
Levalbuterol(Xopenex)	Nebulizer	재발하는 폐쇄성 폐질환으로 인한 기관지경련	기침 증가, 소화불량, 고혈당, 불안, 현기증, 두통
Metaproterenol sulfate(Alupent)	Inhalation	천식, 폐기종	신경과민증, 불안, 진전, 두통, 불면증, 협심증, 부정맥, 고혈압, 기관지경련, 혈압 변화
Pirbuterol acetate(Maxair)	Inhalation	기관지경련, 천식	불안, 중추신경계 변화, 불면, 오심, 기관지경련, 부정맥,협심통, 혈압 변화
Salmeterol(Serevent)	Inhalation	기관지경련, 천식	신경과민, 불안, 진전, 두통, 불면, 부정맥, 협심증, 고혈압, 기관지경련, 혈압 변화
Terbutaline(Brethine)	PO	기관지경련, 천식	협심증, 진전, 부정맥, 신경과민, 빈맥, 오심, 구토, 고혈당

⑮ Ipratropium bromide/albuterol sulfate(Combivent) : 합성제제

(3) 투약 시에 고려해야 할 점

★ ① Albuterol, bitolterol, levalbuterol, pirbuterol 등의 약물은 높은 용량에서 β-2에 특이성 있게 작용하는 능력을 잃어버리기 때문에(그래서 β-1을 자극하게 되어 그 결과로 심박동수 상승, 오심, 불안, 심계항진, 진전 등이 나타날 수 있다) 너무 자주 사용하게 된다면 유해작용이 나타날 수 있다.

② Epinephrine, ephedrine, ethylnorepinephrine은 α 자극의 효과에 의한 비충혈제거제로 사용할 수 있다.

③ 어린아이들은 주의깊게 사용해야 한다. 진전, 신경과민증, 환각, 현기증, 심계항진, 빈맥, 소화기계 문제 등을 관찰한다.

④ Epinephrine은 기관지 수축을 위해 피하로 투여한다. 효과는 보통 5분 이내에 나타나며, 4시간 정도 지속된다.

⑤ Salmeterol은 작용 시작시간이 느리기 때문에(20분) 급성 천식발작에는 사용하지 않는다. 작용시간이 12시간이기 때문에 12시간 경과 전에는 투여하지 않는다.

(4) 금기증

★ ① Albuterol은, 약물에 대한 과민반응을 가진 사람뿐만 아니라, 빈맥성 부정맥과 심각한 관상동맥질환을 가진 사람에게는 금기이다.

② 교감신경 흥분제에 과민반응을 가진 경우에 금기이다.

③ 교감신경 흥분제는 심근의 산소요구량을 증가시킬 수 있기 때문에 심혈관계질환을 가진 환자들에게는 주의해서 사용한다.

④ 고혈압, 당뇨, 간질, 갑상선 저하증을 가진 환자에게는 주의해서 사용한다.

⑤ MAO 억제제와 교감신경 흥분제를 같이 투여하는 것을 피한다.

★ ⑥ 12세 미만의 어린이들은 albuterol, bitolterol, metaproterenol, terbutaline 흡입방법을 사용하지 않는다.

⑦ 12세 미만의 어린이들은 extended-release albuterol의 사용을 피한다.

⑧ Catecholamines는 빈맥성 부정맥의 환자에게는 사용하지 않는다.

(5) 주요 약물과의 상호작용

★ ① MAO 억제제와 병용 투여는 고혈압성 위기를 가져올 수도 있다.

② 다른 교감신경 흥분제와 같이 사용하면 부가성 아드레날린성 작용을 일으킬 수 있다.

③ β 효능약의 작용은 β-아드레날린성 억제제에 의해 길항되기 때문에 치료적 효과가 줄어들 수 있다.

④ 칼륨소실 이뇨제는 저칼륨혈증의 위험성를 증가시킬 수 있다.

⑤ 강심 배당체 독작용은 특히 저칼륨혈증이 있을 때에 강심 배당체와 β-아드레날린성 제제를 병용 투여하면 발생할 수 있다.

⑥ 이 약물들은 다른 기관지 확장제의 치료작용과 역작용을 증가시킬 수 있다.

⑦ Digoxin과 같이 사용하면 digoxin 수치가 감소될 수 있다.

⑧ 교감신경 흥분제의 작용은 갑상선 호르몬, 충혈 제거제, 항히스타민제에 의해 증가할 수 있다.

(6) 주요 음식과의 상호작용 (보고된 자료가 없음)

(7) 주요 임상검사

① 교감신경 흥분제는 간에서 혈당 생성을 자극할 수 있다.

② 교감신경 흥분제는 갑상선 항진증의 증상을 악화시킬 수 있다.

(8) 부작용

① β-1 수용체가 자극될 때에 환자들은 신경과민, 진전, 심박동수 상승, 혈압상승 등을 경험한다.

② α와 β 아드레날린 수용체를 자극하면 환자들은 불면증, 불안, 오심, 진전, 심장흥분, 혈관성 두통 등을 경험한다.
③ 비선택적 β 효능약으로 환자들을 심장흥분, 진전, 협심통, 혈관성 두통을 경험한다.
④ β-2 아드레날린성 제제로 환자들에게 혈압 변화, 혈관성 두통, 진전 등을 경험한다.
⑤ 근육 경련은 terbutaline의 가장 흔한 부작용으로 나타난다.
⑥ 추가적 부작용으로 저칼륨혈증, 고혈당, 오심, 구토, 흉통, 부정맥 등이 있다.
★ ⑦ 역설적 기관지경련과 요의 정체도 있을 수 있다.

(9) 역작용/독성

① CV : 빈맥성 부정맥, 흉통
② CNS : 불안, 흥분, 신경과민증, 불면증

(10) 간 호

★ ① 나이든 환자들은 주의깊게 감시한다.
★ ② Beta 효능약을 투여할 때는(심혈관계 작용 때문에) 활력징후, 특별히 심박동수와 혈압을 감시한다.
★ ③ Metered dose inhaler(MDI)의 적절한 사용은 최고의 치료효과를 위한 핵심사항이다.
④ 약물을 줄 때, 적절한 희석용액을 사용한다.
⑤ 거담제, 기관지 확장제, 점액용해제, 항염증제를 사용하는 환자는 약 복용 후 흉부 물리요법과 체위배액을 하여, 점액을 배출하도록 한다.
★ ⑥ 현재 사용하는 약물과(over-the-counter 또는 대중약과 허브제제를 포함하여) 약물 알레르기의 병력이 있는지에 대해 환자에게 물어 본다.
⑦ 때에 따라서 다양한 약물들의 사용은 효과적이며, 각각의 용량을 줄일 수 있다.
★ ⑧ 객담의 색깔과 양 및 특성을 기록한다.
⑨ 치료의 효과를 판단하기 위해 치료 전과정에서 폐기능검사를 주기적으로 한다.
⑩ 경구약은 위장관계의 자극을 줄이기 위해 식사와 같이 투여한다.
⑪ 용액은 희석 후 24~48시간 동안 사용할 수 있다.
⑫ 당뇨병 환자는 혈당치를 감시한다.
⑬ 근육주사는 피한다.

(11) 교 육

★ ① 몇몇 약물들, 특히 epinephrine은 혈당치를 상승시킬 수 있으므로 당뇨병 환자들은 혈당치를 주의깊게 감시한다. 혈당 강하제의 용량 조정이 지시될 수 있다.
② 상호작용이 나타나지 않도록 하기 위해 일반 의약품(OTCs)을 투여하기 전에 의사와 상담한다.
★ ③ 흉통, 심계항진, 발작, 두통, 환각, 복시 등이 나타나면 의사에게 보고한다.

★ ④ 고혈압 · 빈맥 · 부정맥 · 협심증 등이 나타날 수 있으므로, 환자에게 처방된 용량 이상을 투여하지 않도록 주의를 준다.

⑤ 이러한 약물들을 PRN으로 사용시는 날짜, 시간, 증상, 그리고 증상 완화여부 등을 기록한다.

⑥ 흡입제의 정확한 사용에 대해 환자를 교육하고, 환자가 교육받은 내용을 다시 시범을 보이도록 한다. Box 14-1 and figure 14-1

⑦ 약물이 폐에 도달하고 구강이나 인후에 침착되지 않도록 흡입기를 사용한다.

⑧ Nebulizer와 흡입기를 보관하는 방법에 대해 교육한다.

- 흡입기와 nebulizer의 튜브와 부속부품은 매일 따뜻한 물로 씻고 말린다.
- Nebulizer의 튜브를 닦기 위해 식초를 사용할 수 있다.
- 환자는 부품을 깨끗이 하는 방법, 보관법, 사용법에 대한 설명서를 읽고 따라서 한다.

⑨ 분무약물의 흡입과 흡입 사이는 1~3분을 기다린다(어떤 책들은 3~5분을 권한다).

★ ⑩ 흡입 스프레이와 눈이 닿지 않도록 환자에게 주의시킨다.

⑪ 'Nebulizer와 흡입기의 처치에 대한 예상되는 결과는, 호흡곤란과 천식음의 소실' 이라는 것을 교육한다.

Box 14-1

Metered dose inhalers(MDI)의 사용법에 대한 환자교육

Metered dose inhalers(MDI)로 투약하는 올바른 방법은 다음과 같다.

- 약물을 흡입기에 확실히 삽입한다.
- 뚜껑을 제거하고 흡입기를 똑바로 서게 잡는다.
- 약물이 확실히 섞이도록 3~5초 동안 흔든다.
- 고개를 약간 뒤로 젖히고 흡입기를 바로 잡는다.
- 흡입기를 벌린 입으로부터 1~2inch 떨어지게 하거나 spacer/holding chamber에 갖다 댄다. 만약 chamber를 사용하려면 mouthpiece 주위를 입술로 막는다.
- 입을 통해 서서히 숨을 들이마시며 흡입기를 누른다.
- 천천히 깊게 3~5초 동안 숨을 쉰다.
- 약물이 기도를 통해 아래로 내려가도록 8~10초 동안 숨을 멈춘다.
- 만약에 또 다른 흡입제가 처방되었다면 다음 흡입을 하기 전에 1~3분 동안 기다린다.
- 입안을 물로 헹구고 코를 통해 숨을 내쉰다.
- 순한 비누와 물로 mouthpiece를 닦는다.
- 흡입기는 실온에서 보관한다.

figure 14-1

정량식 분무 흡입기(metered dose inhaler)의 적절한 사용법

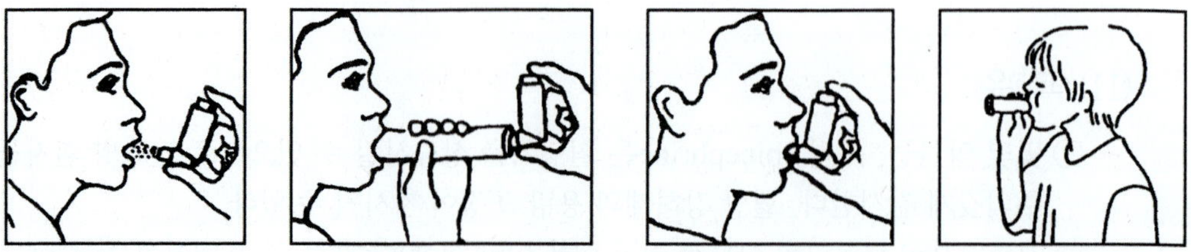

A. 입에서 2인치 거리에 흡입기를 두고 입을 벌린다.

B. space/holding chamber를 사용한다. (이 방법은 어린이나 코티코스테로이드를 사용하는 경우 추천된다.)

C. 흡입기를 직접 입에 넣는다.(코티코스테로이드일 경우에는 이 방법을 사용하지 않는다.)

D. 주의: 분말 형태의 흡입은 다른 흡입 방법이 필요하다. 분말 흡입기를 사용하는 경우 mouthpiece 주변을 입술로 꼭 막고 빨리 흡입한다.

★ ⑫ 지시대로 정확하게 투약하도록 하고, 투약량은 배가 되어서는 안 되며, 투약의 빈도도 늘려서는 안 된다.

★ ⑬ 기관지수축을 유발하는 경향이 있는 알레르기원과의 접촉을 피하고, 헤어스프레이나 향수 및 청결제 등과 같은 기타 자극제와 담배를 피하한다.

⑭ 다른 질병으로 인한 금기사항이 아니라면 수분섭취를 권장한다.

⑭ 환자들이 가능하면 빨리 중재를 할 수 있도록 하기 위해 호흡기계 어려움의 증상(천식의 증상으로 활동의 제한이나 밤에 잠을 깨는 것과 같다)을 조기에 인식할 수 있도록 한다.

⑮ 카페인은 기관지확장제의 불면증이나 신경과민증을 증가시킬 수 있기 때문에 피한다.

★ ⑯ 흡입성 기관지확장제는 급성 천식발작에 있어서 선택요법이다.

⑰ Extended-release tablets은 깨거나 씹거나 부수어 사용하지 않는다.

⑱ 약물을 새로 투약했을 때 신경과민증과 진전을 경험할 수 있으나, 시간이 지나면 감소된다.

2. Xanthines

(1) 작용 및 용도

① Xanthines은 cAMP를 파괴하는 phosphodiesterase(PDE) 효소를 억제하는 작용을 하며, 그리하여 cAMP의 양을 증가시키면 평활근이 이완되어 기관지가 확장된다.

② Xanthines은 또한 catecholamine의 수준을 증가, 평활근 내로 칼슘이온의 이동을 억제, 프로스타글란딘의 합성을 억제, 백혈구와 비만세포(비만세포에는 히스타민, 프로스타글란딘, 트롬복산 등이 들어 있다)로부터 기관지 수축물질이 방출되는 것을 억제하는 작용을 한다.

③ 기관지 확장을 일으켜서 기도로부터 점액을 배출하는 섬모의 능력을 증가시킨다.

④ COPD(만성 기관지염, 천식, 폐기종과 같은 질병들)와 다른 만성 호흡기질환에 동반된 기관지 수축을 치료하기 위해 사용된다.

⑤ 작용시작시간이 느리므로 천식발작의 치료목적보다는 예방을 위해서 사용한다. 만약에 증상이 적거나 견딜 만하다면 천식발작 중에도 사용할 수 있다.

⑥ 혈관 투과성과 야간 발작성, 호흡곤란(PND)을 감소시켜서 폐부종의 부가적인 치료로 사용할 수 있다.

⑦ 가역적인 기관지경련(만성 기관지염과 폐기종을 가진 환자에게서 일어날 수 있다)과 천식을 가진 환자들의 증상 조절에 효과가 있다.

★ ⑧ 전형적인 약물로도 조절이 되지 않는 심각한 천식이 특징인 천식지속상태의 치료에 유용하다(faster-acting beta 효능약에 대한 반응이 없는 환자라면 theophylline IV를 사용한다).

(2) 일반적인 약물 표 14-2

(3) 투약 시에 고려해야 할 점

★ ① 민감성을 증가시킬 수 있기 때문에 노인에게는 주의하여 투여한다.
★ ② 6개월 이상된 어린아이에게는 xanthines를 주의하여 투여한다.
③ 잠재적 독작용을 피하기 위해 약물 치료반응과 혈중 약물농도를 주의깊게 관찰한다.
④ Xanthines은 CNS에 대해 직접적 자극효과가 나타난다(어린이에게 더 강한 경향이 있다).
⑤ Theophyllines의 치료 용량범위는 10~20mcg/mL이다.
⑥ 비경구적으로 줄 때에는 약물의 적절한 시간에 올바른 희석액을 사용한다.
⑦ 심혈관계질환을 가진 환자들에게는 주의해서 사용한다.
⑧ Theophylline은 간에서 대사가 되고, 몇몇 배설물은 신장을 통해 배설된다.
⑨ Theophylline은 지방세포 속으로는 들어가지 않기 때문에 lean body weight에 기초하여 약물을 투여한다.
⑩ Theophylline은 유즙에 들어가며 태반을 통과한다.
⑪ 어린아이들은 성인에 비해 약물의 대사가 빠르다.
⑫ Theophylline의 대사는 간질환에 의해 지연된다.
★ ⑬ Aminophylline은 심혈관계 허탈의 잠재성 때문에 25mg/min보다 빠르게 투여해서는 안 된다.
⑭ 투약은 종종 낮은 수준에서 시작하여 증상을 완화시킬 정도로만 점차 올려간다.
⑮ 흡연하는 성인과 어린아이들은 약물들을 빨리 대사시키므로 치료효과를 위해 좀더 높은 용량이 필요하다.
⑯ 간질환, 울혈성 심부전(CHF), 급성 바이러스성 감염 등에서는 대사작용에 손상을 받기 때문에 theophylline levels이 증가한다.

(4) 금기증

★ ① Xanthines에 대해 과민반응이 있을 때에는 사용을 피한다.
② 빈맥성 부정맥을 가진 환자에게는 사용을 피한다.
③ 위산분비를 증가시키기 때문에 소화성 궤양과 급성 위장염을 포함한 위장관계 질환의 병력을 가진 환자는 금기이다.
④ 심혈관계질환을 가진 환자에게는 주의해서 사용한다.

표 14-2 일반적인 산틴(common xanthines)

일반명/상품명	투여 경로	적응증	부작용
Aminophylline(Theophylline ethylenediamine)	PO	천식, Cheyne-Stokes respirations	오심, 구토, 설사, 어지러움증, 불안, 우울, 무반응성, 단백뇨, AST 증가, 빈맥, 고혈당, 저혈압
Dyphylline(Dihydroxyprophyl theophylline)	PO, IM	천식, 만성 기관지염, 폐기종	두통, 불면, 불안, 사망, 뇌손상, 무반응성, 심계항진, 빈호흡, 호흡정지, 오심, 구토, 설사, 단백뇨, 이뇨, 고혈당, 홍조, 발열
Theophylline(Bronkodyl, Elixophyllin, Uniphyl, Slophyllin)	PO	천식	오심, 구토, 설사, 어지러움증, 불안, 우울, 무반응성, 단백뇨, AST 증가, 빈맥, 고혈당, 저혈압

⑤ Theophylline은 발작을 일으킬 수 있기 때문에 기타 치료에 반응이 없는 기관지경련이 아니라면 간질 병력을 가진 사람에게는 투여하지 않는다.

⑥ Theophylline은 질병을 악화시킬 수 있으므로, 갑상선 항진증을 가진 환자에게는 금기이다.

(5) 주요 약물과의 상호작용

① Allopurinol, cimetidine, erythomycin, flu vaccine, 경구피임약 등을 복용하는 경우에는 xanthines의 혈중농도가 증가된다.

② 교감신경 흥분제는 심장과 CNS 자극을 강화시킨다.

③ Theophylline의 대사는 흡연에 의해 증가된다.

④ Phenytoin, rifampin, barbiturates, carbamazepine, phenobarbital등은 theophylline의 대사를 증가시킨다.

★ (6) 주요 음식과의 상호작용 : 카페인이 함유된 음료 및 음식물

(7) 주요 임상검사

① 유해작용은 약물 수치가 20~25mcg/mL일 때 더욱 심각하다.

② 심장과 관련된 유해작용은 약물 수치가 30mcg/mL을 넘을 때 더욱 빈번하게 발생한다.

③ 발작은 약물 수치가 40mcg/mL을 넘을 때에 나타난다.

(8) 부작용

① 취침 중 오심, 구토, 식욕부진, 위 식도 역류

② 동성빈맥, 기외수축, 심계항진, 심실 부정맥

③ 고혈당, 과도하게 소변량 증가

(9) 역작용/독성

① CNS : 진전, 현기증, 환각, 불안, 흥분, 두통, 불면증

② GI : 오심, 구토

③ CV : 심계항진, 빈맥성 부정맥, 흉통, 빈맥

(10) 간 호

★ ① 독작용을 사정한다. 불안, 불면, 불안정, 진전, 오심, 구토 등과 같은 증상을 기록한다.

★ ② 불안은 독작용의 증상이다. 그러나 저산소증의 신호일 수도 있으므로, 간호사는 이에 대해 환자를 사정해야 한다.

③ 모든 환자에게 있어서 특히, 어린아이에게는 역효과(진전, 불안, 환각, 현기증)에 대해 감시한다.

④ 심계항진과 빈맥의 심혈관계 부작용을 감시한다.

⑤ 심질환의 병력이 있는 환자를 주의깊게 감시한다.

⑥ Sustained-release forms를 부수거나 씹어서 환자가 섭취하지 않도록 한다.

⑦ 좌약은 냉장보관한다.

★ ⑧ 투약할 때 적절한 희석액을 사용한다.

★ ⑨ 환자에게 현재 복용하고 있는 약(대중약과 허브제제를 포함)과 알레르기 병력이 있는지 물어 본다.

⑩ CNS 자극 때문에 theophylline의 투약을 하면 아이들은 과다행동을 나타낼 수 있다.

(11) 교 육

① 서방형 제제(sustained-release forms)는 씹거나 부수지 않는다(위 점막을 자극하므로).

② 작용과 용법과 부작용의 기전을 교육한다.

★ ③ 빠뜨리거나 두 배로 약을 섭취하지 않으며, 처방대로 정확히 복용한다.

④ 좌약은 냉장보관한다.

★ ⑤ 만약에 좌약이 직장의 작열감, 가려움, 자극 등을 야기한다면 의사에게 보고한다.

⑥ 만약에 심계항진, 오심, 구토, 허약, 현기증, 흉통 또는 경련이 발생하였다면 의사에게 보고한다.

★ ⑦ 혈중농도를 감시한다.

★ ⑧ Xanthines를 투약하고 있는 사람에게 부가적인 효과를 가져올 수 있는 카페인의 사용은 피한다.

★ ⑨ 알레르기 반응을 야기하는 경향이 있는 알레르기원의 접촉을 피하고, 흡연과 다른 호흡기계를 자극할 수 있는 헤어스프레이나 향수 및 청결제 등의 접촉을 피한다.

⑩ 다른 질병과정의 금기사항이 아니라면 수분섭취를 증가시킨다.

⑪ 천식의 증상이 없을 때까지 약물을 섭취한다.

★ ⑫ 기존의 OCT 약물섭취를 의사에게 알린다.

⑬ 위장관계 증상이 진행된다면 약물을 음식과 같이 섭취한다.

section 02 Inhaled Corticosteroids 흡인성 부신피질 스테로이드제

(1) 작용 및 용도

① 정확한 작용기전은 알려지지 않았다. 그러나 흡입성 부신피질제는 히스타민과 같은 기관지 수축 물질이 방출되는 세포막을 안정화하여 이러한 물질들의 방출을 감소시키는 것으로 생각된다.

② 호산구(염증반응으로 농축되어 증가하는)의 세포막을 안정화한다. 그러므로 염증을 유발하는 물질이 방출되지 않으며, 그 결과로 염증이 감소하고 기관지는 확장된다.

③ 염증의 감소로 점막의 부종과 점액분비가 감소하고, 기관지수축도 감소한다.

④ 흡인성 부신피질제는 beta 효능약의 기관지 평활근에 대한 효과를 증가시키는 역할을 가지고 있다.

⑤ 이 약물들은 prostaglandins, leukotrienes(알레르기원에 노출 후 방출되는 물질), interleukins(염증 과정 동안 증가하는 혈장 단백질) 등의 생산을 억제할 뿐만 아니라 수분과 단백질의 조직내로의 이동을 저해시킨다.

⑥ 이 약물들은 또한 점막섬모운동을 증가시킴으로써 점액의 배출을 증진한다.

⑦ 염증과 기관지수축을 감소시키기 위해 만성 천식에 예방적으로 사용되지만, 급성 발작에는 사용되지 않는다.

⑧ 기관지확장제가 완벽하게 효과적이지 않을 때, 기관지경련성 질환의 치료에 사용한다.

⑨ 만성 기관지염, COPD, cystic fibrosis 등의 치료에 사용한다.

(2) 일반적인 약물 표 14-3

(3) 투약 시에 고려해야 할 점

★ ① 흡입경로를 통해 약물이 투여될 때에 정확한 용법이 필수이다.

② 흡입성 부신피질호르몬제의 화학적 구조는 약간 변화되었기 때문에, 전신적으로 많이 흡수되지 않으므로 전신적 부작용은 다소 적다.

③ Beclomethasone은 dezamethasone보다 부작용이 적으며, 항암효과도 크다.

④ 만약에 환자가 전신성 부신피질호르몬제도 같이 투여하고 있다면, 부가적으로 사용하는 부신피질호르몬제의 용량을 줄일 필요가 있다.

⑤ Beclomethasone, flunisolide, fluticasone은 알레르기성 비염의 치료를 위해 비강용액으로 상품화되어 있다.

⑥ 흡인성 부신피질 호르몬제를 받는 아이들에게 뼈의 성장이 방해받는지를 모니터한다.

표 14-3 흡인성 부신피질 호르몬제(inhaled corticosteroid medications)

일반명/상품명	투여 경로	적응증	부작용
Beclomethasone dipropionate (Beclovent, Vanceril)	Inhalation Intranasal	천식, 알레르기 비염	고용량으로 인한 Cushing's syndrome, 구강이나 후두 자극, 진균 감염, 비출혈, 반동성 울혈
Budesonide(Pulmicort Respul-es, Pulmicort Turbuhaler, Rhinocort Aqua)	Inhalation Intranasal	천식, 알레르기 비염	두통, 어지럼증, 발진, 피로, 부종, 고용량으로 인한 Cushing's syndrome, 비강자극, 비출혈, 인후염, 지속적 기침, 요통, 반동성 울혈
Flunisolide(AeroBid, Nasarel, Rhinalar)	Intranasal	알레르기 비염	두통, 비강자극, 고용량으로 인한 Cushing's syndrome, 비출혈, 진균감염, 반동성 울혈
Fluticasone propionate(Flovent, Flonase)	Inhalation Intranasal	천식	두통, 어지럼증, 발진, 피로, 부종, 고용량으로 인한 Cushing's syndrome, 비강자극, 비출혈, 인후염, 지속적 기침, 요통, 반동성 울혈
Triamcinolone acetonide (Azmcort, Flutex, Nasacort)	Inhalation Intranasal	폐부종, 폐섬유증, 천식, 알레르기 비염	두통, 어지럼증, 발진, 피로, 부종, 고용량으로 인한 Cushing's syndrome, 비강자극, 비출혈, 인후염, 지속적 기침, 요통, 반동성 울혈

(4) 금기증

★ ① 알레르기성 체질의 환자
② 신경증, 진균감염, AIDS, 결핵, 특발성 혈소판감소증 환자
★ ③ 2세 미만의 어린이
④ 당뇨, 녹내장, 골다공증, 궤양, 신질환, 울혈성 심부전, 근무력증, 간질, 염증성 장질환, 고혈압, 혈전색전증, 식도염 등을 가진 환자는 주의하여 사용한다.
⑤ 면역기능을 억제할 가능성이 있기 때문에 감염환자에게는 주의하여 사용한다.

(5) 주요 약물과의 상호작용

① 이 흡입제들의 작용은 전신적으로 보다는 국소적으로 작용하기 때문에 새로운 약물들은 상호작용이 상대적으로 적다.
★ ② 부신피질 호르몬제를 경구로 투여할 때는 혈중 포도당 수치가 상승시킬 수 있으므로 혈당저하제의 용량을 조절할 필요가 있다.
③ Rifampin, barbiturates, phenytoin 등은 부신피질 호르몬제 치료효과 감소를 일으킨다.

(6) 주요 음식과의 상호작용 (보고된 자료가 없음)

(7) 주요 임상검사

① 항원 skin test에 대한 항원의 반응결과가 감소될 수 있다.
② 가능하다면 부신피질 호르몬제 치료 후까지 skin test는 연기되어야 한다.

(8) 부작용

① 인두의 자극과 인후통
② 기침, 구강건조, 구강 진균감염
③ 부비동염

(9) 역작용/독성

① 전신적으로 흡수된다면 부신피질의 기능부족, 수분과 전해질 불균형, 신경계 작용, 내분비계 작용
② 감염에 대한 민감성, 피부에 대한 효과, 골다공증 등이 증가한다.
③ 설사, 오심, 구토, 위장손상
④ 두통, 발열, 현기증, 혈관부종, 발진, 두드러기, 역설적 기관지 경련
⑤ 비점막의 염증 또는 비염, 생리불순, 심계항진

(10) 간 호

★ ① 환자에게 현재 복용하고 있는 약물(대중약과 허브제제 포함)과 알레르기 병력이 있는지를 물어본다.

② 치료 효과를 보기 위해 호흡양상과 폐음을 모니터한다.
③ 알레르기원을 피하도록 환자에게 교육한다.
④ 고혈당을 모니터한다.
★ ⑤ 어린이의 경우 성장을 모니터한다.
⑥ 전신적 corticosteroid에서 흡입경로로 바꾼 경우 부신기능부전을 사정한다.
⑦ 만성적인 흡인성 부신피질호르몬제의 사용은 환자들을 골다공증에 쉽게 걸리게 한다.
⑧ 구인두 칸디다증이나 인후통이 발생할 수 있으므로, 약물사용 후에는 입안을 헹군다.
⑨ 감염의 징후를 보기 위해 가래의 색과 점도를 사정한다.

(11) 교 육

★ ① 약물은 처방대로 사용하되, 과량으로는 사용하지 않는다.
② 도구를 깨끗하게 유지하고 사용할 때에는 사용설명서에 따른다.
③ 둘 다 처방되는 경우 corticosteroid를 사용하기 전에 기관지 확장제를 흡입한다. 흡입기를 사용한 후 구강을 헹구기 전까지 간격을 둔다.
④ 어린 환자들은 학교에 이 흡입제를 가지고 갈 수 있도록 의사의 처방이 필요할 경우도 있다.
★ ⑤ 약물의 투약을 갑자기 멈추면 안 된다. 의사의 지시에 따라 2주 정도 기간을 거쳐서 천천히 점차로 약물을 줄인다.
⑥ 스테로이드를 사용하는 동안은 치료 중이라는 확인을 위한 목걸이나 팔찌를 착용한다.
★ ⑦ 환자에게 만월형 얼굴, 여드름, 지방의 축적, 부종의 증가 등을 포함한 스테로이드 사용의 증상에 대해 교육하고, 만약에 이러한 증상이 나타나면 의사에게 보고한다.
⑧ 오심, 호흡곤란, 관절통, 허약, 피로 등을 포함한 스테로이드 수치의 징후를 보고한다.
★ ⑨ 일주일에 5파운드(≒2.3kg) 이상 체중이 증가할 때는 보고한다.
⑩ 가능하면 알레르기 반응을 유발할 수 있는 알레르기원과의 접촉을 피한다.
⑪ 치료가 빨리 시작될 수 있게 하기 위해 호흡기계 곤란 초기에 인식할 수 있도록 한다.
⑫ 약물의 최대 효과를 보기 위해 매일 같은 시간에 투여한다.
⑬ 흡인성 부신피질호르몬제는 유지요법으로 사용되지만, 급성 기관지경련에 있어서는 비효과적인 약물이다.

section 03 Inhaled Non-steroidals 흡인성 비스테로이드제

(1) 작용 및 용도

① 이 약물들은 알레르기원의 자극이 왔을 때에 비만세포를 안정화시켜서 기관지수축 및 염증물질 방출을 못하게 하여 염증을 억제한다.

② 기도염증의 치료와 예방을 위해 사용된다. 염증을 감소시키는 것은 점막 부종과 점액 분비물을 감소시켜서 결과적으로 기관지 수축을 감소시킨다.
③ 급성 천식발작의 예방을 위해 사용한다.
④ 알레르기성 비염의 치료와 예방을 위해 사용한다.

(2) 일반적인 약물 표 14-4

① Cromolyn(Intal) : 경구 흡입을 위한 경구 스프레이 또는 nebulizer 용액, nasalcrom은 cromolyn의 비강 스프레이용이다.
② Nedocromil(Tilade) : 흡입으로 투여

(3) 투약 시에 고려해야 할 점

① 기관지 확장제와 부신피질 호르몬제의 용량감소가 이 약물들을 동시에 사용하는 데 지시될 수 있다.
② 간기능 또는 신장기능에 손상을 가진 환자는 주의해서 사용한다.
③ 흡입으로 투약한다.
④ 비강용액은 알레르기성 비염을 치료하고 예방하기 위해 사용한다.
⑤ 처음 치료효과를 보기 위해 3주 동안은 매일 투약한다.

(4) 금기증

① 급성 기관지경련 또는 천식지속상태에서는 사용하지 않는다.
★ ② 과민반응을 가진 환자들에게는 금기이다.
③ 신장 또는 간기능에 손상을 입은 환자는 주의해서 사용하며, 용량 저하가 요구된다.

(5) 주요 약물과의 상호작용(보고된 자료가 없음)

(6) 주요 음식과의 상호작용(보고된 자료가 없음)

(7) 주요 임상검사(보고된 자료가 없음)

(8) 부작용 표 14-4

흡인성 비스테로이드제 : 비밀세포 안정제 (inhaled nonsteroidal medications) ; mast cell stabilizers

표 14-4

일반명/상품명	투여 경로	적응증	부작용
Cromolyn disodium (Intal, Nasalcrom)	Inhalation Intranasal	천식, 기관지경련, 알레르기성 비염	두통, 비강자극과 저린 증상, 재채기, 후두와 기관지의 자극, 기침, 불쾌한 맛, 홍반, 이하선염, 기관지경련, 비출혈, 홍조
Nedocromil sodium(Tilade)	Inhalation	천식	어지럼증, 두통, 오심, 구토, 기침, 인후염, 비염, 피로, 소화불량

(9) 역작용/독성 표 14-4

(10) 간 호

★ ① 환자에게 현재 복용하고 있는 약물들(대중약과 허브제제를 포함)과 알레르기 병력을 물어 본다.

★ ② 분무기 속의 약물입자에 의해 관상동맥질환(CAD)과 부정맥이 악화될 수 있으므로, 심부정맥을 가진 환자들에게는 주의해서 사용한다.

③ 폐기능검사는 이 약물을 투여받기 전에 실시된다.

④ 치료효과를 모니터하기 위해 호흡을 사정한다.

⑤ 비강을 통해 투여하는 경우 비염을 사정한다(코막힘, 콧물).

⑥ 흡입성 비스테로이드 약물을 사용하는 경우 다른 천식 약물의 용량은 2~4주 후부터 감소될 것이다.

⑦ 흡입기를 사용하는 동안 기관지 확장제를 먼저 사용하게 될 것이다.

⑧ 혼탁한 용액은 사용하지 않는다.

(11) 교 육

★ ① 처방대로 정확하게 약물을 투약한다.

② 약물의 작용, 사용법, 부작용의 기전을 교육한다.

③ 약물의 최대 효과를 확실히 얻기 위해 정확한 흡입 방법과 적절한 간격을 교육한다.

④ 천식발작의 중증도와 빈도를 기록한다.

⑤ 약물의 효과를 보기 위해서는 2~4주 정도 시간이 걸리는 것을 알려 준다.

★ ⑥ 구강건조를 피하기 위해 약물투여 후에는 입안을 헹군다.

⑦ 증상이 심해지는 급성발작 동안에는 사용하지 않는다.

★ ⑧ 기관지 확장제는 cromolyn 투여하기 20~30분 전의 사용이 최적이며, 두 흡입제의 간격은 최소 3~5분을 항상 유지한다.

⑨ Cromolyn은 알레르기원에 반응을 줄이기 위해 알레르기에 접촉하기 15~60분 전에 투여한다.

⑩ 비강을 통해 투여하는 경우 사용 전 비강을 깨끗이 한다.

section 04 Leukotriene Modifiers 류코트리엔 조절제

(1) 작용 및 용도

① Leukotrienes는 환자가 알레르기원에 의한 알레르기 반응으로 고통받고 있을 때에 방출되는 물질이다.

② Leukotrienes는 염증, 기관지수축, 점액 생산(기침, 재채기, 짧은 호흡) 등을 일으킨다.

③ Leukotriene modifiers는 폐에 있는 세포와 세포를 둘러싸고 있는 수용체에 그들의 점착을 억제하여 leukotriene의 작용을 막는다.

④ 기관지 기도의 평활근 수축의 억제를 통해서 기관지의 수축을 막는다.

⑤ 천식 약물들 중 새로운 종류이다. 천식의 염증성 증상을 감소시키므로, 소염제라고 일컫는다.

⑥ Leukotriene modifier들은 12세 이상의 어린아이와 어른들에게 있어서 천식의 장기적 치료와 예방을 위해 사용된다(급성 천식발작에는 사용되지 않는다).

(2) 일반적인 약물 표 14-5

① Zileuton(Zyflo) : 5-lipoxygenase 효소를 억제하여 leukotriene의 생산을 차단한다(경구 투약).

② Zafirlukast(Accolate) : 천식의 매개 물질이라 생각되는, cystinyl leukotrienes라 불리는 특별한 leukotrienes를 차단하고, 폐에서 염증을 예방한다(leukotriene 수용체 길항제로 분류된다).

③ Montelukast(Singulair) : leukotriene 수용체를 차단하고, leukotriene 수용체 길항제로 분류된다(경구 투약).

(3) 투약 시에 고려해야 할 점

① 12세 이상의 어린이와 성인에게만 사용한다.

② 치료적 효과를 나타내기까지 일주일이 걸린다.

③ 폐에서 국소적 효과를 가진다.

④ 부신피질호르몬제와 같이 혹은 단독으로 사용한다.

⑤ Zafirlukast는 모유를 통해 배설되므로, 수유 시에는 투약하지 않는다.

⑥ Montelukast와 zafirlukast는 경구 투약하며, 간에서 대사되고 대변을 통해 배설된다.

⑦ Zileuton은 간에서 대사되고 소변으로 배설된다.

★ ⑧ Zileuton을 투약 시에는 hepatic aminotransferase enzymes를 모니터한다. 간기능 저하가 심해지거나 효소 수치가 정상보다 5배 정도까지 높아지면 약물을 중단한다.

(4) 금기증

★ ① Zileuton은 간질환이나 transaminase의 수치가 상승(정상보다 3회)되어 있는 환자에게는 금기이다.

표 14-5 류코트리엔 조절제(leukotriene modifiers)

일반명/상품명	투여 경로	적 응 증	부 작 용
Montelukast sodium(Singulair)	PO	천식, 알레르기성 비염	두통, 어지러움증, 인플루엔자, 감기, 비강 울혈, 오심, 통증, 발열, 발진, 피로
Zafirlukast(Accolate)	PO	천식, 두드러기	어지러움증, 두통, 통증, 근육통, 오심, 구토, AST, ALT 증가, 발열, 외상, 감염, Churg-Strauss syndrome: 호중구 증가, 혈관염 발진, 폐와 심장 합병증
Zileuton(Zyflo)	PO	천식	어지러움증, 두통, 근육통, 통증, AST, ALT 증가, 오심, 복통, 구토

② 모든 약은 과민반응을 가진 사람들에게는 금기이다.

(5) 주요 약물과의 상호작용

① Zileuton 투약 시 theophylline, warfarin, propranolol의 수치는 상승한다.
② Zafirlukast 투약 시 warfarin, tolbutamide, phenytoin, carbamazepine의 수치는 상승한다.
③ Erythromycin의 병용투약 시 zafirlukast의 수치가 감소하는 것을 볼 수 있다.
④ Aspirin의 병용투약 시 zafirlukast의 수치는 증가하는 것을 볼 수 있다.
⑤ 칼슘통로 차단제는 zafirlukast의 효과를 증가시킨다.
⑥ Phenobarbital과 dilantin은 간대사를 개시하기 때문에 montelukast의 이용률을 감소시킨다.

(6) 주요 음식과의 상호작용

음식은 zafirkulast와 zileuton의 흡수를 감소시킨다.

(7) 주요 임상검사

① Zileuton 투약 시에는 theophylline clearance를 감소시킬 수 있기 때문에, 지속적으로 복용하고 있다면 theophylline의 혈청 수치를 모니터한다.
② 환자가 zafirlukast 또는 zileuton을 warfarin과 사용 시 PT/INR이 상승할 수 있으므로 prothrombin time(PT) 또는 international normalized ratio(INR)을 모니터한다.

(8) 부작용

① 모든 약물에 있어서 두통이 발생할 수 있다.
② Zileuton은 소화불량, 오심, 현기증, 불면 등을 유발할 수 있다.
③ Zafirlukast는 오심과 설사를 유발할 수 있다.
④ Zafirkulast와 zileuton은 어지럼증을 일으켜 낙상이나 다른 상해의 위험이 있다.

(9) 역작용/독성

① 약물이 상대적으로 새로운 것이기 때문에 zileuton에 대해 제한된 정보만 있다.
② 간독성(zileuton)

(10) 간 호

★ ① 급성이 아닌 만성의 천식치료에 처방되는 약임을 확실히 한다.
★ ② 간기능검사를 모니터한다.
③ 일주일 동안 복용하는 경우 증상이 좋아지는지를 확인한다.
④ 치료 효과를 평가하기 위해 호흡상태를 사정한다.
⑤ AST와 ALT와 같은 간기능검사를 모니터한다.
⑥ Singulair는 저녁에 투여해야 한다.

(11) 교 육

① 치료효과가 나타나기 위해서는 일주일 정도 걸린다는 사실을 알려 준다.

② 작용, 사용법, 잠재적 부작용의 기전을 교육한다.

★ ③ 간기능검사가 필요할 수 있다.

★ ④ 약물들은 천식의 증상을 예방하는 데 도움을 주지만, 급성 천식발작에는 쓰지 않는다.

⑤ 처방대로 정확하게 약물을 투약한다.

★ ⑥ 가능한 한 특정한 알레르기원과의 접촉을 피한다.

⑦ 기타 질환으로 인해 금기가 아니라면 수분섭취를 증가시킨다.

⑧ Zafirlukast는 식사 1시간 전이나 식후 2시간에 투약한다.

⑨ Montelukast와 zileuton은 음식물과 함께 또는 음식물 없이 투약한다.

⑩ 어지럼증을 야기하므로 zafirlukast와 zileuton을 투여할 때는 운전을 하거나 기계를 조작할 때 주의해야 한다.

section 05 Antihistamines 항히스타민제

(1) 작용 및 용도

① 이 약물은 히스타민의 작용을 억제 또는 차단한다.

- 약물들은 수용체로부터 히스타민을 치환하는 게 아니라 반응 시에 먼저 작용한다.
- 항히스타민제는 히스타민의 작용을 차단하기 위해 수용체 부위에서 히스타민과 경쟁한다. 그러므로 약물은 히스타민의 방출을 막거나 방출되는 양을 감소시키지는 못한다.

② 항히스타민은 히스타민의 효과(혈관 확장, 평활근 수축, 위장관과 호흡기계 분비물의 감소, 모세혈관 투과성의 증가, 심박동수의 증가와 CNS 전달물질의 증가)를 감소시킨다. 그러므로 항히스타민은 평활근 수축(호흡기계, 혈관계, 위장관계)의 억제, 모세혈관 투과성의 감소, 타액 분비와 눈물 형성 감소, 혈관 투과성, 부종 형성을 억제한다.

③ 항히스타민제는 기관지 평활근을 이완시킨다.

④ 약물은 기관, 타액, 위, 코, 눈(눈물)의 분비를 감소시킨다.

⑤ 항히스타민제는 가려움증(두드러기)을 감소시킨다.

⑥ 항히스타민제는 알레르기, 알레르기성 비염(고초열), 알레르기성 결막염, 알레르기성 접촉성 피부염, 현훈, motion sickness, 불면증, allergic reactions, 기침을 치료하기 위해 사용되며, 감기의 콧물이나 재채기 증상 치료용으로 사용한다.

⑦ 아나필락시스 쇼크의 치료에 사용한다.

⑧ 약물에 대해 알레르기 반응의 치료 또는 예방 용도로 사용한다.

(2) 일반적인 약물 표 14-6

① Nonsedating 항히스타민제에는 azelastine(Astalin), cetirizine(Zyrtec), desoloratidine(Clarinex), fexofenadine (Allegra), loratadine(Claritin)이 있다.

- Cetirizine은 hydroxyzine의 대사산물이나 졸림을 덜 일으킨다.
- 2세대 항히스타민제는 1세대 항히스타민제보다 덜 진정작용을 일으킨다.
- 말초 H_1 수용체에 선택적이고, 혈액-뇌 관문을 통과하지 않는다.
- 2세대 약물들은 경구 투약 후에 약물의 작용이 빠르게 일어난다.

② 전통적 항히스타민제는 중추적인 면뿐만 아니라 말초적인 면으로도 작용하기 때문에 진정효과를 가진다. 1세대 H_1 수용체 길항제는 중추와 말초의 H_1 수용체에 결합하고 CNS 억제(졸림 또는 진정) 또는 자극(불안 또는 흥분)을 일으킨다. 표 14-7

- CNS 자극은 특히 어린아이에게 있어서 높은 용량 시에 나타나기 쉽다.
- 구강건조, 요정체, 변비, 복시 등과 같은 항콜린성 효과를 가진다.

(3) 투약 시에 고려해야 할 점

★ ① 항히스타민제는 문제의 원인을 막는 것이 아니라 증상을 치료하는 것이다.

② 항히스타민제는 졸림을 유발할 수 있다.

③ 항히스타민제는 하부기도질환 또는 급성 천식발작의 치료에 사용되지 않는다.

④ 대부분의 항히스타민제는 식사와 함께 섭취할 때에 견딜 만하다.

⑤ Brompheniramine, chlorpheniramine, diphenhydramine은 모두 OTC로 사용할 수 있다.

⑥ Hydroxyzine은 가려움증에 효과가 있다.

⑦ 대부분의 항히스타민제는 간에서 대사된다.

표 14-6 2세대 또는 진정효과가 없는 항히스타민제(second-generation or nonsedating antihistamines)

일반명/상품명	투여 경로	적응증	부작용
Azelastine(Astelin)	Intranasal	비염	피로, 두통, 졸림, 어지럼증, 일시적 안구 작열감, 찌르는 듯한 통증, 비강 작열감, 쓴맛, 구강건조, 호흡곤란, 천식, 감기와 같은 증상, 부비동염, 비출혈, 오심
Cetirizine(Zyrtec)	PO	비염	졸림, 진정, 혈관부종, 관절통, 광과민성, 근육통, 오심, 설사, 기관지경련
Desloratadine(Clarinex)	PO	비염	졸림, 빈맥, 신경과민, 어지러움증, 피로, 기관지경련, 인후염, 구강건조, 감기와 같은 증상
Fexofenadine hydrochloride(Allegra)	PO	비염	피로, 소화불량, 오심, 월경곤란, 감기와 같은 증상
Loratadine(Claritin)	PO	비염	두통, 신경과민, 어지럼증, 식욕증진, 심계항진, 부종, 기관지 경련, 인후염, 발열, 체중증가

⑧ Azelastine은 비강점막에 적용하고 2~3시간 내에 작용이 최대가 된다. 이 약물은 졸림을 일으키는 경향은 없으나 입에 불쾌한 맛을 남긴다.

★ ⑨ Hydroxyzine과 promethazine은 심한 졸림을 유발한다. diphenhydramine은 졸림을 자주 일으키며 항콜린성 효과도 있다.

★ ⑩ 항히스타민제는 알레르기 반응의 가능성을 감소시키기 위해, 혈액 제제를 투여하기 전에 예비투약으로 사용된다.

⑪ 경구용 항히스타민제는 15~60분 사이에 작용하고 4~6시간을 지속하며, 서방형 제제는 8~12시간 지속한다.

⑫ 속효성 제제는 급성 알레르기 반응에 사용된다.

⑬ 지속성 제제는 만성 알레르기 상태를 좀더 지속적으로 감소시킨다.

(4) 금기증

★ ① 과민반응

② Astemizole은 잠재적 심장기능부전과 혈중 수치를 상승시키는 잠재성을 가지고 있기 때문에, 간질환을 가진 환자에게는 주의해서 사용한다.

③ Loratadine은 하기도 이상 상태를 가진 경우와 급성 천식의 경우에는 금기이다.

④ Diphenhydramine은 수유부와 하기도 이상 상태를 가진 환자의 경우에는 주지 않는다.

⑤ 항히스타민제는 안내압의 상승, 심장질환, 신질환, 고혈압, 기관지 천식, 협착된 소화성 궤양, 전립선 비대, 발작성 질환, 임신 등의 환자라면 주의해서 투여한다.

⑥ Promethazine은 간질환, 레이 증후군, 수면 중 무호흡 또는 가족 중 영아 돌발사(SIDS)의 가족력을 가진 어린아이의 경우는 사용하지 않는다.

⑦ Diphenhydramine은 수두와 독감 유사감염증을 가진 어린아이와 영아에게는 추천하지 않는다.

표 14-7 선택적 1세대 항히스타민제(selected first-generation antihistamines)

일반명/상품명	투여 경로	적응증	부작용
Azatadine(Optimine)	PO	비염	졸리움, 인성 변화, 변비, 오심, 배뇨 곤란, 불안정한 걸음걸이, 기절, 근육 쇠약, 시력 변화
Chlorpheniramine maleate (Chlor-Trimeton)	PO	비염	졸리움, 진정, 어지러움증, 현동능력 저하, 상복부 불편간, 기관지 분비물 점도 증가, 이명, 미로염, 심계항진, 저혈압, 용혈성 빈혈
Diphenhydramine hydrochloride(Benadryl)	PO	비염	졸리움, 진정, 어지러움증, 현동능력 저하, 상복부 불편간, 기관지 분비물 점도 증가, 이명, 미로염, 심계항진, 저혈압, 용혈성 빈혈
Hydroxyzine hydrochloride(Vistaril)	PO	비염	졸리움, 진정, 어지러움증, 현동능력 저하, 상복부 불편감, 기관지 분비물 점도 증가, 이명, 미로염, 심계항진, 저혈압, 용혈성 빈혈
Meclizine hydrochloride (Antivert)	PO	비염	졸리움, 혼돈, 조증, 신경과민, 저혈압, 빈뇨, 호흡기 억압, 사망

(5) 주요 약물과의 상호작용

① Astemizole은 EM, ketoconazole 또는 itraconazole과 동시에 사용하면 심정지 및 심실성 부정맥으로 이어질 수 있다.

② TCAs, 항정신병약, 몇몇 항 parkinson 약물과 함께 복용하면 항콜린성 효과가 심해 진다.

③ Ethylalcohol, 항불안제, TCAs, 항정신병약, 마약성 진통제, 진정 수면제 및 MAO 억제제는 1세대 항히스타민제의 효과를 증가시킨다.

④ Loratadine의 혈중농도는 azithromycin, clarithromycin, EM, fluconazole, itraconazole, ketoconazole, miconazole 및 cimetidine과 동시 투여 시에 효과가 높아진다.

⑤ Cimetidine과 같이 사용하면 azelastine 수치가 증가할 것이다.

(6) 주요 음식과의 상호작용

① Licorice와 claritin은 QT interval을 연장시킬 수 있으므로, 함께 사용하지 않는다.

② 커피와 차는 약물들에 의해 생기는 졸림을 감소시킬 수 있다.

③ 알코올이나 다른 CNS depressants는 진정작용이 있는 항히스타민제를 같이 사용하는 경우 의식의 명료함이 떨어지게 된다.

★ (7) 주요 임상검사 : 항히스타민은 skin test의 양성결과를 가릴 수 있다.

(8) 부작용

★ ① 졸림은 중요한 부작용이다. 그러나 어린아이들은 항히스타민으로 역설적 흥분을 경험할 수 있다.

★ ② 항콜린성 제제의 부작용에는 구강과 비강의 건조, 시력변화, 배뇨곤란, 변비가 포함된다.

③ CNS : 졸림에서 깊은 수면에 이르는 진정, 현기증, 실신, 근허약, 부정확한 걸음, 역설적 흥분(특히 노인), 불안, 불면증, 신경과민증

④ GI : 식욕부진, 오심, 구토, 설사, 변비, 황달

⑤ 요정체, 발기부전, 현훈, 시력장애, 복시, 이명, 저혈압, 실신, 두통

(9) 역작용/독성

★ ① CNS의 영향으로 경련이 나타날 수 있다.

★ ② 부정맥, 심계항진, 심정지

③ Agranulocytosis, 용혈성 빈혈, 백혈구 감소증, 혈소판 감소증, 범혈구 감소증

★ ④ 어린아이에게 있어서 과용량은 환각과 경련 및 사망을 일으킬 수 있다.

(10) 간 호

★ ① 환자에게 현재 복용하고 있는 약(OTCs 및 허브제제를 포함)과 알레르기 병력을 물어본다.

② Cetirizine, loratadine, fexofenadine은 6세 이상의 어린이에게 사용한다.
③ 환자가 알레르기 반응을 촉발하는 요인을 판단하는 것과 알레르기원에 의해 일어나는 증상을 규명할수 있도록 도와준다.
★ ④ 특별히 치료의 처음 며칠 동안 졸림과 현기증을 사정한다.
⑤ 다른 상황에 의한 금기사항이 아니라면 하루에 2~3L의 수분섭취를 권장한다.
⑥ 가능하면 알레르기원과 접촉하기 전에 항히스타민제를 준다.
⑦ 취침시간에 약물을 투여하는 것은 졸린 부작용 해결에 도움이 된다.
⑧ 항히스타민제 근육주사는 큰 근육에 깊게 투여한다.
⑨ 알레르기 피부 검사에서 의음성으로 나올 수 있다. 반드시 검사 72시간 전에 약물을 끊어야 한다.
⑩ 정맥주사는 몇 분 동안 주어야 한다.

(11) 교 육

① 처방대로 정확히 복용한다.
② 잠재적 부작용을 환자에게 교육한다.
③ 환자에게 약물의 작용과 약물 상호작용과 잠재적 약물에 대해 교육하고, 잠재적인 약물 상호작용에 대해 OTC 약의 라벨을 확인하도록 가르친다.
④ 가능하다면 알레르기원과의 접촉을 피한다. 불가능하다면 노출되기 전에 투약한다.
★ ⑤ 서방형 제제는 씹거나 부수지 않는다.
⑥ 한 번에 1회 분량 이상을 섭취하지 않는다.
★ ⑦ 약물을 복용하는 동안은 무거운 기계를 작동시키거나 다른 위험한 행동을 하지 않는다.
★ ⑧ 약물을 복용하는 동안은 알콜이나 CNS 억제약을 사용하지 않는다.
★ ⑨ 진정, 혼돈, 저혈압이 발생할 때에는 의사와 상담한다.
⑩ 구강건조를 완화하기 위해 무설탕 사탕을 이용한다.
⑪ 항히스타민제는 기도의 분비물을 마르고 진하게 만들며 뱉어내기 어렵게 한다.
⑫ 위손상을 감소시키기 위해 식사와 같이 복용한다.
⑬ Claritin은 흡수를 증가시키기 위해 빈속에 복용한다.
⑭ 햇빛에 탈 가능성이 있으므로 장시간 햇빛에 노출되지 않도록 한다.
⑮ 졸림을 감소시키기 위해 취침 시에 투약한다(반복 투여 후에는 덜해진다).
★ ⑯ 가음성 반응 경향을 줄이기 위해 알레르기원 skin test 전에 72시간 동안 항히스타민제를 투여하지 않는다.

section 06

Medications to Control Bronchial Secretions

기관지 분비물 조절을 위한 약물

1. 비충혈 제거제(nasal decongestants)

(1) 작용 및 용도

① 충혈 제거제는 비점막의 부종을 감소시켜 코막힘을 감소시킨다.

② 아드레날린제(교감신경 흥분제)는 혈관 수축에 의해 작용한다. 비점막의 혈류를 감소시켜 그 결과 종창을 감소시킨다.

③ 비강 스테로이드제는 염증 반응을 억제하는 항염증 물질로 작용한다.

④ 급만성 비염(감기), 부비동염, 고초열, 다른 알레르기로 인한 비충혈과 분비물을 감소시키기 위해 사용한다.

⑤ 비강수술 전에 국소 혈류를 감소시키기 위해 사용되기도 한다.

⑥ 혈류를 감소시키는 효과로 진단적 검사 동안 비점막을 볼 수 있도록 돕기 위해 사용된다.

(2) 일반적인 약물 표 14-8

(3) 투약 시에 고려해야 할 점

① 비충혈 제거제는 국소 투약(스프레이나 점적)하거나 경구로 투약할 수 있다.

② 국소적 충혈 제거제의 지속 사용(3일 이상 또는 과용량)으로 반동성 충혈을 일으킬 수 있다. 그러므로 3일 이상 사용이 필요하다면 경구용을 쓴다.

③ 국소적 충혈 제거제는 즉시 작용이 나타나는 강력한 충혈 제거제이다.

④ 국소적 충혈 제거제는 심혈관계의 부작용의 가능성을 줄이기 때문에 환자가 심혈관계 질환을 가지고 있다면 국소적 충혈 제거제가 더 낫다.

표 14-8 비충혈 제거제(nasal decongestants)

일반명/상품명	투여 경로	적 응 증	부 작 용
Ephedrine sulfate(Pretz-D)	Intranasal	비강 울혈	반동성 울혈, 심혈관 폐색, 두개내 출혈, 발열, 불안, 우울, 허약감, 흐릿한 시야, 저혈압, 배뇨곤란, 창백, 오심, 구토, 식욕부진
Oxymetazoline (Afrin)	Intranasal	비강 울혈	
Phenylephrin hydrochloride (Neo-Synephrine)	Intranasal	비강 울혈	
Pseudoephedrine hydrochloride (Triaminic, Sudafed)	PO	비강 울혈	
Tetrahydrozoline hydrochloride (Tyzine)	Intranasal	비강 울혈	
Xylometazoline hydrochloride (Otrivin)	Intranasal	비강 울혈	두려움, 불안, 긴장감, 가벼운 두통, 저혈압, 부정맥, 창백, 오심, 구토, 광과민성, 진전, 졸림, 안구 자극

(4) 금기증

★ ① 과민성이 있는 사람은 사용을 피한다.
★ ② 아드레날린성 제제는 CAD와 고혈압환자에게는 금기이다.
③ 비점막 감염증환자는 비강용 스테로이드를 사용하면 안된다.
④ 충혈 제거제는 임산부와 수유부는 사용하면 안 된다.
⑤ 삼환계 항우울제와 MAO 억제제를 투여하는 환자는 금기이다.
⑥ 심부정맥, 갑상선 항진증, 당뇨, 녹내장, 전립선비대증, 불면증을 가진 환자는 주의해서 사용한다.

(5) 주요 약물과의 상호작용

★ ① 교감신경 흥분제와 같이 사용하면 독작용을 증가시킬 가능성이 있다.
★ ② MAOIs 억제제와 병용투여 시 교감신경의 영향이 증가될 수 있다.
③ Beta 억제제는 충혈 제거제의 작용을 감소시킨다.
④ 디지탈리스 제제와의 병용투여는 부정맥을 일으킬 수 있다.
⑤ 충혈 제거제는 항고혈압제의 효과를 감소시킨다.
⑥ 코카인, 디곡신, 전신마취제, 항히스타민제, epinephrine, ergot alkaloids, methylphenidate, MAOIs 억제제, thyroid preparations와 xanthines를 병용 투여하면 비충혈 제거제의 효과가 증가한다.

(6) 주요 음식과의 상호작용(보고된 자료가 없음)

(7) 주요 임상검사(보고된 자료가 없음)

(8) 부작용

① 국소적 비점막 자극과 건조
② 드물게 신경과민증, 불면증, 심계항진, 진전
★ ③ 반동성 충혈은 흔하다.

(9) 역작용/독성

① 만약에 국소적 충혈 제거제가 흡수되었다면, 고혈압이나 빈맥과 같은 심혈관계의 장애를 일으킬 수 있다. 또 두통 · 신경과민증 · 현기증 · 혼돈 · 섬망 · 불면증과 같은 CNS 장애 증상이 발생할 수도 있다.
② 근진전, 오심, 두통, 식욕상실, 요정체

(10) 간 호

① 환자에게 현재 복용하고 있는 약물(OTC 약물과 허브제제 포함)과 알레르기 병력에 대해 물

어 본다.

② 가능한 다른 부작용의 잠재성을 알아내기 위해 다른 병력이 없는지 사정한다. 중요한 심질환을 가진 노인들은 고혈압, 부정맥, 신경과민증, 불면증 등의 위험성이 높기 때문에 비충혈 제거제를 피해야 한다.

③ 광우각형 녹내장의 기왕력을 사정한다.

④ 점적기는 오염을 막기 위해 사용 후 씻어둔다.

⑤ 환자는 앉아서 스프레이 용기를 한 번 분사하며, 스프레이 분사기가 비강에 닿지 않도록 한다(분사기 끝은 사용 후에 헹궈 놓는다).

⑥ 비충혈이 감소되었는지 환자를 관찰한다.

⑦ 빈맥, 고혈압, 심부정맥 등을 관찰하며, 반동성 비충혈, 만성 비염, 비점막의 궤양 등도 관찰한다.

⑧ 빈맥, 고혈압, 부정맥을 관찰한다; 또한 반동성 비강 울혈(3일 후), 만성 비염, 비점막의 궤양 등을 관찰한다.

⑨ 3일 이상 사용해야 하는 경우(반동성 충혈) 비충혈 제거제에서 경구용으로 바꾸도록 의사에게 의뢰해야 한다.

(11) 교 육

★ ① 투약은 처방대로 정확하게 한다.

② 잠재적 부작용, 특히 심계항진 · 불면 · 불안 · 신경과민증 등에 대해 교육한다.

★ ③ 약물을 복용하는 동안 무거운 기계를 조작하지 않으며, 알코올이나 CNS 억제제 등을 사용하지 않는다.

★ ④ 신경과민증 진전과 불면 등을 유발할 수 있으므로, 약물을 복용하는 동안 카페인의 섭취를 피한다.

⑤ 분비물을 증가시키고 섬모작용을 감소시키므로 흡연은 피한다.

⑥ 질병의 확산을 최소화하기 위해 사람이 많이 모인 곳에 노출하지 않는다.

⑦ 다른 질병에 의한 금기사항이 아니라면 수분섭취를 하루에 2~3L로 증가한다.

⑧ 영아에 있어서 비충혈은 젖을 빠는 능력을 감소시킬 수 있고, 수유 전 비강용액을 주는 것은 영아의 수유 능력을 증가시킬 수 있다.

⑨ 약물 투여 후 30분 동안 먹거나 마시지 않도록 한다.

⑩ 손 씻기를 잘 실천한다.

⑪ 오염을 피하기 위해 사용한 후에 점적기나 스프레이통을 헹군다.

2. 거담제(expectorants)

(1) 작용 및 용도

① 거담제는 호흡기계의 용액의 흐름을 증가시키고, 기침 반사나 섬모작용에 의한 분비물 배출을 돕기 위해 분비물의 점도를 낮춘다.

② 약물은 감기, 기관지염, 후두염, 독감을 동반한 비효율적인 기침을 경감시켜 주기 위해 사용한다. 또한 분비물을 묽게도 한다.

③ Guaifenesin(glyceryl gaiacolate)(Robitussin, Guiatuss, Humibid, 기타) : 대부분 보통 경구용 거담제

(2) 일반적인 약물 표 14-9

(3) 투약 시에 고려해야 할 점

① 당뇨환자 또는 노인에게는 주의해서 사용한다.

② 천식이나 호흡기계 문제를 가진 사람들에게는 주의해서 사용한다.

③ 효과에 대한 의문이 있어서 과거에는 널리 사용하지 않았다.

(4) 금기증

요오드화 거담제는 갑상선 기능의 변화를 가져올 수 있으므로, 갑상선 문제를 가진 환자에게는 금기이다.

(5) 주요 약물과의 상호작용

Iodinated products는 lithium과 함께 주었을 때, 갑상선 기능저하증을 만들 수 있다.

(6) 주요 음식과의 상호작용(보고된 자료가 없음)

(7) 주요 임상검사

Guaifenesin은 5-hydroxyindoleacetic acid와 vanillymandelic acid에 대한 color test 결과에 영향을 주기도 한다.

(8) 부작용 : 오심, 구토, 위 자극, 발진

(9) 역작용/독성

① CNS : 현기증와 두통

② GI : 오심과 구토

③ 피부 : 발진

표 14-9 거담제(expectorants)

일반명/상품명	투여 경로	적 응 증	부 작 용
Guaifensin(Organidin, Robitussin)	PO	호흡기에 점액으로 인한 객담이 없는 기침	두통, 어지럼증, 발진, 오심, 구토, 위장계 불편감
Terpin hydrate elixir	PO	호흡기에 점액으로 인한 객담이 없는 기침	두통, 어지럼증, 발진, 오심, 구토, 위장계 불편감

(10) 간 호

① 환자에게 현재 사용하고 있는 약물(대중약과 허브제제 포함)과 알레르기 병력을 물어 본다.
② 금기가 아니면 분비물을 묽게 하기 위해 하루에 2~3 리터 이상의 물을 섭취하도록 한다.
③ 약물의 효과를 보기 위해 호흡상태를 사정한다.

(11) 교 육

★ ① 처방대로 정확하게 투약한다.
② 분비물을 배출하기 위해 효과적인 기침법을 사용한다.
★ ③ 약물을 복용하는 동안 무거운 기계를 조작하지 않으며, 알코올이나 CNS 억제제 등을 사용하지 않는다.
★ ④ 발열이나 기침이 일주일 이상 지속될 때에는 의사에게 보고한다.
⑤ 다른 질병으로 인한 금기사항이 아니라면 수분섭취를 증가시킨다.
⑥ 분비물을 증가시키고 섬모작용을 감소시키므로 흡연은 피한다.
⑦ 약물 복용 후에 30분 동안 수분섭취를 금한다.
⑧ 요오드화제는 쓴맛을 감소시키기 위해 과일주스나 우유와 함께 섭취한다.

3. 진해제(antitussives)

(1) 작용 및 용도

① 마약성과 비마약성 진해제는 기침 중추에 직접적인 영향을 주기 때문에 기침 반사를 억제하며, 비마약성 진통제는 마약성 진통제의 CNS 억제기능 없이 작용한다.
② 말초작용제(glycerin, ammonium chloride)는 인두점막의 자극을 감소시키기 위해 국소마취작용을 가지며, gargles, lozenges, syrups으로 사용한다. lozenges는 타액 흐름을 증가시켜 기침을 억제한다.
③ 약물은 휴식이나 수면을 방해하는 비효율적인 기침 또는 마른기침, 헛기침 등을 멈추게 하는데 사용한다.

(2) 일반적인 약물 표 14-10

(3) 투약 시에 고려해야 할 점

① Benzonatate 캡슐은 전체를 삼킨다.
★ ② 마약성 진해제는 잠재적으로 중독성이 있고 CNS와 호흡기계 억제작용을 가진다.
③ 대부분의 진해제는 용액형태나 경구용 정제로 주어진다.
④ 시럽 형태의 진해제는 인두의 자극된 점막을 완화시킨다.
⑤ Dextromethorphan은 마약의 사용 없이 원하는 효과를 제공할 수 있어서 codeine보다 낫다. (dextromethorphan은 처방전 필요없이 OTC약으로 사용된다).

(4) 금기증

① 만약 환자가 천식, 폐기종, 지속적인 두통을 가지고 있다면 dextromethorphan은 금기이다.

★ ② 과민반응

③ Codeine 조제약은 호흡기계 억제, 두개내압 상승, 심각한 간질환 또는 신장질환, 갑상선 기능저하증, 부신기능 저하, 간질 등을 가진 환자에게는 금기이다.

★ ④ 비마약성 제제는 간질, 저혈압, 녹내장, 전립선비대환자에게는 주의해서 투여한다.

(5) 주요 약물과의 상호작용

★ ① 마약성 진해제는 마취제나 신경안정제, 최면제, 알코올, MAO억제제, 삼환계 우울약처럼 진정작용을 가질 수 있다.

② Dextromethorphan은 MAO 억제제와 함께 주지 않는다.

③ 혼돈과 혼수 초고열의 위험 때문에, dextromethorphan은 selegiline과 함께 주는 것을 피한다.

★ ④ Codeine의 진해작용을 증가시키는 약물은 알코올, 항우울제, barbiturates, 진정 최면제와 같은 CNS 억제제이다.

(6) 주요 음식과의 상호작용

파슬리와 dextromethorphan의 사용은 serotonin syndrome을 일으킬 수 있다.

(7) 주요 임상검사(보고된 자료가 없음)

(8) 부작용

① 현기증, 두통, 졸림 또는 진정, 오심, 구토, 변비, 소양증, 비충혈, 구강건조, 복시, 발한

★ ② Codeine 사용 시의 의존성과 호흡기계 억제

③ 비마약성 제제 사용 시 구강건조, 심계항진, 호흡기계 점액을 끈적거리게 한다. 식욕부진, 요정체 또는 빈뇨, 설사, 광과민증, 배뇨장애

표 14-10 진해제(antitussives)

일반명/상품명	투여 경로	적 응 증	부 작 용
비마약성 진해제			
Benzonatate (Tessalon, Tessalon, Perles)	PO	비객담성 기침	진정, 두통, 졸리움, 환각, 눈의 작열감, 변비, 오심, 위장계 증상, 흉부의 무감각, 소양증
Dextromethorphan hydrobromide(Robitussin, Novahistine DM)	PO	비객담성 기침	호흡기 억제
마약성 진해제			
Guaifenesin and codeine (Robitussin AC)	PO	기침	저혈압, 서맥, 호흡기 억제

④ Benzonatate의 사용 시에 비울혈과 눈의 작열감

(9) 역작용/독성

★ ① 마약성 제제 : 저혈압, 서맥, 호흡기계 억제
② CNS : 현기증, 두통, 진정
③ GI : 오심, 변비, 위장관계 손상

★ (10) 간 호

① 환자에게 현재 복용하고 있는 약물(대중약과 허브제제 포함)과 알레르기 병력이 있는지를 물어 본다.
② 과도한 기침 억제로 인해 효과적인 기침까지 없어지지 않았는지를 사정한다.
③ 나열된 부작용과 약물 의존 가능성을 관찰한다.
④ 기침은 환자에게 유용한 진단적 도구이며 보호도구이다. 그러므로 진해제는 자극적이고 가래가 없고 비효과적인 기침에만 사용되어야 한다.
⑤ 노인에게는 주의해서 사용한다.

(11) 교 육

① 약물 투약은 처방대로 정확히 한다.
② 부작용을 알려 준다.
③ 약물을 복용하는 동안 무거운 기계를 조작하지 않으며, 알코올이나 CNS 억제제 등을 사용하지 않는다.
④ 일주일 이상 지속되는 기침, 지속적인 두통, 발열, 발진이 있다면 의사에게 보고한다.
⑤ 씹어 먹는 정제와 lozenge를 복용 후에 30~35분 동안 음료를 마시지 않는다.
⑥ 분비물을 증가시킬 수 있고, 섬모의 운동을 억제하기 때문에 흡연은 피한다.
⑦ 호흡기계 분비물의 배출을 위해 환자에게 기침, 심호흡, 걷기의 이로운 점을 교육한다.
⑧ 분비물의 액화를 위해 금기가 아니라면 하루에 2~3L의 수분섭취를 권장한다.

4. 점액용해제(mucolytics)

(1) 작용 및 용도

① 점액용해제는 호흡기계에서 점액을 액화시키기 위해 흡입을 통해 투약된다.
② 약물들은 감기와 부비동염에 사용된다.
③ 점액성 분비물 제거에 도움이 된다.
④ Acetylcysteine(Mucomyst)의 경구용은 acetaminophen 과복용의 치료를 위해 사용된다.

(2) 일반적인 약물 표 14-11

(3) 투약 시에 고려해야 할 점

① 효과에 대한 의문 때문에 일상적으로 사용하지 않는다.
② 약물은 mouth piece와 face mask를 사용하여 흡입한다(기관 절개를 통해 스며들게 할 수 있다).
③ Acetylcysteine은 직접 점적한 후에 즉시 효과를 낸다.

(4) 금기증

① 천식환자들은 주의해서 사용한다.
② Proteolytic enzymes는 알레르기의 잠재성 때문에 천식환자들에게는 금기이다.
③ 약물에 대해 과민반응을 가진 환자들은 금기이다.

(5) 주요 약물과의 상호작용

① 활성탄은 acetylcysteine의 효과를 제한한다.
② 점액용해제는 tetracyclines, erythromycin, lactobionate, amphotericin B, ampicillin sodium과는 배합하지 않아야 한다.

(6) 주요 음식과의 상호작용(보고된 자료가 없음)

(7) 주요 임상검사(보고된 자료가 없음)

(8) 부작용 : 구강자극과 인후통, 기침, 오심, 구토, 두통

(9) 역작용/독성 : 기관지 경련

(10) 간 호

★ ① 환자에게 현재 복용하고 있는 약물(OTC약과 허브제제 포함)과 알레르기 병력에 대해 물어 본다.
② 처방대로 투약한다.

표 14-11 점액 용해제(mucolytic medications)

일반명/상품명	투여 경로	적 응 증	부 작 용
Acetylcysteine (Acetadote, Mucomyst)	Nebulizer (inhalation)	급성, 만성 기관지 폐질환으로 인한 비정상적, 점도가 높은 점액 분비물	오심, 구내염, 기관지경련, 콧물, 두드러기
Dornase alfa(recombinant human deoxyribonuclease, DNase, Pulmozyme)	Nebulizer (inhalation)	낭성 섬유증으로 인한 호흡기 증상 관리	인후염, 기침 증가, 호흡곤란, 비염, 천명음, 결막염

★ ③ 기관지경련을 일으킬 수 있으므로 일반적으로 기관지 확장제와 같이 준다.
★ ④ 기침이 비효율적이면 흡인하여 준다.
⑤ 구인두자극을 감소시키기 위해 치료 후에 입안을 헹군다.
⑥ 사용하지 않은 약물은 4일 후에 폐기한다.

(11) 교 육

★ ① 처방대로 정확히 투약한다.
② 부작용에 대해 알게 한다.
③ 다른 질병으로 인한 금기사항이 아니라면 수분섭취를 증가시킨다.
④ 분비물을 증가시키고 섬모작용을 감소시키기 때문에 흡연은 피한다.

section 07

Oxygen

산 소

(1) 적응증(indications)

① 저산소증(조직이나 세포 안에 산소의 부족)과 저산소 혈증(동맥혈 내의 산소 부족)은 추가적인 산소 사용의 적응증이 된다.
② 산소 치료의 적응증이 되는 상태는 동맥혈 PO_2 수치의 저하(폐부종), 심박출량 저하(심근경색), 혈중 산소운반 능력 감소(빈혈), 산소요구량의 증가(폐혈증, 지속적 발열) 등을 동반한 상태이다.

(2) 공급방식의 분류(types of delivery systems)

① 비강 cannula(nasal prongs) : 가장 일반적인 산소운반형
- 비강을 통해 두 개의 prongs를 삽입하고 튜브는 산소 공급원과 flowmeter에 단다.
- 비강 cannula 사용 시에 환자는 먹고 말할 수 있다.
- 산소는 분당 1~6L의 범위에서 투여될 수 있다.
- 점막의 건조가 생길 수 있다.

② 비강 catheter : 콧구멍를 통해 후두로 삽입하고 8시간마다 다른 콧구멍으로 바꾸어야 한다. 환자가 불편해하기 때문에 자주 사용하지 않으며, 위 정체가 가끔 발생한다.
③ Oxymizer : 마스크를 사용하지 않은 일반 cannula보다 고농축된 산소를 운반할 수 있는 저장소를 가진 비강 cannula는 일반 cannula의 대략 2배 정도의 산소를 운반한다.
④ Face mask : 환자의 입과 코에 맞는 마스크

- Simple face mask : 40~60%로 분당 5~10L의 산소 운반 능력
- Partial rebreather mask : 저장백을 가진 지속적인 face mask로 환자는 저장백으로 호흡을 내뱉고, 이 공기는 다음에 흡입될 100% 산소와 섞인다. 이러한 체계는 산소를 보존하게 하고 70~90%의 산소를 분당 6~15회씩 운반할 수 있다.
- Non-rebreather mask : 마스크를 통해 가장 고농축된 산소를 운반한다. 저장백으로 호흡을 내뱉지 않는다. 저장백은 흡입 시에 환자가 마시게 될 산소를 포함하고 있다. 뱉어낸 공기는 배출구를 통해 빠져나가며 60~100%의 산소를 분당 6~15L씩 운반할 수 있다.
- Venturi mask : 투여해야 하는 산소의 농도는 마스크의 끝에 있는 다이얼로 조절한다. 시스템으로부터 나온 공기는 필요한 양의 산소로 변하여 정확한 산소농도를 제공한다.

(3) 산소 독성(oxygen toxicity)

★ ① 폐조직은 고농도의 산소에 장기간 노출되면 손상을 받을 수 있다. 정확한 산소의 양과 산소 독성을 일으키는 시간의 길이는 폐질환의 정도에 따라 다르며, 몇몇 문헌들에는 폐손상은 50% 농도 이상으로 24~48시간 이상 줄 때에 발생하는 것으로 나와 있다.

★ ② 무기폐(atelectasis) 혹은 폐포의 허탈은 60%로 36시간 이상 또는 90%로 6시간 이상으로 산소를 투여하면 나타날 수 있다.

③ ARDS(acute respiratory distress syndrome)는 80~100% 농도로 24시간 이상 주게 되면 발생한다.

④ 산소 독성의 증상은 흉골 아래 흉통, 위장관계 손상, 호흡곤란, 비효율적인 기침으로 시작한다. 나빠질수록 환자는 vital capacity가 감소하고 lung compliance가 감소하며 저산소혈증이 발생한다. 원상태로 돌려놓지 않는면 무기폐, 폐부종, 폐출혈이 결과로 초래될 수 있다.

★ ⑤ 산소는 환자의 Sa O_2 수치에 따라 가능한 한 빨리 중단한다.

(4) 투약 시에 고려해야 할 점

① 산소치료는 불안을 일으킬 수 있다. 충분한 설명을 하고 환자로 하여금 불안을 표현할 수 있도록 허용해야 한다.

② 산소공급 비율은 분당 L로 측정된다. 이는 산소공급량의 측정법이나 산소가 새어나가는 것과 방안 공기와 섞이기 때문에 완전히 정확한 것은 아니다.

③ 산소 분석기는 환자가 흡입하는 산소의 양 측정에 유용하며, 환자가 받는 산소농도의 정확한 측정을 위해 4시간마다 시행할 것을 권한다.

★ ④ 높은 수준의 산소는 혈류 속에 저환기를 일으킬 수 있으므로 COPD를 가진 환자들에게는 높은 농도의 산소를 주지 않는다. COPD 환자가 숨을 몰아 쉬는 이유는 낮은 산소 분압에서 온다. COPD를 가진 환자에서는 비강 캐뉼라를 통한 분당 2L의 산소가 일반적으로 적당하다.

★ ⑤ 적절한 기능을 하는지를 확실히 하기 위해 산소공급 체계를 점검한다.

⑥ 환자가 분당 2L 이상의 비율로 산소를 받을 때, 산소에 가습해야 한다.

⑦ Face mask는 산소가 불필요하게 새는 것을 막기 위해 환자의 얼굴이 맞추어야 한다. 만약 mask가 너무 꽉 맞는 경우는 피부자극이 발생할 수 있다.

⑧ 마스크는 의사의 처방에 따라 식사시간 동안에는 비강 cannula로 바꿀 수 있다.

⑨ Partial rebreather에 있는 저장백은 흡기 시에 약간 공기가 빠져야 한다.
⑩ 환자가 폐쇄공포증을 느낄 수 있으므로 안심시켜야 한다.
★ ⑪ Nonrebreather의 옆에 달린 날개는 흡기 동안 닫히고 호기 동안은 열려야 한다.
⑫ 산소투여기간 동안 산소농도계를 이용해 SaO_2를 감시한다. 의사 처방에 따라 원하는 SaO_2를 얻기 위해 산소농도를 조절한다.
⑬ 저산소증 및 호흡곤란의 증상과 징후를 사정한다. 활력징후와 피부색 변화 또한 사정한다.
⑭ 의사 지시에 따라 동맥혈 가스분석(ABGA)을 모니터한다.
⑮ 나이에 따라 정상 동맥혈 산소수치는 감소한다.
★ ⑯ 점막의 건조 가능성 때문에 환자에게 안위감을 제공하기 위해 구강 간호를 시행한다.
⑰ 산소 독성의 고위험인 환자를 확인한다.

(5) 교 육

① 산소의 흐름으로 발생하는 소음에 대해 환자를 준비시킨다.
★ ② 산소는 연소성이 있기 때문에 산소투여 시에 화기를 피한다.
★ ③ 스파크가 생길 가능성을 없애기 위해 근처에 전선이 흩어져 있지 않게 확실히 한다.
★ ④ 산소요법 시에는 흡연을 하도록 한다.
⑤ 산소는 입과 비점막을 건조하게 할 수 있음을 환자에게 알려 준다.
★ ⑥ 환자가 전기면도기를 사용할 때에는 산소를 제거한다.
⑦ 의사 처방에 따라 집에서도 산소요법을 지속한다.
⑧ 산소탱크는 받침대에 두고 열의 영향을 줄이기 위해 직사광선을 피해서 보관한다.
⑨ 환자에게 저산소증의 징후를 교육하고 의사에게 보고할 것을 알려 준다.

✓ POST TEST

1. 천식이 있는 6살된 어린이가 metaproterenol(Alupent)로 치료받고 있다. 그녀의 엄마가 말하기를 "아이의 증상이 심해졌기 때문에 최근에 약물을 좀더 자주 사용한다"고 한다. 간호사는 어떠한 잠재적 부작용을 관찰해야 하는가?

① 신경과민증과 빈맥 ② 기면과 서맥
③ 혈압저하와 현기증 ④ 혈압상승과 피로

2. 간호사는 환자에게 집에 가서 사용할 salmeterol(Serevent)에 대해 교육하고 있다. 다음 중 환자가 교육을 이해했다고 여겨지는 진술은 어느 것인가?

① "나는 6시간마다 이 약물을 사용할 것이다."
② "나는 내가 천식음을 들을 때마다 이 약물을 복용할 것이다"
③ "나는 이 약물이 일반적으로 심박동을 증가시킨다는 것을 알고 있다."
④ "이 약물은 발작으로부터 나를 지켜주지만 발작이 시작한 것을 멈추지는 못한다."

3. 환자는 만성 폐쇄성 폐질환(COPD) 치료를 위해 oxtriphylline(Choledyl)을 복용한다. 어떤 설명이 이 약물을 복용하는 근본적인 원리를 환자에게 정확히 교육한 것인가?

① "이 약물은 혈액순환을 돕기 위해 당신의 심박동수를 증가시킵니다."
② "이 약물은 당신의 심박동을 강하게 하고 폐로 더 많은 피를 보냅니다."
③ "이 약물은 당신의 기도를 확장시키기 위해 사용되고 당신이 숨쉬는 것을 쉽게 해줍니다."
④ "이 약물은 당신 폐에 있는 가래를 묽게 하여 당신이 기침 시에 배출을 쉽게 해줍니다."

4. 환자에게 매 6시간마다 theophylline(Theo-Dur) 0.4mg/kg을 처방하였다. 간호사가 의사에게 의뢰해야 하는 경우는 어느 것인가?

① 최근 쿠싱증후군이 있는 경우
② 기면증이 있는 경우
③ 갑상선 기능항진증이 있는 경우
④ 저체온증 상태인 경우

5. 만성 폐쇄성 폐질환으로 인해 가정에서 triamcinolone acetamide(Azmacort) 8mg을 하루 4번 투약하는 환자가 최근 병원에서 dexamethasone(Decadron) 4mg을 4시간마다 정맥으로 투여받게 되었다. 간호사가 이 두 가지 약의 상호작용으로 고려해야 하는 것은 무엇인가?

① Triamcinolone의 용량을 증가시키는 것
② 두 약의 최고치가 서로 다른 시간대가 되도록 조정하는 것
③ 두 약을 투약함으로 인해 증상이 증가하는 것
④ Triamcinolone and/or dexamethasone의 용량을 줄이는 것

6. fluticasone aerosol(Flovent)를 사용하는 환자에게 약물을 중단하라고 해야 하는 경우는 무엇인가?

① AIDS ④ 천식
② 만성폐쇄성 폐질환 ③ 전신성 홍반성 낭창

7. 3주된 아이가 있는 천식환자가 최근 nedocromil(Tilade)를 사용하게 되었다. 가정간호사에게 어떤 지시를 내려야 하는가?

① 환자가 모든 일상생활을 하도록 교육하시오.
② 환자가 이불 등을 걷을 때 마스크를 쓰도록 하시오.
③ 환자에게 상기도 감염을 피하도록 하시오.
④ 방문 시 모유 수유를 한다면 보고하시오.

8. zileuton(Zyflo)를 복용하는 환자의 목표로 가장 적당한 것은 어느 것인가?

① 환자는 약물로 인해 일반적으로 발생하는 기면을 관리할 것이다.
② 환자는 약물로 인해 일반적으로 발생하는 변비를 관리할 것이다.
③ 환자는 약물로 인해 일반적으로 발생하는 두통을 관리할 것이다.
④ 환자는 천식의 증상과 징후를 관리할 능력이 있을 것이다.

9. 오심을 호소하는 80세 된 환자가 promethazine (Phenergan) 12.5mg을 정맥으로 투여받았다. 다음 중 간호사가 실행할 수 있는 안전한 방법은 어느 것인가?

① 환자에게 걷기를 위해 미끄럼 방지용 슬리퍼를 제공한다.
② 환자에게 방에 있는 응급코드를 보여주고 사용법을 설명한다.
③ 환자 스스로 침대 밖으로 나가는 것을 쉽게 하기 위해 환자의 침대 곁에 의자를 둔다.
④ 환자 침대의 side rail을 올려둔다

10. oxymetazoline(Afrin)을 투여받는 환자에게 가장 적당한 간호진단은 무엇인가?

① 가스교환 장애
② 통증
③ 피부 통합성 장애
④ 수면양상의 변화

책 속의 책 28쪽

Reviews & Rationales

CHAPTER 15

눈과 귀에 사용하는 약물
(visual and auditory medication)

Janet Courtney, RN, MSN

차 례 Chapter Outline

- 녹내장 치료제(medications to treat glaucoma)
- 산동제 및 모양근 마비제(mydriatics and cycloplegics)
- 안과용 항염증성 및 항감염성 약물(anti-inflammatory and anti-infective medications for the eye)
- 안과용 마취제(anesthetic medications for the eye)
- 귀에 사용하는 약물(anditory medications)

목 적 Objectives

- 시각이나 청각 약물을 투여하는 일반적 목적을 서술한다.
- 산동제와 축동제 그리고 조절 마비제의 적응증과 약리작용을 서술한다.
- 녹내장을 치료하기 위해 사용하는 약물의 약리작용을 설명한다.
- 약물 이독성 현기증(ototoxicity)을 서술한다.
- 약물 이독성 현기증을 야기하는 약물을 구분한다.
- 시각과 청력관련 약물의 올바른 투약방법을 구분한다.
- 시각과 청력관련 약물 투여와 관련된 중요한 환자 교육내용을 서술한다.

용어해설 Review at a Glance

- (급성) 협우각 녹내장(narrow-angle glaucoma) : 안방수의 배출이 차단됨으로써 안압이 증가되는 특징인 녹내장의 급성기로, angle-closure 혹은 closed-angle glaucoma라고도 한다.
- (만성)개방각 녹내장(open-angle glaucoma) : 시신경 유두의 변화로 인해 시력손상이 나타나며, 안 내압이 증가할 수도 있다. 만성 녹내장이 훨씬 흔한 형태이다.
- 각막(cornea) : 안구를 보호하는 가장 바깥벽, 정상적으로는 반투명하며 빛을 통과시킨다.
- 각막염(keratitis) : 각막의 염증, 대개 외상, 미생물이나 면역반응이 원인
- 고막(tympanic membrane) : 외이와 중이 사이에 있는 얇은 반투명막
- 귀지(cerumen) : 외이도의 샘에서 분비되는 물질로 축적되면 외이도의 폐색을 일으킬 수 있으며 'earwax' 라고도 불린다.
- 눈부심, 광공포증(photophobia) : 빛에 대해 비정상적으로 민감하다.
- 모양체근(조절근) 마비(cycloplegia) : 모양체근의 마비
- 산동(mydriasis) : 확장근의 수축, 혹은 조임근의 이완으로 인한 동공산대
- 안구 내압(intraocular pressure) : 안구의 내압
- 안방수(aqueous humor) : 모양체에 의해 생산되는 액체로 전안방과 후안방을 순환 : 각막, 수정체와 홍채의 뒤쪽 표면을 통해 여과된다.
- 안압 측정(tonometry) : 녹내장과 같은 질환을 진단하기 위해 안구에 힘을 주어 그 저항을 측정함으로써 안구 내압을 측정한다.
- 외이(external ear) : 외이도와 이개로 이루어진다.
- 축동(miosis) : 조임근의 수축이나 혹은 확장근의 이완과 병행으로 인한 동공의 수축
- 포도막염(uveitis) : 홍채, 모양체, 맥락총, 망막, 각막 등 안구 내의 염증
- 현훈(vertigo) : 자신의 몸이 공간 속을 돌고 있다거나 자신을 둘러싸고 있는 사물들이 돌고 있다는 느낌으로 'dizziness' 라고도 한다.

✓ PRETEST

1. 안약을 처음 사용하기 이전에 사정해야 하는 것은 무엇인가?

① 환자가 약물의 목적을 이해하는지
② 환자의 의식 수준
③ 환자의 약물 과민성
④ 환자가 약물의 작용 기전을 이해하는지

2. 대상자가 안과용제 투약법을 이해하고 있다고 판단할 수 있는 경우는?

① 눈 바로 아래부분을 밑으로 누르고 눈 안에 직접 투여한다.
② 눈 바로 아래부분을 밑으로 누르고 결막낭에 투여한다.
③ 눈 바로 아래부분을 위로 누르고 눈 안에 직접 투여한다.
④ 눈 바로 아래부분을 위로 누르고 결막낭에 투여한다.

3. 감염이 있는 대상자의 외이도가 부종으로 막혔다. 다음 중 투약 방법으로 교육해야 할 내용을 모두 고르시오.

① 귀에 거즈로 된 심지를 삽입하고 심지에 약물을 투여한다.
② 약물을 투여하려면 부종이 가라앉을 때까지 기다린다.
③ 다른 투여방법을 사용한다.
④ 점적기를 삽입하여 부종이 있는 곳을 뚫는다.
⑤ 약이 담긴 용기의 끝을 삽입하고 압력을 가하지 않는다.

4. 급성 녹내장 치료를 위해 oral acetazolamide(Diamox)를 투여받는 환자에게 추가 교육이 필요한 진술은?

① "나는 우유와 함께 약을 먹을 거에요."
② "나는 아침에 약을 먹어야 해요."
③ "나는 술과 함께 약을 먹을 거에요."
④ "나는 알약을 갈아서 주스에 넣어서 먹을 거에요."

5. 녹내장 치료를 위해 dorzolamide(Trusopt)를 투여받는 환자가 약리작용에 대해 물었다. 가장 적절한 간호사의 대답은?

① 안방수의 생산을 감소시킨다.
② 동공수축을 야기한다.
③ 안방수 생산을 증가시킨다.
④ 안방수의 배출을 증가시킨다.

6. 녹내장 치료를 위해 pilocarpine(Isopto Carpine)을 투여 중인 환자에서 전신적인 흡수로 인한 부작용은?

① 구강건조 ② 고혈압
③ 천식 악화 ④ 변비

7. 다음 중 성인 대상자가 안과용제 투약법에 대해 올바르게 이해하고 있음을 명시하는 투여방법은?

① 대상자는 투약 전에 이개를 후하방으로 잡아당긴다.
② 대상자는 투약 전에 이개를 후상방을 잡아당긴다.
③ 대상자는 약물을 점적기를 통해 이도에 점적한다.
④ 대상자는 투약 시에 환측으로 고개를 돌린다.

8. 다음 중 녹내장으로 진단받은 대상자가 베타 차단제의 투여 이유를 적절히 이해하고 있음을 명시하는 진술은?

① 이 약은 안구 내압을 감소시킨다.
② 안구 내압이 정상이되면 투약을 중지할 겁니다.
③ 이 약은 안구 내압을 증가시킵니다.
④ 이 약은 녹내장 치료에만 사용됩니다.

9. 수술 전 약물을 투약하기 전에 환자가 녹내장이 있다면 다음 중 어떤 약물을 투여하지 말아야 하는가?

① Atropine(generic)
② Diphenhydramine(Benadryl)
③ Hydroxyzine(Vistari)
④ Retelase recombinant(Retavase)

10. 다음 중 어떤 병력이 있는 환자에게 brinzolamide(Azopt)를 사용하지 말아야 하는가?

① 고혈압 ② 만성 신장부전
③ 간질환 ④ 골다공증

책 속의 책 29쪽

section 01

Medications to Treat Glaucoma

녹내장 치료제

1. 베타 차단제(beta-adrenergic antagonists)

(1) 작용 및 용도

① 안방수(안구 내의 모양체에 의해 생성)의 생산을 감소시킨다.
② 개방각 녹내장(시력손실을 가져오는 시신경 유두의 변화)에서는 안구내압(안구의 내압)을 감소시킨다.
③ 실질적인 약리기전은 정확히 밝혀지지 않았다.
④ 만성 녹내장에 가장 일반적으로 사용되는 약물이다.

(2) 일반적인 약물 표 15-1

(3) 투약 시에 고려해야 할 점

① 안액과 안연고로 이용한다.
② 태반이나 모유에 흡수 여부를 확인한다.
③ 전신적 흡수를 최소화할 수 있는 비루관 폐색에 사용한다.

④ 신부전, 당뇨, 천식, 만성 폐색성 폐질환을 가진 대상자에게 주의해서 사용한다.
⑤ 항고혈압제와 항부정맥 약과 같은 심혈관계 약물을 복용 중인 환자에게 주의해서 투여한다.
⑥ 갑상선기능 항진증의 증상을 감출 가능성이 있다.
⑦ β_1 선택제, β_2 선택제나 β_1과 β_2 선택제를 사용 시에 주의한다.
⑧ Betaxolol(Betoptic)은 β_1 선택제이기 때문에 폐질환 환자에게 주로 적용한다.

(4) 금기증

① 과민반응
② 동성서맥 혹은 2~3도 방실 블럭
③ 심인성 쇼크 혹은 울혈성 심부전

(5) 주요 약물과의 상호작용

★ ① 베타 차단제 약물은 전신적 반응을 야기할 수 있다. 약물의 상호작용을 피하기 위해 현재 복용 중인 약물을 검토한다. 대부분 약물의 상호작용은 전신적인 흡수로 야기된다.
② 안과의 베타 차단제의 전신적 흡수는 insuline, verapamil, prazosin, clonidine과 비스테로이드성 소염제(NSAIDs)의 영향을 높인다.
③ 항고혈압제나 항부정맥과 같은 심혈관계 약물과 같이 복용 시에 심혈관계 관련 역작용이 나타난다.
④ 안과계 epinephrine계 약물은 효용성을 저하시킨다.

(6) 주요 음식과의 상호작용(보고된 자료가 없음)

(7) 주요 임상검사 : 전신적 흡수 시에 glucose와 insuline 내성에 영향을 준다.

(8) 부작용

① 일반적인 국소작용 : 안와 부위 자극, 화끈거림, 저림
② 드물게는 알레르기 반응, 눈의 염증, 과민증, 화끈거림, 저림, 소양증, 흐린 시야와 발적이 나타난다.

표 15-1 안과용 베타 차단제(β-adrenergic blocking agents for ophthalmic use)

일반명/상품명	적응증	부작용
Betaxolol hydrochloride(Betoptic)	안구고혈압, 광우각형 녹내장	서맥, 울혈성 심부전, 부정맥, 동방 또는 방실 전도 장애, 빈맥, 안구건조, 결막염, 어지러움증, 현훈, 폐부종, 뇌졸중, 변비, 위통, 오심 또는 구토, 발기부전 또는 성욕감퇴
Carteolol hydrochloride(Ocupress)	만성 광우각형 녹내장으로 인한 안압 증가	
Levobunolol(Betagan)	만성 광우각형 녹내장으로 인한 안압 증가, 안구고혈압	
Metipranolol(Optipranolol)	만성 광우각형 녹내장으로 인한 안압 증가, 안구고혈압	
Timolol maleate(Timoptic)	만성 광우각형 녹내장으로 인한 안압 증가, 안구고혈압	

(9) 역작용/독성

① 심혈관계에 영향을 주는 전신적 역작용/독작용은 서맥이나 빈맥, 울혈성 심부전, 부정맥, 저혈압과 하지의 부종이다.

② 호흡기계 관련 전신적 역작용이나 독작용은 천명음과 기침, 그리고 천식의 악화나 기관지 경련이다.

③ 중추신경계 관련 전신적 역작용이나 독작용은 허약감, 운동실조, 혼동과 우울이다.

④ 위장관계 관련 전신적 역작용 혹은 독작용은 오심과 구토 증상이다.

(10) 간 호

① 기초적인 활력징후와 신경학적 상태를 검사한다.

② 기초적인 시력과 안구내압을 검사한다.

③ 심혈관계 질환, 신부전, 당뇨, 수유나 갑상선 중독의 과거력을 사정한다.

④ 약물 투여 시에 화끈거림, 소양증, 발적이나 부종과 같은 과민반응의 증상과 증후를 사정한다.

(11) 교 육

★ ① 당뇨병이 있는 대상자의 경우에는 베타 차단제가 저혈당의 증상을 은폐시킬 수 있음을 교육한다.

② 수술을 해야 할 때는 건강관리자에게 알리도록 한다. 수술 48시간 전부터 점차적으로 베타 차단제의 약물 용량을 줄여야 한다.

★ ③ 정기적으로 눈 검사와 안구 내압을 측정하도록 한다.

④ 스스로 약물 복용을 중단하지 않도록 한다.

★ ⑤ 호흡곤란을 비롯하여 사지 부종이나 서맥의 증상 시에 바로 건강관리자에게 보고한다.

⑥ 약물의 부작용으로 쇠약감이나 어지럼증이 나타나면 운전을 피한다.

★ ⑦ 광공포증이 있는 경우에는 선글라스를 착용하고 밝은 빛을 피하도록 한다.

⑧ 안과용제 투여 시에는 Box 15-1 과 같이 투여하도록 한다.

2. 아드레날린 효능제(adrenergic agonists)

(1) 작용 및 용도

① 안방수의 생산을 저하시킨다.

② 안구 내압을 저하시킨다.

③ 정확한 기전은 잘 모른다.

④ 개방각 녹내장 시에 다른 약물과 병용한다.

⑤ 포도막염으로 인한 녹내장에 사용한다.

⑥ 안검사 시에 산동제로 사용한다.

⑦ 안과 수술 시에 출혈을 조절하기 위한 국소적 지혈작용을 한다.

(2) 일반적인 약물 표 15-2

Box 15-1

안과 약물 투여

■ 안점적 때

- 손을 씻는다.
- 필요 시에는 눈의 삼출물을 제거한다.
- 손상받은 부분으로 대상자의 얼굴을 기울인다.
- 눈꺼풀을 밑으로 부드럽게 누르고 대상자를 응시하게 한다.
- 눈 중앙이 아닌 눈밑 낭에 점적한다.
- 금기가 아니라면 코옆의 내안각을 30초에서 1분 동안 부드럽게 누른다. 이는, 눈물관으로의 유입과 약물이 새는 것을 방지한다.
- 금기가 아니라면 환자는 눈을 부드럽게 감되, 약물이 밖으로 흘러나올 만큼 눈에 힘을 주어서 감지 않도록 한다.
- 입과 약물이 새는 것을 방지한다.

■ 안연고 투여 때

- 안연고는 내안각에서 외안각으로 직접 결막낭에 약물을 투여하는 것을 제외하고는, 안점적액과 같은 방법으로 투여한다.
- 같은 방법으로 투여한다.
- 금기가 아니라면, 환자는 부드럽게 눈을 감고 약물이 잘 투입될 수 있도록 부드럽게 문질러 준다.

표 15-2 안과용 아드레날린성 제제(adrenergic agonist agent for ophthalmic use)

일반명/상품명	적응증	부작용
Apraclonidine(Iopidine)	만성 광우각형 녹내장으로 인한 IOP 상승	흐릿한 시야, 불안정한 걸음걸이, 흉통, 어지럼증, 우울, 부정맥, 사지의 마비감, 눈꺼풀 부종, 안면 부종, 눈꺼풀 발적, 눈의 파열
Brimonidine tartrate(Alphagan)	만성 광우각형 녹내장으로 인한 IOP 상승	흐릿한 시야, 불안정한 걸음걸이, 흉통, 어지럼증, 우울, 부정맥, 사지의 마비감, 눈꺼풀 부종, 안면 부종, 눈꺼풀 발적, 눈의 파열
Dipivefrin(Propine)	만성 광우각형 녹내장으로 인한 IOP 상승	안구 자극, 안구 부종, 흐릿한 시야, 광과민성, 부정맥, 천명음, 호흡곤란, 흉통
Epinephrine borate(Epinal)	결막염, 수술 중의 출혈 조절, 동공산대	안구에 처음 점적 시에 일시적인 찌르는 듯한 감각, 결막 충혈, 두통, 편두통, 흐릿한 시야, 광과민성, 각막 침착물
Hydroxyamphetamine/Tropicamide (Paremyd)	안구감사 전 안구 확장	흐릿한 시야, 흉통, 혼돈, 어지럼증, 기절, 불규칙한 맥박, 호흡곤란, 발한이 약해짐, 피로
Tetrahydrozoline hydrochloride(Murine Plus, Visine)	안구 발적, 약한 자극	안구 자극, 광과민성, 흐릿한 시야

(3) 투약 시에 고려해야 할 점

① 태반과 모유에 유입될 수 있다.

② Epinephrine hydrochloride(Epifrin, Glaucon)을 축동제와 같이 사용할 경우, 축동제를 우선 투여한다.

③ 침전물이 있거나 갈색으로 변한 안약은 투여하지 않는다.

(4) 금기증

★ ① 동공 확대는 급성 녹내장을 일으키는 안방수의 배출을 제한할 수 있기 때문에, 협우각 녹내장의 치료나 각막손상에는 적용되지 않는다.

② Epinephrine과 phenylephrine에 과민 때

③ 에피네프린은 콘택트 렌즈 사용 시에는 금기이다.

(5) 주요 약물과의 상호작용

① 주요한 약물 상호작용은 아드레날린 효능제의 전신적 흡수로 야기된다.

② 아드레날린 효능제의 전신적 흡수는 베타 차단제와 항고혈압제 약물의 작용을 방해한다.

(6) 주요 음식과의 상호작용(보고된 자료가 없음)

(7) 주요 임상검사(보고된 자료가 없음)

(8) 부작용

① 국소적 작용으로는 처음 투여 시에 눈 통증과 저림

② **중추신경계 부작용** : 두통, 흐린 시력, 이마 부위의 여드름, 광공포증이나 야맹증

③ Phenylephrine의 경우, 반동성 축동이 나타날 수 있다.

④ 심질환을 가진 노인에게 phenylephrine을 사용 시에 혈압상승이 나타날 수 있다.

(9) 역작용/독성

전신적 역작용은 거의 일어나지 않으나, 가끔 심혈관 질환을 가진 대상자의 경우에 혼동 · 빈맥 · 고혈압 · 발한과 진전이 나타날 수 있다.

(10) 간 호

① 특정 약물에 대한 알레르기나 과민반응을 사정한다.

② Baseline 활력징후를 사정한다.

③ 기초 시력과 안내압을 사정한다.

④ 심장과 호흡기계 및 신기능을 정기적으로 평가한다.

(11) 교 육

① 콘텍트렌즈를 변색시킬 수 있음을 교육한다.

② 약물 투여 후에 적어도 30초 동안 눈을 깜박거리지 않도록 한다.

★ ③ 시력저하, 불유물, 빛에 과민반응, 안구의 발적이나 두통이 있을 때는 알리도록 한다.
④ Box 15-1 대로 투여방법을 교육한다.

3. 콜린성 약물(축동제, cholinesterase 억제제)

(1) 작용 및 용도

① 안방수의 유출량을 증가시키고 안방수 흐름에 대한 저항을 감소시킨다.
② 축동제로 사용된다.
③ 개방각 녹내장 치료에 사용된다.
④ 안과 검사 전이나 안과 수술 후에 축동을 위해 사용한다.
⑤ 베타 차단제에 효과가 없는 환자에게 일반적으로 적용된다.

(2) 일반적인 약물 표 15-3

(3) 투약 시에 고려해야 할 점

① 태반과 모유에 흡수된다.
② 침전물이 있거나 갈색으로 변한 점안제는 사용하지 않는다.
③ Pilocarpine은 실온에 보관할 수 있다.

(4) 금기증

① 급성 홍채염
② 모양체 수축이 되면 안될 때

(5) 주요 약물과의 상호작용

베타 아드레날린 차단제와의 병용 시에 심혈관계 위험성이 증가된다.

표 15-3 콜린성 약물 제제(cholinergic agents for ophthalmic use)

일반명/상품명	적 응 증	부 작 용
Carbachol(Carboptic)	녹내장, 수술 중 동공 축소	운동실조, 혼돈, 간질, 혼수, 호흡부전, 저혈압, 사망
Demecarium bromide(Humorsol)	녹내장, 사시	두통, 설사, 광과민성, 흐릿한 시야, 흉통, 부정맥, 호흡곤란
Echothiophate iodide(Phosphaline iodide)	광우각형 녹내장	결막 비후, 흉통, 부정맥, 안구 자극
Physostigmine sulfate(Eserine sulfate)	녹내장	땀분비 증가, 오심, 구토, 흉통, 호흡곤한, 부정맥
Pilocarpine hydrochloride (Adsorbocarpine, Isopto, Carpine)	급성 또는 만성 녹내장	눈의 작열감, 속눈썹 경련, 고혈압, 오심, 구토, 폐부종, 침분비, 땀분비, 기관지 경련, 호흡부전

(6) 주요 음식과의 상호작용(보고된 자료가 없음)

(7) 주요 임상검사(보고된 자료가 없음)

(8) 부작용

① 시야 흐림, 근시, 자극, 눈썹 통증과 두통

② 전신적 반응 : 복부 통증, 기관지 수축, 설사, 저혈압, 오심, 구토, 이뇨, 발한, 천식의 악화

(9) 역작용/독성

① 독작용 : 실보행증, 혼동, 경련, 혼수, 호흡부전, 저혈압과 사망

② 콜린성 약물의 장기간 사용은 망막 분리, 눈물 배액관 폐색과 백내장

★ ③ 급성 독작용은 가역적이며, 정맥으로 투여한 atropine 같은 항콜린성 약물이 해독제이다.

(10) 간 호

① 기초 활력징후와 신경학적 상태를 사정한다.

② 기본적인 시력과 안구 내압의 정보를 얻는다.

③ 심혈관 질환, 신부전, 당뇨, 화끈거림, 가려움, 발적 및 부종과 같은 과민반응의 증상 및 증후를 사정한다.

(11) 교 육

★ ① 축동으로 인해 조명 변화에 빨리 적응하지 못할 수 있다.

② 안과용제 투여 시에 Box 15-1 과 같이 투여하도록 한다.

4. 탄산 탈수효소 억제제(carbonic anhydrase inhibitors)

(1) 작용 및 용도

① 안방수의 생산을 억제하여 안구 내압을 저하시키는 nonbacteriostatic sulfonamides이다.

② 정확한 기전은 밝혀지지 않았다.

③ 경구용 탄산 탈수효소 저해제는 개방각 녹내장 혹은 2차적인 협우각 녹내장을 치료하기 위해 사용된다.

④ 안구용 탄산 탈수효소 저해제는 개방각 녹내장과 눈의 고혈압을 치료하기 위해 사용된다.

⑤ 일반적으로 안과 수술 전에 사용된다.

(2) 일반적인 약물 표 15-4

(3) 투여시에 고려할 점

① 경구용 acetazolamide(Diamox)는 유지 요법을 위해 투여한다.
② 정맥 투여는 수술 전이나 빨리 안구 내압을 감소시키기 위해 사용한다.
★ ③ GI 부작용을 줄이기 위해 음식이나 우유와 함께 복용한다.
④ 알약은 부수거나 액체에 녹여서 복용할 수 있다.
⑤ 투여할 때에 알코올이나 글리세린의 사용은 금기이다.
★ ⑥ 야뇨증을 최소화하기 위해서는 아침 일찍 복용한다.
⑦ 부신기능 부전 환자에게 투여 시에 주의한다.

(4) 금기증

① 항박테리아성 sulfonamides 과민성
★ ② 만성 비울혈성 협우각 녹내장
③ 저나트륨혈증 또는 저칼륨혈증이나 전해질 불균형
④ 간 혹은 신기능 부전

(5) 주요 약물과의 상호작용

① Quindine, salicylates, lithium의 신장 배설을 방해한다.
② 탄산 탈수효소 저해제는 amphetamines을 비롯하여 mecamylamine(Inversine)과 quinidine의 요로배설을 감소시키므로, 이들 약물의 효과의 정도 및 지속 기간을 증가시킬 수 있다.

(6) 주요 음식과의 상호작용(보고된 자료가 없음)

탄산 탈수효소 억제제(carbonic anhydrase inhibitor agents)

표 15-4

일반명/상품명	투여 경로	적응증	부작용
Acetazolamide (Diamox)	PO	광우각형 녹내장으로 인한 안압 상승	졸리움, Stevens-Johnson syndrome, 일시적 근시, 오심, 구토, 고염소성 산증, 저칼륨혈증, 재생불량성 빈혈, 신석증, 골수억압
Brinzolamide (Azopt)	Ophthalmic	광우각형 녹내장으로 인한 안압 상승	두통, 안구건조, 맛의 변화
Dichlorphenamide (Daranide, Oratrol)	PO, IM	광우각형 녹내장으로 인한 안압 상승	호흡곤란, 허약감, 혈뇨, 배뇨 주저발적, 발열, 설사, 변비, 신경과민, 부정맥
Dorzolamide hydrochloride (Trusopt)	Ophthalmic	광우각형 녹내장으로 인한 안압 상승	맛의 변화, 피로, 어지러움, 안구 작열감, 각막염, 결막염, 광과민성, 기관지경련, 호흡곤란, 혈관부종
Methazolamide (Neptazane)	PO	광우각형 녹내장으로 인한 안압 상승	광과민성, 눈부심, 두드러기, 식욕부진, 구토, 변비, 골수억압, 간부전

(7) 주요 임상검사

① 단백뇨에 대한 의양성 반응(false-positive results)
② 소듐과 포타슘 및 중탄산염 수치의 불균형
③ 요산 수치를 증가시키게 된 것이다.
④ 갑상선 요오드 재흡수와 백혈구 수치를 감소시킬 것이다.

(8) 부작용

① **경구약** : 식욕부진, 설사, 이뇨, 오심, 구토, 기면, 허약감, 체중감소, 금속성 맛, 손과 발가락의 저림
② **국소제** : 국소적인 알레르기 반응, 광공포증, 표재성 각막염

(9) 역작용/독성

① Acetazolamide(Diamox)의 경우, 피부 점막암 증후군(Stevens-Johnson syndrome)
② Acetazolamide(Diamox)의 경우, 골수기능 부전
③ 산독증, 혈액 부전증(blood dyscrasias), 저칼슘혈증

★ (10) 간 호

① 신결석이 생길 수 있으므로 신기능을 관찰한다.
② 이뇨로 인한 체액결핍을 관찰한다.
③ 섭취량과 배설량, 피부 긴장도, 점막상태 및 체중 등을 관찰한다.
④ 소변검사, CBC, electrolytes 검사결과를 관찰한다.

★ (11) 교 육

① 금기가 아니라면, 고칼륨 식이를 권장하고 소금섭취를 줄인다.
② 금기가 아니라면, 신결석 예방을 위해 1일 2리터 이상의 수분섭취를 권장한다.
③ 소변색, 발진, 열이 있을 때에는 알리도록 교육한다.
④ 안과용제 투여 시에 Box 15-1 과 같이 투여하도록 한다.
⑤ 체중감소가 있는지, 체중을 측정하고 의사에게 보고한다.

5. Sympathomimetic agents

(1) 작용 및 용도

① 안방수의 생산을 억제하고 배출을 증가시켜서 안구내압을 감소시킨다.
② 정확한 기전은 밝혀지지 않았다.
③ 개방각 녹내장에 사용된다.

(2) 일반적인 약물

① Dipivefrin(Propine) : 손상받은 쪽 눈에 0.1~0.2% 용액을 1일 1회 혹은 2회 1회 1방울 점안한다.

② Epinephrine : 0.1~0.2% 용액을 1일 1~2회, 1회 1방울 점적한다.

(3) 투약시에 고려해야 할 점

① 심혈관 질환, 고혈압, 천식, 당뇨, 갑상선기능 항진증, 파킨슨병 등이 있는 환자에게는 주의하여 투여한다.

② Epinephrine의 작용 시작은 1시간이며, 최대효과 시점은 4~8시간이다.

③ Dipivefrin(Propine)의 작용 시점은 30분이며, 최대효과 시점은 1시간이다.

④ Sulfites에 과민한가를 사정한다.

⑤ MAOIs 억제제와의 병용은 피한다.

(4) 금기증

★ ① 협우각 녹내장

② 협우각 녹내장에 걸리기 쉬운 환자

(5) 주요 약물과의 상호작용 : 안과용 베타 차단제, 디기탈리스, MAOIs 억제제

(6) 주요 음식과의 상호작용(보고된 자료가 없음)

(7) 주요 임상검사(보고된 자료가 없음)

(8) 부작용

① 국소 : 눈꺼풀 통증, 화끈거림, 눈의 염증, 두통, 눈이 침침함, 저림, 광공포증

★ ② 전신 : 고혈압, 발열, 빈맥, 심계항진, 진전, 머리가 붕 뜬 느낌

(9) 역작용/독성

① 고혈압, 빈맥

② 전신적 흡수로 심혈관계 및 중추신경계 역작용이 나타날 수 있다.

(10) 간 호

① 활력징후를 사정한다.

② 기본적인 시력과 안구 내압의 정보를 얻는다.

③ 전신 흡수를 줄이기 위해 약물을 투여한 후에 1~2분 동안 누낭을 누른다.

④ 전신적인 영향을 파악하기 위해 심박동수과 혈압을 정기적으로 평가한다.

(11) 교 육

① Epinephrine의 장기간 사용은 결막의 색소침착을 가져온다.
② 콘텍트렌즈의 사용은 가능하지 않을 수 있으므로, 의사와 상의한다.
★ ③ 심박동수의 증가, 심계항진, 혈압상승이 있을 때에는 바로 의료진에게 알리도록 한다.

6. Prostaglandin agonist

(1) 작용 및 용도

① 안방수의 유출을 증가시킨다.
② 개방각 녹내장과 고안압증 관리에 사용된다.

(2) 일반적인 약물 : Latanoprost(Xalatan), 저녁마다 환측 눈에 1방울 점적한다.

(3) 투약시에 고려해야 할 점

★ ① 다른 녹내장 치료제를 함께 투여할 경우, 5분 정도 시간 차이를 준다.
② Pilocarpine(Isopto Carpine)이 포함된 약물일 경우, prostaglandin agonist를 투여한 1시간 후에 투여한다.
③ 안구 내압을 감소시키기 위해 다른 약물과 병용할 수 있다.

(4) 금기증 : Latanoprost나 benzalkonium에 과민성

(5) 주요 약물과의 상호작용(보고된 자료가 없음)

(6) 주요 음식과의 상호작용(보고된 자료가 없음)

(7) 주요 임상검사(보고된 자료가 없음)

(8) 부작용

① 시야 흐림, 광공포증, 화끈거림, 저림과 가려움증
② 속눈썹이 길어지고 두꺼워지며 검어짐

(9) 역작용/독성 : 결막 충혈, 홍채 색소 증가

(10) 간 호

① latanoprost 나 benzalkonium에 대한 과민성을 사정한다.
② 처음 투여 시에 화끈거림, 가려움증, 저림 증상 여부를 사정한다.

(11) 교 육

① 홍채 색소를 증가시킬 수 있다.
② 1일 투여 용량 이상을 과다하게 투여하지 않는다.
③ 투여하기 전에 콘텍트렌즈를 빼고 투여하며, 15분 후에 착용한다.
④ 안과용제 투여 시에 Box 15-1 과 같이 투여하도록 한다.

section 02

Mydriatics and Cycloplegics

산동제 및 모양근 마비제

1. 콜린 억제제(anticholinergics)

(1) 작용 및 용도

① 산동제
② 모양근 마비
③ 포도막염이나 결막염과 같은 염증장애로 인한 안구 통증치료에 적용
④ Refractive errors의 측정을 위해 모양근 이완을 위해 적용
⑤ 안과 수술 전이나 후에 사용

(2) 일반적인 약물 표 15-5

(3) 투약시에 고려해야 할 점

① 원발성 녹내장 환자에게 사용시에 주의할 것
★ ② 협우각 녹내장 의심환자에게는 신중히 투여
③ 시력검사 몇 시간 전에 연고 도포
★ ④ 투여하는 동안 혹은 투여한 후에 2~3분 동안 누낭을 압박한다.

(4) 금기증

★ ① Atropine에 대한 전신적 부작용
② 항콜린성 약물에 대한 과민반응

(5) 주요 약물과의 상호작용(보고된 자료가 없음)

(6) 주요 음식과의 상호작용(보고된 자료가 없음)

(7) 주요 임상검사(보고된 자료가 없음)

(8) 부작용

① 국소 : 흐린 시야, 광공포증, 알레르기성 안검염
② 전신 : 혼돈, 섬망, 졸림, 구강건조, 안면홍조과 빈맥

(9) 역작용/독성

① 환상, 빈맥, 불명료한 발음, 정신 행동학적 문제, 열, 호흡억압, 혼수
★ ② 모양근 이완을 위해 급성 녹내장에 사용할 경우, 실명할 수도 있다.
③ 구강건조와 빈맥은 scopolamine 독작용의 증상일 수 있다.

(10) 간 호

① 안압과 시력에 대한 기본적인 자료를 사정한다.
② 산동의 효과를 증대시키기 위해 다른 약물과 병용한다.
③ 전신적 부작용은 금발이나 푸른 눈의 영아와 아동에게 잘 나타난다.
④ 빈맥, 혼동, 어눌한 발음, 구강건조, 피부건조, 허약감, 졸림증상이 나타났는지를 관찰한다.

표 15-5 안과용 산동제 및 모양근 마비제(mydriatic and cycloplegic agents for ophthalmic use)

일반명/상품명	적 응 증	부 작 용
Atropine sulfate	동공산대, 홍채와 포도막의 염증	일시적 찌르는 듯한 통증, 구강건조, 구토, 오심, 서맥, 심계항진, 빈맥, 안압상승, 눈부심, 배뇨주저, 탈진, 발한 감소
Cyclopentolate hydrochloride(Cyclogyl)	동공산대, 모양체근마비	알러지 반응, 결막염
Homatropine hydrobromide	동공산대, 홍채와 포도막의 염증	일시적 찌르는 듯한 통증, 구강건조, 구토, 오심, 서맥, 심계항진, 빈맥, 안압상승, 눈부심, 배뇨주저, 탈진, 발한 감소
Scopalamine hydrobromide	동공산대, 홍채와 포도막의 염증	일시적 찌르는 듯한 통증, 구강건조, 구토, 오심, 서맥, 심계항진, 빈맥, 안압상승, 눈부심, 배뇨주저, 탈진, 발한 감소
Tropicamide(Mydriacyl)	동공산대, 모양체근마비	알러지 반응, 결막염
Hydroxyamphetamine/Topicamide (Paremyd)	동공산대	흐릿한 시야, 두통, 어지럼증, 동공산대, 빈맥, 신경과민, 위통, 구토, 광과민성, 오심, 고창, 소화불량

(11) 교 육

① 산동은 3일(scopolamine)에서 12일(atropine) 동안 지속될 수 있다.
② 시야가 흐려질 경우, 바로 알리도록 한다.
③ 검은 선글라스를 착용하고 광공포증이 나타날 경우, 광선을 피하도록 한다.
④ 안구 내압과 시력은 치료과정 동안 진찰받아야 한다.
⑤ 빈맥과 구강건조 증상이 있을 경우, 약물 투여를 중지한다.
⑥ 구강건조가 있을 때는 무설탕의 단단한 사탕을 먹도록 한다.
⑦ 빈맥과 구강건조 증상이 있을 때는 의료진에게 알리도록 한다.
⑧ 안과용제 투여 시에 Box 15-1 과 같이 투여하도록 한다.

2. 아드레날린 제제(adrenergics)

녹내장 치료의 '아드렌날린' 부분을 참고한다.

section 03 Anti-Inflammatory and Anti-Infective Medications for the Eye
안과용 항염증성 및 항감염성 약물

1. 비스테로이드성 소염제(NSAIDs)

(1) 작용 및 용도

① Flurbiprofen(Ocufen)과 suprofen(profenal)은 수술 중 축동억제에 사용한다.
② Diclofenac(Voltaren)은 백내장 수술 후에 염증을 치료하기 위해 사용한다.
③ Ketorolac(Acular)은 결막염과 계절성 알레르기 및 안구소양증에 사용된다.

(2) 일반적인 약물 표 15-6

(3) 투약시에 고려해야 할 점

① 흡수되면 전신적 효과가 나타날 수 있다.
★ ② NSAIDs는 출혈시간이 연장될 수 있으므로, 출혈 경향을 보이는 대상자의 경우에는 신중히 관찰한다.

안과용 NSAIDs(non steroidal anti-inflammatory agents for ophthalmic use)

표 15-6

일반명/상품명	적 응 증	부 작 용
Diclofenac sodium(Voltaren)	백내장 수술로 인한 수술 후 염증	두통, 어지럼증, 소화불량, 안과 효과, 신기능 부전, 아나필락틱 쇼크, 변비
Flubiprofen(Ocufen)	수술전 동공 축소	안구 자극
Ketorolac tromerthamine(Acular)	안구 소양증 감소, 백내장 수술로 인한 수술 후 염증	안구 자극
Suprofen(Profenal)	수술 중 동공 축소 억제	안구 자극

★ (4) 금기증

① Aspirin, phenylacetic acid 유도체 과민증
② NSAIDs 약물 과민성

(5) 주요 약물과의 상호작용(보고된 자료가 없음)

(6) 주요 음식과의 상호작용(보고된 자료가 없음)

(7) 주요 임상검사 : 출혈시간을 연장시킬 수 있으므로 CBC와 혈액응고시간을 관찰한다.

(8) 부작용 : 도포 시에 일시적인 통증, 작열감 또는 자격감, 가려움증, 알레르기 반응, 통증과 발적

(9) 역작용/독성 : 출혈

(10) 간 호 : 작열감, 가려움증, 발적이나 부종과 같은 과민증상을 사정한다.

(11) 교 육

① NSAIDs 약물이 출혈시간을 연장시킬 수 있다.
② 안과용제일 경우 Box 15-1 대로 투여하도록 교육한다.

2. 항박테리아, 항균 및 항바이러스 제제

(1) 작용 및 용도

① 항박테리아제는 결막염, 안검염, 각막염, 포도막염, 다래끼와 같은 박테이라성 감염을 치료하기 위해 사용된다.
② 항균제는 균종에 의한 안검염을 비롯하여 결막염과 각막염에 적용된다.
③ 항바이러스제는 단순포진성 각막염과 단순포진성 결막염에 적용된다.

(2) 일반적인 약물 표 15-7

(3) 투약시에 고려해야 할 점

★ ① 적응증이라면 눈에서 균배양 검사를 통해 약물을 정한다.

② 투약 전에 삼출물은 제거한다.

★ (4) 금기증 : 과민증

(5) 주요 약물과의 상호작용

① Paraaminobenzoic acid(PABA)는 sulfonamides(sulfacetamide sodium)의 작용을 저하시킨다.

② 안과용제 마취제는 sulfonamides(sulfacetamide sodium)를 투여한 30분 안에 투여하면 안 된다.

③ Sulfonamides(sulfacetamide sodium)은 thimerosol과 은(silver) 조제약에는 부적합하다.

표 15-7 안과용 항생제(antibacterial, antifungal, and antiviral agents for ophthalmic use)

일반명/상품명	적응증	부작용
Bacitracin(AK Tracin)	포도상구균으로 인한 눈의 감염	흐릿한 시야
Chloramphenicol (AK-Chlor, Chloromycetin, Chloroptic)	항생제에 효과가 없는 내성균에 의한 눈의 감염	골수 형성부전, 자극, 작열감, 소양증, 혈관 신경 부종, 중, 재생불량성 빈혈
Ciprofloxacin(Cipro HC Otic, Cioxan)	항생제에 효과가 없는 내성균에 의한 눈의 감염, 외이염	안구건조, 안구통증, 각막병증
Erythromycin(Ilotycin)	표재성 안구감염, 임질이나 트라코마로 인한 신생아 안질환	부종, 두드러기, 피부염, 혈관 신경 부종, 작열감, 작용 부위에 소양증
Gentamicin sulfate (Garamycin, Gentacidin, Gentak, Genoptic, Genoptic S.O.P.)	표재성 안구감염	일시적 자극, 작열감, 찌르는듯한 통증, 소양증, 혈관 신경 부종, 두드러기, 반상과 구진 피부염, 광과민성, 중복감염
Ofloxacin(Floxin Otic, Ocuflox)	발테리아로 인한 결막염, E.coli, P. aeruginosa, S. aureus로 인한 외이염	시야 문제
Polymixin B sulfate (Polymixin B sulfate Sterile Ophthalmic)	Proteus aeruginosa로 인한 박테리아 감염	안구 자극, 흐릿한 시야, 소양증, 찌르는 듯한 통증, 작열감
Sulfisoxazole(Gantrisin)	결막염, 각막 궤양, 표재성 안구감염	Stevens-Johnson syndrome, 오심, 구토, 복통, 두통, 혈뇨, 결정뇨, 무과립구증, 광과민성, 탈모증
Tobramycin surfate(Tobrex ophthalmic)	표재성 안구감염	통증, 자극, 중복감염, 안구 독성, 과민반응, 홍반, 각막염
Trifluridine(Viroptic)	각결막염, 상피각막염	작열감, 찌르는 듯한 통증, 안검 부종, 상피각막병증, 건성각막염, 충혈, 안압상승
Vidarabine(Vira-A)	대상포진, 거대세포 바이러스, vaccinia, HIV 감염	녹내장 안압상승, 백내장

(6) 주요 음식과의 상호작용(보고된 자료가 없음)

(7) 주요 임상검사 : 잠재적인 출혈의 위험이 있으므로, CBC와 혈액응고시간을 관찰한다.

(8) 부작용

① 국소 : 피부염, 가려움증, 얼얼함, 부종

② 전신 : chloramphenicol(Chloroptic)은 혈액 dyscrasias을 유발한다.

(9) 역작용/독성

① Sulfacetamide sodium의 경우 Stevens-Johnson syndrome과 전신성홍반성낭창

② Chloramphenicol의 경우, 혈액 dyscrasias

(10) 간 호

① 통증, 배액물, 발적, 부종의 증상이 나타나는지 환측 눈을 관찰한다.

② Chloramphenicol의 경우, 특이한 출혈이나 치명적인 혈액장애가 나타나는지를 관찰한다.

③ Idoxuridine(stoxil, herplex)와 trifluridine(viroptic)은 서늘한 곳이나 냉장고에 보관한다.

(11) 교 육

① 광공포증, 발적이나 부종 증상이 있을 경우, 의료진에게 알린다.

② 배액물의 증가나 통증 또는 투여 며칠 후에도 증상이 호전되지 않는다면 의료진에게 알린다.

③ 안과용제 투여 시에 Box 15-1 과 같이 투여하도록 한다.

3. 코르티코스테로이드제(corticosteroids)

(1) 작용 및 용도 : 결막 · 각막과 안구 앞쪽의 알레르기성 혹은 염증성 안과질환에 적용된다.

(2) 일반적인 약물 표 15-8

(3) 투약시에 고려해야 할 점

① Corticosteroids는 단기간 치료 시에만 사용한다.

★ ② 백내장과 만성 개방각 녹내장 환자에게 투여할 때에 신중히 투여한다.

(4) 금기증 : 과민성과 각막자극

표 15-8 안과용 부신피질 호르몬(common corticosteroid agents for ophthalmic use)

일반명/상품명	적 응 증	부 작 용
Dexamethasone(Maxidex)	결막염	백내장, 녹내장
Prednisone	안과 질환	쿠싱질환, 고혈당, 근육 허약, 오심, 구토, 소화불량, 식욕 증진, 상처 치유지연, 거대 감염, 백내장, 녹내장, 혈전 형성

★ (5) 주요 약물과의 상호작용

Corticosteroids는 다른 약물에 대한 과민반응을 은폐시킬 수 있다.

(6) 주요 음식과의 상호작용(보고된 자료가 없음)

(7) 주요 임상검사(보고된 자료가 없음)

(8) 부작용 : 국소는 도포 후 따끔거린다.

(9) 역작용/독성 : 시력손상, 두통, 눈의 통증

(10) 간 호

★ ① Corticosteroids는 감염과 과민반응을 은폐시킬 수 있다.

② Corticosteroids는 감염 민감성을 높인다.

(11) 교 육

★ ① Corticosteroids 약물사용 후에는 콘텍트렌즈 착용을 금지하도록 한다.

② 의사의 처방 없이는 함부로 약물 투여를 중지해서는 안 된다.

③ 치료하는 동안에는 눈검사를 하도록 한다.

④ 안과용제 투여 시에 Box 15-1 과 같이 투여하도록 한다.

section 04 Anesthetic Medications for the Eye
안과용 마취제

(1) 작용 및 용도

① 신경충동의 시작과 전달을 방지한다.

② 안압측정(녹내장과 같은 질환을 진단하기 위해 안구의 긴장도를 측정), 각막하 감염, 각막이물이나, 봉합사 제거 시에 통증을 방지하기 위해 적용한다.

(2) 일반적인 약물

① Proparacaine hydrochloride(Alcaine, Ophthaine) : 0.5% 용액을 1~2방울 점적한다.

② Tetracaine hydrochloride(Pontocaine) : 0.5~1.0% 용액을 1~2방울 점적한다.

(3) 투약시에 고려해야 할 점

① 20초 안에 효과가 나타나며, 지속시간은 15~20분이다.

② Tetracaine hydrochloride은 전신적 독작용을 야기할 수 있다.

(4) 금기증 : 과민성

(5) 주요 약물과의 상호작용

Tetracaine hydrochloride은 수은염과 은염과 친화성이 강하다.

(6) 주요 음식과의 상호작용(보고된 자료가 없음)

(7) 주요 임상검사(보고된 자료가 없음)

(8) 부작용

Proparacaine(Ophthaine, Ophthetic)은 알레르기 접촉성 피부염, 모양근 마비, 결막 울혈, 각막 치유연장

(9) 역작용/독성

① CNS 자극 증상 : 흐린 시력, 어지러움, 신경과민, 안절부절 못함, 떨림

② CNS 억압 : 호흡곤란, 졸림, 부정맥

(10) 간 호

★ ① 각막을 보호하기 위해 각막반사가 회복될 때까지 눈에 패치를 부착한다.

② 작열감, 가려움, 얼얼함 등의 과민반응이 나타나는지를 사정한다.

★ (11) 교 육 : 마취가 풀릴 때까지 눈을 비비거나 만지지 않는다.

section 05 Auditory Medications

귀에 사용하는 약물

1. 귀 치료를 위한 항생제(antibiotics for the ear)

(1) 작용 및 용도

① 외이도 감염에 적용된다.

② Chloramphenicol(Chloromycetin Otic)은 *Enterobacter aerogenes*, *Escherichia coli*, *Haemophilus influenzae*, *Pseudomonas aeruginosa*와 같은 균으로 인한 감염 치료에 사용된다.

(2) 일반적인 약물

① Chloramphenicol(Chloromycetin Otic) : 6~8시간마다 외이도에 2~3방울 점적한다.

② Gentamicin sulfate otic solution(Garamycin) : 1일 3회 3~4방울 점적한다.

③ Gentamicin sulfate 귀약은 FDA 승인을 받지 못했다. 미국에서는 귀 감염 시에 안과용 약물을 처방한다.

(3) 투약시에 고려해야 할 점

★ ① 금기가 아니라면 투약 30분 전에 따뜻한 물에 담그거나 넣어서 귀약을 따뜻하게 한다.

② 청력상태를 사정한다.

③ 귀삼출물, 이통, 홍반, 통증과 현운 등이 있는지를 사정한다.

★ ④ 투약 전에 이도를 깨끗하게 유지하고, 귀지가 꽉 찬 경우에는 제거한다.

★ ⑤ 고막의 상태를 사정한다.

Box 15-2

귀에 약물 투여방법(administration of otic medications)

■ 아동이나 성인의 경우
- 외의도의 귀지나 부종 여부를 사정한다.
- 비환측 부위 쪽으로 머리를 돌린다.
- 귀의 후상방을 부드럽게 잡아당긴다.
- 귀 안에 점적한다. 외이도에 점적기를 삽입하지 않는다.
- 귀의 앞부분을 부드럽게 문질러서 이도에 약물이 잘 흡수될 수 있도록 한다.

■ 3세 이하의 아동
- 외의도의 귀지나 부종 여부를 사정한다.
- 비환측 부위 쪽으로 머리를 돌린다.
- 귀의 후하방을 부드럽게 잡아당긴다.
- 귀 안에 점적한다. 외이도에 점적기를 삽입하지 않는다.
- 귀의 앞부분을 부드럽게 문질러서 이도에 약물이 잘 흡수될 수 있도록 한다.

★ (4) 금기증 : 과민성, 고막 천공

(5) 주요 약물과의 상호작용(보고된 자료가 없음)

(6) 주요 음식과의 상호작용(보고된 자료가 없음)

(7) 주요 임상검사 : Chloramphenicol의 경우는 혈액장애

(8) 부작용

① 국소 : 작열감, 발진, 발적, 부종, 흐린 시력
② 전신 : 과민반응

(9) 역작용/독성

① 과민반응
② 전신적 혈액학적 독작용은 거의 발생하지 않는다.

(10) 간 호

① 작열감, 발진, 발적과 부종 같은 과민증상을 사정한다.
② 과민반응이 나타날 때는 투여를 중지한다.
③ 이도의 삼출물과 통증이 있는지를 사정한다.
④ 청력손상을 관찰한다.

(11) 교 육

★ ① 통증이나 삼출물이 나타나거나 치료 며칠 후에도 증상이 호전되지 않을 때는 건강관리자에게 알리도록 교육한다.
② 이용제의 경우 Box 15-2 대로 투여한다.

2. 코르티코스테로이드제(corticosteroids)

(1) 작용 및 용도

① 항박테이라성 · 항균성 · 함염증성 작용에 사용한다.
② 항소양증과 항 알레르기 반응에 사용한다.

(2) 일반적인 약물 표 15-9

(3) 투약시에 고려해야 할 점

① 대상자의 청력상태를 사정한다.
② 귀의 삼출물, 이통, 홍반, 통증과 현훈이 나타나는지를 사정한다.
③ 투약 전에 이도를 깨끗하게 유지하고 귀지가 꽉 찬 경우에는 제거한다.
★ ④ 고막의 상태를 사정한다.
⑤ 외이도나 유양돌기의 감염을 치료하기 위해 항생제와 병용할 수 있다.

(4) 금기증 : Salfites의 과민성, 고막 천공

(5) 주요 약물과의 상호작용(보고된 자료가 없음)

(6) 주요 음식과의 상호작용(보고된 자료가 없음)

(7) 주요 임상검사(보고된 자료가 없음)

(8) 부작용 : Corticosteroids는 감염을 은폐시키거나 감염증상을 악화시킬 수 있다.

(9) 역작용/독성 : Corticosteroids는 감염을 은폐시키거나 감염증상을 악화시킬 수 있다.

(10) 간 호 : 투약 후에 과민증상이 나타나는지를 사정한다.

★ (11) 교 육

① 청력은 치료기간 동안 검사를 받아야 한다.
② 귀의 삼출물 · 열감 · 열 · 냄새나 통증이 있을 때, 건강관리자에게 알리도록 한다.
③ 치료 며칠 후에도 증상이 호전되지 않으면 건강관리자에게 알리도록 한다.
④ 이용제의 경우 Box 15-2 대로 투여한다.

표 15-9 귀에 사용하는 부신피질 호르몬 제제(corticosteroid agents for otkc use)

일반명/상품명	적 응 증	부 작 용
Betamethasone(Beenesol)	귀의 박테리아, 항진균, 항염 조건	쿠싱질환, 고혈당, 근육 허약, 오심과 구토, 소화불량, 식욕증진, 상처 치유지연, 중복감염, 녹내장, 백내장, 혈전형성
Hydrocortisone(Cortamed)		
Dexamethasone(Decadron)		
Hydrocortisone with acetic acid		
Hydrocortisone with alcohol		
Hydrocortisone with acetic acid and benzethonium		

3. 그밖에 약물(over-the-counter medications)

(1) 작용 및 용도

① Acetic acid(alcohol, glycerin이나 propylene glycol)은 수영이나 목욕 후에 이도의 정상 산도를 유지하기 위해 적용된다.

② 귀의 소양증이나 작열감을 완화하기 위한 연하제로 glycerin, mineral oil, olive oil을 사용한다.

③ Propylene glycol은 항박테리아성 작용과 acetic acid의 산도를 강화시킨다.

④ Carbamide peroxide는 귀지 축적을 제거하기 위해 사용되는 항박테리아성 약물이다.

(2) 일반적인 약물 표 15-10

(3) 투약시에 고려해야 할 점 : 안전하면서 효과적으로 투여한다.

(4) 금기증 : 과민성이외에는 일반적으로 안전하다.

(5) 주요 약물과의 상호작용(보고된 자료가 없음)

(6) 주요 음식과의 상호작용(보고된 자료가 없음)

(7) 주요 임상검사(보고된 자료가 없음)

(8) 부작용 : 대개 부작용이 없다.

(9) 역작용/독성 : 대개 부작용이 없다.

표 15-10 귀에 사용하는 OTCs(common over-the-counter[OTC] agents for otic use)

일반명/상품명	성인 용량
Boric acid 와 isopropyl alcohol(Aurocaine 2)	지시대로 따른다.
Carbamide peroxide(Auro ear drops)	지시대로 따른다.
Carbamide peroxide와 glycerin(Dent 's Ear Wax Drops, E.R.O. Ear drops, Ear Wax Removal System)	지시대로 따른다.
Hydrocortisone, propylene glycol, alcohol, benzyl benzoate(Earsol-HC Drops)	1일 2~3회 3~4방울 점적하거나 면심지에 적신 후 이도에 삽입한다. 4~6시간마다 3~5방울을 심지에 점적한다. 24시간 후에 심지를 제거하고 처방받은 1일 3~4회 점적한다.
Isopropyl alcohol(Aurocaine 2)	지시대로 따른다.
Isopropyl alcohol in glycerin(swim-Ear Drops)	지시대로 따른다.

(10) 간 호 : 과만증상이 나타나는지를 사정한다.

(11) 교 육

★ ① 치료 며칠 후에도 증상이 호전되지 않으면 건강관리자에게 알리도록 한다.
② 역작용이 나타나거나 증상이 악화되면 건강관리자에게 알리도록 한다.
③ 귀에 투여하는 용제의 경우 Box 15-2 대로 투여한다.

4. 귀에 독작용을 일으키는 약물(medications that cause ototoxicity)

(1) 진통제(analgesics)

① Aspirin과 기타 salicylates
② NSAIDs

(2) 항생제(antibiotics)

① Aminoglycosides
② Clarithromycin
③ Erythromycin
④ Vancomycin

(3) 항암제(antineoplastic agents)

① Cisplatin
② Mechlorethamine

(4) Loop계 이뇨제(diuretics)

① Bumetanide(Bumex)
② Ethacrynic acid(Edecrin)
③ Furosemide(Lasix)

✓ POSTTEST

1. NPH 인슐린과 carteolol(Ocupress)를 같이 투여하고 있는 환자가 있다. 가장 우선적으로 확인해야 하는 내용은 무엇인가?

① 혈압이 정상범위인지
② 혈당이 정상범위인지
③ 두통이 비스테로이드성 항염제(NSAIDs)로 조절되는지
④ 설사가 loperamide(Imodium)으로 조절되는지

2. 다음 중 대상자가 점안제 투여방법을 정확하게 이해하고 있다고 판단할 수 있는 진술은 무엇인가?

① 투여 전에 차가운 물에 점안제를 담근다.
② 투여 전에 따뜻한 물에 점안제를 담근다.
③ 투여 전에 전자레인지에 점안제를 데운다.
④ 투여 전에 5분 동안 손 안에서 점안제를 데운다.

3. 폐질환의 과거력이 있는 대상자에게 betaxolol(betoptic)이 처방되었다. 간호사가 교육과 정보를 제공한 후에, 대상자가 "점안제가 폐에 어떤 영향을 주나요?"라고 질문을 했을 때 간호사의 적절한 설명은 무엇인가?

① 약물은 호흡기계에 영향을 주지 않습니다
② 처방된 약이 심혈관계 선택제(beta 1)일 때에만 위험합니다.
③ 처방된 안과용제가 폐질환에 처방된 경구용 약과 같이 투여될 때만 위험합니다.
④ 안과용제가 전신적으로 흡수 시에 다른 베타 차단제와 같은 전신적 영향을 줄 수 있습니다.

4. 대상자가 외래 센터에 전화를 걸어와 갑자기 발생한 심한 귀 통증을 호소하면서 지금 삼출물이 나온다고 하였다. 대상자는 두 달 전에 귀에 점적하는 항생제를 처방받았는데, 이 약을 사용하는 것이 안전한지를 질문하였다. 적절한 간호사의 반응은?

① 건강관리자에게 와서 귀검사를 받을 때까지 어떤 약도 사용해서는 안 됩니다.
② 최근에 귀에 감염으로 이용제 항생제를 처방받았기 때문에 약 투여가 안전합니다.
③ 항생제를 사용하다가 2일 안에 증상이 호전되지 않으면 방문해야 합니다.
④ 이용제 유통기한은 3개월이므로 사용하기 안전합니다.

5. 안과용제를 적절히 투약하는 방법은 무엇인가?

① petroleum jelly로 눈의 가피를 제거하고 수건으로 닦는다.
② cotton ball로 내안각에서 외안각으로 눈의 가피를 닦아낸다.
③ 4×4 거즈에 약한 비눗물을 묻혀 가피를 닦아낸다.
④ 면봉을 사용하여 가피를 제거한다.

6. 귀 감염으로 gentamicin sulfate(Garamycin)을 처방받은 대상자가 외래에 전화를 걸어와서 약물 겉표지에 '안과용제'라고 써 있다고 하면서 투약을 거부하였다, 간호사의 적절한 반응은?

① 이용제로 처방났는데, 약이 실수로 바뀐 것 같습니다.
② 미국에서는 이용제로 안과용재 Garamycin을 처방하는 것이 안전하고, 승인되었습니다.
③ 처방 낸 의사의 실수입니다.
④ 적절한 투약법에 대해 교육해야 합니다.

7. 녹내장 환자가 왼쪽 눈의 백내장 제거를 하려고 한다. 의사가 처방할 것이라고 예견되는 약물은 무엇인가?

① Atropine sulfate(generic)
② Glycopyrrolate(Robinul)
③ Acetazolamide(Diamox)
④ Pralidoxime(Protopam)

8. 봉합제거를 위해 안과용 마취제를 투여받는 환자에게 제공되어야 하는 간호중재 중 가장 우선적은 것은?

① 기도 보호
② 과민성 줄이기
③ 체온 조절
④ 눈 보호

9. 협우각 녹내장 환자가 1주일 후에 대장경을 하고자 한다. 다음 중 대상자가 적절히 이해하고 있다고 판단할 수 있는 진술은?

① "의사와 간호사에게 녹내장이 있는 것과 투여 중인 약물에 대해 알릴 거예요."
② "대장경 이틀 전에 약물 투여를 멈출 거예요."
③ "대장경 하루 전에 약물 투여를 멈출 거예요."
④ "녹내장 때문에 외래에서 검사할 수가 없어요."

10. 간호보조원이 간호사에게 전화를 걸어 망막박리로 가스 제거를 한 환자가 오심을 동반한 극심한 통증을 호소한다고 하였다. 이러한 경우에 금기인 행동은 무엇인가?

① 처방된 진통제와 진토제를 복용한다.
② 눈의 사정을 시행한다.
③ 망막박리가 있는 눈을 위로 하고 눕는다.
④ 복위를 취한다.

책 속의 책 30쪽

■ 참고 문헌

Abrams, A.(2004). *Clinical drug therapy: Rationales for nursing practice* (7th ed.). Philadelaphia: Lippincott, Williams, & Wilkinsms, pp.935～948

Aschenvrenner, O., Cleveland, L., & Venable, S. (2002). *Drug therapy in nursing*. Philadelphia: Lippincott Williams & Wilkins, p. 1124.

Deglin, J. D. & Vallerand, A. H. (2003). *Davis's drug guide for nurse* (9th ed.). Philadelphia: Lippincott.

Karch, A. M.(2003). *Focus on pharmacology*(2nd ed.). Philadelphia: lippincott Williams & Wilkins, pp. 842～845.

Kee, J., & Hayes, E. (2003). *Pharmacology: A nursing process approach*(4th ed.). Philadelphia: Saunders, pp. 684～699

Kozier, B., Erb, G., Berman, A. J., & Bruke, K., (2003). *Fundamentals of nursing: process, and practice*(7th ed.). Upper Saddle River, NJ: Prentice Hall, Inc

Lehne, R. (2004). *Pharmacology for nursing care*(5th ed.). St. Louis, MO: Mosby, pp. 1098～1106, 1121～1126.

LeMone, P., & Burke, K. M. (2003). *Medical-surgical nursing: Critical thinking in client care* (3rd ed.). Upper Saddle River, NJ: Prentice Hall, Inc.

McKenry, L. M. & Salerno, E. (2003) *Pharmacology in Nursing* (21st ed. revised reprint.). St. Louis: Mosby, pp. 790～810, 814～818.

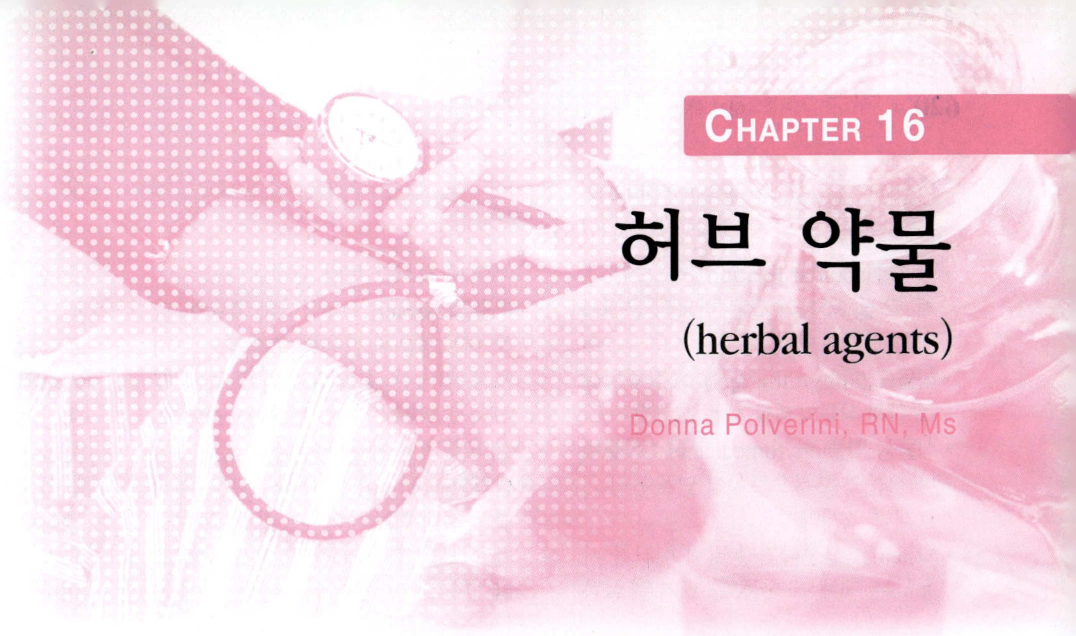

CHAPTER 16

허브 약물

(herbal agents)

Donna Polverini, RN, Ms

차 례 Chapter Outline

- 식물성 약물 개요(overview of phytomedicines)
- 특정 식물성 약물(specific phytomedicines)
- 간호 관리(nursing management)

목 적 Objectives

- 보조제로서 허브 사용과 흔히 연관된 용어를 정의한다.
- 특정 허브 보조제 사용 시에 치료법의 일반적 목표를 진술한다.
- 보조제로서 사용되는 다양한 허브의 용도와 용량을 진술한다.
- 특정 허브의 부작용, 금기, 약물 상호작용을 포함한 사용법과 관련된 주의점을 확인한다.
- 보조제로서의 허브 사용과 관련된 대상자 교육 요점을 열거한다.

용어해설 Review at a Glance

- **규격화**(standardization) : 크기, 무게, 품질, 역가와 같은 비교의 근거를 범례에 맞게 하는 행위.
- **식물요법**(phytotherapy) : 질병치료를 위해 식물약제를 사용하는 것.
- **식물성 약물**(phytomedicine) : 식물이나 식물의 부분으로부터 만들어진 치료제나 조제약
- **차**(tea) : 신선하거나 말린 허브를 사용하는 액체 조제물로, 뜨거운 물을 부어 일정시간 동안 우려낸다.
- **추출물**(extract) : 용액이나 효력이 있는 허브성분을 함유한 조제약으로 허브를 압착한 후 알코올이나 물에 적셔서 증발시킨다. 보통 사용 시에 소량의 물과 함께 사용한다.
- **탕약**(decoction) : 씨, 나무껍질, 뿌리를 우려낸 허브의 액체형태로, 끓는 물에 허브를 잠기게 한 후 뚜껑을 덮고 끓이다가 약한 불에서 다린다. 체에 거른 후, 사용할 때에 물을 첨가한다.
- **팅크제**(tincture) : 외용 또는 내용으로 사용되며, 알코올을 기초로 하는 허브의 액체 추출물이다. 소량의 물이나 주스에 몇 방울 사용하며, 알코올을 피해야 하는 경우는 글리세린 희석 추출액을 사용할 수 있다.
- **팽장체**(bulk) : 상품화되지 않은 차나 탕약으로 사용되는 식물의 loose body이다.

✓ PRETEST

1. 관절염 치료 시에 생강(ginger)이 사용된다는 잡지 광고에 대해서 대상자가 간호사에게 질문을 한다. 다음 중 간호사가 환자를 교육할 때 어떤 점에 초점을 두어야 하는가?

① 정보원의 신뢰성을 정확히 판단할 수 있는 대상자의 능력
② 기사의 작가
③ 광고가 실린 잡지의 형태
④ 대상자의 교육 수준

2. 편두통을 예방하기 위해 화란국화(feverfew)를 섭취한 여성 대상자가 임신한 것 같다고 간호사에게 보고한다. 화란국화에 관한 지식에 근거하여, 간호사가 취해야 할 우선적인 행위는?

① 화란국화 섭취를 중단하라고 교육한다.
② 임신 진단테스트를 하도록 지시한다.
③ 대상자가 건강 제공자를 만날 수 있도록 조정한다.
④ 화란국화 섭취 용량을 줄이도록 교육한다.

3. 수면 보조제로 길초근(valerian root)을 복용하는 남성 대상자가 그 허브에 대해서 설명할 때, 안전하게 복용하는 방법을 설명한 내용은 어느 것인가?

① 소량의 lorazepam(Ativan)과 복용해도 안전하다.
② 추출액으로부터 효능성분인 valepotriate를 제거해야만 한다.
③ 5살 이상의 소아에게도 안전하게 사용할 수 있다.
④ 캡슐의 형태로는 효과적이지 못하다.

4. 양성 전립선 비대증의 증상을 치료하기 위해 톱 야자(saw palmetto)를 투여하는 환자에게 사정해야 하는 것은 무엇인가?

① 허브 추출액의 형태
② 곡식에 대한 알레르기 병력
③ 환자가 섭취하는 양
④ 최근 효과에 대한 환자의 지식

5. 50세 여성이 홍조와 야간 발한으로 의원을 찾아와서 호소한다. 증상들이 잠재적인 질병과 관련이 없다고 판단된 후 간호사는 다음 중 어떤 식물성 약물을 사용하도록 권장해야 하는가?

① Echinacea　　② Black cohosh
③ 월귤 나무열매　　④ 길초근

6. 대상자가 매일 마늘을 복용한다. 대상자의 진술 중 마늘의 복용에 대해서 이해하고 있음을 나타내는 것은?

① "마늘의 효능은 과학적 연구에 근거한 것이다."
② "마늘은 생강과 함께 사용해도 안전하다."
③ "마늘의 나쁜 입냄새를 없애는 치료 요법은 없다."
④ "OTC 약물과 마늘을 함께 써도 안전하다."

7. 허브 치료에 대해 관심이 있는 환자와 세미나를 하는 경우, 가장 적절한 간호사의 답은 무엇인가?

① 산사나무는 흉통이나 협심증에도 사용할 수 있다.

② 산사나무는 심박 수를 증가시킬 것이다.
③ captopril(Capoten)을 사용하는 경우, 산사나무를 사용해서는 안 된다.
④ 산사나무는 verapamil(Calan)과 같은 효과를 갖고 있다.

8. 스태미너와 집중력을 증가시키기 위해 2주 동안 한국 인삼(Korean Ginseng)이 든 영양바를 복용하고 있다. 한국인삼과 관련된 지식에 근거하여 간호사는 다음 중 어느 것을 교육해야 하는가?

① 영양바를 복용하는 동안 자동차 운전이나 기계 조작은 피한다.
② 부작용을 증가시키는 것으로 알려진 허브 형태의 사용을 피한다.
③ 커피, 차, 콜라와 함께 영양바를 복용하는 것을 피한다.
④ 원하는 대로 매일 영양바 섭취를 계속한다.

9. 지난 일주일 동안 경한 우울증을 치료하기 위해 캡슐 형태의 St. John's wort를 복용한 대상자가 효과가 없다고 호소한다. 다음 중 가장 적절한 간호사의 설명은?

① "다른 허브로 바꿔야 할 것 같습니다."
② "저녁에 허브를 드셔야 합니다."
③ "여러 주가 지나야 치료효과가 나타날 것입니다."
④ "St. John's wort는 당신의 우울증 치료에는 효과가 없을 수도 있습니다."

10. 불면증을 치료하기 위해 오랫동안 달맞이꽃을 사용한 경우, 간호사는 다음 어느 것을 사정해야 하는가?

① 연하 능력
② 간질 병력
③ 이 약물의 기능에 대해 어디에서 배웠는지
④ 적혈구 수치 확인

책 속의 책 31쪽

section 01

Overview of Phytomedicines

식물성 약물 개요

(1) 일반 정보

① 허브의 식약청(FDA) 분류는 식이 보조제(dietary supplements)이다.
② 식물성 약물 외에도 다른 허브요법 명으로 botanicals, nutraceuticals, 그리고 식이 보조제 등이 포함된다.
③ 허브 보조제는 일반 약물의 대용품(conventional medicine)은 아니다.
④ 독일을 제외하고 다른 여러 나라에서의 허브 용량은 아직 표준화되지 않았다. 대부분의 경우는 연구에 근거한 안전한 용량이 결정되지 않았음에도 불구하고, 상품 문헌에 의해 허브 용량이 결정된다.
★ ⑤ 생강을 제외한 대부분의 허브들은 임신과 수유기 동안에는 금기로 된다.

(2) 대중성

① 서양에서 인기가 높아지고 있다.
② 이것은 부분적으로 서양문화가 자연으로 돌아가자는 움직임의 결과일 수도 있다.

(3) 사용 빈도

① 2천8백만 명이 넘는 미국인들이 한 가지 이상의 허브 보조제를 복용한다고 보고되었다.

② 주 사용자들은 35~49세 사이의 대학 교육을 받은 여성으로 나타났다.

section 02 Specific Phytomedicines 특정 식물성 약물

1. 월귤나무(bilberry)

Vaccinium myrtillus, 유럽형 월귤나무, 북미산 월귤나무, 산 앵두나무 열매

(1) 설명

① 블루베리 및 크랜베리 종류

② 작고 달콤한 검은 딸기류 관목

③ 효능 성분 : anthocyanoside(항산화 생프라보노야), pectin(수용성 섬유소)

④ 콜라겐 작용을 안정화한다.

★ ⑤ 히스타민과 프로스타글란딘과 같은 염증 유발하는 화합물의 분비와 생성을 예방한다.

★ ⑥ 혈관 내의 평활근을 이완시킨다.

★ ⑦ 혈소판 응집을 억제한다.

★ ⑧ 모세혈관벽 막을 강화하고 투과성을 감소시킨다.

(2) 용도

★ ① 대부분 단순한 설사의 치료에 주로 사용된다.

★ ② 안질환 치료와 예방 : 당뇨병성 망막증, 야맹증, 근육 퇴축, 녹내장, 백내장

③ 당뇨병

★ ④ 항산화제

⑤ 정맥류나 치질 치료도 가능하다.

⑥ 콜레스테롤 수치 저하

⑦ 심혈관 질환

(3) 용량

① 용량은 매우 다양하다.

② 규격상, anthocyanoside를 25% 포함해야 한다.

③ 표준화된 추출물 240~480mg을 하루 2번 또는 3번 복용한다.

④ 매일 건과일 20~60g을 섭취한다.

★ (4) 주의

① 응고시간이 지연될 수 있다.

② 내복 시에는 철분 흡수를 방해할 수 있다.

③ 아스피린, 항응고제, 비타민 E, 생선 기름, 화란국화, 마늘, 생강, 은행 등과는 주의 깊게 사용한다.

④ 임산부 및 수유부에게는 금기

⑤ 1.5g/kg/day 이상의 복용은 위험하며, 매일 480mg 이상 복용 시에도 위험하다. 장기간 과량의 사용을 피한다.

2. Black cohosh

Cimicifuga racemosa, black snakeroot, bugroot, rattleweed, rattleroot, squawroot, cimifuga

(1) 설명

★ ① 효능 성분 : triperpenoid glyosides, isoflavonones, aglycones

② 에스트로겐 수용체와 결합한다.

③ 황체 형성 호르몬을 억제한다.

★ ④ 에스트로겐 유사작용을 나타낸다.

(2) 용도

★ ① 월경 전의 증후군과 폐경 후의 증후군에 주로 사용한다.

★ ② 분만 촉진

★ ③ 혈압 감소

④ 뱀에 물렸을 때에 치료한다.

⑤ 류마티스성 관절염

⑥ 한의사들에 의해 권장되는 용도 : 월경곤란, 류마티즘, 항경련제, 수면제, 이뇨제, 거담제, 진정제

(3) 용량

★ ① 연구에 기초한 안전한 용량이 아직 판명되지 못했다.

② 매일 40mg을 복용한다.

③ 8주간, 매일 8mg 복용 시에 에스트로겐 합성이 가능하다.

★ (4) 주의

① 항고혈압제와의 병용을 금기한다.

② 서맥, 저혈압, 관절통등의 유발이 가능하다.

③ 수유 시에는 금기이다.

④ 분만 임박 시에 분만촉진을 위해 사용한다.

3. Echinacea

Echinacea purpurea, snake root, Purple or American cone flower, sampson root black sampson, hedgehog, survey root

(1) 설명

① 9가지의 종류가 있는 데이지과에 속한다.

② 효능 성분 : polysaccharides, alkylamides, flavonoids, caffeic acid derivatives(echinacosides), essential oils and others

③ 캡슐, 정제, 초, 글리세라이트, 수분 알코올 추출물, 신선한 주스, 막대 사탕, 사탕, 팅크제의 형태로 사용이 가능하다.

★ ④ T 임파구를 활성화하고, 대식세포의 식균작용을 강화한다.

⑤ 종양 파괴 인자인 인터페론, 인터루킨을 자극한다.

★ ⑥ 면역계에 대한 비특이적 자극을 나타낸다.

★ ⑦ 미생물 침입과 free radical 공격으로부터 결합조직과 세포를 보호하는 히알루론산(hyaluronic acid)을 안정화한다.

★ ⑧ 염증을 감소시키는 지질산화 효소(lipoxygenase)를 억제한다.

(2) 용도

★ ① 가장 흔함 : 감기나 독감을 예방하거나 증상을 감소시킨다.

★ ② 면역체계를 강화시키고, 특히 상기도나 비뇨기계 감염 등의 감염에 생체저항을 증가시킨다.

③ 단순포진과 칸디다 감염을 치료한다.

④ 국소적으로 사용 : 상처 치유 증가, 자외선 A와 B로부터 항산화제를 보호한다.

(3) 용량

① 표준 조제물은 3.5%의 echinaside를 함유해야 한다.

② 즙, 착색제, 수분 알코올 희석된 유동식, 액체 추출물, 고형 추출물, 사탕, 가루 허브의 캡슐 형태로 사용이 가능하다.

③ 전형적으로 380mg의 캡슐로 공급되며, 1~3 캡슐을 식사시간에 물과 함께 하루 3번 복용한다.

★ ④ 복용은 8주 동안 지속하고, 지속적인 복용으로 감소된 효능을 줄이기 위해 1주 동안은 복용을 쉬도록 한다.

(4) 주의

★ ① 심각한 중증의 질환이나 해바라기나 데이지과 식물에 알르레기가 있는 경우, 자가면역 질환 시에는 사용하지 않는다(예 HIV/AIDS, 콜라겐 질환, 다발성 경화증, 결핵 등).

② 면역 억제제와 함께 사용하지 않는다(예 corticosteroids 또는 cyclosporine).

③ 장기 사용 시(8주 이상)는 간독성과 면역 억제를 유발할 수 있다.

④ 기타의 간독성 제제와 병용하지 않는다(예 단백동화 스테로이드, amiodarone, methotrexate, Ketoconazole).

⑤ Spermatazoa 효소 방해로 인해 수정능력(fertility)에 영향을 미칠 수 있다.

⑥ 많은 팅크제에는 많은 양의 알코올이 함유되어 있다.

⑦ 알코올 중독자, 소아, 임산부, 수유부에게는 금기

⑧ 역작용 : 알르레기 반응과 과민반응

(5) 허브와 약물의 상호작용

① Amiodarone

② Anabolic steroids
③ Ketoconazole
④ Methotrexate

4. 화란국화(fever few)

Tanacetum parthenium, bachelor's button, febrifuge plant, feather few, feather foil

(1) 설명

① 작고 잎이 무성한 다년생 풀 : 카모마일을 닮은 노란 꽃과 황녹색 잎의 데이지과에 속한다.
② 효능 성분 : sesquiterpene lactones, 특히 parthenolide, 에센셜 오일
★ ③ 혈소판의 과립과 혈소판 응집을 억제하는 중성구의 분비를 억제한다.
④ 프로스타글란딘(thromboxane, leukotriene)의 생성을 억제할 수 있다.
★ ⑤ 세로토닌의 방출을 억제한다.

(2) 용도

★ ① 주용도 관절염 치료, 재발성 편두통의 예방
★ ② 생리통 완화
③ 천식
④ 피부염, 건선증
⑤ 해열(발한 유발)

(3) 용량

① 상담처에 따라 용량은 다양하다.
② 표준 조제물은 0.2%의 parthenolide를 함유하고 있다.
③ 냉동 건조 잎, 건초 성분, 캡슐, 차로 사용할 수 있다.
④ 순수 잎이 들어 있는 캡슐에는 380mg, 잎 추출액의 캡슐에는 250mg이 함유되어 있다.
★ ⑤ 위장계 산통을 줄이기 위해 식사와 함께 혹은 식사 후 50~125mg의 건조 허브를 복용하도록 권장한다.
⑥ 편두통 : 발작 예방 위해 0.25~ 0.5mg, 발작을 진정시키기 위해서 1~2g을 복용한다.
⑦ 1회 분량을 얻기 위해 신선한 잎이나 냉동된 잎 1장을 씹어도 되지만, 입안이 헐거나 위장계 통증을 유발할 수 있다.
⑧ 차 : 허브 1/2~1 티스푼을 끓는 물 1컵에 5~10분 동안 매일 2컵씩 우려 낸다.

(4) 주의

① 장기적인 연구는 이루어지지 않았다.
② 임산부, 수유부, 2세 미만의 소아에게는 금기
③ 두드러기 쑥(regweed)과 교차 allergy
★ ④ 역작용 : 알레르기 반응, 입술과 혀의 부종, 아구창, 산통, 심계항진, 생리양 증가
⑤ 갑작스런 중단은 화란국화 후 증후군을 유발할 수도 있으며(근육통, 통증과 강직), 서서히 중단한다.
⑥ 편두통 완화에 우선적으로 다른 입증된 치료약을 먼저 사용하도록 한다.
★ ⑦ 혈액 응고 기전을 방해할 수 있다. 아스피린 와파린, 월귤나무 열매, 생강, 마늘 ,은행 등의 항응고제와 같이 사용하지 않는다.
⑧ 출혈의 위험이 있으므로 수술이나 발치 전 약물을 중단한다.

⑨ 화란국화는 반동성 두통을 유발한다고 알려져 있다.

(5) 출혈 위험을 증가시키는 허브와 약물의 상호작용

① 아스피린

② 헤파린

③ NSAIDs

④ Warfarin이나 다른 항응고제

5. 마늘(garlic)

Allium sativum, stinking root or rose, nectar of the gods, camphor of the poor, poor man's treacle, rustic treacle

(1) 설명

① 효능과 용도를 위한 경험적 증거로 가장 폭넓게 연구가 이뤄진 허브이다.

② 효능 성분 : (23가지의 구성 성분), 알리신(무향, 아미노산을 함유한 sulfur), ajoene

③ 다양한 효소, 단백질, 지질, 아미노산과 알리신을 활성화하는 다른 성분들을 효과적으로 전환시키기 위해 빻거나 찧는다.

★ ④ 혈소판 응집을 억제한다.

⑤ Allicin과 ajoene은 건조 마늘에는 없으나, 저온에서 말리거나 장관용 코팅이 된 정제의 경우에는 함유되어 있다.

★ ⑥ 콜레스테롤의 대사를 억제하여 콜레스테롤을 감소시킨다고 연구결과가 잘 기록되어 있다.

⑦ 담즙산 분비를 증가시킨다.

(2) 용도

★ ① 주용도 : 콜레스테롤 감소(중성지방 감소, 저밀도 지단백질 감소, 고밀도 지단백질 증가)

② 주용도 : 경증의 고혈압 치료

③ 뇌졸중 위험을 감소

④ 항박테리아, 항바이러스, 항진균제

⑤ 항암 특성

⑥ 비전문적인 사용 : 항기생충제, 진경제, 이뇨제, 구풍제(가스 팽만 완화), 소화제, 거담제, 국소적 항생제

(3) 용량

① 가루, 통마늘, 알리신 함유된 정제, 정제(마늘 추출물), 항균 오일, 신선 추출물, 냉동 건조마늘가루, 마늘기름(에센셜 오일)으로 이용이 가능하다.

② 판매되는 조제물은 표준화되지 않았다. 매일 최소한 10mg의 알리신을 공급받거나, 총 알리신의 5,000mcg을 섭취해야 한다.

③ 고용량의 마늘은 위장장애를 유발할 수 있다.

(4) 주의

★ ① Bilberry, feverfew 등의 응고에 영향을 주는 다른 허브의 사용과 와파린 같은 항응고제, 혹은 아스피린 같은 항응고제와 다량의 마늘을 복용하지 않는다.

★ ② 당뇨약의 효능을 강화시킬 수 있다.

③ 부작용 : 접촉성 피부염, 현훈, 마늘 입냄새, 갑상선기능 저하증, 위장자극, 다량으로 복용하였을 때는 오심과 구토

④ 가루 형태의 장코팅 정제는 불쾌한 입냄새를 감소시키나, 생마늘처럼 효과가 있지는 않다.

★ ⑤ 임신부, 위궤양이나 식도 역류, 출혈장애 시에는 금기

⑥ 만성적 사용은 헤모글로빈 수치를 낮출 수 있다.

⑦ 콜레스테롤 수치 감소 위해 사용할 때에는 의료진이 계획을 모니터링하여야 한다.

(5) 허브와 약물의 상호작용

① 아스피린, NSAIDs, warfarin, 다른 항응고제(출혈의 위험을 증가시킨다)

② 인슐린이나 경구용 혈당강하제(저혈당 효과를 증가시킨다)

6. 생강(ginger)

Zingiber officinal, Jamaica ginger, African ginger, Cochin ginger, Black ginger, race ginger

(1) 설명

① 난과 비슷한 적록색의 꽃

② 효능 성분 : sesquiterpenes, aromatic ketones(gingerols) and volatile oils

③ 항응고 효과를 강화하는 thromboxane 생산을 억제한다.

④ 항염과 진통 효과를 내기 위해 루코트린(leukotrienes)과 프로스타글란딘을 억제

(2) 용도

★ ① 주용도 : 항구토, 식욕촉진, 멀미 치료, 현훈

② 이뇨제, 소화보조, 소화불량

③ 류머티스 관절염과 골관절염 치료 시에는 항염효과

④ 근육통 완화

⑤ 항종양제, 항산화제, 항균제

(3) 용량

① 용도에 따라 다르며, 의견이 다양하다.

② 캡슐, 액상, 가루추출물, 뿌리, 씹어먹는 정제, 차, 사탕의 형태로 이용 가능.

③ 가루 형태의 500mg 캡슐이 가장 흔하게 이용된다.

④ 항구토제 : 가루 형태로 500~1000mg을 하루에 4번 나누어 복용한다.

⑤ 소화불량, 이뇨, 현훈: 하루 2~4g을 분복하거나 1티스푼의 날생강을 2컵씩, 또는 생강 사탕(크기 : 가로 세로 1인치)을 4시간마다 필요할 때는 반복 복용한다.

⑥ 항구토제 : 1~2g을 2번 나누어 투여한다.

⑦ 멀미 : 여행 30분 전에 1g 복용하고 여행 중 매 4시간마다 필요시에 0.5~1g 복용하며 여행 며칠 전에 구여를 시작할 때 가장 효과적이다.

(4) 주의

★ ① 역작용 : 두통, 불안, 불면증, 혈압상승, 빈맥, 천식, 폐경 후의 출혈

② 출혈 위험성 증가로 인한 오심 시에는 금기

★ ③ Bilberry, feverfew, 마늘, 은행 또는 aspirin이나 warfarin과 같은 항응고제와 병용 사용하지 않은다.

④ 심한 과다복용 : 잠재적인 중추신경계 우울증과 심부정맥

⑤ 매일 6g 이상 복용 시에는 위장계 자극과 궤양 형성을 초래한다.

⑥ 임신기간 동안의 안전성에 관련해 의견이 일치하지 않으므로, 임신 오조의 치료 시에는 금기한다.

⑦ 수술이나 발치 2주 전에 사용을 중단한다.

(5) 허브와 약물의 상호작용(출혈의 위험 증가)

① 아스피린

② 헤파린

③ NSAIDs

④ Warfarin이나 다른 항응고제

7. 은행(ginkgo)

Ginkgo biloba, EGB 761, GBE, GBX, tebonin, tebofortan, Ginkogink

(1) 설명

① 효능 성분 : flavone glycosides, flavonoids, terpene lactones(ginkgolides와 bilobalide같은)

② Ginkgo biloba 추출물을 GBE라고도 한다.

③ Flavonoids는 세포막 지질층을 파괴하는 항산화 효과가 있다.

④ Flavone glycosides는 경미한 혈소판 응집을 일으킨다.

⑤ Ginkgolides는 혈소판 활성화 요소에 길항하여 응고를 감소시킨다.

⑥ Bilobalide는 뇌순환을 증가시켜서 조직 관류와 기억력을 향상시킨다.

⑦ 저산소증의 영향으로부터 뇌를 보호한다.

(2) 용도

★ ① 뇌혈관기능 부전과 단기 기억상실을 증가시키는 뇌기능 부전의 증상 완화

★ ② 말초혈관 질환(예 레이노 질환, 간헐적 파행증), 정맥염

③ 노인성 근육 퇴행증

★ ④ 단기기억 상실, 집중력 저하와 연관된 연령과 관련된 정신기능 저하의 치료

⑤ 인지장애와 관련된 우울증의 치료

⑥ 표준 약물요법에 효과가 없는 만성 뇌혈관의 결함과 관련된 노인들의 우울 치료

⑦ 이명, 현훈

⑧ 초기 알츠하이머형 치매의 증상개선

(3) 용량

① 보통 표준량에 24%의 flavonoids 와 6% terpenes를 함유하고 있다.

② 40mg GBE가 함유된 캡슐이나 정제, 영양바, 설하분무제, 정제, 신선한 잎이 농축 알코올

추출물의 형태로 사용이 가능하다.

③ 혈관 질환, 이명, 현훈 치료 : 하루 120~160mg을 2~3회 분복한다.

④ 치매 치료 : 하루 120~140mg을 2~3회 분복한다.

(4) 주의

① 4~8주 동안 명백한 효과가 나타나지 않을 수 있다.

★ ② 월귤나무 열매, 화란국화, 마늘, 생강 또는 아스피린, 와파린과 같은 항응고제와 동시에 사용하지 않는다.

★ ③ 독성 있는 담쟁이 덩굴의 가려움을 유발하는 urushiol과 관련된 항원이 들어 있는 가공되지 않은 은행잎은 사용을 피한다.

④ 가공하지 않은 마른 잎이나 차는 효능성분이 충분히 들어 있지 않을 수 있다.

⑤ 과량 복용은 안절부절 못함, 두통, 오심, 구토, 설사를 유발한다.

⑥ 동양의 건강 식품점에서 구입한 고형의 식용품은 발작을 일으키는 씨앗이 들어 있으므로 어린이의 손이 닿지 않게 보관한다.

⑦ 임산부, 수유부, 어린이는 금기

(5) 허브와 약물의 상호작용

① 아스피린이나 NSAIDs

② 헤파린, Warfarin이나 다른 항응고제

③ Monoamine oxidase inhibitors(MAOIs)

④ Tricyclic antidepressants(TCAs)

8. 한국 인삼(Korean ginseng)

Panax ginseng(인삼), 미국 인삼, Panaschinseng

(1) 설명

① 효능 성분 : triterpenoid saponin glycosides(ginsenosides, panaxosides)

② Corticosteroids 와 유사한 작용이 뇌하수체 선에서 나타날 수 있다.

★ ③ 당화 혈색소와 amino terminal propeptide 의 농축을 증가시킨다.

④ 저용량 복용 시에 고혈압 효과, 고용량 시에 저혈압 효과가 나타난다.

★ ⑤ 혈청 콜레스테롤과 중성 지방 수치를 낮춘다.

(2) 용도

★ ① 가징 흔하게 쓰이는 용도는, 육체적 · 정신적 피로 완화이다.

② 건강인의 집중력과 스태미너를 향상시킨다.

③ 알코올이나 약물 복용과 관련된 만성 간독성의 치료

★ ④ 에너지를 증가시키고, 질병과 스트레스에 저항하는 체력을 향상시킨다.

⑤ 혈압 조절

⑥ 정신 운동성(집중, 청각 반응시간)을 향상시킨다.

⑦ 혈청 콜레스테롤 및 중성지방 수치를 감소시킨다.

⑧ 제2형 당뇨병의 혈당 조절

⑨ 성욕 증가
⑩ 화학요법이나 방사선 요법에 보조로 사용

(3) 용량

① 품종 및 역가에 따라 다르다.
② 원산지에 따라 확립된 표준 요법이 다르다.
③ 캡슐, 추출물, 가루, 차, 크림, eye gel, 영양바, 기름, 장내 확장제의 형태로 이용가능하다.
④ 광범위한 다양성으로 인해 복용량에 대한 의견 일치가 거의 없으나, 인삼 중단기간에 대해서는 대부분이 의견 일치를 보고 있다(예 2~3주 동안 복용 후 12주 동안 인삼 복용을 중단해야 한다).
⑤ 2~3주 동안, 0.5~1.0g을 두 번 분복하고, 1~2 주 동안 복용을 중단한다.
⑥ 복용하기 가장 좋은 시기는 아침이며, 식사 2시간 이전과 식후 2시간 이내에 복용한다.

(4) 주의

① 대부분의 부작용은 과다한 사용이나 부적절한 사용 시에 나타나는 것으로 보고되었다.
② 커피, 차, 콜라와 같은 자극제와 동시에 복용하는 것을 피한다.
③ MAO 억제제의 작용을 강화할 수도 있다.
★ ④ 역작용 : 불면증, 심계항진, 소양증

(5) 허브와 약물의 상호작용

① CNS depressants
② Digoxin
③ 이뇨제
④ 인슐린이나 경구용 혈당강하제
⑤ MAOIs
⑥ Warfarin이나 다른 항응고제

9. 시베리아 인삼(Siberian ginseng)

Eleutherococcus senticosus, Five fingers, tartar root, 서양 인삼, seng and sang, 아시안 인삼, Jintsam

(1) 설명

① 효능 성분 : eutherosides
② 약리작용은 잘 알려져 있지 않다.
★ ③ T 임파구수를 상승시키고, 면역력을 증가시킨다.

(2) 용도

① 스트레스 시에 육체적 정신적 수행력을 강화한다.
② 운동수행 능력을 높인다.
③ 여러 질환에서 산소대사, 활동능력 및 소진까지의 시간을 늘린다(예 죽상경화증, 당뇨병, 만성 기관지염).

④ 항신생물 요법을 실시하는 환자의 WBC 생산을 자극한다.

(3) 용량

★ ① 매우 다양한 용량에 대한 논의로 의견일치가 거의 되지 않고 있으나, 일반적인 의견일치로 매 4~8주 마다 2~3 주의 인삼 복용중단 시기를 가져야 한다고 한다.

② 매일 0.6g~3g

(4) 주 의

① 부작용 : 고혈압, 빈맥, 불면증과 흥분성

★ ② 임산부, 수유부, 폐경기 모든 여성, 고혈압, 중추신경 흥분제나 항정신병 약물을 복용 시에는 금기한다.

10. 산사나무 (hawthorn)

Crataegus oxyacantha, Mayblossom, 아가위 나무, whitehorn, LI 132

(1) 설명

① 여러 종류의 중 · 소형 나무 : 표준 추출물로 잎, 꽃, 딸기류(열매)를 사용한다.

② 효능 성분 : flavonoids, primarily procyanidins와 proanthocyanidins

★ ③ 세포 내의 비타민 C 수치를 증가시킴으로써, 자유기로부터 심혈관계 손상을 감소시키는 항산화제 역할을 한다.

④ 관상동맥 순환과 심근순환을 증가시킨다.

★ ⑤ 말초 저항을 감소시켜서 혈압을 낮춘다.

⑥ 심근 수축력을 증가(양성의 근육 수축 지배효과)와 심박동수를 감소시킨다(음성의 변시성 주기 변동효과).

⑦ 안지오텐신 1을 강력한 혈관 수축제인 안지오텐신 2로 전환하는 것을 막는 안지오텐신 전환 효소로 활동한다.

⑧ 저밀도 지단백질과 혈장 콜레스테롤을 감소시킨다.

⑨ 초기 울혈성 심부전증과 만성 협심증 환자의 심기능을 개선한다.

★ (2) 용도

① 경증의 고혈압 치료

② 죽상-동맥 경화증의 치료

③ 만성 협심증의 (예방) 치료 : 급성 협심증의 치료는 아니다.

④ 초기 울혈성 심부전의 치료

(3) 용량

① 표준 조제제에는 18.75% oligomeric procyanidins와 2.2%의 flavonoids가 함유된다.

② 추출물, berry 열매 캡슐, 잎사귀 캡슐, 지속형 캡슐, 건과, 팅크액의 형태로 사용이 가능하다.

③ 건과 : 0.2~1.0g을 하루 3번 복용한다.

④ 액상 추출물(25% 알코올에 1 : 1) : 0.5~1mL 하루

⑤ 팅크액(45% 알코올에 1 : 5) : 1~2mL, 하루 3번 또는 20~40 방울을 하루 3번 복용한다.

(4) 주의

★ ① 처방된 항고혈압제나 nitrates와 동시에 사용은 금기이다.
② 심질환자는 건강관리자들의 감독이 필수적이다.
③ 강심제 약역학과 모니터링을 방해할 수 있다.
④ 부작용 : 오심, 피로, 발한, 손의 발진, 중추신경계 억압과 진정작용 증가
★ ⑤ 임산부와 수유부는 금기이다.

(5) 허브와 약물의 상호작용

① Digoxin 효과증가
② ACE inhibitors

11. Milk 엉겅퀴(milk thistle)

Silbyum marianum, Mary thistle, Marian thistle, Lady's thistle, Holy thistle, silymarin, the "liver herb"

(1) 설명

① 가시가 있고 흰색의 수액이 나며, 데이지과에 속하는 키가 큰 식물이다.
② 효능 성분 : silymarin과 그 구성 성분이 간 보호제 역할을 하는 silybinin
③ 강력한 내인성 항산화제인 glutathione의 생성을 돕는다.
④ 간 세포막과 결합을 하여 독소가 간세포로 흡수되는 것을 차단한다.
⑤ 핵소체 폴리머라제 A의 작용을 자극하여 새로운 간세포의 성장을 촉진시킨다.
★ ⑥ 단백질 합성을 촉진하여 간이 재생되는 것을 자극한다.
★ ⑦ 쿠퍼 세포에 의해 루코트린의 작용을 억제한다.
⑧ 독버섯을 먹었을 경우(death cap mushroom), 간 세포막에 붙어서 독소인 phalloidine의 공격을 차단한다.
⑨ 인지질의 이동률을 감소시켜서 간세포막을 안정화한다.

(2) 용도

★ ① Phenothiazines와 같은 정신에 영향을 주는 약물의 간독성을 감소시킨다.
② 간경변이나 간염, 그리고 알코올이나 다른 독소들과 관련된 지방성 침윤물로 인한 간의 염증 시에 보조적 치료
③ 독버섯 과다복용 시의 치료

(3) 용량

① 캡슐, 정제, 추출물의 형태로 이용 가능하며, 200mg 농축된 씨 추출물은 140mg의 silymarin과 같다.
② 140mg 하루 3번(용량은 원산지에 따라서 다름)
③ 표준제에는 70~80%의 silymarin이 함유된다.

(4) 주의

① 물에 녹지 않으므로 차의 형태로 복용하지 않는다.

② 보상작용이 상실된 간경변 시에는 알코올에 희석된 추출물은 피한다.
★ ③ 두드러기 쑥에 대한 교차성 알레르기
④ 역작용 : 묽은 대변, 고농도 용량 시의 설사
⑤ 임산부와 수유부는 금기한다.
⑥ 간질환이 활성기에 있는 환자에게는 의료진의 주의깊은 관찰을 요구한다.

12. 톱야자(saw palmetto)

Serenoa repens, sabal, 미국난장이 palm tree, LSESR

(1) 설명

① 다갈색 딸기류의 열매를 맺는 관목 같은 야자수
② 효능 성분 : 포화 · 불포화 지방산과 딸기에서 생산되는 스테롤(liposterolic acid)
★ ③ 나이가 들면서 testosterone을 dehydrotestosterone으로 전환시키는 5-alpha-reductase 효소의 작용을 감소시킨다.
★ ④ 전립선 특이항원(prostatic specific antigen)에는 효과가 없다.
⑤ 고환이나 유방선 위축을 막는다.
⑥ 정자 생산을 증가시키고 성적 활력을 증가시킬 수도 있다.

(2) 용도

① 연구를 통한 증명된 효과 : 양성 전립선비대의 대증요법
★ ② 소변 배출을 도우며 잔뇨량 및 배뇨 횟수 감소, 야뇨증, 배뇨곤란 실제 전립선 크기가 감소되는지는 불명확하다.
③ 기타 용도 천식, 기관지염, 남성의 여성형 유방화의 치료

(3) 용량

① 표준 추출액은 85～95%의 지방산과 스테롤을 함유하고 있다.
② 경 · 중등도의 양성 전립선비대증의 경우 : 위장장애 감소를 위해 식사와 함께 하루 2번 160mg의 liposterolic acid를 복용 또는 1～2g의 신선한 열매의 탕약 또는 0.5～1g의 건조된 열매를 하루 3번 복용한다.

(4) 주의

① 초기 효과 발현에도 약 6주 동안 장기 사용해야 한다.
② 물에 녹지 않으므로 차의 형태로 복용하지 않는다.
③ 부작용 : 과량 복용 시에는 오심, 복동, 고혈압, 두통, 설사
★ ④ 철분의 흡수를 방해할 수 있다.
★ ⑤ 진단받은 양성 전립선비대증의 경우, 의료진의 관리를 받도록 한다.
⑥ 에스트로겐이나 호르몬 대체약과 같이 사용하지 않는다.

13. St. John's wort

Hypericum perforatum, amber, goat weed, touch-and-heal, johnswort, witch's herb, klamath weed, chassediable, devil's scourge

(1) 설명

① 작은 검은 점을 동반한 붉은 빛이 도는 잎을 가진 노란색의 다년생 꽃

② 효능 성분 : 붉은 잎에서 나는 Hypericin, Pseudohypericin과 flavonoids, tannin과 기타

★ ③ 세로토닌의 재섭취를 억제한다.

④ 약한 MAO 억제제

⑤ Imipramine(Tofranil)과 거의 동등한 효과

⑥ 처방 항우울제보다 더 부작용이 적다.

(2) 용도

★ ① 경 · 중등도의 우울증 치료

★ ② 자살 관념 또는 정신 이상 행동이나 중증의 우울증 치료에는 사용되지 않는다.

③ 항 박테리아, 항바이러스, 상처 치유 성분이 있을 수 있다.

(3) 용량

① 표준제는 0.14~0.3%의 hypericin을 함유한다.

② 캡슐, 설하약, 건초, 오일, 차, 액상 팅크제, 국소용 크림으로 이용이 가능하다.

③ 우울증 : 캡슐 300mg 하루 3번, 40~80 방울 하루 3번, 한 컵에 1~2티스푼의 건조 허브를 넣어(10분 동안 우려낸 후) 오전과 오후로 1~2컵을 5번씩 복용한다.

(4) 주의

★ ① 항우울제 처방 시에, 특히 선택적 세로토닌 재흡수 억제제(SSRI), MAO 억제제, 티라민을 함유한 음식(발효 치즈, 훈제 고기, 간, 무화과, 말리거나 소금에 절인 생선, 이스트, 맥주, 키안티 와인 등)과 동시에 복용하지 않는다.

★ ② 아편류, 암페타민, OTC 감기, 몸살 등 조제약 등과 병용하지 않는다.

③ 철분 흡수를 방해할 수도 있다.

④ 부작용(2~4주 동안 지속할 수 있음) : 위장장애, 정서적 취약성, 피로, 가려움, 체중 증가, 두통, 어지럼증, 안절부절 못함

★ ⑤ 광선 예민증을 유발할 수 있다. 특히 하얀 피부일수록 태양 노출을 피한다.

⑥ 디곡신의 수치를 감소시킬 수 있다.

⑦ 임산부, 수유부, 어린이에게는 금기이다.

(5) 허브와 약물의 상호작용

① CNS depressants나 다른 마약성 진통제

② Cyclosporine

③ MAOIs

④ 항우울제: TCAs나 selective serotonin reuptake inhibitors(SSRIs)

⑤ efavirenz나 protease inhibitors(항바이러스)

⑥ reserpine

⑦ theophylline

⑧ warfarin이나 다른 항응고제

14. 길초근(valerian root)

쥐오줌풀(*valerian officinalis*), 야생 쥐오줌풀, garden heliotrope, setwall, capon's tail, all-heal, amantilla, Baldrian wurzel, benedicta

(1) 설명

① 속이 빈 줄기, 잎, 희거나 붉은 꽃의 키가 큰 다년생 풀

② 효능성분 : valepotriates, susquiterpine derivatives, valeric acid, valeranone, 기타

③ 중추신경계 작용을 감소시키는 GABA 수용제 부위에 약하게 결합하여, 부작용은 덜한 채로 진정효과를 유발한다.

★ ④ Benzodiazepines와 유사한 작용, 그러나 중독성 없으며, 비의존성이고 아침에 약에 취한 증상이 없다.

★ (2) 용도

① 진정, 불안 감소

② 불면증 치료

③ 벤조디아제핀의 중단 시에 보조 치료

④ 진경제 작용 가능

(3) 용량

① 표준제는 최소 0.5~0.8 valerenic acid을 함유하거나 0.8%의 valeric acid을 함유하고, 팅크제는 2%의 에센셜 오일을 함유한다.

② 캡슐과 팅크 정제, 차로 이용이 가능하다.

③ 구성물과 순도는 여러 가지이다.

④ 불면증 : 150~500mg 의 뿌리 추출물을 취침 30분 전에 복용하거나 차로 한 컵에 1티스푼의 말린 뿌리를 넣어 우려내어 복용하되, 필요시에는 2~3회 반복 복용한다.

⑤ 불안 : 200~300mg 매일 오전에 복용한다.

(4) 주의

① Valepotriate(발암성이 있을 수 있는) 는 최종 약품에서 제거되어야 한다.

★ ② 나른 진정세 · 최년제, 불안 완화제 노는 항우울제와 동시 복용해서는 안 된다.

③ 중추신경계 효과 관찰이 요구되기는 하지만, 기계작동이나 운전 중에도 안전하게 사용할 수 있다.

④ 부작용 : 두통, 경증의 일시적인 복통

⑤ 과다복용(2.5g의 과다복용)이나 장기 복용의 부작용으로 흥분성, 불면증, 심기능 부전, 시야흐림, 간독성, 중증의 두통, 아침 두통, 오심 등이 있다.

⑥ 간독성을 유발할 수 있음 : 간기능을 관찰하고 간기능 부전 시에 사용을 피한다.

⑦ 추출물은 40~60%의 알코올을 함유하고 있으며, 알코올 중독자는 사용을 피한다.

⑧ 임산부와 수유부에게는 금기이다.

(5) 허브와 약물의 상호작용

① Barbiturates

② Benzodiazepines

③ CNS depressants

section 03 Nursing Management
간 호

(1) 일반적인 사정

★ ① 신체 사정

- 활력징후, 키, 체중, 폐음
- 허브에 따라 간과 신장기능의 상태

★ ② 문진

- 나이
- 현존하는 질환
- 음식이나 다른 기타 알레르기
- OTC 약물, 식물성 약물 등의 사용, 환자의 차트에 모두 기록되어야 한다.
- 인종이나 민속성과 연관되는 문화적인 신념
- 임신(가능성)과 수유 여부

(2) 허브 투여 원칙

① 일반적 용도

- ★ 급성 질환시나 장기요법으로는 적당하지 않다.
- 전통적인 서양요법의 보조로서 적당하다.
- ★ 치료적 효과는 처방약보다 느리다. 허브에 따라 몇 주 정도의 시간이 걸릴 수 있다.
- 가루나 냉동 건조시킨 허브를 함유한 차, 추출물, 팅크제, 캡슐, 정제 등 여러 형태로 이용이 가능하다.
- 대부분의 허브는 피부 세안, 함수, 압박, 로션, 눈 세안 등과 같은 여러 가지 용법으로 사용할 수 있다.
- 건강한 생활 스타일을 의미하지는 않는다.
- ★ 임신과 수유기 동안의 안전성에 대해서는 금기이거나 알려져 있지 않으며, 수유 중에는 모

유를 말릴 수 있다.

- 어린이에게 효과적이라도 해도 식물성 약물은 급성 질환의 갑작스런 발현 시에는 사용을 피한다.
- ★ 다른 허브, 음식, 그리고 처방약 등과 많은 약물과의 상호작용이 있다.

② 정부 규제

- 1994년 보조식이 건강과 교육실천(DSHEA)에서 허브를 식이 보조제로 정하였다.
- 의약물로 정해지지 않았으므로 허브는 치료효과를 주장할 수 없으며, 인체의 구조와 기능에 어떻게 영향을 미치는지에 대해서만 주장할 수 있다.
- ★ 미국에서는 FDA가 식물성 제제의 용도를 규제하지는 않으나, 인체작용(구조와 기능에 어떤 작용을 하는지)에 관한 특정한 약물은 승인해 주고 있다.
- FDA에서는 허브 약물의 질이나 구성물과 조제에 대해서는 관리하지 않는다.
- ★ 공식표시는 효능에 따라 다양하며, 권장 용량에 관해서는 의견일치가 부족하다.
- 국립보건원(NIH) 산하 국립대체보조약물원(NCCAM)은 식물성 약물에 관한 정부의 주 연구 기관이다.

③ 안전성, 표기 및 순도

- 용기 표기에 FDA는 질병을 예방이나 치료효과가 입증된 상품으로 취급 · 평가를 하지 않는다는 진술을 명시해야 한다.
- 표기 시에는 용량과 용도에 관한 구체적 지시가 명시되어야 한다.
- ★ 가능하면 표준 추출액을 사용한다.
- ★ 모든 식물성 약물의 안전과 효능에 대한 실험이 이루어진 것은 아니다.
- 대부분의 연구와 표준화는 식물성 약물의 사용이 대중적인, 특히 독일과 같은 유럽에서 이루어졌다.
- 많은 허브들은 독성 물질을 함유하고 있다.
  (예 arnica, belladonna, hemlock, lily of the velley, sassafras)
- ★ 건강전문가는 모든 식물성 약물의 역작용을 FDA에 보고해야 한다.

(3) 교 육

① 허브요법을 하기 전에 신체검진과 모든 환자력을 얻도록 교육한다.

② 식물성 제제는 급성 질환에 사용되어도 안 되고 효과적이지도 않다는 것을 알린다.

③ 식물성 제제가 효과가 나타나기까지 처방약보다 더 긴 시간(보통 몇 주)에 걸린다는 것을 교육한다.

④ 환자는 건강전문가에게 허브 사용에 대해서 알려야 한다고 교육한다.

⑤ 한 번에 한 가지의 허브를 권장량보다 적은 용량으로 시작하도록 권하고, 그 반응을 주의깊게 관찰한다.

⑥ 각 허브의 특정 용도를 비롯하여 용량과 안전한 투여에 대해 알려 주고, 지시된 대로만 사용하도록 교육한다.

⑦ 허브는 알레르기 반응과 부작용의 원인이 될 수 있다는 것을 교육한다. 그럴 경우, 허브 사용을 중단하고 증상을 의료진에게 보고하도록 한다.

⑧ 모든 허브와 허브, 허브와 약물, 허브와 음식 간의 상호작용에 대해서 잘 알고 있도록 교육한다.

⑨ 명성 있는 원산지의 허브를 구입하도록 하고, 어디서 어떻게 처리되었는지에 대하여 잘 알 수 있도록 교육한다.

⑩ 가능하면, 표준 형태의 허브를 구입하도록 교육한다.

⑪ '천연의' 또는 '순수 천연의'이란 말이, 허브의 안전성이나 효능성과 동등한 말이 아님을 알린다.

⑫ 어느 것이 특정 허브인지 구별하고, 많은 다양한 허브의 이름을 알고 있도록 교육한다.

★ ⑬ 임산부(임신 가능성이 있는), 수유부, 어린이들은 식물성 약물의 사용을 피하도록 알린다.

⑭ 광고 내용을 정확하게 판단할 수 있도록 교육하고, 다음의 웹사이트를 포함하는 이름 있는 원산지를 알려 준다.

- 미국 식물 협의회 : http://herbalgram.org/abcmission.html
- 허브 연구재단 : http://www. Herbs.org

■ 참고 문헌

Aschembrenner, D. S., Cleveland, L. W., & Venable, S. J. (2002).Lifestyle, diet, and habits: Nutrirional considerations. In *Drug therapy in nursing* (pp. 131～156). Philadelphia: Lippncott, Williams & Wilkins.

Bello, C., & West, D. (2001). Using herbal therapy wisely. [Electeronic version], *Clinical Letter for NPs*, 5(1), 1-7.

Blake, S.(1999) , *Alternative remedies.* [Computer Software]. St. Louis: Mosby.

Complementary and Alternative Medicine at the NIH. (2002, Summer). NCCAM plays key role in integrative medicine task force. *NCCAM Newsletter,* IX(2). Retrieved from

http://nccam.nih.gov./news/newsletter/

Fetrow, C. W., & Avila, j. R. (2001). *Professional's handbok of complementary & alternative medicines.*(2nd ed.). SPring house, PA: Springhouse

Freeman, L. W. (2000). Herbs as medical intervention. In Freeman, L. W. & Lawlis, G. F. (Eds.). *Mosby's complementary & alternative medicine* (pp. 388～423). St. Louis, MO: Mosby.

Ignatavicius, F., & Workman, M. L. (2002). *Medical-surgical nursing: Critical thinking for collaborattive care* (*4th ed.*).

Philadelphia: W. B. Saunders.

Kee, J. & Hayes, E. (2003). *Pharmacology: A nursing process approach*(4th ed.). Philadelphia: Saunders, pp. 143～155

Lehne, R. (2004). *Pharmacology for nursing care* (5th ed.). St. Louis, MO: Mosby, PP. 1137～1147

McKency, L. & salerno, G (2003). *Mosby's pharmacolohy in nursing*(21st ed. revised reprint). St. Louis, MO: Mosby, pp. 232-246

Miller, C. A.(1998). How safe are herbs? *Geriatric Nursing, 19,* 163-164.

O Neill, C. K., Avila, J. R., & Fetrow, C. W (1999). Herbal medicines: Getting beyond the hype. *Nursing, 29,* 58-61.

Vogelzang, J. L.(2001). What you need to know about dietary supplements. *Home Healthcare Nurse, 19,* 50-52.

Wilson, B. B., shannon, M. T., & Stang, C. L. (2003). *Nurse's Drug Guide.* Upper Saddle, NJ: Prentice Hall.

✓ POSTTEST

1. 톱야자를 복용하는 환자가 새로이 만성 신부전 진단을 받은 경우, 가장 중요하게 생각해야 할 간호진단은 무엇인가?

① 외상 위험성
② 수면 양상의 변화
③ 비효과적인 체온조절
④ 영양 불균형의 위험성: 요구량보다 적음

2. glucosamine과 chondroitin을 사용하는 경우, 다음의 무엇을 보고 치료 효과를 알 수 있는가?

① 골관절염의 증상과 징후의 감소
② 오심, 구토, 가스와 같은 위장계 증상의 감소
③ 탈모와 변비 증상의 감소
④ 불안 장애 증상의 감소

3. 몇몇 환자가 허브 약물을 사용하는 경우, 가장 적절한 안내는 무엇인가?

① 위장계 증상이 나타나면 보고하세요.
② 약물을 투여하는 동안 모유 수유를 피해야 합니다.
③ 출혈의 증상과 징후가 나타나면 보고하세요.
④ 처방된 약물보다 허브 약물을 사용하세요.

4. 은행을 복용하는 환자에게 교육해야 하는 것은 무엇인지 모두 고르시오.

① 당뇨와 관련된 위험성에 대해 교육한다.
② ibuprofen의 효과를 감소시킨다는 것을 교육한다.
③ 은행을 복용하면 우울이 좋아질 것이다.
④ 오랫동안 복용한다면 의사에게 보고해야 한다.
⑤ 혈소판 활성화 인자를 증가시킬 것이다.

5. St. John's wort를 사용하는 환자의 결과로 가장 좋은 것은 어느 것인가?

① 환자는 볼링을 그만두어야 한다는 것을 안다.
② 환자는 보호용 옷을 입고 자외선차단제를 써야 한다는 것을 안다.
③ 환자는 tyramine이 많이 함유된 음식을 먹어야 한다는 것을 안다.
④ 환자는 이 약물을 알코올과 같이 섭취했을 때에 운전을 해서는 안 된다는 것을 안다.

6. 톱야자를 사용하기 전에 가장 적절한 교육은 무엇인가?

① 주치의에게 간기능 검사를 하도록 요청한다.
② ibuprofen이나 아스피린을 동시에 복용하지 않는다.
③ 배변 완화제를 동시에 복용하지 않는다.
④ 주치의에게 prostate-specific-antigen(PSA) 검사를 하도록 요청한다.

7. 환자가 달맞이꽃을 복용할 때, 간호사가 해야 할 것은 무엇인가?

① 경구용 피임약을 대신할 것을 고르도록 돕는다.
② 유산이 될 수 있으므로 약물을 중단하는 것에 대해 교육한다.
③ cisplatin의 부작용을 감소시킬 수 있다.
④ 감기 빈도가 증가할 수 있으므로 모니터한다.

8. 길초근(valerian root)을 복용하는 경우, 다음 어느 것의 사용을 피해야 하는가?

① 에스트로겐
② Alprazolam(Xanax)
③ Digoxin(Lanoxin)
④ 아스피린

9. 간호사는 안압이 증가된 환자에게 다음 어느 것이 압력을 감소시킬 것이라고 알려 줘야 하는가?

① 고추 ② 안젤리카(미나리과 허브)
③ 알로에 ④ 월귤나무

10. 아마(flax)를 복용하는 환자에게 가장 적절한 간호진단은 무엇인가?

① 변비 위험성 ② 피부 통합성 장애
③ 비효율적인 호흡 양상 ④ 가스 교환 장애

책 속의 책 32쪽

Appendix
Reference Tables

Common Abbreviations in Pharmacology

ac	before meals	mg	milligram
ACE	angiotensin converting enzyme	ml, mL	milliliter
ARB	angiotensin II receptor blocker	NSAID	nonsteroidal anti-inflammatory drug
ASA	acetylsalicylic acid (aspirin)	OD	right eye
bid	two times a day	OS	left eye
cc	cubic centimeter	OTC	over-the-counter
COX	cyclooxygenase	OU	both eyes
DMARD	disease modifying antirheumatic drug	pc	after meals
DPI	dry powder inhaler	PO	oral, by mouth
gm (g)	gram	PRD	purified protein derivative
gr	grain	RP	per rectum
h, hr	hour	PRN	as needed
HRT	hormone replacement therapy	q	every
IM	intramuscular(ly)	qd	every day
IV	intravenous(ly)	qid	four times a day
kg	kilogram	qod	every other day
KVO	keep vein open	SC/SQ	subcutaneous(ly)
l, L	liter	sl	sublingual
MAOI	monoamine oxidase inhibitor	stat	immediately
MDI	metered dose inhaler	tid	three times a day

Selected Medication/Poison Toxicities and Antidotes

Substance at Toxic/Poisonous Level	Antidote
Acetaminophen (Tylenol)	acetylcysteine (Mucomyst)
Anticholinergics	physostigmine (Antilirium)
Benzodiazepines	flumazenil (Romazicon)
Calcium channel blockers	calcium chloride, calcium gluconate
Copper	penicillamine (Cuprimine)
Cyanide or nitrate	methylene blue (Urolene blue)
Digoxin (Lanoxin)	digoxin immune fab (Digibind)
Doxorubicin	dexrazoxane (Zinecard)
Heparin	protamine sulfate
Insulin	glucagon
Iron	deferoxamine (Desferal)
Isoniazid	pyridoxine (Nestrex)
Lead	succimer (Chemet)
Methotrexate	leucovorin calcium (Wellcovorin)
Nondepolarizing neuromuscular blockers	neostigmine (Prostigmin)
Opioids	naloxone (Narcan); nalfemene (Revex)
Warfarin sodium (Coumadin)	vitamin K (Aquamephyton)

Common Equivalents in Weights and Measures

Volume Equivalents	
1 millilter	= 0.034 fluid ounce
1 liter	= 1000 milliliters = 33.8 fluid ounces = 2.11 pints = 1.06 quarts
1 cubic centimeter	= 1 milliliter
1 fluid ounce	= 29.6 milliliters = 2 tablespoons
1 teaspoon	= 5 milliliters
1 tablespoon	= 15 milliliters = 3 teaspoons
1 cup	= 237 milliliters = 8 fluid ounces
1 pint	= 473 milliliters = 16 fluid ounces = 2 cups
1 quart	= 946 milliliters = 32 fluid ounces = 2 pints
1 gallon	= 3785 milliliters = 128 fluid ounces = 4 quarts

Mass Epuivalents	
1 milligram	= 0.0154 grain (apothecary)
1 gram	= 1000 micrograms = 15.4 grains (apothecary) = 0.0322 ounce (apothecary) = 0.0353 ounce (avoirdupois)
1 grain (apothecary)	= 64.8 milligrams = 0.0021 ounce (apothecary) = 0.0023 ounce (avoirdupois)
1 ounce (apothecary)	= 3.1.1 grams
1 ounce (avoirdupois)	= 28.4 grams
1 pound(avoirdupois)	= 454 grams = 0.454 kilogram = 16 ounces
1 kilogram	= 2.20 pounds (avoirdupois)

Temperature Conversion

(Celsius degrees × 9/5) + 32 = Fahrenheit degrees

(Fahrenheit degrees − 32) + 5/9 = Celsius degrees

Therapeutic Drug Levels

Generic & Sample Trade Names	Level in Conventional Units	Level in in SI Units
acetaminophen (Tylenol)	0.2～0.6 mg/dL; toxic:> 5 mg/dL	13～40 micromoles/L
carbamazepine (Tegretol)	4～12 mcg/mL	375～900 nmol/L
digoxin (Lanoxin)	0.5～2.0 ng/mL	1.0～2.6 nmol/L
lidocaine (Xylocaine HCl)	1.5～6.0 mcg/mL	6～21 micromoles/L
lithium (Eskalith)	0.5～1.5 mEq/L	0.5～1.5 nmol/L
phenytoin (Dilantin)	10～20 mcg/mL	40～80 mcg/mL
procainamide (Pronestyl)	4～8 mcg/mL	17～40 micromoles/L
quinidine (Quinalgute)	2～6 mcg/mL	4.6～9.2 micromoles/L
salicylate (acetylsalicylic acid; Aspirin)	100～200 mg/L; toxic:>200 mg/L	724～1448 micromoles/L; toxic:>1450 micromoles/L
theophyline (Theo-Dur)	10～20 mcg/mL	55-110 micromoles/L
valproic acid (Depakene)	50～100 mcg/mL	350～700 micromoles/L
vancomycin (vancocin)	30～40 mg/mL (peak); 5～10 mg/mL (trough)	20～40 mg/dL (peak); 5～10 (trough)

dL = deciliter; L = liter; mcg = microgram; mEq = milliequivalent; mg = milligram; mL = milliliter; ng = nanogram; nmol = nanomole

Index

역자소개

김진학	가톨릭대학교	심미경	신성대학
김순오	동남보건대학	서은지	아주대학교
김유정	영동대학	소명숙	대구보건대학
김은희	한국 국제대학교	유양경	전북대학교
박경은	동남보건대학	이영미	강원대학교
박미숙	충주대학교	이윤미	인제대학교
박정애	동남보건대학	이윤정	우석대학교
박지원	아주대학교	장혜림	경인여자대학
박지은	마산대학	정승은	충주대학교
박진희	아주대학교	최선희	여의도 성모병원

〈가나다 순〉

간호약리학

2010년 8월 20일 개정판 인쇄
2010년 8월 25일 개정판 발행

저 자 Mary Ann Hogen
역 자 김진학 / 김순오 / 김유정 / 김은희 / 박경은
박미숙 / 박정애 / 박지원 / 박지은 / 박진희
심미경 / 서은지 / 소명숙 / 유양경 / 이영미
이윤미 / 이윤정 / 장혜림 / 장승은 / 최선희
발행인 주 병 오
발행처 메디시언 MDOCEAN

경기도 파주시 교하읍 문발리
파주출판문화정보산업단지 518-2
영업부 (031) 955-7566 · 7577
편집부 (031) 955-7731
FAX (031) 955-7730

등록번호 1979년 7월 13일 제 9-57 호

ISBN 978-89-93033- 14-4 가격 28,000 원

PEARSON

Nursing PHARMACOLOGY

간호약리학

REVIEWS & RATIONALES

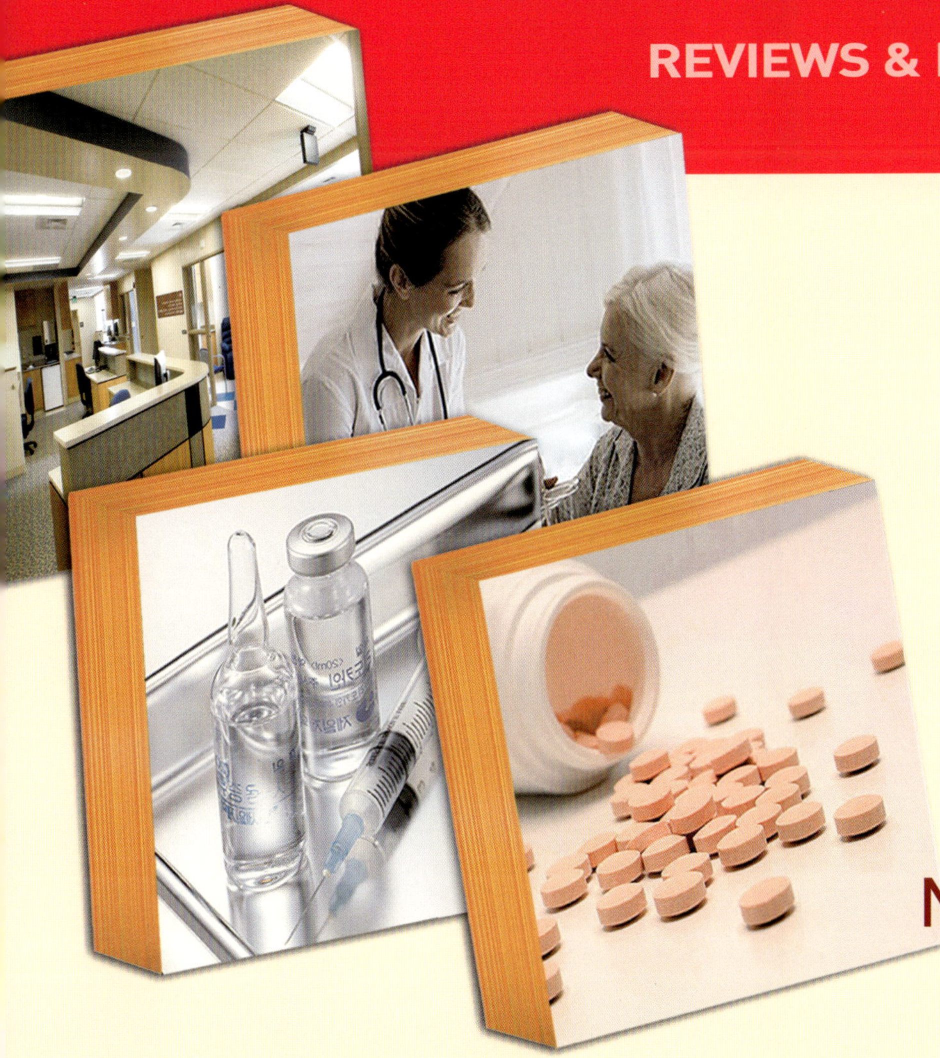

정답 및 해설

NCLEX-RN
시험 준비서

PEARSON

메디시언
MeDiCEAN

CHAPTER 1 약리학과 안전성 Safety and Pharmacology

PHARMACOLOGY

PRETEST

1. ②	2. ②	3. ③	4. ④	5. ①,②,④
6. ③	7. ①	8. ①	9. ④	10. ①

1. 대상자의 identification band는 병원에서 대상자를 확인하기 위한 가장 정확한 방법이다. 병원에 똑같은 이름을 가지고 있는 환자가 있는 상황에서 더 확실하게 확인하기 위해 대상자의 medical record number도 역시 band에 있다. 대상자의 이름, 출생일을 기록하기 위해 지남력이 있는 대상자에게 질문하는 것은 역시 허용될 수 있다.
①의 confuse된 환자는 부적당한 답을 할 수 있으므로 틀린 답이다. ③은 방과 침대 배정은 변할 수 있기 때문이 틀린 답이다. ④는 대상자 식별(확인)과 관련되지 않았기 때문에 틀린 답이다.
인지 수준: 적용
간호과정: 실행; *test plan*: SECE

2. 몇 개의 상품명이 일반명으로 사용되는 약물이 있다. Advil과 Motrin은 이 약의 상품명의 예이다. 간호사는 약의 브랜드 명이 바꾸어질 때 용법의 동등함에 대해 라벨을 주의 깊게 읽도록 어머니에게 인식시킬 필요가 있다. 다른 반응은 이 상황에서 부적절하다.
인지 수준: 적용
간호과정: 실행; *test plan*: PHYS

3. 임신 범주 A는 태아의 성장에 어떤 부작용이 보이지 않는 약을 분류한 것이다. ①, ④는 다른 반응들은 실제적으로 옳지 않으며, ②는 불필요하다.
인지 수준: 적용
간호과정: 실행; *test plan*: SECE

4. 포도 주스는 칼슘채널 억제제 약의 대사를 변화시켜 이 약물의 혈중 농도 수준을 증가시킨다. 제시된 반응들 중에서 이것은 알려진 음식과 약물의 상호작용을 직접적으로 사정하며, 제시된 문제의 정확한 대답이다. 대상자의 호흡 패턴을 사정하는 일은 언제나 중요하다. 그러나 모든 상호작용에서 모든 대상자에게 이루어지는 일반적인 사정이다. 그것은 약물 독성에 대한 정보를 모으는 데 특별하게 초점을 맞추지 않았다.
①, ③은 체온과 체중 감소는 약물 독성과 관련된 직접적인 사정이 아니다.
인지 수준: 분석
간호과정: 사정; *test plan*: PHYS

5. ① 노인 환자는 약물의 배설이 감소한다. ② 노인이 되면 신체의 수분 비율이 적어지기 때문에 수용성 약물의 농도가 증가하므로 용량을 줄여야 한다. ③ 용량을 줄여야 하는 것이지 효과가 줄어드는 것은 아니다. ④ 노인 환자는 약물의 대사가 감소함을 경험하게 된다. ⑤ 많은 노인은 근육량의 감소로 몸무게가 줄게 된다.
인지 수준: 분석
간호과정: 분석

6. 계산 식을 이용하여 ①, ②는

$\frac{100mg}{5mL}=\frac{150mg}{5mL}$; $100x = 750$; $x = 7.5mL$

1 teaspoon은 5mL ④는 틀린 답이다.
인지 수준: 분석
간호과정: 계획; *test plan*: SECE

7. 누운자세이며, 앉거나 서 있는 자세로 움직일 때 어지러움을 느끼는 것은 기립성 저혈압이라 불리운다. 그것은 nadolol과 같은 베타 차단제 약물의 흔한 부작용이다. 대상자에게 약을 복용 하고 몇 주 후에 부작용이 사라질 때까지 천천히 움직이고 조심하도록 교육한다.
①의 어지러움은 독성이 아니며, ④는 고혈압 환자의 흔한 증상이 아니다.
인지 수준: 분석
간호과정: 실행; *test plan*: PHYS

8. 노인 대상자는 종종 다른 처방약을 복용하며, 관절염을 위해 비처방약(OTC)을 흔히 이용할 수 있다. 대상자는 관절염을 위해 허브 혹은 다른 대체 약물을 역시 이용할 수 있다. 약과 약, 약과 허브 상호작용의 가능성이 있기 때문에 대상자의 현재 약요법에 대한 철저한 이해가 첫 단계이다.
②는 간호사가 약물에 대하여 교육한 후에 보충 자료로 적절하다. ③은 불필요하다. ④는 대상자의 투약력을 사정하기 위해 투약 기록지를 검토한 후에 하는 방법이다.
인지 수준: 분석
간호과정: 계획; *test plan*: HPM

9. 이것은 매우 유사한 이름을 가진 두 가지 다른 약의 예이다. 대상자에게 주어진 약의 문제는 의사의 처방을 체크하는 것이다. ①, ②는 다른 반응은 정확한 용량과 정확한 약이 주어졌는지 확일할 수 없기 때문에 부적당하고, ③은 위험하고 부적절하다.
인지 수준: 분석
간호과정: 실행; *test plan*: SECM

10. 스페인계 미국 문화의 대상자는 종종 대가족으로 살며, 환자 구성원을 방문하여 간호해 주길 원한다. 남자들은 전형적으로 의사결정자이다. 간호사는 대상자의 건강 교육을 할 때에 사적인 것과 관련된 개인의 바램에 민감해야 한다.

간호사는 이 문화 집단이 언어를 소중히 여기며, 모국어가 적혀 있는 교육 자료를 높이 평가하고 있다는 것을 알아야 한다. 다른 반응들은 부적당하다.
인지 수준: 이해
간호과정: 계획; *test plan*: HPM

POSTTEST

1. ③	2. ④	3. ①	4. ②	5. ②
6. ①	7. ③	8. ③	9. 166mL	10. ②

1. Tetracycline은 물과 함께 대상자가 빈 속에 복용할 때 흡수가 잘 된다.
①은 음식, ②는 유제품, 철과 제산제는 이 약의 흡수를 감소시키고, ④는 tetracycline의 흡수와 관계가 없다.
인지 수준: 사정
간호과정: 실행; *test plan*: PHYS

2. 대상자는 티아민을 포함한 음식을 먹고 있다. 이것은 phenelzine과 다른 MAOI 약물과 상호작용을 하여 고혈압 위기를 일으킨다.
①, ②, ③의 반응들은 잠재적으로 생명을 위협하는 상호작용을 발견하지 못할 것이다.
인지 수준: 사정
간호과정: 실행; *test plan*: PHYS

3. 경구 투약의 약물효과 시간은 약들이 반응하는 상대적인 속도에 영향을 준다. 약을 빈속에 복용할 때 훨씬 더 작용을 잘한다. 일부 약은 위장관계에 자극을 주어 식사와 함께 복용할 필요가 있다. 각각의 약은 제조회사에서 추천하는 복용시간을 보기 위해 검토되어야 한다. 다른 반응들은 투약 시간의 문제와 맞지 않는다.
인지 수준: 사정
간호과정: 실행; *test plan*: HPM

4. "좀더 나은 정보가 요구된다."라는 단어가 있기 때문에 이 질문에 대한 옳은 답은 대상자 면에서 옳지 않은 진술이다.
약을 잊어 버리고 복용하지 않은 후에 두 배의 용량이 추천되지 않는 것이 일반적인 원칙이다. 인슐린의 방출을 증가시키는 효과를 가진 약에 대하여 이것은 특별히 진실이다. 두 배의 용량은 혈당을 바람직하지 않은 수준으로 낮출 수 있다.
①, ③, ④는 대상자가 약에 대하여 이해하고 있다는 것을 제시한다.
인지 수준: 사정
간호과정: 평가; *test plan*: HPM

5. 객관적인 자료(검사실 자료)와 주관적인 자료(오심, 두통)가 theophylline의 독성 수준을 나타낸다. 이 약은 좁은 안전역을 가지고 있고, 약의 치료적 수준이 독성 수준으로 빨리 도달될 수 있다. 처방사는 약의 용량과 횟수를 변화시키기 위해 이 상황을 알아야 한다.
①은 틀린 답이다. ③은 대상자를 해롭게 하는 것이고, ④의 행동은 간호사의 법적인 실무 영역을 벗어난 것이다.
인지 수준: 사정
간호과정: 실행; *test plan*: SECE

6. 비경구 투여가 가장 효과적이고 효과가 빨리 나타난다.
② 음식은 흡수를 지연시킨다. ④ 최고 효과는 1시간이다.
인지 수준: 적용
간호과정: 실행

7. 비타민 K는 Coumadin의 해독제이며 브로콜리나 양배추와 같은 음식은 비타민 K를 포함하기 때문에 약물의 효과를 감소시킨다. ① 황색 채소는 아무런 상관이 없다. ② 커피와 차는 특별한 연관성이 알려져 있지 않다. ④ 비타민 C는 출혈의 위험을 증가시킨다.
인지 수준: 분석
간호과정: 실행

8. 의사를 만나기 전에 약사에게 의뢰해야 한다.
① 약물을 반으로 나눈다고 정확한 용량으로 나누어지는 것은 아니다. ② 용량은 경로에 따라 달라지기 때문에 경로를 바꾸어서는 안 된다. ④ 용량 문제가 해결된 후 흡수를 높이기 위해 삽입될 부분을 깨끗이 한다.
인지 수준: 분석
간호과정: 계획

9. 1000mL를 6시간으로 나누어 1,000÷6 = 166mL 이다.
인지 수준: 적용
간호과정: 계획

10. 약물의 작용 시간(24시간), 반감기(10시간) 때문에 용량이 두 배가 되면 매우 위험하다.
① 일반적으로 아침 식사 전에 복용한다. ③ 알콜과 함께 섭취하면 disulfiram 반응이나 과도한 교감신경 작용을 가져온다.
④ HBA1c는 4개월 동안의 혈당 수치에 따른 정보를 제공한다.
인지 수준: 적용
간호과정: 교육

CHAPTER 2 감염증 치료제 Anti-infectives Aedications

PHARMACOLOGY

PRETEST

1. ④	2. ③	3. ①	4. ④	5. ①
6. ④	7. ④	8. ①	9. ④	10. ①

1. 비타민 B_6 투여는 말초신경염의 발생을 줄이기 위해 isoniazed (INH)와 같이 투여하도록 추천된다. 말초신경염은 isoniazid (INH)와 관련이 있다.
① 운동반사 감시는 지시되지 않을 수도 있다. ② 감각이상은 보통 고칼슘 혈증의 임상적 증후가 아니다. ③ 제산제는 INH를 1~2시간 내에 복용할 때 INH의 흡수를 방해하지만, 대상자가 보고한 증상을 야기하지는 않는다.
인지 수준: 분석
간호과정: 사정; test plan: PHYS

2. Rifampin은 소변을 포함한 체액을 오렌지 빨강으로 변색시킨다. 대상자는 이 점을 인식할 필요가 있다.
① 이 약은 치료를 위해서가 아니라 수막염의 진행을 막기 위해 예방적으로 처방된다. ② 역작용은 일반적으로 rifampin으로 최소화된다. ④ 이 약은 간에서 대사되므로 정기적인 간기능 검사 결과를 관찰한다. Rifampin은 상승된 간효소 또는 간기능 부전 시에 주의하여 사용해야 한다.
인지 수준: 분석
간호과정: 사정; test plan: PHYS

3. Amantadine(Symmetrel)은 항콜린성 작용을 야기할 수 있으며, 그 중 하나는 방광이완과 배뇨근 수축이다. 요정체는 BPH를 가진 환자에게 더 많은 문제가 될 수 있다.
②, ③ 장의 과운동성과 증가된 눈물(iacrinmation)은 항콜린성 작용이 아니라, 콜린성 작용이다. ④ amantadine는 특히 신독성은 아니다.
인지 수준: 분석
간호과정: 사정; test plan: PHYS

4. 대상포진 같은 herpes 바이러스에 대한 약물은 신독성이 있을 수 있다. 중요한 간호중재는 독성작용을 줄이기 위해 신기능을 감시하는 것과 충분한 수분 공급을 확인하는 것이 포함된다.
① 이 약은 특히 간독성이 있다고 보고되지 않았다. ② 대상자가 생식기 herpes로 인해 acylovir로 치료하고 있다면 성교는 피해야 한다. ③ 불면증은 acylovir의 부작용이 아니다.
인지 수준: 분석
간호과정: 사정; test plan: PHYS

5. 항생제 치료의 모든 과정은 항생제 내성의 위험 또는 감염의 재발을 줄이기 위해 시행되어야 한다. 복용을 빠뜨린 약물은 기억하자마자 복용하여야 한다.
② 용량은 동시에 두 개의 용량을 복용함으로써 두 배가 되어서는 안 된다. ③ 항생제 용량은 24시간에 걸쳐서 항생제의 효과적인 치료적 혈중 농도를 유지하기 위해 가능한 수면에 방해되지 않게 간격을 두고 복용해야 한다. ④ 씹을 수 있는 정제는 부수거나 씹어야 한다. 그렇지 않으면 약물은 충분히 흡수가 되지 않는다.
인지 수준: 분석
간호과정: 사정; test plan: PHYS

6. 하루 4~6회의 묽은 변과 또는 혈액 섞인 변은 위막성 대장염의 증상이다. C. difficile은 교대 감염의 원인이 되는 미생물이다.
① 이 대상자는 장 내용물의 손실 증가 때문에 염기 손실로 대사성 산증의 발생 위험에 처해 있다. ② 연동 운동제는 독소의 보유를 증가시킬 수 있으므로 투여해서는 안 된다. ③ 항지사제는 경미한 설사에 사용되나, 독소를 배설할 필요가 있을 때는 투여해서는 안 된다.
인지 수준: 분석
간호과정: 사정; test plan: PHYS

7. 폐 침윤병소의 해결, 호흡음 증가, pulse oximetry 정상화와 같은 구체적 개선된 지표는 폐렴에서 관찰해야 할 중요한 결과이다.
① 허약감이나 백혈구 증가증뿐만 아니라 열을 포함하는 전신 증상들은 항생제 치료의 48~72시간 내에 호전을 보일 것으로 예상된다. ②는 치료적 효과로 나타내지 않고 ③은 질문과 관련이 없다.
인지 수준: 분석
간호과정: 사정; test plan: PHYS

8. Penicillins은 sodium과 potassium 염으로 구성되었다. 고 sodium 용량인 penicillin을 투약할 때 혈청 sodium은 상승될 것이다. 그리고 이것은 자주 저칼륨 혈증을 초래한다. 이 대상자는 저칼륨 혈증의 임상적 증후를 보여 주고 있다.
② 나트륨 상승시 동반된 음이온은 대부분 chloride가 되어 hypochloremia가 아닌 hyperchloremia를 초래하며 ③, ④는 이 약물과 관련이 없다.
인지 수준: 분석
간호과정: 사정; test plan: PHYS

9. Penicillin의 교차 알레르기는 이 대상자에게 존재한다. cephalosporins은 PCN 알레르기 대상자에게 절대적으로 penicillin에 대한 안전한 대안이 될 수 없다. 만일 이 대상자에게 cephalosporin이 투여된다면 간호사는 과민반응, 특히 호흡이 어려운 증상을 관찰하면서 주의깊게 투약을 해야 하며, 응급장비는 쉽게 접근할 수 있어야 한다.
① BUN은 정상치에 있다. ② 과립구 증가증은 세균감염에 대한 반응으로 나타날 것으로 예상된다. ③ 배양과 항생제 감수성 결과를 몇 시간 기다리는 것은, 치료에 대한 대상자의 반응을 보장할 수도 있다. 만일 세균의 배양과 항생제 감수성 검사결과에 처

방된 항생제에 내성이 있다면 비록 임상적 호전을 보여 최초의 항생제가 몇 몇의 경우에서 계속될 수 있다 하더라도 그 약물은 변경될 수 있다.
인지 수준: 분석
간호과정: 사정; test plan: PHYS

10. 'Shift to the left'는 호중구와 bands 또는 stab cell이라 불리는 미성숙한 호중구의 증가를 가리킨다. 이러한 백혈구의 생산은 급성 세균감염에 의해 자극된다. 임파구와 T&B세포는 바이러스 감염에서 주로 증가된다. 단핵세포는 또한 식세포작용에 의해 세균 감염과 싸운다. 호산구와 호염기구는 알레르기 반응에서 상승된다.
인지 수준: 분석
간호과정: 사정; test plan: PHYS

POST TEST

1. ①	2. ③	3. ③	4. ①	5. ④
6. ②	7. ①	8. ③	9. ②	10. ②

1. Metronidazole(Flagyl)은 금속성의 또는 쓴맛을 포함하는 몇 몇 위장의 부작용을 가지고 있다. Flagyl ER을 제외하고는 이것은 음식과 함께 복용할 수 있다. 그리고 식사 1시간 전이나 2시간 후에 복용해야만 한다.
②, ③ Flagyl이 시야장애나 요정체를 야기한다는 증거는 없다. ④ 약물치료 동안 또는 약 중단 후 48시간 이내에 마신 알코올은 disulfirm-유사효과를 만들 수 있다.
인지 수준: 분석
간호과정: 사정; test plan: PHYS

2. 대상자 자신의 몸에 퍼지는 것뿐만 아니라 타인에게 전파되는 것을 예방하기 위해 각 병소에 acyclovir를 바를 때에는 장갑 낀 손가락이나 청결한 손가락 씌우개로 사용해야 한다. 오염된 손가락이나 장갑으로 연고를 뜰 때에 용기 안의 연고를 오염시키지 않고 잘 바를 수 있도록 주의가 필요하다.
① 손 씻는 것도 중요하지만 장벽보호는 아니다. ② acyclovir는 면역저하된 대상자의 일차적 herpes 병변에 선택되는 약이지만, 이것이 viral shedding을 감소시킬 수 있음에도 불구하고, acyclovir가 면역능력이 있는 환자에 이롭다는 증거는 없으며, ④는 잘못된 진술이다.
인지 수준: 분석
간호과정: 사정; test plan: PHYS

3. 이 약은 신독성이 있다. BUN과 크레아티닌은 신장 손상을 나타내는 지표이다.
① AST와 ALT는 간손상을 나타내는 지표이며 amphotericine B의 간독성 은 알려져 있지 않다. ② 소변의 단백질은 신장 손상을 의미한다. 칼륨 수치는 나트륨 수치보다 신장손상을 의미하는데 적합하다. ④ 설사는 부작용으로 신장 손상을 의미하지는 않는다.
인지 수준: 적용
간호과정: 사정

4. IV Amphotericin B를 투여받는 거의 모든 대상자는 열, 오한, 기모, 저혈압, 심계항진, 권태, 근육통, 관절통, 식욕부진, 오심, 구토, 두통과 관련 있는 역작용을 경험한다. 목록에 있는 다른 제제는 심한 부작용을 일으키는 이러한 cluster를 야기하지 않는다. Meperidine(Demerol)은 부작용을 관리하는 데 도움을 주기 위해 투여될 수 있다.
인지 수준: 분석
간호과정: 사정; test plan: PHYS

5. 역전사 제제는 RNA에서 DNA로 변환되는 것을 억제한다. NRTIs는 역전사 효소의 생산과 합성을 억제한다.
① 효과와 부작용이 먼저 승인된 약물이 아니다. ② PI 효과는 사람마다 다양하게 나타난다. ③ 약물의 효과는 바이러스의 RNA를 DNA로 전환되는 것을 막는 것이다.
인지 수준: 적용
간호과정: 교육

6. 가장 중요한 역작용은 aminoglycosides와 관련이 있고, 한 요인이 겐타마이신(Garamycin)이며, 신독성과 이독성이 있다. 이 독성에 대한 위험은 신독성의 존재 시에 증가된다.
인지 수준: 분석
간호과정: 사정; test plan: PHYS

7. Isoniazid(INH)에 대한 가장 흔한 역작용은 사지의 감각이상과 같은 말초신경염이다. 다른 항목은 이 치료의 부작용이 아니다.
인지 수준: 분석
간호과정: 사정; test plan: PHYS

8. 'Red neck syndrome' 또는 'red man syndrome'는 너무 빠른 반코마이신(Vancocin)의 IV 투여와 관련된 얼굴, 목, 홍조, 위쪽 가슴의 홍조이다. ① 쇼크로 인한 저혈압(고혈압이 아닌)은 또한 너무 빠른 주입으로 방출된 히스타민의 결과일 수 있다. ②는 발생하지 않는다. ④의 위막성 대장염은 교대 감염의 결과이다.
인지 수준: 분석
간호과정: 사정; test plan: PHYS

9. Tetracycline은 8살 이하의 어린이에게 투여해서는 안 된다. 이 약물은 어린이 뼈와 치아의 발달 저하, 어린이 성장의 일시적 중지, 어린이의 치아 변색을 나타낼 수 있는 성장기 어린이에서 뼈와 첫 치아 발생 시에 침착물을 형성한다.
① 치아 변색은 iron 제제와 같이 투여 시에 발생될 수 있기 때문에 이 투약의 직접적인 접촉에 의해 야기되지 않는다.
이 약은 8살 이하의 어린이에게 투약되어선 안 되기 때문에 ③, ④는 중요하지 않으므로 잘못된 답이다.
인지 수준: 분석
간호과정: 사정; test plan: PHYS

10. 광선 공포증은 이러한 두 부류 항생제의 부작용이다. 대상자는 햇볕 노출과 일광욕용 침대를 피한다. ①, ④의 이러한 약물은 출혈 증가와 저혈압과는 관련이 없다. ③ 우유나 음식은 tetracyclines의 효과를 저해하므로 공복에 복용한다.
인지 수준: 분석
간호과정: 사정; test plan: PHYS

CHAPTER 3 항암제 Antineoplastic Medications

PHARMACOLOGY

PRETEST

1. ③	2. ③	3. ②	4. ②	5. ②
6. ①	7. ③	8. ③	9. ②	10. ②

1. 아킬레스 반사의 감소는 신경독성의 가장 초기증상으로 다른 사정 결과들은 후기에 나타나는 독성의 약물 역작용을 나열한 것이다.
   인지 수준: 분석
   간호 과정: 사정; *test plan*: PHYS

2. 운동은 심장근육을 가화시키고 기능을 증가시킨다. Dexrazoxane는 독소루비신의 독작용에 대해 심장근육을 보호한다.
   인지 수준: 적용
   간호 과정: 수행; *test plan*: PHYS

3. Pursed-lip breathing으로 심호흡하면 기도가 열리게 유지한다. 이것은 숨을 완전히 배출하게 하고 추가로 기관지의 분비물 제거를 촉진한다.
   인지 수준: 적용
   간호 과정: 수행; *test plan*: HPM

4. 폐독성은 bleomycin의 잘 알려진 역작용이다. 호흡기 역작용에서 'blue for blemycin'에 대한 생각을 하는 데 도움이 될 것이다.
   인지 수준: 분석
   간호 과정: 사정; *test plan*: PHYS

5. 피부는 감염에 대한 몸의 가장 처음 방어이다. 비록 손상된 점막이 불편하고 자아상에 영향을 미치더라도 그것이 가장 중요한 이유는 아니다. 점막염의 발생은 암의 재발과는 연관이 없다.
   인지 수준: 적용
   간호 과정: 분석; *test plan*: HPM

6. 이전에 오심의 과거력이 있던 환자는 그나 그녀의 오심에 대한 역치를 보여 주고 항암제 관련 오심이 잘 관리될 것인지를 예측하게 된다. 여성이 남성보다 항암제 관련 오심의 위험이 더 높다.
   인지 수준: 분석
   간호 과정: 분석; 시*test plan*: PHYS

7. 대부분의 환자가 자신의 피부 유기물과 환경에서 균에 감염되기 때문에 철저한 개인 위생이 감염 예방의 최선의 방법이다. 삽관된 카테터는 감염원이므로 부동의 환자나 피부가 손상될 고위험의 경우에만 사용되어야 한다.
   오염을 예방하기 위해 드레싱은 모든 개방 상처를 덮어야 하며, 장기간 사용하는 카테터는 막히지 않도록 사용한 후나 매 8시간마다 통과시켜야 하지만, 이것은 환자의 감염을 낮추는 방법은 아니다.
   인지 수준: 적용
   간호 과정: 계획; *test plan*: HPM

8. 구내염이 생긴 이래로 부드러운 칫솔을 비롯해서 치실과 불소가 함유된 치약을 사용하고 베이킹소다 희석액으로 헹구어 지속적으로 철저한 구강 위생을 해야 한다. 입 안이 건조해지고 육아조직 형성을 방해할 수 있으므로 hydrogen peroxide 가글액은 추천되지 않는다. 상품화된 가글은 추천되지 않는데, 그 안에 알코올을 함유하고 있어서 건조해지고 자극된 조직을 화끈거리게 할 수 있기 때문이다.
   인지 수준: 적용
   간호 과정: 계획; *test plan*: HPM

9. 식사에서 섬유소를 많이 섭취하면 부피를 크게 하고 위의 운동을 증가시켜서, 변비를 감소시킨다. 활동을 늘리고 수분을 많이 섭취하는 것이 도움이 된다. 변완화제는 격려되지만, 하제의 사용은 의존성을 예방하기 위해 최소한으로 유지해야 한다.
   인지 수준: 적용
   간호 과정: 수행; *test plan*: HPM

10. 대부분의 암에서 단독 항암제 치료는 성공적이지 못한 것으로 증명되고 있고, 내성이 생긴다. 병합요법이 장기간의 관해상태를 보이고, 약물 내성과 부작용을 치료하는 데 더 효과적이다.
    인지 수준: 적용
    간호 과정: 분석; *test plan*: PHYS

POSTTEST

1. ②	2. ①	3. ②	4. ④,①,②,③	5. ①
6. ③	7. ①	8. ②	9. ②	10. ④

1. 발포성 제제는 적절한 해독제가 없는 경우 딱지를 동반한 조직 손상을 가져온다. 조직 외로 누출된 경우 해독제 사용에 대한 적절한 지침이 있어야 하며 발포성 제제를 중화했는지를 확인하고 조직 손상을 최소화 한다.
   ① 새로운 주사부위를 찾는 것이 우선이 아니며 조직 손상을 예방하는 것이 우선이다. ④ 응급 간호는 알러지 반응인 경우이지 누출된 경우가 아니다.
   인지 수준: 적용
   간호 과정: 실행

2. Cyclophosphamide와 ifosfamide 투여 후 방광염이 나타날 수 있다. 이는 혈뇨와 배뇨곤란을 야기하게 된다.
② ③ ④ 신세뇨관 손상은 주로 methotrexate, streptozocin, cisplatin 사용 시 발생한다.
인지 수준: 분석
간호 과정: 사정

3. 소뇌증상은 두통, 지남력 상실, 안구 진탕 등으로 약물을 중단한 후에도 지속된다.
① 골수억압은 5-FU만의 증상은 아니다. ③ 오심, 구토는 일반 화학요법의 부작용이며 약물치료가 끝나면 사라진다. ④ 탈모 또한 이 약물의 유일한 증상은 아니다.
인지 수준: 적용
간호 과정: 교육

4. 가장 생명과 밀접하기 때문에 심독성이 가장 우선이며, 출혈 위험으로 인해 간독성이 두 번째이다. 감염이 출혈 다음으로 중요하기 때문에 세 번째이고 골수억압으로 인한 신경독성은 흔하지 않으며 생명을 위협하지는 않는다.
인지 수준: 분석
간호 과정: 계획

5. 환자와 가족교육에서 처음 단계는 정확한 정보를 제공하고 암을 둘러싼 잘못된 정보로 인한 근심을 없애는 것이다. 대다수의 병원은 항암제 치료 시 승낙서에 싸인을 받지는 않는다. 중심 정맥관과 안전을 위한 기구들을 선택하는 것은 처음 교육이 시행된 후 이루어진다.
인지 수준: 분석
간호 과정: 수행; *test plan*: HPM

6. 세포 주기에 특이적 약물은 세포가 증식(분열)할 때 작용한다. 빠르게 분열하는 세포는 이러한 약물에 더 민감하다.
② 이는 특정 종류가 아니라 세포 발달 주기를 강조한 것이다. ④ 세포는 한 주기를 통해 움직인다.
인지 수준: 적용
간호 과정: 교육

7. 세포주기에 비특이적 약물은 세포주기에 특이적 약물뿐 아니라 정상과 비정상 세포에 차이가 없으며 좀 더 독성이 강하다.
② 이 부작용은 약물을 중단하면 사라진다. ③ 이는 불안을 증가하는 것과는 아무 관계가 없다. ④ 간호사는 이러한 증상과 징후가 나타나는 이유에 대해 환자를 이해시켜야만 한다.
인지 수준: 적용
간호 과정: 의사소통

8. doxorubicin은 용량에 따라 심독성을 가지고 있으며 특히 노인과 소아에게 중요하다.
① vincristin의 주요 부작용은 말초 신경증이며 성별에 따른 차이는 없다. ③ nitrogen mustard의 주요 부작용은 심각한 오심, 구토와 혈소판 감소증이며 성별에 따른 차이는 없다. ④ cisplatin의 주요 부작용은 심각한 오심, 구토, 신장독성이며 인종간의 차이는 없다.
인지 수준: 적용
간호 과정: 계획

9. filgrastim은 조혈 성장 인자이므로 호중구의 생산을 증가시킨다. ① 전혈은 적혈구를 포함한다. ③ epogen은 조혈 성장 인자로 적혈구 생산을 자극한다. ④ actimmune은 대식세포 생산을 자극한다.
인지 수준: 적용
간호 과정: 계획

10. 환자의 신체적 안녕과 반응이 중요하지만 안전성을 고려하여 최고의 용량을 결정하는 것이다.
① 체내의 암 세포의 수는 약물 용량과는 관련이 없으므로 의사와 상의하는 것은 문제 해결과는 상관이 없다. ② 일차적인 건강력은 용량을 결정하는 데 중요하나 더 중요한 것은 약물의 대사와 배설이다. ③ 화학요법이 전신적이기 때문에 전체 신체 효과, 암의 부위로 최고 용량을 결정할 수는 없다.
인지 수준: 적용
간호 과정: 의사소통

CHAPTER 4 혈액 조절 약물 Blood Modifying agents

PHARMACOLOGY

PRETEST

1. ④	2. ④	3. ①	4. ②	5. ③
6. ②	7. ①,②,③,④	8. ④	9. ②	10. ③

1. ④ 비타민 C는 식이에 포함된 철분뿐 아니라 철분제제의 흡수를 돕는다. ① ② ③ 푸른 잎 채소, 곡물, 건포도는 철분은 풍부하나 약물의 흡수를 돕지는 않는다.
인지 수준: 적용
간호 과정: 계획

2. ④ 항혈소판제제의 부작용은 응고의 변화이다. 치료 중 환자는 작은 손상에도 멍이 들기 쉽다. ① 멍이 드는 것은 개인적 차이가 있기 때문에 이는 연관성이 없다. ③ 안전을 위해 환자가 스스로 모

니터하는 것은 중요하나 환자의 위험성에 대해 간호사가 사정할 내용은 아니다.
인지 수준: 적용
간호과정: 사정

3. ① ferritin 수치는 체내에 철분이 저장된 것을 나타내는 지표이다. ② transferrin 수치는 철분이 어떻게 신체로 이동하는지를 나타내는 지표이다. ③ 헤모글로빈과 헤마토크릿은 적혈구의 농축과 비율을 의미하는 것이다.
인지 수준: 분석
간호과정: 평가

4. Activase는 뇌졸증과 심근경색증 후에 응고를 용해시키고 관류를 증가시키기 위해 응급실에서 사용되는 약물이다. 이 약물은 심각한 심부정맥 발생의 위험이 있으므로, 치료 중에 심장모니터를 설치해야 한다. 활력징후(혈압과 체온을 포함해)가 중요하지만 우선되는 중재는 아니며, 소변량의 측정은 체액량의 관리를 요하는 질환이 없는 한 우선되는 중재가 아니다.
인지 수준: 응용
간호과정: 수행; *test plan*: PHYS

5. Epoetin alfa(Epogen) 치료 시의 hematocrit 수치는 30~36%가 목표 범위(targent range)가 된다. Epogen 복용 시는 hematocrit이 급격히 상승하거나 높게 될 수 있기 때문에 이런 역작용을 예방하기 위해 주의깊은 관찰이 요구된다.
갑작스럽거나 높은 hematocrit 수치는 경련과 고혈압을 일으킬 수 있다. 뼈의 통증과 열은 복용과 관련해서 나타날 수 있으며, 효율적인 약물관리의 지표는 아니다.
인지 수준: 응용
간호과정: 수행; *test plan*: PHYS

6. 안면홍조는 이 약물의 혈관확장 작용으로 인해 유발되는 niacin의 부작용이다.
① 용량이 종종 조정되지만 이것은 위장관계 불편감과 같은 부작용을 관리하기 위한 것이지 임상검사 결과에 의한 것은 아니다. ③ niacin을 부가적으로 식품에서 섭취하는 것은 niacin 보조제의 작용을 항진시키기 위해 필요한 것은 아니다.
④ niacin을 복용하는 대상자는 근증(myopathy)의 우려가 있기 때문에 lovastatin을 함께 투여해서는 안 된다.
인지 수준: 응용
간호과정: 수행; *test plan*: PHYS

7. ① DDAVP는 응고인자(vW와 VIII)를 증가시켜 von Willebrand's disease의 효과적인 치료로 사용된다. ② 약물은 보통 비강으로 투여된다. ③ 이 약은 항이뇨 작용이 있어 과도하게 수분 정체를 야기한다. ④ 노인 환자에게 흔히 고혈압이 발생될 수 있다. ⑤ 수혈은 HIV의 위험 때문에 더 이상 사용되지 않는다.
인지 수준: 분석
간호과정: 교육

8. ④ 지혈은 혈소판이 작용하여 응고과정을 통해 출혈을 예방하는 신체의 능력이다. 혈소판감소증은 혈관 손상 시 반응하는 능력에 영향을 줄 수 있다. ibuprofen은 항혈소판 효과를 가지고 있어 혈소판이 낮은 경우에는 사용해서는 안된다.
인지 수준: 분석
간호과정: 교육

9. ② 판막 대치술 후에는 전 생애를 통해 항응고제제를 투여하게 된다. 환자는 환경과 일상생활 활동을 조절하는 등 출혈 위험에 따른 간호에 대해 교육받아야 한다.
인지 수준: 적용
간호과정: 교육

10. ③ 위험성이 있어 헤파린 투여는 정맥 주입기를 사용해야 한다.
인지 수준: 적용
간호과정: 계획

POSTTEST

1. ④	2. ③	3. ①,②,③	4. ①	5. ④
6. ③	7. ②	8. ④	9. ④	10. ④

1. ④ Mevacor, statin은 콜레스테롤 합성에 필요한 HMG-CoA 환원효소를 억제하여 콜레스테롤 수치를 감소시켜 결과적으로 LDL을 낮추고 HDL을 증가시킨다.
인지 수준: 분석
간호과정: 교육

2. ③ 내인자는 위점막에서 분비되어 비타민 B12의 흡수를 돕는다. 비타민 B12는 엽산에 의해 활성화되며 적혈구 생산에 기여하기 때문에 내인자가 부족하면 빈혈을 야기한다.
인지 수준: 적용
간호과정: 교육

3. ① anistreplase와 같은 혈전용해제는 출혈의 위험이 있기 때문에 격렬한 활동은 출혈의 원인이 된다. ② 내출혈은 눈에 보이지 않으므로 위험성이 크다. ③ 출혈의 위험이 있으므로 근육주사는 하면 안 된다. ④ 환자에게 출혈 시간이 길게 되는 약은 피해야 한다. ⑤ 항응고제를 투여하는 경우 보통 출혈 시간이 1.5-2.5배가 되도록 한다.
인지 수준: 적용
간호과정: 교육

4. ① 철분은 헤모글로빈의 구성물이다. 망상적혈구는 미성숙 적혈구를 의미한다. 망상적혈구의 증가는 골수에서 적혈구 생산이 자극되고 있다는 것을 의미한다.
인지 수준: 적용
간호과정: 평가

5. ④ 경구용 피임약은 엽산의 효과를 감소시키므로 엽산과 함께 복용해야 한다.
인지 수준: 적용

간호과정: 계획

6. 헤파린은 인체에서 신속히 대사되기 때문에 약물의 용량과 투여한 후에 경과된 시간을 아는 것이 중요하다. Protamine sulfate의 양은 개인별 요구도에 따라 계산되며, protamine의 최대 용량인 50mg을 10분 이상 주는 것이 맞을 수도 있으나, 헤파린과 관계된 정보가 제시되지 않았기 때문에 요구되는 용량이 아닐 수도 있다. APTT 수치는 측정되어야 하나, 이 때의 우선되는 수행은 아니다. 비타민 K는 coumadin에 길항제이기 때문에 protamine sulfate와 함께 주어서는 안 된다.
인지 수준: 응용
간호과정: 수행; *test plan*: PHYS

7. Aminocaproic acid와 같은 지혈제는 지나친 출혈을 억제하기 위해 사용된다. 이것은 국소적인 출혈을 억제하기 위해 국소 도포할 수도 있고 전신 출혈 시에 정맥으로 투여하기도 한다.
① 혈전용해제는 현존하는 응고덩어리를 용해하기 위해 사용된다. ③, ④ 항혈소판 제제는 혈소판 응집을 방지하기 위해 사용되며 항응고제는 응고를 방지하기 위해 응고기전에 작용한다. 간호사는 약의 종류에 대한 기본적인 이해를 가지고 적절한 치료가 행해지는지를 관찰하는 것이 중요하다.
인지 수준: 응용
간호과정: 수행; *test plan*: PHYS

8. ④ 재생 불량성 빈혈은 줄기세포에 손상을 준다. cyclosporine은 파괴된 줄기세포에서 임파구를 보호하기 위해 투여된다.
인지 수준: 적용
간호과정: 계획

9. ④ 출혈 위험이 있으므로 환자의 발을 외상으로부터 보호해야 한다.
인지 수준: 분석
간호과정: 교육

10. ④ APTT 수치의 치료적 범위가 1.5–2.5배 이므로 일반적인 간호 이외에 어떤 간호도 추가 필요한 것은 없으며 인계 시 검사 수치를 전달하면 된다.
인지 수준: 적용
간호과정: 계획

CHAPTER 5 심장계 약물 Cardiac Medications

PHARMACOLOGY

PRETEST

1. ①,②,⑤	2. ③	3. ②,①,③,④	4. ③	5. ①
6. ④	7. ①,④,③,②	8. ②	9. ①,③,⑤	10. ②

1. ① 심장에서 발생한 흉통은 관상동맥에 부적절한 산소공급 때문이므로 모든 활동을 멈추고 산소 요구량을 감소시켜야 한다. ② NTG 3알 이상으로 흉통이 사라지지 않으면 빨리 응급실을 방문해야 한다. ⑤ 약이 효과가 있으면 혀 밑에 넣었을 때 작열감이 있다.
인지 수준: 적용
간호 과정: 교육

2. ③ 니트로글리세린 패치와 연고는 매일 털이 없는 부위에 번갈아 사용하여 피부 자극을 감소시켜야 한다.
인지 수준: 적용
간호 과정: 의사소통

3. ② 성인의 정상 심박 수는 60–100회/분이며 digoxin의 부작용은 서맥이다. 그러므로 투약 전 심첨 맥박을 측정하여 60회 이하인 경우 투약을 중지해야 한다. ① 칼륨 수치의 저하(정상 3.5–5.1mEq/L)는 digoxin 독성의 위험성을 증가시키므로 다음으로 중요한 것이다. ③ furosemide가 저칼륨혈증을 가져올 수는 있으나 실제적 위험은 아니므로 세 번째 중요도를 갖는다. ④ 오렌지 쥬스는 약물과 연관이 별로 없어 우선순위에서 가장 낮다.
인지 수준: 분석
간호 과정: 분석

4. NTG는 혈관 확장제이므로 저혈압과 빈맥을 예방하기 위해 투여하는 동안 혈압과 심박 수를 반드시 모니터해야 한다.
인지 수준: 적용
간호 과정: 사정

5. Metoprolol은 전신혈관 저항을 감소시키고, β_1과 β_2 수용체의 효과를 차단하는 beta-blocking agent이다. 이러한 약물의 효과는 기관지의 경련을 일으킬 수 있다. 그러므로 metoprolol은 기관지 경련성 질환을 가진 환자에게는 금기해야 한다.
이 약물은 경련활동이나 심한 근무력증 및 신경근육성 질환을 가진 환자에게는 효과를 가지지 않는다.
인지 수준: 적용
간호 과정: 분석; *test plan*: SECE

6. Verapamil은 협심증을 치료하기 위해 사용하는 칼슘통로 차단제이다. 변비는 지속성 형태의 verapamil을 복용하는 환자에게서 흔히 호소하는 증상이다.
많은 노인환자들의 경우, 변비문제 때문에 간호사는 섬유소와 수분섭취 증가에 대한 필요성을 교육해야 한다. 저혈압은 verapamil의 역작용이다. 피부발진은 이 약물과 관련이 없는 증상이다.
인지 수준: 적용
간호 과정: 사정; test plan: PHYS

7. Lidocaine 독성의 초기 증상으로 다양한 중추신경계의 합병증이 나타난다. 말더듬, 어지러움, 혼돈, 감각 이상 등의 증상이 초기증상이다. 만약 이러한 증상들을 무시할 경우, 환자는 멈추기 어렵고 죽음에 까지 이르게 할 수 있는 경련으로 발전할 수 있다.
동성 빈맥은 불길하지만 lidocaine과 관련이 있지는 않다. 심근경색에 대한 염려는 정상적이다. 다리의 경련은 lidocaine의 사용과 관련이 없다.
인지 수준: 분석
간호 과정: 분석; test plan: PHYS

8. ② 심장의 수축력을 증가시키기 때문에 digoxin은 강심제로 분류된다. 울혈성 심부전으로 인한 일차적인 문제는 수축력의 감소이며, 이런 경우 digoxin이 선택된다. ① 아트로핀은 동성 서맥 시 사용된다.
인지 수준: 적용
간호 과정: 계획

9. ① 이 약은 심장 세포의 전기적 역치를 올려 부정맥을 감소시킨다. ③ 또한 심장 조직의 자동능을 감소시킨다. ⑤ 마지막으로 심실성 부정맥 시에 사용된다.
인지 수준: 분석
간호 과정: 교육

10. Amiodarone의 부작용은 증상이 명확하게 나타날 때까지 수주나 그 이상이 소요된다. 때때로 이러한 증상은 4개월 이상 지속되고 광선과민증은 테닝을 피해야 하며 지속적인 문제이다. 맥박은 지속적으로 관찰해야 하고, 만약 100회 이상이면 의사에게 보고해야 한다. 만약 약을 잊고 먹지 않으면 약을 투약하기 전에 먼저 의사에게 알려야 한다.
인지 수준: 분석
간호 과정: 평가; test plan: SECE

POSTTEST

1. ④	2. ③	3. ③	4. ④	5. ②
6. ①	7. ④	8. ③	9. ②	10. ①

1. ④ sotalol은 beta-adrenergic blocking agent로 서맥, 호흡곤란, 흉통과 같은 부작용이 있다.
인지 수준: 적용
간호 과정: 사정

2. Diltiazem(Cardiazem)은 칼슘통로 차단제로서 대동맥 협착, 서맥, 울혈성 심부전, 급성 심근경색증, 저혈압이 있는 환자 등에게 주의를 기울여서 사용해야 하는 약물이다.
간호사는 아래의 상태가 악화되는 증상을 사정해야 한다. 서맥과 말초 부종은 역작용으로, 만약 이러한 증상이 나타나면 추후 간호가 요구된다.
인지 수준: 적용
간호 과정: 사정; test plan: PHYS

3. Hydralazine(Apresoline)은 세동맥의 평활근벽에 작용하는 강력한 혈관 확장제이다. 비경구적 용량 투여 후에 혈압은 안정될 때까지 15분마다 체크하고 안정되면 1시간마다 체크한다.
①, ②, ④는 사정의 요소이긴 하지만, 이 약물의 작용과 직접적인 관련은 없다.
인지 수준: 적용
간호 과정: 사정; test plan: PHYS

4. Nitroglycerin은 관상동맥과 다른 동맥의 말초 확장을 유도하는 질산염 종류의 항협심증 약물이다. 폐모세혈관 쐐기압과 중심정맥압은 감소를 일으키게 된다. 심박동수는 심박출량의 향상으로 감소하게 된다.
혈압이 130/80에서 90/64로의 감소는 과잉 용량의 사용과 주요 기관에 관류가 적절한지를 결정하기 위해 간호사에 의해 사정되어야 할 근거이다.
인지 수준: 적용
간호 과정: 사정; test plan: PHYS

5. ② amlodipine(Norvasc)는 칼슘 통로 차단제이다. 용량 과다로 인한 부작용과 독성은 과도한 말초 혈관 확장과 빈맥을 동반한 저혈압이다. 이러한 이유로 환자는 눕거나 앉아 있다가 일어서는 경우 어지러움을 경험할 수 있다.
인지 수준: 적용
간호 과정: 교육

6. Atenolol은 맥박과 혈압과 심박출량을 감소시키는 베타 아드레날린 차단제이다. 피로는 가장 일반적인 부작용이다. 만약 피로가 심각해지면, 그것은 환자의 활동수준을 방해할 수 있다.
활동 불내성이라는 것은 일상생활의 활동을 완성하는 데 에너지의 부족을 의미한다. 환자에게 비효율적인 조직 관류와 비효율적인 건강 유지나 자가간호 결핍에 대한 증거는 없다.
인지 수준: 분석
간호 과정: 분석; test plan: PHYS

7. 성인의 포타슘의 정상 범위는 3.5~5.1mEq/L이다. 저칼륨혈증은 환자를 digitalis 독성에 더욱 빠지기 쉽게 만들 수 있다.
간호사는 포타슘의 농도를 위해 전해질의 결과를 관찰해야 한다. 만약 포타슘 농도가 낮으면 약을 중지하고 의사에게 보고해야 한다. 환자의 결과는 정상 범위이므로 약물을 투여해야 한다.
인지 수준: 분석
간호 과정: 분석; test plan: PHYS

8. Lasix는 포타슘 저장을 고갈시키고, digoxin과 furosemide를 복용하는 환자는 정상적인 포타슘 농도의 유지와 소금섭취의 절제가 필요하다. 저칼륨혈증은 digitalis 독성에 더욱 빠지기

쉽다.
③의 세 가지 식품은 모두 포타슘의 함량은 높고 소디움의 함량은 낮기 때문에 적절한 선택이다.
인지 수준: 적용
간호 과정: 계획; *test plan*: PHYS

9. ② 이 약은 beta adrenergic blocker로 서맥이 일반적인 부작용이다.
인지 수준: 분석
간호 과정: 계획

10. Quinidine(Quinidex)은 화학적 심전환 약물로 매우 효과적인 class I-A 항부정맥제이다. Verapamil은 심박수를 조절하기 위해 일반적으로 사용하는 칼슘통로 차단제이다.
Nifedipine은 혈관 확장제로 쓰이는 칼슘통로 차단제이다.
Lidocaine은 심실성 부정맥을 치료하기 위해 일반적으로 사용한다.
인지 수준: 적용
간호 과정: 수행; *test plan*: PHYS

CHAPTER 6 내분비계 약물 Endocrine System Medications

PHARMACOLOGY

PRETEST

1. ③	2. ②	3. ③	4. ①	5. ④
6. ②	7. ③	8. ①	9. ②,③,⑤	10. ③

1. 성장 호르몬은 성장 호르몬이 결핍된 아동에게만 치료적 사용이 인정된다. ② 비경구 투여만이 가능하며 IM 또는 SC로 준다. ③ 장골에만 영향을 미친다. ④ 치료가 필요하다는 부가적인 진단적 증거가 부족해도 이 치료는 적절함을 암시하고 있기 때문에 잘못된 반응이다.
인지 수준: 분석
간호과정: 수행; *test plan*: Phys

2. 장기간 스테로이드 치료를 하다가 갑자기 중단하는 것은 사망에 이를 수 있는 급성 부신부전증을 초래할 수 있다.
①, ④는 틀린 답이다. ③ 혼미와 정신증 등 중추신경계 증상들은 prednisone와 같은 스테로이드의 역작용들이다.
인지 수준: 적용
간호과정: 분석; *test plan*: Phys

3. ③ 세세한 질문보다는 광범위한 질문이 환자에게 유리하다. 환자의 요구가 무엇인지를 이해하는데 이러한 질문을 사용하는 것이 좋다.
인지 수준: 적용
간호과정: 교육

4. ① 고용량의 fludrocortisone은 나트륨과 수분의 과도한 정체를 가져와 과도한 체중증가를 가져온다.
인지 수준: 적용
간호과정: 계획

5. ① 에너지 부족은 갑상선기능 저하증의 공통 증상이다. ② 치료가 시작된 후 약물의 최고 수준은 수 주에서 수 개월 동안 나타나지 않을 수 있다. 그러므로 며칠 이내에 에너지 수준이 증가될 것으로 기대할 수는 없다. ③ 이 약은 아침식사 전 공복에 복용할 때 가장 효과가 좋다.
인지 수준: 분석
간호과정: 수행; *test plan*: Phys

6. ② liotrix(Thyrolar)의 부작용은 빈맥과 협심증이다. 이 증상을 치료하지 않는다면 심장에 손상을 가져온다. 심박 수를 사정하는 것이 가장 중요하다.
인지 수준: 적용
간호과정: 의사소통, 기록

7. ③ 무과립구증은 이 약물의 가장 심각한 독작용으로 감염에 노출되기 쉽다.
인지 수준: 적용
간호과정: 실행

8. ① Paget씨 병은 골아세포의 과잉증식이 특징이며 alkaline phosphatase 수치를 증가시킨다. calcitonin은 세포 전환을 감소시키며 그 효과는 alkaline phosphatase 수치가 감소한 것을 보면 알 수 있다.
인지 수준: 적용
간호과정: 실행

9. ② 당뇨성 망막증으로 인해 시야의 변화가 오며 특히 혈당 조절이 잘 안되는 경우 나타날 수 있다. ③ 생식기의 혈관 구조의 변화로 발기부전이 나타날 수 있으며 인슐린 치료는 이러한 문제를 증가시킬 수 있다. ⑤ 어떤 환자들은 반동성 고혈당증(Somogyi effect)를 경험한다.
인지 수준: 적용
간호과정: 교육

10. ③ 인슐린 반응에 대해 교육할 때 우선순위는 환자가 구강으로 오렌지 쥬스나 크래커, 땅콩버터와 같은 포도당에 대해 이해를 하고 있는지 이다. 단백질은 반동성 저혈당증을 예방한다.
인지 수준: 분석
간호과정: 교육

POST TEST

1. ①	2. ①	3. ①,②,④	4. ④	5. ②
6. ①	7. ②	8. ①	9. ②	10. ④

1. 성장 호르몬 치료로 기대되는 성장률은 처음 1년 안에 3~5인치이다.
② 키와 체중은 매달 측정한다. ③ 성장 호르몬은 최적의 성인 키에 도달하고, 골 단면(epiphyseal plates)들이 닫히고 또는 성장 호르몬에 반응이 없을 때에 중단한다. ④ 성장 호르몬은 지방 침착이 아니라 장골의 성장과 관련된다.
인지 수준: 적용
간호과정: 수행; *test plan*: Phys

2. ① 인슐린은 지방, 단백질, 탄수화물의 대사에 관여한다. 환자는 균형잡힌 식이를 섭취해야만 한다.
② 환자가 가자 주사를 하지 못하는 경우 배우자가 배우는 것이 반드시 필요하다.
③ 규칙적인 운동은 말초에서 포도당의 사용을 증가시킨다. ④ 낮잠은 인슐린에 큰 영향을 주지 않는다.
인지 수준: 적용
간호과정: 사정

3. ① 인삼은 혈당을 감소시킨다.
② tolbutamide는 알콜과 상호작용하여 disulfiram과 같은 반응을 가져와 두통, 피부 홍조 등을 야기한다.
④ 베타 차단제는 저혈당에 반응하는 교감신경 반응을 감소시킨다. 그러므로 저혈당의 증상, 징후가 덜 발생하는 것처럼 보인다.
인지 수준: 분석
간호과정: 교육

4. ④ cabergoline의 일차적 목적은 고프로락틴혈증으로 인해 나타나는 유즙분비를 감소시키거나 제거하는 것이다.
① 이 약물은 칼슘 수치와는 아무 관련이 없다.
인지 수준: 분석
간호과정: 평가

5. ② 부신부전이 있는 경우 metyrapone은 코티졸 합성을 감소시켜 부신 위기의 원인이 될 수 있다. 이 약은 쿠싱 질환에 사용한다.
인지 수준: 적용
간호과정: 분석

6. Hydrocortisone succinate는 IV나 IM으로 줄 수 있으며, 부신피질부전증의 모든 형태에서 대체요법으로 선호되는 약이다.
② dexamethasone은 비내분비계 질환에 사용되며, ④ keto-conazole은 부신 스테로이드의 합성을 억제하는 데 사용된다.
③ ACTH는 진단 검사를 위해 가장 많이 사용된다.
인지 수준: 분석
간호과정: 계획; *test plan*: Phys

7. ② desmopressin은 당뇨 치료에 사용되는 약물이다. 수분 중독의 모든 증상은 약물 과용으로 인한 것이다. tegretol은 DDAVP의 효과를 지속시키며 수분 정체를 야기할 수 있다.
인지 수준: 적용
간호과정: 사정

8. ① 갑상선 기능항진증에서 thyroxine 수치가 높으면 빈맥, 불안, 발한과 같은 증상을 야기한다. propranolol은 beta-adrenergic blocker로 교감신경계 반응을 치료하는데 사용된다.
인지 수준: 적용
간호과정: 평가

9. ② 칼슘은 심장 수축과 신경 전도에 영향을 주기 때문에 digoxin의 효과를 높일 수 있다. 간호사는 심한 서맥을 모니터해야 한다.
인지 수준: 적용
간호과정: 계획

10. ④ 비타민 D는 칼슘과 인의 대사를 조절하고 이 두 가지의 혈청 수준을 높인다.
① 마그네슘은 칼슘의 흡수를 방해한다.
③ 칼슘은 Calan의 효과를 감소시킨다. 칼슘 흡수는 영향을 받지 않는다.
인지 수준: 적용
간호과정: 실행

CHAPTER 7 위장관계 약물 Gastrointestianl System Medications

PHARMACOLOGY

PRETEST

1. ②	2. ①	3. ④	4. ②	5. ④
6. ④	7. ②	8. ④	9. ②,④	10. ②,①,④,③,⑤

1. 활성화된 숯은 토근시럽을 흡수한다. 따라서 위장관에서 전신 순환의 흡수를 억제함으로써 효과를 감소시킨다. 독물통제센터를 부르는 것도 중요하지만, 그것이 환자의 안전을 확고히 하는 최고의 우선순위 행위는 아니다.
③은 틀렸고, ④는 시간이 경과하면 환자에게 해를 초래할 수 있다.
인지 수준: 분석
간호과정: 수행; *test plan*: Phys

2. Metoclopramide는 위장관 자극제로, 위장관의 운동성을 증가시키며, 공복 시간을 단축시킨다. 다른 옵션은 이 약물요법에서 적절한 행동이 아니다.
인지 수준: 분석
간호과정: 수행; *test plan*: Phys

3. ④ dicyclomine hydrochloride는 위장계 평활근의 경련을 완화시키고, 영양과 수분 상태의 균형을 가져온다.
인지 수준: 분석
간호과정: 평가

4. Pepto Bismol은 아스피린이나 salicylates에 알레르기가 있는 환자에게는 금기된다. 다른 약물요법이 환자의 안전을 위해 처방되어야 한다.
인지 수준: 분석
간호과정: 수행; *test plan*: Phys

5. Metamucil은 설사를 약화시키는 bulk-forming(팽대성 용적증가) 제제이다.
① 유제품은 설사를 악화시키는 주요 음식원이다.
② kaopectate는 건강상의 문제를 다루는데 일반적으로 사용되는 지사제이고, 대부분 자기 제한적이다.
③ 이 환자는 설사가 지속되면 건강관리 제공자와 접촉해야 한다. 왜냐하면 2일 이상 지속되는 설사는 주의를 요하기 때문이다.
인지 수준: 분석
간호과정: 수행; *test plan*: Phys

6. ④ 팽창성 설사제는 대변의 양을 증가시키는 완화겔의 형태로서 적절한 수분이 필요하며 이로 인해 장의 연동운동을 증가시킨다. 이러한 완화제를 사용하는 경우 수분 섭취 증가가 반드시 필요하며 그러므로 수분을 제한하는 경우는 금기이다.
인지 수준: 분석
간호과정: 실행

7. ② 이러한 완화제는 오용 시 중독이 가능하다. 규칙적으로 완화제를 복용하는 건강한 환자라면 완화제의 중독에 대해 교육해야 한다.
인지 수준: 적용
간호과정: 교육

8. ④ loperamide는 설사를 치료하기 위해 사용된다. 이런 지시가 내려졌다면 설사가 시작되었다는 것을 의미한다.
그러므로 침상 옆에 이동 좌변기를 두어 설사가 있는 노인 환자에게 적절한 중재를 제공해야 한다.
인지 수준: 적용
간호과정: 의사소통, 기록

9. ② 타인의 감정을 표현하도록 하는 것은 환자의 정서적 반응을 중재하는 것이다. 그러지 않으면 간호사는 왜 환자가 우는지를 모른다.
④ 환자가 정서적으로 흥분이 되었을지라도 간호사는 현재의 행동과 관련된 위험성에 대한 정보를 줄 책임이 있다.
인지 수준: 분석
간호과정: 의사소통, 기록

10. ② misoprostol은 개방성 상처가 있는 위궤양에 사용한다. 간호사는 혈액의 흡인 위험을 막기 위해 침상 머리를 높여야 한다.
① 부작용 중 하나가 복통과 안절부절함이다.
④ misoprostol(Cytotec)은 설사를 유발할 수 있다. 피부 탈락을 예방하기 위해 둔부 아래 피부를 깨끗하고 건조하게 유지해야 한다.
③ 기록은 배변 양상을 결정하는데 도움이 된다.
⑤ 약물의 또 하나의 부작용이 약간의 출혈이다. 이러한 문제는 흡인, 통증, 피부 통합성 보다는 덜 우선한다.
인지 수준: 분석
간호과정: 계획

POSTTEST

1. ①	2. ③	3. ④	4. ④	5. ④
6. ③	7. ④	8. ①	9. ②	10. ①

1. ① 항콜린 효과는 구강 점막 건조, 동공 이완, 위장계 운동 감소로 변비를 야기한다.
인지 수준: 적용
간호과정: 교육

2. Castor 오일은 임신 카테고리 X제이다. 이것은 조산을 유도할 수 있으므로 임산부가 사용해서는 안 된다.
Bisacodyl은 임신 카테고리 C제이며, mineral oil과 sodium biphosphonate는 알려지지 않은 것으로 기록되어 있다.
인지 수준: 분석
간호과정: 수행; test plan: Phys

3. ④ 혈청 암모니아 수치가 올라가는 것은 일반적으로 간성 뇌 병변증과 관련이 있다.
인지 수준: 적용
간호과정: 사정

4. ④ 20분 전에 benzodiazepine을 복용한 환자는 사용 기준에 해당이 된다. 구토반사가 있는지, 의식이 명료한지, 복용한 성분이 무엇인지에 따라 ipecac syrup으로 구토를 유발해도 되는지를 결정한다.
인지 수준: 적용
간호과정: 계획

5. 이따금 가슴앓이가 있는 환자에게 이 약물치료를 하는 것은 괜찮다. 왜냐하면 이것은 음식 알레르기에 의해 일어나기 쉽기 때문이다.
① 미네랄 오일은 흡인 시에 지질성 폐렴을 초래할 위험이 크기 때문에 연하 장애를 가진 사람에게 사용해서는 안 된다. 미네랄 오일은 또한 병의 경과가 제거되지 않은 한, 제공되어서는 안 된다.
③ 배변이 꼭 채워져 있는 환자는 이것을 해결해야 하며 이 때는 관장이 필요하다.
인지 수준: 분석
간호과정: 수행; test plan: Phys

6. ③ 신경성 식욕 부진증, 신경성 폭식증과 같이 섭취 장애 질환 환자는 거의 완화제 남용이 있다.
인지 수준: 분석
간호과정: 사정

7. ④ meperidine은 마약성 진통제로 통증을 완화시키기에 충분히 강력하며 담낭수축을 증가시키지 않는다.
인지 수준: 적용
간호과정: 계획

8. Urosodiol은 담석을 용해하는 데 사용되는 자연적으로 분비되는 담즙산이다.
Omeprazole은 proton 펌프 억제제이고 cimetidine은 H_2 길항제이며, ibuprofen은 NSAID이다. 이 세 가지 중 어느 것도 담석증에 효과는 없다.
인지 수준: 분석
간호과정: 수행; test plan: Phys

9. Cimetidine은 교감신경 차단제, phenyton, lidocain, procainamide, quinidine, benzodiazepines, metronidozole, 삼환계 항우울제, 경구 피임약, warfarin 등의 약물대사에 영향을 미친다. 그러므로 이 약물은 phenytoin과 동시에 투여해서는 안 된다.
다른 히스타민 2(H_2) 수용체 길항제는 사용 가능하다.
인지 수준: 분석
간호과정: 수행; test plan: Ph

10. 공복에 dulcolax를 복용하는 것은 빠른 효과를 촉진한다. 취침할 때 복용하면 환자는 아침에 장운동을 느끼게 된다.
식사와 함께 이 약을 복용하면 흡수가 지연될 것이다. 많은 물을 마시는 것은 변비를 줄이기에 좋은 일반적 방법이다.
인지 수준: 분석
간호과정: 수행; test plan: Phys

CHAPTER 8 면역계 약물 Immune System Medications

PHARMACOLOGY

PRETEST

1. ④	2. ③	3. ①	4. ①,②,③,④	5. ①
6. ③	7. ②	8. ④	9. ②	10. ④

1. ④ filgrastim은 증식인자이다. 치료의 목적은 호중구를 정상 수치(5000–8000/㎣)로 올리는 것이다.
인지 수준: 적용
간호과정: 계획

2. ③ 심내막염은 이 약의 부작용으로 심부전을 가져올 수 있다. 운동 시 호흡곤란과 의존성 부종이 그 증상이다.
인지 수준: 분석
간호과정: 의사소통, 기록

3. ① 면역억제제와 생물학적 반응 조절 약물은 심각한 류마티스 관절염에 사용된다. 이러한 약물은 환자의 감염에 대한 감수성을 증가시킨다.
인지 수준: 분석
간호과정: 사정

4. ① 심각한 통증과 종창이 주사부위에 나타난다.
② 살아있는 바이러스는 항체의 생성을 방해하기 때문에 예방접종을 적어도 3개월 이후로 미뤄야 한다.
③ 면역기능은 몇 주 후에 돌아오므로 환자는 이 기간 동안에 감염을 예방해야 한다.
④ 열과 오한은 과민반응을 의미한다.
⑤ maltose의 이뇨 작용으로 인해 소변량이 증가한다.
인지 수준: 분석
간호과정: 교육

5. ① 항간질 약물과 cyclosporine을 동시에 사용하면 cyclosporine의 치료효과가 감소될 수 있으므로 원하는 적절 치료 효과를 얻기 위해서는 cyclosporine의 용량을 증가시켜야 한다.
인지 수준: 분석
간호과정: 실행

6. ③ 수분 정체, 부정맥, 호흡곤란이 oprelvekin의 부작용이다. 이러한 증상은 즉각적인 도움이 필요하므로 빨리 전화를 하는 것이 가장 좋다.
인지 수준: 분석
간호과정: 의사소통, 기록

7. ② 자몽쥬스와 cyclosporine을 같이 복용하면 혈청 cyclosporine 수치를 올린다. 가장 흔한 부작용은 신독성과 신경독성이다.
인지 수준: 적용
간호과정: 의사소통, 기록

8. 식당 종업원의 hepatitis A노출 시에 hepatitis A를 예방하기 위해 immune serum globulin의 투여가 필요하다.
다른 보기들은 이 점을 언급하지 않고, 노출 가능성에 대한 보호를 필요로 하는 대상자의 요구를 언급하지 않는다.
인지 수준: 응용
간호과정: 수행; *test plan*: HPM

9. ② 면역기능이 낮아 어린이는 더 많은 접촉성 질환에 노출되기 쉽다. 예방접종을 하지 않으면 접촉성 질환을 조절할 수 없어 다른 사람에게 전파하는 것 뿐 아니라 유병율과 사망률을 높이게 된다. 그러므로 이러한 위험성을 설명하고 예방을 강조해야만 한다.
인지 수준: 적용
간호과정: 의사소통, 기록

10. Atropine(항콜린 약물)은 중증 근무력증을 치료하는 데 이용되는 약물의 cholinergic 반응을 중화시키기 위해서 투여되어야 한다.
다른 보기들은 항콜린 활성을 가지고 있지 않기 때문에 틀린 답이다.
인지 수준: 분석
간호과정: 계획; *test plan*: PHYS

POSTTEST

1. ②	2. ②	3. ②	4. ③	5. ②
6. ④	7. ②	8. ①	9. ④	10. ①

1. ② filgrastim(Neupogen)은 침입한 미생물에 대항하는 호중구의 수를 증가시킨다.
인지 수준: 적용
간호과정: 교육

2. ② 저혈압, 빈맥, 혈소판 감소증은 sargramostim의 가장 흔한 부작용이다.
인지 수준: 적용
간호과정: 사정

3. 주사를 준비하고 인슐린을 투여할 수 있는 간호의 모니터링 전략은 간호의 우선순위이다.
류머티즘성 관절염 진단은 인슐린의 자가 투여를 위해 필요한 손의 미세한 움직임을 제한하게 되고, 대상자는 가족이나 다른 간호 제공자로부터 더 많은 도움을 필요하게 된다.
다른 보기들의 사정도 역시 중요하지만, 약물 치료를 관리하는 능력이 최우선 순위이다.
인지 수준: 분석
간호과정: 평가; test plan: HPM

4. ③ 장기 거부 반응을 예방하기 위해 코티코스테로이드를 장기간 사용하면 백내장과 녹내장을 야기하게 된다.
인지 수준: 적용
간호과정: 사정

5. ② granisetron은 세로토닌 차단제로 구토를 야기하는 화학요법에 효과적이다. 화학요법을 시작하기 전 투여하여 오심과 구토를 예방한다.
인지 수준: 적용
간호과정: 계획

6. ④ AST와 ALT는 간효소로서 tacromius(Prograf)와 다른 면역억제제 사용으로 인한 간 독성과 연관이 있다.
인지 수준: 적용
간호과정: 사정

7. ② aminoglutethimide는 항암약물로 부신 암종을 치료하는데 사용된다. 어지러움, 저혈압, 빈맥이 그 부작용이다.
인지 수준: 적용
간호과정: 실행

8. 모든 대상자에게 예방접종은 열병(febrile illness) 동안 금기된다. 간호사는 예방접종을 보류해야하고 어머니에게 질병이 가라앉은 후에 유아를 데려오도록 한다.
다른 보기들은 옳지 않다.
인지 수준: 응용
간호과정: 수행; test plan: PHYS

9. Digoxin(Lanoxin)과 결합된 cyclophosphamide(Cytoxan)는 digoxin 독성을 초래한다. 따라서 건강 관리팀은 독성의 징후와 증상을 지속적으로 사정해야 한다.
오심은 digoxin 독성의 초기 징후로 보기 4가 가장 좋은 행동이다.
①은 상황에 도움을 주지 못하고 ②, ③은 문제점이라기보다는 증상 치료이다.
인지 수준: 분석
간호과정: 사정; test plan: HMP

10. ① cyclosporine의 부작용은 고혈압으로써 신장, 뇌, 심장의 비효과적인 조직관류를 야기한다.
인지 수준: 적용
간호과정: 실행

CHAPTER 9 피부계 약물 Integumentary System Medications

PHARMACOLOGY

PRETEST

1. ①	2. ②	3. ③	4. ④	5. ②
6. ①,③,②,④	7. ②	8. ④	9. ①	10. ①

1. ① betamethasone은 코티코스테로이드로 건선 치료에 사용된다. 부작용으로 여드름이 발생한다는 것을 알아야 한다.

인지 수준: 분석
간호과정: 교육

2. ④ PABA(p-aminobenzoic acid)를 포함하는 zinc oxide와 titanium 연고를 사용하는 경우 자외선차단제가 필요하다.
자외선 차단 지수(SPF)는, 정상적으로 10분 동안 노출 시 화상을 입는다면 SPF 15는 10 × 15 = 150분에 화상이 발생한다는 것을 의미한다.

인지 수준: 적용
간호과정: 교육

3. 합성세정바는 피부에 순하다. dove는 합성세정바이다.
① dial과 ② safeguard는 좀더 순하지 않은 deodorant soaps이다. ④ ivory는 true soap이다.

인지 수준: 적용
간호과정: 중재; test plan: HPM

4. 자외선 차단제의 효과는 이를 사용하지 않았을 때와 비교하여 SPF로 표현된다.
①은 잘못된 설명이다. 자외선 차단제는 ② 내수성일 수도 있고, ③ 방수성일 수도 있으나, SPF는 그 정보를 나타내는 것은 아니다.

인지 수준: 적용
간호과정: 중재; test plan: HPM

5. ② lindane은 기생충(이)의 신경계에 흡수되어 이를 죽이는 약물이다. 적어도 12-24시간동안 그대로 두어야 한다.

인지 수준: 적용
간호과정: 교육

6. ① 약물을 바르기 전 샴푸를 하여 기름기와 화장품 등을 제거하여 약이 흡수되기 쉽게 한다.
가장 효과적이기 위해서는 머리카락과 두피에 잘 스며들게 하는 것이다. 사용 후 10분 동안 그대로 둔다 (어떤 것은 8시간을 두기도 하는데 보통 10분이다).
고운 빗으로 머리를 빗어 죽은 이를 제거한다.

인지 수준: 분석
간호과정: 교육

7. ② benzoyl peroxide는 Propionibacterium acnes(그람 양성균)의 성장을 억제한다.
이는 염증성과 비염증성 여드름에 효과적이다. 이 약은 내성이 덜 생기고 농도를 다양하게 사용할 수 있다.

인지 수준: 적용
간호과정: 교육

8. Isotretinoin은 캡슐형태로 사용가능하다. 다른 형태는 여드름에 사용가능하지만, 국소제제이다.

인지 수준: 적용
간호과정: 중재; test plan: Phys

9. ① 감염은 화상환자의 일차적 합병증 중의 하나이다.
silver sulfadiazine은 박테리아의 성장을 억제하며, 화상부위의 치유를 도울 뿐 아니라 감염을 의미하는 고체온을 발생하지 않게 한다.

인지 수준: 적용
간호과정: 사정

10. ① curling's ulcer는 심한 화상 이후 혈행 감소와 점막 손상으로 인해 24시간 이내에 발생한다.
이러한 이유로 famotidine과 같은 히스타민 2 수용체 차단제가 위산 분비를 억제하기 위해 처방된다.

인지 수준: 적용
간호과정: 실행

POSTTEST

1. ④	2. ①	3. ③	4. ④	5. ②
6. ②	7. ③	8. ③	9. ③	10. ④

1. ④ 따뜻한 습포 드레싱은 이 약이 피부로 흡수되는 것을 돕는다.

인지 수준: 적용
간호과정: 실행

2. ① 환자는 압통이 있는 상처부위의 흉한 모습에 대해 알고 있어야 한다.

인지 수준: 적용
간호과정: 교육

3. ③ 기생충이 약물에 내성이 생기기 때문에 모발을 일주일마다 정기적으로 확인해야 한다.
인지 수준: 적용
간호과정: 실행

4. ④ DuoDerm은 친수성 드레싱으로 중간 정도의 배액이 있는 감염이 없는 궤양에 사용된다.
상처 가장자리의 두꺼운 건조가피는 DuoDerm을 사용하기 전에 제거해야 한다.
인지 수준: 적용
간호과정: 계획

5. Minocycline은 lupus 양상의 증상을 일으킬 수 있고 색소침착을 유발할 수도 있다.
① minocycline은 피지생성을 억제, ③ 치료효과를 약하게 하지 않는다. ④ 자연 유산의 가능성
인지 수준: 적용
간호과정: 중재; test plan: Phys

6. ② 피부가 얇고 통과가 쉬워 노인환자에게는 과도하게 흡수될 수 있다.
인지 수준: 적용
간호과정: 계획

7. ③ benzoyl peroxide를 사용하는 환자는 햇빛에 노출되면 심한 화상을 입을 수 있다.
상처부위가 터지면 포도상구균으로 인한 종기나 옹종이 생긴다.
인지 수준: 적용
간호과정: 교육

8. Accurane은 기형유발이 알려진 구강약이다. 그 때문에 임신에 대한 확실한 대비는 필수적이다. Accurane은 수두증 같은 출생시 태아의 심각한 질병과 자연적 유산을 일으킬 수 있기 때문에 임신에 금기이다.
① 얇게 발라야 하며, ② 햇볕에 노출은 효과에 아무런 이득이 없다.
④ triglyceride가 증가할 수 있으나 호르몬의 변화는 없다.
인지 수준: 분석
간호과정: 평가; test plan: Phys

9. Mafenide acetate는 화상 상처에 사용되는 수분친화성 크림이다. 적용 후에 따끔거림과 작열감을 일으킬 수 있고, 이는 정상적 감각이다.
①, ②는 부적절한 설명이고, ④는 약의 따끔거림을 방지하지 못한다.
인지 수준: 적용
간호과정: 중재; test plan: Phys

10. 감염을 유발하는 가장 흔한 두 가지 개체는 *Staphylococcus aureus*와 *Streptococcus pyogenes*이다.
Herpes simplex와 herpes zoster는 herpes virus에 속하고, dermatophytes는 족부백선이나 두부백선 같은 피부의 진균 감염을 유발한다.
*Haemophilus aegyptius*는 눈의 충혈을 유발하고, *Haemophilus influenzae*는 폐렴 · 뇌막염 · 후두염 · 이염을 유발한다.
인지 수준: 적용
간호과정: 분석; test plan: Phys

CHAPTER 10 신경계 및 근골격계 약물 Neurological and Musculoskeletal System Medications

PHARMACOLOGY

PRETEST

1. ①	2. ②	3. ④	4. ②	5. ①
6. ②	7. ③	8. ①,②,④	9. ②	10. ③

1. ① methylphenidate는 중추신경자극제로 노어에피네프린과 도파민을 분비하여 울혈성 심부전이 있는 환자에게 고혈압과 생명을 위협하는 부정맥을 야기한다.
인지 수준: 분석
간호과정: 실행

2. ② 발작을 조절하기 위해 발작이 없더라고 치료적 혈액 농도를 유지해야 한다.
인지 수준: 적용
간호과정: 교육

3. ④ 군집성 두통은 빛에 의해 악화된다.
어두운 방은 이러한 자극이 되는 유해한 환경을 감소시켜 최고의 치료효과를 볼 수 있다.
인지 수준: 적용
간호과정: 의사소통, 기록

4. Dantrolene은 중추성 근골격 이완제이다. 이 약은 척수손상 후 경련에 사용한다. Dexamethasone은 vorticosteroid로 부종, 특히 뇌부종에 사용된다. Dichlophenamide는 탄산 무수 저해제로 눈물의 생성 감소로 인해 안구 내압이 감소된 녹내장에 사용된다. Dobutamine은 심박출량 증가로 인한 저혈압 치료에 사용되는 약물이다.
인지 수준: 응용
간호과정: 수행; *test plan*: PHYS

5. ① 마약성 진통제의 일차적 목적은 통증 경감이다.
부작용으로 호흡 억압과 의식수준 저하가 가장 위험한 부작용이다.
인지 수준: 적용
간호과정: 평가

6. ② 간질환 환자는 acetaminophen의 독성 위험성이 크며, 아스피린이나 NSAIDs를 투여하는 경우 출혈의 위험이 커진다.
인지 수준: 적용
간호과정: 교육

7. ③ 약물의 즉시 투여가 처방되면 발작 질환이 불안정하다는 것을 의미한다.
간호사는 간질 발작, 의식 상태 변화, 현재의 호흡 상태 등을 사정해야 한다.
인지 수준: 적용
간호과정: 계획

8. ① propranolol과 phenelzine과 같은 MAOIs는 저혈압 효과를 가져오며 동시에 투여해서는 안된다.
② meperidine과 MAOIs는 동시에 투여하면 이상 고열이 생길 수 있다.
④ carbamazepine는 우울증 치료제와 MAOIs의 항콜린 효과를 가지고 있어 MAOIs를 투여한 14일 이내에는 투여해서는 안된다.
인지 수준: 분석
간호과정: 교육

9. 항경련제를 사용하는 동안에 식욕억제제나 amphetamine을 동시에 투여하면 발작 역치는 감소한다. 왜냐하면 식욕억제제나 amphetamine으로 말미암아 뇌의 화학 중추의 변화가 일어나기 때문이다.
①, ③은 복용법이고 발작 역치에 관한 보고는 없다.
④ 발작 치료를 한다면 아마도 발작 역치가 올라갈 것이다.
인지 수준: 응용
간호과정: 수행; *test plan*: PHYS

10. ③ dantrolene은 골격근 이완제이다. 간독성이 부작용이며 복통, 공막 황달 등이 나타날 수 있다.
인지 수준: 적용
간호과정: 계획

POST TEST

1. ④	2. ③	3. ①	4. ④	5. ③
6. ②	7. ②	8. ④	9. ①	10. ④

1. 약물이 적당하게 흡수되게 하기 위해서는 고단백 식이를 피해야 한다는 것을, 대상자에게 이해시키는 것이 필요하다.
① cushing symptoms이나 ③ 구강궤양은 부작용에 포함되지 않는다. ② 휴가를 취소할 필요는 없다.
인지 수준: 응용
간호과정: 수행; test plan: PHYS

2. 비록 발작 활동이 없더라도 투약은 반드시 치료적 혈중 농도를 유지해야 한다. 만약 대상자가 충실한 투약이 중요함을 이해한다면 그(그녀)는 치료 관련 섭생법에 있어서도 잘 따를 것이다.
① 투약 후에 누워 있거나 ② cholesterol 수치를 측정할 필요는 없다. 항경련제 치료는 장기간 또는 일생 동안 처방한다.
인지 수준: 응용
간호과정: 수행; test plan: PHYS

3. 만약에 대상자가 유발인자(triggering factors) 발견의 중요성을 이해한다면 그녀(그)는 필요하다면 생활 양식을 바꾸는 것들을 포함한 trigger factor의 감소를 위해 적극적으로 참여하게 될 것이다.
② 대상자는 전신 건강과 스트레스 관리를 계속해야 한다.
③ 투약이 매 4시간마다 필요하지는 않지만 ④ 운전은 가능하다.
인지 수준: 응용
간호과정: 수행; test plan: PHYS

4. ④ methylphenidate는 자극제로 Tourette's syndrome이 있는 경우 금기이다. ADHD의 치료를 위해 pemoline(Cylert)나 dextroamphetamine(Dexedrine)과 같은 약을 사용해야 한다.
인지 수준: 적용
간호과정: 사정

5. ③ capoten은 안지오텐신 전환효소(ACE) 억제제로 항고혈압 효과가 있다. sibutramine은 혈압을 낮출 수 있다.
인지 수준: 적용
간호과정: 실행

6. ② 항콜린성 약물은 아세틸콜린의 역할을 차단하여 위장계와 비뇨기계 자극을 감소시킨다.
이 약은 소변정체, 배뇨 주저 증상, 변비 등의 비뇨기계 문제와 위장계 문제를 발생시킨다.
인지 수준: 적용
간호과정: 사정

7. ② eldepryl은 MAOI이다. meperidine, selegiline과 병행하면 생명을 위협하는 고혈압 위기가 발생하므로 혈압을 주의깊게 모니터해야 한다.
인지 수준: 적용
간호과정: 계획

8. cyclobenzaprine은 혀의 부종을 야기할 수 있어 기도 폐쇄가 될 수 있다.
인지 수준: 적용
간호과정: 교육

9. ① phenytoin 치료를 지속하면 골다공증을 야기하며, 특히 햇빛에 노출되는데 제한이 있는 환자에게 그 위험성은 더 커진다. 골다공증은 만성 상태로서 환자의 위험은 더욱 커진다.
인지 수준: 적용
간호과정: 실행

10. ④ 관절에 염증이 있으면 염증을 제거함으로써 통증을 완화시켜야 한다.
naproxone의 치료효과는 3-4주 까지는 나타나지 않으므로 "주 이상"이라는 말 때문에 4가 답이다.
인지 수준: 분석
간호과정:평가

CHAPTER 11 정신치료 약물 Psychiatric Medications

PHARMACOLOGY

PRETEST

1. ②	2. ③	3. ①	4. ③	5. ④
6. ③	7. ④	8. ①,②,③	9. ③	10. ③

1. 환자가 입원하고 thorazine을 근육주사로 맞게 되었다면 첫 번째 관심은 정신증이 감소되는 것을 모리터해야 한다.
근육주사든 경구투여든 thorazine을 초기 치료로 하면 혈압과 맥박을 모니터해야 한다. 걸을 수 있는 능력과 점심을 먹는 것은 초기 관심의 쟁점이 아니다.
인지 수준: 분석
간호과정: 사정; test plan: PHYS

2. 단 하나의 바른 답은 천천히 말하기와 졸림증이다.
Olanzapine은 정신분열증과 다른 정신질환을 위한 상대적으로 새로운 약물이다. 이것은 일반적으로 심각한 역효과는 없어서 잘 견딜 수 있어 보인다.
인지 수준: 분석
간호과정: 평가; test plan: PHYS

3. Trazodone은 비전형적인 항우울제로 우울증보다 불면증에 더 자주 사용된다. 공황발작이나 불안에서는 사용하지 않는다.
인지 수준: 적용
간호과정: 수행; test plan: PSYC

4. 교육할 가장 중요한 사람은 대상자이다. MAO 억제제는 대상자에게 약물을 주는 것뿐만 아니라 약물 투약과 음식과의 상호작용에 관해 문서로 된 완전한 복용지침서를 주는 것도 중요하다. 대상자에게 적절한 건강관리자에게 어떻게 알리는지도 대상자에게 알려 준다. 그러나 가족에게 적절한 건강관리전문가에게 어떻게 접근하는지 알려 주는 것이 주요 목적은 아니다.
인지 수준: 응용
간호과정: 수행; test plan: HPM

5. Diazepam과 chlordiazepoxide는 노인 대상자에게는 금기이다. ①, ②의 trazodone은 비전형적 항우울제이고 벤조다이제핀은 아니다.
Lorazepam만이 노인 대상자에게 사용할 수 있는 단 하나의 적당한 benzodiazepine계 약물이다.
인지 수준: 분석
간호과정: 계획; test plan: PHYS

6. 양극성 장애 환자가 약물의 복용을 멈추는 것은 재입원해야 하는 우선적인 이유이다.
④ 가족 내에서, 그리고 환자의 삶에서 언제나 기타 문제들이 있을 수 있다. 그러나 이런 것들이 대상자를 다시 병원으로 입원하게 하지는 않는다. 만약 대상자가 체중을 줄이겠다고 결정했다면 그 자체가 대상자의 입원 요구를 지적하는 사항은 아니다.
인지 수준: 분석
간호과정: 분석; test plan: HPM

7. 간호사는 disulfiram을 복용하고 있는지에 대해 대상자에게 물어봐야 한다. 왜냐하면 이 약물은 술을 먹게 될 때에 여기서 표현된 것과 같은 역효과를 일으키게 된다.
①은 최고의 순위가 아니다. 왜냐하면 술의 냄새는 마지막 섭취가 비교적 최근임을 알려 준다.
②, ③은 대상자가 이 상황에서 물어 볼 수 있는 첫 번째 질문은 아니다. 왜냐하면 그들은 구토와 약물 상호작용의 문제와 연관이 없기 때문이다.
인지 수준: 분석
간호과정: 사정; test plan: PHYS

8. ① 기립성 저혈압
② 흐린 시야
③ 소변 정체가 일반적인 부작용이다.
인지 수준: 분석
간호과정: 교육

9. ③ fluoxetine은 세로토닌의 수치를 증가시키며 환자는 설사와 오심을 경험하게 되고, 영양소의 흡수가 감소할 뿐 아니라 섭취도 감소하게 된다.
인지 수준: 적용
간호과정: 계획

10. Chlorpromazine(Thorazine)은 항정신병 약물에서 가장 오래된 단일 약물은 아니다. 딸꾹질을 완화하기 위해서도 사용될 수 있다.
① risperidone ② molidone ④ thioridazine는 이러한 효과가 없다.
인지 수준: 적용
간호과정: 분석; test plan: PHYS

POSTTEST

1. ②,⑤	2. ②	3. ③	4. ④	5. ②
6. ②	7. ③	8. ③	9. ①	10. ②

1. ② 발작이 이 약의 일차적 부작용이므로 주의 표지를 방에 부착해야 한다. ⑤ 호흡 억압과 후두 경련이 부작용으로 발생하기 때문에 호흡수(깨어 있을 때뿐 아니라 수면 중에도)를 모니터해야 한다.
인지 수준: 적용
간호과정: 계획

2. ② bupropion의 일차적 부작용은 부정맥이므로 심박 수와 규칙성을 사정하는 것이 매우 중요하다.
인지 수준: 적용
간호과정: 사정

3. ③ 처방을 변경하는 것은 부작용의 종류, 심각성, 범위에 따라 결정된다.
인지 수준: 적용
간호과정: 평가

4. 혈중농도가 2~3mEg/L일 때에 보이는 리튬 독성의 증상 리스트이다.
①, ②, ③은 이러한 증상들이 나타나지는 않는 더 적은 혈중농도들이다.
인지 수준: 분석
간호과정: 분석; *test plan*: PHYS

5. ② 무과립구증은 phenothiazine의 일반적인 부작용으로 백혈구가 3000이 되면 환자의 감염 위험성이 높아진다.
인지 수준: 분석
간호과정: 계획

6. ② 복잡한 병력을 가진 젊은 남성 환자는 좀더 NMS에 노출되기 쉽다. 복잡한 병력 때문에 정신과 병력과 다른 증상을 구별하기 힘들다.
인지 수준: 분석
간호과정: 사정

7. ③은 benzodiazepine을 사용할 때 안전 요구이기 때문에 대상자에게 나타나는 부작용을 우선적으로 간호해야 한다.
①은 입이 마르는 증상으로 사실이다. 그러나 대상자에게 제공해야 하는 정보를 충분히 포함하고 있지 않기 때문에 우선적 반응 방법은 아니다.
②는 불안을 감소시키기 위해 기대된 약에 대한 부작용을 기술한다. 따라서 용량을 변동해서는 안 된다.
④는 서술된 부작용을 치료하거나 도움을 주는 데 도움이 되지 않는다.
인지 수준: 분석
간호과정: 수행; *test plan*: HPM

8. TCAs는 투여된 약물 과량으로 인한 모든 사망의 70%를 차지한다. SSRI는 다량을 복용해도 치명적이지는 않다.
MAOI는 고혈압 위기를 경험한 사람에게는 치명적이며, 특히 tyramine이 함유된 음식이나 약물과 약물의 상호작용으로 인한 다수의 부작용으로 인해 널리 처방되지는 않는다.
항불안제는 항우울제와 같은 종류가 아니다.
인지 수준: 적용
간호과정: 계획; *test plan*: HMP

9. 대상자와 그의 어머니에게 약물에 대하여, 그리고 약물복용 이행이 왜 가장 중요한지에 대해 교육해야 한다.
②에서 어머니에게 약물을 복용이나 먹는 것에 대한 책임을 묻는 것은 부적절하다.
③은 처방된 약물을 복용하는 것은 대상자의 책임이기 때문이다. 가족은 약물에 대해 알아야 하고 대상자를 도울 수 있어야 하며, 처방된 약물복용의 이로움을 되새겨 주어야 한다. 그러나 그것은 결국 대상자의 책임이다.
④는 명백하게 증상으로부터 자유로워질 수 있다고 대상자에게 보장할 수는 없다.
인지 수준: 분석
간호과정: 사정; *test plan*: HMP

10. ② 이상 고열, 근육 강직, 의식 수준의 변화는 NMS라고 불리는 생명을 위협하는 부작용이다. 즉각적인 중재가 필요하다.
인지 수준: 적용
간호과정: 실행

CHAPTER 12 신장계 약물 Penal System Medications

PHARMACOLOGY

PRETEST

1. ①	2. ②	3. ④	4. ②	5. ②,④,⑤
6. ②	7. ①	8. ④	9. ②	10. ①

1. Furosemide 같은 이뇨제를 복용 중인 대상자는 하루 종일 이뇨작용이 일어날 수 있도록 아침에 약을 복용해야 한다. 이는 대상자의 야간 수면 양상을 방해할 수 있는 야간뇨를 예방하는데 도움이 될 것이다.
②는 ①만큼은 이르다고 할 수 없고, ③, ④는 명백하게 야간뇨의 위험성을 증가시킨다.
인지 수준: 분석
간호과정: 수행; test plan: PHYS

2. ② NIH에서는 고혈압은 두 번 이상 방문하여 평균 수축기혈압이 140 이상, 이완기 혈압이 90 이상으로 두 번 이상 나타난 경우이다.
이런 경우는 좌심실의 부담을 증가시키고 심근의 산소 소비량을 증가시킨다.
인지 수준: 적용
간호과정: 교육

3. ④ lasartan은 안지오텐신 II 길항제로 안지오텐신 I이 안지오텐신 II로 전환되는 것을 막는다.
그 결과 혈관확장이 나타나고 말초 저항이 감소한다. 결과적으로 순환 혈액을 감소시키고 혈압을 낮추는 효과를 가져온다.
환자에게 어지러움증, 기침, 설사가 나타나는지 사정해야 한다.
인지 수준: 적용
간호과정: 교육

4. ② 건조하고 지속적이고, 간질간질하고 객담이 없는 기침이 lisinopril과 같은 안지오텐신 전환효소 억제제의 부작용이다.
약물을 사용한 후 이러한 부작용이 나타나면 약을 중단해야 한다.
인지 수준: 분석
간호과정: 사정

5. ② 처음, 약물로 인한 혈압의 감소는 저혈압으로 인한 어지러움증을 가져올 수 있다. 환자는 위험한 활동을 피해야 한다.
④ 항고혈압 약물은 전신 순환 혈액량을 말초로 이동하기 때문에 말초 부종이 나타날 수 있다.
⑤ 많은 항고혈압 약물은 발기부전을 야기한다.
인지 수준: 적용
간호과정: 교육

6. Indipamide(Lozol)는 thiazide 이뇨제이다. 이것의 고혈압에 대한 효과는 세동맥을 직접 이완시켜 총 말초 저항을 감소시키는 것이다.
Lozol은 저칼륨혈증을 초래할 수 있는데, 이것의 증상과 징후로써 근육 허약과 다리 경련이 포함되며, 전해질, 특히나 포타슘은 감시가 필요하다.
그 밖의 다른 내용들은 무관한 내용들이다.
인지 수준: 분석
간호과정: 계획; test plan: PHYS

7. ① 고요산혈증은 thiazide 이뇨제의 부작용으로 통풍과 같은 증상(엄지 발가락이 붓고 통증이 있는)이 나타날 수 있다.
인지 수준: 적용
간호과정: 계획

8. ④ oxybutynin(Ditropan)은 요실금과 방광경련에 사용되는 항경련제 이다.
이는 구강 건조, 변비, 소변 긴박성, 위장계 운동 감소와 같은 항콜린성 부작용 등을 가져온다.
인지 수준: 적용
간호과정: 교육

9. ② 환자의 증상은 비뇨기 감염과 동반되어 나타난다. 시약종이를 사용한 소변 분석은 소변에 적혈구, 박테리아 등이 있는지를 알아보기 위해 시행한다.
인지 수준: 분석
간호과정: 사정

10. ① proscar는 안드로겐 억제제로 커진 전립선 치료에 사용한다. 이는 테스토스테론의 혈청 수치를 낮춰 전립선 크기를 감소시키고 배뇨를 위해 소변의 흐름을 간접적으로 증진시킨다. 이 약은 임신한 여성이나 가임기 여성에게 정액을 통해 노출되게 되면 태아에 기형을 유발할 위험성이 크기 때문에 반드시 피임을 해야 한다.
인지 수준: 분석
간호과정: 교육

POST TEST

1. ②	2. ④	3. ②,③,④	4. ①	5. ③
6. ④	7. ④	8. ①	9. ②	10. ②

1. ② 처방된 치료를 지키지 않는 것이 고혈압 관리에 있어 가장 큰 문제이다. 환자가 약을 끊거나 처방된 양보다 자주 적게 먹거나 하는 것이 문제가 된다.
인지 수준: 적용
간호과정: 실행

2. ④ phenazopyridine은 비뇨기계 진통제로 단독으로 사용되거나 비뇨기계 감염 시 항생제와 병행하여 사용한다.
피부가 노랗게 착색되는 것은 신기능 저하로 인해 약물이 침착되어 발생하는 증상이다.
인지 수준: 적용
간호과정: 교육

3. ② 도파민은 심장 수축력을 증가시켜 혈압을 높이며 혈압이 높아짐에 따라 심박출량이 증가한다.
③ 혈관 수축이 증가하여 말초에서 중심으로 혈액의 이동을 증진시켜 혈압을 높인다.
④ 신장에서 혈행을 증가시켜 레닌-안지오텐신 체계를 증가시킴으로써 혈관수축을 야기하고 혈압을 높이게 된다.
인지 수준: 분석
간호과정: 교육

4. ① 노화와 과도한 지방섭취로 인한 동맥경화증은 고혈압을 야기한다.
② 항고혈압약을 복용하는 것은 예방을 위해 복용하는 것이 아니다.
인지 수준: 적용
간호과정: 의사소통, 기록

5. ③ 대부분의 환자들이 처방없이 살 수 있는 감기약 중 pseudoephedrine이 함유된 경우 혈관수축을 일으킨다.
그러므로 항고혈압약을 복용하는 경우 pseudoephedrine이 포함된 약물을 피하도록 교육해야 한다.
인지 수준: 적용
간호과정: 교육

6. ④ aldactone은 포타슘 보존형 이뇨제이다.
혈청 포타슘 수치가 5.1-5.5mEq/L(정상 3.5-5.1 mEq/L)이상이면 고칼륨혈증의 위험이 나타나기 때문에 spironolactone 사용은 금기이다.
인지 수준: 분석
간호과정: 실행

7. ④ 과민반응은 드물지만 항상 준비는 해 두어야 한다. 간호사는 약물이 주입되는 동안 항상 사용할 수 있도록 에피네프린을 준비해 둔다.
환자를 30분 간격으로 주의깊게 모니터해야 하고 특히 과민반응이 나타나는지를 보아야 한다.
인지 수준: 분석
간호과정: 계획

8. ① 경구용 피임약은 가임기 여성에게 속발성 고혈압을 야기하는 가장 흔한 원인이다.
인지 수준: 분석
간호과정: 사정

9. ② 즉각적인 중재가 요구되는 과민반응의 초기 증상은 갑작스런 열, 소양증, 쇠약감이다.
인지 수준: 분석
간호과정: 교육

10. ② 항고혈압약물로 사용되는 hydralazine의 주요한 부작용은 무과립구증이다.
인지 수준: 분석
간호과정: 계획

CHAPTER 13 생식기계 약물 Reproductive System Medications

PHARMACOLOGY

PRETEST

1. ①	2. ①,③	3. ①	4. ①	5. ①
6. ①	7. ③	8. ①	9. ④	10. ①

1. ① 니트로글리세린은 CAD의 증상과 징후를 관리하는데 일반적으로 사용된다. sildenafil을 투여하는 CAD 환자는 갑작스런 저혈압으로 인해 심정지의 위험이 높다.
인지 수준: 분석
간호과정: 의사소통, 기록

2. ①과 ③이 부정확한 답이다.
① 고혈압은 이 약의 부작용이다.
③ 수축이 지속적으로 나타나면 저산소혈증이 되어 태아의 사망을 가져오며 자궁 파열의 원인이 된다.
인지 수준: 분석
간호과정: 교육

3. Magnesium sulfate를 비경구적으로 줄 때는 중추신경계(CNS) 억압제와 평활근 · 골격근 · 심근기능의 억압제로 작용한다. 이 약물을 정맥으로 주사할 때의 부작용은 기면, 홍조, 사지무기력, 심부건 반사의 감소이다.
② 호흡률의 감소는 마그네슘 독성의 징후이기 때문에 틀린 답이다. ③은 중추신경계 흥분의 징후이기 때문에 틀린 답이다. ④는 magnesium sulfate를 경구로 투여했을 때의 부작용이기 때문에 틀린 답이다.
인지 수준: 적용
간호과정: 사정; *test plan*: PHYS

4. **① clomiphene(Clomid)는 황체 호르몬과 난포자극 호르몬의 생산을 자극하여 무배란성 불임 여성의 배란을 자극하게 된다.**
인지 수준: 적용
간호과정: 계획

5. 대상자가 2알을 복용하지 못했을 때, 2일 간은 하루 2알씩 복용하고 팩을 모두 복용할 때까지는 1알씩 복용함으로써 만회(catch up)해야 한다.
이를 통해 주기는 조절이 되며 중기의 출혈 가능성을 최소화시킬 것이다. 그러나 2알 이상 먹지 않았을 경우는 배란될 수도 있다. 그러므로 남은 주기 동안 콘돔과 같은 대체방법을 병용해야 한다.
인지 수준: 적용
간호과정: 계획; *test plan*: HPM

6. Ritodrine(Yutopar)은 β-아드레날린성 약물로 조기분만의 치료에서 진통 용해제(tocolysis)로 사용된다. 그것은 자궁의 평활근에 있는 $\beta 2$ 수용체를 자극하여, 자궁수축의 강도와 빈도를 감소시키고, 제태기간을 늘린다.
②, ④는 대상자가 진통 용해효과의 약물을 필요로 하지 않기 때문에 부적절하다. ③의 ritodrine(Yutopar)은 산후 출혈에 사용하지 않기 때문에 부적절하다.
인지 수준: 적용
간호과정: 계획; *test plan*: PHYS

7. Oxytocin(Pitocin)은 산후 출혈을 조절하고 산후에 자궁퇴축을 증진하는데 사용된다. 이런 모든 oxytocin 약물은 혈압증가를 가장 최소한으로 유발하기 때문에, 이 사례에서 대상자의 건강력을 고려할 때, 가장 첫 번째로 사용할 수 있다.
인지 수준: 적용
간호과정: 중재; *test plan*: PHYS

8. 인간 융모 성선자극호르몬(Chorex)는 여포에서 성숙 난자를 방출시키는 역할을 하며, ② 여포는 menotropin이나 humegon의 작용에 의해 성숙된다. ③ Chorex는 방출되는 난자의 수를 제한하지 않으며, ④ 수정란이 착상되도록 자궁내막을 준비하는 작용을 하지 않는다.
인지 수준: 적용
간호과정: 중재; *test plan*: PHYS

9. **④ 테스토스테론은 남성 생식기를 성숙시키고 이차 성징을 가져오며 뼈와 근육의 성장을 도모한다.**
성호르몬 저하증은 테스토스테론의 분비가 적은 것이다. 정상 호르몬 수치를 유지하기 위해 보조제가 필요하다.
인지 수준: 분석
간호과정: 교육

10. ① danazol은 안드로겐으로 자궁내막증의 치료를 위해 사용된다.
인지 수준: 적용
간호과정: 교육

POSTTEST

1. ②	2. ②	3. ①	4. ④	5. ①,⑤
6. ②	7. ①	8. ④	9. ②	10. ②

1. Progestins은 정자의 침투를 막기 위해 경부 점액을 진하게 한다. 반면에 estrogen 투약은 황체호르몬(LH)이 난소 성숙을 자극시키는 것을 촉진하지 못하도록 한다.
① 부가적인 estrogen은 필요하지 않으므로 틀린 답이다. ③ 에스트로겐만을 복용하는 것으로는 임신을 막을 수 없으므로 틀린 답이다. ④ 피임약은 복합체로 만들어져 있기 때문에 호르몬을 각각 분리해서 복용하면 안 되므로 역시 틀린 답이다.
인지 수준: 분석
간호과정: 사정

2. **② nitrate는 협심증을 치료하는 가장 일반적인 약물이다. 환자가 nitrate를 복용하는 경우 sildenafil을 같이 사용하면 혈압을 급격히 떨어뜨려 갑작스러운 사망을 야기할 수 있다.**
인지 수준: 적용
간호과정: 계획; *test plan*: PHYS

3. ① clomiphene은 황체 호르몬과 난포자극호르몬을 자극하여 배란을 촉진한다.
인지 수준: 적용
간호과정: 평가

4. Androderm은 정소에서 생산되는 testosterone을 대치할 수 있다. 이 요법은 정소가 제거되었을 때 성욕과 성기능, 2차 성징을 유지하기 위해 사용된다. ①, ②, ③의 대상자에게는 부가적인 testosterone이 필요하지 않다.
인지 수준: 적용
간호과정: 계획

5. **① oxytocin의 가장 일반적인 부작용은 고혈압이다.**
⑤ 지주막하 출혈은 이 약의 부작용이다.
인지 수준: 적용
간호과정: 계획

6. ② ergotrate는 자궁 출혈의 위험이 있는 환자를 치료하는데 사용된다.
인지 수준: 분석
간호과정: 계획

7. ① 시야의 흐림이 갑작스럽게 발병하는 것은 시신경에 혈액 응고가 형성되고 그로인해 압박이 발생한 것을 의미한다.
과응고는 에스트로젠 약물의 일반적인 부작용이다. 환자는 갑자기 의사소통을 할 수 없게 되거나 도움을 요청할 수 없게 될 것이다.
인지 수준: 적용
간호과정: 실행

8. **④ terbutaline sulfate(Brethine)는 selective beta 2 adrenergic stimulant로 자궁근육뿐 아니라 호흡기의 평활근을 이완시킨다.**
그러므로 조기 분만뿐 아니라 기관지 경련에도 사용된다.
인지 수준: 분석
간호과정: 의사소통, 기록

9. ② 테스토스테론은 전립선암이 의심되는 환자에게는 금기이다. PSA의 증가는 전립선암이 있다는 것을 의미한다.
인지 수준: 적용
간호과정: 계획

10. ② prepidil은 프로스타글란딘 E2의 형태로 경부의 성숙을 위해 사용된다. 이는 일반적으로 낙태약물로 사용된다.
인지 수준: 적용
간호과정: 사정

CHAPTER 14 호흡기계 약물 Respiratory System Medications

PHARMACOLOGY

PRETEST

1. ①	2. ②	3. ④	4. ②,③,④	5. ②
6. ②	7. ④	8. ②	9. ①	10. ③

1. ① 급성 천식 발작의 증상은 기도의 수축으로 인해 나타나며 호흡곤란, 천명음, 호흡수 증가, 산소포화도의 감소를 가져온다. albuterol은 beta-adrenergic agent 또는 교감신경유사작용제로 기관지의 평활근을 이완하여 기관지를 이완시켜 천명음이 감소하게 된다.
   인지 수준: 분석
   간호과정:평가

2. 아드레날린성 제제는 심근의 산소요구도를 증가시키는 잠재성 때문에 심혈관계 질환이 있는 환자에게는 금기이다. Epinephrine은 심박동수를 증가시키고 혈압을 올리지만 심혈관계를 가진 환자들에게 심근의 산소화를 감소시킬 수 있다.
   ① 천식, ③ 저혈압, ④ 서맥은 epinephrine(Primatene) 사용의 금기가 아니다.
   인지 수준: 분석
   간호과정: 계획; test plan: SECE

3. **④ theophylline의 작용은 교감신경 반응과 유사하여 심박수를 증가시킨다.**
   커피나 차와 같은 음식은 카페인과 같은 자극제를 함유하여 theophylline의 효과를 증가시킨다.
   인지 수준: 적용
   간호과정:교육

4. ② 치유가 지연되는 것은 염증반응이 증가하기 때문이다.
   ③ beclomethasone과 같은 코티코스테로이드는 면역반응을 감소시키며, 구강으로 흡입하는 코티코스테로이드는 구강내 진균감염이 발생할 수 있다.
   ④ 나트륨이 정체되어 수분 정채를 가져와 체중이 증가하는 것이 일반적인 부작용이다.
   인지 수준: 적용
   간호과정:교육

5. Bitolterol은 급성 천식발작에 있어서 기관지 확장을 제공하기 위해 효과적인 아드레날린성 기관지 확장제이다.
   ① aminophylline은 xanthine, ③ triamciolone은 흡인성 부신피질 호르몬제, ④ cromolyn은 흡인성 비스테로이드제이다. 이 세가지 약물 모두 천식에 사용될 수 있으나 급성 발작 시에는 효과가 없다.
   인지 수준: 분석
   간호과정: 분석; test plan: PHYS

6. Zafirlukast는 leukotriene modifier이다. 이 약물은 천식의 만성 치료와 예방에 쓰이는 약물 중 새로 나온 분류이다.
   급성 발작기간에는 사용하지 않기 때문에 이 반응은 환자가 좀 더 교육을 받을 필요가 있다는 것을 알려 준다.
   수분섭취는 분비물의 액화와 배출을 돕기 위해 증가시키며, 약물은 식전 1시간 또는 식후 2시간에 복용한다. 환자가 긍정적인 결과를 보기 위해 투약한 후에 수 주가 걸린다.
   인지 수준: 분석
   간호과정: 수행; test plan: PHYS

7. ④ loratadine은 흡수를 높이기 위해 공복에 복용해야 한다.
   인지 수준: 적용
   간호과정:교육

8. 충혈 제거제의 투약으로 심혈관계 부작용이 있을 수 있다. 만약 환자가 이러한 증상이 발생한다면, 약물을 중단하고 의사에게 보고한다.
   ① 경구용제는 장기치료용(long-term therapy)으로 사용된다.
   ③ 충혈 제거제는 구강건조를 일으키지만 환자는 약물을 중단하는 것보다 무설탕을 이용하는 편이 좋다.
   ④ 반동성 울혈은 비강스프레이 충혈 제거제에서 좀 더 나타나는 경향이 있다.
   인지 수준: 응용
   간호과정: 수행; test plan: PHYS

9. ① guaifenesin은 오심, 구토, 위장 자극, 발진, 어지러움증과 두통과 같은 부작용이 있는 거담제이다.
   인지 수준: 적용
   간호과정:교육

10. Non-rebreather mask는 흡기에는 닫히고 호기에는 열리는 날개를 옆에 가지고 있다. 산소를 마시게 하고 이산화탄소를 내뱉게 하기 위해서이다. 만약에 날개가 없어졌다면 환자는 새로운 mask가 필요하다.
    ② 간호사는 산소 치료의 처방을 바꾸지 않아도 되며, ④ 의사를 부를 필요가 없다.
    인지 수준: 응용
    간호과정: 수행; test plan: PHYS

POST TEST

1. ①	2. ④	3. ③	4. ③	5. ④
6. ①	7. ④	8. ③	9. ④	10. ②

1. 이 약물의 잠재적 부작용은 중추신경계(CNS)와 심혈관계(CV)의 자극이다. Metaproterenol은 β-2 자극제이고 이러한 효과는 없겠지만 6세된 어린아이라면 증가된 용량에서 발생할 수 있다.
② 기면과 서맥 ③ 혈압저하 ④ 피로는 CNS 또는 CV의 자극과는 반대이다.
인지 수준: 응용
간호과정: 평가; test plan: PHYS

2. Salmeterol의 사용은 예방적인 것이지 급성 발작에 사용되지는 않는다.
① 작용기간이 12시간이므로 12시간마다 복용한다.
② 이 약물은 작용 시작 시간이 20분이고 예방적으로 사용되며, 급성 발작의 치료로 사용하지 않는다.
③ salmeterol은 강력한 β-2 자극제로 빈맥을 자주 발생시키지 않는다.
인지 수준: 응용
간호과정: 수행; test plan: PHYS

3. Oxtriphylline은 xanthine 기관지 확장제이고 작용기전은 평활근을 이완시켜 기관지 학장을 이끄는 cAMP의 양을 증가시키는 것이다.
Xanthines은 심박동을 증가시키고 심근 수축력을 증가시키지만 약물 투약을 위한 근본원리는 아니다.
인지 수준: 응용
간호과정: 수행; test plan: PHYS

4. ③ 빈맥이 theophylline의 일반적인 부작용이므로 갑상선기능항진증 환자에게는 금기이다.
인지 수준: 분석
간호과정: 계획

5. ④ 이 두 가지 약 모두가 코티코스테로이드이다. 고혈당, 고혈압, 감염, 과다혈량 등이 부작용이며 하나 또는 둘의 용량을 줄이는 것이 필요하다.
인지 수준: 적용
간호과정: 계획

6. ① fluticasone과 같은 코티코스테로이드는 면역 체계를 억압하므로 AIDS와 같이 면역이 억제된 환자에게 사용은 금기이다.
인지 수준: 적용
간호과정: 계획

7. ④ 이 약을 복용하는 경우 모유수유를 해서는 안 된다.
인지 수준: 분석
간호과정: 의사소통, 기록

8.③ 두통은 이 약의 가장 흔한 부작용이다.
인지 수준: 적용
간호과정: 계획

9. Promethazine은 말초적인 면뿐만 아니라 중추적인 면도 작용하기 때문에 졸림을 일으키는 전통적인 항히스타민제이다. 이 약물은 CNS를 억제하거나 자극할 수 있다.
환자는 약효과가 점차로 없어서 환자가 안전할 때까지 침대에서 side rail을 올리고 있어야 한다. 환자의 나이에 따라 약효과가 높아진다. ①, ②, ③의 작용은 낮은 수준의 안전을 제공한다.
인지 수준: 분석
간호과정: 수행; test plan: SECS

10. ② oxymetazoline은 비충혈 제거제이다. 적용 후 많은 환자가 비강에 통증과 화끈거림을 경험한다.
인지 수준: 분석
간호과정: 분석

CHAPTER 15 눈과 귀에 사용하는 약물 Visual and Auditory Medication

PHARMACOLOGY

PRETEST

1. ③	2. ②	3. ①,⑤	4. ③	5. ①
6. ③	7. ②	8. ①	9. ①	10. ②

1. ③ 새로운 약물을 사용할 때는 약물에 대한 알러지와 반응을 사정하는 것이 가장 중요하다.
인지 수준: 분석
간호과정: 사정

2. 안과용제를 투여하는 정확한 방법은 안검 아래 부분을 당겨서 결막낭에 점적하는 것이다.
①, ③, ④는 부분적으로 혹은 전체가 틀린 방법이다.
인지 수준: 분석
간호과정: 평가; test plan: HPM

3. ① 외이도가 부종으로 막히면 심지를 삽입한다. 약물을 심지 끝에 점적하여 심지를 따라 약물이 흡수되게 한다.
⑤ 용기의 끝에 압력을 가하거나 약물 주입을 세게 하면 외이도나 고막에 상해를 줄 수 있다.
인지 수준: 적용
간호과정:실행

4. Acetazolamide는 alcohol이나 glycerin과 혼합해서는 안 된다. 위장자극을 최소화하기 위해서는 우유와 함께 약을 투여하거나 부신 다음, 주스에 섞어서 투여할 수 있다.
Acetazolamide는 야간 이뇨작용을 방지하기 위해 아침에 복용한다.
인지 수준: 분석
간호과정: 평가; test plan: PHYS

5. Dorzolamine은 안방수의 생산을 절반 정도로 줄여서 안구 내압을 감소시키는 탄산 탈수효소 저해제이다.
② dorzolamine은 동공수축은 야기하지 않으며, ③은 안방수의 생산을 증가시키지도 않으며, ④는 안방수의 배출을 증가시키지도 않는다.
인지 수준: 적용
간호과정: 중재; test plan: PHYS

6. 천식 발작을 촉진시키는 것은 pilocarpine의 전신적 부작용이다. 다른 부작용으로는 타액분비 증가, 저혈압, 설사, 오심과 구토이다.
① 구강건조 ② 고혈압 ④ 변비와는 알려진 부작용과 반대이다.
인지 수준: 분석
간호과정: 분석; test plan: PHYS

7. ① 성인은 이용제 투여 시에 은후상방의 이개를 잡아당기고, 아동의 경우는 후하방으로 잡아당긴다.
③ 점적기는 이도에 절대 삽입해서는 안 되며, ④ 머리는 환측 부위 반대로 돌려야 한다.
인지 수준: 분석
간호과정: 평가; test plan: PHYS

8. 안과용 베타 차단제는 안방수의 생산을 저하시키면서 안구 내압을 감소시킨다(③과 같이 증가시키지 않음).
② 안정적인 안구 내압을 위해서는 평생 투여해야 한다.
④ 어떤 녹내장의 경우, 수술을 통해 치료 가능하다.
인지 수준: 적용
간호과정: 평가; test plan: PHYS

9. ① 동공 이완은 정상적으로 방수가 배액되는 홍채를 밀어낸다. 아트로핀을 사용하면 급성 녹내장 위기를 예견할 수 있다.
인지 수준: 적용
간호과정:실행

10. ② 전신적으로 흡수되면 brinzolamide는 소변을 통해 배설된다. 소변량이 시간당 30mL 이하인 만성 신부전의 경우 약물이 정체된다. 이 약은 전신적 이뇨제로 전해질 불균형을 가져올 수 있다.
인지 수준: 적용
간호과정:실행

POST TEST

1. ②	2. ②	3. ④	4. ①	5. ②
6. ②	7. ③	8. ④	9. ①	10. ①

1. ② carteolol은 beta-adrenergic blocker이다. 환자가 잘 모니터한다면 저혈당의 증상을 알 수 있을 것이다. 이 약물은 경구용 혈당강하제의 효과를 감소시킬 수 있다.
   인지 수준: 적용
   간호과정: 평가

2. 금기가 아니라면 따뜻한 이용제는 투여 시에 더 용이하다. 이용제를 따뜻하게 만드는 방법은 따뜻한 흐르는 물로 데우거나, ①처럼 따뜻한 물이 든 통에 담근다.
   ③ 전자레인지를 이용할 경우 심각한 이도나 고막 손상이 올 수 있다.
   ④ 손이나 주머니 에 30초 가량 넣어 떠뜻하게 할 수도 있다.
   인지 수준: 분석
   간호과정: 평가; *test plan*: SECE

3. 폐질환을 가진 대상자일 경우, β_1 선택제인 Betopic이 녹내장 치료에 적용된다. 그러나 대상자의 전신적 흡수 시에 나타나는 호흡곤란과 같은 호흡기계 부작용을 관찰해야 한다.
   ①, ②, ③,은 부적절하다.
   인지 수준: 적용
   간호과정: 중재; *test plan*: PHYS

4. 대상자가 말한 증상은 고막손상을 의미한다. 이도와 고막은 이용제 투여 전에 평가되어야 한다.
   인지 수준: 적용
   간호과정: 중재; *test plan*: PHYS

5. ② 내안각을 닦는 것은 미생물로 이루어진 가피에서 눈물샘으로 미생물의 이동을 막기 위함이다.
   인지 수준: 적용
   간호과정: 평가

6. 이용제인 Garamycin은, 미국에서는 사용 승인이 나지 않았다. 귀에는 안과용제인 Garamycin을 사용해야 하며, 대상자에게 이 내용을 교육해야 한다.
   ①, ③은 부적절하며, ④는 대상자가 투여법에 대한 지식이 틀렸다.
   인지 수준: 분석
   간호과정: 중재; *test plan*: PHYS

7. ③ diamox는 carbonic anhydrase를 억제하며 방수 형성을 감소시킨다.
   인지 수준: 분석
   간호과정: 실행

8. 안과용 마취제 사용 시에 각막반사가 소실되기 때문에 손상 위험성이 있다. 우선적으로 자극이다 파편과 마찰로부터 각막을 보호한다. 일반적으로 보호를 위해 안구 패치를 부착한다.
   ① 국소적으로 작용하기 때문에 기도를 억압하거나, ③ 체온에 변화를 주지 않는다.
   ② 투여 전에 과민성에 대한 과거력과 알레르기 반응 여부를 사정한다.
   인지 수준: 분석
   간호과정: 계획; *test plan*: SECE

9. Atropine sulfate는 일반적으로 외래에서 하는 대장경 시술 전에 사용된다. 대상자는 atropine이 급성 녹내장을 악화시키므로 녹내장 환자에게 금기이기 때문에 의사에게 반드시 알려야 한다.
   인지 수준: 분석
   간호과정: 평가; *test plan*: PHYS

10. ①은 피해야 하는 것으로 이것이 정답이다. 오심을 동반한 극심한 통증은 합병증을 의미하며 약물로 증상을 조절하기보다는 세심한 주의가 필요하다. 나머지 내용은 맞는 행동이다.
   인지 수준: 분석
   간호과정: 사정

CHAPTER 16 허브 약물 Herbal Agents

PHARMACOLOGY

PRETEST

1. ①	2. ①	3. ②	4. ④	5. ②
6. ①	7. ③	8. ③	9. ③	10. ②

1. 교육의 초점은 정보원의 신뢰성을 판단할 수 있는 환자의 능력에 둔다. 다른 항목들도 맞지만, ①은 포괄적인 대답이며, 다른 항목을 모두 포함하고 있다.
인지 수준: 분석
간호과정: 수행; test plan: HPM

2. 화란 국화(fever few)는 임신과 수유 시에 안전성이 입증되지 않았다. 임신이 확인되면 즉시 화란 국화 사용을 중단해야 한다. 환자 교육 시에 임신 가능성이 있는 여성들에게 모든 허브 사용을 피하도록 교육해야 한다. 그러므로 우선적으로 환자는 화란 국화 사용을 중단하고 난 후, 임신 진단검사를 받아야 한다.
③ 환자가 임신인 경우에만 건강전문가를 만나 볼 필요가 있다.
④ 화란 국화 용량이 적절하지 않다.
인지 수준: 분석
간호과정: 수행; test plan: HPM

3. Valepotriate의 효능 성분은 발암성이 있을 수 있으며, 그러한 성분은 제거되어야 한다.
① lorazepam과 길초근(valerian root)은 유사작용을 하므로 같이 복용하지 않는다. ③ 연령을 불구하고 소아의 사용에 대해 안전성이 증명되지 않았다.
인지 수준: 응용
간호과정: 수행; test plan: HPM

4. ④ 톱야자가 전립선의 크기를 감소시킨다는 것은 확인된 바 없다.
인지 수준: 적용
간호과정: 사정

5. Black cohosh의 주용도는 화끈거림과 야간 발한의 증상이 있는 폐경 후의 증후군 치료이다. Black cohosh는 임신 중 분만을 촉진하고 혈압과 콜레스테롤 수치를 낮추며, 뱀에 물렸을 때의 치료로 사용된다. 다른 항목은 증상과 허브의 연결이 잘못되었다.
인지 수준: 응용
간호과정: 분석; test plan: PHYS

6. 마늘의 효능은 임상시험과 과학적 증명을 토대로 하였다.
② 마늘은 출혈시간에 영향을 주며, 같은 작용을 하는 다른 허브와 같이 복용해서는 안 된다.
③ 마늘은 마늘가루가 들어 있는 enteric 코팅제로 복용하기 때문에 불쾌한 입냄새를 감소시킬 수 있지만 생마늘을 먹을 때만큼의 강력한 효능은 나지 않는다.
④ 아스피린 이부로펜과 같은 출혈시간에 영향을 주는 약물은 처방전 없이 구입할 수 있는 약물과 같이 복용해서는 안 된다.
인지 수준: 분석
간호과정: 평가; test plan: HPM

7. ③ 산사나무는 안지오텐신 전환 효소 억제제의 기능과 비슷하여 안지오텐신 I이 안지오텐신 II로 전환되는 것을 막아 혈압을 감소시킨다.
인지 수준: 분석
간호과정: 계획

8. 한국 인삼은 커피, 차, 콜라 등과 함께 복용하여서는 안 된다.
① 자동차나 기계 조작에 영향을 준다는 증거는 없다(중추신경계 효과는 알려지지 않았음). ② 허브 형태가 부작용과 관련이 없다. ④ 한국 인삼 사용 시에 특별한 주의사항이 있다(보통 2~3주 간의 복용, 1~2주 간의 중단의 인삼 중단 기간).
인지 수준: 응용
간호과정: 수행; test plan: HPM

9. St. John's wort는 효과가 나타나기까지 수 주일이 걸릴 수 있다(모든 식물성 약물은 처방 약물보다 더 천천히 효과가 나타난다).
① 허브의 형태는 효능과 관련이 없다. ② 캡슐 형태의 St. John's wort는 하루에 3번 복용한다. ④ St. John's wort는 경증에서 중등도의 우울증 치료에 적절하다.
인지 수준: 분석
간호과정: 수행; test plan: HPM

10. ② 간질은 이 허브의 부작용으로 간질 병력이 있는지를 확인하는 것이 중요하다.
인지 수준: 적용
간호과정: 사정

POSTTEST

1. ①	2. ①	3. ③	4. ①,④,⑤	5. ②
6. ④	7. ④	8. ②	9. ④	10. ①

1. ① 고혈압은 이 약물의 부작용으로 만성 신부전의 증상이 나타나 고혈압 위기나 심혈관 문제를 발생시킨다.

인지 수준: 분석
간호과정: 분석

2. ① 이 약의 조합은 뮤코다당류 분해를 대신하여 관절, 건, 연골을 유지하는데 필요한 요소들이다.

인지 수준: 분석
간호과정: 계획

3. ③ phytomedicine의 가장 흔한 부작용 중의 하나가 출혈 위험성이 증가하는 것이다.

인지 수준: 적용
간호과정: 계획

4. ① 당뇨로 인해 혈관 상태가 감소하는 것은 이 약물을 사용하는 경우 뇌출혈의 위험성을 증가시킨다.
④ 출혈 위험 때문에 수술 후까지 이 약물을 중단해야 한다.
⑤ ibuprofen과 같은 NSAIDs는 출혈의 위험성을 증가시킨다.

인지 수준: 적용
간호과정: 의사소통, 기록

5. ② St. John's wort의 부작용 중 하나가 광과민성이므로 환자는 햇빛에 직접 노출되는 것을 피해야 한다.

인지 수준: 적용
간호과정: 의사소통, 기록

6. ④ 소나무껍질 포도씨와 병행 시 간독성이 있다.

인지 수준: 적용
간호과정: 평가

7. ④ 면역억제는 달맞이꽃을 장기간 사용하는 경우 발생한다.

인지 수준: 적용
간호과정: 사정

8. ② alprazolam(Xanax)는 속효성 benzodiazepine이다. 이를 길초근과 같이 사용하면 같은 효과가 나타나기 때문에 안 된다.

인지 수준: 적용
간호과정: 교육

9. ④ 안압의 증가는 녹내장의 증상이다. 월귤나무는 이러한 경우나 당뇨성 망막증, 야맹증, 황반 퇴화, 백내장과 같은 안질환에 사용한다.

인지 수준: 분석
간호과정: 계획

10. ① 아마는 변비 치료에 사용된다.

인지 수준: 분석
간호과정: 분석

Nursing PHARMACOLOGY

간호약리학

REVIEWS & RATIONALES

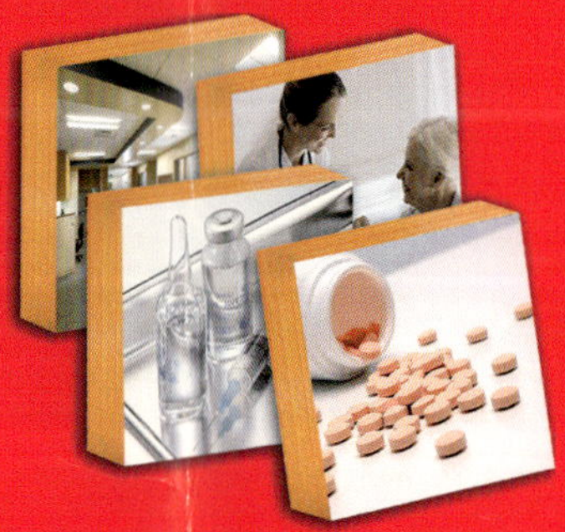

Prentice Hall
is an imprint of
PEARSON

메디시언 MeDCEAN

총판 지구문화사
JIGU PUBLISHING Co.